# 中国医学科学院肿瘤医院 2016 年大事记

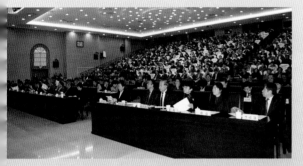

图 1

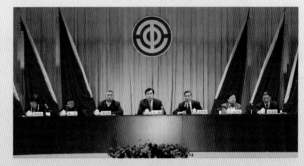

图 2

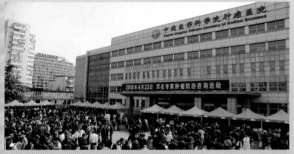

图 3

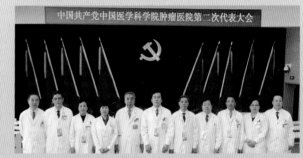

图 4

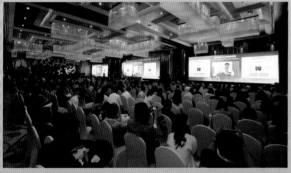

图 5

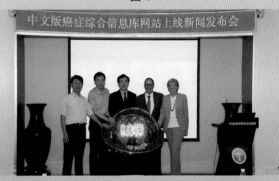

图 6

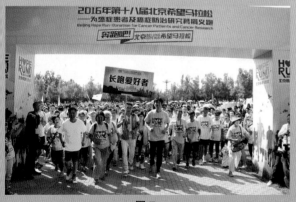

图 7

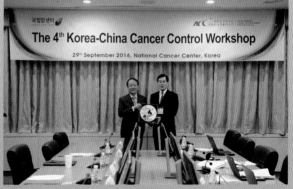

图 8

（中国医学科学院肿瘤医院院办供稿，本版图片文字报道见 531 页）

# 中国癌症基金会七届一次理事会

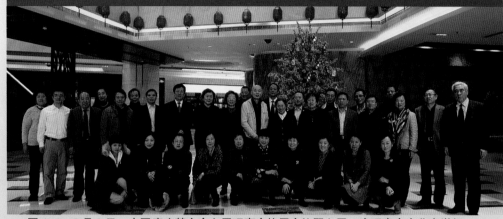

图1-1　2月2日，中国癌症基金会七届理事会换届会议暨七届一次理事会在北京举行

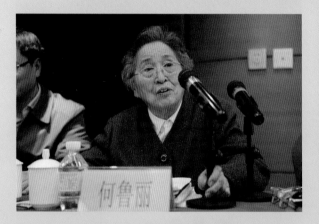

图1-2　何鲁丽主席发表讲话

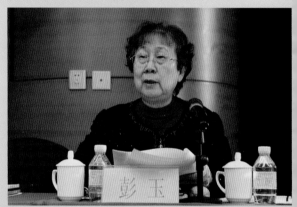

图1-3　六届理事长彭玉做六届理事会工作报告

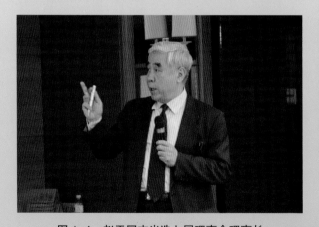

图1-4　赵平同志当选七届理事会理事长

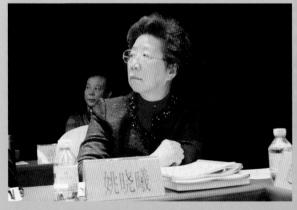

图1-5　姚晓曦同志当选七届理事会副理事长兼秘书长

# 中国癌症基金会

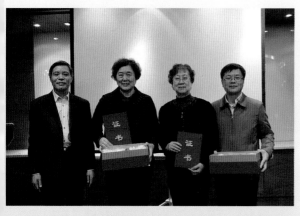

图1-6 七届理事会副理事长王明荣、监事王丹向六届理事长彭玉和常务副秘书长余瑶琴颁发突出贡献奖

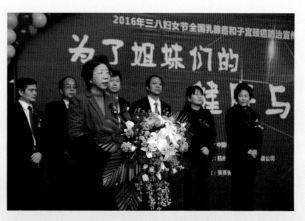

图2 3月8日，副理事长兼秘书长姚晓曦出席全国三八大型公益活动主会场并致辞

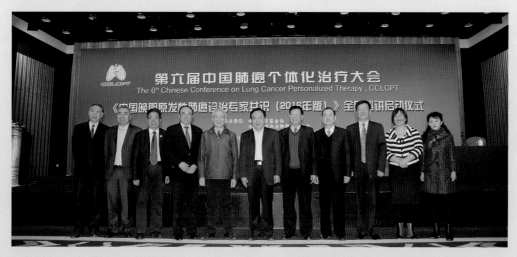

图3-1 3月19日~20日，第六届中国肺癌个体化治疗大会在北京召开

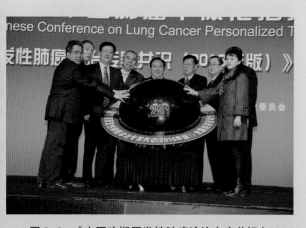

图3-2 《中国晚期原发性肺癌诊治专家共识（2016版）》全国巡讲启动仪式

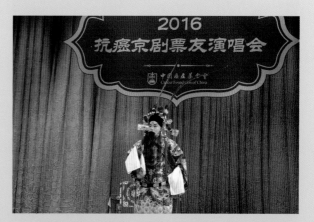

图4-1 4月17日，第十一届抗癌京剧票友演唱会在北京长安大剧院举办（张立峰摄）

# 2016年大事记

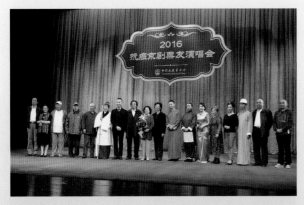

图 4-2　演出结束后,领导与部分参演人员合影(张立峰摄)

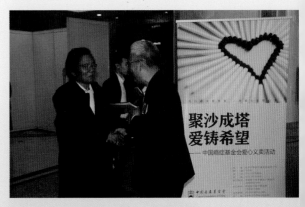

图 4-3　在京剧演唱会现场举办爱心义卖活动,李建生董事长亲切会见张立峰先生(北京建生药业有限公司供稿)

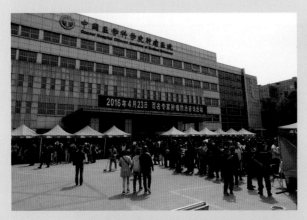

图 5　2016 年肿瘤防治宣传周大型活动(张立峰摄)

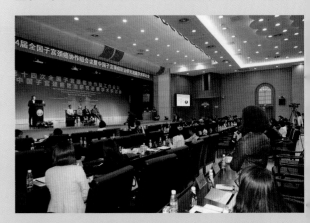

图 6-1　4 月 23 日～25 日,第十四次全国宫颈癌协作组工作会议暨中国子宫颈癌防治研究进展学术会议在北京召开

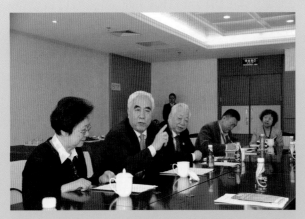

图 6-2　全国宫颈癌协作组工作会议

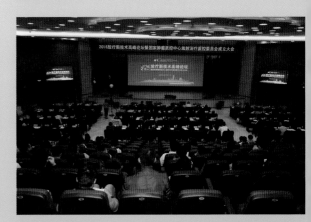

图 7　4 月 25 日,2016 放疗新技术高峰论坛暨国家肿瘤规范化诊治质控中心放疗治疗质控委员会成立大会在北京召开

中国癌症基金会

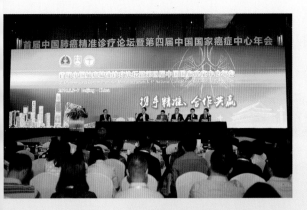

图8 5月5日~7日，首届中国肺癌精准诊疗论坛暨第四届中国国家癌症中心年会在北京召开

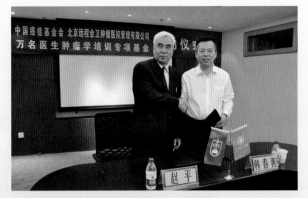

图9-1 5月18日，中国癌症基金会与北京远程金卫肿瘤医院管理公司举行"万名医生肿瘤学培训专项基金"签约仪式

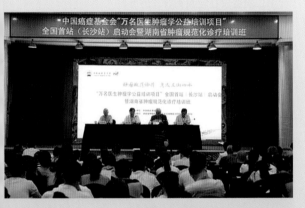

图9-2 9月9日，"万名医生肿瘤学公益培训项目"全国首站肿瘤规范化诊疗培训班在湖南长沙开班

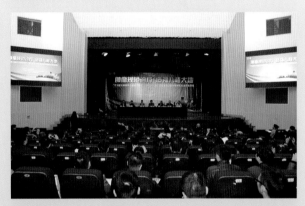

图9-3 11月24日~27日，"万名医生肿瘤学公益培训项目"广西站在南宁开班

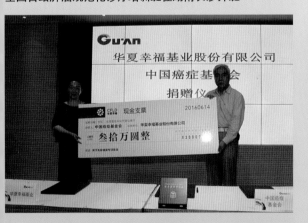

图10 6月14日，华夏幸福基业公司向中国癌症基金会廊坊乳腺康复中心捐赠30万元

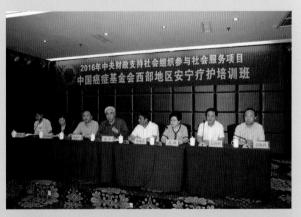

图11 6月24日~25日，由中央财政支持社会组织参与社会服务项目中国癌症基金会西部地区安宁疗护培训班在四川南充举行。赵平理事长介绍安宁疗护培训班开展的背景及意义

# 2016年大事记

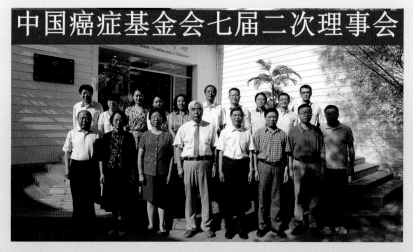

图 12-1　7月30日~31日，第七届理事会第二次会议在包头举行，出席会议的理事和监事合影

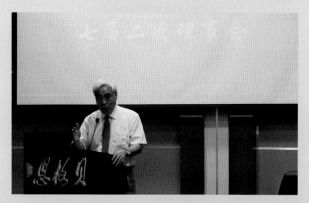

图 12-2　理事长赵平在理事会上讲话

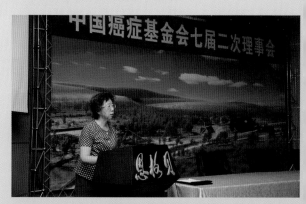

图 12-3　副理事长兼秘书长姚晓曦作 2016 年上半年基金会工作报告

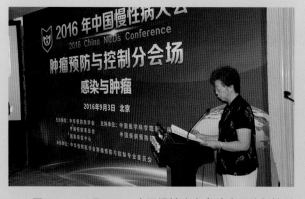

图 13-1　9月3日，中国慢性病大会肿瘤预防与控制专业委员会分会在北京召开，中国癌症基金会副理事长兼秘书长姚晓曦致辞

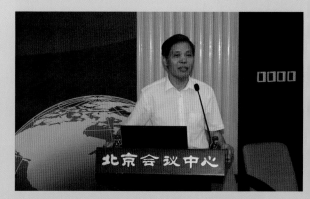

图 13-2　中国癌症基金会副理事长王明荣致辞

中国癌症基金会

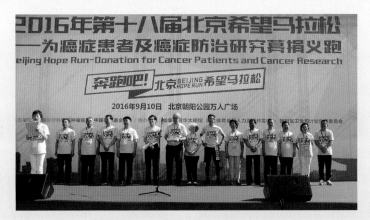

图 14　第十八届北京希望马拉松义跑活动在北京举行

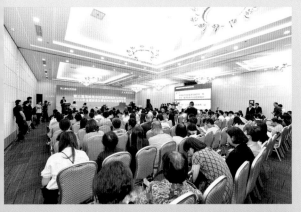

图 15-1　9 月 24 日～25 日，第三届海峡两岸控烟与肺癌防治研讨会在北京召开

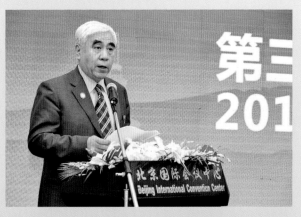

图 15-2　赵平理事长为第三届海峡两岸控烟与肺癌防治研讨会致辞

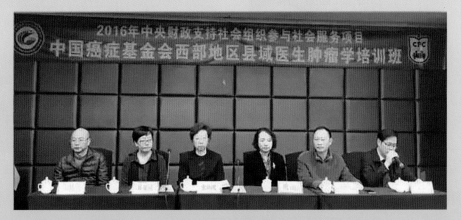

图 16　11 月 11 日，"2016 年中央财政支持社会组织参与社会服务项目——中国癌症基金会西部地区县域医生肿瘤学培训班"在四川省南充市开班（来源：搜狐网）

（本版图片除署名外，由中国癌症基金会供稿，详细内容见 530 页）

# 2016 年大事记

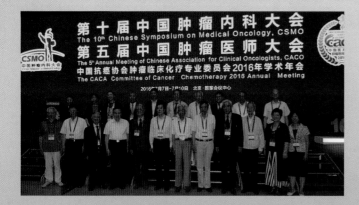

# 第十届中国肿瘤内科大会

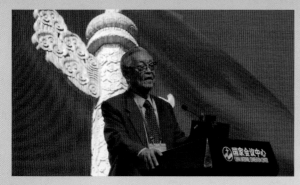

孙燕院士致辞

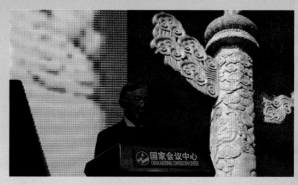

中国肿瘤内科大会主席管忠震教授致辞

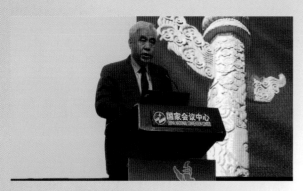

中国癌症基金会理事长赵平教授致辞

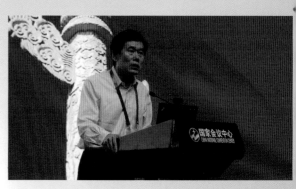

国家癌症中心主任／中国医学科学院肿瘤医院院长赫捷院士致辞

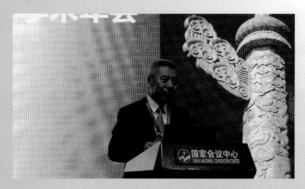

石远凯教授主持大会开幕式

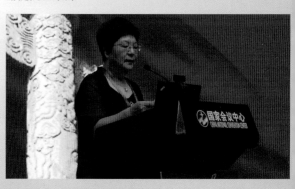

中国抗癌协会副理事长兼秘书长王瑛教授致辞

参加开幕式的领导和嘉宾合影

# 第十届中国肿瘤内科大会

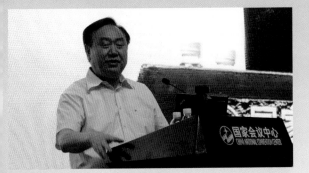

樊代明院士

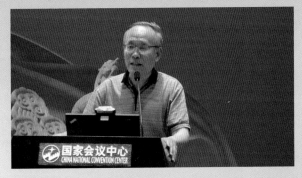

陆军总医院刘端祺教授

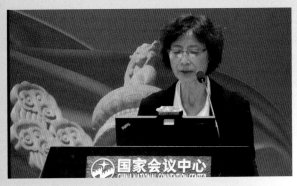

北京大学肿瘤医院李萍萍教授

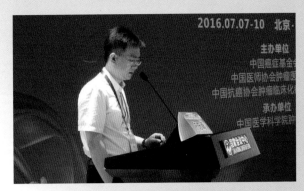

中国医学科学院肿瘤医院陈万青教授

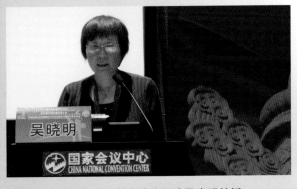

中国医学科学院肿瘤医院吴晓明教授

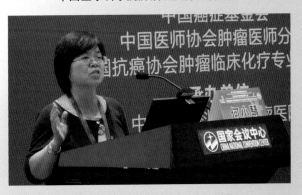

中国医学科学院肿瘤医院何小慧教授

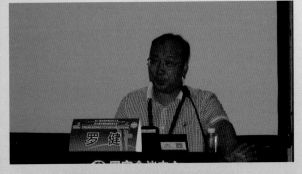

中国医学科学院肿瘤医院罗健教授

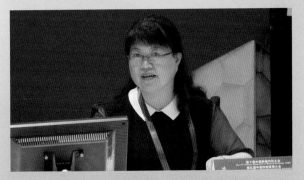

大连医科大学附属第二医院孙秀华教授

（本版图片摄影：张立峰）（本次会议文字报道见552页）

# 中国临床肿瘤学会（CSCO）

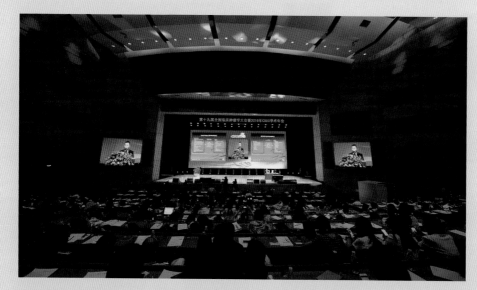

图 1-1

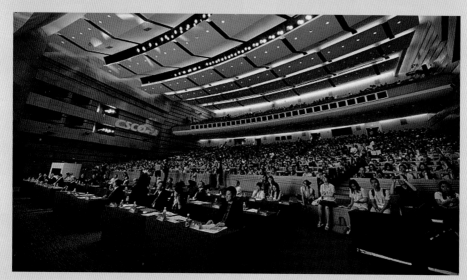

图 1-2

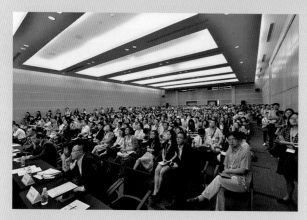

图 1-3

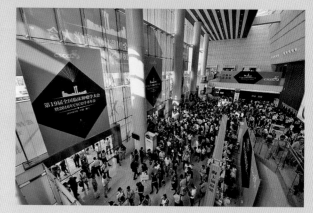

图 1-4

# 2016 年大事记

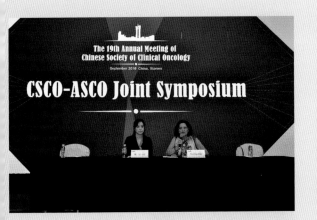

图 2

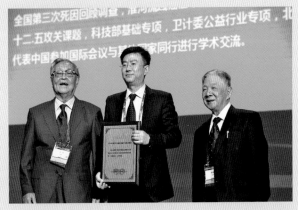

图 3

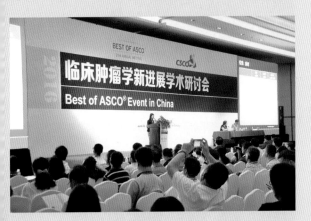

图 4

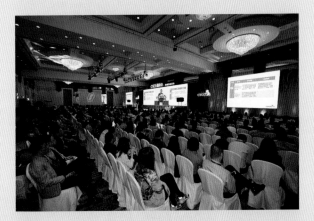

图 5

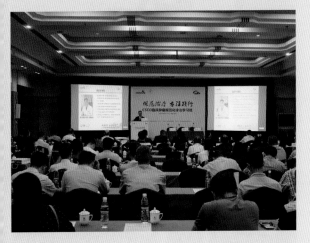

图 6

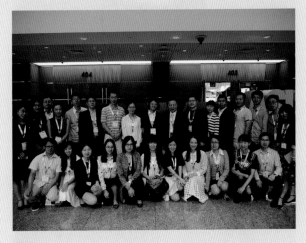

图 7

（图片供稿：CSCO 办公室）（本版图片文字说明见 540 页）

# 第十九届全国临床肿瘤学大会

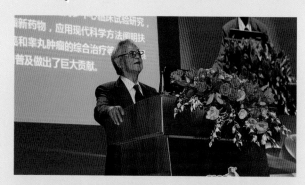

CSCO 名誉主席孙燕院士致辞

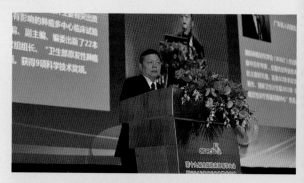

CSCO 理事长吴一龙教授致辞

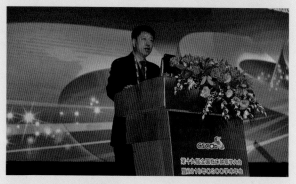

全体大会主持人、CSCO 秘书长李进教授

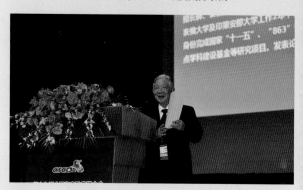

CSCO 名誉主席管忠震教授宣布年度成就奖获奖人选

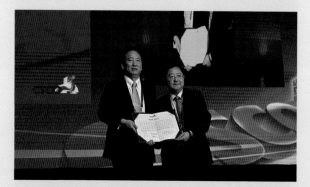

秦叔逵教授为一等奖论文第一作者陆舜教授颁奖

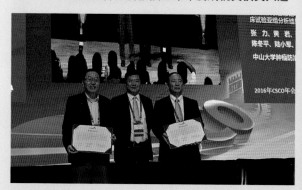

马军教授（中）为二等奖论文（两篇）第一作者张力教授、秦叔逵教授颁奖

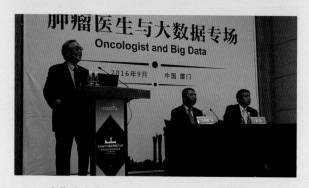

孙燕院士发言，石远凯教授和顾晋教授主持

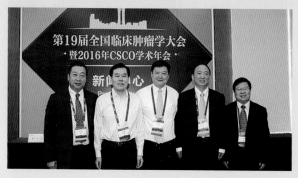

新闻发布会

（图片来源：医脉通）

# 第十四次全国子宫颈癌协作组工作会议

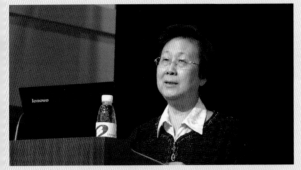

中国癌症基金会原理事长、原卫生部副部长彭玉

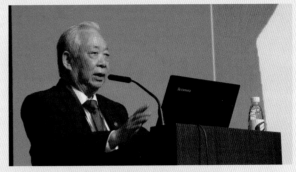

原卫生部副部长曹泽毅教授

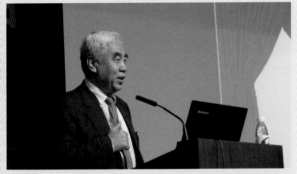

中国癌症基金会理事长、全国宫颈癌协作组组长赵平教授

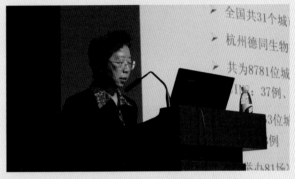

中国癌症基金会副理事长兼秘书长姚晓曦

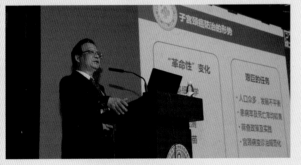

北京协和医院郎景和院士

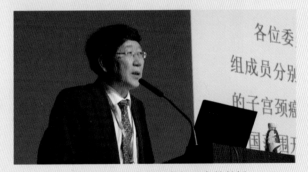

中国癌症基金会副秘书长乔友林教授

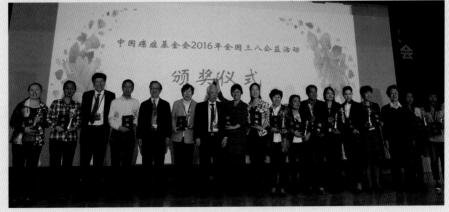

颁发奖杯和证书

（本版图片摄影：张立峰）（本次会议文字报道见605页）

# 中国老年学和老年医学学会老年肿瘤分会

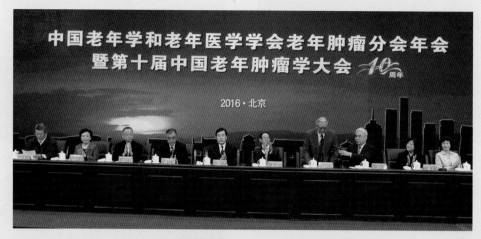

大会开幕式，欢迎孙燕院士莅临大会

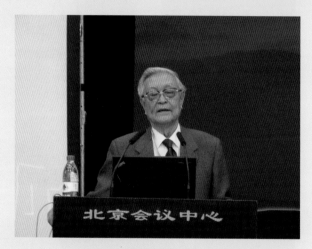

孙燕院士致辞

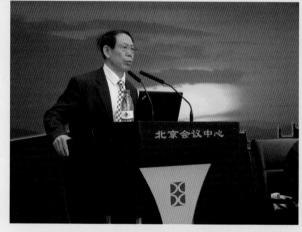

中国老年学和老年医学学会常务副会长赵宝华

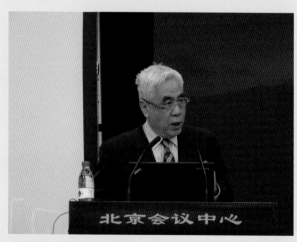

中国老年学和老年医学学会老年肿瘤分会主任委员赵平教授

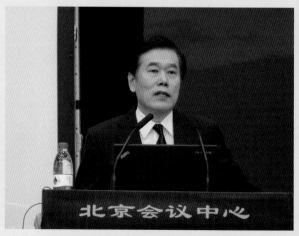

中国医学科学院肿瘤医院院长赫捷院士

# 年会暨第十届中国老年肿瘤学大会

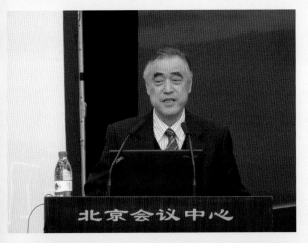

中国中医科学院广安门医院原副院长朴炳奎教授

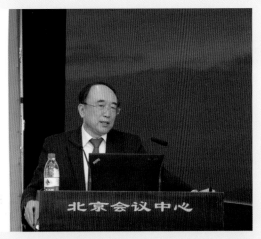

山东省肿瘤医院院长于金明院士

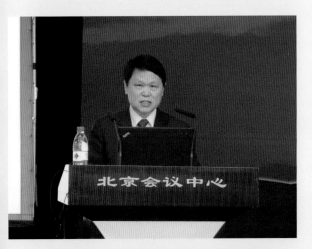

中国医学科学院肿瘤医院内科主任徐兵河教授

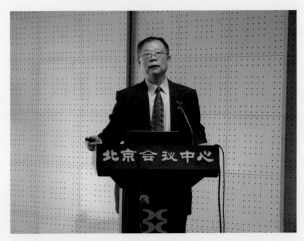

CGOS 血液肿瘤专业委员会主任委员张伟京教授

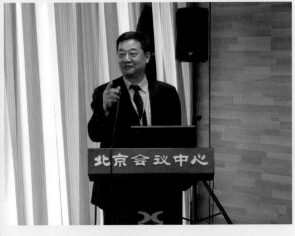

北京复兴医院肿瘤中心主任冯威健教授

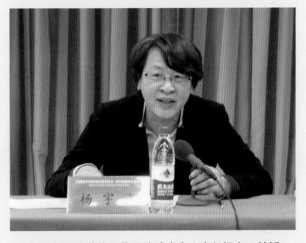

中国中医科学院西苑医院肿瘤中心主任杨宇飞教授

# 中国老年学和老年医学学会老年肿瘤分会

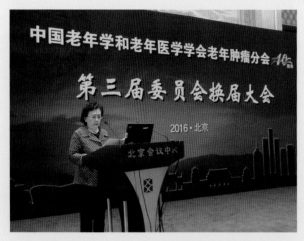

中国医学科学院肿瘤医院王艾副院长主持换届大会

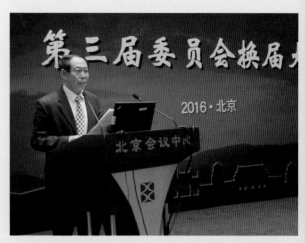

中国老年学和老年医学学会常务副会长赵宝华致辞

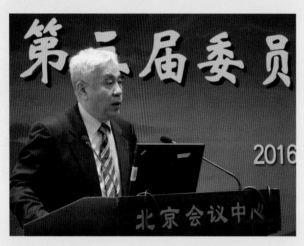

老年肿瘤分会新任主任委员赵平教授

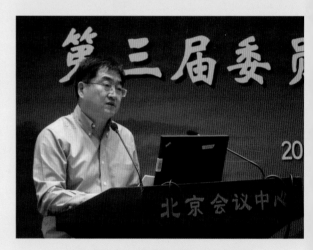

中国医学科学院肿瘤医院李峻岭教授

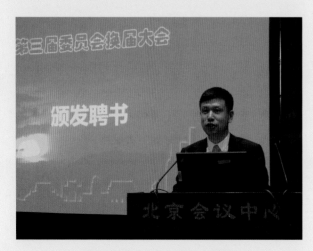

老年肿瘤分会总干事马飞教授

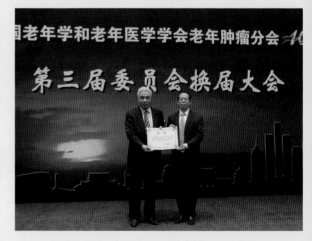

赵宝华常务副会长向赵平主任委员颁发聘书

# 年会暨第十届中国老年肿瘤学大会

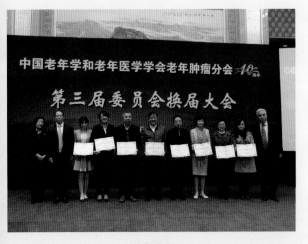

颁发聘书

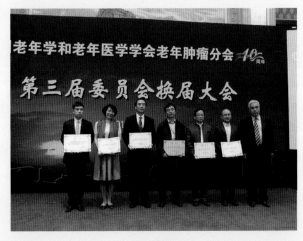

颁发聘书

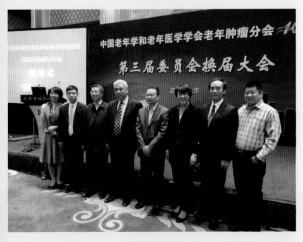

会后合影

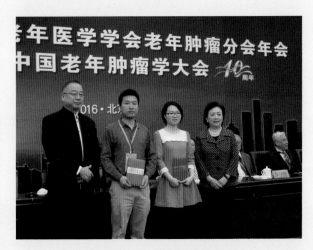

为优秀论文作者颁发获奖证书

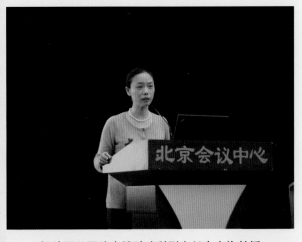

解放军总医院南楼肿瘤科副主任李小梅教授

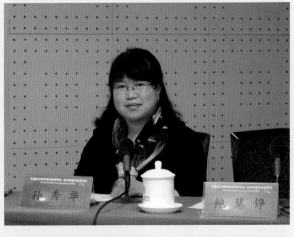

大连医科大学附属第二医院淋巴瘤专科主任孙秀华教授

（本版图片摄影：张立峰）

# 中国老年学和老年医学学会

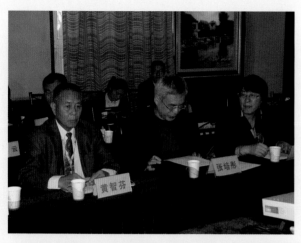

杨宇飞教授、张培彤教授、黄智芬教授（右起）

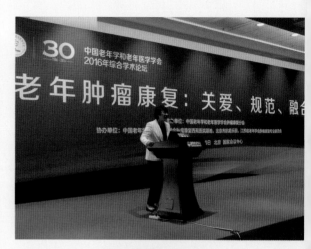

杨宇飞教授做学术报告

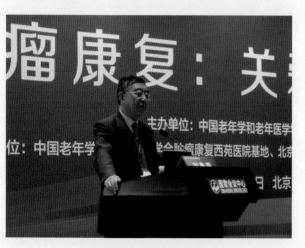

刘鲁明教授做学术报告

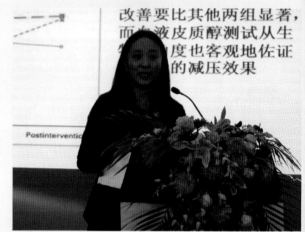

唐丽丽教授

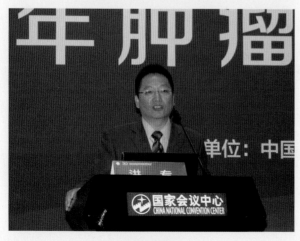

洪专教授

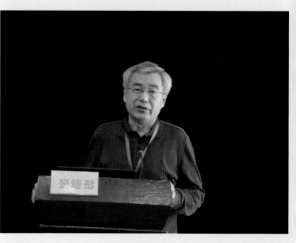

张培彤教授

# 肿瘤康复分会 2016 年年会

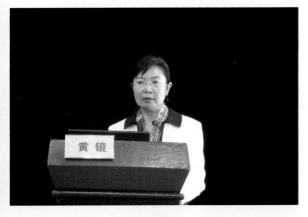

黄镜教授

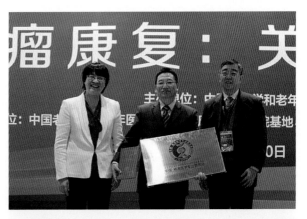

杨宇飞主任委员、刘鲁明教授向洪专教授授牌（来源：丁香园）

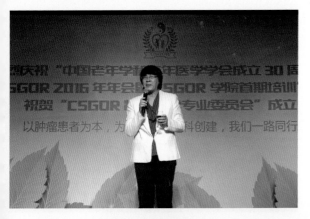

杨宇飞主任委员

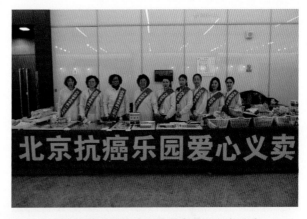

北京抗癌乐园在会场外举办爱心义卖活动

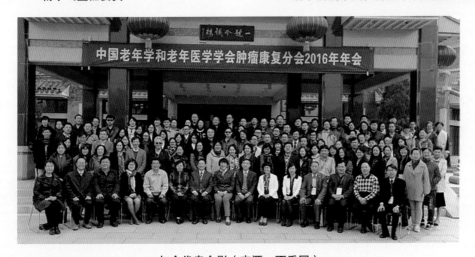

与会代表合影（来源：丁香园）

（本版图片除署名外，摄影：张立峰）（本次会议文字报道见 572 页）

# 第三届中国大别山肿瘤高峰论坛

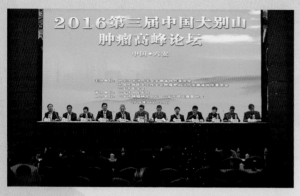

出席肿瘤高峰论坛的各位领导、专家教授在主席台上就座

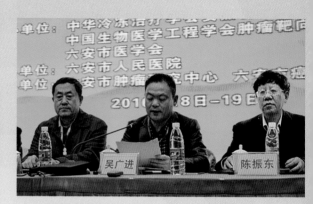

六安市卫计委主任吴广进出席论坛开幕式并讲话

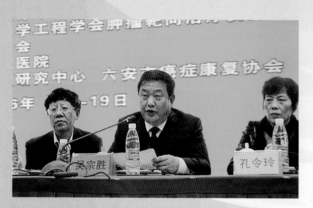

六安市人民医院院长吴宗胜在论坛开幕式上致辞

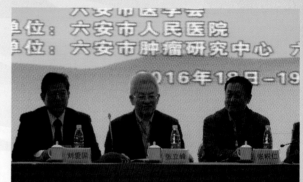

刘爱国、张立峰、张积仁在论坛开幕式上

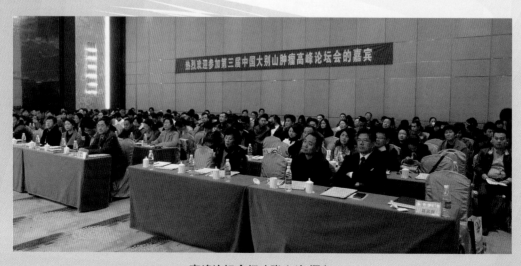

高峰论坛会场（张立峰 摄）

# 第三届中国大别山肿瘤高峰论坛

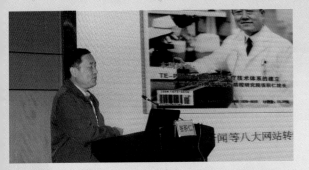

南方医科大学珠江医院张积仁教授作学术报告（张立峰 摄）

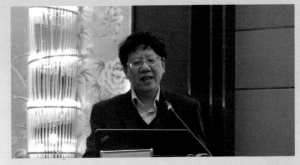

安徽医科大学第二附属医院陈振东教授作学术报告（张立峰 摄）

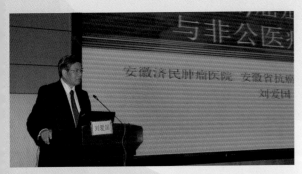

安徽济民肿瘤医院刘爱国教授作学术报告（张立峰 摄）

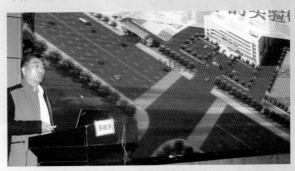

广州军区武汉总医院易峰涛教授作学术报告（张立峰 摄）

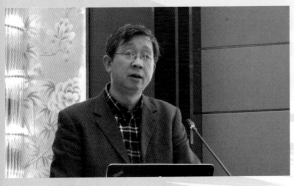

六安市人民医院肿瘤科主任赵勇作专题讲座（张立峰 摄）

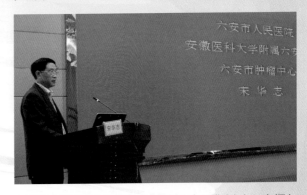

六安市人民医院肿瘤科宋华志教授作专题讲座（张立峰 摄）

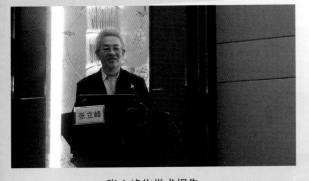

张立峰作学术报告

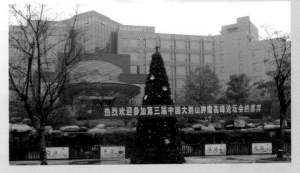

高峰论坛在六安市曙光铂尊大酒店举办（张立峰 摄）

（本版图片除署名外，来源：六安市人民医院网站）（本次论坛文字报道见571页）

# 第三届乳腺癌个体化治疗大会

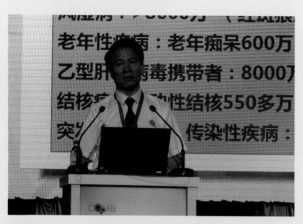

詹启敏院士做专题报告

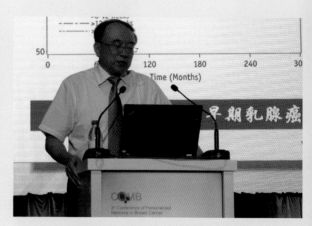

于金明院士介绍乳腺癌个体化放疗进展

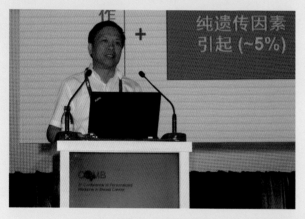

林东昕院士做学术报告

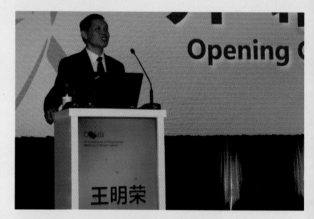

中国医学科学院肿瘤医院王明荣副院长致贺词

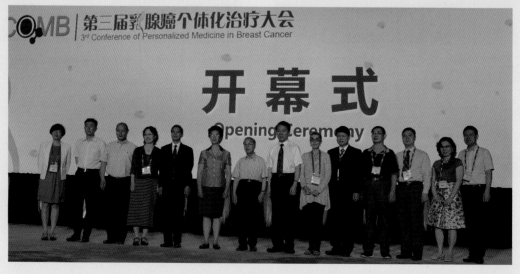

参加本次大会的领导和嘉宾合影

# 第三届乳腺癌个体化治疗大会

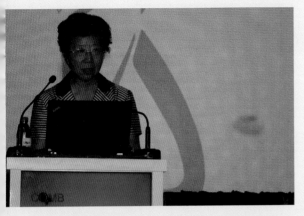

中国癌症基金会副理事长兼秘书长姚晓曦致词

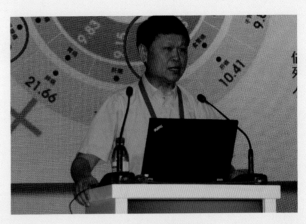

徐兵河教授做专题报告

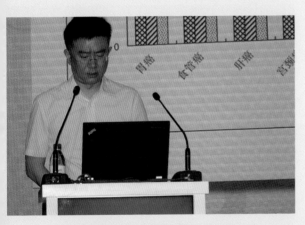

陈万青教授介绍中国肿瘤流行现状

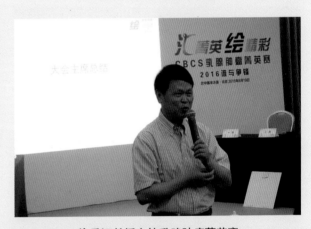

徐兵河教授主持乳腺肿瘤菁英赛

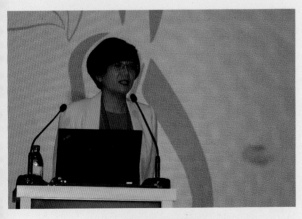

袁芃教授主持开幕式

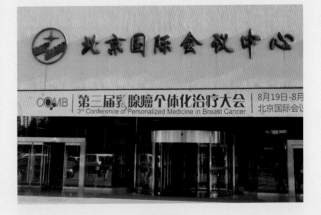

会场大门

（本版图片摄影：张立峰）（本次会议文字报道见608页）

# 北 京 抗 癌 乐 园

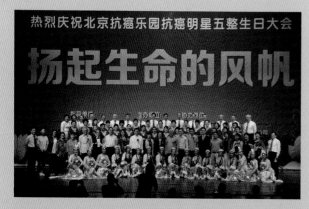

2016 年抗癌明星五整生日大会

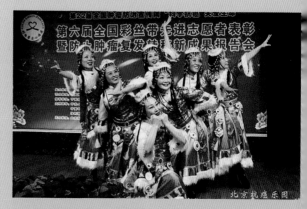

2016 年 4 月，参加第 22 届全国肿瘤防治宣传周活动

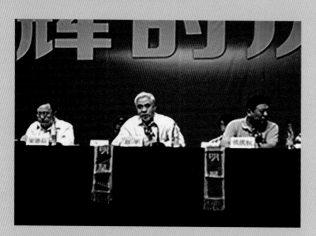

北京市委社会工委书记宋贵伦、北京市民政局社会团体办公室领导侯庆权、北京抗癌乐园理事长赵平出席北京抗癌乐园创建 25 周年暨抗癌明星五整生日大会

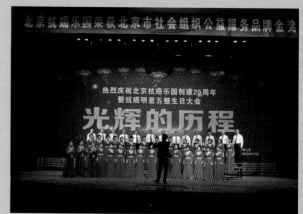

北京抗癌乐园创建 25 周年暨抗癌明星五整生日大会（摄影：张立峰）

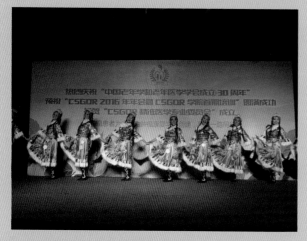

北京抗癌乐园生命绿洲艺术团演出舞蹈（摄影：张立峰）

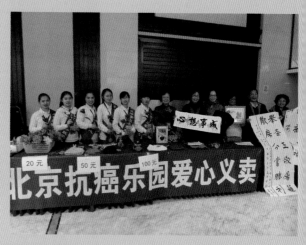

在中国老年学和老年医学学会肿瘤康复分会成立大会上举办爱心义卖活动（摄影：张立峰）

# 北 京 抗 癌 乐 园

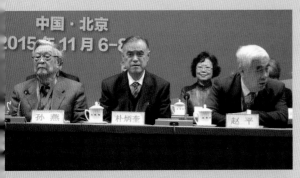

赵平理事长、孙桂兰执行理事长出席中国老年学和老年医学学会肿瘤康复分会成立大会（摄影：张立峰）

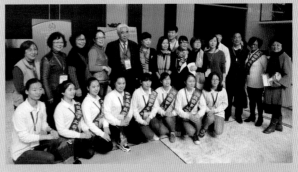

赵平理事长、孙桂兰执行理事长、姜寅生秘书长等与抗癌乐园志愿者合影（摄影：张立峰）

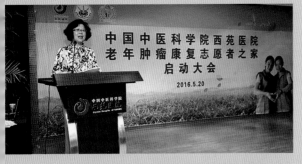

北京抗癌乐园参加西苑医院志愿者之家启动仪式

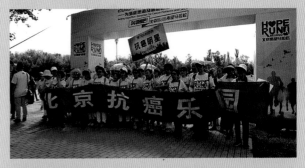

2016 年 9 月 10 日，参加第十八届"北京希望马拉松——为癌症患者及癌症防治研究募捐义跑"活动

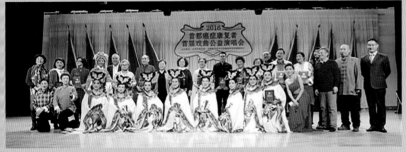

首都癌症康复者首届戏曲公益演唱会

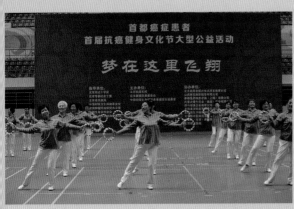

参加首届抗癌健身文化节大型公益活动

（本版图片除署名外，由北京抗癌乐园供稿）

（相关文字报道见 684 页）

# 第三届中国老年医学与科技创新大会

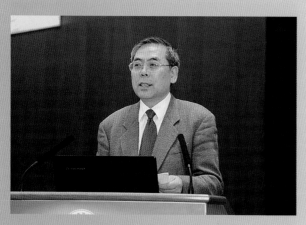

国家卫计委原副主任刘谦致辞

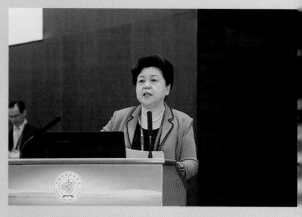

中国老年医学学会会长范利教授致辞

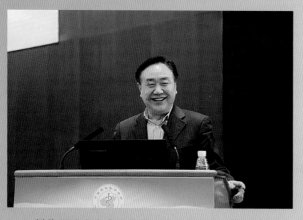

樊代明院士在会上做关于整合医学的主题报告

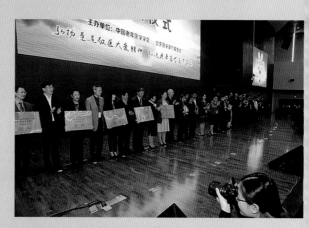

首届"老年医学奖"颁奖现场

（以上图片来源：《医师报》）

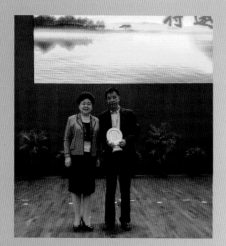

中国老年医学学会会长范利与"老年医学奖"获奖者卢学春合影

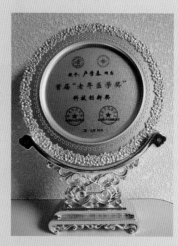

首届"老年医学奖"科技创新奖奖牌

（详细报道见 575 页）

# 2016 CTCY

中 国 癌 症 基 金 会
《中国肿瘤临床年鉴》编辑委员会 编

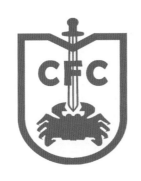

中国肿瘤临床年鉴

中国协和医科大学出版社

**图书在版编目（CIP）数据**

中国肿瘤临床年鉴. 2016 / 中国癌症基金会《中国肿瘤临床年鉴》编辑委员会编.
—北京：中国协和医科大学出版社，2017.9
ISBN 978-7-5679-0878-9

Ⅰ. ①中… Ⅱ. ①中… ②中… Ⅲ. ①肿瘤学-中国-2016-年鉴 Ⅳ. ①R73-54

中国版本图书馆 CIP 数据核字（2017）第 167788 号

---

**2016 中国肿瘤临床年鉴**

---

编　　　者：中国癌症基金会《中国肿瘤临床年鉴》编辑委员会
责任编辑：张立峰　杨小杰

---

出版发行 **中国协和医科大学出版社**
　　　　　（北京东单三条九号　邮编 100730　电话 65260431）
网　　址：www.pumcp.com
经　　销：新华书店总店北京发行所
印　　刷：北京新华印刷有限公司

---

开　　本：787×1092　　1/16 开
印　　张：45.5
彩　　图：15
字　　数：1080 千字
版　　次：2017 年 9 月第 1 版
印　　次：2017 年 9 月第 1 次印刷
定　　价：220.00 元

---

ISBN 978-7-5679-0878-9

# 本卷《中国肿瘤临床年鉴》作者名录（以文章先后为序）

| | | | | | |
|---|---|---|---|---|---|
| 孙燕 | 樊代明 | 詹启敏 | 李明焕 | 黄伟 | 滕菲菲 |
| 巩合义 | 谢鹏 | 张健明 | 邢军良 | 曲伟 | 王素贞 |
| 段敬豪 | 朱慧 | 于金明 | 龚守良 | 龚平生 | 李戈男 |
| 王志成 | 董丽华 | 方芳 | 李鑫 | 李远航 | 延征鹏 |
| 石远凯 | 丁翠敏 | 马智勇 | 王子平 | 王东 | 刘云孝 |
| 王孟昭 | 王基巍 | 卢铀 | 艾斌 | 冯继记 | 李恩萍 |
| 刘晓晴 | 刘勇璐 | 伍钢 | 曲宝堂 | 李骏力 | 余阳 |
| 李薇 | 宋密才 | 陈公琰 | 陈正建 | 陈张周 | 张玫 |
| 吴宁 | 吴树成 | 肖文华 | 肖荣城 | 彩郭其 | 周宗建华 |
| 张沂平 | 张宝惠 | 宋霞 | 罗荣功 | 黄昱 | 常幼梧 |
| 赵琼 | 胡颖 | 胡毅 | 聂立功 | 杨召功 | 史少明 |
| 黄诚 | 韩佩莉 | 韩晓红 | 黎云 | 陈王学 | 于梦佳 |
| 张爽 | 程莉 | 覃晶 | 范友林 | 艳邱 | 卢学春 |
| 梁赫 | 于睿 | 范金虎 | 乔洋 | 张林龙 | 赵东 |
| 杨波 | 于军 | 迟小华 | 杨丽华 | 白鸥 | 杨玲刚 |
| 张雨晴 | 马健力 | 贺宇彤 | 孙丽民 | 贾立立 | 李凌青 |
| 马军 | 朱彬 | 曹志坚 | 展昭 | 孙立海 | 赵询 |
| 王玉娇 | 侯亮 | 赵维莅 | 苏丽萍 | 张魁 | 李雪莲 |
| 张明智 | 蔡力彬 | 杨朝霞 | 田宝睿 | 陈询凤 | 赵明月 |
| 董丽 | 刘倩 | 吴泽妮 | 刘潇阳 | 李莉 | 姜娥霞 |
| 林春青 | 曾飞 | 崔剑峰 | 于晓红 | 向喜青 | 李志希 |
| 陈汶 | 张俊飞 | 胡尚英 | 冯瑞梅 | 陈万礼 | 张智芬 |
| 潘秦镜 | 马扎克·热红飞 | 史少东 | 赵方宇 | 孙保宁 | 黄 |
| 热米拉·于露露 | 王江泽萍 | 吴泽采峰 | 秦妞 | 张刘 | |
| 徐兵 | 刘娇河 | 苏夕春 | 刘涛 | 李陈刘 | |
| 郭军 | | 胡袁昌 | 张余 | | |

蔚求林钧瑾梅玲兰
陈潘叶毛吴曾徐孙
颖普文萍天思云江应
袁曾郜李王张范崔
江明博彤舒寿焰磊
黄刘鲁潘培天荣黄杨
常鲁潘张刘郑黄
鑫利生凤非聪
运胜湘天荣旭剑聪
陆何邓张庄张郭程
波婕美荣卿丹捷欣
刘沈蔡张李刘赫刘建
全杰
旭世益亚凌红小琪立峰
卢朱蒋付孙周邹吴张

邵永孚　中国医学科学院肿瘤医院腹部外科
孙世良　重庆市肿瘤医院肿瘤研究所
唐平章　中国医学科学院肿瘤医院头颈外科
王　臻　第四军医大学西京医院骨肿瘤科
王宝成　解放军济南军区总医院肿瘤科
王健民　第二军医大学长海医院全军血液中心
王杰军　第二军医大学长征医院肿瘤科
吴怀申　澳门仁伯爵医院外科
吴令英　中国医学科学院肿瘤医院妇科
徐兵河　中国医学科学院肿瘤医院内科
许光普　中山大学附属肿瘤医院外科
杨尔成　四川省肿瘤医院
杨甲梅　上海东方肝胆外科医院
杨宇飞　中国中医科学院西苑医院肿瘤科
叶玉坤　解放军第八一医院全军肿瘤中心
游伟程　北京大学肿瘤医院
于　丁　湖北省肿瘤医院内科
余传定　浙江省肿瘤医院
于金明　山东省肿瘤医院
曾益新　中山大学附属肿瘤医院
赵　平　中国医学科学院肿瘤医院

**本卷特约编委**（以姓氏拼音为序）
　　龚守良　胡尚英　李建生　闫　军　张　岩

**《中国肿瘤临床年鉴》编辑部**
　　张立峰　高翠巧　陈玉恒

# 前　言

本卷《中国肿瘤临床年鉴》是创刊以来出版的第 24 卷，亦是本届编辑部编纂的第 9 卷。

我国将在 2020 年实现全面建成小康社会的中国梦，为达到这个奋斗目标，习总书记指出："没有全民健康，就没有全面小康。"高度概括了健康和小康的关系。为此，2016 年 10 月 25 日，中共中央、国务院印发了《"健康中国 2030"规划纲要》，成为今后 15 年推进健康中国建设的行动纲领。其中对于肿瘤的指标是"总体癌症 5 年生存率提高 15%"。这将成为我国肿瘤界同道努力的目标。

在此之后，国务院又印发了《"十三五"卫生与健康规划》，提出了更加具体的发展目标和指标，以及主要任务。其中肿瘤方面包括：因癌症等疾病导致的过早死亡率，比 2015 年降低 10%；针对高发地区重点癌种开展早诊早治工作，早诊率达到 55%，提高 5 年生存率；健全死因监测、肿瘤登记报告等制度；逐步扩大妇女"两癌"检查项目覆盖范围，提高宫颈癌和乳腺癌的早诊早治率等。

孙燕院士曾多次说：他的"中国梦"是将我国的肿瘤发病率降下来。这也是全国肿瘤界同道共同的"中国梦"。我们应该为之不懈努力。

"一带一路"促进了中国走向世界。近年来，中国的肿瘤科研水平有了大幅度提高，并将研究成果推向了世界，越来越多的中国学者登上了国际大型肿瘤学术会议的讲台。为此，本卷《年鉴》特增设了"国际肿瘤大会上的中国声音"栏目。中国的声音传遍世界，中国的科研成果必将步青蒿素之后尘，服务于全人类。

近几年，免疫治疗成为肿瘤领域的最大热门和临床肿瘤学最重要的进展。随着肿瘤免疫治疗的发展，将有望成为又一重要的肿瘤治疗手段。这正应验了中医学的一句名言"正气存内，邪不可干"。对于这个不断升温的"热点"，本卷特设了"肿瘤免疫治疗"专栏，从不同的角度介绍该疗法的方方面面，可供读者参考与借鉴。

作为中国肿瘤学界的"史册"，本《年鉴》力求收录一年来肿瘤方面的重要进展、学术成就和发生的大事，网络时代的"信息爆炸"使之如"汗牛充栋"，每年初步收集到的都要多达 1000 页以上，但囿于篇幅与人力所限，许多信息只能"忍痛割爱"。在今后，我们愿继续努力，将我国肿瘤界最新、最重要的进展和信息奉献给广大读者。

《中国肿瘤临床年鉴》主编　赵平

2017 年 6 月

# 目　　录

### ❖ 肺部肿瘤 ❖

### ❖ 消化系统肿瘤 ❖

### ❖ 血液肿瘤 ❖

### ❖ 妇科肿瘤 ❖

### ❖ 乳腺肿瘤 ❖

### ❖ 皮肤肿瘤 ❖

## ❖ 肿瘤中医治疗 ❖

## ❖ 癌症康复与姑息医学 ❖

## ❖ 老年肿瘤康复 ❖

## ❖ 肿瘤流行病学 ❖

## ❖ 肿瘤相关政策与标准 ❖

## ❖ 肿瘤诊疗规范与指南 ❖

## ❖ 肿瘤科研新动态 ❖

## ❖ 国际肿瘤大会上的中国声音 ❖

## ❖ 他山之石 ❖

## ❖ 国际交流 ❖

## ❖ 群体抗癌 ❖

## ❖ 附　录 ❖

❖ **院士论坛** ❖

# 中国肿瘤内科学：回顾历史、展望未来
## ——孙燕院士专访

《医悦汇》：请您谈谈中国肿瘤内科大会发展的历程？

孙燕院士：中国的肿瘤内科开始于20世纪50年代末，1959年在中国医学科学院肿瘤医院（当时称日坛医院）建立了我国第一个肿瘤内科专业科室。虽然当时设备十分简陋、肿瘤内科知识水平和经验都相当有限，我们克服重重困难，使这一新兴的学科从无到有、从小到大，不断发展。尽管"文化大革命"期间学科的建设和发展受到了很大冲击，但是拨乱反正、改革开放以后得到了迅速的恢复和发展。中国医学科学院肿瘤医院内科于1985年举办了第一届全国肿瘤化疗学习班，到2005年共举办了15届，学员累计超过2000人，这些人的绝大多数都成为了全国各地肿瘤内科的业务骨干和学科带头人，为新时期我国肿瘤内科的学科建设、肿瘤内科治疗的普及和规范化开展，发挥了重要的作用，产生了深远的影响。由于这些努力，带来了我国肿瘤内科的空前繁荣，在20世纪90年代，全国各地纷纷建立了肿瘤内科的专业科室，肿瘤内科队伍不断扩大，无论在学术交流的内容，还是参加人员的规模，学习班都已经不能满足肿瘤内科发展的需要。正是在这样的背景下，经过近一年的筹备，中国医学科学院肿瘤医院内科于2007年7月27日~30日在北京国际会议中心发起召开了第一届中国内科肿瘤学大会，从第二届开始，大会更名为中国肿瘤内科大会（Chinese Symposium on Medical Oncol-ogy，CSMO）。目前，中国肿瘤内科大会已经发展成为全国肿瘤内科界标志性的国家级学术盛会，带动了我国肿瘤内科的学科发展和学术繁荣，今年是第十届中国肿瘤内科大会，10年来大会见证了我国肿瘤内科的发展历程。

《医悦汇》：您作为第一届中国肿瘤内科大会主席，您认为举办肿瘤内科大会的宗旨是什么？

孙燕院士：举办中国肿瘤内科大会的宗旨，是为了适应时代发展的需要，为我国肿瘤内科的同道们提供一个学术交流与合作的平台，开创我国肿瘤内科事业。大会得到了全国肿瘤内科同道们的广泛响应和大力支持，第一届大会收到了300多篇论文，有1000多位代表参加会议，100多位专家在大会上做了精彩的学术报告或者主持了大会的学术活动。大会鲜明的学科特色和学术氛围得到了同道们的高度认可，以后的每届大会都收到400篇左右的论文，有200位左右专家进行大会报告和学术主持，2000多人参会。拓展了参会者的视野，丰富了大会的学术内容。中国医师协会肿瘤医师分会于2010年12月25日成立，2012年第六届中国肿瘤内科大会与第一届中国肿瘤医师大会同时举行，扩大了大会涵盖的学科范围和领域，进一步增强了会议的影响力和吸引力。

《医悦汇》：请您谈谈中国肿瘤内科学的发展，还面临着哪些挑战？

孙燕院士：虽然用药物治疗肿瘤，在

东西方都有 2000 多年的历史，但近代肿瘤内科治疗的历史只有 70 年，而且还有一个不光彩的起端——来自战争中使用的化学武器，第二次世界大战期间美国人制造了氮芥（它的前身硫芥已经在第一次世界大战时期用过），但运送的船只在地中海被德国人打沉。后来发现暴露在氮芥中的船员白细胞降低，有人死于骨髓衰竭。因此，就有人试用来治疗白细胞多的疾病，就是白血病，但未获得成功，另有人试用于淋巴瘤，最后取得明显疗效。

我国肿瘤内科小组是 1959 年中国医学科学院肿瘤医院（当时叫日坛医院）为了开展肿瘤综合治疗成立的化疗组，当时只有 2 名青年医生、5 张病床、4 种药，能收治的患者主要是淋巴瘤和乳腺癌。但在那时，由于我们使用中国医学科学院药物研究所研制的新药 N-甲酰溶肉瘤素在睾丸精原细胞瘤取得突出疗效而受到鼓舞。同时，宋鸿钊教授在北京协和医院开展高剂量化疗，先是 6-MP（6-巯基嘌呤），后来用 MTX（甲氨蝶呤）和 5-FU（氟尿嘧啶）治疗滋养叶细胞瘤取得突破性成果，所以在 1962 年莫斯科第八届国际肿瘤大会上报告后，被誉为"药物治愈癌症的典范"。虽然那时我很努力，又开展了动脉化疗和局部用药，但很快"十年浩劫"来临，肿瘤被"四人帮"打成"高精尖"，肿瘤医院差点被解散，我们也都被下放。

一直到了 1971 年，由于陈毅和斯诺患癌症，周恩来总理提出肿瘤是常见病、多发病，肿瘤医院不但要恢复，而且其他省市也要建立肿瘤专科医院。那时胡亚美教授冒着生命危险开展儿童白血病的研究工作，我们也陆续被调回原来的岗位开展工作。但真正得到发展是在改革开放以后，我和管忠震教授等先后有机会到美国 M. D. 安德森癌症中心工作，最大的收获是和国际同行认识，得到交流接轨的机会。从 1983 年开始，我们多次举办学术研讨会和各种学习班，其中还有很多国际会议。很多国际知名的专家都来过中国授课交流，我们 1983 年在北京举办的国际免疫学和中医中药讨论会，就有来自 8 个国家和中国香港、台湾地区的来宾 200 多人；1986 年，在昆明举办的亚洲临床肿瘤学会（ACOS），有来自亚洲 9 国的同道，还有来自法国的专家，也有近 200 人；1988 年举办的高级肿瘤内科学习班，参加会议的除了来自欧美的老师以外，各国学员超过 400 人；我们从 1995 年开始举办的肿瘤 GCP 培训班至今已经举办了 9 届，培养了大量人才，也逐渐和国际接轨。1997 年，成立了中国临床肿瘤学会（CSCO）；2007 年，举办了 CSMO；都是我们临床肿瘤学和肿瘤内科学的成长和发展的里程碑。

值得高兴的是，我们近几年已经逐渐融入国际大家庭，在国际会议上也有不俗的表现，特别是近两三年，我们的原创新药，例如恩度（重组人血管内皮抑制素）、埃克替尼、西达苯胺、阿帕替尼和我国在应用维甲酸与三氧化二砷治疗急性粒细胞白血病的成果都受到全球的瞩目。

更令人欣喜的是免疫治疗近几年来有了重要的进展，这与我们 40 年来扶正中药调控细胞免疫功能的研究息息相关。我们热切地盼望我国抗 PD-L1/PD-1 的新药早日获得成功。

我常说无论个人和学科的发展与你祖国的发展是息息相关的，很多到国外深造的学者回国创业就是如此，他们看准了祖国大发展的前途。所以我对我国肿瘤内科学的前景看好。

（来源：《医悦汇》CSMO 2016 特刊）

# 半个世纪的期盼就要实现

中国工程院院士 孙 燕

【导读】如何看待解读美国癌症死亡率的下降，我国癌症死亡率是否有同样趋势，如何从美国经验和我国已有经验中获取启发加速我国癌症防治工作的推进，听听著名临床肿瘤学家孙燕院士怎么说。

《全球肿瘤快讯》：自 1971 年美国总统尼克松签署"癌症法案"宣布向肿瘤开战至今，近半个世纪过去了，近年来似乎对攻克癌症所持态度越来越乐观了。今年 AACR 年会将治愈作为口号，副总统拜登报告中将消灭肿瘤作为国家承诺，普遍反映了现在肿瘤领域持有的乐观态度。对此，孙院士您怎么看，这些会给我们带来哪些启示？

孙燕院士：很多人还都记得 58 年前的"大跃进"时代，我们曾经提出过豪迈的口号"让高血压低头，让肿瘤让路"。但多年来总觉癌症如此猖獗，这都是遥远的未来。1981 年，美国尼克松总统提出的《癌症法案》十周年庆典的时候，我正好在休斯敦 M. D. 安德森癌症中心，美国同行也都觉得很不现实，很多人有悲观情绪。甚至有人说，花费上千亿美元是一个错误的决定。

但是，由于近半个世纪以来全球都在行动，不断为制服癌症这一难题努力。至 20 世纪 90 年代中期，大家逐渐谨慎地乐观起来，因为欧美发达国家癌症发病率和死亡率开始下降。

2016 年，美国癌症协会 Tim Byers 教授等对"美国过去 25 年间癌症死亡率下降 50%"这一挑战发表了分析报告。分析表明，各界的努力已经取得回报。将会使全球人民庆幸癌症不再是"不治之症"，超过半数可得治愈，还有很多患者可以保持良好的生活质量带瘤生存。无疑，这对我们也是喜讯，半个世纪的期盼就要实现。

《全球肿瘤快讯》：那么半个世纪以来，在我国政府、社会各界和肿瘤学同道们的不懈努力下，我国的癌症发病率和死亡率是否也出现了类似的下降或下降的趋势？

孙燕院士：可以说我国癌症发病率处于平台期，而死亡率已开始下降。

2016 年，CA 杂志发表了我国国家癌症中心陈万青教授、赫捷院士（通信作者）等的中国癌症数据分析报告。文章根据国家癌症中心肿瘤登记数据库，即以中国人口为基础的登记数据书写，来源于 72 个地区的以人口为基础的癌症登记数据。

仅在 2015 年，我国就有 429.2 万新发肿瘤病例和 281.4 万癌症死亡病例，以肺癌为发病率最高，并且肺癌的死亡率也排在各种不同肿瘤类型之首。胃癌、食管癌以及肝癌也是常见的肿瘤类型，排在高发肿瘤类型的行列。

结果显示，农村地区居民在不同年龄的肿瘤整体发病率（213.6/10 万）和死亡率（149.0/10 万）显著高于城市居民的肿瘤整体发病率（191.5/10 万）和死亡率（109.5/10 万）。

文章还统计了 2000~2011 年间我国癌症发展的趋向，男性人群中肿瘤的发病率较为稳定，每年约提高 0.2%，而在女性人群中的发病率则每年约提高 2.2%，即在女性人群中呈现逐年显著上升的趋势。

相比较而言，在男性和女性人群中，癌症的死亡率自 2006 年开始都有显著下降，男性癌症死亡率逐年下降 1.4%，女性癌症死亡率逐年下降 1.1%。这些都说明我国癌症发病率已经接近平台期，有可能在可见的未来会开始下降；而死亡率已经开始下降。

这些都说明我们过去的工作是有回报的。癌症已经开始低头让路。我作为从事临床肿瘤学半个世纪的医师，我的中国梦就是百姓不得癌，得了癌能治愈，在有生之年看到我国癌症发病率下降，死亡率迅速下降。所以感到很欣慰。我相信到 25 年后我们会获得比今天 Byers 教授等发布的更好的结果。

《全球肿瘤快讯》：这太令人振奋了，希望我们可以在现有好的策略和工作基础上，在先进经验的引导下，加速取得更好的结果。Byers 教授在文章中指出，控烟及疾病早诊、治疗方面的进步是上述癌症患者死亡率下降的主因，降低癌症死亡率方面的诸多改善均得益于癌症筛查的推进，未来应继续贯彻推行。

孙燕院士：对于癌症，我国卫生工作"预防为主"的原则不但可行而且有效！5月 19 日《时代》周刊刊登的一篇文章指出，20%~40% 癌症是可以预防的。前几天，负责美国全国癌症研究的国家癌症中心主任 Douglas Lowy 来我国访问，并与我国国家癌症中心签订了战略合作协议。他最关心的是癌症的预防，对于某些特定的癌症筛查是明确有益的。他由于从事 HPV 研究多年，对疫苗很有信心。他认为健康的生活和及时筛查是最佳的建议。

当然达到美国那样水平，仍然任重道远，需要大家共同努力。制服癌症需要政府、整个社会和个人共同努力，如大气、环境污染、食品卫生差等都是致癌的重要因素。从个人防癌角度应提倡做到 4 点。首先，远离致癌因素，特别是饮食卫生和某些感染，如 HIV、HPV、HBV、HCV 和幽门螺杆菌等，完全是可以避免和控制的；其次，每年有效的全面查体，不但可以发现早期癌，而且可以发现很多癌前慢性病变；再者，积极治疗癌前病变可以有效降低癌症发病率，是业内公认最好的切入点；最后，保持良好心态，适当锻炼，身心健康。还是那句老话"防癌靠自己，治疗找专家"。

《全球肿瘤快讯》：Byers 教授文中指出，在癌症死亡率下降 26% 这一数据中，有 16%~17% 并非预防和筛查所致。癌症治疗方面的进展并未都转化为生存获益，不过随着靶向治疗和免疫治疗的兴起，癌症治疗已经进入了新纪元。因此，未来另外一个重点就是加速癌症治疗方面的进展，争取在癌症生存率方面获得实质性的进步。

孙燕院士：免疫治疗是近年来临床肿瘤学最重要的进展。一个重要的发现就是 PD-L1/PD-1，成为 2015 年最热门的研究课题。PD-L1 是一种肿瘤释放麻痹 T 淋巴细胞的蛋白质，PD-1 则是 T 淋巴细胞表面的受体。如果二者结合那自身的防卫系统就受到攻击会失去"理智"，不能正常工作。而我们的免疫疗法则能"唤醒"T 淋巴细胞抑制肿瘤生长的功能。通过其阻滞剂解除这类肿瘤诱导的免疫抑制，重新激活免疫系统攻击肿瘤，抑制其生长，会取得临床疗效。

所以，自从 2011 年 FDA 批准的首个 PD-L1 阻滞剂伊匹单抗以来，国内外都在大力研制这样的阻滞剂。最近，美国 FDA 又批准了治疗黑色素瘤的 PD-L1 阻滞剂 Nivolumab 和 Pembrolizumab。这些阻滞剂还都来不及译成大家都能接受的中文名称，可见其发展迅速。

（来源：《全球肿瘤快讯》2016 年 5 月总第 161 期）

背景资料 1

# 1990~2015 年美国癌症死亡率下降 50%？

1996 年，美国癌症协会（ACS）发布一项挑战：到 2015 年，美国癌症死亡率降低 50%。近日，CA 杂志发表一篇文章，1990 年~2015 年这 25 年间，美国总体癌症死亡率平均降低 26%（男性降低 32%，女性降低 22%）。（CA Cancer J Clin. 2016 年 5 月 13 日在线版）

肺癌、结直肠癌、乳腺癌和前列腺癌这四个主要癌种，前列腺癌患者死亡率的下降已经达到目标，其他三种癌症死亡率的下降已接近目标。其中，肺癌死亡率男性降低 45%，女性降低 8%；大肠癌死亡率男性降低 47%，女性降低 44%；女性乳腺癌死亡率降低 39%；男性前列腺癌死亡率降低 53%。

这主要归功于控烟、早诊和治疗水平的提高。作者指出，这些经验告诉我们，治愈癌症靠两方面发力：一是不断发现新的疗法，二是更加深入地推行癌症预防策略。

## 肺癌：有效控烟很重要

肺癌死亡率男性降低 45%，女性降低只有 8%。男性肺癌死亡率下降在 1990 年就开始出现，但女性在 20 世纪 90 年代肺癌死亡率是上升的，直到 2005 年才开始出现下降。这些性别差异是男性和女性人群烟草使用的差异所致。

虽然美国的控烟已有成效，但只有较少的州有比较好的控烟项目，过去 25 年痛失的一个控烟良机是 1998 年，46 个州的相关头头们与美国烟草公司达成一个协议，烟草公司 50 年支付 2460 亿美元的话，这些州就停止对烟草公司的法律诉讼，协议中并未指定将这些钱用于各州的控烟。

早期肺癌的治疗也更有效，但只有少数患者可早期检出。2011 年，NLST 研究报告，低剂量螺旋 CT 筛查可降低 55~74 岁 30 包年以上吸烟人群 20% 的肺癌相关死亡风险。于是许多学会包括 ACS 开始推荐高危人群接受这一肺癌筛查。尽管未来可能有更多有效的药物出现，我们也可以更多检出早期肺癌，但肺癌死亡率降低最大的功臣将是有效控烟。

## 结直肠癌：更广泛筛查很重要

结直肠癌死亡率男性下降 47%，女性下降 44%，1990 年之前就已稳降了很多年，下降趋势女性要久于男性，可能是饮食或者是激素替代治疗所致。晚期结直肠癌治疗也有显著进展，除了饮食外多种生活方式因素也降低了大肠癌风险，如积极体育锻炼、不吸烟、非甾体类抗炎药使用等。要是没有肥胖的话，过去 25 年大肠癌死亡率下降可能更显著。

最有效的预防结直肠癌死亡的措施就是检出和切除结直肠腺瘤，过去 25 年结肠镜筛查的使用显著增多。在有一定普及推广的基础上，2001 年以后，Medicare 等将结肠镜筛查纳入医保，使得筛查率显著攀升。筛查阳性人群大便潜血试验和 DNA 检测突变或异常甲基化也对降低大肠癌死亡率有所帮助。不过目前仍有 40% 的 50 岁以上美国人群未接受大肠癌筛查，不过有目标定在到 2018 年 80% 的美国人接受大肠癌筛查，这将进一步降低大肠癌死亡率。

## 乳腺癌：健康生活方式很重要

39%的乳腺癌死亡率的降低是乳房X线摄影筛查普及和治疗进步的结果。筛查在20世纪80~90年代迅速普及，到21世纪初达到平台，因为推广项目投入的减少、推广到更困难的人群，公众对筛查危害和理想开始筛查年龄有争议等。到2014年，约有25%的50岁以上美国女性在过去2年内没有接受乳房X线摄影筛查。

治疗上的进步，尤其是抗雌激素治疗、靶向HER-2治疗和其他细胞通路治疗有显著进步。他莫昔芬不仅可降低复发风险、延长术后生存期，还可降低对侧乳腺癌风险，不过因为不良反应没有广泛用于预防，雷洛昔芬也如此，未来乳腺癌化学预防需要更少不良反应的药物。其他治疗上的进步，如前哨淋巴结显著减少上肢水肿、靶向药物的应用等，尽管这些进步不带来死亡率上的显著改善，但改善了患者的临床转归。

过去25年乳腺癌死亡率的下降趋势，出现在激素替代治疗使用和肥胖两个不利趋势之后，WHI研究结果在2001年发表后，激素替代治疗显著减少，其对乳腺癌发病和死亡的影响也相应减少，从1999~2000年到2009~2010年，50~59岁女性接受激素替代治疗比例从38%降到7%。

世界癌症研究基金会估计1/3的乳腺癌可在规律体育锻炼、不饮酒、预防肥胖等健康生活方式后成功预防，在美国17%的乳腺癌是肥胖导致的。未来控制肥胖有望进一步降低乳腺癌死亡率。

## 前列腺癌：区分侵袭性和惰性很重要

53%的死亡率的降低使前列腺癌成为唯一一个达到死亡率降低一半目标的癌种，也使得这一下降不像其他部位癌那样来由明确。25年里有好几个大的改变，包括PSA筛查的普及、死因编写码的改变、PSA检测用于早期疾病进展的评估、晚期激素剥夺治疗应用的增加等。

PSA筛查到底对前列腺癌死亡率有什么影响还是不清楚，它在1986年就获批作为诊断和判断预后的标志物用于临床，但从未正式获批用于无症状人群的筛查，但在1988年就已经开始用于这一用途了。

"常识"来讲，检出无症状疾病应该可以带来死亡率的获益，但随即临床研究结果并不都支持这一点。欧洲ERSPC研究显示，每年PSA筛查可降低21%的前列腺癌死亡率，但这一研究中不同试验组治疗有显著差异，且即使这21%的降低是筛查带来的，也是在10年以后才出现的。这不能解释为什么美国在20世纪90年代PSA筛查增多，而在1990~2000年就出现了前列腺癌死亡率的显著下降。

美国PLCO研究发现，PSA筛查并无死亡率方面获益，该研究主要问题是对照组有筛查，尽管有前列腺癌发病率的筛查获益，但随访13年以后，筛查组反而死亡率高9%，说明筛查没什么益处。

目前美国接受PSA筛查的男性逐渐减少，主要由于美国癌症协会不推荐在充分知情决策以外的情况下接受PSA筛查，而美国预防服务工作组压根不推荐PSA筛查。未来若找到好的区分有可能进展的前列腺癌与惰性前列腺的方法，届时PSA筛查的风险获益比或许会有所改变。

激素剥夺治疗可抑制前列腺癌生长，同时增加心血管疾病死亡风险，这俩作用可能都对前列腺癌死亡率下降趋势有所贡献。过去25年其他方面治疗上的进步包括前列腺癌根治术和放疗。前列腺癌化学预防领域研究也很热，非那雄胺对前列腺癌发病的作用、营养补充剂如硒和（或）维生素 E、阿司匹林等都有研究。

### 其他肿瘤：控烟控肥胖控感染很重要

尽管四种常见肿瘤死亡率下降颇为显著，但其他肿瘤死亡率下降就不那么喜人了，男性下降 13%，女性 17%。烟草使用减少使得除了肺癌以外的其他吸烟相关肿瘤死亡率出现下降，未来应继续更有力地控烟。肥胖制约了多种肿瘤包括乳腺癌、大肠癌、子宫内膜癌、肾癌、肝癌、卵巢癌、胰腺癌、食管癌等死亡率的下降，减少肥胖将对未来肿瘤死亡率的下降带来很大影响。

也不是所有肿瘤死亡率都有下降，肝癌的死亡率过去 25 年就上升了 60%，不光是肥胖惹的，婴儿潮时期（1945~1965 年）出生人群中 HCV 流行是重要诱因。USPSTF 推荐这一人群所有人接受筛查，但多数未接受。有感染的人应接受有效的抗病毒治疗。

好几种肿瘤已明确可由感染导致，几乎所有宫颈癌、多数肛门癌、半数头颈肿瘤都由 HPV 感染所致。HPV 疫苗很有效，但只有 1/3 的女孩和 1/5 的男孩接种。

胰腺癌的死亡率未出现下降，除了吸烟和肥胖，我们对胰腺癌可控病因、早诊和治疗都知之较少。其他多种肿瘤危险因素和有效预防策略、早诊手段缺乏，希望未来可以取得进步。

### 抗癌之路：改变的是目标，不变的是努力

第一个癌症死亡率降低 50% 的挑战是由美国国立癌症研究所在 1986 年制定的，目标定在用 20 年的时间到 2000 年使死亡率较 1980 年降低一半。但很快就发现这一目标不可能实现，后来分析发现从 1980 年到 2000 年癌症死亡率降低幅度只有 4%。

这也是为什么 10 年后美国癌症协会制定降低 50% 的挑战的时候，遭到了人们的质疑。2016 年 1 月 12 日，美国总统奥巴马发表任期内最后一次国情咨文，在之前一次国情咨文提出精准医疗计划，这次提出攻克癌症的"登月计划"，由副总统拜登负责，意在加速步伐消灭癌症。

过去 25 年，我们对肿瘤生物学的认识显著加深，2001 年人类基因组测序完成，这使得我们有了更便捷有力的武器，可以实现一直未达成的设想的突破。有些基因遗传突变如 BRCA1 和 BRCA2、与大肠癌患癌风险相关基因突变等信息已应用于临床。

烟草、膳食、体育锻炼和感染都已明确是致癌突变的驱动者。过去 25 年肿瘤分子生物学的进步带来诸多治疗的成功，最典型的例子慢性髓性白血病。现在抗肿瘤治疗到了拥有发现靶向肿瘤基因组和转录组的靶向治疗，调动机体免疫系统杀伤肿瘤细胞的免疫治疗时代。

不过，"攻克"（cure）癌症不应局限于指治疗，的确攻克癌症需要发现更有效的疗法，但过去 25 年的成绩表明，预防是强有力的攻克癌症之良策（a powerful cure）。抓新的抗肿瘤治疗投入的同时，要抓预防策略制订和推广施行，不可偏废。

最后，Byers 指出，我们用了 25 年的时间取得了历史性的进步，使美国癌症负荷降低了一半，癌症死亡率降低了 26%。我们在为取得这样的成绩欣喜的同时，应该意识到我们应该挽救更多的癌症患者的生命，死亡率降低一半的目标只实现了一半。未来要取得更大的进展，需要政府、社会各界和广大民众携手更好地了解肿瘤、

减少多种已知致癌危险因素暴露、更好地早诊和保证患者得到好的治疗。

（编译　隋　唐）

（来源:《全球肿瘤快讯》2016 年 5 月总第 161 期）

## 背景资料 2
## 美国癌症统计年度报告

日前发表的美国癌症年度统计报告（1975～2012 年）显示，近年来美国癌症总体发病率和死亡率是下降的，男性发病率和死亡率均下降，女性虽然发病率稳定，但死亡率也是下降的，唯有肝癌负担是增加的，并在 2003～2012 年间成为死亡率增长最高的常见肿瘤。进行乙肝疫苗免疫接种，筛查和治疗 HBV 和 HCV 感染人群、代谢性疾病、酒精性肝炎，以及其他引起肝硬化的病因，或可有效降低肝癌发病率和死亡率。(Cancer. 2016 年 3 月 9 日在线版)

该报告由美国癌症协会（ACS）、美国疾病预防与控制中心（CDC）、美国国立癌症研究所（NCI）、北美中央癌症登记协会（NAACCR）联合发布，报告分析了 1975～2012 年间美国癌症发病和死亡数据的长期和短期趋势，对肝癌的分析包括了 1999～2013 年间丙型肝炎病毒感染和 HCC 相关死亡率。

结果显示，所有癌症的死亡率和大多数部位肿瘤的死亡率是下降的，总体癌症死亡率在 2003～2012 年间每年下降 1.5%（男性下降 1.8%，女性下降 1.4%）。同时期的癌症发病率，男性呈下降趋势，女性则保持稳定。

男性 17 种最常见肿瘤中 7 种的发病率下降，包括结直肠癌、肺和支气管癌、前列腺癌、胃癌、咽喉癌、膀胱癌和脑部肿瘤。女性 18 种最常见肿瘤中 6 种的发病率下降，包括结直肠癌、子宫颈癌、肺和支气管癌、膀胱癌、卵巢癌和胃癌。肺癌发病率的下降部分归因于烟草摄入的减少。

2003～2012 年间，在男性和女性的所有部位肿瘤中，肝癌的相关死亡率增长最显著，发病率急剧攀升，仅次于甲状腺癌。男性的肝癌发病率是女性的 2 倍多，男性和女性肝癌发病率均随年龄而升高。除 HCV 外，其他病因包括 HBV 感染、肝硬化、2 型糖尿病、肥胖和过度饮酒。

该报告的第一作者美国 CDC 国家慢病预防控制中心癌症预防控制部 A. Blythe Ryerson 表示，好消息是总体癌症死亡率正在下降，不过肝癌的负担急剧增加。具有丙型肝炎风险的人群应接受检测和治疗。

（编译　崔珍珍）

（来源:《全球肿瘤快讯》2016 年 3 月总 156 期）

# 加减乘除话医改

中国工程院院士　樊代明

第四军医大学西京消化病医院　　西安　　710032

人类发展史就是人类同自然界的斗争史，也是人类同伤病的斗争史。无论你是什么人种，无论你生活在地球的哪个位置，也无论你经受了什么样的社会制度、宗教信仰，在你体内暗藏的遗传基因都经历了人类发展的三个阶段。最先是缺吃少穿，意即衣食，这个阶段历经了很多很多年，人类一直在为解决温饱，可以说是在为"能活（得下来）"而奋斗。然后是缺房少车，意指住行，这个问题解决得快一些，其实是在解决生存或生活的便利，可以说是在为"易活"而奋斗。现在是缺医少药，人类对自身健康和长寿的要求越来越高，可以说是在为"好活"或"长活"而奋斗。这个阶段不知要持续多少年，也不知要花多少钱，更不知要下多大功夫才能解决，也许这是一个永远解决不完、解决不好的难题。众所周知，美国用GDP的18%来解决这个问题，直到现在也没解决好，仍不令美国人满意。中国在医疗卫生方面的投入仅占GDP的5%左右，加上我国人口是美国的5~6倍，而GDP总量也比人家少，投入和需求相差之悬殊显而易见。

面对医学研究风起云涌、日新月异，循证医学、转化医学、智慧医学、数字医学、精准医学……一个又一个相继粉墨登场，然而我们的医改总是举步维艰，"看病难看病贵"的问题不仅没有得到解决，反而越来越严重；"行医难、行医畏"，患者承受经济压力，医生承受精神压力，医患纠纷的问题不但没有得到遏制，反而越演越烈。我们的医改似乎总在末端使劲，局部发力。我们的会没少开，点没少试，钱没少花，文件没少发，可我们总是到不了较为理想的境地？这件事关乎国计民生，关乎社会稳定，关乎中华民族的生存和发展，是一件比天还大的大事。习近平同志说："没有全民健康，就没有全面小康"。中国工程院根据中央和国家的要求，启动了"全民健康和医学事业国家发展战略"的咨询研究，我们组织了80多位院士、近100名国家相关部委的管理干部、近1000名相关学者，分8个专题组，开展了为时两年的研究。研究过程中各专题又按"摸清底数、找出问题、提出建议"三个步骤，光召开会议就达数百场次，将会写出一份较为完整的综合报告。本文中有些数据、材料参考了此项研究，当然更多的是我个人的意见，因为时间仓促，方方面面错综复杂，条条块块盘根错节，剪不断理还乱。所以，本文只当作讨论，而非定论。另外，标题名为"加减乘除话医改"，这个加减乘除不是说医改简单，三下五除二就搞定了。强调的是一项复杂的系统工程，包含那么多因素，涉及那么多方面，绝非一个调研就可释之，也绝非一个结论就能概之。要改变这种状况或改善这种状况，有的要加，有的要减；小加即加，大加靠乘；小减即减，大减靠除。小加小减，大乘大除，加减乘除，力求合理，只求交上一份答卷，是否合格，诚望读者评说。

## 一、医疗资源 倒塔会倒塔

谈到医改，不能不说到卫生资源和医疗资源。

卫生资源是指在一定社会经济条件下，社会对卫生行业提供的人力、物力、财力的总称。亦可分为硬资源和软资源。前者指卫生人力、物力、财力的有形资源，后者指医学的科技、信息、教育、政策、法规等。卫生资源配置是指卫生资源在卫生行业（或部门）的分配或转移（流动）。其合理配置对于卫生事业持续、稳定、快速、健康发展具有重要作用。

医疗资源指提供医疗服务各要素的总称，包括与医疗相关的机构、床位、设施、装备、经费、人员、知识、技术和信息等。医疗资源配置是指政府或市场将医疗资源公平并有效地分配到不同地区、部门、领域、项目、特别是人群中，使之实现社会和经济效益的最大化，其投入量和利用量要与服务的人群量相适应。

根据《全国医疗卫生服务体系规划纲要（2015～2020）》的数据，我国已经建立了由医院、基层医疗卫生机构、专业公共卫生机构等组成的覆盖城乡的医疗卫生服务体系。截至2013年底，我国有医疗卫生机构97.44万个，其中医院2.47万个、基层医疗卫生机构91.54万个、专业公共卫生机构3.12万个；卫生人员979万名，其中卫生技术人员721万名；床位618万张。每千常住人口拥有医疗卫生机构床位4.55张、执业（助理）医师2.06名、注册护士2.05名。2004～2013年，全国医疗卫生机构总诊疗人次由每年39.91亿人次

增加到73.14亿人次，年均增长6.96%，住院人数由每年6657万人次增加到1.91亿人次，年均增长12.42%。可以这样说，中央国家政府和医疗卫生战线的同志们下了大功夫，花了大力气，在医疗卫生事业、全民健康方面取得了巨大成就，平均期望寿命从新中国成立前的35～40岁，现在到了76岁，就是一个不可否认的实证。

但是，医疗卫生资源总量不足，质量不高，过于集中，配置不合理，发展不协调等依然突出。1979年至今的27年中，我国先后进行了多次医改，但"看病贵看病难"并未得到根本改善，其主要原因表现在两个方面：一是与经济社会发展和人民群众日益增长的服务需求相比，医疗卫生资源总量相对不足，质量有待提高。二是资源分布结构不合理，影响医疗卫生服务提供的公平与效率。

### （一）医疗资源配置城乡差别巨大

在全国各地，都可以看到类似现象，即农村医院病人稀少，门可罗雀，人迹罕至，而城市医院病人拥挤，门庭若市，人满为患，病人来回奔跑在高铁上。大家知道，春运是最令人头痛的事，但那只有几天时间，而医运则是一年365天，天天如此。其主要原因是什么？

从我国医疗资源配置总体来看，占我国总人口约30%的城市享有超70%的医疗资源，而占70%的农村人口只享有不到30%的医疗资源。

#### 1. 医疗设备

大城市三级医院集中了我国80%的高精尖医疗设备，而在广大农村很少有这样的设备，多数的乡村卫生室只有老三件（听诊器、血压计和体温计）。比如CT，87%集中在大中城市，分布在县级医院仅占13%。万元以上的医疗设备，县以下医疗单位的拥有量不及市以上单

位的 40%。

## 2. 医疗床位

我国用于治病的医疗床位主要集中在大中城市。1998 年，城市每千人口床位数为 6.08 张，而农村仅有 1.1 张。随着近 20 年来城市大医院使劲扩大规模，增加床位，这个比例已出现大幅上升。比如郑大附一院，医院床位数对外公布已过 7000 张，实际数字可能比此还大，称之为"天下第一院"，年医疗总收入达 75 亿元之多。对此，国内外颇有微辞，贬其为世界最大的乡镇卫生院。说句公道话，其实全国的大医院都在扩张，只是不如那么超大，于是枪打出头鸟而已。

## 3. 医疗经费

2005 年我国卫生总费用为 8659.9 亿元，其中城市卫生费用占了 72.6%，而农村仅占 27.4%。时间过去 10 年，这个比例不仅没有缩小，反而扩大。

## 4. 医护人员

与发达国家比，我国每千人口执业（助理）医师数、护士数相对较低，而执业（助理）医师中，大学本科及以上学历者占比仅 45%；注册护士中，大学本科及以上学历者占比仅为 10%。而在我国农村，上述两个数又是低中更低。2003 年，我国的医护人员，以市为统计单位的每千人口医生数为 2.08 人，而以县为统计单位的每千人口医生数仅为 0.97 人。农村地区的医生不仅数量少，而且学历低。在大多数乡镇的卫生人员中，只有中专或未接受过专业培训的高中及以下学历者达 81%，具有大专或以上学历者仅占 18.7%，但在市县以上医院，具有大专或以上学历者达 84%，中专及高中以下学历者仅占 12.5%。大中城市医院多以本科和研究生学历为主。上述这种情况最近几年不仅没改善，差别反而在加大。

## （二）原因

### 1. 医改将市场经济机制引入医疗卫生事业

这种做法其实是政府把本属公益事业的医疗卫生变成了市场经济。政府对医疗一是不给，二是不管。所谓不给，不是说一点不给，即投入越来越少，甚至断奶，如 2012 年，全国公共财政卫生总支出为 1000 亿元，只占医院总收入的 13%，即 87%靠医院自己挣。医院为了发展自己，只能走自我发展之路。所谓不管，不是说一点不管，即政府监管失控，为了养活自己、发展自己，不同医院八仙过海，各显神通。为了养活自己，拼命争夺人才，东部到西北引，西部到乡镇引。为了养活自己，想方设法购设备、变环境、推品牌。这样做，确实使有些大医院的规模、软硬件和基础设施大幅度发展，医疗技术也逐渐接近国际水平。但大多数医院的管理者实际目的是为了多挣钱，最终把上述这些发展成本转移到患者身上，出现乱收费、高收费。医院要从患者身上多挣 1 元钱，患者要多掏 4.3 元。最后的结果是使医院的公益性大大减弱，甚至消失，符合市场经济规律的经营性逐渐开始，并不断增强。在市场驱使下，本该使医疗资源的投入量、应用量与人群量相一致的政府管理造成失控。由于市场经济引入，使城市与县乡镇人口本来是正塔型分布，变成了倒塔型分布，导致大量的农村患者涌进城市大医院。

### 2. 医院的等级评审

我国的医院等级评审始于 1989 年，1998 年发现问题叫停，到 2011 年又重启评审，经历了摇摇摆摆、是是非非的 27 年。本意是想提高各级医院的水平，但到最后却事与愿违。为何大家都不惜一切代价，争评高等级医院呢？因为评审级别越高，收费标准越高，可以购优质设备，能吸引更多优秀人才和病源，结果使三级医院的医疗资源规模高速膨胀，三级医院的床位数、员工数、业务收入、诊疗人次数、入院人次数等各项指标占全国医疗机构的比例大幅上升，仅2010~2013年间三级医院数量在全国医院中的占比从6.1%提高到7.2%，医师数占比由32.3%提高到39.9%，医疗收入占比由52.2%提高到58.3%，诊疗人次占比由37.3%提高到45.2%，入院人次占比由32.5%提高到38.9%。7%的医院集中了45%的医院诊疗人次。在高度城市化地区，村卫生室的作用逐渐淡出，例如北京的村卫生室诊疗人次占比已从2004年的7%降低到2013年的不足2%。导致凡是医院都在想方设法不惜造假，争评三级医院。不但出现盲目评审，造成资源浪费；标准不一，结果遭到质疑；而且拔苗助长，增加医护负担。这样做强化了医生作用，弱化了医院功能。更为严重的是造成医疗资源城乡间不合理配置越来越严重。

3. 农村人口由于经济改善，收入多了，舍得把钱花到治病上

过去是小病养，大病拖，现在有了钱，普通病也要到大城市医院去治。而且受世俗的影响，好像不将老人送到大城市医院看病就是不孝，到了大城市不到大医院也是不孝。有的还说，让亲人死都要死在大医院，送到那里死了也甘心。

**（三）医疗资源配置的核心目标**

医疗资源配置的核心目标是医疗服务对公众的可及性（Access），其政策制订和具体执行都要围绕这一核心目标来展开。其中在经济层面大致可分为四个方面。

1. 资源的数量和质量能否满足公众对医疗服务的需求（Availability），即对不对得上

比如人口结构的老龄化，其产生的疾病谱和需求也会发生相应变化，资源的类型、数量、组织和运行模式都要做出相应的改变或创新。又比如，病人到大医院看病，他患的是疑难杂症，需要具备整合医学知识，或多学科合作的医生诊疗，但目前城市大医院专科细划、专业细化、知识碎片化，一句话太专，现在不只是病人到医院找不到合适的医生，而是医院的医生病了找不到合适的医生。

2. 资源对于公众在时间和空间上的可达性（Accessibility），即够不够得着

比如大规模农村人口向城市流动和城镇化，由此产生的医疗需求在数量、质量和区位等方面的分布也应发生变化，高铁等交通工具和互联网等信息技术的发展，拉近了公众与医疗资源的空间和时间，改变了过去的可达性。

3. 公众（包括社会医保）的支付能力能否承受医疗服务及相关费用（Affordability），即付不付得起

比如新诊疗技术促进了医疗服务的跨越式发展，使诊疗水平大幅提升，同时医疗收费也大幅度提升，所有患者都希望得到最先进的技术，最昂贵的药品，最优质的服务诊疗。社会医保体系虽在迅速发展，但在使用率、可持续性方面已受到严峻挑战，很多地方医保基金已出现入不敷出，出现亏空现象，政策上推行的"分级检诊"成为"守门人"的体系，实行起来困难重重。

4. 医疗资源配置、组织运行是否能被高效利用（Accommodation），即用不用得完

供大于求，供大于需，出现无需求供给，大量设备闲置浪费，大量人员闲而无事。几乎所有大城市的CT、磁共振等大型医疗设备都供大于求，为了增加使用量获得效益，各医院使尽浑身解数，甚至争夺

患者。

**（四）建议**

目前中国的医疗卫生资源与公众的需求相比还远远不够，动员城市医生下乡多点执业或强行分级诊疗只是暂时的办法，而长久的战略应该是国家通过加大加强医疗卫生事业的投入，来尽快下大力气改变医疗资源配置的不合理，这是一项十分繁重的任务。这种不合理是长期社会管理不善遗留下来的难题。人群分布的正塔型与医疗资源配置的倒塔型，已很不相适应，倒塔不会稳定，时间长了会倒塔。如何从根本上改变过来，这要下大功夫，要不断下功夫，要长期下功夫。其策略是塔尖要遏制，做减法；塔身要壮腰，做加法；塔基要夯实，做乘法；总体来讲是做好除法，加减乘除，重新调整资源的分布，从根本上解决医疗资源的分配或配置不合理的问题。

1. 加大基层医院的经费投入，改善基层医疗机构的软硬件设备。

2. 提高基层医生的工资待遇，培训提高基层医生的业务能力，鼓励大医院医生到基层多点执业。

3. 建立完善分级诊疗制度。分级诊疗指按疾病的轻重缓急和难易程度进行分级，不同级别的医疗机构负责不同疾病的诊疗，各有所长，引导患者有序就诊和转诊。医保要制订政策，引导按级报销，即同一疾病越是基层报销比例越高。

4. 限制大医院规模，规定大医院职能，大医院的重要功能应是诊治下级医院不能诊治的疑难重症；大医院的另一重要功能是搞好医学研究，为医学发展贡献才智；大医院的第三大功能应该是培养基层医院的医生，使之不断提高水平。

5. 基层医院医生除诊治常见病和多发病外，重要的是担负社区普通人群防病知识的宣讲。2006 年，卫生部发布的《中国慢性病报告》指出，1991～2000 年中国慢性病死亡占总死亡从 73.8%上升到 80.9%，死亡近 600 万人。慢性非传染性疾病大多由不健康生活方式引起，改进生活方式，80%的心脏病、脑卒中、2 型糖尿病，40%的癌症都能预防，单纯的医疗技术不能改变慢性病患者的生存质量，但降低慢性病发病率和死亡率的最佳途径是实施早期诊断和早期治疗。目前的状况是，比如脑卒中，基层医生没患者看，还不愿意去做预防工作，而大医院医生患者太多，没时间去做预防，最后是等着脑卒中患者来就诊。这正如长江决堤不是去堵堤，而是去抢救被淹的千家万户。

## 二、卫生法律　正塔靠立法

60 多年来，我国卫生事业虽然取得了巨大成绩，但也涌现出了不少问题，旧的还没解决，新的又不断涌现出来。这些问题如果不能得到及时解决，不但会影响我国卫生事业的健康发展，而且会产生局部或全国性的卫生危机，从而严重影响经济社会的发展，甚至威胁国家安全。医疗卫生政策进行了一轮又一轮的改革，今天这样改过去，明天那样改回来；这个领导说这样改，那个领导又说那样改，改来改去等于没改。现在把医改称为试水期，现在才在试水，那过去做的那些要不就是没改，要不就是没改成功。其本质问题还是卫生立法问题，要不就是无法可依，要不就是没有依法办医。

**（一）卫生立法不健全**

我国现有的卫生立法是改革开放社会经济发展的迫切要求推动出台的。中国的卫生立法经历了 20 世纪 80 年代"恢复卫生法律框架，着力加强公共卫生立法建设"，和 90 年代"充实医疗领域卫生立法"

的基础时期，到 21 世纪进入了一个相对综合平衡的全面发展时期。目前中国的卫生法律体系已初具规模。但是，由于卫生立法对社会回应的有限性和立法资源的相对短缺，导致很多亟待规制的方法还在以政策替代法律，一些领域甚至还出现规制真空。

我国的卫生法律制度多以国际公约和宪法为指导，由于国情不同，水土不服，不能全盘照搬，只能为我所用，因此形不成系统，仅散见于国内法律之中，专门性的卫生法律目前只有 14 部。存在母法缺失，协调性不佳，精细度不足和立法滞后等问题。因此，政府在卫生立法方面要加大立法，加强立法，加快立法，这一方面，要做加法，最好是乘法。

### （二）卫生立法与卫生行政不规范

国际上先进发达国家，不仅卫生立法健全，而且行政执法规范。就以中国台湾地区为例，他们将卫生法律规范体系划分为卫生行政组织法、医政管理、食品卫生、全民健康保险、药品管理、疾病管理、国民健康、卫生政务、生命健康权益及特殊人群权益保护 10 个子系统，其结构树完整，分类科学合理，内容全面具体。比如医政管理，内容详实具体，甚至连各分科专业人员都有其特定法律约束其行为。比如《语言治疗师法》《呼吸治疗师法》《听力师法》，这是我们不得不承认的差距。

我国人大卫生立法部门少，履职的多为退下来的干部，没有立法的经验，又不是专职，不仅忙不过来，也忙不出质量。外国的拿来又水土不服。特别是我国医药食品、国境卫生检疫、职业卫生、医疗保障、劳动卫生等分属到国务院不同职能部门主管，大家都是正部级，谁都不去管，还谁都说了算，责任高度分散，缺乏总体协调，要制订出一部统一的《卫生法》可以说是难上加难。

而台湾地区"卫生福利部"是 2014 年 7 月 23 日在"行政院"的组织下，由原"行政院卫生署"的 21 个单位加 5 个所属机关，即"内政部"社会司、儿童局、家庭暴力及性侵害防治委员会、"国民年金监理会"，以及"教育部"的医药研究所共同合并而成，合并以后的新机关"卫生福利部"事权统一，下辖 6 个三级机关（构），即疾病管制署、食品药物管理署、健康保险署、国民健康署、社会和家庭署和中医药研究所。在此期间，中国大陆也有变化，就是将原国家卫生部与计生委合并形成了卫计委。

因此，要深化医疗体制改革，首要是理顺卫生行政法律应包涵的内容，并制订一部完整统一的《卫生法》。在此基础上，按法定原则，对国家相关部门进行调整，赋予调整后的卫生行政部门相应职责和权利，一切为公共健康权服务。在这一方面，有的要做加法，有的要做减法，加是为了增强某些领域的功能和作用，减是为了排除某些部门的干扰，加减相宜共同维护规范执法的和谐环境。

### （三）卫生立法与卫生经费

基本医疗卫生制度是政府实施政策的根据和工具，也是为民众提供基本医疗卫生服务保障的手段。我国医改的近期目标，简而言之"让穷人看得起病，让富人看得好病"。涉及"看病难看病贵"的因素很多，群众的意见也很大，争论的焦点是保证社会公平和兼顾利益平衡，也就是说医疗卫生事业是社会的公益性事业，这一点是讨论医改的根本和前提。

尽管财富不是衡量医疗制度的绝对标准，也就是说，钱不是万能的，但没有钱，没有政府对医疗卫生事业的投入，而且是大投入，那医改的成功是万万不能的。

从数据上看，2012 年中国的卫生费用支出仅占 GDP 的 5.1%，不但低于高收入国家（平均 8.1%），而且比低收入国家的也低（平均 6.2%），与中国同在金砖国家中的巴西和印度都分别达到 9% 和 8.9%，英国、法国、德国、加拿大、奥地利为 GDP 的 8%～10%。由于中国人口众多，平均 GDP 比这些国家显著下降，所以人均医疗费用也就相较锐减。

中国对医疗卫生的财政投入占整个财政支出的比重从 2008 年的 4.51% 提高到 2011 年的 5.35%，仅提高了 0.8 个百分点，年均提高 0.2 个百分点，其中医疗卫生支出占中央财政总支出从 2008 年的 2.28% 提高到 2011 年的 3.18%，只提高了 0.9 个百分点，年均提高 0.3 个百分点，说明这几年政府对卫生事业的财政支出比例不大，政府投入少，百姓交的就多。2011 年，中国百姓个人医疗卫生现金支出占年总支出的 34%，即 34% 的钱用去看病了，说明老百姓"看病难看病贵"的呼声不是空穴来风。

政府投入少，医院钱不够，会导致医疗水平下降；政府投入少，医院为挣钱，会导致医院性质改变（政府只给公立医院职工发 5%～10% 的工资，加起来还不够发退休职工的工资）；政府投入少，地区不平衡，导致好医生迁往发达地区，落后地区的病人只好到发达地区看病。病人本来就穷，越来越穷；医院水平本来就差，越来越差，越穷越差，越差越穷，造成严重的恶性循环。国家卫生部门或中华医学会组织专家扶贫，当地连专家住宾馆的房费都交不起，院长们经常怨声载道。

关于卫生经费的投入，无疑要做乘法，每年做那点小加法不够，要像教育经费投入那样，来点大的，来点硬的，只有这样才能改变我国医疗卫生事业投入不足

的根本状况。

### （四）卫生立法与资源配置

卫生资源配置不合理是目前医改遇到的一个大问题、大难题。各级政府都试图下大力气解决这个大难题，为何老是议而不决，决而不行，行而无果，甚至越演越烈呢？其根本办法就是要立法，依法办事，光靠行政手段，光靠开会、讲话、发文件难以奏效，而且不可持续。在这一方面，根据不同的情况加减乘除，分别进行。

比如，医科大学的大学生毕业后不愿去基层医院工作，这是一个普遍现象。电视、报纸上偶尔宣传几个典型是有的，但对大多数人来说，他们要考虑待遇和前途问题。光靠精神鼓励对少数人是可以的，月收入相差个几百元，暂时的奉献也是可以做到的。但对于大多数人，如果城乡间月收入相差了上千元，而且一去基层就回不来，这个没有法律保障是行不通的。前几年树的那些典型，也变味了，要不就是当了官，不从事医学了；继续从事医学的也回到了城市，造成很不好的影响，典型走了再树典型，典型复典型，典型何其多，哪个能留住，谁也不好说。

比如，伤医、辱医事件几乎每月每天都在发生，抢救生命的人还被剥夺生命，这是不可容忍的。这些杀医生的本来是刑事犯罪，应予严惩，但我们缺少相应的法律，只有公安部和卫计委的规定和通告，所以屡禁不止。这些都是要用法律为武器、为手段才能解决，才能有法可依，依法行医，依法护医。

又比如分级医疗，这本来是一个很好的制度，也是国外成功的经验。但农村的老人病了，不管轻重缓急和难易程度，子女都要送到大城市大医院去治，反正回来可以在医保报销，这样做才放心，才孝顺。甚至有的子女把老人送到大城市，但没送

到大医院那都叫不孝，既有他责，也有自责，终究造成城市医院人满为患。这个没有法律的引导是不行的，怎么让乡镇医生成为治病的看门人与中转人，怎么成为防病的守门人与报告人，这是要有法律来做保证的。

再比如药品价格，这是老百姓、医院、药商乃至整个社会讨论最多的话题，普遍认识都是医院把钱赚了，坑了老百姓。其实从药厂到患者，医院只是最后一个环节，所得利益平均也就15%，而且还有用工、保存及损耗。多数的钱到哪里去了不得而知。医药分开的探讨历时已久，个别地区已在实行，国家也为降低药价做出了很多和很大努力，但不得不说，这方面的政策决心不坚决，方案不彻底，配套措施没跟上。不压药价百姓不高兴，压低药价公司不高兴，医院在中间当受气包，不仅两头不是人，而且药品零差价，医疗技术收费没有增上去，医院收入锐减，真是赔了夫人又折兵。本来实行药品零差价前政府说要投入补上医院损失，过几天又说话不算数，要压的压下去了，该增上来的没增上来，很多小医院已到了难以维继的状况。市场上呢？假药劣药频现，很多救命药停产断售，加之社会反应强烈，医改始终不出成果，上出政策，下有对策，全国药品行业一片混乱。最近国家又全面放开药品定价，不知又要引来什么后果、多少后果。

商务部一项报告指出，发达国家80%的药品在药店销售，医药流通主渠道在平价药店，法国为85%，德国为84%，美国为74.9%；但中国80%在医院，仅20%在药店。

公立医院的收入主要靠三个方面，医疗服务收费、政府财政拨款、药品耗材加成。现在医疗服务收费很低，政府拨款只占经常性开支的7%，多数医院，特别是小医院主要靠药品加成收入，甚达医院收入的70%。如果取消以药养医，取消药品加成，政府投入又不增加，只剩医疗服务收入，后者比例大了病人有意见，比例小了医院无法维继，更谈不上发展，医院总不能负债经营，这些都是要通过法律来解决的，而不是摇脑袋办事，拍脑袋决策，领导想怎么办就怎么办。也不是个别试点的经验就可以代替的，因为各地情况不一样。有个地方政府的领导为了宣传自己的政绩，让他们医院的院长到处讲办院的成功经验，我说他的经验不可靠，为啥？那个院长的孩子大学毕业后都不回他的医院工作，他的父母病了都是送到别的医院去治，而且他讲经验也是为了调到别的大医院去当院长。

所以，在卫生立法方面，总体来讲，要做好乘法，选好每一个乘数，即涉及卫生方面的所有因素；当好乘号，也就是加大立法，加强立法，使之形成一套完整的相关联的系统的卫生法律、法规，确保人民的健康。

## 三、疾病预防 上医治未病

我国经过60余年的艰苦努力，急性传染病发病率从20世纪50年代初期的20000/10万降到1998年的203.4/10万。根据全国法定传染病报告，从1970年～2013年，我国传染病的发病率从7000/10万降至473.81/10万；死亡率从20/10万降至1.23/10万。全国平均期望寿命从1950～2010年从35岁增至76岁，婴儿死亡率从1949年前的200‰左右降至2010年的13.1‰（见表1），孕产妇死亡率从1990年的88.8/10万降至2014年的21.2/10万。目前我国已建成全球规模最大的法定传染病和突发公共卫生事件网络直报系统，100%县级以上疾控机构、98%县级以上医疗机构、94%基层卫生机构，实时网络直报由过去的平均5天到现在只用4小时。在上述成绩中预防工作贡献率达77.7%，传染病防治贡献率3.59%，意外伤害贡献率5.87%，孕产妇保健贡献率3.61%，但慢病防控却为-1.73%。

表1 我国婴儿死亡率及期望寿命

| 时间 | 婴儿死亡 (‰) | 期望寿命 | | |
| --- | --- | --- | --- | --- |
| | | 平均 | 男 | 女 |
| 1949年前 | 200 | 35 | - | - |
| 1973~1975 | 47.0 | - | 63.6 | 66.3 |
| 1981 | 34.7 | 67.9 | 66.4 | 69.3 |
| 1990 | 32.9 | 68.6 | 66.9 | 70.5 |
| 2000 | 28.4 | 71.4 | 69.6 | 73.3 |
| 2005 | 19.0 | 73.0 | 71.0 | 74.0 |
| 2010 | 13.1 | 74.8 | 72.4 | 77.4 |

（摘自《中国卫生统计年鉴》）

## （一）慢性病的防治刻不容缓

据估计，中国目前有2.5亿人患有不同的非传染性疾病。WHO发布的《2014年全球非传染病现状报告》中的数据：2014年全球共有3800万人死于非传染性疾病，其中42%即1600万人是可以避免的过早死亡。而2000年这个数字才是1460万人，14年间增加2340万人。具体到中国，每年有超过300万人在70岁前死于心脏病、肺病、脑卒中、癌症、糖尿病等，目前中国的慢性病死亡人数已占总死亡人数的86.6%，慢病负担占全病负担的70%以上。2014年，中国人均GDP 46 531美元，而慢病导致的经济损失高达4848亿元（其中还不含医药费）。2010年，中国慢病的直接经济负担达2114亿元，占卫生总经费的10.6%，其中直接经济负担占56.5%，达到4848亿元。如果照此下去，20年内

40岁以上带有一种慢病的人数将翻倍或者3倍。

### 1. 肿瘤

据WHO国际癌症研究机构（IARC）报告，2008年，全球癌症新发病例约12 700万人、死亡760万人，现患癌人数达24 600万人，增加93.7%，死亡984万人，增加29.5%；预计到2030年，全球癌症死亡人数将达1150万人。2010年肿瘤死亡占总死因已达26.33%，即每死4个人中就有1人是死于肿瘤。

据我国肿瘤登记中心发布的《2012中国肿瘤统计年报》，我国每天新增肿瘤病例约8550例，即每分钟就有6人被诊断为肿瘤。全国肿瘤死亡率达108.54/10万，每年因肿瘤死亡达270万人，平均每天有7300人死于癌症，即每分钟有5人死于癌症。排在前五位的死因分别为肺癌、肝癌、胃癌、食管癌、结肠癌，其中有4个是消化系统肿瘤，消化系肿瘤占肿瘤总发病率的56%。2014年，WHO国际癌症中心报告，2014年中国新增癌症患者307万人，占全球的21.8%，死亡220万人，占全球的20.9%，其中肝癌和食管癌都各占几乎一半，分别为51%和49%，真正成了世界第一癌症大国，其在城市为第一死因，农村为第二死因。

国际癌症研究者预测，如不采取措施，中国2020年患癌人数将达400万人，死亡人数将达300万人，到2030年上述数字将分别达500万人和350万人。目前已呈双率双升现象。根据哈佛大学公共卫生院预计，2014~2030年中国癌症治疗支出可能高达5.6万亿美元。中国CDC最近一项报告确认，每天至少有60万中国人饮用被污染的水。几十年经济快速增长让环境付出了沉重代价，大约60%的中国癌症本来是可以避免的。

欧美发达国家的癌症患者 5 年生存率已达 60%~70%，而中国仅为 30.9%，其中主要有两个原因，一是癌症谱不一样，像肺癌、结肠癌，欧美和我国都多，除此之外，欧美主要是乳腺癌、前列腺癌，好治；而中国主要是肝癌、胃癌、食管癌，难治；第二个原因是他们经济条件好，肿瘤普查工作做得好，因此，发现的病例比我们要早，治疗效果就好。

2. 老龄

按照国际通用标准，60 岁以上老龄人口超过总人口的 10%，即进入老龄社会。据 2010 年我国第 6 次全国人口普查，60 岁以上人口达 1.78 亿，占总人口 13.26%，65 岁以上 1.19 亿，达 8.87%。据报告，2013 年，我国 60 岁以上老龄人口已达 14.1%，说明我国已经提前进入老龄社会。据估算，到 2030 年，我国 65 岁以上人口将达 2.4 亿，其中 80 岁以上将达 4000 万人。从现在到 2050 年，全球 60 岁以上老人将从 6 亿增至 20 亿，而中国将从 2 亿增至 4.8 亿，将成为世界第一老龄人大国。

人老了，正常的生活自理能力逐渐出现困难，有统计，城市老人共达 35%，其中生活自理困难者 17.5%，部分自理困难 8.1%，完全不能自理者 9.4%。

人老了，病来了，比如阿尔茨海默病（老年性痴呆），普通人口的患病率为 6.25‰，1990 年才 193 万人，到 2000 年达 371 万人，到 2010 年高达 569 万人，20 年间增长了 3 倍。

3. 糖尿病

目前中国糖尿病患者在急剧增加，从 1994 年的 2.5%，到 2008 年的 9.7%，到 2012 年达 11.6%，不到 20 年增加了 4~5 倍，即目前我国有 1 亿糖尿病患者，将成了世界第一糖尿病大国。美国糖尿病协会不得不将糖尿病诊断指标空腹血糖提升为 ≤ 7mmol/L，餐后血糖提升为 ≤ 11.1mmol/L，糖化血红蛋白≤6.5%，尽管这样全球每年仍有 500 万人死于糖尿病或相关疾病，花费高达 5500 亿美元。

4. 肥胖

1992~2002 年 10 年间，我国 0~6 岁幼儿超重和肥胖率从 3.9% 升至 5.4%，增长率达 31.7%。从 1985~2010 年 25 年间，我国学生肥胖检出率增长 32~154 倍。真正成了世界第二肥胖大国（美国第一）。

2014 年，全国学生体质调查，与近视有关的视力不良的检出率 7~9 岁占 34.83%，10~12 岁 56.56%，13~15 岁 74.37%，16~18 岁高达 83.31%。将来仅视力不合格一项就可以把征兵的适龄青年排除 84%，可能将来将无兵可征。

5. 职业病

我国共有 1600 万家有毒有害作业岗位，每年新发 2 万名职业病患者。比如噪声性耳聋，2014 年就达 2013 年的 1.14 倍。又比如尘肺，从 20 世纪 50 年代以来，全国职业病共计 749 970 例，其中尘肺 676 541 例，死亡 149 110 人。2000 年发病报告 1000 例，到 2010 年一年发病 20 000 例，到 2013 年达 23 152 例。据 2009 年统计，尘肺所致经济损失达 1845 亿，占当年 GDP 的 5.5%，其中直接经济损失 250 亿元，间接经济损失 1595 亿元。由于我国职业卫生覆盖率不全，所以保守估计，我国实有尘肺病例达 600 万例以上，上述数字仅为实际的 10%，说明我国已成为世界第一职业病大国。目前的环境恶化还在日益加重，如处理不好，问题将越发严重。不仅会导致慢病的发生，而且会导致急性传染病的出现。

从 1977 年至今，全世界已发现 40 种新的传染病病原，如埃博拉病毒、艾滋病病毒、冠状病毒等，其中我国从 1985 年发现第一例艾滋病到 2014 年全国共发现艾滋病患者 529 158 例，其中死亡 116 882 人。

### 6. 出生缺陷病

目前，全球有近 7000 种病被确定为罕见病，约占人类疾病的 10%。以中国人口基数计算，每种罕见病约有 2800 人，以目前全球公认的 6000 种罕见病为基数计算，中国的罕见病患者应为 1680 万人。

目前，我国为出生缺陷高发国，每年有 90 万例新发出生缺陷，平均每 200 个胎儿就有 3 个发生出生缺陷。1996 年发病率才 68.66/万，到 2013 年升达 102.16/万，增长率达 48.79%。1996 年发生率为 5‰，到 2012 年已达 20‰，增幅近 400%，各省"婴儿安全岛"因婴儿越来越多几乎快关门。

广州市婚检率 2003 年为 93%，到 2013 年骤降至 7%，部分地区仅为 4%；河北省婚检率仅为 17.61%，其中有 36 个县为 0。

全国儿童福利机构 2013 年共有工作人员 1.1 万人，而服务对象高达 57 万人，即每个职工要服务 51 个儿童。

目前，我国正在从温饱走向过饱，据 WHO 统计，对健康的影响，遗传因素占 15%，膳食营养占 13%，社会因素占 10%，气候环境占 7%，其他后天因素（运动、生活习惯）占 47%，医疗因素占 8%。

美国经过 20 年研究发现，90% 的人通过健康管理和教育，可降低医疗费用 10%。WHO 的研究表明，向预防保健投 1 元，可节省医疗费 8.59 元，同时可节省 100 元的急救费。

美国 2012 年，健康服务业是第一大产业，卫生总费用达 2.75 万亿美元，占 GDP 的 17.9%。中国亚健康超 7 亿人，60 岁以上老人超 1.78 亿，每年医院门诊量达数十亿人次。2012 年卫生总费用才占 GDP 的 5.36%。联合国开发计划署《2014 年人类发展报告》指出，全球 70 亿人口平均预期寿命增加 1 岁，需健康产业投入 1.35 万亿美元，中国人口占世界的 20%，每提升平均期望寿命 1 岁，健康产业需投入 3000 亿美元。

中国慢病防治形势严峻，慢病死亡占总死亡的 85%，高出世界水平 20 个百分点，全国高血压控制不足 10%。但法国、西班牙、葡萄牙等欧洲国家心脑血管病、高血压、代谢病死亡人数及死亡率都在明显下降。

### （二）建议

**1. 建立系统完整的国家健康管理体系，负责全民健康教育及实施的保障**

增大全民健康的经费投入，负责保障全民健康的立法及实施，指导全民健康的群众活动，监督各级政府对全民健康的贡献。这一方面要做加法。

**2. 建立医学健康教育体系，视医学健康教育为必修课**

成立国家及省级医学健康教育学院，培养健康教育的专业人才。将预防医学健康常识编成儿童读本，作为教材纳入小学读本、初中读本、高中读本，以必修课和选修课形式进入课堂，中小学要设专门传授健康知识的教师，要教导中小学生参与到某些健康安全知识的公益活动中去，寓教于乐。这一方面要做乘法。

**3. 健康监测软件与便携式设备的研发**

各级政府都应在相应地方设立保健养生场地。政府可拨一部分项目经费或民间人士自发组织开发一些健康管理相关的 APP 软件，或小游戏，或诸如健身手环之类随身携带监测健康的小物件，供广大手机用户免费下载或应用。这一方面要做乘法。

**4. 利用医疗公益活动的名人效应**

积极动员演艺圈、商界名人乃至政府

要员参与到预防医学的公益宣传活动中来，利用名人效应，引起社会各界对医疗及健康的重视。这一方面要做乘法。

5. 利用电视、电影文化产业的宣传视角，确立传媒、广告宣传健康的义务和责任

电视、广播、电影等传媒负有专门宣传保健知识的责任和义务，中央和地方媒体应有专门频道或栏目负责健康教育，形式要多样化、通俗化、科学化，传媒中涉及健康的广告，其收入的大部分应回纳入医疗卫生保健宣传中。美剧《豪斯医生》《实习医生格雷》让剧迷们明白了医生在来来去去中找到了治疗的关键，允许误诊才能造就神医。三年前国内播了《心术》反响强烈，暑期播的《滚蛋吧，肿瘤君》普及了非霍奇金淋巴瘤、胸闷、咳嗽、晕厥、骨穿等医学词汇。但面向大众的电影、电视剧需要经医生审查才能公开播放，以免引起误导。这一方面也要做乘法。

## 四、医学研究　源头供活水

医学研究的水平不仅可以直接反映一个国家的科技发展水平，也能反应这个国家的综合创新能力。目前我国在医学研究方面存在的主要问题是：

### （一）研究人才不够强

医学研究虽然需要研究设备、研究经费，但最根本的是研究人才。党和政府在这方面下了很大功夫以吸引和留住人才，但由于目前的科研环境太过功利，学术氛围缺乏活力，对人才的尊重未得到根本改善，其结果是即使留住了人，但留不住心，要么就是干得不痛快，要么就是走人。

### （二）研究模式不够新

我国目前在医学领域的研究特点是紧跟欧美发展步伐，以模仿推动发展，"跟进为主，模仿为重"，习惯并满足于填补国内

空白，争当国内领先，其实医学研究光国内领先是不够的，应该争世界领先，因为目前中国的难题就是世界难题，解决了中国难题就是解决了世界难题。另外，研究方向不够集中，政出多门，研呈多道，条块分割，散弹打鸟，重复性太大，举国体制在医学研究中体现不突出，各组各的队，各吹各的号，各瞄各的靶，各指各的鸟。

### （三）研究经费

我国医学研究经费长期投入不足，每年对生物和医学研究的财政投入总额约为20亿美元，不仅低于美、日、德、英，比新加坡都少。美国政府对国立卫生研究院（National Institutes of Health，NIH）的投入2007年就达290多亿美元，占当年美国政府科研投入总额的25%。而美国政府对NIH的投入1947年才800万美元，1999年升至10亿美元，2000年升至170亿美元，到2007年就达近300亿美元（见表2）。

表2　2013年中美GDP与医学研究（MR）
　　　投入比较　　　（亿元）

| | 中国 | 美国 | 比例 |
|---|---|---|---|
| GDP | 94 946 | 168 030 | 1：1.83 |
| MR | 11.92% | 29.16% | 1：24.43 |
| MR/GDP | 0.13% | 1.73% | 1：13.3 |

有关部门对69位专家进行问卷调查，认为中国政府对医学研究投入总体不足或总体不足部分领域过量者为56人，占82.3%，认为总体足够或部分领域不足仅13人，占17.7%，没有人认为总体过量的。

中国的医学研究不仅存在投入不足，而且存在分配不合理，甚至分配不公的问题。美国政府给予NIH的近300亿美元的经费全由政府主导，自下而上提建议，自

上而下拨经费，评审者不能去竞争项目。近300亿经费中10%属NIH院里，80%～84%拨到院外，6%～10%为管理费用。英国的医学研究理事会（Medical Research Council，MRC）2008～2009年度，全国的科研研究预算为31.78亿英镑，其中RCUK（Research Councils UK）占31.1亿英镑，即88%。2012年，RCUK的31.78亿英镑中MCR占7.6亿英镑，即23.91%。跟美国NIH差不多，其中分两个部分，一半属自身机构，另一半外拨大学或研究所。在中国，过去的研究经费分配不合理，常有人说小钱大评，中钱小评，大钱不评，即领导拍脑袋说了算，造成撑死一家、饿死一方。有的拿钱太多，用不完，出现科研包工头，甚至严重腐败现象。

有关部门对69位专家发放问卷征求意见，其中认为由政府来进行顶层设计，然后据此投入经费，认为益处很大的21人，认为利大于弊37人，一共58人，占84.1%，认为弊大于利、弊端很大、说不清或其他的，仅为4、2、2、3人，仅占15.9%。可见成立国家健康或医学研究所的重要性。

### （四）研究效益不够大

我国医学研究的整体规模很大，但产生效益很小，表现在创新能力低，反馈社会效益少，科学意义不够大，不仅难以回答真正的医学难题，也很少能为解决临床难题提供思路和方法。据Elsevier报告，自2004年起，中国的全学科科研产出量已升至世界第二位，仅次于美国，但医学研究产出量在全学科中仅占7.9%，远低于美国的20.5%、日本的17.5%和法国的16.5%。我国在工程、物理学、数学等领域的活跃程度已达国际最高水平，环境科学与国际平均水平持平，其余临床科学、医疗健康、生物科学、社会学、商业和人文等6个领

域则远低于国际平均水平。在这后6个领域中，有2个直接是医学领域，其余4个直接与医学有关。说到底就是医学或与医学直接相关的领域目前都还十分落后。2004～2013年，我国发表SCI论文共达28.02万篇，占世界第5，但篇均被引频次仅为8.04次，远低于全球的14.11，尤以临床医学、精神病与心理学、神经科学与行为学、免疫学领域的基础研究较弱，学科发展很不平衡。

据Thomson Innovation（TI）平台专利数据库显示，2004～2013年我国医学专利数是世界第一，但代表高质量专利的国际三方专利很少，如以2000～2008年间比较，美国1512件、日本601件、德国356件，我国仅30件。

有关部门对69位专家发放问卷调查，将效益分成5个等级，1分最差，5分最好。其中认为1分的14人，占20.9%；2分的30人，占44.8%；3分的22人，占32.8%；4分的1人，占1.5%；认为5分的一个都没有。

### （五）研究评价不够准

目前我国采用的医学研究评价体系存在很大问题，不公开、不公平、不公正已成常态。有人对69位专家发放问卷，其中认为当前评价系统有很好促进作用的仅6人，即8.7%；认为有一定促进作用的36人，占52.2%；认为不能促进甚至阻碍者24人，占34.8%；没有选择的共3人，占4.3%。

所以总体来讲，目前我国的医学研究存在的普遍问题是：投入不足难以足衣食，条块分割难以成方圆，评价失常难以引正道。

### （六）建议

1. 加大政府投入

大幅度提高医学研究的投入，最好能

达国家对科研总投入的 10%~20%。这方面要用乘法。

2. 整合管理制度

整合成立国家健康研究院，分地区、分领域成立优势互补的若干国家研究中心，负责国家对医学研究的顶层设计、实施监督和效果评价。撤销层层设立的光花钱，不出活，人浮于事，几十年保持旧貌不长进的研究单位。这方面要用减法。

3. 建立研究队伍

广育人才，广纳人才，形成医学研究的国家队伍，像"两弹一星"一样的组织形式，攻克医学难题。这方面要用乘法。

4. 发挥举国体制

像研究人工合成胰岛素及抗疟药等的研究策略，集全国之力，集中力量办大事，促进医学研究大成果的产生。这方面用乘法。

5. 改革评价机制

重新制订评价体系，反对唯论文论，加强和引导科技成果的转化，使医学研究成果落地。这方面加减乘除都要用。

## 五、人才培养　看病靠医生

在人类发展过程中，不同时代的教育形态始终影响着医学的教育和发展，最开始是"自然状态"的医巫同源，巫医通过自身对于自然和生命的参悟学习来总结生活生产中的治疗经验和草药知识。继而发展成"线性状态"的师徒传承，师傅通过言传身教将医学知识和技术单线传输和讲授给徒弟，再由徒弟发扬光大，不断创新。到现在"标准状态"的学院培养，教材统一、技术统一、标准统一，集中学习和规范培训，让医学的传播突破阶级的局限，可以让更多人学习医学，也让更多的人得到医学服务。总体来讲，医学经历了"经验医学""科学医学"，现在到了"整合医学"的时代。

## 医生

### （一）医科院校设置及招生

目前美国有 129 所院校在从事医学教育，其中公立有 78 所，私立 51 所。2002年全年招生 19 456 人，2014 年增至 27 129人，增长率达 39%，增加招生人数的理由是：①美国人口增长；②医疗需求增加；③人口老龄化增加；④医生老龄化增加。

英国目前有 33 所医学院，全为公立高校，在英国主要按照社会需求招生。2013年招收医学生减少 20%。

我国本科医学院校共有 304 所，其中开设本科专业的 177 所，年均培养本科生 7万人左右，专科医学院校共有 368 所，开设临床专业的有 367 所，实际开设专业的108 所，年均培养专科生 3.7 万人左右。

### （二）医学人才数量不足

从 2002 年至 2013 年，我国医务人员从 3.41 人/千人增至 5.27 人/千人，年均增幅 4.04%，其中执业医师从 1.47 人/千人增至 2.04 人/千人，年均增幅 3.02%，护理人员从 1.00 人/千人增至 2.04 人/千人，年均增幅 6.07%。其中从 2008 年至2013 年五年间，卫技人员、执业医师、注册护士年平均增幅为 6.21%、4.21% 和9.94%。另外，执业医师本科以上学历所占比例从 2005 年的 32.5% 上升至 2013 年的 47.7%。上述数字表明，我国卫生人员数量由于教改的扩招使其在数量上有大幅提升，这是一个喜人的数字，但与世界和发达国家比较，我们从数量上还有差距。

1. 国内外比较

根据世界卫生组织发布的《世界卫生统计 2011》表明，2000~2010 年每万人拥有医生数，欧美各国达 30~49 人，以古巴最多，达 64 人，而中国只有 14.6 人，排在全球 194 个国家和地区的 64 位。这表明，中国的医务人员比世界的少。

2. 城乡比较

据 2013 年统计，我国执业医师（包括助理医师）城市为 3.39 人/千人，而农村仅为 1.48 人/千人，注册护士城市为 4.00 人/千人，农村仅为 1.22 人/千人。总体比较，基层卫生技术人员仅 213.8 万人，占全国卫技人员的 29.6%，比 2010 年，即 3 年前的数字（32.6%）还下降了 3 个百分点。这表明，农村的医务人员比城市的少。

3. 城乡学历比较

据 2013 年统计，城市（含社区）的医师，本科学历及以上者达 37.1%，而农村的乡镇卫生院的医师，本科学历及以上者仅为 11.9%。普遍存在下不去、留不住、用不上的三不问题，造成广大农村儿科医生、精神科医生奇缺，全科医生、医技人员、公共卫生人员也缺乏的现象。这表明，农村的医生学历比城市的低（表3）。

表3  我国医护人员学历结构（%）

| 人员 | 中专及以下 | 大专 | 本科 | 研究生 |
|------|-----------|------|------|--------|
| 医生 | 22.8 | 31.8 | 37.3 | 8.1 |
| 护士 | 44.0 | 45.4 | 10.5 | 0.1 |

### （三）培养数量骤增，培养质量骤降

从 1998 年~2012 年，医科招生人数年均增长率达 15%，15 年间增长 7.1 倍，特别是 1999 年，这一年就比上一年增长 42%。2012 年，医科大专以上招生人数高达 58.7 万人，占全国普通高校招生总人数的 7.7%。其中中医生为 6.5 万人，占 11%；西医生 52.1 万人，占 89%。西医生中，从事护理的为 19.7 万人，从事临床的 18.5 万人，药学的 5.3 万人，公卫预防 1.3 万人，其他 7.3 万人。

在 2012 年医科招收的 29 万人中，本科为 22.8 万人，硕士 5.5 万人，博士 0.9 万人。从 1998 年~2012 年期间，医科招生年均增长数专科为 20.2%、本科 11.0%、硕士 18.1%、博士 12.1%，专科明显高于其他学历。在 2012 年专科招生人数超过了本科，居各学历首位，专科生多了，整个医学生的素质下降，特别是有些省份合校后，本来水平高的医科大学被合进综合大学，招生特别在本省的招生受到大幅度限制，该省过去是中专或大专的学校一下升为医学院或医科大学，并大量扩招，不仅扩招二本生甚至扩招大量三本生，进一步加快和加重了医学生基本素质的下降，所以大量的医学生毕业后找不到工作，不再从事医学，去从事药品营销，甚至其他非医学行业去了，造成医学教育资源的浪费。

在 1998 年~2012 年间，招生人数在西、中、东部地区还导致了人为的差别。比如 1998 年，与西部比较，中部多招了 1.2 万人，东部多招了 2.3 万人。到 2012 年，与西部比较，中部多招了 6.9 万人，而东部多招了 11.4 万人，不仅中、东部来源的学生毕业后不愿到西部工作，西部到中、东部学校读书的学生更不愿回西部工作，进一步加大了中、西部医疗资源配置的差距。

另外，由于医学高校大量扩招，超过了其教学资源，使得教学质量普遍下降。比如师生比例大幅下降，与 1998 年比较，2012 年每百名学生配专职老师数由近 13 人减至 5 人，下降率为 62%。过去学局部解剖每 4 个人就有一具尸体，而现在是十几个或几十个学生一具尸体，有的学校甚至无人的尸体做解剖，改用动物尸体代替，甚至连动物也供应不起，改用多媒体图像

代替。

由于上述原因，多数考生，特别是医务人员的子女已不再报考医科院校，造成很多医科院校招不满名额，就以近几年在广东招生的几所院校为例：

2010 年，协和医科大学拟在广东招生 10 名，投档仅 4 名；广东中医药大学拟招 1808 名，实投 674 名。

2011 年，协和医科大学缺额 15 名，哈医大缺 13 名，沈阳药科大、温州医学院、天津医科大学、广西医科大学均出现缺档。

2012 年，协和医科大学在广东招生 5 人，只 1 人上线，分数 568 分；广东中医药大学拟招 1803 人，只投 485 人。

2013 年，广东中医药大学拟招 1322 人，只投 776 人；南方医科大学拟招 58 人，只投 47 人。

这只是在广东一个省的例子，其实全国很多省份都出现上述状况，特别让人费解的是 2015 年，河北省对口招生医学本科线是 429 分垫底，比兽医专业 554 分低了 125 分。

本来医学是一个神圣的职业，为何招致如此冷遇，据 2015 年中国医师协会发布的《中国医师执业状况白皮书》指出，据 2014 年调查显示，近七成的医务人员不希望子女学医。其原因可能有如下几方面。

1. 毕业后待遇低，意即清苦

根据《2015 年中国大学生就业报告》，2014 年，本科毕业半年后收入最低的是医学生。2015 年，北京市发布一则调查报告称，本科毕业后半年，平均工资最高的是工学 3940 元，最低的是医学 3208 元。2012 年，广东省的统计数据，医学类毕业生就业薪酬最低，其就业率在本科毕业生中只排第三。2015 年 2 月，我国全面启动住院医生规范化培训制度，即本科毕业后还要进行 3 年正规化培训，这也使医生的培训成本，也就是受教育成本增大。最近又提出还要进行 2~3 年的专科培训，使教育成本再次增大，一个医学生本科毕业后要到 34~35 岁才能独立行医，引起业界广泛议论。按国际惯例，医生的平均工资应是社会平均工资的 4~6 倍，而中国的这个比例仅为 1.19 倍，几乎只等于平均工资。

2. 社会对医学和医师认同度差，难受尊重，意即受苦

在古代，范仲淹曾说"不为良相，当为良医"，皇帝、丞相紧接着就是医生。在国外，总统、律师紧接着就是医生，人生三甲。但在我国对医学和医生并未受到如此尊重。有的医生甚至失去尊严。

3. 工作压力大，工作量大，意即辛苦

我国的标准工时数量是每天 8 小时，每周 40 小时。而大城市的大医院统计，2014 年，52.7% 的医师每周工作 40~60 小时，32.7% 的医师工作在 60 小时以上。北京同仁医院眼科魏文斌主任一天看门诊最多达 110 个患者。如此繁重的工作，但待遇却上不去，据调查，认为付出与收入不相称的医生，2009 年达 91.9%，2011 年达 95.7%。

4. 身体状况差，意即痛苦

据调查，25~35 岁的医生有 85.9% 的要加班，36~45 岁的有 86.6% 要加班，46~60 岁的有 83.3% 要加班。在医生中认为身体很好的仅占 7.26%，认为好的占 22.8%，认为一般的高达 55.3%，竟有 14.6% 的医生认为身体很差。卫生部发起过一次小样本调查，在一共 4032 名医生中，1/4 有心血管病，近一半有高血压，40 岁以上医生的患病率是普通人群的 2 倍。（我国医护人员的年龄结构见表 4）。

表4 我国医护人员年龄结构（%）

| 人员 | <25岁 | 25~34岁 | 35~44岁 | 45~54岁 | 55~59岁 | >60岁 |
|---|---|---|---|---|---|---|
| 医生 | 0.2 | 30.8 | 34.4 | 19.4 | 7.5 | 7.8 |
| 护士 | 15.6 | 41.6 | 25.4 | 14.4 | 2.4 | 0.6 |

5. 医患矛盾日趋激烈，精神压力大，意即艰苦

据2014年医疗暴力统计，59.8%的医生受过语言暴力，13.1%医生受过身体伤害，未受过伤害的医生只占27.1%。

6. 当医生难度大，需终身学习，意即刻苦

随着医学从"生物模式"向"生物-心理-社会"模式的转变，医生不仅要用"高智商"去学习医学知识，还要用"高情商"去体会患者内心。目前，医学知识呈"爆炸式"或几何方式发展，其半衰期只有5年，这就要求医生要不断学习，而且是终身学习，不仅要求经常，几乎是每天下班后看书，而且需要外出参加学术会议或进修学习。目前国家某些政策限制医药公司支持或资助这种活动，医院不买单，医生自己买不起单，严重影响医学的发展和医生水平的提高，最后受影响的还是患者。

习近平同志说，"没有全民健康就没有全面小康"，习主席指的全民也包括医生，没有医生的健康，哪有全民健康。

## 护士

护理事业是医学的重要组成部分，都知三分治疗、七分护理，但目前国家和社会对护理及护理专业人员重视不够，甚至越来越差，各种问题不断显现，如不及时解决，我国将出现护理青黄不接，香火难续，薪火难传，很多地方已经出现"护士荒"了。

（一）护理人数少，需求得不到满足

据统计，我国现有注册护士378.3万名，平均2.05人/千人，而同期欧美等发达国家为6~8名/千人。中国的护士不仅比国外少，比过去少，比标准也少。我国37年前即1978年就制定床护比为1:0.4，医护比为1:2~4，到现在还未能实现（见表5）。一方面病床数量不断增加，医院又要"减人增效"，很多医院一提减人就减护士，这种减法导致护士绝对人数减少，而且也使床护比、医护比进一步拉大。另一方面，护理人员待遇差，流失率严重，一项对全国696所三级医院护士流失率的调查，平均达5.8%，最高达12%。我国现有男护士仅3万人，只占护士总数的0.1%，但某国达20%，男护士干急诊、重症监护、手术、心身科的工作有其优势，但由于中国的传统观念，加之男护士待遇低，难以养家糊口，流失更多。这种进来少，出去多，进一步加大了护士队伍绝对数下降，床护比、医护比更进一步加大。目前中国护士缺口多达200万~300万名，而且现有护士多数分布在东部沿海地区和大城市医院，西部欠发达地区及农村医院出现奇缺。

表5 国内外床护医护结构比较

| 结构 | 国内 | 国外 | WHO要求 |
|---|---|---|---|
| 医护比 | 1:0.97 | 1:4.7 | 1:2~4 |
| 床护比 | 1:0.26 | 1:0.5~1.2 | 1:1 |

（二）工作强度大，价值得不到认可

由于人数少，医院又减人增效，护士劳动强度和精神压力明显加大，从而身体状况不容乐观。一个夜班护士照看40~60名患者，已成常事。2015年3月6日~10日4天间，南通大学附院骨科24岁的李潇

和河北省三院骨科 22 岁宋珈瑜值班后先后
突发意外死亡。在欧洲，比如葡萄牙，护
士在享受社会平均工资情况下，一般都是
上 1 周班，休息 1 周。更为奇怪的是，在
我国，很多护理项目收费物价部门不认可，
多达上百项，有的项目定价太低，甚至低
于成本，成了有效劳动而无报酬，反而
欠债。

**表 6**　北京市部分护理项目收费情况（元）

| 项目 | 价格 | 成本 | 收入 |
|------|------|------|------|
| 肌内注射 | 1.3 | 6.57 | -5.27 |
| 静脉注射 | 2.2 | 7.45 | -5.25 |
| 口腔护理 | 1.7 | 11.08 | -9.91 |
| 会阴冲洗 | 5.2 | 13.64 | -8.44 |
| 洗胃 | 27.0 | 27.12 | -0.12 |
| 鼻饲 | 10.0 | 13.77 | -3.77 |
| 清洁灌肠 | 13.0 | 20.25 | -7.25 |
| 酒精擦浴 | 13.0 | 22.39 | -9.39 |
| 膀胱冲洗 | 10.0 | 9.77 | +0.03 |
| 吸痰护理 | 1.7 | 21.97 | -20.27 |

从表 6 可以计算，如果一个护士上班
一天完成上述 10 个服务项目，医院不仅 1
分不挣，还要付出成本达 70 元，加之每天
付给这个护士约 100 元工资，则医院要赔
170 元，如果一个医院有 2000 名护士，那
就是 34 万元，一年就负债达 1 亿元以上。
如果护士拣 10 个中唯一一个赚钱的项目
做，就是冲洗膀胱，每冲一个挣 0.03 元，
要取得 100 元/天工资，则每天要冲洗 3000
多个膀胱，即每 96 秒（1 分半钟）要冲洗
一个膀胱才能挣回工资。

**（三）工资待遇低，收入不抵房租＋
饭费**

目前，在全国范围内，三级医院护士

的平均工资约 3500 元，二级医院约为 3000
元。初中毕业后未经任何医校培训的足疗
师的工资为护士的 2 倍，月嫂的工资是护
士的 3~6 倍。特别是在国内很多大医院，
护士同工不同酬。天津市滨海新区大港医
院 100 余名编外护士月工资仅为 272.68
元，但工作 2~3 年编制内的护士却有 3000
多元。同工不同酬引发护士静坐，院方还
放出话"愿干就干，不愿就算，你想干我
还要裁你，对带头的人要严肃处理"。其实
这也是医院没办法，入不敷出，只能欺负
护士，首先欺负编外护士，如果有钱，谁
不愿给她们多发一点呢。

**（四）建议**

**1. 提升社会的尊重度**

要在全社会宣传医学要比科学复杂，
要像尊重科学和科学家一样，尊重医学和
医护人员。既然生命重要，抢救生命的人
应该得到尊重。在实行药品零差价的同时，
应大幅度提高医疗服务和医疗技术的收费
标准，要尊重医护人员的劳动。这方面要
用乘法。

**2. 提高医护人员的待遇**

从事医学研究的科研人员应比从事自
然科学研究的工资要高，从事临床医学的
医生，其工资应是社会平均工资的 3~4 倍。
这方面要用乘法。护士的工资待遇，可参
考国外的经验，即工资与社会平均工资相
似，但可以工作 1 周，休息 1 周。其实这
个待遇也就跟一般中小学老师的待遇差不
多。关于工作时间要用减法。

**3. 减轻医护人员劳动强度**

尽快尽力使之每周工时与劳动法和社
会上一般职业相等。如有加班，应给予较
高的劳务补助或相等的换休时间。这方面
要用减法。

**4. 加强继续教育**

医生是一个需要终身学习的职业，要

从时间、经费上切实保证医生的继续教育，以不断提高医生的诊疗水平。针对目前专科细划、专业细化，医学知识碎片化的现状，不仅要提供全科医学、MDT学习，更要加强和组织整合医学的培训和提高。这方面要用加法。

### 5. 确保医护人员职业安全

要花大力气改善医务人员的行医环境，对伤医、辱医事件要及时绳之以法，强力打击医闹事件，提倡零容忍。大范围大幅度减少伤医、辱医事件的发生。这方面要做除法。

## 六、药品研发　治病靠好药

药品是一种特殊的物品，用以疗伤治病，涉及国民的生命健康；药品是一种重要的商品，制药是一种朝阳事业，涉及国家的经济发展；药品也是一种战略物资，涉及国家和民族的生命安全。目前，我国是制药大国，是世界原料药加工生产基地，但还远不是制药强国。一方面大量出口低附加值的原料药，把污染留在了国内；另一方面大量进口高附加值的制剂，把利润留给了国外。在目前国内的医药市场上，假药横生，药品产销苦不堪言；价格虚高，医生患者叫苦不迭；从药品研发、药品生产、药品流通、药品使用都涌现出很多问题。

### （一）药品很多、好药不多

在中国，目前药品研发存在的主要问题是研究慢、批准慢、生产慢，恰如老牛拉破车。

#### 1. 研究慢

据统计，中国13亿人口生病吃药，96%以上是仿制外国的药品（化学药），具有自主知识产权的药品不到4%，比如青蒿素、二巯丁二酸钠具有自主知识产权，但并非治疗人类疾病的主流药品。在国际上

跨国公司每年都有2~3个具有新化学实体的药物投向市场，比如2009~2013年美国FDA批准的新分子实体达143个，而我国批准的13个创新药均是针对已知靶点的改进药。人家是Me Only，我们折腾半天，全是些Me Too，而更多的是Me No。是我们不重视吗？不是！中国在20世纪末~21世纪初制药企业整顿前，全国药厂近万家，可谓大众创业，经过整顿后目前还有四千多家，但这四千多家产出的药品不低于1万种，光网络招商药品就近8000种，但生产总产值不及国外一家大型企业。2011~2013年，全球销售排在前20名的药品，中国的药品排名为0。肿瘤的死因几占全球的1/4，中国的肿瘤死因也与之相似，但在国内抗肿瘤药市场多数为跨国企业的产品，销售排前20名的药品为0。所以，符合大众创业，但非万众创新。

#### 2. 批准慢

一边是望眼欲穿的药品生产企业，目前有2.1万件正在审评中，其中有8个品种生产的厂家达100多个。重复生产、恶性竞争越演越烈。1995年，当时质子泵抑制剂PPI进入中国不久，一共只有两种，在一次武汉的消化会上，同一批专家，在上午的一个PPI卫星会上说那个PPI好，在下午的另一个PPI卫星会上又说这个PPI好，我当时当着全国学者质问他们究竟哪个好，他们很难回答。当时我作了一首打油诗，叫"萝卜青菜各人爱，要么萝卜要么青菜，萝卜青菜都不爱，这个医生有点怪；萝卜青菜都在爱，必成临床一大害"。果不其然，被我言中，在这20年来，国内生产PPI的厂家超过100家，相互恶性竞争，造成市场混乱。

一边是不紧不慢的审评审批环节。这几年药品注册申报量陡增，每年高达6500~7000件，至2013年底在药品审评中

排队等待审批的达 14 235 件（见表 7），规定审评时间不能超过 7.3 个月，实际上临床申请需 20 个月，新药上市申请要 50 个月，仿制药申请长达 125 个月（见表 8），白白要等 10 年，药价怎么能降得下来。比如一种专利药，每吨价格 6000 美元，但如过了专利保护期在印度生产每吨只卖 60 美元，即为 1% 的价格。即使是在美国，处方药中也有 50% 为仿制药，仅 2015 年就有价值 770 亿美元销量的专利药到期。我们应当去争，但是现在这种审评时间，需要 10年，我们又如何去争，又怎么争得赢。

**表 7　2010~2013 年我国药品审评情况**

| 时间 | 受理 | 完成 | 积压 |
|------|------|------|------|
| 2010 | 6595 | 7598 | 7404 |
| 2011 | 7125 | 4783 | 9746 |
| 2012 | 7050 | 5510 | 11286 |
| 2013 | 7609 | 4660 | 14235 |

**表 8　当前化学药审评所需时间估计**

| 申请品种 | 积压（件） | 月均完成（件） | 完成积压量需时（月） |
|----------|------------|----------------|----------------------|
| 新药临床申请（Ⅰ、Ⅱ类） | 420 | 21 | 20 |
| 新药临床申请（Ⅲ类） | 267 | 32 | 83 |
| 新药上市申请 | 853 | 17 | 50 |
| 仿制药上市申请 | 6872 | 55 | 125 |

特别需要提及的是审评完了不用的大有药在，全国共有仿制药品批准文号 16.8万个，而上市销售的产品仅有 5 万多个，即 2/3 的批文束之高阁，正在"睡觉"。

造成药品审评慢、批准慢的主要原因有：

（1）审评中心人手不够：在美国，负责药品评审的人员达 5000 人，欧盟为 4500人，日本 750 人，中国台湾地区 180 人，而中国大陆药品审评中心仅有 120 人，55名为主审审批员，每人年均完成为 130 个审批任务，即平均 2 天要完成一个严肃复杂的审批。

（2）药品注册技术标准大幅提高，从而使药品审评难度及复杂性大幅提高。一个品种申报资料达 100 余册，重达 500多公斤，需采集分析信息数据达 10 万余条。

（3）申报价格过低：临床初审和复审费用仅为 2000~3500 元，药品生产批件的初审和复审仅为 3500~25 000 元，由此造成不成熟申请，恶意排队。申报价格显著低于国外发达国家，新药申请仅为国外的1/50~1/440，仿制药申请仅为国外的 1/15~1/800（见表 9）。

**表 9　中外药品审评收费比较（万元）**

| 申请品种 | 美国 | 欧盟 | 日本 | 中国 |
|----------|------|------|------|------|
| 新药申请 | 1166 | 209 | 130 | 2.5 |
| 仿制药申请 | 122 | 62 | 2.3 | 0.15 |

## （二）虚高定价、回扣促销、贿赂成风、乱象丛生

一般临床药品价格都超 30% 以上，有些超过 100%，甚至 200%。2011 年山东某药业，注射用克林霉素磷酸酯，规格为 0.3克/支，出厂价 0.6 元；北京市立医院招标采购价达 11 元，比供货价高 1833%，医院零售价 12.65 元，价格涨幅达 2108%。2010 年四川某公司的芦笋片，规格为 0.36元/片，每瓶 36 片，市场供价 15.5 元，但在湖南公立医院招标价达 185.22 元，超1194%，医院售价 213 元，比市场供价增

长 1374%。

药品虚高定价的分配（潜规则，有人亦称行规），生产企业占 20%（含利税）；分销配送 8%，公立医院加成 15%，一共 43%，剩下的都用作政府部门攻关、医院各环节打点，诱导医生开药和医药代表自得。

几乎所有的药业公司都在这些潜规则上狠下功夫，八仙过海、各显神通。比如江苏某药厂，一线生产人员才 2000 人，可全国的医药代表达 3 万多人，为生产人员的 15 倍之多。为了取得销售业绩，他们组成了 5 个公关办：第一办叫品种办，负责千方百计申报独家产品；第二办叫目录办，千方百计挤进药品目录；第三办叫价格办，千方百计抬高药品价格；第四办叫招标办，千方百计确保各省中标；第五办叫促销办，千方百计诱使医生开药。

目前全国临床药品的促销代表，据不完全统计已达 200 万人以上，如按每人平均年薪 20 万元，则总计达 4000 亿元，其实远远不止这个数，他们已经形成了一个药品寄生阶层。如果将这 4000 亿元直接发给医务人员以提高工资，则每人年均可多得 5 万元以上。

为了解决虚高定价的问题，各级政府采取各种办法，特别是集中招标采购，解决了一些问题，但没能解决根本问题。

2008 年，广东公布阳光采购，招标价是市场供货价的 3 倍，即同期、同厂、同品种、同剂型、同规格的 98 种药品，招标价比供货价平均高了 3 倍，医院普遍提出意见，但主管部门坚决不准二次压价。老百姓说，所谓阳光采购、阳光暴晒的结果，不是缩水，而是蒸蒸日上啊！

在集中招标过程中，同样的药品，几乎所有的医院都乐意采购价格偏高的，因为那样加成所得更多。比如 2013 年 12 月，

湖北省公布的基层医疗机构药品采购，同样是阿司匹林肠溶片，山西云鹏药业为 0.3 克×100 片，每瓶 1.75 元，当月采购仅 1660.75 元，即 949 瓶；但拜耳药业的 0.1 克×30 片/盒，每盒 13.23 元，当月采购达 52.968 万元，即 4 万余盒；后者的包装比前者小，但价格是前者的 7.56 倍，采购量是前者的 42 倍之多。即使发生这样的情况，政府还不准二次压价，最终导致县、乡医疗机构采购药品出现"二八倒置"现象，即在基本药品用药目录 20% 的高价药品采购量达采购总量的 80%，而占基本药品用药目录 80% 的低价药品采购量只为总采购量的 20%。如中标价 23.88 元的第三代某抗生素，2013 年，连续 7 个月占湖北基层医疗机构采购金额的第一名，约占湖北总采购金额的 1/3，即用 1/3 的钱在吃这种抗生素。又如 2013 年上半年，安徽省卫生厅公布的县级公立医院采购药品前 10 位，共付 19 677.6 万元，占 11.3%，这 10 种药品中抗生素占 8 种，其余两种是改善循环的中药注射液，当时实际上网挂药品多达 7355 种，他们采购的 10 种占了 11.3%，其余 7345 种才占 89.7%。用药的品种与疾病的病种不相一致，造成这种状况只有两种可能性：要不病看错了，要不药用错了，可能后者的可能性更大。

除此之外，不少省市由于地方保护主义，公开要求医院开本省市内产的药品要超过 50% 以上，不然院长难过关，这样做是先逼医生开"错"药，再逼患者吃"错"药。

集中招标采购药品为什么出现如此多的问题、如此大的问题。一是"我买菜，你买单"，招方不是用方，对用方不负责任。二是招标能力不够。三是其中可能有腐败，二次压价本来可以减少 1/3 甚至 2/3 的价格，为何不准压，定有个中原因。

为了部分地解决上述问题，北京市的 5 家医院联合取消药品加成，价格平移至医疗服务上去，从卖药到卖服务，听说效果不错，但也需注意其他问题：

（1）医生与药品链并未根本斩断，只是医院的那部分利益取消了。

（2）试点医院非医保患者诊疗费大幅增加。

（3）非试点医院的患者光来买药，检查到别的医院做。

（4）部分医生扭曲医疗行为，该看一次看二次或多次，挣医疗费。

从 2015 年 6 月 1 日国家对药品取消政府定价和限价后，市场机制使药价有升有降，但由此带来的问题不容乐观。

比如假药、劣药频生，低价药和救命药短缺，特别要注意防范原料药垄断，这是造成药价升高的主要原因。这在此前已屡屡发生，比如 2011 年 10 月～2013 年 5 月，"倍龙去痹水"的主要原料药麝香草酚从 275 元/公斤升到了 8808 元/公斤。2011 年 3 月～2013 年 5 月，硫黄软膏主要原料升华硫的价格从 18.5 元/公斤涨到了 400 元/公斤。又比如百姓常用的去痛片，原料药的价格从 2014 年 10 月开始增长，到 2015 年 1 月，才 2 个多月价格就已翻倍。从 2010 年～2014 年，人参从 160 元涨至 400 元；蜻蜓从 1600 元涨至 6000 元；阿胶从 220 元涨至 560 元。药材贵，成药贱，只要原料药价超过成品药价，必然出假药。药材贵，成药贱，企业不产，医院不开，药店不卖，假药横生，患者没治。

### （三）救命药空缺

农村常用药短缺，很多地方经常出现药荒。不少药品由于价格太低，厂家不生产，公司不配送，医院没药用（临床常用的低价抢救药价格，见表 10）。

表 10　临床常用抢救药价格

| 药品 | 作用 | 规格 | 价格（元） |
| --- | --- | --- | --- |
| 氯解磷定 | 抢救农药中毒 | 0.5g/支 | 5.3 |
| 去甲肾上腺素 | 抢救休克 | 2mg/支 | 6.0 |
| 异丙肾上腺素 | 抢救心动过缓 | 1mg/支 | 3.5 |
| 毛花苷丙（西地兰） | 抢救心力衰竭 | 0.25mg/支 | 4.1 |
| 鱼精蛋白 | 抢救肝素导致出血 | 5mg/支 | 11.1 |
| 维拉帕米 | 抢救特发室速 | 5mg/支 | 0.87 |
| 肾上腺素 | 抢救心脏骤停、过敏休克 | 1mg/支 | 1.5 |

比如治疗甲状腺功能亢进的他巴唑，出厂价 100 片为 1.6 元，卖给医院 3 元，因为利润太低，全国 18 个厂家一度全停生产。儿童专用药市场更不容乐观，买不到药只能用成人的药品取代，1 岁孩子过敏，医生开一绿豆大小药片，还要求每次只服 1/4 片，真令家长为难。真是"用量靠掰，剂量靠猜"。到国外旅游的中国游客境外抢购常备药品已成一大奇观，过去是抢购马桶盖、电饭煲，现在是抢购儿童药品、保健品和设计装潢新颖不多见的药品。

### （四）问题药惊人

2015 年 7 月 6 日，广西柳州药监局发现 84 家企业的 273 批次注射液中"可见异物"；7 月 20 日，安徽药监局发现 14 个批次，7 月 28 日，江西药监局发现 51 个批次的注射液中"可见异物"；接着北京、福建、广东、贵州、浙江、云南相继查出众多企业大量批次的注射液中"可见异物"。这种"可见异物"主要是玻璃碎片。在国际上生产药瓶基本上都用中性硼硅玻璃，欧洲已用 100 多年，美、日等国已将其他种类玻璃完全淘汰，而我国仍在用低硼硅玻璃、钠钙玻璃。这类玻璃盛装药物容易与其发生相溶反应，玻璃溶解在药液中，甚至成片脱落。如用钠钙玻璃装碳酸氢钠注射液，出厂3个月就会产生碎屑颗粒，6个月脱落的碎屑肉眼可见。2010年，我国采用玻璃包装的水针制剂、粉针制剂、冻干制剂、血液制剂和生物疫苗，总用量620亿支，其中问题玻璃瓶约占20%，即每年高达120亿支以上。碎屑进入血管可以引起毛细血管堵塞、肉芽肿，重者嵌入脑血管而危及生命。为减少风险，一些企业对大医院限量批发，让医院尽量在异物出现前用完。明知有危险，为何还要用低硼硅或钠钙玻璃呢？

1. 低硼硅或钠钙玻璃成本低

中性硼硅玻璃的生产被世界三家企业垄断，进入国内市场的价格是普通玻璃的10倍。最近河北沧州四星玻璃股份有限公司研制成功中性硼硅玻璃，价格仅稍高于普通玻璃，但叫好不叫座，如用低硼硅玻璃装维生素 $B_6$，每支 0.11 元（连瓶带药），如换成中性硼硅玻璃，仅药瓶就是0.15 元，企业不愿换。

2. 审批不畅

对有些生产高价药品的企业，他们愿换，但审批很慢，审评经费也昂贵，因而企业不愿申报换。如哈药集团申报的维生素 $B_6$，申请用中性硼硅玻璃做药瓶，2012年申报至今未批，被迫停产至今。有些企业主动申请"以好代次"使用中性硼硅玻璃，反倒被药监部门按劣药处罚，如上海复旦复华药业有限公司就遭此厄运。令人费解的是农业部门管理的禽兽类疫苗，由于没有繁琐审批，药瓶早就大面积使用价高质优的中性硼硅玻璃了。

**（五）随意用药，用药不合理**

2009 年，在第 69 届国际药品大会上，Kamal Midha 主席指出，目前全球临床常见病 50%以上不按照指南治疗，50%以上的患者在医院接受着过度盲目的治疗。在美国医院死亡的患者中，因药物不良反应导致死亡者达 20%。这一数字，在发展中国家，包括中国可能更为突出。比如，在国外，医院用药排在前 10 位的，没有一种是抗生素，而在我国很多地区则高达数种。又比如，2010 年，全国共输注液体 104 亿瓶，相当于每个中国人输液 8 瓶，远高于国际上的 2.5～3.3 瓶，药物滥用导致各种药源性疾病，抗生素滥用导致多重抗药菌的出现。国际上研制出一种抗生素需 10 年时间，但一种新耐药菌的产生往往不到两年。因此已造成很多疾病目前已无药可治，很多细菌已无药可抗。

造成上述状况的原因很多，比如患者增多、病种增多、医生增多、药品增多，继续教育滞后，执业医生匮乏，当然也有市场促销混乱，自主研发薄弱等。其结果是患者得不到正确的治疗，加重了医疗费用负担，造成医患关系紧张，妨碍医生成长和社会风气净化，有碍民众身心素质的提高。

**（六）建议**

1. 整合世界级制药集团

我国现有药厂约 5000 家，第一阶段可以考虑整合成 500 家，去掉 90%，从而逐渐整合成具有世界竞争力的医药大集团。这一方面做除法。

2. 加大投入财力和人才

瞄准数个临床常见病、多发病，举全国之力，大力投入，联合攻关，以研制出能在世界医药市场拔头筹的重要药品。这一方面做乘法。

3. 加快药物审评速度

增加人力，提高水平，规范评审，力争在短期内评审速度和质量向国际发达国家看齐。这一方面做乘法。

4. 改变药品流通方式

尽快取消药品寄生阶层，这方面做除法。加快建立并形成政府统管药品流通渠道。这方面要做加法，尽快使药品流通正常化、法制化。

5. 加强临床合理用药

加强临床用药的规范化培训，不断制订或完善常见临床疾病用药指南。可以考虑建立和普用临床用药安全决策系统。

## 七、器械研发　善事先利器

众所周知，医疗器械的生产和销售是一个朝阳产业，从 2001 年至 2010 年 10 年中，全球医疗器械销售总额从 1870 亿美元增达 3855 亿美元，中国医疗器械销售总额从 179 亿元增达 1700 亿元，年均复合增长率达 8.35%。但是全球市场几乎被几家跨国公司的产品垄断，其中美国占40%、欧盟占 32.8%、日本占 10.9%、其他地区占 13.3%，中国仅占 2.9%。2010年，全球前 25 家公司合计销售额占总销售额的 60%，其中 70% 是设在美国的公司，全球前 20 家公司有 16 家在美国。我国在医疗器械研发方面存在的主要问题有如下几个方面：

### （一）研制不力

我国医疗器械高端产品市场近 70% 被国外跨国公司或在中国的合资公司垄断，特别是德国的西门子、美国的 GE 和荷兰的飞利浦三大公司占了大头。其中中国市场中 80% 的 CT、90% 的超声仪器、90% 的磁共振、90% 的心电图机、80% 的中高档监护仪都被外国品牌占据。

中国医疗器械企业超 1.2 万家，每年有 600 多亿美元的 GDP，但生产能力太低。2013 年，医疗器械设备销售份额的 74% 被六大公司占据（GE、西门子、飞利浦、东芝和岛津等）。中国最大的三家迈瑞、万

东、东软仅占 10%。目前中国医疗器械的生产厂家多达 1.2 万家，但仅有 600 亿元产值，多为小打小闹，形不成气候，质量良莠不齐，多为仿制品，形不成中国的品牌。国内生产企业规模小，技术含量低，新品开发滞后，行业分工合作不尽合理，处于低端市场混战阶段，而高端市场节节失守。造成上述现象除了管理不善、组织不力、审评不严外，还有国家资金投入不足，投向分散等诸多原因。

### （二）监管不力

2000 年以来，我国颁布了 10 余部监管医疗器械的规章和 200 多个规范性文件，形成了较为完整的既借鉴国外发达国家监管理念、又适合中国基本国情的医疗器械监管法规体系。截至 2013 年底，我国现行有效的国家标准达 213 项，行业标准达 968 项。已逐步形成了以《医疗器械生产监督管理办法》为基础的行政管理体系和以《医疗器械医疗质量管理规范》为基础的技术管理要求。

在法规体制方面，由于医疗器械具有规模大、分布广、类型多、风险差异性大、监管环节多等特点，目前监管法规和技术标准体系还不能实现全过程有效覆盖，还无法适应医疗器械监管的要求。在监管责任主体、监管环节体系、监管处罚条款、监管技术标准体系等诸多方面都还存在问题，有的问题还比较普遍和严重，也就是还处于无标准可依。

在行政监管方面，与医疗器械产业快速发展的形势和不断提高的监管要求相比，我国医疗器械行政监管工作还存在很大差距，尤其是监管力量严重不足，监管模式手段欠缺，已成为制约医疗器械监管作用发挥的瓶颈问题。

造成上述状况的主要原因：

1. 监管人员少

在本轮改革前，全国监管人员为2459人，其中工作不满3年者达39%；其中省级315人，市级2144人，完全专职者仅有966人，不到40%。经过改革后，现在全国监管人员升至3683人，工作不满3年者降至34.4%，其中省级降至170人，市级升至3513人，完全专职者升至1158人，但其百分比反倒降至34%。非常遗憾的是，改革后监管人员的流失率上升，此前国家组织过8期培训班，共培训1265人，到现在仍从事监管工作者仅826人，流失率达35%。

2. 监管任务重

目前全系统各级医疗器械监管行政人员仅有6159人，要管15961家二类生产企业、177035家三类经营企业、96.1万个医疗卫生机构（2.4万家医院和92.2万个基层医疗卫生机构、1.2万个专业公共卫生机构、0.2万个其他机构），平均每人要监管2.6家生产企业、28家经营企业和156个医疗卫生机构，监管任务之重，监管难度之大可想而知。

3. 监管质量差

由于监管人员少，监管任务重，严重影响监管质量，除此之外监管方法陈旧，品种不全，处罚手段单一也是造成监管质量差的原因。

4. "规范"不规范

医院间拼设备，各大医院竞相购买高档设备，一方面提高设备的价格，全国政协委员、中国华力集团董事长说，有一次进口一台设备，实际只花290万美元，但公立医院花了590万美元才买到；另一方面，由于医院出现设备超配，又引起医院间给患者竞争性做检查，且各医院结果不能互认共享，造成患者负担加重。解决上述问题，需要：

（1）构建完善配套、全程覆盖、易于执行的现代法规体系。

（2）构建支撑有力、先进适用的技术标准体系。

（3）建立与监管体系相适应的机构执法队伍和技术队伍。

（4）完善不良事件报告，监测和风险监测。

（三）建议

1. 组建大型研制集团

举全国之力，组建世界级医疗设备研发集团。目前全国约有1.2万家医疗设备或器械企业，但效率低、产值低，多为模仿。可以通过优胜劣汰的办法，采用取消、合并、整合，最后形成数家大的企业，负责研制大型医疗设备。这方面要做除法。

2. 大力投入研究经费

我国每年要花大量经费到国外购买医疗设备，国家应大力投入经费进行自主研发，要从长计议。同时，国内企业、民营资本也可采用各种形式将经费投入到医疗器械的研发中来。这方面要做乘法。

3. 尽力培养研修人才

采用国外引进与自己培养相结合，不仅要培养研发人才，还要培养维修人才。我们既需要理论研究的，但更需要能工巧匠，特别是复合型人才。这方面要做加法。

4. 实现检查结果共享

目前大城市医疗设备处于过剩休闲状态，要制订政策，实现检查结果共享，以此减轻就医负担。这方面要做除法。

5. 加快产品审批速度

要构建高能的审批机构，建立绿色通道。医疗设备更新换代极快，没有最好，只有更好，切忌不要自己卡自己的脖子。

# 八、中医发展　老本不能忘

中医药是中华民族的瑰宝，对于民族的生存及繁衍作过重大贡献。特别是新中国成立以来，党和政府高度重视中医药的发展，已经取得了重大成绩，显示出无限的生机和活力。

**（一）近20年来国内中医药的发展取得了长足的进步，其主要成绩是：**

1. 20年中，国家向中医药事业投入超100亿元，企业投入超1000亿元。

2. 1996～2014年，中药工业产值从234亿元增至6000亿元，增高几十倍；2014年，中药工业总产值占医药工业总产值的1/3，占了世界中药市场的半壁江山（国内市场为主）。

3. 上亿元的中药品种越来越多，从20世纪90年代中期的40几个增至现在的500多个，其中销售过10亿元的品种过去没有，现在已有50多个。

4. 在国外发表高水平SCI论文，从过去每年仅几十篇，到现在达3000多篇，在全球的比例从4%上升至34%。

5. 2015年，中国中医科学院屠呦呦研究员因青蒿素的研究获诺贝尔生理学或医学奖。

**（二）近20年来中医药走向国际也取得了长足的进步，其主要成绩是：**

1. 我国为130多个国家和地区培养了大量来华学习的中医药人员，仅1997～2005年8年间就达54 700人。

2. 截至2008年，国外中医医疗机构共达5万多家，针灸师达10万人，注册中医师2万名，每年有30%的当地人、70%的华人接受过中医治疗或保健。WHO在亚洲设立的传统医学合作中心中，有13个与中医药有关，其中7个设在中国。特别是针灸，已在170多个国家传播，其中德国每15 000人有一家中医或针灸诊所，美国有8000多家针灸诊所，荷兰、法国和澳大利亚各有1600、2800和3000家中医诊断或针灸诊所。

3. 据WHO统计，目前全世界有40多亿人使用过中草药治疗，占世界人口的80%，全球草药类产品市场达1000亿美元，其中药品占400亿美元。2014年我国中药类产品进出口达46.3亿美元，其中出口35.92亿美元，进口10.38亿美元。

**（三）目前中医药发展国内存在如下问题：**

1. 中医药机构、人员及服务有限

我国目前有中医医疗机构39 257所，只占全国医疗机构总数948 540所的4.14%。中医床位仅70万张，只占全国医疗床位总数的12.3%，每万人中中医床位仅4.53张，与万人总床位的22张相比，仅占17.4%，中医药人员仅48.8万人，只占全国医务人员总数667.6万的7.3%。其中执业中医师36.8万人，只占全国执业医师总数261.6万的14.1%。2012年中医诊疗总次数为7.47亿人次，占全国诊疗总人次的15.1%。

2. 中医药收费低

目前国内普遍存在中医中药比西医西药收费低的现象，有的甚至低得出奇。比如同一种骨折，中医科的手法复位为180元，而西医手术费则达1000元，加上钢板费4000～5000元，最高总收费达上万元。山东省把桡骨远端骨折、锁骨骨折、跟骨骨折等7种病种在二级以上医院试点的治疗结果进行分析，济宁市2012年测算，单个病种1163例，中医平均治疗费用3997元，而西医则达1.65万元，相当于4倍以上。最后济宁市把中医疗法提高到7700～9900元，也才是西医的53%。中医收费不仅比西医低，而且比社会上的普通保健师的收费也低。民间有形象说法，数年培养的推拿医生单位时间收入不如一个经半个月学习上岗的足疗按摩师。

中药的销售价格也比西药的低。都是

专利新药，专利中药与专利化学药同效不同价，一般专利化学药一类的销售费用率为30%，利润率达45%，但专利中药分别仅为10%和10%。如专利中药连花清温胶囊治疗甲型流感，药效与达菲相当，但价格仅为达菲的1/8。

3. 中医药事业亟待振兴

2013年，我国中医门诊人数只占全国门诊人数的15%，中医药机构人员，从建国初期的80万人减至现在的20万人左右。中医院校毕业生仅有3成可以当医生，或在当医生，如此下去，中医可能消亡。因此，国家要力挺，中医要自强。

中成药总产值占整个医药工业总产值的22%，但中药出口额只占世界中药市场的3%~5%。这是为什么？中医药国际化，现在状况如何？

**（四）中医药走向国际步履维艰**

虽然目前我国已与外国签订了83个中医药协议，但剃头挑子一头热，大部分国家都没有现存的有关中医药产品、技术、从业人员、医疗机构等准入方面的法律、法规，所以中医药企业在当地的注册认证和推广方面存在投资风险。比如在葡萄牙，从我国中医药大学毕业后回葡的毕业生，和在葡萄牙里斯本中医学院（民办）毕业的毕业生，尽管都拿到我国南京中医药大学的毕业文凭，但其执业只得到商务部许可，并未得到卫生行政部门批准，其所用中药制品只能从荷兰或英国间接进口，因此，中医行医和用中药还是处于灰色地带，即尽管没有法律许可，但也没有立法反对。

中医出不去，中药难出去，中医要出去，中文先出去。这里指的中文不单指中国文字，更主要指中国文化，即完全按西医西药为标准，中医药难以得到国外民众的认可。我们要大力宣传中医的理论及实践，从国内逐渐走向国外。中医药国际化可以依靠国家的"一带一路"战略，从两条路出发，一条是旱路，即西北的甘肃。一条是水路，即南方的广东。目前的状况是广东比甘肃做得更好。据WHO统计，到2050年，世界中草药市场将达5万亿美元，因此大有前途。

**（五）建议**

1. 提高对中医药的认识

无端地否定中医，说中医不科学，中医不能治病，或武断地肯定中医，说中医就是科学，包治百病，都是不客观、不正确的。中医要在疾病认识、临床诊疗中找到自己的正确定位，任何方法学都只能解决相应的问题，不能包打天下，中医是这样，西医其实也是这样。这方面既要做加法，也要做减法。

2. 加大中医药投入

不仅要加大国家的投入，而且要纳入民营资本。这方面要做乘法。

3. 加强中医药人才培养

这方面要下大力气，培养的方法既要注重传统理论知识和有效实践的学习，也要注意现代科学知识的培训，对于中医药人才培养要在整合医学上下大功夫，只有这样的人才将来才能更好地推动中医药学的全面和正确发展。这方面要做乘法。

4. 改变中医药研究策略

我个人的建议是发扬"古为今用，洋为中用，他为我用"，我国青蒿素的研制成功就是这三条策略的结晶。具体地说就是我以前说的四句话"从微观到整体，以疗效为标准，变不治为可治，从配角到主角"，但四个方面不是单一施行的，加减乘除都要做，然后把结果整合起来。整合就会发现常法难以发现的新现象、新疗法。比如，对于晚期难治性肿瘤，谁也没有好办法，但我国的抗癌中药注射液康莱特，在美国的 II 期临床试验效果很好，取得了 2 个 2 个月的好成绩，即康莱特组与常规西药化疗组比较，中位生存期延长了 1.9 个月，中位无疾病进展生存期康莱特组为 114 天，比西药组延长了近 2 个月，于是已被 FDA 批准进入 III 期临床试验。目前临床肿瘤治疗药品不容乐观，一个药在 100 个患者中只要有 30 个明显缓解，就认为该药可用，如有 50% 明显缓解就可以上市，可上市以后全部患者都在用，100 个用、1000 个用、10 000 个用，将有成千上万患者不该用而用了无效药。实际数字还在无限扩大，疗效可想而知。在此情况下，康莱特能取得如此效果，当然会受到世界瞩目。这就是一个"从微观到整体，以疗效为标准，变不治为可治，从配角到主角"的实证。

## 结语

全民健康十分重要，为之服务的医改是一道主题，或称主项。主项要改什么？其实大家的认识一致，那就是要改分项。分项是什么？就是我在前面列举的 8 个方面（至少是 8 个），即资源配置、卫生立法……这些分项在过去的实践中是合理的，也是做过贡献的，但随着时代的发展，民众及其需求发生了变化，这些分项就与主项不适应了，这就得改，改就是要改分项。但分项怎么改？大家的认识就不很一致，甚至很不一致了。其实，每一个分项中又包含有若干单项，当然，这些单项与各自的分项，继之与主项在过去是相宜的，但现在不适应了，就必须对其进行修改或校正。改的办法不外乎对单项进行加减乘除，少了就加，大加就乘；多了就减，大减就除。加减乘除，最后使单项与其分项趋于合理。各分项自己合理了，但对于主项的要求不一定个个恰当，于是根据主项的要求对各分项通过加减乘除再行调整，这就叫医改。

医改是一项复杂的系统工程，任何结果的诞生都会引发不同意见。检验的标准还需实践，还要时间。因此，在某一特定时间、特定地点、特定人群，难有绝对正确的答案，也难有普适的结果。因为自然在变、社会在变、民众的需求更在变。生命的本质是越来越短，但人们对寿命的期望越来越长，对生存标准的要求越来越高。因此，健康是一道永恒的主题，那医改就永远在路上。

（本文引自《医学争鸣》2016 年第 7 卷第 3 期）

（来源：《全球肿瘤快讯》2016 年 2 月总 154~155 期）

# HIM 走向医学发展新时代

樊代明院士

第四军医大学西京消化病医院　西安　710032

整合是时代发展的特征，也是解决划时代难题的法宝。医学经历了几千年，特别是近几十年突飞猛进的发展，为人类的健康做出了巨大贡献。但随着自然、社会、环境的变化，和人类对生存、长寿、健康的追求，加之专科细划、专业细化，医学知识碎片化对医学发展呈双刃剑的影响，医学也遇到了前所未有的难题。正如2000年医史学家罗伊·波特在《剑桥医学史》中写道："在西方世界，人们从没活得这么长久，也从没活得这么健康，医学也从没这么成绩斐然，但与之矛盾的是医学也从没像今天这样招致人们强烈的怀疑和不满"。人类必须在回顾总结医学发展历史的同时，提出未来医学发展的方向和道路[1]。因此，整体整合医学（Holistic Integrative Medicine，HIM）简称整合医学的概念和实践应运而生，并得到国内外绝大多数同行的赞同和共鸣[2]。本文专就 HIM 的沿革、内涵、区别和实践作一综述。

## 一、沿革

人类医学的发展经历了漫长的历史，概之两个特征，可用两个 N 字形来代表。一是发展趋势，从原始社会到中世纪，开始是上升趋势，到中世纪达高峰，继之向下走，然后再回升发展，西医、中医基本都经历过这样的变化，只是中医的 N 字变化来得比西医晚一些[3]。二是发展方式，

也呈 N 字形，开始是整合，无论是知识和经验，逐渐形成原始医学知识体系，继之是逐渐地分化、分科，然后出现整合的态势[4]。其实，世界上所有事物的发展都是这样，都是以 N 字型方式向前推进，N 字跟 N 字连起来就是波浪，踏着波浪，推波逐浪，前行不止，这是事物发展的轨迹或规律，医学的发展也是这样。

在波浪式发展的医学历史中，也可以将其大概总结成三个时代。

首先是经验医学（或传统医学）时代。这一时代的形成和发展受到农业革命的广泛而深刻的影响。在人类初始阶段，由于伤病袭扰，不得安宁，甚至病死或伤死。人们在与自然界漫长的斗争过程中，不断积累总结形成了许多宝贵而有效的防病治病经验，其中包括医药学、心理学等，那时医学并不像现在，专指与人体及生命相关的知识，而是与人相关的知识都泛指医学。比如《黄帝内经》书中的医学知识不过30%~40%，其余均为哲学、社会学、心理学、环境、自然等。在这漫长的过程中，在不同民族、不同地域、不同文化传统，都有自己独特的医学，据传曾经创造了百种以上医学体系。除西医学外，其中包括世界各地的传统医学、民间疗法、冥想疗法、催眠疗法、顺势疗法、按摩疗法、芳香疗法、食疗、维生素疗法、温泉疗法、氧气疗法等，传统的中医药和针灸疗法也

属其中。这些医学体系从不同的角度，用不同的方法，诊治不同的疾病，都有其合理性、有效性和先进性。但至今绝大多数都已销声匿迹，其主要原因有神学崛起，宗教盛行，政治压迫，经济剥削，武力掠夺，甚至血腥镇压，当然也有自己不争气。就拿中国来说，除了经典中医外，还有藏医、回医、维医、朝医、蒙医……比如中医，如果没有新中国，没有毛泽东主席等一届又一届领导人的大力支持，可能中医也到不了今天。

接着是科学医学（或生物医学）时代。这一时代的形成和发展受到工业革命广泛而深刻的影响。西医学开始也不十分强盛，由于将科学方法的引入，特别是列文虎克发明显微镜后，一代又一代的显微镜术使医学逐渐从宏观走向了微观，同时有化学、物理、数学、生物学等学科的参与，导致了西医学突飞猛进的发展，很多病因过去说不清楚的说清楚了，过去治不了的疾病治好了，西医学在所有医学体系中逐渐达到至高无尚、唯我独尊的境地。但同时，一花独秀、孤芳自赏，近亲繁殖，朝着单一方向呈唯一发展也导致了自身难以解决的难题，比如人类有约4000种常见病，其实90%以上并无好药可治；人类约7000种罕见病，其实99%以上无药可治；肿瘤已成为人类四大死因之一，其实大量病例治了还不如不治。尽管一个又一个医学模式粉墨登场，循证医学不够了来个转化医学，转化医学不够了又来个精准医学……这些医学模式虽然都有其积极作用，但都是从医学发展的某一个方向、某一个角度，甚至是某一个很小的角度试图去解决问题，去解决人类健康这个事关全局，且复杂多变的问题自然是很难做到的。因为人类面临的健康问题，也就是我们医疗卫生服务的内容，特别是疾病谱已经或正在发生广泛而深刻的变化：

（1）从过去的传染病为主到现在以非传染性疾病（慢性病）为主；

（2）从过去的营养不良性疾病到现在的营养过剩性疾病；

（3）从过去以年轻人为主的疾病到现在已主要为老年性疾病；

（4）从过去生物性疾病到现在的环境性、社会性疾病；

（5）从过去以单病因为主的疾病到现在的多病因为主的疾病；

（6）从过去比较简单的病种到现在相当复杂的病种；

（7）从过去以早期病变为主的疾病到现在迁延至晚期病变的疾病；

（8）从过去的单器官疾病到现在的多器官疾病；

（9）从过去以器质性为主的疾病到现在大量的功能性疾病；

（10）从过去以治病救命为基本医疗需求，到现在还要防病、保健、康复、长寿……

因此，我们必须要用新的策略、新的办法应对如此巨大而深刻的变化。不然，就可能发生医学实现了科学化，但忽视了人性化；医学实现了现代化，但忽视了现代性；医学实现了国际化，但忽视了民族性；医学实现了自动化，但忽视了人体的真实性。这样做，我们不是走向了弊端就是走入了怪圈。我们需要从这个怪圈或弊端中走出来，不仅要重视科学或生物学，而且要重视社会学、心理学、人文学等在医学中的重要作用，将一切与人体健康有益的知识、有用的知识整合到医学中，这样才能引领医学发展的正确方向，走向医学发展的正确道路[5]。

因此，医学发展必然走向整合医学时代。这一时代的形成和发展必将受到信息革命广泛而深刻的影响。医学发展到现在，通过大量医学研究，我们从过去很少的知识到了现在医学知识爆炸的时代；通过无数患者的诊治，我们积累了大量的临床经验；通过不断的总结提高，我们发现了大量有效防病、保健康复的知识，这给我们收集、整理、整合形成新的医学知识体系提供了极好机会[6]。同时，疾病的复杂多变提醒我们，用单一知识、单一技术，难以解决根本问题，也要求我们把现有与人类人体有关的大量知识和技术进行整合，使之形成新的医学知识体系，从而更好地为人类健康服务。

中国的医学发展怎么走？这是一个十分难以回答的问题。去年，中华医学会成立100周年，我个人认为在这一个百年中，中华医学会最大的贡献是不断地把西医药学的成果引进中国，推进了中国医学的发展，为中国人的健康，甩掉"东亚病夫"的帽子做出了不可磨灭的贡献。今后的100年应该怎么走，继续向世界学习没有错，但我们必须发现我们自己的创新道路。过去人家行，现在也行，我们要跟着行。假如将来人家不行了，我们还得继续行才行。要走新路，必须对走过的路进行回顾，进行总结。在新中国成立后发展的近70年中，总体来讲随着政治社会经济的发展，经历了如下几个时期。

**（一）俄文时期**

这个时期大致是1949~1956年。新中国成立后，中国的生产关系逐渐从私有制向国家所有制、人民当家做主发展，从而引发生产力大幅度解放，人民逐渐安居乐业。这个时期的社会管理主要是引用苏联模式。医学的发展也是一样，向"老大哥"学习，大家都学俄文。我们医学的办学方式、教材内容、专科设置，都向苏联学习，对西医学不是太重视。中国科学院、中国

工程院很大一批老院士大都是这个时期培养的。这个时期对于我国医学体制的建立、形成、改造和提高起了十分重要的作用。

**（二）薄文时期**

这个时期大致从1957~1965年。这10年时间，由于当时搞"大跃进，人民公社"，经济下行，国民经济受到重创，苏联撤走援助专家，大量在建工程被迫下马，再加之连续3年的干旱。在社会和经济受到重创同时，医疗卫生与文化也一样遭到重创或极大干扰，大量的中学被迫停止上课，从1960~1965级医学院校的大学生都停课到农村搞"社会主义教育运动"。

**（三）毁文时期**

这个时期大致在1966~1976年。当时的10年浩劫，"文化大革命"的发动和推进，极大地摧垮了我国的科技文化战线，医学受到的冲击特别严重。广大医学生停课闹革命，工农兵大学生和工宣队进驻大学搞教改，专家教授被赶到农村，被谓之"臭老九""牛鬼蛇神"，医学教材被大幅删减，很多政治口号被写进医书中。

**（四）译文时期**

这个时期大致在1977~1985年。这个时期恢复了高考制度和研究生制度，十一届三中全会催生了科学的春天，也引来了医学发展的春天。但是，那时医学研究缺经费，学术讲台缺教师，图书馆里缺资料，加之医学人员的外文水平，特别是英文水平普遍不高，从而掀起了学习英文的热潮，同时也掀起了医学书刊英译汉的热潮，光《国外医学文摘》就达几十本分册。

**（五）中文时期**

这个时期纵跨1986~1995年。这10年中，医学研究受到极大重视，派出人员赴国外学习普增，研究经费大涨，产出论文骤增，但还是多以中文发表。各种各样的中文医著也应运而生。此前，中国只有

《实用内科学》《实用外科学》，这一时期医学各专业大量专著面世，医学各专业大量专刊也应运而生。这一时期，研究活动、产出的数据结果增多，很多学者分析结果、总结结论、书写论文，不按规则办事，不按规矩出牌，因而出现了大量不合格的论文，近期有一位著名的国外学者统计了近一百年来在《NEJM》《JAMA》和《Lancet》发表的最有影响力的论文，结果发现约 1/3 是错的。为了纠正和减少如此之类的问题，国外提出了循证医学（Evidence Based Medicine）的概念。

### （六）外文时期，或称英文时期

这个时期大致在 1996~2005 年。从 1996 年以后，回国人员增多，医学研究的数量和质量提高，加之国家倡导，在国外发表论文的数量逐渐增多。那时谁发表外文论文多谁就能获得国家杰出青年基金、就能当长江学者。国外的英文出版社或编辑部看到了这个势头，拼命增加新期刊，水平高的老期刊增办系列分刊。这个时期主要讲 SCI 论文的篇数，但发表在《Cell》《Nature》《Science》等高质量期刊上的论文很少。这一时期，医学研究得到广泛重视，基础研究产出大量的结果，问题是难以用到临床。有一位国外学者统计了 10 年前在世界顶尖杂志发表的 101 篇论文，结果发现只有 1 篇文章用于临床。面对基础与临床间出现难以跨越的鸿沟，国外提出了转化医学（Translational Medicine）的概念。

### （七）IF 时期

这个时期从 2005~2014 年。由于国内 SCI 论文发表数量激增，国内外普遍强调文章发表的期刊及影响因子（IF）。这个时期，CNS 论文逐渐增多，大量医学知识、专利、成果不断涌现。这个时期倡导的是影响因子，比拼谁的影响因子高，谁就优秀。此时，国家自然基金委提倡资助创新

研究群体，以此整合力量形成大的研究团队，协同攻关聚焦解决共同关注的问题。这一时期，医学研究不能为防病治病带来益处成为突出问题，近 50 年在世界范围内很少研制出理想药物，有些药品用到临床，一年达 500 亿美元产值，结果因为发现对重要器官的毒副作用，一夜全部撤市[7]。美国住院患者中有约 20% 是死于药物不良反应，这在第三世界发展中国家可能情况更为严重，为此，国外提出了精准医学（Precision Medicine）的概念。

从 1949 年后横跨近 70 年的 7 个历史时期，中国的医学似乎都在为"文"而奋斗，从俄文、薄文、毁文、译文、中文到英文，真正推动医学发展并不令人满意。所以有外国人形象地说，什么是医学或药物，就是将一种或几种化学物质注射给小鼠，通过体内一系列反应，最后从小鼠屁股中生出一些 SCI 论文。但我不完全这么看，通过这近 70 年的过程，我们奠定了基础，培养了人才，找到了经验，为而后的厚积薄发提供了机会。

### （八）HIM 时期

从近年开始，已逐渐进入整合医学时期。由于医院研究中大量知识的发现，由于临床研究中大量经验的发明，由于疾病防治中大量问题不能得到解决，医疗中出现显著专科细划、专业细化、知识碎片化，需要以人为本、加以整合，为形成新的医学知识体系打下基础。这一时期，国内率先提出了整体整合医学（Holistic Integrative Medicine），简称整合医学（HIM）。

## 二、内涵

整合医学是从人的整体出发，将医学各领域最先进的知识理论和临床各专科最有效的实践经验分别加以有机整合，并根据社会、环境、心理的现实进行修正、调

整，使之成为更加符合、更加适合人体健康和疾病诊疗的新的医学体系[8]。整合医学是未来医学发展的必然方向和必由之路，整合医学的理论基础至少包括三个方面。

### （一）整体观（Holistic）

人是一个整体，而且是一个有生命的整体，没有生命的整体叫尸体，而且不同的个体有其独特性。因此：

（1）个体难以代表群体；
（2）体外难以反映体内；
（3）人体的内外环境迥异；
（4）结构并非功能；
（5）局部之和不是整体；
（6）微观难以代表宏观；
（7）静态与动态有别；
（8）瞬间结果与长期结局有差异；
（9）直接与间接的关系不同；
（10）科学是必然性但医学常有偶然性；
（11）生理与心理间联系的错位；
（12）客观与主观并非一致；
（13）数据与事实有别；
（14）证据与经验失联；
（15）因果与相关不同；
（16）科学与伦理有悖；
（17）理论与实践脱节……[5]

因此，我们不能简单地把局部、瞬间、直接观察到的现象笼统地认为是整体的表现，也不能一概将与正常变异的数据与指标都认为是疾病，也不能把疾病都一概认为对人体就是有害。要从整体观察、综合评估。病人是病的人，而不只是生病。作一个很不恰当的比喻，狼狗不是狼而是狗，狗熊不是狗而是熊，大熊猫不是猫而是熊，猫头鹰有猫头，但它实质是只鹰。因此，医学必须把病人当成人而不是一个病。

### （二）整合观（Integrative）

整合是将现有一切对人体有关的知识经验加以收集整理，有所取舍，优中选优，精益求精，然后将其整合成更加符合、更加适合人体疾病的诊疗和保健康复的新的医学知识体系。整合要从整体出发，要以人为本，整合就是要：

（1）还器官为病人；
（2）还症状为疾病；
（3）从检验到临床；
（4）从药师到医师；
（5）身心并重；
（6）医护并重；
（7）中西医并重；
（8）防治并重……[4,6]

要将医学专科过度细划、医学专业过度细化、医学知识碎片化扭转过来。我们不要将整合医学简单视为一种回归或复原，而是医学在新历史时期的一种发展和进步。整合医学不仅要求我们把现在已知的各生物因素加以整合，而且要将心理因素、社会因素和环境因素等也加以整合；不仅需要我们将现存与生命相关各领域最先进的医学发现加以整合，而且要求我们把与医学相关各专科最有效的临床经验加以整合；不仅要从呈线性表现的自然科学的单元思维考虑问题，而且要从呈非线性的哲学的多元思维分析问题。通过这种从单元思维向多元思维的提升，通过这四个整合过程的再整合，从而构建更全面、更系统、更合理、更符合自然规律、更适合人体健康维护、疾病诊断、治疗和预防的新的医学知识体系[8]。整合与混合、融合、配合、结合、组合都不同，混合是无序的；融合是被动的；配合的过程是分主次的；结合的过程是有条件的；组合的目标是限定的，是依规则办事，按规矩出牌，最终结果难超预想目标。但整合是有序的、主动的、不分主次的和没有条件的，整合的结果是青出于蓝而胜于蓝，而且是远胜于蓝。

整合的过程至少可分三个层次。

一是串联式整合。串联式整合的结果是形成一条线，或者说是用一条线将相关的诸多因素串联起来。这种整合通常表现出层次感或层级感，呈纵形或竖形表现形式，相邻上下两因素间有明确的因果、先后、主次等关系。如分子-细胞-组织-器官-系统-全身，或症状-体征-检查-诊断-治疗-预防，呈递进递增关系，反之又呈递退或递减式关系。这是一种最常见最简单的整合，整合的线性结果易折。可用以解决普通、单一的问题。比如住院医生或主治医生在临床实践解决最多的诊疗问题。

二是并联式整合。并联式整合的过程是将各种线性的呈串联式整合的结果并列排列，整合的结果是形成一块板，然后分析各纵形或竖形关系间的横向相互关系。这种整合比串联式整合涉及的因素更多，关系也更复杂，要求了解更加全面。通常表现的是层面感。不仅表现出相邻上下两因素间的关系，而且同时反映相邻左右更多因素间的因果、先后、主次等关系。比如消化系统≒呼吸系统≒循环系统≒血液系统≒内分泌系统等。这种整合可以解决比较复杂棘手的问题，整合的板状结果易碎。临床实践中有些疑难棘手的病例就得用这种方法来解决，需要具有较多经验的本专业的专家才能胜任。

三是交联式整合。交联式整合的过程是将若干呈板块状关系的因素叠加整合形成一个立体或称整体。其涉及的因素是大量的，大量可达无限；其涉及的因素也是大变的，大变可达无穷。无限量的因素会在瞬间发生无穷大的变化，这就是人体整体的本质和特征。而且，各因素横竖间并不依次循序，亦不每每相关，相互间还可能是跳跃式或交叉式的间接关系，相邻因素间可能并无直接联系，即近邻间并无关系却呈远亲。有时难分因果，难分先后，难分主次，具有隐匿性、隐藏性。此外，相互间的关系还可随时态发生变化，表现出盘根错节、错综复杂，甚至杂乱无章，但可呈现出整体感或坚固性。其中的交互联接剪不断，理还乱，方向是多向的，既相互依存，又相互影响，牵一发而动全局，这是一种最高水平的整合形式，就像一栋复杂的建筑物，其间的组合既有钢筋、水泥，又有木头、钉子……既有上下、左右关系，还有斜形、环状关系……这种整合的结果易塌，临床实践中遇到的极为复杂的病例，特别是危急重症就是这种状态，需要多学科专家在一起会诊，其间存在的串联式、并联式和交联式关系互相交织在一起，有时需要电脑或统计学专家帮忙，甚至帮忙也解决不了问题。

串联式整合只需实证思维，即直观直白，就事论事；而并联式整合需要逻辑思维；交联式整合更需要形象思维。在医学实践中，其实三种整合方式同时存在，临床医生在抢救疑难重症时，看到症状、体征、检查数据后，他在进行串联或并联式整合思维的同时，已在脑中形成了这个患者结局的形象，整体的形象。只有后者，也就是形象思维才能把握抢救的过程，最终获得成功。

### （三）医学观（Medicine）

医学是一门极为复杂的学问。医学并不等于单纯的科学，也不同于纯粹的哲学，医学充满了科学和哲学，但同时还有社会学、人类学、心理学、法学、经济学、艺术……可以说凡是与人体相关的学问都可泛纳入医学。科学只是医学的组成部分，科学研究的结果必然是100%和0%，而医学是从0%至100%中找可能性，所有可能性都可能发生。科学研究只要得到结果就可以得出结论，不管其有用或无用，也不管近期有用或长期有用。而医学研究得到结果、得出结论还要看结局，如果结局不好，其结果和结论都是无用的。因此：

（1）我们可以用科学的理论帮扶医学，但不能用之束缚医学；

（2）我们可以用科学的方法研究医学，但不能用之误解医学；

（3）我们可以用科学的数据助诊疾病，但不能用之取代医生；

（4）我们可以用科学的方法形成指南，但不能用之以偏概全[9]。

整合医学就是从整体观、整合观和医学观出发，将人视为一个整体，将医学研究发现的数据和证据还原成事实，将临床实践中获得的知识和认识转化成经验，将临床探索中发现的技术和艺术聚合成医术，在事实、经验和医术这个层面来回地实践，不仅要看结果与结论，而且要看结局，反复实践、实践出真知，这个真知就是整合医学。整合医学并不是一种实体的医学体系，严格地讲是一种认识论，也是一种方法学，其实施的结果是创造一种新的医学知识体系。

创造新的医学知识体系，就像建造万里长城，万里长城既可安内又可御外，就像医学对人体健康的维护一样。万里长城绵延万里，雄伟壮观，其实建造万里长城重要的是三个因素：一是图纸或模型（Template），二是沙浆（Adhesive），三是砖头（Brick），缺一不可。整合医学就是要构建新的维护人体健康的万里长城，其图纸是 Holistic 即整体，沙浆是 Integrative 即整合，砖头是 Medicine 即医学（模式）。三者必须同时具备，强调任何一个因素都是建不了或建不好万里长城的。整合这个过程是十分复杂的，因为自然在变，人体在变，社会在变，医学药学方面的知识也在变，所以，作为一种方法学，整合医学将是医学发展长河中一个永恒的主题。建

万里长城有三要素，但最重要的是人。搞整合医学也要有三要素，但最重要的还是人，这些人就是我们从事医学的学者。

## 三、区别

在整合医学概念提出的同时或之前，国内外相继出现过在不同侧面与之相近的概念。但与这些概念相比，整合医学有其截然不同的特点或特征。

### （一）Holistic Medicine

Holistic Medicine 强调人的整体性，不能总盯着疾病，要有高水平的幸福感，强调心灵、身体与精神的结合，但 Holistic Medicine 过于注重心理、社会等外部因素对人体的影响，把一些无关紧要的东西当成了医疗的主要因素[10]。就像是收集了大量造飞机的零件并堆在一起，说不相关也相关，说相关又不是离不了。整合医学是把重要、主要且与飞机直接相关的零件不仅收集起来，而且要整合成飞机使其飞上蓝天。所以 Holistic Medicine 只是 Holistic 了，但不能成为理想的 Medicine。

### （二）Integrative Medicine

虽然 Integrative Medicine 直译也称"整合医学"，但其内涵与 HIM 完全不同，它是用一些非主流的医学知识或技术来补充（Complementary）或替代（Alternative）主流西医学，所以也称补充医学或替代医学[11]。其选取的知识或技术除中医的针灸、推拿外，甚至包括冥想疗法、催眠疗法、顺势疗法、芳香疗法、温泉疗法等。所以 Integrative Medicine 犹如给旧棉袄（穿了几个洞）打补丁，而整合医学是用全新的棉布制作一件新棉袄。

### （三）中医学（Traditional Chinese Medicine）

中医学不仅注重人体自身的统一，而且强调人与自然和人与社会环境的统一性。

中医学把人看成一个整体，在结构上不可分割，功能上相互协调，病理上互相影响，以调节整体来治疗局部病变，表现的是整体医学思想[12]。但其提出的很多宏观思想没有、也很难得到科学研究的证实，理论与实践间黑箱很多，涉及因素、治疗决策难以取舍。整合医学不仅考虑到整体，而且将现有医学知识及技术相结合。比如要建一幢房子，中医学好比绘好的一张图纸，而 HIM 是要用各种建筑材料按图纸使其成为现实，即建成一幢房子，事实上 HIM 直译应为整体整合医学。

### （四）全科医学（General Practice）

全科医学强调一个医生掌握多种本领或多学科知识或技术，但每一种本领都只是一般能力，相当于在医生能力培养上做加法，即 A+B+C＝和，是建立在现有基本理论和普通实践基础上的，是一种通识教育下的发展模式。而整合医学是整合各学科最先进的知识和技术，使之形成新的医学知识体系，是在做乘法，即 $A \times B \times C =$ 积[8]。全科医学好比烩菜，而整合医学是精品菜，前者是混合，而后者在选料、配料、烹饪的步骤次序都有讲究。全科医学解决看得了的问题，而整合医学解决看得好的问题。整合医学可以极大地引领和促进全科医学的发展。

### （五）多学科治疗（Multiple Discipline Therapy）

MDT 与全科医学很相似，遇到疑难重症患者，当单一学科解决不好时，邀请多学科共同会诊，研讨出综合、合适的治疗方案，做到权衡利弊，提高疗效，减少不良反应，是现有医疗水平的一种组合、折中，有点像抱团取暖[13]，而整合医学的目的是提高室温。

### （六）"整合医学"

针对恶性肿瘤晚期疗效不佳，近年有人提出对肿瘤实施手术、化疗、放疗、免疫治疗、中医和护理等整合治疗，也有整合医学的提法。但此处所提的"整合医学"实际上是一种综合治疗，相当于 MDT，而 HIM 为整体整合医学，其目的不是一种具体的疗法，其本身是一种认识论、方法学，其目的是要形成一种新的医学知识体系。HIM 的"整"是两层意思，一是整体，一是整合，HIM 的"合"也有两层意思，即通过整合形成新的医学知识体系，会更加符合、更加适合人体健康的维护和疾病的治疗。因此，同样是"整合"二字，彼整合绝非此整合。前者在集结方式上很像团伙，比较松散，个体间并未优选，而后者在组织方式上恰似团队，比较紧密，个体间经过优选。两者不仅追求目标不一样，而且形成的战斗能力迥异。

### （七）循证医学（Evidence Based Medicine）

循证医学又称实证医学。证据是循证医学的基石，遵循证据是循证医学的本质[14]。但客观的证据是否一定就反映真实的情况，这要看证据是在什么时候取，用什么方法取，以及取多大样本。单一证据难以代表全貌，证据太多难以分辨结果，而且同一种疾病在不同患者表现的症状常不相同，且随时间发生变化。整合医学是在纷繁海量证据中去粗取精、去伪存真。将数据证据还原成事实，将知识共识转化为经验，将技术艺术聚合成医术，然后在事实、经验、医术层面来回实践，最终形成整合医学的知识体系。因此，循证医学是在用数学方法研究医学，而整合医学是在用医学的方法研究医学。

### （八）转化医学（Translational Medicine）

转化医学是将基础研究的结果转化为临床上为诊疗所用的方案或产品，强调从实验室到病床旁的无缝链接[15]。但实施17年来，进展缓慢，收效甚微，根本原因是基础研究所获结果绝大多数难以用到临床，甚至会误导临床实践；二是很多有效的临床实践很难用单一的基础理论去解释，即说不清楚，但是有用。整合医学亦提倡基础与临床结合，但结合的是对临床有用、有效的结果。另外，大力开展成功的临床实践及其基本理论的研究，再用到临床，螺旋上升，波浪前进，不断提高。因此，转化医学做法端出来的总是生米，而整合医学要求的是熟饭。

### （九）精准医学（Precision Medicine）

精准医学的想法是诱人的，但过于理想化，有些背离医学的本质。它依然还是在用DNA测序或基因组学等方法在人体中发掘数据，寻找证据，且把目标定位到更加微观的层次上，试图用大数据去寻找过去发现不了的证据[16]。而整合医学并不反对微观研究，但研究目的一定要解决宏观，即人整体的问题。不能发现了分子，治好了分子，而对病变、疾病的治愈乃至整个人体的康复无关。所以精准医学有点像美国人反恐，擒贼先擒王，结果抓住了萨达姆，全世界的恐怖活动越演越烈，但整合医学的实施是从整体全局多因素综合考虑，追求的目的是天下太平。

## 四、实践

整合医学的理念提出时间不长，但已得到国内外医学界的广泛响应和共鸣，而且出现很多开创性的实践。

### （一）成立整合医学的学术组织

目前已经成立的全国性整合医学学术组织有：中国研究型医院学会整合医学分会、中国医师协会整合医学分会和中国中医促进会整合消化病学分会。正在筹备即将成立的有中国抗衰老协会整合医学分会和中国抗癌协会整合肿瘤学分会等。

### （二）成立整合医学研究中心

到目前为止，已成立整合医学中心81个，分布在全国27个省（自治区、直辖市），这些中心都各自针对一个自己感兴趣的医学难题进行协同攻关。比如西京消化病医院，就是根据目前合理用药存在的问题，创立了临床安全合理用药决策系统DRUGS[7]，已在全国90余家医院应用，反映良好。

### （三）举办整合医学学术会议

1. 目前已举办全国性整合医学专门会议达20余次，特别是第一届中国研究型医院学会整合医学会议（新疆）；第一、二、三届中国整合心脏病学术会议；第一、二、三届中国中西医结合整合消化病学术会议等。

2. 整合医学已在全国医学领域87个专业学会召开的78个全国性专业学术会议上作过特邀报告，另外在100余所医科院校作过专题报告。

### （四）编撰整合医学杂志

《医学争鸣》是主要倡导整合医学的综合性杂志，目前已编撰发行7卷39期。该杂志原系《第四军医大学学报》，订户仅为400个左右，改刊后最多达到14万个订户。《中华消化杂志》[17]《中华肝病杂志》[18]《中华内分泌杂志》[19]《中华医学杂志》[20]《中华内科杂志》[21]均曾刊登过专稿或辟出专栏登载整合医学的文章。

### （五）编写整合医学的专著

目前已编成并出版整合医学的专著达20余本，比如《整合肝肠病学》[22]《整合眼科学》[23]《整合胰腺肿瘤学》[24]《整合大肠肿瘤学》[25]等。

### （六）编写整合医学教材

组织编写高等医学院校电子教材，其中主编60名、副主编300余名、编委2000

余名。这部整合医学教材,文字比过去纸质版增加了 2000 多万字,图片是纸质版的 10 倍,特别是音频内容高达 2000 余小时,是一套动静结合比较理想的教科书,目前已在 60 余所医科院校试用,反映良好[26]。

### (七) 成立整合医学病房

全国已有多地成立了开展整合医学的病房,特别是第四军医大学已成立 8 个院中院,把消化内外科、心脏内外科、神经内外科等相关科室分别整合到一栋楼,资源共享,人才共培,效果很好,特别是西京消化病医院,已建成为一个较为理想的整合医学的病房,连续 6 年在全国专业学科排名中位列第一[27]。

### (八) 社会反响

整合医学的理念和实践受到社会和医学界的广泛关注。其中 "Holistic Integrative Medicine" 在《American Journal of Digestive Disease》2014 年第 1 卷第 1 期全文发表,长达 15 页[2]。"三千年生命科学的进与退"[3] "医学与科学"[9] "再论医学与科学"[5] "整合医学初探"[8] "整合医学再探"[6] "整合医学纵论"[4] "医药互为师"[7] "加减乘除论医改"[26] "精品战略与学科建设"[27] 等论著,共计达 50 余万字,已在国内 20 余家报纸、杂志、网络上全文或摘登。《医师在线报》近两年以每期一版,冠名为 "樊院士谈整合医学",已登载 87 期 87 版,并正保持连续登载,收到大量读者的好评和讨论。

## 五、结语

《易经·系辞》称:"形而上者谓之道",我以为道是哲学;"形而下者谓之器",我以为器是科学。医学呢,我以为形而中者为医。上须通 "道",下须达 "器",处于混沌状态。因此,我们的服务对象,即每天见到的患者,如果从微观层面来看,比如分子、原子、离子、电子,其表现的因子为无限多,表现的形式为瞬间万变,因而 "是无穷大"。如果我们只用逻辑思维,可以找到数不尽的因果关系,但常是局部的、瞬间的,可能与全局无关,可能与长期无关。如果我们用抽象思维,可能更接近正确,但由于所处角度及个人的能力有限,各自抽出来的 "象" 可能都有不同,甚至难以代表整体,经常出错。如果我们用形象思维,把患者这个 "象" 看成一个不可分割,局部虽随时变化,但全局则恒定存在的整体,注重形象、服从形象、保持形象,我们的认识就可能更加全面,处置就更加正确,因为对医学来说,定性要比定量重要,而且是重要得多。这就是我们为何推崇、研究、提倡整合医学的原因及理由所在。

生命的本质是越来越短,但人们对寿命的期望却是越活越长。这就决定了医学和医学发展的重要性。医学研究的知识和医疗实践的经验越集越多,但对保健、治病、康复的需求总是不能满足,所以决定了对医学的探索永远没有止境。整合医学并没有否定经验医学和科学医学的本质及贡献,更没有将自己与传统、经验和科学相隔离,反而是视其为基础,依其为后盾,而在新的历史需求下更加发扬光大。这不是喜新厌旧,而是推陈出新,不是折返回归,而是迈步前行。因为是向前看,向前走,所以她面临的必然是一片新天地,一派新气象,一个新时代。

### 参 考 文 献

[1] 樊代明. 整合医学——医学发展新时代. 中华医学杂志, 2016, 96 (22): 1713-1718.

[2] Fan DM. Holistic Integrative Medicine. Am J Digest Dis, 2014, 1 (1): 22-36.

[3] 樊代明. 三千年生命科学的进与退. 医学争鸣, 2010, 1 (1): 1-6.

［4］樊代明. 整合医学纵论. 医学争鸣，2014，5（5）：1-13.

［5］樊代明. 再论医学与科学. 医学争鸣，2015，6（6）：1-16.

［6］樊星，杨志平，樊代明. 整合医学再探. 医学与哲学（人文社会医学版），2013，34（3）：6-11，27.

［7］樊代明. 医药互为师. 医学争鸣，2014，5（1）：1-6.

［8］樊代明. 整合医学初探. 医学争鸣，2012，3（2）：3-12.

［9］樊代明. 医学与科学. 医学争鸣，2015，6（2）：1-19.

［10］Sierpina V, Kreitzer MJ, Anderson R, et al. The American Board of Integrative and Holistic Medicine：past, present, and future. Explore（NY），2010，6（3）：192-195.

［11］Junaid R, Abaas M, Fatima B, et al. Attitude and practice of patients and doctors towards complementary and alternative medicine. J Pak Med Assoc，2012，62（8）：865-868.

［12］Dobos G, Tao I. The model of Western integrative medicine：the role of Chinese medicine. Chin J Integr Med，2011，17（1）：11-20.

［13］王家祥，苟建军，赵菁. 综合医院多学科协作在疾病诊治中的实践与作用. 医学与哲学，2015，36（9B）：1-4.

［14］Evidence-Based Medicine Working Group. Evidence-based medicine. A new approach to teaching the practice of medicine. JAMA，1992，268（17）：2420-2425.

［15］杨春喜，殷宁，戴尅戎. 转化医学. 中华医学杂志，2010，90（7）：499-502.

［16］Yang Z. Do not let precision medicine be kidnapped. Front Med，2015，9（4）：512-513.

［17］樊代明. 整合消化病学是中国消化病学的发展方向. 中华消化杂志，2013，33（10）：649-650.

［18］樊代明. 整合肝病学. 中华肝脏病杂志，2015，23（7）：481-482.

［19］樊代明. 整合医学在内分泌代谢病中的应用. 中华内分泌代谢杂志，2016，32（3）：177-180.

［20］杨志平，樊代明. 整合医学的理论解析. 中华医学杂志，2016，96（4）：247-249.

［21］杨志平，刘运芳，樊代明. 整合医学的理论与实践. 中华内科杂志，2016，55（6）：480-482.

［22］刘玉兰主编. 整合肝肠病学——肝肠对话. 北京：人民卫生出版社，2014.

［23］王宁利主编. 整合眼科学. 北京：人民卫生出版社，2014.

［24］李兆申，陈汝福，胡先贵主编. 整合胰腺肿瘤学. 上海：上海科学技术出版社，2015.

［25］房静远主编. 整合大肠肿瘤学. 北京：人民卫生出版社，2015.

［26］樊代明. 加减乘除话医改. 医学争鸣，2016，7（3）：1-20.

［27］樊代明. 精品战略与学校建设. 医学争鸣，2015，6（1）：1-16.

本文部分发表于《中华医学杂志》，2016，96（22）：1713-1718

（来源：《全球肿瘤快讯》2016 年 8 月总第 166 期）

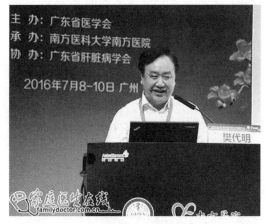

樊代明院士在"2016 南方消化疾病及消化内镜国际论坛"上做"HIM 走向医学发展新时代"专题演讲。

（来源：家庭医生在线 2016-07-11）

# 患者不是器官，疾病也不只是症状

樊代明

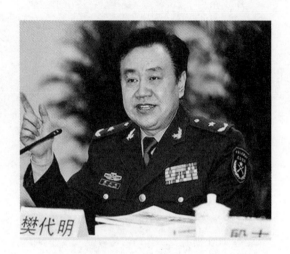

**【导读】** 日前，中国工程院副院长、第四军医大学西京消化病医院院长樊代明做客"深圳市民文化大讲堂"。他针砭当前医疗现状，听来让人深受启发。

演讲　樊代明

整理　《解放日报》记者　徐蓓

如今的临床医学被分得越来越细。30多年前我当住院医生的时候，别人称你是内科医生，而现在已经没有这个称呼了。因为只有消化内科医生，或者呼吸科医生。如果你说自己是内科医生，那就是在吹牛了。

所以，本人是西京医院的末代内科主任。为什么说是"末代"呢？从我以后就叫"内科教研室主任"。这两种称呼差别在哪里？我当内科主任的时候，我们有一个内科值班室，呼吸、消化各科轮流值班，负责全院的内科抢救工作。而现在呢？每

个科室只能抢救自己那个学科的患者，如果消化科的患者突然心肌梗死，那对不起，消化科医生不会看心电图。

我认为，这样的细分越来越精，分出来大量的问题。

## 好像提着自己的器官去看病

### 第一个问题是，患者成了器官

一个活生生的病人到医院来看病，他在导诊员的带领下，就好像提着自己不同的器官去各科看病。我们西京医院每天有16 000多名病人，在5个导诊人员的带领下，他说到哪里，病人就到哪里。其实很多情况下病人会跑错地方。难道不是吗？一个病人发热的话，意味着他有50多种疾病的可能，那个导诊员能区分吗？

坐在我面前的病人经常对我说："大夫我胃不好。"我说："你昨天休息好吗？"他看了看我又说："大夫我胃不好。"我说："你大便和小便如何？"他怀疑地看着我，说："大夫我是胃不好！"本来上述这些问题都是与胃病有关的，而且他还不一定是胃病患者，我这样问是对的。

我们医生中很多人也是这样，注重人的病，而忽略了对方是一个病的人。比如一个癌症病人，癌症病人的正确定义是什么？是得了癌症的人，强调的是人，但我们好多医生认为是人得了癌，强调的是癌。其实，同样得癌结局是不一样的，不是因为癌不一样，而是因为人不一样。

对于一个癌症病人来说，我们的医生

是怎么处理的呢？外科医生用手术刀，切得越彻底越好。内科医生用化疗，放疗科医生则用放疗的手段，都是以杀死癌细胞为目的。医生缺乏整体的观念，只注重自己"管"的那个器官，把这个器官治好了，别的我都不管。但他们不知道，癌症病人是一个人，我们一定要看人，不能单纯看病。

## "症状医生"和"检验医生"

### 第二，疾病成了症状

有的医生成了"症状医生"，跟着症状走，头痛看头，脚痛医脚。殊不知一个病人可能有8个症状，高水平的医生抓住症状4，一治就好，因为这是主要症状，其他不要管，这个病人就好了；水平低的医生，从症状1到症状8都检查、开药，最后所有症状都消失了，但一看病人死了。

我经常去很多地方会诊。一个病人往那里一躺，各科医生都来会诊，然后说，这个病和我无关。我就和病人开玩笑说，你赶快起来，都说你没有病，你还躺在这里干什么呢？其实他的病重得很呢。

还有另外一种情况。会诊了以后，各科主任都从他那个角度谈应该怎么治疗，也许每一个角度都是对的，但是你如果全部用来给病人治疗，病人就会受不了。那最后怎么办呢？就把家属叫进来，说现在有的大夫提出手术，有的要化疗，有的要放疗，看你们怎么选择？结果，这家人也不"团结"，有的说要手术，有的要化疗。这算什么事啊？

### 第三，临床成了检验

现在好多医生都是"检验医生"，来了一个病人，还没看病呢，就开化验单；有的甚至让护士开，自己都不开了。然后化验单拿回来，也不看病人一眼，就拿着一叠化验单开始看病、开药。

有一位病人，半年前做过胃癌手术，后来发现胃里长了一个包块，让我们去会诊。因为车子开得慢，我到的时候他们已经会诊完毕了，结论是肿瘤复发，需要做第二次手术。我看了病人，又看了片子，说局部是有一个包块，但不是肿瘤。病人听了很高兴。

我是怎么诊断的呢？我去的时候，他女儿拿了另外一张片子给我看，是手术以后2个月拍的。我把它和术后6个月拍的片子相对应，发现包块的大小和形状完全一样。哪有癌症长了4个月仍是一样的呢？所以，一流医生诊断疾病不是全部靠化验单，那个并不准确，而是应该把各种因素加在一起诊断，才能得到正确的结果。

## 药品开得越多，越说明不是好药

### 第四，医生成了药师

现在好多医生都跟着药品说明书走。我的老师92岁去世，他一辈子就是20多个药来回开。现在的医生不是这样，心血管药品有200多种，消化科药品有100多种，肿瘤科有多少？1000多种抗癌药。其实，药品开得越多，越说明不是好药；要是好药，一个就行了。

有一个病人发烧，医生开了头孢（菌素），但是烧仍然下不去，我一查房，说换一种头孢。那个医生说，你这是第二代头孢，我开的是第三代。我说给我换，我有经验，结果烧退了。三代头孢就一定比二代好吗？不一定。

我在第四军医大学工作时，有一位校领导得了心肌梗死，前后安了7根支架，病情很重。我去看他时，他正在吃药，我数了一下，一共26片药。我就对他说，别吃那么多药，只吃一种抗敏药。他坐在床上，用怀疑的目光看着我。最后，他终于听我的，没吃那么多药，好了。

### 第五，心理躯体分离

现在好多医生只会治躯体性疾病，其实心理性疾病越来越多，我们消化科的病，大致有30%找不出病灶，属于功能性或者心理性疾病，是因为精神太紧张，各种各样压力造成的。我告诉大家，现在抑郁症患者大概占5%，也就是100人中有5个，当然不一定严重，需要干预，不干预就会继续发展。

### 第六，医疗护理配合不佳

我们知道护理很重要，过去医护是不分家的。前年我和夫人回重庆老家过年，结果发生车祸，我夫人的骨头撞断了。同样的事情发生在另一家医院，有4个病人也是骨头断了，结果骨头接好以后有2个人去世了。为什么呢？因为春节的时候，骨科护士少，病人因为血液浓度高而形成了血栓。我家夫人为什么平安无事呢？因为有我这个院士亲自给她当护士，我在夫人的床前一直守了14天，完全按照护士的要求给她捏脚，每天左边右边各100下，最后痊愈出院。

同样一个手术做完以后交给两个不同水平的护士，最后的结局是不一样的。所以，不要说"大医生小护士"，应该是"大护士小医生"才对。

## 春运难解决，"医运"更难解决

### 第七，西医中医相互抵触

西医中医都为人类做出了贡献，特别是咱们中医，为中华民族的生存和繁衍做出了巨大的贡献。有人说中医不科学，我看未必，只是说不清楚而已。

比如，有育龄妇女生不出孩子，去西医查，输卵管是通的，基数也正常，可就是生不出来；而中医开一帖药，就怀孕了。还有保胎，西医没有办法，只让你平躺，

抬高屁股；而中医开一剂保胎药，就成功了。

所以，中医和西医都有自己的特点，都可以治病，而且还可以互补，没有必要互相抵触。

### 第八，重治疗轻预防

一个预防医生干的事，是我们千百万个医生干不了的。就好像筑牢了堤坝，洪水来了都不怕；而不是等到决了堤，再去抢救千家万户。

### 第九，城乡治疗水平差距拉大

如今，农村医院门可罗雀，城市医院门庭若市，病人在高铁上、飞机上来回跑。大家知道有个春运，我发明了一个名词叫"医运"，春运难解决，"医运"更难解决。

我带过很多医疗队到农村，治疗骨折的院士带了一帮治疗骨折的医生到农村，基本上没有用，因为哪有那么多骨折的呀。要到农村去治病，就不能太分科，专科医生去农村反而没有多少用武之地。

## 看病时间越长，越发现自己本事不大

面对如此复杂的医学现状，我们应该怎么办？

我认为，**首先，要加强整合医学的理论研究**。什么叫整合医学？整合医学和全科医学不一样，全科医学是什么都会一点，什么都不很会，能解决"看得了"的问题，但是解决不了"看得好"。整合医学则是把现有的医学知识进行整合，形成新的医学知识体系。

譬如说，我们对糖尿病要彻底地来个新的认识。血糖高一点就叫做糖尿病吗？我的血糖测试值一直都是7mmol/L，现在血糖的测试标准最高是6，但我就是不降血糖，因为我一直都是这样。

再说糖尿病的治疗，一直是用胰岛素，

最近发现黄连素也可以治疗糖尿病，在全世界引起了轰动。听说黄连素还能降低血脂，治疗痛风。所以，整合医学就是把各种医学方式的精华整合到一起。

**其次，要加强整合医学实践的推进。**最近，一位眼科教授写了一本有关整合眼科学的书，事实上眼科的疾病只有 15% 是眼科引起的，剩下 85% 是全身疾病引起的。眼科医生只会治眼病，可能只治标没治本。

再比如，针对用药管理，应该做专题研究。要把相应的学科组合在一起，解决以病人为中心的问题。

有的医生反对整合医学，说我一个医生治一种病，该下班就下班，哪有那么多精力去管别人的事。但病人绝不会一个人只得一种病，即便是一种病也是千变万化。看病时间越长，我越发现自己本事不大，所以有些事情只有整合在一起才能解决。

（稿源：《解放日报》2016 年 8 月 5 日 10 版）

（上接第 58 页）

国务院在两年前组织领导了技术预测，我们中国只有发展到今天才会对未来做技术预测，因为今天的联想之星是面向未来世界，今天的中国已经开始面向未来，在做这个过程当中，习总书记要求我们把中国的科学分为三类，在过去几十年当中，我们中国总体还是全面跟踪，今天我们有些有引领的技术，包括在我们的联想，引领的技术，也有在第一方阵的并跑的，我们大部分还是跟跑的，领导要求我们很好地摸清自己的家底，搞清楚我们的队伍、资源、体制，在做的过程当中发挥我们国家的组织优势，两弹一星、航天飞机、登月工程就是这样出来的，利用我们国家的资源优势，在医学的资源优势，我们人口多、病种全，很多工作容易开展。根据公众的需求，产学研结合的模式，在政府的引领下，实现我们国家科技的发展，在这里谈的就我们的医学发展，领导用了一个词，在这里送给大家，我们中国的医学科技与健康事业的发展，能够实现我们的弯道超车。谢谢大家。

（稿源：医疗健康；来源：中国抗癌协会网站，2016-07-27）

# 中国人口与医疗的挑战及精准医疗的发展

詹启敏

中国工程院院士　北京大学医学部主任

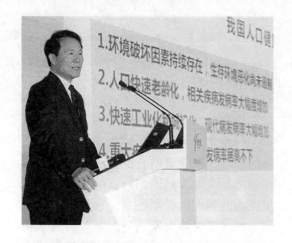

**【导读】**随着新的技术创新出现及创业浪潮的不断发展，现实世界的诸多领域正在发生各种变革：下一代基因技术将如何改善人们的健康和医疗？人工智能与制造业转型的结合将发生怎样的化学反应？企业服务和消费升级会如何改变移动互联网生态？

7月9日，2016联想之星WILL大会聚焦即将到来的未来世界主题，通过论坛分享和创新科技展示等形式，呈现嘉宾及星友们对未来世界的期待与实践，给现场参会的600余名优秀创业者、投资人及媒体人带来精彩干货和实用资源。

会上，中国工程院院士、北京大学医学部主任詹启敏就"科学家眼中的未来"的主题进行演讲，发表了其对于生物科学发展、精准医学应用的观点。

以下为演讲实录：

尊敬的柳传志先生，尊敬的各位领导、各位专家，尊敬的各位企业家，各位联想之星和各位媒体朋友，大家上午好。

今天我非常高兴有机会来参加我们联想之星WILL大会，联想在我心目当中一直是我们国家科技创新和企业发展的一个高地、一面旗帜，也是成功的一个高峰，能够在联想发展的过程当中看到我们的三个发展重点，其中有一个就是医疗健康，包括了TMT和人工智能，我感到非常高兴。长期的医学发展成功的经验和实践告诉我们，医学的发展一方面可以承接和连接多个前沿技术，包括形成成功的产学研结合的模式，所以医学的发展离不开你们，这也是我今天要过来的一个重要原因。

根据这次会议的安排，今天我从健康中国这个角度谈一下医学发展对我们整个社会和经济发展，尤其是可持续发展这个过程当中的一个作用。因为近十年来，根据组织的安排，除了我自己个人的业务工作，在国家战略层面也担任一些工作。从"十一五""十二五""十三五"，一直在国家的战略规划上作为专家组的负责人。所以，今天有些相关的信息我和在座的专家在这里做一个沟通。题目是"科技创新与健康中国"。

今年是"十三五"的开局之年，但是通常我们也把它称之为"十三五"的决战之年。因为"十三五"结束的时候——

2020 年，将在我们国家有着非常重要的历史节点的意义。第一是第一个中国梦的百年目标，全面建成小康社会将在 2020 年实现。健康和小康的关系在 2014 年习总书记在江苏考察的时间有这样的一段话："没有全民健康就没有全面小康。"这段话非常简洁、清晰、高度地概括了健康和小康的关系。第二是我们国家在不久前召开的国家创新大会上，谈到 2020 年中国将跻身于世界创新型国家的行列。接下来的这个铺垫是为了 2030 年我们进入创新型国家的前列，以及到 2050 年将成为世界科技强国。所以从今天来讲，我们完成的第一个五年目标就是要建成小康社会。我们中国的经济社会发展到今天，健康是老百姓的基本需求，也是老百姓的最高需求，这也是我们市场和经济发展最强大的牵引力。

我们国家的人口与健康面临很大的挑战。环境破坏因素持续存在，虽然我们的生存环境恶化状态目前有所改善，但是仍然面临很大的挑战。同时，我国目前也进入到老龄化社会，人口的老龄化会带来一系列的疾病，包括恶性肿瘤、心脑血管疾病、神经退行性疾病，还有慢性代谢疾病。我们国家快速工业化和城镇化，现代病的发病率大幅增加。现在我们国家的疾病面临双重挑战，一方面是传统的具有中国特色的疾病，另外是过去长期在西方国家高发的，目前在我们国家疾病谱也有高发的状态，是双重压力。对于重大疾病，过去我们认为心脑血管疾病、恶性肿瘤、神经退行性疾病，包括糖尿病、高血压都是老年性疾病，现在是低龄化的，很多年轻人开始出现这个疾病。传统的传染病仍然流行，新发的传染病频发。在国家层面我们的健康和疾病的数据不足，这直接影响到国家政府做科技的决策，当然还有包括疾病诊疗技术的应用创新不足，规范化、标准化的程度不高，以及药品和食品安全性问题，这都是我国人口和健康面临的挑战。

在这里有几个具体的数据，首先是恶性肿瘤，根据国家癌症中心报告的数据，2015 年，我们国家肿瘤新发病例约 430 万，死亡 280 万。目前我们国家心脑血管疾病导致的死亡已经超过 350 多万，同时有高血压患者 2.6 亿，高血脂患者 1.6 亿。去年脑卒中的患者估计超过了 1100 万。我国目前糖尿病患者有 1.1 亿，除此之外，还有 1.5 亿的糖尿病前期；不管是高血压或是糖尿病，还是肾病自己本身导致的慢性肾病估计在 1.1 亿左右；风湿性疾病，虽然致死率不高，但致残率非常高，超过了 8000 万。我们是人口大国，同时也是肝病大国，我们国家的肝病患者，乙肝病毒的感染者超过 8000 万；结核病曾经有一段时间已经销声匿迹，现在又卷土重来，目前我们国家开放性具有传染性的结核病患者有 550 万，这个数据在全世界仅次于亚洲的另外一个人口大国——印度。对于传染病，从 SARS 之后，禽流感、手足口病几乎每年都会跟我们见一次面，除此之外，还有很多疾病我们熟悉它的名称。尽管像埃博拉、中东呼吸综合征、疯牛病这些病虽然在距离上面距我们有千万里，但是随着现在国际化发展，以及地球村的概念，传染病目前的风险不是距我们万里之遥，而是一个机舱门之隔，这已引起了我们国家的高度重视。目前来讲，重大疾病是造成我们国家人力资源丧失和经济损失的主要原因，也是建成小康社会迫切需要解决的问题。这不仅需要我们医护人员的努力，同时也需要我们这些科技创新的企业。

## 一、健康卫生工作的紧迫性与重要性

关于医学和健康的工作地位，近期尤

其提出"健康中国"这个建设目标之后，我们有了高度的认识。健康卫生工作是创造良好经济发展环境的重要支撑，是构建社会主义和谐社会的基础条件，是扩大内需推动经济发展的重要领域，也是调整经济结构、转变经济增长的重要杠杆。所以健康卫生工作是一项重要的社会事业，和重要的战略性投资。

2014年8月18日中央财经工作会议上，习总书记提出，让我们面向2030年针对我们国家经济社会可持续发展的难题、重点问题启动一批国家重大科技工程和重大专项。在人口健康方面，我们专家领域里最早提出的是叫"新型医疗惠民工程"，在国务院汇报的时候，国务院主要领导建议改成"国家健康保障科技工程"。在这里我把其中的几个问题做分享，也希望大家协同合作来解决。

首先是我们国家目前西药在临床处方里占95%以上，最早的知识产权都是国外的。这是第一个95%。但是现在我们生产的很多药物是我们自己在临床上用。第二是在大型医院里的大型医疗装备95%是国外生产的，这是我们看病贵的另外一个主要原因。第三是疾病治疗的标准、指南、规范；糖尿病怎么治，肿瘤怎么治，风湿疾病怎么治？所有的疾病治疗有一个标准规范指南，有一个临床路径，这些标准规范指南，我们国家在国际上的贡献率不足5%，也就是说95%也是国外的。这是三个95%。第四是医疗资源的问题，由于我们长期计划经济的体制中，横向来说，我们的"北上广"医疗资源比中西部地区、比老少边地区要好。纵向来说，三级医院比二级好，二级比一级好，医疗资源分布的不均匀，靠什么？一方面把我们的医生派下去，另一方面建立医疗的医联体，另一方面靠我们的远程医疗、移动医疗和移动物联网。在健康保障工程里还有一个重点就是健康产业，这将成为我们国家新的经济增长点。我们国家的健康产业目前带来的经济GDP的贡献估计在6%左右，发达国家一般都到了15%，甚至有些国家接近25%。因为健康是老百姓的基本需求，也是老百姓最高需求，所以我们要实现"健康中国"的目标首先要建成一个医学强国。

## 二、健康卫生事业的发展

健康卫生事业分为三方面：医学科学研究、疾病的预防和临床治疗。这几方面关系到能否提高我们国家的重大疾病的诊疗水平，提高对公众的医疗服务能力，以及建立应对公共卫生突发事件，包括SARS这样的体系，在很大程度上依赖于医学科技创新、医学水平的提高，以及科技水平的提高，这就是我们所说的创新创业。在今天，不光是医学领域本身，政府、公众、媒体对医学科技在保障人民健康中的作用具有空前的共识，不管是传染病还是非传染性的慢性重大疾病，我们看到临床上诊疗的任何一项新技术、新装备、新药品的应用都是医学科技发展的结果。这不是一个简单临床经验积累的结果，100年前医生看病就是很简单的听诊器、三大常规，一把手术刀、几把止血钳；80年前出现的X线可以看到肺部的改变，可以看到关节的改变；40年前出现了CT，以后又出现了磁共振、彩超、PET-CT、机器人、微创、远程医疗等，这些科学技术的发展极大地推动了医学的发展。

## 三、"十三五"国家生物医药技术发展规划

我们最近在做"十三五"国家生物医药技术发展规划，在这里介绍几个发展的前沿的亮点。首先是基因组学大规模应用

已经趋向成熟，包括在健康、农业、畜牧业、林业等。二是蛋白质组学研究技术与方法将会取得重大突破；尽管蛋白质是由基因来的，但是它的检测方法却非常困难，如果有重大的突破，对医疗健康也是非常大的一件推动力。三是干细胞与再生医学已经进入到临床应用和产业化的阶段，这是大家都关注的方面。四是疫苗和抗体将成为生物医药重要突破的优先领域。在去年世界销售前十位的药物里面，七个是生物技术药物，六个是抗体。五是生物治疗及个体化诊疗技术成为现代医学技术发展的重要方向。生物治疗包括了基因治疗、免疫治疗、细胞治疗等，个性化治疗从理念上来讲我们国家是非常超前，两千多年前中国就提出了"辨证施治、同病异治、异病同治"，这是最高层的哲学思想。六是医疗器械正在成为与药物齐头并进的新兴产业。我们国家有新药专项，但是现在也在重点加强医疗器械的装备，这个装备朝着数字化、遥测化、微创化、网络化、智能化和小型化的方向发展。七是生物信息学技术将向海量数据产出与广泛应用两个方向发展。不久前在贵州举办的国家大数据论坛上，我谈过一句话，健康大数据将是地球上最大的数据。现在世界各国已经密切出台生物技术与生物产业发展战略，不管是从美国、欧盟、英国、德国、俄罗斯，包括巴西、印度等，他们都有相应的关于生物技术发展的规划。

世界经济合作组织《生物经济2030》报告也谈到未来经济将产生巨大的经济效益，预测2030年生物技术的产值占工业产值的35%，农业产值的50%，占药品和诊断跟医疗相关治疗产值的80%。世界企业巨头，包括一些传统工业的巨头也都纷纷进入生物技术领域。一个是从生物工业，因为我们在做规划，前不久我代表专家组

向国务院、政府各个部门作了一次汇报。二是像IBM、微软、亚马逊等过去非传统性的生物技术公司，目前都有精力和资源在这里有投入。美国去年出台的《美国国家创新战略》里边提了三大创新要素和几大战略举措，在它的主打领域里面就提出来两点，一是精准医学，还有一个是大脑计划。这是我后面谈的精准医学，因为它是把多个前沿技术和企业能够串联在一起的重要的枢纽，也是我们很多企业发展的一个出口。

## 四、精准医学详细阐述

首先，我把目前临床疾病诊断治疗的现状跟大家讲一下。我以肿瘤作为一个例子，这就是一个肿瘤，我们目前通过诊断治疗能够发现的部分就是水面上的部分，患者感到不舒服，一系列的体征和一系列的检查是临床疾病发现之后，我们看看能不能手术、放疗、化疗、生物治疗、中医药治疗，但是为什么在我们国家430万的新发病例里一年有280万人死于肿瘤，这是我们对于水面下巨大的冰床还不了解，为什么会这样，所以我们会把创新和创业紧紧连在一起。由于对水面下巨大的冰床还不了解，所以在临床上我们很多的疾病，来看病时都在中晚期。仍然以肿瘤为例，肿瘤的中晚期患者，西方发达国家一般都是占50%，北欧有一些国家可以达到70%~80%，我给大家一个确切的数据，国家癌症中心告诉我们，中国是14.7%左右，乳腺癌、结肠癌，如果早期发现，手术之后，经过综合性的治疗，患者的5年生存率可以达到90%以上，但是一旦到了晚期，他们的5年生存率就在20%以下。

第二个问题，目前我们医学研究的能力很有限，临床上很多的诊断治疗是被动和盲目的。在临床按现在的分析，同一期

的患者给相同的治疗，但是结果是不一样的，这不是我们医生本身的问题，是医疗的局限性，在这里替我们医疗界的"白衣天使"们说一句，人权、生存权、高质量的、健康的活着是所有医者最大的愿望，但是医学发展的百年，医学的能力是有限的，不是所有的病都可以解决得了。我是期待我们在座的朋友们一起共同努力，我们的医疗技术、医疗装备，我们的药品，我们的临床诊断方式模式可以改进，可以提高我们的治愈率，减少死亡率，保障我们的公众健康的生活。但是我们都是辩证唯物主义者，因为辩证唯物主义者认为，任何事物的发生都是内因和外因的相互作用，从疾病来讲，尽管有外部因素和内因的相互关系是非常重要的，像遗传背景、变异、免疫和内分泌治疗的改变，它的改变首先是导致细胞分子层面的改变，这个时候细胞分子层面的改变没有临床症状，我们的公众们不知道，进一步发生和演化，会进展到组织器官的改变，这个改变会出现症状，进而出现临床疾病，到了临床疾病，很多疾病都到了中晚期，这是我们需要解决的问题。通过我们的科学技术，我们可以进行更加精确的对临床表型分型，同时从分子层面找到分子标志物和分子靶点，这个有利于分子分型和精准治疗。

所以精准医学的发展，第一是公众的需求，第二也是临床发展的需求，涵盖所有的方面，包括对风险的精准预测、对疾病的精准诊断、疾病的精准分类、药物的精准应用、疗效的评估、预后的精准判断，整个过程精准医疗都能发挥很重要的作用。北京去年 6 月 1 日实施了历史上最严格的控烟措施，为什么？吸烟可能会导致肺癌，其实过度饮酒与肝癌和食管癌都有关系，但不是所有吸烟和过度饮酒的人都会得这一类的疾病。我们的任务就是把这些高风险的人群能够找出来，这就是我们通过科技的手段，后面会谈到在今天精准医学的发展，根据临床的信息、应用现代遗传技术、分子影像技术、生物信息技术，结合患者的生活环境和生活方式实行精准的疾病分类和诊断治疗，制订具有个性化的疾病预防和治疗的方案。

为什么在今天推动？100 年前看病，我们的医疗装备和医疗技术和今天是不一样的。人类基因组计划耗资几十亿完成一个人类基因组，到今天不需要 1000 美元，未来在 100 美元左右，任何人都会有一个自己的基因信息库，这是在个人信息充分的安全，个人的医学伦理发展到一定的程度，国家的法律、法规能够充分的保障个人的隐私程度上，每个人都会有自己的信息，这个信息会告诉你，这一辈子接触什么样的疾病因素，患病的风险有多高，你的生活方式，对于你得某种疾病的概率，以及从事什么样的工作，都会给予提示。这是基因组的测序，生物芯片、生物医学的大数据的分析，除此之外还有蛋白质组、代谢组、免疫组、肠道微生物，这都是比较新的。分子影像、手术导航、内镜和微创技术让我们今天谈精准医疗才有了可能。

精准医学需要关注哪些重大的科学问题？一是阐释疾病的发生、发展问题，搞清楚疾病的本质；二是找清疾病的标志物，实施早期诊断；三是靶向治疗药物，让我们的治疗更加精准，特异性减少不良反应的治疗。进行分子分型、分子分期，这是个体化治疗，还有综合性防控措施，做好这些工作，多学科交叉，医工结合、医理结合、医学和信息结合、医学和光学的结合，这都是我们必须要做的事情。

我们国家精准医学的目标，一是建立国际一流的精准医学研究平台和保障体系，自主掌握核心关键技术；二是研发一批国产的医疗药物、医疗装备和医疗器械；三是形成一批我国定制、国际认可的疾病预防和临床诊疗的指南标准和规范；四是带动生物医药、医疗器械和健康服务这个产业。最终的目标是推动"健康中国"的建设。

刚才谈到健康大数据将是这个地球上最大的数据，为什么？过去普通人认为不看医生、不进医院就是健康的。今天大健康、大医学的概念是从生命出生的第一天起一直到生命的终结，整个的动态过程、生活的方式、生活环境的相互作用，所以这个数据一定是地球上最大的一个数据。因此大健康要关注整个生命过程。在两个星期前，参加我们国家的"生殖医学"会议，在参会之前他们给我发了一个短信，说健康的大数据应该是从胎儿形成，也就是受精卵形成的那一天开始，把我们从生命出生的第一天起往前提了10个月。二是关注健康的全过程，从健康、亚健康、高危出现临床症状，到疾病的诊断治疗，到康复一直到衰老的过程、生命的终结。三是关注健康的多个环节，个人的健康、社区健康、医院的管理，还有健康的产业。

重点研究任务有四方面：一是精准的防控技术及防控模式研究；二是分子标志物发现和应用；三是影像学和分子诊断；四是临床的免疫治疗、靶向治疗、细胞治疗等。有几个重要的平台，这是和我们在座相关的。一是临床样本库，临床样本库是一个资源，对这个资源我是这么评价的，谁拥有生物样本资源，谁就掌握医学科技主动权，谁就能占据医学竞争制高点；当然这个样本库包括高质量的标准和样本。二是完整的临床信息，尊重伦理和法规，保护个人的信息安全和它的共享机制。

重要的支撑平台是大数据，包括海量的产出和应用，从数据的收集、存储、分析、利用、共享和数据的安全。还有基因组学平台和分子影像和腔镜这些和临床问题的融合以及应用。精准医学和转化医学是什么关系？精准医学是医学发展的目标和医学发展的要求，转化医学是医学发展的模式和它的机制。精准医学还有几点是比较清楚的，精准医学的主战场在医院和社区。我们国家重大疾病的防控原则叫做关口前移，重视疾病的预警、预测，早诊早治。二是重心下移，关注基层、关注农村、关注社区。医生是临床决策的主体，大数据为他们提供一个支撑，所以我们的研究，创新创业这一块希望跟临床专家共同努力。精准医学的发展需要产、学、研、政，"政"是因为我们医学的服务和医学的产品很多都要经过国家的法律、法规，所以这需要政府的支持。

从预防层面谈到环境因素会造成遗传的改变，刚才谈到饮酒、吸烟和肿瘤的关系，病毒感染和肿瘤的关系，我们怎么把易感人群找到。早诊，基因和蛋白质的改变要远远早于临床病理的改变，早于临床症状的出现。所以在这里面我们怎么在疾病刚刚释放出微弱信号的时候，我们的科学手段能够把它给捕获出来，在这个阶段进行治疗，效果也好，医疗费用也会低。

肿瘤分子标志物，可以是单个，也可以是多个。对疾病的预测、早期诊断、疾病的定位，帮助我们制订方案，检测病程，监测疗效，判断预后，比如说一个人做了乳腺癌手术之后会不会复发，会不会转移，需不需要再作化疗和放疗，光凭临床经验远远不够，我们需要科技手段进行科技支撑。这里有分子诊断，可能在座的有搞分子诊断的，里面包括分子诊断、分子影像和分子病例。我们和工业界的朋友如搞光学的、电子的接触会比较多一点。精准治疗，解决临床目前的另外一个问题，在统一标准化治疗的过程当中会带来两个问题，一是治疗不足，二是治疗过度。

举一个很简单的例子，5 名乳腺癌的患者，临床分期是一样的，年龄相近，住在一个病房，根据规范化治疗的原则，我们医生给开的治疗方案是比较接近的，但 5 个人的结局完全不一样，前两个患者过了 5 年、8 年，好了；第三个患者一边吃药，一边肿瘤还在长；第四个患者 1 年以后复发；第五个患者 1 年之后转移。后面 3 个患者家属不干了，找到医生，你不是说我们家的患者跟前两个一样，为什么她们治好了，我们为什么没有治好，他问医生这个问题，这个问题有时候处理不好会出现医患矛盾。刚刚已经讲了在人权、生存权，健康的活着这是比较天高的一件事情，但是医学的能力是有限的，我们需要科技创新来支撑。

刚刚讲了肿瘤，再举一个很常见的疾病——糖尿病，我们会问普通的老百姓，糖尿病是怎么回事？老百姓会说血糖增高，尿里有糖，但即使是空腹血糖在 12mmol/L，但临床表现可以完全不一样。有一部分人有高血脂，有一部分人有高血压，有一些会得脂肪肝，有四分之一的人会得视网膜病变，我们叫做“糖网”，还有五分之一的人可能会出现经久不愈的糖尿病足，就是溃疡、截肢，有些人的降糖效果不错，但很早出现血管病变，有些人降糖效果不大好，很多年以后才出现血管病变，临床的情况非常复杂，一个标准不能给我们的诊断治疗提供精确的方案，我们这里需要科技创新在里面。这 6 个患者临床分析是一样的，给相同的治疗，我们要的效果，包括理想疗效、部分疗效、没有疗效和毒副作用，这些将受到基因和环境的影响。环境影响就是这个人吸烟、饮食、药物剂量、体内微生物菌群的状态、内分泌、免疫、代谢等受到很多因素的影响。

所以出现精准药物，一是找到靶点，二是临床的敏感性和耐药性。举个例子，做支架的人经常会服用一个药华法林，是抗凝的药物，有些人 4mg 就可以了，有些人需要 20mg，如果给 4mg 的人服用 20mg，不是抗凝，就是大出血。中国有 2.7 亿高血压患者，很多人会服用一种降血压的药物——他汀类药物，对一少部分人会有毒副作用，一部分是肝毒性，一部分是导致疾病，就是肌溶解，肌溶解的风险中国人比起高加索人在同等剂量下高 10 倍。在我汇报的时候，领导和媒体说你把他降下来，我说这不是靠拍脑袋降的，这是需要临床试验，目前我们的临床标准很多是参照别人的。第一个药物 Gleevec（伊马替尼，格列卫）是治疗白血病的，第二个 Herceptin（曲妥珠单抗，赫赛汀）是治疗乳腺癌的。第三个药物是 Iressa（吉非替尼，易瑞沙），西方人没有享受到这个药物的好处，因为他们的腺癌，EGFR 基因突变的很少，中国人和亚裔人很高，所以这个靶向药物，就是这么一个效果。即使有一小部分人对药物不敏感，我们还要进一步分析。

精准医学是临床信息、疾病队列和生物样本库，结合组学研究、分子影像、临床药物、大数据、临床结果的评估，形成在大数据的支撑下个性化的治疗方案，可以增加疗效、降低毒副作用、降低费用。目前的诊疗方式是，不同的患者如果是同样的组织类型、同样的临床分期会给同样的治疗方案，这是目前的。这时 30%～50% 的人能够达到理想疗效，50% 和 70% 的人有可能没有疗效或者是部分疗效。不同的疾病是同样的组织类型，我们还会进行分子分型，治疗方案有所不同，同病异治，异病同治，这个治疗方案让我们的治疗更加高效、特异性、低毒，可以降低成本。

（下转第 51 页）

# 2016 年度中国科学十大进展发布

2017 年 2 月 20 日，科技部基础研究司与科技部高技术研究发展中心联合召开"2016 年度中国科学十大进展解读会"，发布了 2016 年度中国科学十大进展：研制出将二氧化碳高效清洁转化为液体燃料的新型钴基电催化剂；开创煤制烯烃新捷径；揭示水稻产量性状杂种优势的分子遗传机制；提出基于胆固醇代谢调控的肿瘤免疫治疗新方法；揭示 RNA 剪接的关键分子机制；发现精子 RNA 可作为记忆载体将获得性性状跨代遗传；研制出首个稳定可控的单分子电子开关器件；构建出世界上首个非人灵长类自闭症模型；揭示胚胎发育过程中关键信号通路的表观遗传调控机理；揭示水的核量子效应等 10 项重大科学进展。

"中国科学十大进展"遴选活动由科技部高技术研究发展中心举办，至今已成功举办 12 届，旨在宣传我国重大基础研究科学进展，激励广大科技工作者的科学热情和奉献精神，开展基础研究科普宣传，促进公众理解、关心和支持科学基础研究，在全社会营造良好的科学氛围。

中国科学十大进展遴选程序分为推荐、初选和终选 3 个环节。《中国基础科学》《科技导报》《中国科学院院刊》《中国科学基金》和《科学通报》5 家编辑部推荐了 278 项科学研究进展，所推荐的科学进展须是在 2015 年 12 月 1 日~2016 年 11 月 30 日期间正式发表的研究成果。

2016 年 1 月，科技部高技术研究发展中心组织召开了中国科学十大进展初选会议，按照推荐科学进展的学科分布，分成物理和天文科学、化学和材料科学、地球科学、生命科学等 4 个组，邀请专家从推荐的科学进展中遴选出 30 项进入终选。终选采取网上投票，邀请中国科学院院士、中国工程院院士、973 计划顾问组和咨询组专家、973 计划项目首席科学家、国家重点实验室主任等 2000 余名专家学者对 30 项候选科学进展进行网上投票，得票数排名前 10 位的科学进展入选"2016 年度中国科学十大进展"。

## 相关链接

### 2016 年度中国科学十大进展进展简介
### ——提出基于胆固醇代谢调控的肿瘤免疫治疗新方法

T 细胞介导的肿瘤免疫治疗是治疗肿瘤最有效的四种武器之一，在临床上已取得了巨大的成功。但现有的基于信号转导调控的肿瘤免疫治疗手段只对部分患者有效，因此急需发展新的方法让更多的患者受益。中国科学院上海生物化学与细胞生物学研究所许琛琦、李伯良与合作者从全新角度研究了 T 细胞的肿瘤免疫应答反应。他们认为通过调控 T 细胞的"代谢检查点"可改变其代谢状态，使其获得更强的抗肿瘤效应功能。他们鉴定出胆固醇酯化酶 ACAT1 是调控肿瘤免疫应答的代谢检查点，抑制其活性可以增强 $CD8^+$ T 细胞的肿瘤杀伤能力。其主要机制是 $CD8^+$ T 细胞质膜胆固醇水平明显增加，帮助 T 细胞抗原受体簇和免疫突触高效形成。他们还发现 ACAT1 抑制剂 Avasimibe（作为用于治疗动脉粥样硬化相关疾病的药物，已进行了 Ⅲ 期临床试验）具有很好的抗肿瘤效应，并且能与现有的临床药物 PD-1 抗体联合治疗来获得更好的肿瘤免疫治疗效果。他们的研究开辟了肿瘤免疫治疗的一个全新领域，证明了代谢调控的关键作用；同时发现 ACAT1 这一新的治疗靶点，拓展了 ACAT1 小分子抑制剂的应用前景，为肿瘤免疫治疗提供了新思路与新方法。相关研究论文发表在 2016 年 3 月 31 日《自然》（Nature）［531（7596）：651-655］上。《自然》发表的同行评论指出："这项研究成果可能开发成抗肿瘤和抗病毒的新药物。"《细胞》发表的同行评论指出："这项研究为对 anti-PD-1 没有治疗效应或产生抵抗的病人提供了新的希望。"

（来源：科技部）

相关报道

## 修改代谢"编程"免疫
## 大军勇战"肿瘤君"
## ——上海科学家找到肿瘤
## 免疫治疗新靶点

**本报讯**（记者 董纯蕾）当肿瘤细胞汹汹来袭，如何激发和提高人体天然的"防御大军"——免疫系统的"战斗力"？肿瘤的免疫治疗，被科学界视作手术、放疗和化疗之外治疗肿瘤的第四种武器。中国科学院上海生命科学研究院生物化学与细胞生物学研究所的科研团队给出了新的答案：修改免疫系统"主力军"——T 细胞的胆固醇代谢"编程"，可增强其抗肿瘤活性。

国际顶级学术期刊《自然》（Nature），北京时间今天在线发表了该所分子生物学

国家重点实验室/国家蛋白质科学中心（上海）许琛琦研究组和分子生物学国家重点实验室李伯良研究组的这一研究成果。科研人员找到了其中至关重要的"代谢检查点"——胆固醇酯化酶 ACAT1，并在小鼠实验中证实它可以成为肿瘤免疫治疗的新药物靶点，还鉴定了其相应的小分子抑制剂确有不错的抗肿瘤作用。在《自然》为此同时发表的评述文章中，牛津大学教授迈克尔·达斯汀指出，这一策略可能在肿瘤免疫治疗方法中发挥作用。

T 淋巴细胞，素来是人体免疫"大军"中的"主力"，在对肿瘤的监控和杀伤中责任重大。杀伤性 T 细胞（又称 CD8$^+$T 细胞），堪称其中的"精锐部队"。过往研究已发现，它会直接识别并杀伤包括肿瘤细胞在内的"外敌"，在肿瘤免疫治疗中扮演重要角色。然而，狡猾的肿瘤细胞常常使出各种招数，来抑制 T 细胞的"战斗力"，从而躲过它的攻击。

许琛琦和李伯良领衔的两个研究组在代谢通路中寻求突破。一系列研究和实验发现，抑制 T 细胞的"代谢检查点"——胆固醇酯化酶 ACAT1，杀伤性 T 细胞膜上的游离胆固醇水平便会提高，而胆固醇对 T 细胞发挥功能很重要，因此，免疫系统向肿瘤细胞发起的攻击便会更高效。科研人员还在实验中发现，用针对 ACAT1 的一种小分子抑制剂（avasimibe）来为小鼠治疗肿瘤，收效不俗；将它与一种现有的肿瘤免疫治疗临床药物（anti-PD-1）联合使用，效果更佳。

许琛琦研究员强调，细胞的胆固醇水平与人体血液中的胆固醇水平是两码事，不可盲目通过饮食来提高细胞的胆固醇水平。

（作者：董纯蕾，来源：《新民晚报》2016 年 3 月 17 日 A2）

【编者按】 美国放射肿瘤学会（American Society for Radiation Oncology，ASTRO）年会是放射肿瘤领域最高水准的国际峰会，也是全球放射肿瘤学界最负盛名的两大年会之一。2016 年美国放射肿瘤学会第 58 届年会于 9 月 25 日~28 日在美国波士顿召开，来自世界各地的近万名放射肿瘤学相关专业的专家学者聚集一堂，就放射肿瘤学临床研究、物理技术及设备、放射生物学探索等最新进展进行了全面交流。于金明院士及其团队围绕年会有关肿瘤免疫治疗与放疗、食管癌、乳腺癌、脑转移瘤、头颈部肿瘤、淋巴瘤、直肠癌、前列腺癌、放射物理等方面的最新进展进行了较为详尽的介绍，推荐给国内相关领域的工作者参考与借鉴。

# 2016 ASTRO 进展报道

李明焕 黄 伟 滕菲菲 巩合义 谢 鹏 张 健
邢 军 曲 伟 王素贞 段敬豪 朱 慧 于金明

山东省肿瘤医院 济南 250117

## 一、肿瘤免疫治疗与放疗

随着肿瘤免疫治疗尤其是免疫检测点制剂一类药物的升温，近来放疗联合免疫治疗的研究也屡见不鲜。研究表明：放疗不但能直接杀死肿瘤细胞，而且能促进肿瘤抗原的释放、抗原递呈细胞活化，联合免疫治疗则进一步抑制 T 细胞的耗竭；两者相辅相成，获得了较好的抗肿瘤效果。据统计，目前共有 81 项正在进行的临床试验，以探究放疗联合免疫治疗的抗肿瘤效果（Johnson CB，Jagsi R. Int J Radiat Oncol Biol Phys，2016，95：1254-1256.）。已完成的临床试验结果显示，放疗联合 GM-CSF 在实体转移瘤中使 30% 的肿瘤退缩（Golden EB，et al. Lancet Oncol，2015，16：795-803.）；放疗联合 Ipilimumab 使前列腺癌骨转移患者的总生存期（OS）由 10 个月延长至 11.2 个月（$P=0.053$）（Kwon ED，et al. Lancet Oncol，2014，15：

700-712.）。放疗联合免疫治疗的临床获益尚不能得到完全肯定，许多问题仍待解决，例如联合治疗的安全性，最佳的研究终点，是远隔效应（肿瘤控制率、生存情况）还是生物学效应，放疗的剂量、分割、部位，免疫制剂的选择，联合的时间窗等。本次 ASTRO 大会针对这些问题发表了诸多相关的研究。

### （一）联合治疗的疗效及安全性

1. 立体定向放疗（SRS）联合抗 PD-1、抗 CTLA-4、抗 BRAF，以及传统化疗应用于黑色素瘤脑转移患者

30 例脑转移（BM）的黑色素瘤患者接受 SRS+抗 PD-1 的治疗，25 例接受 SRS+抗 CTLA-4 的治疗，24 例接收 SRS+BRAF 抑制剂的治疗，25 例接受 SRS+化疗（卡铂+紫杉醇）。SRS 剂量为 15~24Gy/1f。结果显示：BM 的局部控制率在 4 组之间无差别；BM 远处转移控制率分别为 39%、24%、20% 和 9%（$P=0.005$）；12 个月的

OS 率分别为 73%、54%、48% 和 17%（$P=0.003$）。结果证明，SRS+抗 PD-1 在治疗黑色素瘤脑转移上具有明显优势。

2. 免疫检测点抑制剂与胸部放疗联合的安全性

共 84 例接受胸部放疗以及抗 PD-1/PD-L1 和（或）抗 CTLA-4 治疗的患者被纳入本研究。中位放射剂量为 30Gy/10f。结果显示：7.2% 的患者出现肺炎，16.7% 出现食管炎；其他 2 级以上呼吸相关不良事件包括 1 例肺炎/败血症，1 例肺栓塞。免疫相关的 2 级以上不良事件包括感染（12 例），甲状腺毒性（8 例），肾毒性（7 例），以及黏膜炎和结膜炎等其他毒性（9 例）。抗 PD-L1 与抗 CTLA-4 所致的不良反应间未发现有统计学差异。放射剂量 <3000Gy 的食管炎发生率明显降低。结论：免疫检测点抑制剂与胸部放疗联合的不良反应在可接受范围内。

3. 大分割放疗联合抗 PD-1 以及抗 CTLA-4 应用于转移性黑色素瘤的远隔效应（回顾性分析）

共 23 例既往接受过 2 线以上化疗的转移性黑色素瘤患者被纳入研究，所有患者接受局部放疗（3.5～18Gy/1～10f）联合抗 CTLA-4 或抗 PD-1 的治疗。放疗部位包括脑、胃、肝、淋巴结、乳腺、骨、软组织和肺。结果显示：33% 的患者出现远隔效应，远隔肿瘤达到完全缓解（CR 3 例）或部分缓解（PR 3 例），8 例患者放射野内肿瘤出现 >70% 的退缩，4 例患者出现疾病进展。未发现 2 级以上不良反应。结论：大分割放疗后联合免疫治疗带来远隔效应并提高肿瘤放疗局控率。

（二）联合治疗的时间窗

SRS 不同时间窗联合抗 PD-1 以及抗 CTLA-4 应用于黑色素瘤脑转移，共有 25 例患者参与研究。SRS 剂量为 16～24Gy/1f。结果显示：局部区域控制率（LRC）以及至疾病进展时间（TTP）均与联合应用时间相关。SRS 后 30 天给予免疫治疗或 15 天给予免疫治疗的 LRC 分别为 75% 和 8%，SRS 后 15～30 天给予免疫治疗带来 TTP 的显著获益。SRS 后 30 天之内给予免疫治疗或 >30 天给予免疫治疗，患者的中位无进展生存期（PFS）分别为 30 个月和 4.5 个月。同时，在抗 CTLA-4 之后应用抗 PD-1 治疗能够显著延长 TTP。根据本研究结果，SRS 后 15～30 天为给予免疫治疗的最佳时间窗。但本研究样本量较小，仍需大样本临床试验明确联合治疗的最佳时机。

（三）放疗联合免疫治疗的机制探究

大会口头报告以及壁报交流研究（摘要号分别为 289、201 和 3418）探究了放疗联合免疫治疗的机制问题，主要在以下 3 个方面揭示了联合应用的机制。

（1）放疗联合抗 CTLA-4 治疗引起 T 细胞受体（TCR）的改变：在放疗联合抗 CTLA-4 治疗的小鼠实验中，两者单独作用产生了不同且互不重叠的效果。抗 CTLA-4 治疗显著扩增了前 5 个常见的 TCR 克隆群体，而放疗主要扩增位于 6～20 位次的 TCR 克隆群体。两者联合所引起的寡克隆扩增主要是由 CD8 阳性 T 细胞介导的。这表明，放疗联合免疫治疗的疗效不仅与肿瘤浸润淋巴细胞（TIL）数量增加有关，而且与 TIL 的多样性增加也有关。

（2）MHC-Ⅰ类及 MHC-Ⅱ类分子介导：通过抗 PD-1 治疗的耐药小鼠模型，发现抗 PD-1 治疗的耐药机制主要为 MHC-Ⅰ类及 MHC-Ⅱ类分子下调所致，与 PD-L1 的表达不相关。而放疗的加入能够诱导 MHC-Ⅱ类分子的表达，逆转对抗 PD-1 治疗的耐药。

（3）基因突变数目是免疫治疗对肿瘤起作用与否的关键。

（四）新型免疫制剂

除众所周知的、抗 PD-1 及抗 CTLA-4

的免疫检测点抑制剂外，本次 ASTRO 大会还发表了许多其他免疫制剂；在动物实验中，与放疗的联合取得了显著疗效。其中，SD-101 为 TLR9 激动剂，在与放疗联合后促进树突细胞（DC）的浸润，出现明显的远隔效应；还有抗 CD47 的应用能够明显提高 HER-2 阳性乳腺癌细胞的放射敏感性；低剂量的 IL-15 与放疗联用，能降低免疫抑制细胞 Treg，促进效应细胞 CD4 阳性 T 细胞的表达，提高肿瘤局部控制率，延长患者的生存。

### （五）疗效监测及预测

放疗联合免疫治疗虽取得了显著疗效，但有效率仍在 50% 以下，选择获益人群给予个体化治疗成为关键。本次 ASTRO 大会发表了以下关于疗效预测及监测相关的研究。

1. PD-L1 的表达在食管鳞癌的预测预后作用

入组 344 例食管鳞癌患者的研究发现：PD-L1 在肿瘤细胞中的阳性率为 17%，在 TIL 中的阳性率为 25%；PD-L1 阳性（TIL）患者有较长的 OS，未发现 PD-L1 在肿瘤细胞的表达有预测预后的作用。PD-L1 表达对手术患者具有疗效预测作用，但未发现其对于术后放疗患者的疗效有预测作用。

2. PD-L1 与 TIL 表达在 NSCLC 的预测预后作用

共有 114 例手术治疗的非小细胞肺癌（NSCLC）患者被纳入研究。结果显示：PD-L1$^{high}$ TIL$^{low}$ 患者群体的 OS 最差，PD-L1$^{low}$ TIL$^{high}$ 患者群体的 OS 最好。

3. 动物模型中 PET 针对的 PD-1/PD-L1 显像

既往研究表明，PD-L1 的表达对预后及抗 PD-L1 免疫治疗疗效均有预测作用。因此，监测 PD-L1 表达有望达到监测疗效

的作用。本研究发现了两种新型的 PET 显象剂，以实现对 PD-1/PD-L1 表达的无创性动态监测。研究结果显示：使用 PD-1/PD-L1 基因敲除的小鼠做对照，在健康小鼠及荷瘤小鼠中，两种显象剂实现了高敏感度及高分辨率的 PD-1/PD-L1 显像，并且在体外检测中得到验证。此项研究标志着今后将实现对免疫治疗疗效的动态监测！

### （六）免疫治疗的毒性作用

既往研究表明，抗 PD-1 具有潜在的心脏毒性作用，主要表现为自身免疫性心肌炎及心衰。本文探讨了胸部放疗联合抗 PD-1 应用所带来的心脏毒性作用。给予小鼠模型以下四种治疗：（1）对照治疗；（2）抗 PD-1 药物；（3）单纯的心脏放疗（20Gy/1f）；（4）放疗 + 抗 PD-1 药物。结果显示：放疗 + 抗 PD-1 治疗大大提高了死亡率。4 个组的射血分数分别为 62%、60%、50% 和 38%，左心室缩短分数分别为 33%、31%、25% 和 18%。可见，放疗导致心功能下降，而抗 PD-1 药物的联用进一步加重了毒副反应，并且是由 CD4 和 CD8 阳性 T 细胞介导的。此项动物实验提示我们，胸部放疗联合抗 PD-1 治疗时应密切关注心脏毒性。

## 二、食管癌

食管癌的治疗遇到了瓶颈，需要探讨新的治疗手段，免疫治疗是目前的研究热点。纽约大学朗格尼医学中心（NYU Langone Medical Center）建立了鼠食管鳞癌模型，第一组单纯应用 PD-1 抗体（RMP1-14），第二组腹腔内灌注紫杉醇、卡铂，第三组接受 RMP1-14+ 腹腔灌注紫杉醇、卡铂，第四组接受 RMP1-14+ 腹腔内灌注紫杉醇 + 卡铂 + 常规放疗。结果显示：单纯腹腔灌注无明显疗效，单纯应用 PD-1 抗体疗效一般，PD-1 抗体 + 腹腔灌注疗效轻

微增加，PD-1 抗体+腹腔灌注+放疗效最好。在第四组观察到多项免疫指标的改善：CD8 阳性 TIL 水平的升高、T 细胞损耗减少、CD8/Treg 比例升高。结论：PD-1 抗体联合同步放化疗对于食管鳞癌鼠模型疗效非常满意，结论有待于临床试验的证实。

天津市肿瘤医院则进行了临床方面的观察研究。344 例食管鳞癌患者肿瘤细胞（TC）、肿瘤浸润免疫细胞（IC）的 PD-L1 表达率分别为 17.0% 和 24.7%。IC 的 PD-L1 表达阳性者 5 年 OS 率、中位生存时间均明显优于阴性者（37.6% $vs$ 20.5%；31.6 个月 $vs$ 17.0 个月），但 TC 的 PD-L1 表达阳性者 5 年 OS 率、中位生存时间与阴性者差异无明显统计学意义。TC、IC 的 PD-L1 表达均与 EGFR 表达呈明显负相关（$P$ 值分别为 0.02 和 0.01）。还观察到，放疗能诱导 EGFR 磷酸化，导致 PD-L1 出现放疗剂量相关性升高，并与 EGFR 的表达水平有关，这种 PD-L1 的升高能够被 EGFR TKI（AG1478）所抑制。该研究认为，IC 的 PD-L1 表达可作为食管鳞癌的预后因子，放疗可通过激活 EGFR 旁路而引起 PD-L1 升高，高 EGFR 表达的患者可从放疗+免疫检测点阻断剂治疗中获益。

循环淋巴细胞计数可作为食管癌新辅助放化疗的 pCR 的预测因子。M. D. Anderson 癌症中心的研究者分析了 320 例 I ~ IVa 期食管癌患者，其中 305 例（95.3%）为腺癌，130 例接受新辅助化疗+同步放化疗+手术，另 190 例接受新辅助同步放化疗+手术。淋巴细胞绝对数（ALC）$\geq 0.35 \times 10^9$/L 为高水平组，小于此值为低水平组，在治疗前和治疗中每周、治疗后 1 个月分别检查 ALC。结果显示：全组共 89 例（27.8%）患者获得 pCR，pCR 者 ALC 明显高于有残留灶者（$0.35 \times 10^9$/L $vs$ $0.29 \times 10^9$/L，$P = 0.007$），ALC 高

水平组、低水平组患者的 pCR 分别为 38.4% 和 23.9%（$P = 0.011$）。在进行了年龄、性别、KPS 评分、分期、病理类型、放疗、诱导化疗、同步放化疗的多因素分析后，高水平的 ALC 为 pCR 的独立预测因子。单独对腺癌病例进行的多因素分析显示，高水平的 ALC 亦为新辅助同步放化疗后 pCR 的独立预测因子。研究者建议，高水平的 ALC 可以与其他有潜在预测价值的因子（如肿瘤基因表达、功能影像参数等）互相结合，组成 pCR 的多参数预测因子，以指导治疗方案的制订并预测预后。

南佛罗里达大学医学院研究了肌无力对新辅助放化疗+手术治疗局部晚期食管癌的影响。在强化 CT 横断面上先勾画出双侧 L4 椎体上下缘对应的腰大肌总体积，除以层厚，即为 L4 椎体水平的腰大肌总面积（TPA），再根据患者的身高予以调整。以此为评判指标，发现 TPA 可以很好地预测新辅助放化疗所致的 $\geq 3$ 级的不良反应。

台湾的一项研究显示：新辅助放化疗前，非区域淋巴结受累（$M_1a$）的食管癌患者接受诱导化疗（紫杉醇+顺铂+5-FU），能明显改善 OS。398 例患者中达 pCR 者 127 例（32%），5 年 OS 率为 56.5%，无复发生存率为 64.5%。新辅助放化疗前是否给予诱导化疗对 OS 的影响有显著的统计学意义（$P = 0.0368$）。多因素分析显示：$M_1a$ 期、新辅助放化疗前给予诱导化疗是影响 OS 的独立因子（HR 分别为 3.57 和 0.32；$P$ 值分别为 0.0004 和 0.0052）。

上海交通大学傅小龙团队在一项 II 期、多中心临床研究中探讨了食管癌（T3 ~ 4N±M0）术后小野放疗的可行性。常规大野组靶区包括瘤床、高危淋巴引流区，小野组只包括瘤床，放疗后均予以巩固化疗。119 例入组，其中大野组 62 例，小野组 57 例。中位随访时间 34 个月，1 年 OS 率分

别为 86.6% 和 85.8%，3 年 OS 率分别为 67.8% 和 62.4%，1 年 PFS 率分别为 79.3% 和 67.6%，3 年 PFS 率分别为 62.1% 和 55.5%，差异均无显著的统计学意义。但 1 年局部无进展生存（LPFS）率分别为 96.4% 和 80.1%，3 年 LPFS 率分别为 85.7% 和 66.3%，差异有统计学意义（$P = 0.01$）。两组失败模式也存在明显差异，大野组局部复发率较低（20.7% *vs* 50%），但远处转移率较高（79.3% *vs* 50%）；在局部复发患者中，小野组的野外复发率明显高于大野组（87.5% *vs* 16.7%，$P = 0.001$）。

四川省肿瘤医院的学者探讨了Ⅳ期食管癌患者放疗的意义。以往对于Ⅳ期患者，治疗原则均采用全身化疗，放疗仅作为姑息减症的手段。该研究分析了 60 例Ⅳ期食管癌患者，中位随访 18 个月，发现接受同步放化疗者（放疗剂量平均为 54.7Gy）的中位 PFS 为 9.3 个月，中位 OS 达 18.3 个月，明显优于接受单纯化疗者的 4.7 个月和 10.2 个月，两组差异均有显著的统计学意义（$P$ 值分别为 0.021 和 0.001）。同步放化疗者 1 年、2 年 OS 率分别为 73.3% 和 43.3%，单纯化疗组分别为 46.6% 和 26.7%，两组差异均有统计学意义（$P = 0.030$）。虽然同步放化疗组患者的中性粒细胞下降 ≥ 3 级者明显高于单纯化疗组（33.3% *vs* 20.0%，$P < 0.05$），但其他不良反应均无显著差异。作者认为，有必要进行随机对照的多中心研究，进一步确认Ⅳ期食管癌患者放疗的意义。

## 三、乳腺癌

### （一）新辅助化疗后患者是否都需术后放疗？

美国 Beaumont 医院根据美国国家癌症数据库（NCDB）数据进行了相关研究。入

组条件：2006 ~ 2012 年确诊者，T1 ~ 3N1M0 期者，接受新辅助化疗者，术前为临床 N1 期者，新辅助化疗后病理缓解达 N0 期的患者。共 3929 例入组，其中保乳术组中 43%（831/1943）的患者接受术后放疗，根治术组中 64%（1268/1986）的患者接受术后放疗。中位随访 43 个月，结果显示：此类患者根治术后或保乳术后放疗并不能提高 5 年生存率。

纽约 Weil-Cornell 医学中心也对 NCDB 中新辅助化疗后 pCR 的Ⅱ期和ⅢA 期乳腺癌患者（1584 例）的治疗模式和结果进行了分析，其中接受根治术后放疗（PMRT）的 935 例，未行 PMRT 的 649 例，两组患者的 3 年生存率分别为 94.35% 和 93.98%（$P = 0.60$）。该回顾性研究同样显示：针对新辅助化疗后达 pCR 的Ⅱ期和ⅢA 期乳腺癌患者，PMRT 并不提高生存率。

### （二）全乳大分割放疗热点

年轻患者是否适合全乳大分割放疗？

ASTRO 2016 年会乳腺癌放疗的热点仍然集中在保乳术后的大分割放疗（HFRT），无论是主题论坛还是壁报，有关 HFRT 的学术交流均占据了相当的地位。加拿大玛格丽特公主癌症中心报道了年龄 < 50 岁、相对年轻的保乳术后大分割放疗患者随访结果。从 2009 年 9 月 ~ 2013 年 12 月，共 270 例保乳术后放疗患者入组，其中 227 例接受 HFRT（42.4Gy/16f），43 例接受 CFRT（常规分割放疗；50Gy/25f），均接受了 10 ~ 16Gy 的瘤床推量。中位随访 2.9 年，99%（225/227）的患者获得局部控制，HFRT 与 CFRT 的局部控制率是相当的。通过这个研究，我们认为，有理由推荐 > 40 岁的患者接受 HFRT，而之前 ASTRO 共识建议 > 50 岁的患者才是 HFRT 的适用人群。

### （三）HFRT 还是 APBI？

对于一些低危的早期乳腺癌患者，到底是采用外照射 HFRT 还是加速部分乳腺照射（APBI），鲜有报告。美国加州太平洋医疗中心对 T1N0 期、ER（+）、≥40 岁的 390 例早期乳腺癌患者进行了回顾性研究，其中 96 例行 APBI，294 例行 HFRT。两组患者之间的局部复发与总生存没有显著性差异。对于 T1N0 期、ER（+）、≥40 岁的早期乳腺癌患者，HFRT 与 APBI 的疗效相当，且有节省时间和费用的优势。

### （四）瘤床局部推量是否可以大分割？

当使用 HFRT 时，我们对于一些高危患者进行局部瘤床推量的时候，需要考虑是用常规分割进行推量还是采用大分割方式进行。美国波士顿 Tufts 医学中心采用 2.66Gy×3 次的大分割进行瘤床推量（见下表），发现不良反应较小、且美容效果满意。因此建议在 HFRT 后行瘤床大分割推量。

Table　Comparison of BED values

| Breast/boost regimen | Tumor Control (α/β=10) | Late toxicity (α/β=3) |
| --- | --- | --- |
| Whole breast 50 Gy, 2 y/fx | 60 Gy | 83.3 Gy |
| Whole breast 42.5 Gy, 2.66 Gy/fx, 16 fx | 53.9 Gy | 80.3 Gy |
| Boost 10 Gy, 2 Gy/fx, 5 fx | 12 Gy | 16.7 Gy |
| Boost 7.98 Gy, 2.66 Gy/fx, 3 fx | 10.1 Gy | 15.05 Gy |

### （五）N1 期患者根治术后放疗最新证据

根治术后腋窝淋巴结转移≥4 个，需要根治术后放疗（PMRT）已经在 NCCN 指南 2016 版上作为 1 类证据推荐；而腋窝淋巴结转移 1~3 个的 N1 期患者，NCCN 指南只是建议积极考虑做 PMRT。这类患者主要还是缺少循证医学证据，而美国克利夫兰临床中心对此类患者进行了 8 年随访，结果证实了 PMRT 的价值。虽然 PMRT 组与无 PMRT 组患者的无病生存期（DFS）、无远处转移生存期（DMFS）及 OS 均无差异，但是两组 8 年局部失败率（LRR）分别为 1.3% 和 9.6%（$P = 0.028$）；因此，对于 N1 期患者，PMRT 是值得推荐的。

### （六）基于 MRI 保乳术放疗瘤床确定方法是否有优势？

加拿大多伦多大学课题组评估了全乳腺放疗前后不同观察者使用 MRI 对比 CT 勾画靶区的差异。结果显示：T1fs MRI 序列明显降低了不同勾画者之间的差异，并且发现全乳腺放疗（WBRT）前后瘤床有一定的缩小。由于 T1fs 是一种快速获取的 MRI 序列，有望用于自适应（adaptive）瘤床推量或 APBI 计划，尤其是可适用于 MRI-Linac。

山东省肿瘤医院李建彬课题组比较了术前 MRI、术后病理标本、CT 勾画的 GTV 之间的关系。结果发现，当使用 5 个或 5 个以上银夹来定义 GTV 时，GTV 最接近手术标本。如果手术标本边界不进行术前或术中的影像学标记，无论手术标本还是

GTV 均与术前 MRI 显示肿瘤大小无相关性。

### （七）乳腺癌放疗中的心脏保护技术

乳腺癌患者可长期生存，放疗对心脏的损伤可能在数年之后表现出来，因此在制订放疗计划时，必须注意心脏的保护问题。美国佛罗里达大学通过一项15年随访研究评价了保乳术后放疗使用心脏保护技术是否可以降低心脏事件的危险。1984~1999 年共有 386 例保乳术后患者入组，总体的肿瘤特异生存率达85%。其中 9.8% 患者出现了 3 级以上的心脏事件，其与年龄、放疗前心脏疾病相关，而与乳腺癌本身无关。该课题组认为，心脏保护技术有减少放疗所致心脏事件的可能。

另外，有关冠状动脉钙化（CAC）评分预测早期心脏急性事件的研究、冠状动脉左前降支保护技术等也引起了与会代表的兴趣。

## 四、脑转移瘤

### （一）颅脑寡转移瘤术后放疗

脑转移瘤术后全脑放疗（WBRT）能够明显提高颅内肿瘤控制率，但不良反应也较多。

美国梅奥诊所对脑转移瘤术后的放疗方式进行了Ⅲ期临床试验。2011~2015 年，入组了 194 例有 1~4 个脑转移瘤的患者，术后随机分为术腔 SRS 组和 WBRT 组（对于 2 个以上转移瘤的患者，未切除的肿瘤均行 SRS），中位随访 15.6 个月。结果显示：WBRT 组的颅内肿瘤控制率明显高于SRS 组，两组患者的术腔控制率相似（WBRT 组 1 年的术腔控制率略好）；但WBRT 组患者的认知功能减退也更为明显，患者的生活质量低于 SRS 组。

美国 Fox Chase 癌症中心研究了加用

WBRT 对行手术或 SRS 的 1~3 个颅脑寡转移瘤患者的生存获益情况。该研究共纳入358 例患者，手术组和 SRS 组分别有79/162 例（48.8%）和 93/196例（47.4%）患者接受了 WBRT。中位随访6.5 个月，加用 WBRT 并不能提高患者的OS 和预后。

而来自 M. D. Anderson 癌症中心的另一项前瞻性随机对照研究对比了脑转移瘤术后进行术腔 SRS 与否的生存结果。将2009~2015 年 1~3 个脑转移瘤的 131 例患者术后随机分为术腔 SRS 组（根据术腔大小分别给予 12、14、16Gy 的照射）和观察组。中位随访 12.6 个月，结果显示：SRS组的术腔控制率明显高于观察组，但两组患者的 OS 率相似。

### （二）非小细胞肺癌脑转移：放疗 vs TKI

EGFR 突变的非小细胞肺癌发生无症状脑转移后，放疗和 EGFR-TKI 均可作为首选的治疗方案。美国耶鲁大学医学院的一项研究对比了不同放疗方式与 TKI 的先后顺序对患者生存的影响。共纳入 4 个中心的 163 例患者，分为 3 组：SRS→TKI 组、WBRT→TKI 组、TKI→放疗组（SRS 或WBRT）。结果显示：先放疗组和先使用TKI 组患者的 OS 分别为 29.4 个月和 20.5个月，两组患者的中位颅内无进展生存时间分别为 21.1 个月和 13.4 个月。因此，对于这部分患者，先选择 TKI 并推迟放疗可能导致较差的 OS 率和颅内无进展生存率。先放疗再行 TKI 有望成为无症状脑转移患者的首选治疗方案。

### （三）预防性脑照射的海马保护

颅脑放疗所导致的神经认知功能障碍被认为与海马有关，但保护海马的预防性脑照射（PCI）是否能够减轻认知功能的损伤并提高生活质量、是否会增加颅内肿瘤转移率？约翰·霍普金斯大学医学院前瞻性纳入了 20 例行 PCI 的局限期小细胞肺癌患者。全脑给予 25Gy/10f 的照射，海马平均剂量<8Gy。主要研究终点为使用霍普金斯词语学习测验 - 修订版（Hopkins Verbal Learning Test-Revised, HVLT-R）评价的记忆力。结果显示：6 个月后 HVLT-R 的下降为 0.36（RGOG 0212 中，标准 PCI 后 HVLT-R 的下降为 1）。PCI 结束后 6 个月和 1 年分别有 2 例患者出现无症状脑转移，另有 2 例患者在海马周围低剂量区出现了转移瘤。因此，保护海马的 PCI 有望为患者带来认知功能的获益，但也有可能伴随低剂量区肿瘤控制失败的风险。

### （四）SRS 联合 PD-1 单抗或 BRAF/MEK 在恶性黑色素瘤脑转移中的应用

本研究由 Moffitt 癌症研究中心发起，众所周知，恶性黑色素瘤脑转移所致死亡是疾病进展的常见进程，患者的中位 OS 为 6 个月左右。在转移性恶性黑色素瘤的治疗中，应用 PD-1 抗体治疗时有 25%～45% 的获益率。Moffitt 癌症研究中心既往的研究显示：对 6 个月内接受过 PD-1 治疗的恶性黑色素瘤脑转移患者，SRS 是安全的，且与传统化疗一样能提高恶性黑色素瘤脑转移的远处控制和 OS。

本研究是由 Moffitt 癌症研究中心发起的，该中心此次研究的目的是进一步评价 SRS 和其他治疗方案的疗效。入组条件包括：在该单位接受 SRS 的 MBM 患者，单纯放疗且 3 个月内接受过 PD-1 单抗治疗，或者 CTLA-4 单抗治疗，联合 BRAF/MEKi，单独 BRAFi 或化疗；但除外 MBM 后选择手术切除的患者。2007 年 1 月～2015 年 8 月，该研究共入组 314 例恶性黑色素瘤脑转移患者，放疗后 2～3 个月复查颅脑 MRI，并由神经放射治疗学专家审核，评估 MBM

局部控制、OS、PFS 及放疗毒性。结果显示：与传统化疗相比，PD-1 单抗或 BRAF/MEKi 治疗提高了远处脑转移的控制；SRS 在 OS、PFS 方面亦有提高，但在局部控制方面与其他治疗无明显差异；与单独应用 SRS 相比，治疗毒性方面并没有明显增加；这些结果证实，PD-1 单抗或 BRAF/MEKi 联合 SRS 在恶性黑色素瘤脑转移治疗中具有潜在协同作用。所以，在恶性黑色素瘤脑转移治疗中，SRS 联合 PD-1 单抗或 BRAF/MEKi 的协同作用具有潜在价值。

### （五）基于原发病理类型的可切除的脑转移灶放射敏感性研究

对 KPS 评分高的脑部寡转移者，单纯 SRS 或联合 SRS 治疗已成主要治疗手段；放疗剂量由病变大小、位置和原发灶放疗情况决定。Moffitt 癌症治疗中心牵头组织的一项前瞻性研究显示，肝内转移灶的放射敏感性（RSI）因原发灶组织类型不同而有明显差异。本研究目的是探讨不同脑转移病变间的 RSI 差异。这项前瞻性的研究数据采集于 2005 年，Moffitt 癌症治疗中心和 17 个附属机构参与，共有 10 万例样本可用，移行细胞癌脑部寡转移者共 277 例入组。其中包括非小细胞肺癌患者 138 例（53%），乳腺腺癌患者 42 例（16%），黑色素瘤患者 40 例（15%）及其他疾病。结果显示：对于中位数≥5 的样本，食管癌的 RSI 为 0.49，小细胞肺癌为 0.49，黑色素瘤为 0.48，非小细胞肺癌为 0.46，乳腺癌为 0.46，结直肠癌为 0.42。该研究显示：因组织类型不同，肺转移灶与肝转移灶放射敏感性明显不同；脑转移灶的放射敏感性与原发灶组织学类型相似，同一患者不同部位的脑转移灶之间放射性敏感性相似；且本研究为脑转移的剂量分割模式提供重要理论参考数据。

## 五、头颈部肿瘤

### （一）放疗靶区优化

对于有颈部淋巴结转移的局部晚期头颈部肿瘤，先给予诱导化疗缩小肿瘤体积，结合化疗前后PET-CT勾画靶区，可以在保证肿瘤局部控制率的前提下降低放疗的不良反应（摘要号：2824、2841、2875）。联合使用MRI、PET-CT确定头颈部肿瘤靶区，可提高肿瘤勾画的精准度（摘要号：2828、2942、2944）。配合合理应用的图像引导技术及功能影像技术，可以降低摆位误差，缩小靶区外放边界，降低靶区体积（摘要号：2893、2937）。CBCT等图像引导技术，使SBRT在头颈部肿瘤的治疗成为现实（摘要号：2916）。一项对颈部晚期下咽癌患者放疗的回顾性研究表明，针对于患者放疗过程中肿瘤退缩的不同情况，个体化调整局部剂量，可以在保证局部控制率的前提下保护正常器官功能（摘要号：2955）。

### （二）放疗的不良反应及并发症

放疗靶区优化的目的之一就是减轻放疗的不良反应及并发症。规范化的靶区勾画是必要条件（摘要号：2798）。晚期的黏膜溃疡是头颈部肿瘤放疗的重要剂量限制性并发症（摘要号：2815、2853、2854）。Macann等证实，放疗剂量参数可以作为放疗毒性预测指标，放疗期间给予表面湿化剂等干预措施可以减轻放疗黏膜反应（摘要号：2805、2807）。AL-Wassia等的研究显示，在对舌癌患者放疗时，使用等密度的、口腔内置的填充物，可以降低黏膜炎的严重程度（摘要号：2860）。Trifiletti的研究显示，目前质子等重粒子治疗头颈部肿瘤时，会有13%患者出现至少3级的不良反应（摘要号：2863、2866）。Patel等的一项入组鼻咽癌患者的回顾性研究表明，咽鼓管的最大受量与听力下降的发生率正相关（摘要号：2830、2835）。另外，头颈部肿瘤患者放疗后出现甲状腺功能低下，这一放疗并发症受到大家越来越多的关注（摘要号：2850）。

一项研究表明，对于放疗后复发的肿瘤患者进行再次放疗时，采用SBRT、IMRT、质子等技术可以在保证局部控制率的前提下减轻放疗反应（摘要号：257、2814）。Sari等的研究表明，对于放疗后复发的头颈部肿瘤患者，尤其是鼻咽癌患者，GTV<50cc并且两次放疗间隔时间>40个月时，二次放疗的生存率及局部控制率均明显高于对照组。该研究同时发现，二次放疗时必须要考虑颈动脉的受量（摘要号：1131）。脑干的器官受量在二次放疗时也要慎重评估（摘要号：2834）。Ahn等研究发现，局部复发给予二次放疗后的患者，序贯发生的远程转移率明显超过30%（摘要号：2855）。

### （三）头颈部肿瘤放化疗联合治疗

随机研究GORTEC 99-02的结果表明，对局部晚期头颈部肿瘤，同步放化疗、加速超分割放疗联合化疗组患者的生存率明显优于单纯加速超分割放疗组（摘要号：2797）。Giacalone等对头颈部鳞癌患者的研究结果与上述结果一致（摘要号：2812）。Melotek等对进展期口腔癌患者的回顾性研究表明，诱导化疗可以有效降低肿瘤分期，放化疗综合治疗是进展期口腔癌的有效治疗手段，联合放化疗的生存期及局部控制率与手术治疗无差别（摘要号：190）。JCOG1015研究显示：对鼻咽癌患者给予同步放化疗，继续反应可接受，治疗1年后口腔干燥症发生率明显降低（摘要号：2820）。

## 六、淋巴瘤

对淋巴瘤患者而言，放疗的应用提高

了其生存情况，SEER 及 NCDB 数据表明，近年放疗应用比例呈下降趋势。部分观点认为，长期足量系统治疗是足够的，而放疗带来的损伤不可忽视，尤其挽救治疗仍然安全有效，那么在早期霍奇金淋巴瘤治疗中放疗地位如何呢？2016 ASTRO 会议淋巴瘤会场进行了讨论分析。

德国 HD10 研究认为，霍奇金淋巴瘤的治疗中化疗及放疗剂量对 5 年 OS 没有影响。NCIC/ECOG 研究结果表明，不做放疗对疾病控制情况有影响，单纯化疗组患者的 DFS 长于放疗组，而且前者 12 年 OS 率高于放疗组，具有统计学意义。保证足量化疗的前提下可以减少放疗量，而依据 PET-CT 评估治疗疗效可指导放疗应用。UK NCRI RAPID Trial 结果表明：即使 PET-CT 阳性患者，单纯应用化疗的 3 年 PFS 率、3 年 OS 率也高于放疗组，而 EORTC/LYSA/FIL H10 试验则显示，PET-CT 阴性患者未行放疗可能会导致早期复发率升高。总之，临床中可应用 PET-CT 筛选部分预后良好患者，但仍面临 PET-CT 质量控制及缺乏长期随访数据的问题。多数临床试验支持综合治疗，但仍缺少单纯化疗与综合治疗的随机对照试验。

而放疗在晚期霍奇金淋巴瘤治疗中的地位如何呢？非随机前瞻性研究 UKLGLY09 试验表明：大肿块或化疗后未达完全缓解病灶者，接受放疗明显提高 EFS 和 OS。GHSG HD15 试验未提供 ABVD 方案化疗后 PET 阴性病例可以不做放疗的直接证据，而 GITIL/FIL HD0607 试验会有进一步的研究结果。ABVD 为基础的化疗方案不能治愈全部高危霍奇金淋巴瘤，减少放疗剂量可以降低第二肿瘤的发生风险。

在弥漫性大 B 细胞淋巴瘤治疗中，放疗仍是不可或缺的组成部分。在应用利妥昔单抗靶向治疗的年代里，M. D.

Anderson、Seoul National University 的研究结果仍认为，在弥漫大 B 细胞淋巴瘤治疗中加入放疗可提高 PFS、OS，而 SEER 数据也表明，放疗可带来更低的疾病相关死亡率和总死亡率。在惰性淋巴瘤方面，本届会议上的观点认为，早期低度恶性滤泡淋巴瘤可以行放疗治疗，放疗剂量为 24Gy，而观察等待不是理想的选择。

## 七、直肠癌

直肠患者经过规范治疗后仍有 5% ~ 20% 的复发率。Randa Tao 等探索了使用超分割加速放疗模式进行再程放疗的疗效及不良反应，分割模式为 1.5Gy/f，2 次/日。针对治疗间隔大于 1 年的患者，总剂量为 39Gy；小于 1 年的总剂量为 30Gy，BED 为 35Gy。同期进行化疗，卡培他滨应用比例最高。结果显示：69% 的患者可减轻疼痛及梗阻情况，中位 OS 为 30 个月，pCR 率为 14%。6% 的患者有 3 级不良反应，无 4 级不良反应出现。26% 的患者出现 3 级迟发反应，手术患者比例更高，与初次放疗剂量及治疗间隔时间有关。

肛管鳞癌的一项 Ⅱ 期临床研究结果显示：放化疗期间加入西妥昔单抗可降低复发率，HIV 阳性与阴性患者的放疗耐受情况相当。Corinne Doll 等进行的肛管癌的基因突变情况分析表明：高风险 HPV 与 PIK3CA/PTEN 突变没有关联性，突变状态与死亡情况不相关，HPV 阳性状态与更好的 OS 率相关；PI3K/AKT/mTOR 活化突变是最常见的形式。K. S. Clifford Chao 等的研究结果提示，获得性免疫是局部晚期直肠癌新辅助放疗后的预后指标。金晶教授分享的 STELLAR 试验的初步结果显示：短程放疗序贯化疗方案有较高的 pCR 率，达 25.7%，具有轻度升高的 3~4 级不良反应，呈可逆性。

## 八、前列腺癌

低危前列腺癌的放射治疗取得很好的疗效，研究进展从宏观角度开始考虑或分析不同治疗手段的性价比、治疗的便利性，以及患者生活质量等。大会报告以前列腺癌为例，分析了低危前列腺癌随访与局部放疗、质子治疗与光子治疗的社会经济学问题。而目前研究较多的低分割放疗或SBRT，能减少放疗次数从而提高患者的治疗依从性，减少治疗费用，为治疗提供了便利条件。

### （一）低分割放疗的应用

2016 ASTRO 有多篇报道进一步表明，接受低分割放疗患者 OS 不劣于常规放疗，而健康相关的生活质量（HRQOL）方面与常规放疗也有可比性。

NRG oncology/RTOG0415 研究为一项 Ⅲ 期非劣效性对比临床研究（摘要号：4），探索了低危前列腺癌常规放疗模式（C 组：3D/IMRT 73.8Gy/41f）与低分割模式（H 组：3D/IMRT 70Gy/28f）治疗后前列腺癌特异性生活质量。其中前列腺癌特异性生活质量评估采用扩展的前列腺癌指数组合（EPIC），包括肠道、泌尿道、性功能和激素 4 方面的不良反应评估。评估的时间节点包括基线、6 个月和 12 个月时。基线的 EPIC 评估显示：前列腺癌患者在性功能质量方面差于非癌人群，而在肠道和泌尿道生活质量方面仅略低于正常人群。H 组和 C 组的基线 EPIC 和 6 个月的 EPIC，无论在任何方面都无差异；在 12 个月的肠道生活质量方面，H 组的下降改变虽然大于 C 组（$P = 0.0037$），但是无临床意义。该研究认为 H 组和 C 组的晚期毒性有可比性，支持采用低分割治疗。

K. E. Hoffman 等的一项随机对照研究也分析了 72Gy/30f 与 75.6Gy/42f 放疗对局限期前列腺癌的治疗效果（摘要号：71）。结果显示：低分割组治疗时间短，且有较好的前列腺局部控制和可接受的治疗毒性。

不过，加拿大研究者 H. Lieng 等的 Ⅱ 期低分割剂量提升研究显示：针对 T1c ~ 3aNxM0 的局部前列腺癌，60Gy/20f 分割的治疗毒性轻微且可获得很好的 5 年 bRFR；而 66Gy/22f 的放疗却明显增加晚期泌尿道和肠道毒性，而未能较 60Gy/20 f 明显改善 bRFR（摘要号：72）。

P. Cheung 等的一项历时 5 年的前瞻性研究入组了局部高危前列腺癌患者，探索了前列腺区 67.5Gy/25f 分割，选择性盆腔淋巴结照射采用 45Gy/25f，同时联合内分泌治疗的结果（摘要号：73）。结果显示：该同步加量的治疗模式能够获得较好的 5 年生化控制和 OS，治疗后 PSA 水平较低者的生化控制和生存更好，ADT 治疗小于 12 个月者的生存下降。

RTOG 0232 研究为一项对比中危前列腺癌患者接受单独离子植入和外放疗联合离子植入的 Ⅲ 期临床试验（摘要号：7）。结果显示：联合外放疗并没有改善中危前列腺癌患者的 PFS，两组患者的治疗毒性均有限，但单独离子植入组的晚期泌尿道毒性更少。

结合既往研究，这些临床试验提示：低分割放疗对于低中高危患者均可行，缩短了治疗时间，并没有增加治疗毒性作用。但是，与常规分割放疗类似，不同风险程度的局部前列腺癌，需要不同的生物学剂量，对于中低危患者，高的生物学剂量并不一定改善生存，却增加治疗毒性。

### （二）SBRT 的应用

SBRT 治疗局部前列腺癌的研究仍为热点，几项研究分别从可行性、生活质量等方面进行了积极探索（摘要号：74、75、

76）。R. Merier 等报道了多中心的、SBRT
用于低危前列腺癌的 5 年结果（试验假定
的 3 级治疗毒性不超过 10% 为可接受）。结
果显示：参与研究的 21 个中心共入组 309
例可评估患者，其中 172 例为低危患者，
137 例为中危患者。分割模式为前列腺
40Gy/5f，精囊腺 36.25 Gy。正常组织的剂
量严格控制，所有患者均不接受同步或辅
助 ADT 治疗。随访 61 个月，3 级治疗相关
毒性（均为泌尿道毒性）的发生率仅为
1.6%，无 4~5 级治疗相关毒性事件。所有
患者的 5 年 OS 率为 95.6%，5 年的无复发
生存率在低危组及中危组分别为 92.3% 和
92.3%。该研究进一步表明，在合适的治
疗质控前提下，SBRT 多中心研究可行、且
治疗毒性和生存与其他模式放疗可比。C.
Greco 等则报道，在严格的影像引导下，减
少前列腺活动及在线追踪矫正能保证 9Gy×
5 次的 SBRT 模式的顺利执行。R. T. Dess
等的研究表明：SBRT 对前列腺癌患者
HRQOL 的影响很小，但是仍有部分亚组患
者的 HRQOL 会全面下降，早期治疗毒性能
预测短期内的生活质量下降，但与长期的
生活质量下降并不一致，值得进一步研究。

## 九、放射物理

### （一）MRI 在放射治疗中的地位日趋巩固

MRI 成像具有软组织对比度高、零辐
射剂量、多序列生物功能成像等特点。越
来越多的研究证实，MRI 在检查肿瘤分期、
GTV/CTV 划定、功能影像引导下的 IMRT、
早期疗效评估等方面有着潜在的应用价值。

加州大学洛杉矶分校的 Qi 等发现：在
头颈部肿瘤患者放疗前，行 0.35T 的 MRI
验证可得到较为清晰的软组织成像；将此
MRI 图像与计划 CT 图像做形变配准和计划
移植后发现，即便缩小了 CTV 到 PTV 的外

扩边界，MRI 引导的头颈部肿瘤自适应放
射治疗也可保证原有 CTV 的剂量，并能明
显降低危及器官的受照剂量。

在宫颈癌同步放化疗的研究中，日本
的 Takatoshi 课题组分析了 DWI（diffusion
weighted-MRI）序列中表观弥散系数（ap-
parent diffusion coefficients，ADC）值的改
变与肿瘤治疗疗效的关系。他们发现：在
宫颈癌同步放化疗过程中，ADC 值的改变
与肿瘤体积的改变具有较好的一致性，其
有可能成为宫颈癌同步放化疗疗效预测的
有力工具。

此外，4D-MR 技术在此次年会中也较
为引人关注。4D-MR 重建的算法及运用
4D-MR 技术再现器官的运动轨迹是未来的
研究热点。

### （二）质子治疗具有很大的优越性

质子治疗的适应证、局限性、经济性，
以及更为明确的生物效应是医务人员及科
学家需长期努力的方向。质子治疗代表着
当前最先进的放疗技术，它能在局限的范
围内，保证低穿透剂量及照射路线末端后
的近似零剂量。有学者发现：在前列腺癌
放射治疗方面，与传统的 IMRT 技术相比，
质子治疗技术有着明显的剂量学优势，随
机对照试验也表明前列腺癌质子治疗的临
床获益较为明显。美国研究人员分析了质
子治疗技术对 7 例黏膜黑色素瘤患者的效
果及毒性反应。结果显示：质子治疗能够
被用于提高鼻腔鼻黏膜黑色素瘤的剂量，
同时避免了肿瘤后方区域的照射，有利于
保护视力。

另有学者指出：质子对于密度和形状
的改变十分敏感，患者位置的改变能很显
著地影响剂量分布。该技术的相对生物效
应及理论疗效与临床疗效的转换尚未明确。
其次，质子治疗花费较大，其治疗性价比
仍是热点话题。

当前，无论从厂家还是研究学者来说，都希望进一步完善质子治疗的软、硬件，尤其是硬件的进一步小型化，以达到降低成本的作用。质子治疗设备的小型化已经是质子技术的发展趋势。

### （三）Radiomics 的应用日新月异

Radiomics 是近年来放射治疗领域中又一研究热点。应用大量的自动化数据特征算法，Radiomics 将感兴趣的医学图像转换成具有高分辨率的可挖掘的特征空间数据。对这些特征空间数据进行数字化的高通量分析，得到肿瘤的组织形态、细胞分子、基因遗传等层次的各种表型，进而揭示肿瘤的预测性信号，捕捉肿瘤内在的异质性。

美国学者 Altazi 利用 Radiomics 回顾研究了 50 例 HPV 阳性的口咽癌患者经放射治疗后的局部复发和远处转移情况。结果显示：多个 Radiomics 参数与局部复发和（或）远处转移呈相关性，并且该结果与交叉验证的结论一致。

Hassan 等运用神经网络模型计算出了 14 例头颈部肿瘤放疗患者每天的 CBCT 图像纹理特征；通过双侧检验和主成分分析，发现能量、熵、均匀性等参数可以鉴别出有疗效组和无疗效组。

### （四）肿瘤放疗物理新技术的研发及应用

胸部肿瘤放疗时，呼吸运动是影响放疗疗效的重要因素。此次年会中，澳大利亚学者 Jeremy 等在常规加速器上首次实现了电磁应答器引导的 MLC tracking 技术对肺癌的 SABR 治疗。与传统的治疗方式相比，此技术不但减少了 ITV 的外扩边界，而且肺的平均受照剂量也降低了 30%。

双源 CT 在放疗中的应用是本次年会中的另一亮点。利用双源 CT，在实施 SABR 的早期肺癌患者和实施 IMRT 的局部晚期肺癌患者中，加拿大学者获得了肺功能图。通过与对应的 SPECT/CT 图像比较发现，两种模式的图像在反映患者差异性局部肺功能方面较为一致。研究结果表明，双源 CT 肺功能成像有助于实现肺癌患者个体化的放疗计划。

（来源：《全球肿瘤快讯》2016 年 10 月　总 170~171 期）

（上接第 160 页）

EGFR-TKI 耐药后出现脑或脑膜转移的治疗，一直困扰着临床医生；虽可以通过增加一代 TKI 的用药剂量、脉冲疗法等方法使药物的脑脊液暴露量增加，但总体疗效不佳。AZD3759 在脑脊液浓度 100% 达到血浆浓度，远远高于吉非替尼和厄洛替尼的脑脊液/血浆浓度比（1.3% 和 2.77%），有望大大提高 EGFR-TKI 对突变型脑转移患者的疗效。

BLOOM 研究结果提示，在一代 TKI 治疗耐药后的脑及软脑膜转移患者，AZD9291 和 AZD3759 显示出良好的抗肿瘤活性；安全性良好，相关不良反应与已上市的 EGFR-TKI 相似。目前 BLOOM 试验的另一分组，AZD9291 治疗 T790M 突变伴脑膜转移的 NSCLC 患者正在入组。

两组试验结果的合并分析将能更好地评估 AZD9291 在脑膜转移中的疗效和获益人群，为 Ⅱ 期临床试验的开展奠定良好的基础。随着研究的深入，不难想象，AZD9291 和 AZD3759 有望走向 EGFR 突变脑转移患者的一线治疗。

（原载：《全球肿瘤快讯》2016 年 6 月　总 163 期

——节选自："2016 年美国临床肿瘤学会年会深度报道"栏目）

❖ **基础研究** ❖

# 电离辐射致基因组不稳定性与肿瘤发生

龚平生[1]　李　戈[2]　王志成[3]　董丽华[3,4]　龚守良[3,4]

1. 吉林大学分子酶学工程教育部重点实验室　长春　130012
2. 长春市中医院　长春　130041
3. 吉林大学公共卫生学院卫生部放射生物学重点实验室　长春　130021
4. 吉林大学白求恩第一医院放疗科　长春　130021

【摘要】基因组是生物体所有遗传信息的总和，其结构的相对稳定是生物种系维持和延续的基本前提和重要保证。细胞 DNA 错配修复（MMR）系统功能缺陷，获得高于正常情况下累积的任何突变状态，可引起基因组不稳定性，增加肿瘤易感性。电离辐射可致基因组不稳定性，属于非靶效应，其机制复杂。本文简要综述基因组不稳定性与 DNA 错配修复功能异常、基因组不稳定性与肿瘤（包括微卫星和染色体不稳定性与肿瘤）、电离辐射所致的基因组不稳定性属于非靶效应及电离辐射所致基因组不稳定性的可能机制（包括电离辐射可致基因组不稳定性、电离辐射引发端粒功能障碍、DNA 甲基化与基因组不稳定性、DNA 损伤反应与肿瘤和基因组不稳定性与辐射致癌）等内容。

【关键词】电离辐射；基因组不稳定性；肿瘤

## 一、基因组不稳定性与 DNA 错配修复功能异常

### （一）基因组不稳定性

一个生物体的基因组（genome）是指一套染色体中完整的 DNA 序列。例如，生物个体的体细胞中的二倍体由两套染色体组成，其中一套 DNA 序列就是一个基因组。基因组可以特指整套核 DNA（如核基因组），也可以指用于包含 DNA 序列的细胞器基因组，如线粒体基因组。基因组是生物体所有遗传信息的总和，其结构的相对稳定是生物种系维持和延续的基本前提和重要保证。另外，细胞内也逐渐形成了一整套有效的机制，以保证遗传信息稳定而真实地代代相传，如 DNA 错配修复（mismatch repair，MMR）系统，行使着发现并纠正 DNA 复制过程中的碱基错配，保证基因组的完整性和稳定性，并保证细胞代谢过程的平衡性和遗传的连续性，避免遗传物质发生突变[1]。

细胞一旦获得高于正常情况下累积的任何突变状态，可引起基因组不稳定性（genomic instability），一些基因的激活

---

通信作者：龚守良，吉林省长春市新民大街 1163 号，130021

（如原癌基因），另一些基因的失活（如抑癌基因），其基因表达谱发生了变化，表现为各种类型的异常改变。从遗传学角度来看，这些变化往往与家族或个体对癌的易感性有密切关系，来源于胚系遗传性突变和体细胞遗传性突变，在癌变过程中起作用的几种基因组的某一种形式可能有所表达。

细胞发生基因组不稳定性，在培养细胞中可表现为单核苷酸突变、微卫星不稳定性、基因组拷贝数增加或减少、染色体畸变、染色体杂合性和纯合性丢失、微核形成、端粒酶长度变化，以及基因扩增、重排和缺失、细胞凋亡/死亡及其他表现形式，可能选择性发生在非正常的或有遗传改变的细胞。此外，随着遗传背景的不同，辐射诱发的基因组不稳定性的表现存在差异，在某些情况下可能与 DNA 损伤反应缺陷有关。各种不同形式的基因组不稳定性的生物学基础尚不清楚，一些生化数据提示细胞胁迫和氧化应激反应过程可能参与其中，其他细胞遗传学研究提示了潜在不稳定的编码重复序列的 DNA 片段。这种基因组不稳定性可持续许多代[1,2]。

### （二）错配修复功能异常与肿瘤易感性

自从 1914 年德国科学家 Boveri 提出恶性细胞存在遗传不稳定性（genetic instability）以来，人们对遗传不稳定性与肿瘤的关系已有了一定的认识。如果 DNA 的 MMR 基因发生突变，或者异常甲基化，都可能引起 MMR 功能缺陷，产生遗传不稳定性，也就是基因组不稳定性，导致肿瘤易感性增加。

MMR 系统能保证遗传物质的完整性和稳定性，避免遗传物质发生突变，使得 DNA 复制保持忠实性。因此，MMR 基因的失活会导致自发突变率的明显增加，最终导致肿瘤的易感性增加。MMR 基因失活促

进肿瘤发生的途径有 4 个方面：

（1）增加癌基因和抑癌基因突变频率，导致癌基因激活和（或）抑癌基因失活；

（2）使基因组发生微卫星不稳定性，导致某些与生长调控有关的受体基因，如 HRPT 和 TGFβRⅡ 等基因功能障碍；

（3）使一些重要的基因发生遗传不稳定性，MMR 缺陷细胞会丧失抑制重组能力；

（4）通过抵抗一些化学物质对肿瘤细胞的损伤，MMR 缺陷细胞明显能抵抗烷化剂的杀伤作用[3]。

肿瘤的发生是一个复杂的生物学过程，基因突变引起的肿瘤抑制基因失活和（或）癌基因激活，造成与细胞生长、发育和分化有关的基因表达调控失调，从而导致肿瘤的发生。由此可以看出，MMR 系统、微卫星、染色体畸变和肿瘤之间存在着一定联系。因此，DNA 的 MMR 基因系统中任何一种基因突变或异常甲基化，都可能引起 MMR 功能缺陷，产生遗传不稳定性，导致肿瘤易感性增强。已发现的 MMR 缺陷与人类多个部位的肿瘤有关，这在遗传性非息肉性结肠癌（HNPCC）中的研究比较深入，约 95% 的 HNPCC 存在复制错误。几种 MMR 基因（包括 hMSH2、hMSH6、hMLH1、hPMS1 和 hPMS2）中的任何一种发生胚系突变，均可导致 HNPCC 的发生；同时，在 HNPCC 家族中的易感个体可伴发直肠癌、胃癌、肠腺癌及子宫内膜癌等其他肿瘤[4]。

研究发现，子宫内膜癌的高发病率与 hMSH6 突变密切相关；另外一些以 DNA 修复缺陷为特征的染色体不稳定综合征患者易患头颈部肿瘤，而且这种患者的 DNA 修复能力比正常人群低。目前，关于 MMR 系统与肿瘤关系的研究非常多，如胃癌、肺癌、卵巢癌、膀胱癌和儿童肿瘤等，在这

些肿瘤中均发现了 MMR 基因的异常改变，说明 MMR 系统功能异常与肿瘤的发生有一定关系。如果 DNA 的 MMR 蛋白 MSH3 缺失可导致小鼠许多种肿瘤的发生；但一种 MutSβ（MSH2-MSH3）复合体在 DNA 双链断裂修复（DSB）和 DNA 的 MMR 时阻止后期肿瘤的发生，其机制可能是这种复合体抑制染色体不稳定性，调节 p53 缺陷肿瘤发生的肿瘤谱[5]。

## 二、基因组不稳定性与肿瘤

目前，研究较多的基因组不稳定性主要为微卫星不稳定性（microsatellite instability, MSI）和染色体不稳定性（chromosomal instability, CIN）。目前的研究显示，基因组不稳定性是肿瘤细胞的主要特征，在肿瘤的发生和发展过程中起重要的作用。遗传不稳定性可发生在不同水平，从单核苷酸、微卫星、基因和染色体结构性成分，直至整条染色体，其主要表现为各种类型的异常改变，如单核苷酸突变、微卫星不稳定性、基因组拷贝数的改变和基因的扩增、重排、缺失等。目前，研究较为深入的是 MSI 及 CIN。

### （一）微卫星不稳定性与肿瘤

微卫星 DNA（microsatellite DNA）是人类基因组的一类短串联重复序列，广泛存在于基因组中；在 DNA 复制过程中容易发生滑动，导致模板链或新生链产生一个小型环状结构（small loop），当 MMR 功能正常时很容易被修复。如果 MMR 功能缺陷，这种"DNA 环状结构"将随复制的进行而存在下去。这种由 MMR 基因突变导致核苷酸水平的遗传不稳定性，称为 MSI，可导致点突变或小片段插入/缺失频率的增加。在 HNPCC 患者肿瘤组织中，大部分都表现为 MSI 阳性，并且存在 MMR 基因突变。由此推测，产生 MSI 的原因可能是由

于 MMR 功能障碍。研究证实，MSI 主要表现为微卫星重复序列的增多或减少，与核苷酸 MMR 机制缺陷有关[6]。

有人研究了 MMR 系统中各基因存在微卫星，发现 hMSH3、hMSH6、hPMS2 和 hMLH3 在其编码序列中存在单核苷酸重复的微卫星，这在编码序列是很少见的，人们推测这可能是一种遗传开关，允许适应性突变来调节进化。20 世纪 90 年代初，人们在 HNPCC 中发现微卫星不稳定性，随后又在散发性结直肠癌中发现[7]。MSI 在 HNPCC 中的发生率很高，相继又在各种散发性肿瘤，如结肠癌、胃癌、子宫内膜癌、卵巢癌、肝细胞癌和乳腺癌中发现这种现象。另有文献报道，MSI 与胃癌的发生部位和淋巴结转移有关。可以肯定，MSI 被认为是肿瘤性疾病中普遍存在的现象。研究者取 10 种人肿瘤细胞株，发现人结肠癌细胞和人膀胱癌细胞在 BAT-25、BAT-26、CAT-25 或 NR-24 位点扩增片段长度均较人脐静脉内皮细胞及人皮肤成纤维细胞缩短，缩短长度为 7~13bp，属于微卫星高度不稳定细胞[8]。因此，检测 MSI 对肿瘤的诊断、治疗及监测都具有重要意义。

### （二）染色体不稳定性与肿瘤

在染色体水平产生的遗传不稳定性，称为 CIN，主要包括染色体结构异常和数目异常；前者包括杂合缺失、染色体易位、重排和基因扩增导致的染色体均染区和双微体等，后者主要是非整倍体。相对于正常细胞，肿瘤细胞经常出现的是 CIN，表现为染色体结构、数目等异常改变，可通过染色体畸变率、染色体脆性部位、姐妹染色单体交换，以及核仁形成区颗粒等指标检测反映 CIN；CIN 主要与 DNA 复制及损伤修复过程中活性酶、调控分子的异常密切相关[9]。因此，CIN 是人类实体瘤中常见的现象之一。65%~70% 的结直肠癌

（CRC）呈 CIN 阳性，具有临床侵袭和远处转移灶的生物行为。然而，具有 MSI 和 BRAF 突变的直肠癌患者很少发生肿瘤播散，但 K-ras 突变的患者存在肿瘤播散的可能[10]。由此说明，在 CRC 中存在 CIN 和 MSI 的差异，并且表现的生物行为也不尽相同。

实际上，染色体结构和数目异常在许多实体瘤中是共存的。研究表明，参与染色体分离的基因，其失调可产生异倍体，也可能对 DNA 损伤发生反应，其失活也可能造成染色体结构的改变。例如，有丝分裂纺锤体装配检测（SAC）参与感知有丝分裂过程中的 DNA 损伤，然后可在中期~后期转化过程中加强细胞周期的阻滞。SAC 基因的失活可促进 DNA 修复缺陷，造成染色体结构异常细胞的转化。许多实体瘤中染色体数目和结构异常的共存，可能反映两者功能的相互依赖，这种依赖不仅存在于机制水平，而且在肿瘤发生过程中细胞过度生长[11]，研究表明其在肿瘤的发生、发展中有重要作用。有家族史的乳腺癌和卵巢癌患者，以及白血病和淋巴瘤患者，其发病与 BRAC1/2 突变导致的 CIN 有直接关系，其细胞中 WRN、BLM 和 RECQL4 等基因也发生突变时，则加剧发病风险[12]。但 CIN 与癌症的直接关系随不同情况有不同的表现。

癌细胞中出现的 CIN 可以有两种解释，一种是癌细胞向高度恶性状态进展过程中混乱状态的一种结果，即突变假说；另一种观点认为，CIN 是肿瘤发生的重要原因，是肿瘤发生过程中的必然事件，即 CIN 假说。持突变假说的人认为，一些合适基因突变的组合足以使正常细胞转化成癌细胞，CIN 只不过是其癌变的结果和后期现象。

支持 CIN 假说的人认为，CIN 是癌变的原因，大部分癌细胞在生长过程中需要 CIN 来扰乱其基因组，从而获得更有利于肿瘤生长的染色体组型。Li 等[13]曾提出 CIN 致瘤的两步假说：首先，致癌剂通过化学、物理或生物学方式改变纺锤体装置或染色体上的一种或多种蛋白质，或者基因毒性剂特异突变有丝分裂基因，从而诱发 CIN 的发生；第二步，CIN 破坏染色体核型的稳定性，从而引发自身催化染色体核型的演化，这个过程具有致死性、癌前性及致癌性，最终导致肿瘤的发生。目前，对于 CIN 究竟与肿瘤的发生有无因果关系，仍未取得一致的看法。而且，在一些实体瘤中并没有发现常见的染色体结构改变，还存在一些无法解释的现象，这些都有待于进一步研究。

## 三、电离辐射所致的基因组不稳定性属于非靶效应

电离辐射诱导的基因组不稳定性，例如，2Gy X 线照射小鼠受精卵后，在其形成的胚胎中分离出皮肤纤维原细胞，进行克隆培养，其中出现染色体异常和微核的比率远高于正常对照。大多研究者实验证实，电离辐射引起后代发生基因不稳定性不存在明显的剂量响应关系，也不受细胞周期的影响。但是，认为高传能线密度（lineal energy transfer，LET）辐射诱发基因组不稳定性高于低 LET 辐射。

近年来，随着人们对电离辐射诱发基因突变和细胞癌变的深入认识，电离辐射引起的非靶效应（non-target effect）成为电离辐射生物效应研究领域的热点，并逐渐形成了较为完整的非靶学说（non-target theory）。非靶学说相对于靶学说（target theory）而言。经典的靶学说理论是指细胞至少含有一个靶和遗传位点，被电离辐射击中后致使细胞死亡或产生某种损伤效应；

并且，辐射诱发 DNA 损伤发生在受照的当代或第二代，也就是照射后的 1~2 个细胞周期内。实际上，辐照细胞的存活后代表现出持久性的基因组损伤及其细胞学后果，即基因组不稳定性，与辐射旁效应（radiation bystander effect）和低剂量辐射诱导的适应性反应（adaptive response）共同构成了非靶学说的生物效应基础。到目前为止，已知有 α 粒子、中子、γ 射线和 X 射线等在辐射过程中损伤靶细胞，并诱导其非靶效应，但产生后者的机制尚不完全清楚[14]。另有报道，高重能（high Z and energy，HZE）粒子辐射非靶效应促进肿瘤侵袭力，比参考的 γ 辐射更强，可损伤抗肿瘤的免疫功能。因此，HZE 粒子辐射非靶效应不仅增加肿瘤发生的可能，而且促进侵袭性肿瘤而致患者死亡的危险[15]。

已被接受的非靶效应机制是，直接受辐射作用的细胞产生信号分子，通过细胞间缝隙连接通讯（gap junction intercellular communication，GJIC）和（或）直接释放而使未直接受照的细胞受到损伤或获得辐射抗性。产生的非靶效应可使诱导损伤及胁迫相关的蛋白质含量升高或降低，导致细胞分化、增殖或死亡，诱导适应性反应，引发基因突变、染色体畸变和基因组不稳定性。综合文献资料，国际辐射防护委员会（International Commission on Radiological Protection，ICRP）103 号出版物将非靶效应更加明确地定义为辐射表观遗传效应（radiation epigenetic effect）。非靶学说突破了辐射作用的传统时空定义，使效应靶超出了细胞核的范围，其效应发生时间可持续于受照射后许多代，多种多样的胁迫反应和应激相关的细胞过程可能是发生电离辐射基因组不稳定的机制，至于在剂量响应特征、体内表达程度以及如何影响癌症发生危险等方面尚存不确定性[16,17]。

## 四、电离辐射所致基因组不稳定性的可能机制

### （一）电离辐射可致基因组不稳定性

细胞核可能是诱导基因组不稳定性的靶位。有大量的证据表明，在受辐照动物和人体血浆中，可能存在能诱发未受照细胞染色体损伤的"染色体断裂因子"。另外，电离辐射作用于细胞的 DNA，使其基因组产生某种程度的损伤，处于不稳定状态。其中，DNA 的核苷酸序列和二级结构会影响到基因组不稳定性的各种生物学终点，如 DNA 区段容易产生重组和错动。参与 DNA 复制、DNA 修复、端粒稳定和染色体分离的基因发生的初级变化可能会启动基因组不稳定性；信号转导途径的激活和基因表达的改变，可能是导致基因组不稳定性的一个间接途径；基因组的某些短的重复序列容易发生缺失和插入，DNA 双链断裂（DSB）是启动基因组不稳定性的分子变化。电离辐射可通过直接作用（DNA、端粒和染色体等）诱导基因组不稳定性；也可通过间接作用，即通过自由基和活性氧（超氧化阴离子和过氧化氢等），或旁效应（将直接受辐射细胞的应答传递给周围未受辐射的细胞），诱发基因组不稳定性[18]。另外，从日本原子弹爆炸（原爆）的研究结果来看，基因组不稳定性是原爆所致乳腺癌的潜在原因。据报道，日本原爆幸存者中患乳腺癌者 HER-2 和 C-Myc 癌基因具有较高的扩增率，前者达 88%；作为基因组不稳定性指标的拷贝数差（copy number aberration，CNA），其总长度较大，数量增加，与乳腺癌较高的组织等级相关[19]。

### （二）电离辐射引发端粒功能障碍

端粒（telomere）是位于染色体 3′末端的一段富含 G 的 DNA 重复序列，与端粒结

合蛋白组成核蛋白复合物，广泛存在于真核生物细胞中。不同种细胞的端粒重复单位不同，大多数长 5~8bp，由这些重复单位组成的端粒突出于其互补链 12~16 个核苷酸。人类端粒由 5′-TTAGGG-3′ 的重复单位构成，重复 2000 次左右，长度在 2~15kb 范围内。端粒主要具有维持染色体结构的完整性和防止染色体结构基因在复制时丢失的功能。对于正常人体细胞，由于末端复制问题，细胞每分裂 1 次，端粒就缩短 50~200nt；当端粒缩短到临界长度时，细胞就会出现衰老并致其死亡。端粒酶（telomerase）是一种由 RNA 和蛋白质组成的核糖核蛋白酶。在端粒受损时，能将端粒修复延长，使端粒不会因细胞分裂而有所损耗，细胞分裂的次数增加，从而延长细胞的寿命，甚至使其永生化。研究表明，端粒酶活性的表达及端粒的长度与细胞衰老和某些疾病，特别是肿瘤的发生、发展均具相关性[20,21]。

研究表明，人类恶性肿瘤的端粒行为异常和端粒酶活性表达，不同于正常的体细胞，在大多数恶性肿瘤细胞中有端粒酶的活性，同时伴随着端粒长度的稳定。利用 PCR 为基础的 TRAP（telomeric repeat amplification protocol）法，人们已经检测了几百个肿瘤标本及一些正常人体组织，在 80%~90% 以上的人原发肿瘤和肿瘤细胞系中可检测出端粒酶活性，如神经母细胞瘤（94%）、乳腺癌（93%）、大肠癌（93%）、肝癌（85%）和肺癌（80%）等，而在正常人体组织中（人生殖细胞、一些淋巴细胞和造血干细胞中除外）或良性肿瘤中多为无表达或极低表达。端粒酶是目前最具有普遍性和特异性的肿瘤标志物，在肿瘤的发生、发展过程中起重要作用[22-24]。

端粒参与基因组稳定性的维持。端粒的完整与基因组的稳定性密切相关。在多数肿瘤细胞中，其端粒长度本身明显短于正常细胞，且端粒酶活性异常[25]。约 10% 的肿瘤细胞缺乏端粒酶活性，其端粒的维持依赖于另一种调控机制，即端粒延长替代机制。研究发现[26]，DNA 损伤修复分子 MUS81 可作用于端粒延长替代机制的细胞端粒重组 D-loop 结构，使端粒维持完整性，从而有利于肿瘤细胞生长。

直接照射细胞，其端粒代谢发生改变。2Gy X 线照射乳腺上皮癌细胞，其端粒酶活性降低，在开始群化倍增细胞的端粒长度缩短；进一步研究证实，外泌体的蛋白质和 RNA 介导端粒代谢的改变，并引发照射的乳腺上皮癌细胞基因组不稳定性[27]。

电离辐射影响端粒的长度，引起基因组不稳定性。研究结果表明[28,29]，放疗可引起肿瘤患者的外周血淋巴细胞和成纤维细胞端粒长度减少、端粒酶活性降低。另外的研究发现[30]，霍奇金淋巴瘤患者放疗前，病灶周边的淋巴细胞端粒的长度较对照组短，二次发病的患者端粒缩短更为明显，并且这些患者的染色体不稳定性显著增加；另一组对本病患者的随访调查发现[31]，2 例患者发生了二次肿瘤，其端粒长度较短，染色体畸变的数目也显著高于其他患者。因此，端粒功能和基因组不稳定性关系密切，对于放射治疗恶性肿瘤患者，可引起正常细胞端粒功能障碍，使其寿命缩短和基因组不稳定性，导致组织/器官损伤和二次恶变的可能发生。

### （三）DNA 甲基化与基因组不稳定性

DNA 甲基化修饰是基因组表观遗传调控中主要的方式。DNA 甲基化是细胞开闭基因表现的一种方式，是脊椎动物 DNA 唯一的自然化学修饰方式，在基因表达调控、细胞增殖、分化、发育、基因组印记和 DNA 突变等方面，均起重要的作用[1]。

目前，相关研究多集中在基因组整体

甲基化水平，DNA 低甲基化（hypomethyla-tion）已经被证明与基因组不稳定性增加有关，并常常被认为是基因组不稳定的标志。肿瘤可发生许多种基因的异常甲基化，包括抑癌基因、DNA 损伤修复基因及与肿瘤代谢和浸润相关的基因。DNA 甲基化可通过 5-甲基胞嘧啶的突变促成肿瘤发生。细胞全基因组水平的低甲基化和某些 CpG 岛的高甲基化（hypermethylation）是肿瘤细胞的基本特征之一。研究者发现，基因组的重复序列中存在广泛的低甲基化，此时癌前病变细胞出现基因组不稳定[32]。另外，发生在癌基因启动子区的低甲基化可促进癌基因自身的表达，导致基因组不稳定性的发生。例如，DNA 的 MMR 基因的启动子区 CpG 岛发生异常甲基化后，形成该细胞特有的突变类型，与 MSI 及肿瘤易感性密切相关[33]。

1. 电离辐射致 DNA 低甲基化

全基因组低甲基化所致肿瘤的发生与电离辐射有关。Pogribny 等[34]报道，小鼠细胞受照射后全基因组低甲基化迅速出现，呈剂量依赖性及性别和组织特异性，并可长期稳定存在。照射小鼠不同组织基因组低甲基化的程度与这些组织 DNA 损伤水平呈正比。这些结果提示，这种低甲基化可能是细胞对 DNA 损伤的即时适应反应，是细胞癌变启动阶段的早期现象。

分次低剂量照射导致小鼠胸腺 DNA 损伤及 DNA、组蛋白甲基化的改变。有实验证实，0.5Gy X 线全身分次照射引起小鼠胸腺组蛋白 H4-Lys20 三甲基化的降低，伴有总 DNA 甲基化的明显降低及 DNA 损伤。在照射的动物中，DNA 甲基化的改变与 DNMT1 和 DNMT3a（程度较低）低表达有关，DNMT3b 仅在雄性小鼠表达降低。同时，伴有甲基结合蛋白 MeCP2 和 MBD2 的约 20% 水平降低。上述结果涉及在体内辐射诱导反应中表观遗传学的改变，起到基因不稳定性作用，最终导致癌症的发生[35]。

采用 16 种人肿瘤细胞株在体外经 γ 射线照射后，用不同剂量去甲基化剂（5-aza-dC）和染色质修饰剂（trichostatin A，TSA；曲古抑菌素 A）处理辐射敏感的和抗性细胞。实验结果发现，通过辐射敏感性和 DNA 甲基化之间的关系发现 γ 射线照射抵抗的（SiHa 和 MDAMB453）和敏感的（SaOS2 and WM115）肿瘤细胞株。在照射前用 5-aza-dC 和 TSA 处理的细胞，增加 DNA 链断裂、$G_2$/M 期阻滞和细胞凋亡、死亡。与辐射抵抗和敏感相关的肿瘤细胞，电离辐射导致全去甲基化，呈时间依赖性，伴有 p16[INK4a] 和 ATM 基因启动子的激活。研究结果提示，DNA 甲基化发生改变，与改变的基因表达有关[36]。

乳腺癌 MCF7 细胞给予分次照射，每次 2Gy，每周 5 次，总剂量为 10 和 20 Gy；末次照射后 48 和 72h 或在恢复期（至少 14d）收获细胞。通过甲基-CpG 免疫沉淀（methyl-CpG immunoprecipitation，MCIp）证实，10 和 20Gy 的分次照射后 48h，几个 CpG 岛发生甲基化改变；接受总剂量 10Gy 照射的细胞，在 14d 后开始再生，并显示照射细胞类似的辐射抗性。CpG 单位出现的差异甲基化与 FOXC1 和 TRAPPC9 有关。这些资料提示，10Gy 分次照射后 MCF7 细胞再生，与甲基化位点的特异改变有关[37]。

2. 慢性低剂量照射对 DNA 甲基化的作用

Koturbash 等[38]比较了急性和慢性低剂量照射对 DNA 甲基化的作用，发现慢性低剂量照射比急性低剂量照射更具有潜在的表观遗传学效应，并呈性别和组织特异性。提示，全基因组低甲基化与 DNA 修复有关。进一步研究发现，急性和分次全身照射明显降低小鼠胸腺总 DNA 甲基化的降低。同时，照射后 6h，DNA 链断裂增加；在照后 1 个月，DNA 甲基化的改变持续存在，并且仍明显诱导 DNA 低甲基化。与胸腺相反，非靶组织肌肉无明显的持续改变。即使最初照射 DNA 损伤被修复，在照射的靶组织胸腺仍存在稳定的 DNA 低甲基化。提示，在辐射相关病理的发生中表观遗传学机制有重要意义；在胸腺瘤的分子病因中，辐射诱导 DNA 低甲基化在辐射诱导基因组不稳定性和畸变基因表达可能起重要作用。

### （三）DNA 损伤反应与肿瘤

DNA 损伤修复异常与基因组不稳定性有直接关系；若修复 DNA 损伤的机制有缺陷，直接导致 DNA 损伤的持续存在及引起细胞的有害变化，直至引发肿瘤。

当电离辐射诱发 DSB 时，细胞启动 DNA 损伤反应（DNA damage response，DDR）机制，即对损伤位点信号的反馈和修复因子的簇集。DNA 损伤将激活细胞内一系列生物化学级联反应，即反应网络，其物质基础是损伤反应分子和早期信号转导子，通过促进下游功能蛋白的磷酸化、乙酰化和泛素化等化学修饰作用而激活信号转导反应。损伤反应分子或损伤感受器（damage sensor）是直接接触和识别 DNA 损伤信号、启动细胞信号转导反应的物质。信号转导子（mediator）是损伤反应分子的功能伴侣，多具有激酶活性，将 DNA 损伤化学信号转变为生物化学修饰反应，激活下游的效应分子（effector）。DNA 损伤反应机制从酵母到哺乳类动物细胞高度进化保守。DNA 损伤反应信号机制主要涉及以下几种分子[39-41]。

DNA 损伤反应是机体对抗肿瘤的重要屏障，癌前病变组织必须越过这道屏障，

才可能转化为癌组织[42]。研究者发现，绝大多数肿瘤都伴有 DNA 损伤反应功能缺失。大多数致癌因子或 DNA 损伤都会激活 p53 而发挥抑癌基因的作用，阻止癌症发生。在散发型癌症中，约 30% 的病例伴有 p53 突变[43]，遗传型肿瘤易感人群也多数伴随 DNA 损伤反应相关基因突变。并且，发现低剂量电离辐射诱导的基因组不稳定性，涉及 ATM、细胞外信号相关激酶（ERK）、MAPK、p53、ROS 和 TNF-α 等相关的信号通路[44]。DSB 是最严重的 DNA 损伤形式，可通过异位、缺失、扩增等方式导致基因组严重破坏，从而诱导基因组不稳定及肿瘤发生[45]。引起短期和慢性氧化应激反应主要由于线粒体电子传递链产生的活性氧（ROS）和细胞质还原型烟酰胺腺嘌呤二核苷酸磷酸（NADPH）氧化酶所致。线粒体内高水平 ROS，可损伤线粒体 DNA（mtDNA），并且其突变影响核 DNA（nDNA）的表观调控机制；通过降低甲基转移酶活性，引起全 DNA 低甲基化。这些受照细胞的变化可传递给子代细胞。慢性氧化应激是主要引起辐射后效应的原因，包括肿瘤的发生[46]。

DNA 损伤是一把双刃剑：一方面，DNA 损伤会导致 DNA 突变和染色体重排等，最后引发癌症；另一方面，许多抗肿瘤放、化疗方案和药物，正是通过损伤 DNA 来发挥杀灭癌细胞的作用。在快速增殖分化的肿瘤细胞中，如果能够人为诱发肿瘤细胞 DNA 损伤反应功能缺失，再配合损伤 DNA 的化疗药物或放疗方案，肿瘤细胞就会由于损伤的 DNA 得不到修复而加速死亡。因此，DNA 损伤反应在肿瘤治疗过程中也能发挥重要的作用。进一步研究发现，电离辐射作用后，可导致体内肿瘤细胞有丝分裂染色体分离错误，即染色体错分离（missegregation），使肿瘤衍生的细胞

株出现长期持续的非整倍体状态；这种有丝分裂错误产生大量的微核，增加了辐射诱导的基因组损伤效应。因此，通过电离辐射诱导基因组损伤的有丝分裂途径，利用临床放射治疗和全染色体断裂的关系，可能探讨对杀伤肿瘤的有效的治疗方法[47]。

### （四）基因组不稳定性与辐射致癌

辐射诱发的基因组不稳定性是使受照射细胞获得高于正常情况下积累的稳定性突变的任何一种状态，其细胞在复制过程中向子代传递，并使其细胞的后代发生多种延迟效应的一种生物学现象，包括延迟突变、延迟染色体畸变、延迟细胞凋亡、延迟细胞增殖性死亡和延迟细胞扩增等，在细胞复制许多代后继续影响受照射的遗传效应。而且，最终的遗传变化在受照细胞本身并未发生变化，但使其处于一种临界状态，如子代细胞突变频率增加、滞后性细胞死亡及染色体重排频率升高等，并表现出遗传学变化。

基因组不稳定性保证细胞 DNA 复制过程的平衡及遗传的连续性，是癌变过程的早期阶段，而癌症的发生是基因组不稳定性延续的表型。如果辐射诱发持久的基因组不稳定性，正常 DNA 复制过程失去平衡，其细胞的演变可能比预计的自发突变频率快，使细胞内一些关键的基因突变（如癌基因活化、抑癌基因失活），因而为细胞恶性转化的增加提供了机会；并且，使受照细胞生存能力持续降低，致死突变频率产生（细胞凋亡）较快。因此，基因组不稳定性在癌症的起始过程中作为一个关键的早期事件，可能起着特殊的、也许是独特的作用。

辐射诱发的基因组不稳定性在肿瘤的发生过程中可能起到十分重要的作用，使整个基因组处于临界突变状态。胸腺对电离辐射具有很高的敏感性，在胸腺癌变的早期表现为基因组不稳定性。研究者对日本原爆幸存者的表皮细胞基因组不稳定性进行评估，证实原爆是幸存者表皮细胞DNA 损伤效应的内源性诱因，基因组不稳定性是原爆辐射的后期效应，最终成为肿瘤的诱发因素。

另外，当辐射诱发原发性分子损伤在编码修复酶，以及与细胞增殖和细胞周期调控有关蛋白质的基因时，受损的 DNA 得不到修复而被错误的复制，可能使修复基因、周期素、周期素依赖性激酶及其抑制基因发生突变或异常表达，导致基因组不稳定性的形成，原癌基因和肿瘤抑制基因的突变，最终发生癌症[2]。

### 参　考　文　献

[1] 龚守良，编著. 辐射细胞生物学. 北京：中国原子能出版社，2014：102-107.
[2] 龚守良，主编. 肿瘤基因放射治疗学基础. 北京：人民军医出版社，2013：462-463.
[3] 欧阳胜荣，吴建新. DNA 错配修复、染色体不稳定和肿瘤的关系. 现代生物医学进展，2009，9（7）：1393-1397.
[4] El-Rifai W, Powell SM. Molecular biology of gastric cancer. Seminars Radiat Oncol, 2002, 12 (2)：128-140.
[5] van Oers JMM, Edwards Y, Chahwan R, et al. The MutSβ complex is a modulator of p53-driven tumorigenesis through its functions in both DNA double strand break repair and mismatch repair. Oncogene, 2014, 33 (30)：3939-3946.
[6] Bhattacharjee P, Banerjee M, Giri AK. Role of genomic instability in srsenic-induced carcinogenicity. Areview. Environ Int, 2013, 53：29-40.
[7] Wheeler JM. Epigenetics, mismatch repair genes and colorectal cancer. Ann R Coll Surg Engl, 2005, 87 (1)：15-20.
[8] 石中正，刘燕，罗敏，等. 10 株人癌细胞基因组的微卫星不稳定性特征. 中国组织工程

研究，2015，19（7）：1052-1056.

[9] Chen T, Sun Y, Ji P. Topoisomerase Ⅱ α in chromosome instability and personalized cancer thyrapy. Oncogene, 2015, 34（31）：4019-4031.

[10] Birgisson H, Edlund K, Wallin U, et al. Microsatellite instability and mutations in BRAF and KRAS are significant predictors of disseminated disease in colon cancer. BMC Cancer, 2015, 15：125.

[11] 王小春，王明荣. 染色体不稳定性的机制及其与肿瘤的关系. 肿瘤防治研究，2010，37（6）：719-722.

[12] El GS, Cardoso R, Halaby MJ, et al. Cooperation of Blm and Mus81 in development, fertility, genomic integrity and cancer suppression. Oncogene, 2015, 34（14）：1780-1789.

[13] Li R, Sonik A, Stindl R, et al. Aneuploidy *vs*. gene mutation hypothesis of cancer：recent study claims mutation but is found to support an euploidy. Proc Nat l Acad Sci USA, 2000, 97（7）：3236-3241.

[14] 龚守良，主编. 医学放射生物学.4 版. 北京：中国原子能出版社，2015：166-167.

[15] Barcellos-Hoff1 MH, Mao JH. HZE radiation non-targeted effects on the microenvironment that mediate mammary carcinogenesis. Frontiers Oncol, 2016, 6：57.

[16] 周平坤. 电离辐射非靶效应及 ICRP 的相关评议. 辐射与健康通讯，2010，（213-214）：1-3.

[17] 刘敬、陈积红、李文建. 电离辐射中非靶效应研究进展. 辐射研究与辐射工艺学报，2010，28（2）：65-68.

[18] UNSCEAR 2006、2008、2010 和 2011 年向联合国大会提交的报告. 电离辐射影响. 2012：9.

[19] Oikawa M, Yoshiura K, Kondo H, et al. Significance of genomic instability in breast cancer in atomic bomb survivors：analysis of microarray-comparative genomic hybridization. Radiat Oncol, 2011, 6：168.

[20] Butts S, Riethman H, Ratcliffe S, et al. Correlation of telomere length and telomerase activity with occult ovarian insufficiency. Clin Endocrinol Metab, 2009, 94（12）：4835-4843.

[21] Jang JS, Choi YY, Lee WK, et al. Telomere length and the risk of lung cancer. Cancer Sci, 2008, 99（7）：1385-1389.

[22] Matsuo T, Shay JW, Wright WE, et al. Telomere-maintenance mechanisms in soft-tissue malignant fibrous histiocytomas. J Bone Joint Surg Am, 2009, 91（4）：928-937.

[23] Matsuo T, Shimose S, Kubo T, et al. Telomeres and telomerase in sarcomas. Antica Res, 2009, 29（10）：3833-3836.

[24] Sreenivasulu K, Vijayalakshmib M. Effect of resveratrol on regulation of telomerase gene in cancer cells. Inter J Biotech Biochem, 2010, 6（1）：109-116.

[25] Lu R, Pal J, Buon L, et al. Targeting homologous recombination and telomerase in Barrett's adenocarcinoma：Impact on telomere maintenance, genomic instability, and tumor growth. Oncogene, 2014, 33（12）：1495-1505.

[26] Zeng S, Yang Q. The MUS81 endonuclease is essential for telomerase negative cell proliferation. Cell Cycle, 2009, 6（14）：2157-2160.

[27] Al-Mayah AH, Bright SJ, Bowler DA, et al. Exosome-mediated telomere instability in human breast epithelial cancer cells after X irradiation. Radiat Res, 2017, 187（1）：98-106.

[28] Li P, Hou M, Lou F, et al. Telomere dysfunction induced by chemotherapeutic agents and radiation in normal human cells. Int J Biochem Cell Biol, 2012, 44（9）：1531-1540.

[29] Maeda T, Nakamura K, Atsumi K, et al. Radiation-associated changes in the length of telomeres in peripheral leukocytes from inpatients with cancer. Int J Radiat Biol, 2013, 89（2）：106-109.

[30] Streffer C. Strong association between cancer and genomic instability. Radiat Environ Biophys, 2010, 49 (2): 125-131.

[31] Li P, Hou M, Lou F, et al. Telomere dysfunction induced by chemotherapeutic agents and radiation in normal human cells. Int J Biochem Cell Biol, 2012, 44 (9): 1531-1540.

[32] Nowsheen S, Aziz K, Tran PT, et al. Epigenetic inactivation of DNA repair in breast cancer. Cancer Lett, 2014, 342 (2): 213-222.

[33] Jin B, Robertson KD. DNA methyltransferases, DNA damage repair, and cancer. Adv Exp Med Biol, 2013, 754 (1): 3-29.

[34] Pogribny I, Raiche J, Slovack M, et al. Dose-dependence, sex-and tissue-specificity, and persistence of radiation-induced genomic DNA methylation changes. Biochem Biophys Res Commun, 2004, 320 (4): 1253-1261.

[35] Pogribny I, Koturbash I, Tryndyak V, et al. Fractionated low-dose radiation exposure leads to accumulation of DNA damage and profound alterations in DNA and histone methylation in the murine thymus. Mol Cancer Res, 2005, 3 (10): 553-561.

[36] Kumar A, Rai PS, Upadhya R, et al. γ-radiation induces cellular sensitivity and aberrant methylation in human tumor cell lines. Int J Radiat Biol, 2011, 87 (11): 1086-1096.

[37] Kuhmann C, Weichenhan D, Rehli M, et al. DNA methylation changes in cells regrowing after fractioned ionizing radiation. Radiother Oncol, 2011, 101 (1): 116-121.

[38] Koturbash I, Pogribny I, Kovalchuk O. Stable loss of global DNA methylation in the radiation-target tissue — A possible mechanism contributing to radiation carcinogenesis. Biochem Biophys Res Commun, 2005, 337: 526-533.

[39] Giunta S, Belotserkovskaya R, Jackson SP. DNA damage signaling in response to double-strand breaks during mitosis. J Cell Biol, 2010, 190 (2): 197-207.

[40] Roos WP, Kaina B. DNA damage-induced apoptosis: From specific DNA lesions to the DNA damage response and apoptosis. Cancer Lett, 2013, 332 (2): 237-248.

[41] 周平坤. 放射生物学若干科学问题与学科前沿. 放射医学与防护杂志, 2010, 30 (6): 629-633.

[42] Bartkova J, Horejsi Z, Koed K, et al. DNA damage response as a candidate anti-cancer barrier in early human tumorigenesis. Nature, 2005, 434 (7035): 864-870.

[43] Vousden KH, Lu X. Live or let die: the cell's response to p53. Nat Rev Cancer, 2002, 2 (8): 594-604.

[44] Tang FR, Loke WK. Molecular mechanisms of low dose ionizing radiation-induced hormesis, adaptive responses, radioresistance, bystander effects, and genomic instability. Int J Radiat Biol, 2015, 91 (1): 13-27.

[45] Moynahan ME, Jasin M. Mitotic homologous recombination ion maintains genomic stability and suppresses tumorigenesis. Nat Rev Mol Cell Biol, 2010, 11 (3): 196-207.

[46] Szumiel I. Ionizing radiation-induced oxidative stress, epigenetic changes and genomic instability: the pivotal role of mitochondria. Int J Radiat Biol, 2015, 91 (1): 1-12.

[47] Bakhoum SF, Kabeche L, Wood MD, et al. Numerical chromosomal instability mediates susceptibility to radiation treatment. Nat Commun. 2015, 6: 5990.

# 线粒体与肿瘤

方　芳　李　鑫　李远航　申延男　龚守良　王志成

吉林大学公共卫生学院卫生部放射生物学重点实验室　　长春　　130021

【摘要】　线粒体是细胞内一种重要的细胞器，具有双层膜结构，参与多种重要的生物学过程。线粒体为细胞提供能量，起到"动力工厂"的作用，在有氧呼吸、物质代谢、氧化应激、凋亡和 $Ca^{2+}$ 稳态等方面发挥重要的功能。越来越多的研究表明，线粒体功能障碍与肿瘤密切相关，线粒体代谢异常、活性氧增多、线粒体基因突变、$Ca^{2+}$ 超载和凋亡异常影响多种肿瘤的发生、生长、侵袭和转移；此外，线粒体自噬也是肿瘤细胞对低氧适应的重要机制。鉴于线粒体的重要作用，也成为肿瘤治疗的重要靶点，多种方案已经成型；并且，线粒体靶向抗肿瘤药物分子的设计和研究已成为药学、化学和生命科学等领域的关注热点。

【关键词】　肿瘤；线粒体；活性氧；凋亡；自噬

　　肿瘤的形成是一个复杂的过程，细胞在发生癌变的过程中，胞内的物质和能量会进行重塑，从而支持和帮助癌细胞的存活；而且，癌细胞需要生物大分子的合成和能量供应，在此过程中线粒体发挥着重要作用[1]。线粒体是细胞能量供应中心，其形态不断变化，通过分裂、融合，进而形成独特的网状，这种分裂和融合运动又是一个动态平衡的变化过程[2]。另外，肿瘤细胞具有独特的能量代谢特征，正常细胞主要以葡萄糖的有氧磷酸化功能，在缺氧时以糖酵解为主；而肿瘤细胞即便在氧充足的情况下，仍旧表现为糖酵解代谢特征，并产生大量乳酸，这就是著名的 Warburg 效应。线粒体除了为细胞提供能量外，还在氨基酸和脂质代谢、与肿瘤之间的信号网络、细胞信号转导和细胞凋亡与自噬中发挥作用，以线粒体为靶点的基因治疗和靶向抗肿瘤药物设计与开发也是关注的热点，相关领域的研究和探索为今后实现肿瘤的精准医疗具有重要的意义。

## 一、线粒体的结构与功能

　　线粒体（mitochondrion）是一种存在于大多数细胞中的由两层膜包被的细胞器，是细胞中产生能量的结构，并是有氧呼吸的主要场所，被称为"能量工厂"。除了溶组织内阿米巴、蓝氏贾第鞭毛虫以及几种微孢子虫外，大多数真核细胞或多或少都拥有线粒体，但它们各自拥有的线粒体在大小、数量及外观等方面上都有所不同。线粒体拥有自身的遗传物质和遗传体系，

通信作者：王志成，吉林省长春市新民大街 1163 号，130021

但其基因组大小有限，是一种半自主细胞器。线粒体一般为球形或长杆形，由内外两层膜组成，可分为外膜、膜间隙、内膜和基质 4 个结构。线粒体的功能主要包括能量转化、三羧酸循环、氧化磷酸化、钙离子存储、细胞代谢调控以及介导细胞凋亡和自噬等[3]。在细胞分裂过程中，线粒体分裂可使新线粒体被均匀地分配到子代细胞中，这也很好解释了 $G_1$ 期细胞线粒体成网络状，而 S 期则呈现片断化的现象。现有研究证实，这种线粒体形态和结构上的动态变化不仅参与线粒体正常生理功能的保持，在细胞层面也对能量代谢、凋亡和衰老等生命活动以及一些疾病发生过程产生明显的影响[4]。线粒体在调控细胞生命活动中，并不是静态停止的，始终处于动态融合（fusion）和分裂（fission）中的平衡状态，对于线粒体自噬具有重要作用。研究发现，哺乳动物中线粒体融合相关蛋白 1/2（mitofusin 1/2，Mfn1/2）与线粒体融合关系密切[5,6]，发动蛋白相关蛋白 1（dynamin-related protein 1，Drp1）则与线粒体的分裂有关，Drp1 可以通过磷酸化、S-亚硝基化、泛素化和 O-GlcNAc 糖基化来调节线粒体的分裂过程[7]。氧化应激状态下线粒体膜通透性转换孔（MPTP）开放，膜电位崩溃，促使线粒体分裂；同时，Drp1 被募集到线粒体膜上，发生小泛素相关修饰物（small ubiquitin-related modifier，SUMO），刺激线粒体的分裂[8,9]。Amoult 等[10]也发现，Drp1 过表达可以驱动线粒体分裂，从而使得线粒体消失。Pink1 与 parkin 可协同作用，调节线粒体自噬 ROS 作用下线粒体膜电位的丢失，稳定了 Pink1 的表达，使 Pink1 依赖的 parkin 募集到线粒体去极化膜上，随后在 parkin 作用下一些线粒体蛋白（如 Mfn1/2）泛素化，激活线粒体自噬[11]。由此可见，线粒体具有独特的结构和重要的生物学功能。

## 二、线粒体功能障碍原因

线粒体功能障碍（mitochondrial dysfunction）目前没有明确的定义，但是一系列功能的损伤可以看作线粒体功能障碍。线粒体功能障碍影响细胞的生命活动，继而发生相应的疾病。引起线粒体功能障碍的主要因素包括活性氧（reactive oxygen species，ROS）、钙离子稳态和线粒体 DNA 异常等。

### （一）ROS

ROS 是分子氧被单电子还原后生成的化学性质活泼的氧代谢产物及其衍生物的总称，主要包括超氧阴离子（Superoxide，$O_2^-$）、过氧化氢（$H_2O_2$）、羟自由基（·$OH^-$）、分子氧（$O_2$）以及一氧化氮（Nitric Oxide，NO）等[12]。线粒体受 ROS 攻击后，主要通过攻击线粒体裸露的 DNA（mitochondrial DNA，mtDNA），导致其突变；导致膜脂质过氧化，影响膜流动性，膜内酶活性降低；诱导线粒体膜通透性，膜电位降低，进而诱导细胞凋亡[13]。ROS 作用于线粒体后，损害线粒体的完整性，诱使蛋白质修饰，引起脂质过氧化和线粒体 DNA 的损伤，可能导致膜去极化，电位耗散，引起细胞线粒体内细胞色素 c（Cyt c）、AIF 和 Smac 等促凋亡蛋白释放，诱导细胞凋亡[14]。同时，线粒体激酶 Pink（PTEN-induced putative kinase）将帕金蛋白（parkin）募集到线粒体外膜上，启动线粒体自噬（mitophagy），引发选择性自噬途径[15]。NO 能与超氧阴离子反应生成强氧化物过氧亚硝酸，后者不但可以介导脂质过氧化产生细胞毒性作用，还可结合于线粒体内膜上，抑制复合体Ⅲ和复合体Ⅳ的活性，干扰氧化呼吸链的电子传递，这是造成线粒体损伤的一个重要原因[16]。

## （二）钙离子稳态

钙是人体内最重要的元素之一，参与许多生命过程，维持着细胞正常生理功能。钙主要是以离子的形式发挥作用。线粒体可以储存钙离子，可以控制细胞质中的 $Ca^{2+}$ 浓度的动态平衡[17,18]。在线粒体内膜电位的驱动下，$Ca^{2+}$ 可被线粒体内膜上的单向运送体运输到线粒体基质；在钠-钙交换蛋白的辅助或通过钙诱导钙释放（calcium-induced-calcium-release，CICR）机制的作用下排出线粒体基质。当线粒体 $Ca^{2+}$ 负载超出基质的缓冲能力时，$Ca^{2+}$ 浓度会大幅上升，导致线粒体通透性改变，这是由线粒体双层膜上大量非选择性孔（如 mPTP）开放引起的。线粒体内 $Ca^{2+}$ 超载可引起线粒体呼吸链氧化磷酸化解耦联，阻碍 ATP 生成；线粒体膜损伤造成的线粒体通透性增加还可导致线粒体肿胀、嵴断裂和线粒体内空泡化，损害线粒体正常功能。

## （三）线粒体 DNA 异常

线粒体 DNA（mtDNA）全长 16569bp，为一闭合环状的双链 DNA，两条互补链的碱基呈非对称性，一条为重链，另一条为轻链，该链为大多数线粒体基因的编码链。mtDNA 由基因编码区和非编码区（D-Loop 区，即控制区，含约 1100 个碱基对）组成，mtDNA 包含 37 种基因：2 种 rRNA 基因、22 种 tRNA 基因和 13 种多态链基因。所有线粒体编码的多肽链为氧化磷酸化系统中的 4 种蛋白复合体（复合体Ⅰ的 7 个 NADH 脱氢酶复合体亚基：ND1、ND2、ND3、ND4L、ND4、ND5 和 ND6，复合体Ⅲ的 Cyt b 亚基：cytb，复合体Ⅳ的 3 个 Cyt c 氧化酶亚基：COⅠ、COⅡ和COⅢ，复合体Ⅴ的 2 个 ATP 合成酶亚基：ATPase6 和 ATPase8）。而复合体Ⅱ的所有亚单位以及与 mtDNA 复制、修复及翻译有关的其他近 1500 种蛋白质，由核内基因在细胞质核糖体中合成后运回至线粒体。mtDNA 裸露于线粒体基质中，缺少组蛋白和核染色质的结构、缺乏内含子以及处在高氧化应激环境中，容易受电子传递链产生的 ROS 损伤；mtDNA 与化学致癌物的亲和力较核基因组高。mtDNA 拷贝数具有高度遗传性，在 mtDNA 中各编码基因排列紧密，遗传物质的使用效率特别高，几乎每个碱基都用于编码基因。这种高利用率的特性使得 mtDNA 发生任何突变都有可能对线粒体的功能产生影响，进而影响 ATP 的合成效率，导致细胞出现病理性改变，损伤组织器官的正常功能并引发病变。目前研究认为，线粒体呼吸链功能障碍的主要原因是线粒体 DNA 的变异，这也被认为是引发肿瘤的重要原因之一[19]。

## 三、线粒体 LncRNA 与肿瘤

通过分析小 RNA 深度测序及人类和小鼠的线粒体基因组作图数据，大量线粒体小 RNA 被首次发现；以正常细胞和线粒体清除细胞进行比较的多项研究也证实，许多非编码 RNA 源于线粒体[20]。目前，发现的几种线粒体 lncRNA（long nocoding RNAs）主要源于线粒体 DNA，而报道的由核基因组编码然后转至线粒体中发挥作用的 lncRNA 仅有 RMPP（RNA component of mitochondrial RNA processing endoribonuclease，RMPP）。研究表明，与编码 ND5、ND6 和 Cyt b mRNA 互补的线粒体基因组区域中，含有较高水平的 lncRNA（分别为 lncND5、lncND6 和 lncCyt b RNA）。这些线粒体 lncRNA 可与各自互补的 mRNA 形成耐核糖核酸酶的双链结构，在线粒体中可能发挥维持线粒体 mRNA 稳定或调节后者表达的作用[21]。lncND5、lncND6 和 lncCyt b RNA 在不同细胞系中丰度有明显不同。在人体不同组织中，lncND5 RNA 含量最丰富，而在卵巢和睾丸中，3 种 lncRNA 含量最多。线粒体 lncRNA 在某些疾病发生时会出现特异性的上调或下调，可以作为分子标志物应用于临床诊断。Rivas 等[22] 尝试从膀胱癌患者的尿液中分离出细胞，分析线粒体非编码 RNA 的差异表达。虽然目前发现的线粒体 LncRNA 数目有限，但其可能成为肿瘤诊断的生物标志物；或在调控线粒体基因表达等方面发挥重要功能。线粒体 lncRNA 的表达调控机制和功能等领域还有待于进一步探索，这些线粒体 lncRNA 如何影响能量代谢，对损伤和应激是否能做出应答，都是未来受到关注的基础研究内容。

## 四、线粒体与肿瘤代谢

细胞在肿瘤发生过程中，胞内的物质和能量会进行重塑，从而支持和帮助肿瘤细胞的存活，以及肿瘤细胞内生物大分子的合成和能量供应的需求[23]。线粒体是细胞内所有代谢反应的中心环节，在肿瘤细胞的糖代谢、氨基酸代谢和脂肪代谢中都发挥着重要作用，通过不同机制的调节使得物质和能量变化都能适应肿瘤细胞的生长需求。

### （一）糖代谢

虽然肿瘤细胞能量代谢方式各异，但总体上仍以糖酵解表型为主，并依赖谷氨酰胺的消耗。随着肿瘤细胞数目增多、体积增大，原有血管已难以满足其营养及氧的供应，且新生血管数量不足、构架紊乱、自我调节能力差、缺乏血管舒缩结构和药物生理的感应受体，这也进一步影响氧和营养物质的运输；此外，肿瘤中还存在血液流变学改变等现象，这些因素都会导致肿瘤内形成慢性弥散障碍的低氧环境。缺氧和缺氧刺激缺氧诱导因子-1（hypoxia inducible factor-1，HIF-1）抑制线粒体的生物合成，并引起线粒体自噬（mitophagy），从而减少线粒体数目；另外，还能通过上调丙酮酸脱氢酶激酶-1（pyruvate dehydrogenase kinase isozyme 1，PDK1）的表达，减少乙酰辅酶 A 生成，或抑制线粒体电子传递链成分铁硫簇组装蛋白（iron-sulfur cluster assembly protein，ISCU）及 Cyt c 氧化酶组装蛋白-10（cytochrome c oxidaseassembly protein-10，COX-10）的表达，进而抑制线粒体氧化磷酸化功能[24-26]，因此，肿瘤细胞需要通过增强另一种产能方式——糖酵解来补充能量。另外，某些癌细胞由于呼吸链受损产生"截短的三羧酸循环"[27]。因受损的线粒体被 ROS 攻击，抑制顺乌头酸酶的活性，增加线粒体内柠檬酸的浓度，后者入胞质后被分解为草酰乙酸和乙酰辅酶 A，草酰乙酸还原为苹果酸后返回线粒体，又被转换为草酰乙酸，与乙酰辅酶 A 协同完成三羧酸循环，而该过程产生的 NADH 抑制完整的三羧酸循环，并不产生能量，却为快速生长的肿瘤细胞提供生物大分子原料。因此，在上述情况下，假定细胞总 ATP 不变，如果氧化磷酸化功能减弱，糖酵解的作用必然要增强才能维持细胞能量平衡。

### （二）氨基酸代谢

除了 Warburg 效应外，肿瘤细胞也通过增加谷氨酰胺的摄取利用来供己之需，并维持细胞的氧化还原状态[28]。谷氨酰胺是三羧酸循环氧化的底物，是氨基酸代谢过程中大分子合成的起始材料[29]。谷氨酰胺的酰胺态氮在氨基酸和核苷酸合成中被利用，谷氨酰胺派生的碳在谷胱甘肽、氨基酸和脂质合成被利用，谷氨酰胺是机体非必需氨基酸，而对于肿瘤细胞则是必需氨基酸，比如离体培养肿瘤细胞缺乏谷氨酰胺则无法存活，增加谷氨酰胺则可刺激生长。另外，转氨酶利用谷氨酸的氮，偶合酮戊二酸的产物，合成非必需氨基酸，癌细胞可以利用这一通路来进行生物合成以及维持氧化还原的平衡[30]。另外，糖酵解和谷氨酰胺代谢提升了细胞内的碳通量，导致三羧酸循环前体中间物的聚集，从而激活磷酸戊糖途径（pentose phosphate pathway），产生大量二氢烟酰胺腺嘌呤二核苷酸磷酸盐（dihydronicotinamide adenine dinuclectide phosphate，NADPH）及5-磷酸核糖，这些也是肿瘤细胞必需的。肿瘤细胞依赖谷氨酰胺，可能基于癌基因激活及抑癌基因失活，如c-Myc能调控谷氨酰胺代谢相关基因——谷氨酰胺酶及谷氨酰胺转运体[31]；再如，Ras基因通过转录调节天冬氨酸转氨酶，催化谷氨酰胺来源的底物转氨基作用，回补三羧酸中间代谢物，提供代谢大分子原料[32]。

### （三）脂肪代谢

由于肿瘤细胞通过糖酵解途径供能效率很低，所以肿瘤细胞维持其高速增殖所需能量供应除了增加葡萄糖摄入消耗外，也可通过增加脂肪代谢供能。越来越多的流行病学资料表明，脂肪代谢与肿瘤之间存在正相关性，如肿瘤的多发及侵袭性与心血管疾病、肥胖、2型糖尿病及高胰岛素血症等有关。因此，减少脂肪积累或者减弱机体的脂质代谢可能对细胞的癌变进程有所影响。Liang等[33]指出，脂肪代谢是前列腺癌治疗的一个新的潜在靶点。目前，关于肿瘤与脂肪代谢的分子水平研究，并没有明确的证据。只是肿瘤细胞不同，其脂肪代谢途径也不同，与肿瘤细胞的类型是相关的。在某些肿瘤细胞中，脂肪酸氧化代谢途径会被上调，但是其他种类的肿瘤细胞却更加依赖于脂肪的合成途径[34]。在所有的肿瘤细胞中，都存在脂肪生成的增加，大部分产生的脂肪都在细胞增殖中用于细胞膜的构建。柠檬酸裂合酶使得线粒体来源的柠檬酸转化成细胞质基质中的乙酰辅酶A，从而促进脂肪生成，抑制其活性，降低肿瘤的发生，这一点在许多实验模型中都得到了证实[34]。与此相反的是，其他诸如淋巴瘤和白血病细胞中，主要依靠脂肪酸氧化代谢来提供能量，因此，对于应激状态下的肿瘤细胞来说，脂肪酸氧化代谢对其生存起到了至关重要的作用[35]。

## 五、线粒体与肿瘤之间的信号网络

### （一）肿瘤抑制因子及促进因子与线粒体功能的关系

癌基因c-Myc除了可以促进线粒体的生物合成外，与肿瘤细胞的线粒体能量代谢密切相关[36]。p53是一个常见的突变肿瘤抑制因子，也通过转录激活代谢基因来调控细胞代谢的功能[37]。p53限制糖酵解，驱动电子传递链的组装和维持所需基因的转录。除了对于线粒体活性的转录调节，p53也会针对外界产生应激反应，通过与Bcl-2的结合，直接作用于线粒体来诱导细胞凋亡[37]。肿瘤中的p53突变体不能再和Bcl-2进行结合，因此，不能引发线粒体外膜通透性的增加，p53突变体通过直接的线粒体作用可以促进癌细胞的存活。致癌基因K-ras通路在细胞增殖、细胞凋亡和代谢方面有多重的效应，可导致线粒体调节转化作用的协同效应。许多K-ras依赖的机制，抑制线粒体呼吸作用，包括线粒体分裂、复合体I的转录下调及磷酸甘油酸激酶1（PGK1）催化的ERK磷酸化依赖的线粒体易位[38]。PI3K/Akt信号通路也有刺激细胞生长和上调糖酵解的作用。激活的PI3K/Akt通路下游一个主要的效应因子是mTOR，参与细胞对营养物质的感知，从而通过翻译、合成代谢和自噬来调节细胞生长[39]。除了调节线粒体的生物合成，mTOR 信号通路还刺激线粒体的多条氨基酸代谢通路。AMP 调控的磷酸激酶通路（AMPK）在低能量状态下被激活，直接抑制包括恢复能量平衡的 mTOR1 在内的许多靶点。AMPK 对已经形成的肿瘤细胞来说，在代谢适应和线粒体稳态方面都有着积极的作用。

### （二）线粒体信号与肿瘤发生

线粒体是重要的应激性感受器，其反向信号使得细胞能够适应其所处的环境，三羧酸循环、β 氧化和电子传递链等在内的线粒体代谢通路所产生的代谢产物，可以通过染色质的修饰和细胞质溶胶中的信号通路将核基因进行重塑，或者通过影响 DNA 的甲基化以及组蛋白的乙酰化修饰调控染色质的状态。从线粒体来源的柠檬酸产生的乙酰辅酶 A 可以将线粒体来源的蛋白进行乙酰化，从而调节蛋白质的活性，因此，线粒体来源的代谢产物可以影响细胞的信号通路、细胞核转录和染色体的修饰[40-42]。另外，线粒体的完整性也是其发出的重要调控信号，细胞对线粒体完整性的感知使得其产生应对不健康的或功能异常的线粒体机制。如果蛋白质转运缺陷非常严重，就会引发自噬去清除这些功能失常的线粒体。另外，ATP 产生是一项重要的信号输出，随着电子传递链活性的降低，AMP/ATP 的比例增加，可以激活 AMPK 的通路。电子传递链失活可以导致 $NAD^+$ 的水平下降，而 $NAD^+$ 是去乙酰化酶和多聚-ADP 核糖蛋白家族的底物，在肿瘤发生中具有很多功能[43,44]。

## 六、线粒体自噬与肿瘤

自噬也就是" self-eating "，是由 Ashford 和 Porter 在 1962 年提出的，并由 De Duve 命名的一种细胞内自我吞噬的现象[45]，2016 年 10 月，日本分子细胞生物学家大隅良典（Yoshinori Ohsumi）因发现自体吞噬（autophagy）的原理机制而获得诺贝尔生理学或医学奖。自噬是把双刃剑，其水平过高或过低都会导致机体稳态失衡，甚至一些疾病的发生、发展。自噬被抑制时，有可能引发人类神经退行性疾病、糖尿病和肿瘤等；但在某些情况下，自噬过激活可能会导致细胞死亡等病理状态[46,47]。根据蛋白质底物进入溶酶体的方式不同，自噬分为巨自噬（macroautophagy）、微自噬（microautophagy）和分子伴侣介导的自噬（chaperone-mediated autophagy，CMA）。自噬最早被认为是非选择性的，近年的研究发现，由于自噬受体蛋白的存在而对自噬底物进行分选、运输，选择性靶向降解后者，从而赋予依赖自噬降解的蛋白质稳态极其精密的动态调控。细胞自噬可以是非选择的，如通常所说的大自噬和微自噬；也可以是选择性的，包括线粒体自噬（mitophagy）、过氧化物酶体自噬（pexophagy）、内质网以及核糖体自噬等途径。线粒体自噬的概念是由 Lemasters[48] 提出的，是指在 ROS 攻击、营养不足和衰老等内外环境变化下，线粒体外膜电位改变发生去极化而出现线粒体损伤，损伤的线粒体被包裹并与溶酶体融合，从而完成对损伤线粒体的降解，损坏细胞器的清除对于维持细胞的正常生理功能有至关重要的意义。Goldman 等[49] 又将线粒体自噬分两类，一是与应激或细胞分化相关的自噬，二是维持型自噬。前者是指在病理状况时，线粒体自噬被激活，及时降解受损线粒体；后者是指在细胞生理情况下，在细胞结构和正常功能的分化过程中发挥重要作用。

线粒体是细胞内对低氧反应最为敏感的细胞器，在低氧下线粒体功能将发生重大调整以适应低氧环境，低氧刺激时细胞内受到的最大威胁并不是由于线粒体氧化磷酸化（oxidative phosphorylation，OXPHOS）受抑制而导致的 ATP 生成的减少，而是电子传递链最后的电子受体氧分子供应不足导致 ROS 的大量生成，ROS 进而攻击细胞内脂类、蛋白质和 DNA 等大分子或细胞器等，发生氧化损伤。ROS 作用于线粒体后，损害线粒体的完整性，诱使蛋白质修饰，引起脂质过氧化和线粒体 DNA 的损伤，可能导致膜去极化，电位耗散，线粒体激酶 Pink（PTEN-induced putative kinase）将帕金蛋白（parkin）募集到线粒体外膜上，启动线粒体自噬，引发选择性自噬途径[50]。在线粒体自噬执行者中，最主要的是 parkin1 和 Pink1，还有 BNIP3（BCL2/adenovirus E1B 19 kD protein-interacting protein 3）和 NIX（NIP3-like protein X），它们都在促进线粒体自噬的过程中发挥不同的作用，并且其活性互不影响[51]。在细胞促进缺氧诱导的线粒体自噬的过程中，BNIP3 和 NIX 是 HIF 靶定的基因，由于氧含量下降，前者比后者以更快的速度和更大的量产生，但是两者的 mRNA 表达量对 2 个 HIF 反式激活的结构域有不同的依赖性。BINP3 和 NIX 都被认为可以正向调节人类乳腺导管原位癌，在人类侵袭性乳腺导管癌中 BNIP3 的 RNA 及其蛋白质表达的缺失与癌细胞促增殖以及淋巴转移密切相关[52]。在其他癌症中，包括血液恶性肿瘤、肺癌、胃癌、胰腺癌和肝癌，BINP3 作为肿瘤侵袭和侵袭的标志已被证实[53,54]。

线粒体在调控细胞生命活动中，并不是静态停止的，始终处于动态融合和分裂中的平衡状态，对于线粒体自噬具有重要作用。研究发现，哺乳动物中线粒体融合相关蛋白 1/2（mitofusin 1/2，Mfn1/2）与线粒体融合关系密切[5,55]，发动蛋白相关蛋白 1（dynamin-related protein 1，Drp1）则与线粒体的分裂有关，Drp1 可以通过磷酸化、S-亚硝基化、泛素化和 O-GlcNAc 糖基化来调节线粒体的分裂过程[56]。氧化应激状态下，线粒体膜通透性转换孔（MPTP）开放，膜电位崩溃，促使线粒体分裂，同时 Drp1 被募集到线粒体膜上，发生小泛素相关修饰物（small ubiquitin-related modifier，SUMO）刺激线粒体的分裂[57,58]。Amoult 等[59]也发现 Drpl 过表达可以驱动线粒体分裂，从而使得线粒体消失。Pink1 与 parkin 可协同作用调节线粒体自噬，ROS 作用下线粒体膜电位的丢失稳定了 Pink1 的表达，使 Pink1 依赖的 parkin 募集到线粒体去极化膜上，随后在 parkin 作用下一些线粒体蛋白（如 Mfn1/2）泛素化激活了线粒体自噬[60]。而且，在氧化应激作用下 Pink1 和 parkin 能够下调 Mfn1/2 或上调 Drp1，促进线粒体分裂或抑制线粒体融合[61]。

线粒体自噬是自噬过程中一种明显不同的形式，涉及自噬小体中线粒体的选择性降解。线粒体自噬中特异性的缺陷和人类肿瘤有着密切的关联，比如通过关键性调控分子 parkin 和 BNIP3 的缺失。另外，小鼠模型已经表明，相比于普通的自噬过程抑制，线粒体被抑制的同时小鼠能表现出明显不同的显型。靶向线粒体自噬更可能选择性地抑制肿瘤向恶性方向进展。当临床联合其他药物或者应激的情况下，可以利用肿瘤细胞对线粒体自噬的急性易感性这个优势。

## 七、线粒体与肿瘤治疗

线粒体是细胞生命活动的能量库，也是肿瘤治疗的主要靶点，诱导线粒体功能和形态的恶性化，从而介导细胞死亡，发挥治疗肿瘤的目的[62]。以线粒体为靶点的肿瘤治疗主要方案包括以下几点：

（1）诱导线粒体调控的肿瘤细胞凋亡，这对凋亡逃逸的细胞尤其重要[63-65]；

（2）增加肿瘤细胞线粒体的 ROS 爆发，进而导致线粒体失能，杀伤其细胞[66-68]；

（3）影响线粒体代谢途径，杀伤肿瘤细胞[69]；

（4）靶向线粒体 DNA，引起 mtDNA 损伤，阻碍其修复，继而杀伤肿瘤细胞[70,71]。

**（一）线粒体靶向药物及传递系统**

线粒体靶向药物包括己糖激酶抑制剂、Bcl-2 家族类似物和硫醇氧化还原抑制剂等，其作用途径包括线粒体内膜的亲脂性阳离子、线粒体 DNA、电压依赖型阴离子通道、氧化还原电子传递链以及三羧酸循环等[72]。此外，还包括新型 pH 敏感双功能（抗氧化、抗肿瘤）分子[73]和具有荧光示踪功能的线粒体靶向抗肿瘤分子[74]。线粒体靶向属于细胞器水平的靶向，其较大的跨膜电位和线粒体蛋白的进入机制是其被用来靶向输送药物的两个基本特性，因此，线粒体的药物靶向主要包括亲脂阳离子（lipophillic cation）介导和线粒体蛋白导入两种途径；此外，还可以通过对药物进行硝基氧化物或短杆菌肽等的连接修饰来实现线粒体靶向[75]。由于到达靶点前给药系统要克服复杂的多重屏障，因此，对给药系统的设计提出了更高的要求。目前研究大多采用双靶向策略，如在纳米载体表面同时修饰两种配体或抗体，使其先后靶向至肿瘤细胞和线粒体，而进入细胞质中的药物分子在到达线粒体前仍面临着胞质中蛋白质骨架和其他细胞器及生物大分子的阻碍等问题[76]。线粒体靶向药物的传递主要是通过线粒体靶向基团，如罗丹明（rhodamine）、TPP 和地喹氯铵（dequalinium chloride）等，对活性药物或纳米载体（以血管内给药途径为主）进行化学连接或表面修饰来实现的。另外通过提高药物或载体的正电荷或亲脂性，也有助于其趋向线粒体（mitochondriotropics）。研究较多的线粒体靶向载体，包括囊泡、脂质体、胶束、纳米粒、树状大分子、碳纳米管及金纳米粒等无机纳米载体。

**（二）ROS 介导肿瘤治疗**

ROS 作为细胞代谢中不可避免产生的产物，以前一直被认为具有致 DNA 损伤和致癌效应，即与肿瘤的发生、发展密切相关，同时诱导 ROS 增加也是肿瘤治疗的重要手段。Harris 等[77]通过提高实验组小鼠体内的氧化应激水平后，发现实验中与正常组相比生成的肿瘤反而更少，表明氧化应激水平的增高能够抑制肿瘤的生成和转移。另外，也可以通过干扰正常 ROS 的降解，进而诱导 ROS 增加，如降解谷胱甘肽或抑制硫氧还蛋白（thioredoxin）。目前丁硫氨酸-亚砜亚胺（buthionine sulfoximine, BSO）、双硫仑（disulfiram, DSF）和 2-甲氧基雌二醇（2-methoxyestradiol, 2-ME2）已经被应用于临床初期。前两者都是通过降低 GSH 的非酶还原活性而起作用。基于 ROS 增强肿瘤放疗效果的研究也具有价值。Kang 等[78]研究了毛花苷丙增强放射敏感性作用，结果显示，其可以导致肿瘤的经典自噬，增强 HCT116 细胞的放射敏感性，其机制可能由线粒体失能所致。Zheng 等[79]研究发现，正常细胞中线粒体自噬可以被 p53 基因所抑制，利用 p53 融合蛋白 TAT-ODD-p53 增强乳腺癌细胞的放射敏感性，其机制主要通过抑制 parkin 介导的线粒体自噬增强乏氧乳腺癌细胞的放射敏感性。此外，电离辐射自身也可以诱导细胞 ROS 产生增加，进而导致细胞损伤。Chen 等[80]研究发现，电离辐射可以诱导 HeLa 细胞产生 ROS，导致线粒体损伤，增强自噬基因的表达，进而导致细胞自噬性死亡。由此可见，以 ROS 为靶点的肿瘤治疗具有广阔的前景。

### （三）线粒体靶向肿瘤治疗的临床应用

线粒体在肿瘤细胞的发生、发展以及代谢过程中非常重要，针对各个环节开展的靶向治疗，特别是靶向药物（小分子、抗体等）已经开始在临床上应用，为临床治疗提供潜在的可能。Bcl-2 家族线粒体靶向药物大多模拟同源结构域 BH3，因此，针对 BH3 的类似物或者影响抗/促凋亡蛋白相互作用的小分子研究具有重要的临床医学意义[81]。棉子酚（gossypol）是一种典型的 BH3 类似物，以其为先导化合物合成了更多有效的 BH3 类似物 ABT-737，其口服版本 ABT-263 均已进入临床试验阶段，成功通过淋巴瘤和白血病的临床 I 期测试，进入临床 II 期的设计阶段[82]。罗丹明-123 是最典型的亲脂性氧离子线粒体靶向抗肿瘤药物，研究表明，其能积聚在 SCR 转化细胞的线粒体中，并表现出对肿瘤的选择性。此后，一大批亲脂性阳离子试剂的线粒体靶向抗肿瘤作用逐步被发现，通过高通量筛选，一种被称为 F16 的化合物被发现，对 HER-2 表达水平高的乳腺癌组织具有高效的靶向抗肿瘤作用[83]。在大多数肾细胞癌的患者中，VHL（von Hippel-Lindau）肿瘤抑制基因活性是丧失的，造成 HIF-1$\alpha$ 积累以及肿瘤细胞对跨膜转运蛋白-葡萄糖转运体 1（glucose transporters, GLUT1）的高度依赖[84]。因此，通过设计 GLUT1 的抑制剂可以治疗 VHL 失活的肾细胞癌患者。STF-31 是一种 GLUT1 的小分子抑制剂，通过以 VHL 依赖的方式抑制葡萄糖摄入以及 ATP 的生成，从而诱导细胞死亡，达到抑制肿瘤生长的目的[85]。以线粒体为靶的肿瘤临床治疗取得了很好的效果，还有很多抗肿瘤药物也是线粒体靶向的，

发挥作用的机制也各异。

## 八、结语

线粒体是一个非常复杂的细胞器，不仅是细胞能量和代谢的场所，还在肿瘤发生、发展过程中发挥着重要的作用，影响肿瘤细胞的产生、生存和转移，而且与肿瘤细胞的信号通路直接相互影响、相互调节。因此，探讨线粒体的氧化呼吸、代谢、钙离子稳态以及与细胞死亡之间的关系，并靶向线粒体参与细胞生命活动的各个环节，开展肿瘤的靶向治疗，有望大大提高肿瘤治疗的效果，为临床肿瘤治疗提供新的思路和方案。

### 参 考 文 献

[1] Pavlova NN, Thompson CB. The emerging hallmarks of cancer metabolism. Cell Metab, 2016, 23（1）：27-47.

[2] Shutt TE, McBride HM. Staying cool in difficult times: Mitochondrial dynamics, quality control and the stress response. Biochim Biophys Acta, 2013, 1833（2）：417-424.

[3] Sena L, Chandel N. Physiological roles of mitochondrial reactive oxygen species. Mol Cell, 2012, 48（2）：158-167.

[4] Dorn GW. Mitochondrial dynamism and cardiac fate —a personal perspective. Circ J, 2013, 77（6）：1370-1379.

[5] Patrushev MV, Mazunin IO, Vinogradova EN, et al. Mitochondrial fission and fusion. Biochemistry（Mosc）, 2015, 80（11）：1457-1464.

[6] Hoppins S. The regulation of mitochondrial dynamics. Curr Opin Cell Biol, 2014, 29：46-52.

[7] Heo JM, Ordureau A, Paulo JA, et al. The PINK1-PARKIN mitochondrial ubiquitylation pathway drives a program of OPTN/NDP52 recruitment and TBK1 activation to promote mitophagy. Mol Cell, 2015, 60（1）：7-20.

[8] Williams DC, Bejjani RE, Ramirez PM, et al.

Rapid and permanent neuronal inactivation in vivo via subcellular generation of reactive oxygen with the use of KillerRed. Cell Rep, 2013, 5 (2): 553-563.

[9] Sun L, Tan R, Xu J, et al. Targeted DNA damage at individual telomeres disrupts their integrity and triggers cell death. Nucleic Acids Res, 2015, 43 (13): 6334-6347.

[10] Kang MA, Kim MS, Kim W, et al. Lanatoside C suppressed colorectal cancer cell growth by inducing mitochondrial dysfunction and increased radiation sensitivity by impairing DNA damage repair. Oncotarget, 2016, 7 (5): 6074-6087.

[11] Zheng R, Yao Q, Xie G, et al. TAT-ODD-p53 enhances the radiosensitivity of hypoxic breast cancer cells by inhibiting Parkin-mediated mitophagy. Oncotarget, 2015, 6 (19): 17417-17429.

[12] Finkel T. Oxidant signals and oxidative stress. Curr Opin Cell Biol, 2003, 15 (2): 247-254.

[13] Zorov DB, Juhaszova M, Sollott SJ. Mitochondrial reactive oxygen species (ROS) and ROS-induced ROS release. Physiol Rev, 2014, 94 (3): 909-950.

[14] Gyulkhandanyan AV, Mutlu A, Freedman J, et al. Mitochondrial permeability transition pore (MPTP) -dependent and-independent pathways of mitochondrial membrane depolarization, cell shrinkage and microparticle formation during platelet apoptosis. Br J Haematol, 2015, 169 (1): 142-145.

[15] Coto-Montes A, Boga JA, Rosales-Corral S, et al. Role of melatonin in the regulation of autophagy and mitophagy: a review. Mol Cell Endocrinol, 2012, 361 (1-2): 12-23.

[16] Caballano-Infantes E, Terron-Bautista J, Beltrán-Povea A, et al. Regulation of mitochondrial function and endoplasmic reticulum stress by nitric oxide in pluripotent stem cells. World J Stem Cells, 2017, 26; 9

(2): 26-36.

[17] Glancy B, Balaban RS. Role of Mitochondrial $Ca^{2+}$ in the regulation of cellular energetics. Biochemistry, 2012, 51 (14): 2959-2973.

[18] Wiederkehr A, Szanda G, Akhmedov D, et al. Mitochondrial matrix calcium is an activating signal for hormone secretion. Cell Metab, 2011, 13 (5): 601-611.

[19] Hsu CC, Tseng LM, Lee HC. Role of mitochondrial dysfunction in cancer progression. Exp Biol Med (Maywood), 2016, 241 (12): 1281-1295.

[20] Ro S, Ma HY, Park C, et al. The mitochondrial genome encodes abundant small noncoding RNAs. Cell Res, 2013, 23 (6): 759-774.

[21] Rackham O, Shearwood AM, Mercer TR, et al. Long noncoding RNAs are generated from the mitochondrial genome and regulated by nuclear-encoded proteins. RNA, 2011, 17 (12): 2085-2093.

[22] Rivas A, Burzio V, Landerer E, et al. Determination of the differential expression of mitochondrial long non-coding RNAs as anoninvasive diagnosis of bladder cancer. BMC Urol, 2012, 12: 37.

[23] Pavlova NN, Thompson CB. The emerging hallmarks of cancer metabolism. Cell Metab, 2016, 23 (1): 27-47.

[24] Zhang H, Gao P, Fukuda R, et al. HIF-1 inhibits mitochondrial biogenesis and cellular respiration in VHL-deficient renal cell carcinoma by repression of C-MYC activity. Cancer Cell, 2007, 11 (5): 407-420.

[25] Zhang H, Bosch-Marce M, Shimoda LA, et al. Mitochondrial autophagy is an HIF-1-dependent adaptive metabolic response to hypoxia. J Biol Chem, 2008, 283 (16): 10892-10903.

[26] Chen Z, Li Y, Zhang H, et al. Hypoxia-regulated microRNA-210 modulates mitochondrial function and decreases ISCU and COX10 expression. Oncogene, 2010, 29 (30): 4362 -

4368.

[27] Kroemer G, Pouyssegur J. Tumor cell metabolism: cancer's Achilles' heel. Cancer Cell, 2008, 13 (6): 472-482.

[28] DeBerardinis RJ, Cheng T. Q's next: the diverse functions of glutamine in metabolism, cell biology and cancer. Oncogene, 2010, 29 (3): 313-324.

[29] DeBerardinis RJ, Mancuso A, Daikhin E, et al. Beyond aerobic glycolysis: transformed cells can engage in glutamine metabolism that exceeds the requirement for protein and nucleotide synthesis. Proc Natl Acad Sci USA, 2007, 104 (49): 19345-19350.

[30] Stine ZE, Walton ZE, Altman BJ, et al. MYC, metabolism, and cancer. Cancer Discov, 2015, 5 (10): 1024-1039.

[31] Dang CV, Le A, Gao P. MYC-induced cancer cell energy metabolism and therapeutic opportunities. Clin Cancer Res, 2009, 15 (21): 6479-6483.

[32] Son J, Lyssiotis CA, Ying H, et al. Glutamine supports pancreatic cancer growth through a KRAS-regulated metabolic pathway. Nature, 2013, 496 (7743): 101-105.

[33] Liang M, Mulholl DJ. Lipogenic metabolism: a viable target for prostate cancer treatment? Asian J Androl, 2014, 16 (5): 661-663.

[34] Currie E, Schulze A, Zechner R, et al. Cellular fatty acid metabolism and cancer. Cell Metab, 2013, 18 (2): 153-161.

[35] Carracedo A, Cantley LC, Pandolfi PP. Cancer metabolism: fatty acid oxidation in the limelight. Nat Rev Cancer, 2013, 13 (4): 227-232.

[36] Mucaj V, Shay JE, Simon MC. Effects of hypoxia and HIFs on cancer metabolism. Int J Hematol, 2012, 95 (5): 464-470.

[37] Berkers CR, Maddocks OD, Cheung EC, et al. Metabolic regulation by p53 family members. Cell Metab, 2013, 18 (5): 617-633.

[38] Pylayeva-Gupta Y, Grabocka E, Bar-Sagi D. RAS oncogenes: weaving a tumorigenic web. Nat Rev Cancer, 2011, 11 (11): 761-774.

[39] Dibble CC, Cantley LC. Regulation of mTORC1 by PI3K signaling. Trends Cell Biol, 2015, 25 (9): 545-555.

[40] Lee JV, Carrer A, Shah S, et al. Akt-dependent metabolic reprogramming regulates tumor cell histone acetylation. Cell Metab, 2014, 20 (2): 306-319.

[41] Wellen KE, Hatzivassiliou G, Sachdeva UM, et al. ATP-citrate lyase links cellular metabolism to histone acetylation. Science, 2009, 324 (5930): 1076-1080.

[42] 王戭, 张亚军. 线粒体与癌细胞的代谢. 中国医药生物技术, 2017, 12 (1): 72-75.

[43] German NJ, Haigis MC. Sirtuins and the metabolic hurdles in cancer. Curr Biol, 2015, 25 (13): R569-R583.

[44] Vyas S, Chang P. New PARP targets for cancer therapy. Nat Rev Cancer, 2014, 14 (7): 502-509.

[45] Yang Z, Klionsky DJ. Eaten alive: a history of macroautophagy. Nature Cell Biol, 2010, 12 (9): 814-822.

[46] 张慧, 张宏. 自噬: 细胞自身物质更新代谢的重要机制. 科学通报, 2016, 61 (36): 3903-3906.

[47] Mizushima N, Levine B, Cuervo AM, et al. Autophagy fights disease through cellular self-digestion. Nature, 2008, 451 (7182): 1069-1075.

[48] Lemasters JJ. Selective mitochondrial autophagy, or mitophagy, as a targeted defense against oxidative stress, mitochondrial dysfunction, and aging. Rejuvenation Res, 2005, 8 (1): 3-5.

[49] Goldman SJ, Taylor R, Zhang Y, et al. Autophagy and the degradation of mitochondria. Mitochondrion, 2010, 10 (4): 309-315.

[50] Coto-Montes A, Boga JA, Rosales-Corral S, et al. Role of melatonin in the regulation of autophagy and mitophagy: a review. Mol Cell Endocrinol, 2012, 361 (1-2): 12-23.

[51] Narendra DP, Youle RJ. Targeting mitochondrial dysfunction: role for PINK1 and parkin in mitochondrial ouality control. Antioxid Redox Signal, 2011, 14 (10): 1929-1938.

[52] Sowter HM, Ferguson M, Pym C, et al. Expression of the cell death genes BNip3 and NIX in ductal carcinoma in situ of the breast: correlation of BNip3 levels with necrosis and grade. J Pathol, 2003, 201 (4): 573-580.

[53] Sowter HM, Ratcliffe PJ, Watson P, et al. HIF-1-dependent regulation of hypoxic induction of the cell death factors BNIP3 and NIX in human tumors. Cancer Research, 2001, 61 (18): 6669-6673.

[54] Koop EA, Van LT, van Wichen DF, et al. Expression of BNIP3 in invasive breast cancer: correlations with the hypoxic response and clinicopathological features. BMC Cancer, 2009, 9 (1): 1-8.

[55] Wu S, Zhou F, Zhang Z, et al. Bax is essential for Drp1-mediated mitochondrial fission but not for mitochondrial outer membrane permeabilization caused by photodynamic therapy. J Cell Physiol, 2011, 226 (2): 530-541.

[56] Anand R, Langer T, Baker MJ. Proteolytic control of mitochondrial function and orphogenesis. Biochim Biophys Acta, 2013, 1833 (1): 195-204.

[57] Hoppins S. The regulation of mitochondrial dynamics. Curr Opin Cell Biol, 2014, 29: 46-52.

[58] Yoon Y, Galloway CA, Jhun BS, et al. Mitochondrial dynamics in diabetes. Antioxid Redox Signal, 2011, 14 (3): 439-457.

[59] Arnoult D, Rismanchi N, Grodet A, et al. Bax/Bak-dependent release of DDP/TIMM8a promotes Drp1-mediated mitochondrial fission and mitoptosis during programmed cell death. Curr Biol, 2005, 15 (23): 2112-2118.

[60] Heo JM, Ordureau A, Paulo JA, et al. The PINK1-PARKIN mitochondrial ubiquitylation pathway drives a program of OPTN/NDP52 recruitment and TBK1 activation to promote mitophagy. Mol Cell, 2015, 60 (1): 7-20.

[61] Williams DC, Bejjani RE, Ramirez PM, et al. Rapid and permanent neuronal inactivation in vivo via subcellular generation of reactive oxygen with the use of KillerRed. Cell Rep, 2013, 5 (2): 553-563.

[62] Tatarkova Z, Kuka S, Petráš M, et al. Why mitochondria are excellent targets for cancer therapy. Klin Onkol, 2012, 25 (6): 421-426.

[63] Barbosa IA, Machado NG, Skildum AJ, et al. Mitochondrial remodeling in cancer metabolism and survival: potential for new therapies. Biochim Biophys Acta, 2012, 1826 (1): 238-254.

[64] Scatena R. Mitochondria and drugs. Adv Exp Med Biol, 2012, 942: 329-346.

[65] Esmaeili MA, Abagheri-Mahabadi N, Hashempour H, et al. Viola plant cyclotide vigno 5 induces mitochondria-mediated apoptosis via cytochrome C release and caspases activation in cervical cancer cells. Fitoterapia, 2016, 109: 162-168.

[66] Salimi A, Roudkenar MH, Sadeghi L, et al. Ellagic acid, a polyphenolic compound, selectively induces ROS-mediated apoptosis in cancerous B-lymphocytes of CLL patients by directly targeting mitochondria. Redox Biol, 2015, 6: 461-471.

[67] Ganguli A, Choudhury D, Datta S, et al. Inhibition of autophagy by chloroquine potentiates synergistically anti-cancer property of artemisinin by promoting ROS dependent apoptosis. Biochimie, 2014, 107 Pt B: 338-349.

[68] Fulda S, Kroemer G. Mitochondria as therapeutic targets for the treatment of malignant disease. Antioxid Redox Signal, 2011, 15 (12): 2937-2949.

[69] Pokorný J, Pokorný J, Foletti A, et al. Mitochondrial dysfunction and disturbed coherence: gate to cancer. Pharmaceuticals (Basel),

2015, 8（4）：675-695.

[70] Lee HC, Huang KH, Yeh TS, et al. Somatic alterations in mitochondrial DNA and mitochondrial dysfunction in gastric cancer progression. World J Gastroenterol, 2014, 20（14）：3950-3959.

[71] Arnold RS, Fedewa SA, Goodman M, et al. Bone metastasis in prostate cancer: recurring mitochondrial DNA mutation reveals selective pressure exerted by the bone microenvironment. Bone, 2015, 78：81-86.

[72] Chen Z, Zhang H, Lu W, et al. Role of mitochondria-associated hexokinase II in cancer cell death induced by 3-bromopyruvate. Biochim Biophys Acta, 2009, 1787（5）：553-560.

[73] Li DW, Tian FF, Ge YS, et al. A novel pH-sensitive（±）-α-tocopherol-5-fluorouracil adduct with antioxidant and anti-cancer properties. Chem Commun（Camb）, 2011, 47（38）：10713-10715.

[74] He H, Li DW, Yang LY, et al. A novel bifunctional mitochondria-targeted anticancer agent with high selectivity for cancer cells. Sci Rep, 2015, 5：13543.

[75] Chang J, Jung HJ, Park HJ, et al. Cell-permeable mitochondrial ubiquinol-cytochrome c reductase binding protein induces angiogenesis in vitro and in vivo. Cancer Lett, 2015, 366（1）：52-60.

[76] D'Souza GG, Wagle MA, Saxena V, et al. Approaches for targeting mitochondria in cancer therapy. Biochim Biophys Acta, 2011, 1807（6）：689-696.

[77] Harris IS, Treloar AE, Inoue S, et al. Glutathione and thioredoxin antioxidant pathways synergize to drive cancer initiation and progression. Cancer Cell, 2015, 27（2）：211-222.

[78] Kang MA, Kim MS, Kim W, et al. Lanatoside C suppressed colorectal cancer cell growth by inducing mitochondrial dysfunction and increased radiation sensitivity by impairing DNA damage repair. Oncotarget, 2016, 7（5）：6074-6087.

[79] Zheng R, Yao Q, Xie G, et al. TAT-ODD-p53 enhances the radiosensitivity of hypoxic breast cancer cells by inhibiting Parkin-mediated mitophagy. Oncotarget, 2015, 6（19）：17417-17429.

[80] Chen Z, Wang B, Yu F, et al. The roles of mitochondria in radiation-induced autophagic cell death in cervical cancer cells. Tumour Biol, 2016, 37（3）：4083-4091.

[81] Renault TT, Elkholi R, Bharti A, et al. B cell lymphoma-2（BCL-2）homology domain 3（BH3）mimetics demonstrate differential activities dependent upon the functional repertoire of pro-and anti-apoptotic BCL-2 family proteins. J Biol Chem, 2014, 289（38）：26481-26491.

[82] Roberts AW1, Seymour JF, Brown JR, et al. Substantial susceptibility of chronic lymphocytic leukemia to BCL2 inhibition: results of a phase I study of navitoclax in patients with relapsed or refractory disease. J Clin Oncol, 2012, 30（5）：488-496.

[83] Fantin VR, Berardi MJ, Scorrano L, et al. A novel mitochondriotoxic small molecule that selectivelyinhibits tumor cell growth. Cancer Cell, 2002, 2（1）：29-42.

[84] Sizdahkhani S, Feldman MJ, Piazza MG, et al. Somatostatin receptor expression on von Hippel-Lindau-associated hemangioblastomas offers novel therapeutic target. Sci Rep, 2017, 7：40822.

[85] Chan DA, Sutphin PD, Nguyen P, et al. Targeting GLUT1 and the Warburg effect in renal cell carcinoma by chemical synthetic lethality. Sci Transl Med, 2011, 3（94）：94ra70.

# 氡及其子体致癌及其机制

李　戈[1]　龚平生[2]　方　芳[3]　龚守良[3,4]　董丽华[3,4]

1. 长春市中医院　长春　130041
2. 吉林大学分子酶学工程教育部重点实验室　长春　130012
3. 吉林大学公共卫生学院卫生部放射生物学重点实验室　长春　130021
4. 吉林大学白求恩第一医院放疗科　长春　130021

【摘要】氡及其子体对人体健康的危害，特别是致癌危险，早已被人们认识，并得到国际学术组织和团体的公认。人类生活环境中天然本底辐射引起人年均剂量当量的一半是来自氡及其子体。氡是一种无色、无味的单原子极不活泼的惰性气体，其穿透性很强，易被呼吸系统截留，并可沉积在肺部。氡是诱发肺癌的第二大环境危险因素。为此，本文进一步强调氡及其子体对人体致癌危害，综述近年来氡及其子体致肺癌及肺外肿瘤的流行病学研究，以及致癌的可能机制（包括氧化应激损伤反应、基因和蛋白质表达、线粒体作用和基因多态性）等内容，以引起人们更大的关注，采取更加有效的防范措施。

【关键词】氡及其子体；肺癌；肿瘤；机制

## 一、氡及其子体致癌的危害值得关注

### （一）对氡及其子体致癌危害的认识

对氡及其子体致癌危害的认识是从矿工罹患疾病开始的，这方面的研究可追溯到 16 世纪，当时德国人乔治·阿格里科拉在他的著作《Dere Metallica》里描述了在埃尔兹山铁矿的矿工中呼吸系统疾病的发病率和死亡率都非常高的事件。1932 年，有人首次提出放射性氡是最有可能致呼吸系统疾病的原因。20 世纪 50 年代，德国斯尼伯格矿区发现铀矿开采工人肺癌发病率与井下空气中氡及其子体浓度存在一定的线性关系后，氡污染对人体健康的危害越来越引起人们的关注。60 年代，先后对美国科罗拉多高原地下矿工氡暴露增加肺癌风险和加拿大氟石矿工中肺癌的高发进行了报道，而其矿井的渗出水中含有大量的氡。研究者掌握了高浓度氡暴露致矿工肺癌的研究证据后，又对住宅中较低氡浓度的暴露危险开展了一系列的病例-对照研究。中国和北美的病例-对照研究汇总分析，证明居室氡暴露会增加肺癌发生的危险。因此，对公众氡暴露的健康危险评价具有更重要的意义。在矿工和居室氡浓度数据的基础上，用电离辐射生物效应 VI（BEIR VI）氡致肺癌预测模型计算出的结果为 10% ~ 15%。虽然这些结果还存在一些不确定性，但总体上有 8% ~ 15% 的肺癌死

---

通信作者：董丽华，吉林省长春市新民大街 71 号，130021

亡率可归因于住宅氡暴露，从而使氡成为除吸烟外的第二位导致肺癌死亡的病因成为公认的事实[1,2]。

世界卫生组织（WHO）、国际辐射防护委员会（ICRP）和联合国原子辐射效应科学委员会（UNSCEAR）等学术组织和团体已公认，人群长期受高浓度的氡照射，肺癌发病率增加。WHO将氡列为19种人类重要致癌因子之一，将居住环境中氡及其子体所致肺癌列入全球负担疾病名单中。国际癌症研究机构（IARC）分别于1987年和2001年将砷及其化合物、石棉、氡及其衰变物等列为1类人类致癌因素[3]。1993年，UNSCEAR的报告指出：人类生活环境中天然本底辐射引起人年均剂量当量的一半是来自氡及其子体，即人类生活环境中天然本底辐射的人均年有效剂量当量为2.4mSv，其中由于吸入氡及其子体所产生的辐射剂量约占全部天然辐射剂量的54%（1.3mSv）[4]。氡是诱发肺癌的第二大环境危险因素。美国科学院在BEIR VI报告（1999年）中明确指出，室内氡照射可能在公众中导致肺癌，并用暴露量－年龄－暴露持续时间（Exposure-Age-Duration）模式和暴露量－年龄－浓度（Exposure-Age-Concentration）模式估计了室内氡照射的危险。用这两种模式估算的美国室内氡诱发公众肺癌例数分别占1/7和1/10[5]。据估计，全美国每年因氡导致肺癌而死亡的人数为15 000~25 000例；英国的估计数为7000例左右。我国室内氡导致肺癌发生为每年50 000例左右，有近1亿农村人口居住在高浓度氡及其子体环境中，有数百万矿工长期工作于高浓度氡的地下工作场所[6]。矿工的流行病学调查、实验动物、细胞和分子水平的实验室研究都证明氡是致癌物。随着ICRP、UNSCEAR及BEIR针对氡的报告相继发表，氡及其子体对人体健康的危害日益引起全球社会的广泛关注。

## （二）氡及其子体的基本特性

在自然界中，氡有3种同位素，即$^{222}$Rn（半衰期3.825d）、$^{220}$Rn（常用符号Tn，半衰期55.3s）和$^{219}$Rn（常用符号An，半衰期3.36s）。后二者半衰期短，对人体健康影响不大；主要是前者对人体健康的危害较大。$^{222}$Rn是铀衰变系列中镭衰变产生的。氡衰变后产生一系列从$^{218}$Po（钋）到$^{210}$Po的子体，最后生成稳定同位素$^{206}$Pb（铅），共衰变8个子体；其中，$^{218}$Po和$^{214}$Po两个α辐射体最具危害性，半衰期分别为3.05min和164μs。氡子体，如$^{218}$Po在空气中刚产生时为自由离子，但很快被空气中蒸汽或其他气体分子所包围，形成直径为2~20nm的分子团，活性很大，为可吸入颗粒物的组成部分；经过10~100s，可附着在空气中的气溶胶粒子上，成为结合态大颗粒（50~600nm），具有较高的沉积效率，逐步沉降到地面[7,8]。

氡是一种无色、无味的单原子极不活泼的惰性气体，其密度为9.27g/cm$^3$，是空气的7.7倍。氡的穿透性很强，易被呼吸系统截留，并可沉积在肺部。根据动物实验研究表明，氡的生物学效应表现为呼吸道肿瘤、肺纤维化和肺气肿[5,9]。对于氡发射α粒子的相对生物效能（relative biological effectiveness，RBE）（RBE是X线或γ射线引起某一生物效应所需剂量与所观察的电离辐射引起相同生物效应所需剂量的比值），研究者对法国Mayak核电站铀矿和钚矿工人的流行病学调查证实，通过比较超额相对危险（excess relative risk，ERR）值，计算RBE为10~20[10]。另外，又有人观察氡发射α粒子的RBE，在不同的情况下，比较γ射线外照射和氡照射的辐射危险；依据选择危险评估的模型，氡发射α粒子的RBE平均值范围，男

$1.5 \sim 12.0$，女 $0.34 \sim 2.7$[11]；其观察结果，RBE 的平均值范围和性别之间相差很大。

## 二、近年来氡及其子体致癌的流行病学研究

### （一）氡及其子体致肺癌的流行病学研究

阅读近期氡及其子体致癌的流行病学研究文献，强有力的证据表明，矿场和居室内氡及其子体可致肺癌的发生（UN-SCEAR, 2009），但由于地域、暴露氡浓度、接触者年龄和性别等差别，发生肺癌的危险也不同。华中科技大学同济医学院 Duan 等[12]进行的 Meta 分析证实，环境居室和职业氡暴露和肺癌危险之间呈非线性关系。

在 20 世纪 40 年代和 50 年代，许多队列矿工暴露于非常高浓度的氡，但这些资料不能反映后来的以每年 2 个工作水平月（working level month，WLM）的职业性氡暴露情况。德国矿工队列研究提供唯一的低照射率职业性氡照射后诱发肺癌危险的条件。为此，在 1960 年或其后受雇矿工的子队列的特征具有长期的很低的均匀照射率。研究者观察在 1960 年或以后受雇的 26 766 名德国铀矿工人累积氡暴露而致肺癌死亡（$n = 334$）的危险，存在明显的相关性，每 WLM 的超额相对危险是 0.013（95%CI：$0.007 \sim 0.021$）。由此得出，在 Wismut 矿工长期暴露于低剂量率氡辐射，可增加肺癌危险。这种结果限制在低水平照射，居室氡和矿工研究两者兼容[13]。

1987 年，来自于美国肯塔基州（Kentucky）309 个家庭以及地质勘测的岩层资料，具有不同浓度铀矿的地质岩层，产生波动性氡浓度。因此，探讨氡与地质形成之间的空间和统计的相关性，并观察氡暴露潜在人群水平发生肺癌的危险。研究发现，氡暴露与接近 10% 的肺癌发病病例相关[14]。

研究者对加拿大 8 个省在 1994 ~ 1997 年收集的 2390 例肺癌患者和 3507 例对照人群进行病例-对照研究，患者在居室生活均超过 20 年以上。横穿加拿大地域，居室的平均氡浓度存在明显的变异，其范围在 $16 \sim 386 Bq/m^3$；用多变量方法分析，平均每 $50 Bq/m^3$ 的增加，可能有 7%（95%CI：$6\% \sim 21\%$）肺癌概率的增加。每 10 年生活在高氡地理区域人群，肺癌发生的概率可增加 11%（95%CI：$1\% \sim 23\%$）。这些结果进一步提示，氡是引发肺癌的重要危险因素，但在加拿大这种危险是不均匀的分布[15]。

对于西班牙 8 家医院的病例-对照研究，包括 216 例从未吸烟的原发肺癌患者和 329 例从未吸烟的对照人群，观察的病例与对照人群的年龄和性别分布匹配。在他们中间，198 例患者（91.7%）和 275 例对照人群进行了居室氡的检测。结果显示，暴露氡的肺癌危险具有统计学意义的增加（$OR = 2.19$，95%CI：$1.44 \sim 3.33$），但仅限于腺癌的发生；其他的组织学观察结果为临界意义；50 和 60 岁前被诊断为肺癌的患者，其居室氡水平高于老年肺癌患者。研究结果提示，从未吸烟者的居室氡可能是所有肺癌发生的危险因素；年轻患者是由于接触较高的氡浓度所致，氡致肺癌具有明显的累积效应[16]。

一项应用普通模型（European Pooling Study 模型）评估韩国地区氡致肺癌的危险，其平均居室内氡浓度为 $37.595 Bq/m^3$，肺癌人群归因分数（PAF）是 8.3%；暴露年龄持续时间（exposure-age duration，EAD），男为 13.5%，女为 20.4%；暴露年龄浓度（exposure-age concentration，EAC），男为 19.5%，女为 28.2%。研究结果证实，

氡诱发肺癌死亡的 PAF，女性较高[17]。瑞典的一项对 1990 年和 2008 年 8992 个和 1819 个居室氡暴露和肺癌发生危险的调查证实，室内氡低于 100Bq/m³，可防止 35%~40% 由于氡所致的肺癌病例发生[18]。

## （二）氡及其子体致肺外肿瘤的流行病学研究

### 1. 白血病

除了肺癌外，氡暴露还有可能增加其他肿瘤发生的危险，特别是白血病发生的危险。可是，在以前的一些铀矿及其加工工人的死亡率基础队列和病例-对照研究中，氡与白血病发生的相关性的证据不足。一般，铀矿工人受到慢性低水平氡衰变产物（radon decay products，RDP）和 γ 射线照射。研究者分析了美国 1932~1980 年受雇的 17 660 名铀矿及其加工工人受到累积 RPD 和 γ 射线照射的血液系统癌症发生的危险，随访包括相对死亡率（1950~1999 年）和癌症发生率（1969~1999 年）。研究结果表明，平均累积 RPD 照射是 100.2WLM，平均累积全身 γ 射线照射剂量是 52.2mSv；在这一组人群中，发病 160 例，死亡 101 例。总的来说，本组男性工人血液系统癌症死亡率和发生率较低，受到 RDP 或 γ 射线照射，或两者混合照射，与血液系统癌症死亡率或发生率之间无统计学意义[19,20]。

对于居室氡暴露与儿童癌症发生危险的相关性，Kollerud 等[21]检测挪威奥斯陆（Oslo）地区一队列 0~15 岁儿童居室氡暴露（90Bq/m³ 左右）与白血病和中枢神经系统癌症发生的相关性。所有的 712 674 名随访儿童，即在 1967~2009 年从出生到癌症诊断、死亡和迁移外地日期的儿童。其中，864 例患癌症，包括 437 例患白血病和 427 例患中枢神经系统癌症。其结果证实，居室氡暴露与儿童白血病发生无相关性；

中枢神经系统癌症无统计学意义增加。来自于美国/加拿大、德国、日本和英国等研究均未证实氡暴露与儿童癌症（包括白血病和中枢神经系统癌症）有任何的相关性。对美国得克萨斯州（Texas）1995~2011 年期间注册的 2147 例癌症，也没有证据表明居室氡暴露与儿童淋巴瘤存在相关性[22]。

然而，来自埃及和丹麦的研究发现，居室氡暴露与儿童白血病之间存在相关性[23]。Rericha 等[24]和 Mohner 等[25]研究证实，氡及其子体可增加慢性淋巴细胞白血病（CLL）和非霍奇金淋巴瘤（NHL）的发生。通过 Meta 分析，对氡暴露和儿童白血病的生态学和病例-对照研究结果证实，白血病发病随氡暴露的增加而增加[23]。大多数的病例-对照研究显示，氡与儿童白血病之间存在弱相关。在 12 个地理相关性研究中，11 个结果为正相关，其中 8 个有统计学意义。Meta 分析结果表明，室内氡暴露可增加儿童白血病的危险，总的白血病发病危险为 1.37（95%CI：1.02~1.82），而急性淋巴细胞白血病（ALL）的危险高达 1.60（95%CI：1.10~2.34）[1]。

氡及其子体诱发白血病的可能性，主要是其在空气中形成的放射性气溶胶被吸入人体后，沉积在呼吸道表面并不断发射出 α 粒子，对支气管和肺上皮细胞产生高传能线密度（LET）照射；另一方面，具有良好水溶性和脂溶性的氡及其子体约有 1/3 通过呼吸道黏膜和血-气屏障进入血液而分布于全身，主要蓄积于骨髓脂肪组织，能够分布于红骨髓，且氡的长寿命子体，如 $^{210}Pb$ 和 $^{210}Po$ 属亲骨性核素，可长期蓄积在骨骼中，从而对骨髓造血干细胞产生持续的 α 照射，因而可能增加白血病发生的危险[26,27]。因此，肺和骨髓是氡及其子体作用的二个重要靶器官，其发射的高能 α 粒子通过诱发基因突变或染色体畸变，最终导致肺癌及血液癌症的发生。

　　2. 其他肿瘤

　　研究者探讨孕妇受氡照射与出生婴儿缺陷的相关性。资料来源于 1999～2009 年间美国得克萨斯州所有出生缺陷的婴儿。结果发现，居室氡暴露与全部出生缺陷、小头畸形和眼缺陷无相关性，但与唇裂伴有/不伴有腭裂（95% CI：1.08～1.26）及囊状水瘤/淋巴管瘤发生相关（95% CI：1.02～1.46）[28]。另外，对 13 个队列进行定性研究，分析职业或居室氡暴露与大多口咽癌死亡率和发生率的关系，结果证实两者也无相关性[29]。应用一些模型，如泊松回归模型（Poisson regression model）和贝叶斯模型（Bayesian model）等，未获得美国宾夕法尼亚州（Pennsylvania）年累积氡水平和甲状腺癌发生的相关性证据，但在该州西部的甲状腺癌发生率高[30]。

　　皮肤癌包括恶性黑色素瘤（malignant melanoma，MM）和非黑色素瘤皮肤癌（non-melanoma skin cancer，NMSC）两种，通常由紫外线（UV）照射所致。对于氡及其子体，可吸收水分子和一些空气微粒，形成气溶胶，通过静电吸引，能够附着在人体皮肤[31]。根据理论上 Eatough 和 Henshaw 模型计算，在英国平均氡水平 20Bq/m³，可引起 1%～10% NMSC[32]。根据更为合理的加权资料来源、潜伏期和辐射相对生物效应推断，20Bq/m³ 氡暴露开始引起皮肤基底层 NMSC 的归因危险（attributable risk）是 0.5%～5%[33]。

　　研究者探讨丹麦长期暴露居室氡与皮肤癌危险的相关性，对 51 445 例患者平均随访 13.6 年以上，其中基底细胞癌（BCC）3243 例，鳞状细胞癌（SCC）317 例，MM 329 例。居室氡水平每 Bq/m³ 增加，BCC、SCC 和 MM 发生率分别为 1.14（95% CI：1.03～1.27）、0.90（95% CI：0.70～1.37）和 1.08（95% CI：0.77～1.50），发现在较高的社会经济环境居室生活的氡接触与 BCC 之间存在较大的危险相关性。也就是，长期居室氡的暴露可发生 BCC，但不能排除日光紫外线的影响[34]。

# 三、氡及其子体致癌的可能机制

## （一）氧化应激损伤反应

　　氡及其子体吸入体内，很快经肺排出，因此吸入氡对人体的危害主要不是氡本身，而是来自氡的短寿命子体发射的 α 粒子照射。氡在衰变过程中释放的 α 粒子可沉积于各级呼吸道及肺泡，使局部受照细胞产生 ROS，引发氧化应激反应，导致一系列生物事件的发生，如细胞周期进程改变、染色体畸变和 DNA 破坏，甚至 DNA 双链断裂（DSB）；基因突变，编码 249 的 TP53 易位，次黄嘌呤磷酸核糖转移酶（HPRT）突变，功能蛋白质损伤，甚至细胞恶性转化，导致肺癌及其他肿瘤的发生[8,35]。

　　氡及其子体引发的氧化应激反应，DNA 明显受损。将人永生化支气管上皮（HBE）细胞暴露于 20kBq/m³ 氡浓度，应用单细胞凝胶电泳法（SCGE）检测其细胞 DNA 损伤情况。与对照组相比，暴露氡 0～75min 后，HBE 细胞尾部 DNA 百分含量、尾矩和 Olive 尾矩均显著增加，证实氡染毒可致 HBE 细胞 DNA 损伤[36]。羟基脱氧鸟苷（8-hydroxydeoxyguanosine，8-OHdG）是 DNA 氧化损伤的标志物。研究用 Wistar 大鼠暴露氡气，浓度 100kBq/m³，12h/d，累积暴露 30、60 和 120d，分别等于 60、120 和 240WLM。实验结果证实，尿、外周血淋巴细胞和肺中 8-OHdG 和 ROS 水平增加，总的抗氧化物（T-AOC）降低，8-氧鸟嘌呤 DNA 糖基化酶（8-oxoguanine DNA glycosylase，OGG1）和 MutT 同源物 1（MutT homolog 1，MTH1，即氧化的嘌呤核苷三磷酸酶）表达水平降低；而且，尿和淋巴细胞中 8-OHdG 随着氡累积剂量的增加而增加，肺中 OGG1 和 MHT1 表达随着氡累积剂量的增加而呈负相关[37]。可见，氡可致 DNA 严重损伤。

氡及其子体引发的氧化应激反应，也可致基因突变。Ruano-Ravina 等[38] 在对 578 例肺癌病例的研究中发现，26% 的铀矿工肺癌有 TP53 基因突变，主要为 249 位密码子的 G→T 转换，而且肺癌 TP53 基因突变率增高与居民室内氡暴露水平有关。夏英等[39] 报道，室内氡浓度在 200 ~ 338Bq/m³ 范围内，7 例肺癌病例中年龄>54 岁的 5 例发生 p53 基因突变，其中 3 例经克隆测序发现有碱基置换。这些发现指出，氡诱导的氧化损伤可能涉及其致癌效应。

### （二）基因和蛋白质表达

动物实验证实，长期暴露氡，基因表达发生改变。研究者采用 SR-NIM02 型氡室对小鼠进行染毒后，常规饲养 3 个月，分别提取和纯化染毒组（30WLM）与对照组（0.02WLM）小鼠的肺及支气管组织的总 RNA，共获得克隆 460 个，其中含有插入片段的克隆 146 个，经 BLAST 同源性比对后有 48 个正向差减 cDNA 片段与 61 个反向差减 cDNA 片段与 GeneBank 中的序列有不同程度的同源性。染毒后，小鼠肺及支气管组织中某些基因发生差异表达，其中部分基因可能参与细胞凋亡和周期调控、机体免疫调节及细胞间信号传导等过程。这些差异表达的基因可能参与肿瘤的发生[40]。另外，研究者将 Wistar 大鼠气管-支气管上皮细胞置于氡室，累积剂量达 100WLM，对照动物为本底剂量 1WLM，通过 22 个已知功能基因的表达发现，酪氨酸蛋白激酶（PTK）等 14 个基因表达上调，核糖体蛋白 L19 等 8 个基因表达下调，这

些基因分别与细胞氧化、增殖与凋亡、DNA 损伤及肿瘤发生相关[41]。

哺乳动物细胞中有 3 种甲基化转移酶（DNMT），分别是 DNMT1、DNMT3A 和 DNMT3B。研究者观察长期氡暴露而发生恶性转化的人永生化支气管上皮细胞（BEAS-2B）中甲基化转移酶基因的动态变化，从表观遗传学层面探索氡致肺癌的作用机制。与对照组细胞相比，染氡 30 代传代至 40 代的 BEAS-2B 细胞软琼脂克隆形成率已升高至 27.27%±1.10%，转化细胞在裸鼠体内成瘤率达到 30%，呈低分化癌；qPCR 结果显示，各染氡组传至 40 代细胞 DNMT1 mRNA 表达量均低于对照组，DN-MT3A mRNA 表达量均高于对照组。其结果证实，其细胞恶性程度随染氡代数和传代代数的增加呈现剂量-效应关系，细胞移植成瘤；DNMTs 表达的改变导致细胞增殖失控，干扰了内环境稳态，这可能是长期氡暴露致 BEAS-2B 细胞恶性转化的机制之一。在长期氡暴露过程中，DNMT 通过调节基因启动子区 CpG 岛的 DNA 甲基化水平，影响抑癌基因的表达[42]。

氡可致肺组织细胞蛋白质表达的改变。给小鼠不同剂量的氡（0.02、30 和 60 WLM），并在不同时间（1、30 和 90 d）检测肺组织 p53 及 Bcl-2/Bax 蛋白表达。随着染毒剂量的增加和染毒后时间的延长，小鼠肺组织中的 p53 蛋白表达量明显升高，在染毒后 30 和 90d 时达到峰值；Bcl-2/Bax 值则明显下降[43]。另外的实验研究，以每孔 $1.5 \times 10^5$ 个 V79 细胞（中国仓鼠肺细胞）接种于 Transwell 培养皿，并置于细胞动式气体氡装置中暴露 10min，剂量 40kBq/m³。细胞受照后，$G_1$ 期缩短，S 期延长，caspase-3 蛋白表达有明显上升趋势[44]。上述体内和体外实验的某些蛋白质表达变化，均与氡致肺细胞损伤有关。另外，大鼠和

人支气管上皮（HBE）细胞暴露氡后，mRNA 和蛋白质表达水平显示，let-7 miRNA 下调，K-ras 上调。这二者的变化，与氡诱发肺癌存在重要的关联性[45]。

### （三）线粒体作用

线粒体是具有双层膜结构的半自主性细胞器，能够独立进行基因的转录、翻译和蛋白质的表达，在细胞的能量代谢、自由基的产生和细胞凋亡等过程中都发挥着重要作用，并在细胞恶变和介导细胞凋亡过程中也起着重要作用。线粒体 DNA（mtDNA）是细胞内唯一的核外遗传物质，能够独立进行基因的转录、翻译和蛋白质的表达，在细胞的能量代谢、自由基的产生和细胞凋亡等过程中都发挥着重要的作用[46]。而且，线粒体的基因结构全部是外显子，无内含子，故 mtDNA 较细胞核 DNA 更易发生突变，其突变率高于核 DNA 的 $10\sim20$ 倍。mtDNA 序列微小的改变即可涉及重要结构基因的变化，导致线粒体功能障碍。目前认为，肿瘤的生物学特征与核外的线粒体 DNA 有密切的关系，mtDNA 在数量和序列上的变化以及与核内 DNA 的整合可能是肿瘤发生的重要基础。线粒体在诱导细胞凋亡中起着关键作用。mtDNA 减少，一方面削弱有氧呼吸功能，使 ATP 合成减少；另一方面 ROS 生成增加；另外，也影响线粒体的其他功能，如膜电位变化等。一些研究证实，氡暴露可以引起小鼠肺细胞的凋亡，也可致支气管上皮细胞中 mtDNA 的拷贝数显著增加[47]，D-loop 环的缺失以及线粒体功能也发生相应的改变[48,49]。

氡吸入体内后，可对支气管和肺细胞形成高 LET 照射，诱发支气管上皮细胞恶性转化，从而导致肺癌的发生。为揭示 mtDNA 在氡致支气管上皮细胞（HBE）恶性转化中的作用机制，研究者应用溴化乙锭诱导方法构建线粒体数目减少（相当于 mtDNA 部分敲除）的 $\rho^-$HBE 模型，然后对其细胞进行长期氡照射。结果发现，氡照射后，与 mtDNA 数量正常的 HBE 细胞（$\rho^+$HBE）相比较，$\rho^-$HBE 细胞存活分数明显增高，细胞的总凋亡率明显减少，同时线粒体膜电位也显著降低。实验结果提示，应用溴化乙锭诱导线粒体减少的 HBE 细胞，氡照射后使其细胞增殖能力提高，与总凋亡率的减少有关，并且与线粒体膜电位的变化相关[50]。另外的实验，分别对 mtDNA 部分敲除 $\rho^-$HBE 细胞和未经敲除 $\rho^+$HBE 细胞暴露 20 000Bq/m³ 的氡及其子体，观察两种受试细胞第 10 代（低剂量组，$\rho^+$HBE-Rn10 和 $\rho^-$HBE-Rn10）及第 30 代（高剂量组，$\rho^+$HBE-Rn30 和 $\rho^-$HBE-Rn30）细胞的增殖能力、细胞周期以及 ROS 水平的变化。氡受照后，线粒体部分敲除后高、低剂量组（$\rho^-$HBE-Rn30，$\rho^-$HBE-Rn10）的细胞克隆形成率（PE）和细胞相对存活分数（SF）均明显高于敲除前；敲除前高剂量组（$\rho^+$HBE-Rn30）的 PE 和 SF 均明显低于低剂量组（$\rho^+$HBE-Rn10），敲除后则明显高于低剂量组。低剂量组 $\rho^+$HBE 细胞中的 S 期细胞减少，$G_2/M$ 期细胞增加，高剂量组的 S 期细胞增加，$G_1$ 期细胞减少；各染毒剂量的 $\rho^+$HBE 细胞和 $\rho^-$HBE 细胞及 ROS 水平均明显升高。经氡照射后，$\rho^-$HBE 细胞在生长速度、细胞周期、ROS 产生量等生物学指标与 $\rho^+$HBE 细胞有明显改变，表明氡所产生的细胞损伤效应与线粒体的结构和功能障碍密切相关[51,52]。

另外的实验揭示了氡 α 粒子引起细胞恶性转化的程度，与线粒体超微结构损伤有关。人支气管上皮 BEAS-2B 细胞经 α 粒子 0.1、0.25、0.5 和 1Gy 照射，剂量率为 0.223Gy/min；照射后 48h 检测细胞存活率，并以半数致死量（$LD_{50}$）对每传 10 代细胞进行 2 次和 4 次照射，分别培养至 40 代。其细胞在 0.25Gy 照射后，线粒体超微结构显著改变，软琼脂克隆形成率、mtDNA 拷贝数及 ROS 水平随照射次数的增加而增加，线粒体膜电位则相应下降。线粒体拷贝数及 ROS 水平改变可反映细胞恶性转化程度，因此，线粒体在氡致肺癌中可能具有重要的作用[53]。

线粒体转录因子 A（mitochondrial transcription factor A，TFAM）是影响线粒体功能和 mtDNA 拷贝数的重要转录因子，可以通过结合 mtDNA 轻链和重链启动子的上游，促进 mtDNA 的转录。研究表明，TFAM 在多种肿瘤组织中表达显著上升，如非小细胞肺癌（NSCLC）、浆液性卵巢癌和前列腺癌等。核因子-κB p65（nuclear factor-κB p65，NF-κB p65）是一类重要的核转录因子，是细胞多种信号转导途径的汇聚点，激活后可从胞质迁移到胞核，与相关基因启动子或增强子特殊 DNA 序列（κB 位点）结合，调控其下游相关靶基因的表达。NF-κB p65 的激活与肺癌关系密切[54-57]。实验用 BALB/c 小鼠，暴露于 HD-3 型多功能生态氡室中，浓度控制为 100kBq/m³，染氡组暴露时间分别为 189、377 和 755h，即 30、60 和 120 工作水平月。末次氡暴露后 1h 内处死小鼠，发现氡暴露 755h（120 工作水平月）小鼠肺组织 TFAM 和 NF-κB p65 阳性细胞数显著高于对照组，其蛋白质表达也显著上升。上述结果证实，氡暴露小鼠肺组织中 TFAM 和 NF-κB p65 的表达上调，TFAM 的高表达同时伴随着 NF-κB p65 的激活并转入细胞胞核，可能介导炎症反应和其他损伤效应，提示二者间存在相互作用的关系[58]。

**（四）基因多态性**

生物群体基因多态性现象十分普遍，人类基因多态性既来源于基因组中重复序列拷贝数的不同，也来源于单拷贝序列的变异以及双等位基因的转换或替换。人类基因多态性在阐明人体对疾病发生和疾病临床表现、毒物的易感性与耐受性，以及对药物治疗的反应性上都起着重要的作用。对特定的污染物，如氡暴露的易感人群和耐受人群的基因多态性研究，有助于阐明氡的致癌机制。

1. GSTT1 基因多态性

GSTT1 基因是谷胱甘肽转硫酶（glutathione S-transferase，GST）家族中的一员，是重要的 Ⅱ 相代谢酶，可催化谷胱甘肽和许多包括环境致癌物在内的亲电子和疏水化合物间的反应，增加水溶性物质的排出，具有灭活、解毒的作用。GSTT1 基因位于染色体 22q11.2，编码谷胱甘肽转移酶同功酶 T1 亚型，其功能与 GST 家族中另外 GSTM1 基因功能相似。GSTT1 基因多态性表现为其基因功能型和基因缺陷型。GSTT1 基因完全缺失而无 GSTT1 代谢酶表达，不能发挥灭活致癌物质的作用，导致癌症发病风险增加[59,60]。

为探讨高氡暴露地区人群中 GSTT1 基因多态性与肺癌易感性的关系，研究者采用病例-对照研究方法，以多重 PCR（multiplex-PCR）扩增技术，对高氡暴露地区 53 例肺癌患者和 72 名对照人员进行代谢酶 GSTT1 基因多态性检测，并分析了不同人群中基因多态性与肺癌发病风险的关系。研究对象为甘肃省庆阳地区的在当地连续居住 20 年以上的汉族人，病例与对照两组间无血缘关系。肺癌病例来自 2005 年~2007 年间该地区人民医院住院或门诊，并经支气管镜检及病理学检查确诊的原发性肺癌患者。研究结果证实，GSTT1 基因功能型和缺陷型在肺癌组分布频率分别是 67.9% 和 32.1%，对照组为 62.5% 和 37.5%。GSTT1 基因多态性与肺癌发病风险无显著关联，但考虑到氡暴露因素后GSTT1基因缺陷型的肺癌发病风险有所增高（有效剂量 ≥ 50mSv 时 OR 值 = 1.49，95%CI：0.52~4.20；有效剂量<50mSv 时 OR 值=1.14，95%CI：0.20~6.60），年龄在 40~59 岁人群中 GSTT1 基因缺陷型的肺癌发病风险增至 1.81 倍（95% CI：0.67~4.86）。同时，携带 GSTT1 基因缺陷型和 GSTM1 基因功能型的肺癌发病风险是 GSTM1 基因功能型和 GSTT1 基因功能型的 1.20 倍（95%CI：0.36~4.00），并且携带 GSTT1 基因功能型和 GSTM1 基因缺陷型的肺癌发病风险是 GSTM1 基因功能型和 GSTT1 基因功能型的 1.82 倍（95% CI：0.73~4.58）。因此，GSTT1 基因多态性在肺癌人群中的分布频率与在对照人群中的分布频率差异无显著性，但 GSTT1 基因和 GSTM1 基因联合多态性比单基因多态性对肺癌发病风险增高更明显[61]。

2. GSTM1 基因多态性

GSTM1 基因属于 GST 家族另一种类型，是重要的 II 相代谢酶，具有灭活、解毒的作用，可降低肿瘤的发生，其基因多态性表现为基因功能型和基因缺陷型。GSTM1 基因的第 7 外显子上第 534 位 G→C 突变，使其氨基酸构成第 172 位上 Asn→Lys，但其功能与野生型的功能几乎一致，对发挥解毒作用无影响，因此，无论是否发生突变都称为功能型。基因缺陷型是基因完全缺失，不表达 GSTM1，不能发挥其相应的解毒功能，使得致癌物质在体内积聚，患癌症风险增加。研究者采用病例-对照研究方法，以多重 PCR 扩增技术，对上述高氡暴露地区不同人群 GSTM1 基因多态性与肺癌发病风险的关系。分析结果表明，GSTM1 基因功能型和缺陷型在肺癌组分布分别是 38.9% 和 64.1%，对照组分别为 43.1% 和 56.9%。GSTM1 基因缺陷型的肺癌发病风险为 1.35 倍（95% CI：0.652~2.81），有效剂量<50mSv 人群 GSTM1 基因缺陷型的肺癌发病风险是功能型的 1.14 倍（95% CI：0.198~6.60）。这些结果证实，在肺癌组的频率分布上，GSTM1 基因功能型低于对照组，而其缺陷型高于对照组；后者具有增高肺癌发病风险的趋势[62]。

3. CYP1A1 基因多态性

细胞色素 P450 同工酶（CYP）基因多态性与肺癌易感性可能存在关联，其中代谢酶 CYP 1A1 是研究较多的成员之一，其基因位于染色体 15q22~24，含有 7 个外显子和 6 个内含子，总长 5810bp。代谢酶 CYP M1A1（MSP I）多态性位点是 CYP 1A1 基因的 3′末端非编码区聚腺苷酸第 6235 位 T→C 突变，表现为 3 种基因型。CYP 1A1 编码芳烃羟化酶（AHH），主要在肺组织中表达，参与多环芳烃（PAH）前致癌物的活化过程，具有较大的肺癌风险[63]。

本研究对象为上述高氡暴露地区人群，采用病例-对照研究方法，以基因体外扩增限制性片段长度多态性 PCR（RFLP-PCR）技术，分析不同人群中代谢酶 CYP 1A1（MSP I）基因多态性与肺癌发病风险的关系。研究结果显示，在氡暴露地区 CYP 1A1（MSP I）基因杂合型人群的肺癌发病的 OR（优势比）值为 1.03（95% CI：0.468~2.30）；分层分析：有效剂量<50mSv 人群中其基因杂合型的肺癌发病风险增至 4.29 倍（95% CI：0.582~88.2），年龄在 40~59 岁人群中基因杂合型的肺癌发病风险是野生型的 1.22 倍（95% CI：0.145~3.65）。结果证实，CYP 1A1（MSP I）基因多态性与肺癌易感性无显著关联，但其基因杂合型对观察人群的肺鳞癌发病风险、有效剂量<50mSv 的人群肺癌发病风险、非吸烟人群的肺癌发病风险和 40~59

岁人群肺癌发病风险均有增高的趋势[64,65]。

4. IL-6 启动子单核苷酸多态性

在慢性阻塞性肺疾病（COPD）和（或）慢性黏液分泌过多的肺部炎症病变与其后肺癌发生危险的病因学上具有明显的相关性[66]。通过持续肺炎症产生的细胞因子和趋化因子中，IL-6 在促进癌症发生中起到关键的作用[67]。IL-6 具有几个单核苷酸多态性（SNP）的启动子，在交叉的主要种族人群的次要等位基因频率（minor allele frequency，MAF）显示很大的差异。现已证实，在体外质粒构建携带 rs1800795 位点的 G 等位基因，通过去甲肾上腺素、脂多糖和 IL-1 处理，可增强诱导 IL-6 启动子活性。凝胶移位分析证实，随着去甲肾上腺素的诱导，可排除 GATA1 结合到含有 rs1800795 位点的 G 等位基因[68]。

氡暴露可引起氧化应激，导致肺部炎症的发生，是肺鳞状细胞癌的危险因素。IL-6 是一种前致癌炎性细胞因子，在肺癌发生中起到关键的作用。对以前受到高浓度氡气照射的铀矿工，评价其 IL-6 启动子 SNP 与肺癌的相关性。采用病例-对照研究，242 例患者，336 例对照人群。研究结果显示，rs1800797 位点与矿工鳞状细胞癌相关；并且，在患者暴露氡期间的中点和诊断的时间缩短。此外，rs1800797 位点也与基因环境联合研究（Gene Environment Association Studies，GENEVA）的数据库中从未吸烟而患肺癌者相关。功能性研究证实，等位基因危险与增加的基础 IL-6 mRNA 水平和增强的启动子活性相关。而且，具有等位基因危险的成纤维细胞显示，用过氧化氢或苯并芘二醇环氧化物（benzo[a]pyrene diolepoxide）处理更加诱导 IL-6 分泌。由此说明，IL-6 变异体与在铀矿工和从未吸烟的两种情况的群体肺癌相关。这种关联强有力支持 IL-6 启动子 SNP 影响

IL-6 基础表达和致癌物诱导 IL-6 分泌的功能相关性[69]。

## 参 考 文 献

[1] 樊飞跃, 王继先, 樊赛军, 主编. 光辉历程 20 年（1994~2014）——中华预防医学会放射卫生专业委员会简史. 长春: 吉林科学技术出版社, 2014: 164-171.

[2] Axelsson G, Andersson EM, Barregard L. Lung cancer risk from radon exposure in dwellings in Sweden: how many cases can be prevented if radon levels are lowered? Cancer Causes Control, 2015, 26: 541-547.

[3] 李媛秋, 么鸿雁. 肺癌主要危险因素的研究进展. 中国肿瘤, 2016, 25 (10): 782-786.

[4] Zhang ZL, Sun J, Dong JY, et al. Residential radon and lung cancer risk: an updated meta-analysis of case-control studies. Asian Pac J Cancer Prev, 2012, 13 (6): 2459-2465.

[5] 任天山, 程建平, 朱立, 等编著. 环境与辐射. 北京: 原子能出版社, 2007: 30, 262.

[6] 郑钧正, 卓维海. 当前放射卫生领域重点研究方向. 中国公共卫生, 2008, 24 (4): 385-387.

[7] 程业勋. 环境中氡及其子体的危害与控制. 现代地质, 2008, 22 (5): 857-868.

[8] Robertson A, Allen J, Laney, et al. The cellular and molecular carcinogenic effects of radon exposure: a review. Int J Mol Sci, 2013, 14 (7): 14024-14063.

[9] 程业勋. 环境中的隐形杀手氡及其子体的危害与控制. 自然杂志, 2008, 30 (3): 143-150.

[10] Marsh JW, Harrison JD, Laurier D, et al. Doses and lung cancer risks from exposure to radon and plutonium. Int J Radiat Biol, 2014, 90 (11): 1080-1087.

[11] Zhukovsky M, Bastrikova N, Vasilyev A. Relative biological effectiveness of alpha particles at radon exposure. Radiat Prot Dosimetry, 2015, 164 (4): 467-470.

[12] Duan P, Quan C, Hu C, et al. Nonlinear dose-response relationship between radon

exposure and the risk of lung cancer: evidence from a meta-analysis of published observational studies. Eur J Cancer Prev, 2015, 24 (4): 267-277.

[13] Kreuzer M, Fenske N, Schnelzer M, et al. Lung cancer risk at low radon exposure rates in German uranium miners. Br J Cancer, 2015, 113: 1367-1369.

[14] Hahn EJ, Gokun Y, Andrews WM Jr, et al. Radon potential, geologic formations, and lung cancer risk. Prevent Med Rep, 2015, 2: 342-346.

[15] Hystad P, Brauer M, Demers PA, et al. Geographic variation in radon and associated lung cancer risk in Canada. Can J Public Health, 2014, 105 (1): e4-e10.

[16] Torres-Durán M, Ruano-Ravina A, Parente-Lamelas I, et al. Residential radon and lung cancer characteristics in never smokers. Int J Radiat Biol, 2015, 91 (8): 605-610.

[17] Lee HA, Lee WK, Lim D, et al. Risks of lung cancer due to radon exposure among the regions of Korea. J Korean Med Sci, 2015, 30 (5): 542-548.

[18] Axelsson G, Andersson EM, Barregard L. Lung cancer risk from radon exposure in dwellings in Sweden: how many cases can be prevented if radon levels are lowered? Cancer Causes Control, 2015, 26: 541-547.

[19] Zablotska LB, Lane RS, Frost SE, et al. Leukemia, lymphoma and multiple myeloma mortality (1950 ~ 1999) and incidence (1969~1999) in the Eldorado uranium workers cohort. Environ Res, 2014, 130: 43-50.

[20] Lane RS, Frost SE, Howe GR, et al. Mortality (1950 ~ 1999) and cancer incidence (1969 ~ 1999) in the cohort of Eldorado uranium workers. Radiat Res, 2010, 174: 773-785.

[21] Kollerud RDR, Blaasaas KG, Claussen B. Risk of leukaemia or cancer in the central nervous system among children living in an area with high indoor radon concentrations: results from a cohort study in Norway. Br J Cancer, 2014, 111: 1413-1420.

[22] Peckham EC, Scheurer ME, Danysh HE, et al. Residential radon exposure and incidence of childhood lymphoma in Texas, 1995 ~ 2011. Int J Environ Res Public Health, 2015, 12: 12110-12126.

[23] Tong J, Qin L, Cao Y, et al. Environmental radon exposure and childhood leukemia. J Toxicol Environ Health B, 2012, 15: 332-347.

[24] Rericha V, Kulich M, Rericha R, et al. Incidence of leukemia, lymphoma, and multiple myeloma in Czech uranium miners: a case-cohort study. Environ Health Perspect, 2006, 114: 818-822.

[25] Mohner M, Gellissen J, Marsh JW, et al. Occupational and diagnostic exposure to ionizing radiation and leukemia risk among German uranium miners. Health Phys, 2010, 99: 314-321.

[26] Hellman B, Friis L, Vaghef H, et al. Alkaline single cell gel electrophoresis and human biomonitoring for genotoxicity: a study on subjects with residential exposure to radon. Mutat Res, 1999, 442 (2): 121-132.

[27] Laurier D, Valenty M, Tirmarche M. Radon exposure and the risk of leukemia: a review of epidemiological studies. Health Phys, 2001, 81: 272-288.

[28] Langlois PH, Lee MJ, Lupo PJ, et al. Residential radon and birth defects: a population-based assessment. Birth Defects Res A Clin Mol Teratol, 2016, 106 (1): 5-15.

[29] Salgado-Espinosa T, Barros-Dios JM, Ruano-Ravina A. Radon exposure and oropharyngeal cancer risk. Cancer Lett. 2015, 369 (1): 45-49.

[30] Goyal N1, Camacho F, Mangano J, et al. Evaluating for a geospatial relationship between radon levels and thyroid cancer in Pennsylvania. Laryngoscope, 2015, 125 (1): E45-49.

[31] Eatough JP. Alpha-particle dosimetry for the basal layer of the skin and the radon progeny

218-Po and 214-Po. Phys Med Biol, 1997, 42：1899-1911.

[32] Henshaw DL, Eatough DJ. The theoretical risk of non-melanoma skin cancer from environmental radon exposure. J Radiol Prot, 1995, 15：45-51.

[33] Charles MW. Radon exposure of the skin：Ⅱ. Estimation of the attributable risk for skin cancer incidence. J Radiol Prot, 2007, 27：253-274.

[34] Bräuner EV, Loft S, Sørensen M, et al. Residential radon exposure and skin cancer incidence in a prospective Danish cohort. PLoS One. 2015, 10（8）：e0135642.

[35] 孙静, 李冰燕, 陈跃进, 等. 氡暴露致小鼠骨髓细胞的 DNA 损伤. 中华放射医学与防护杂志, 2008, 28（5）：449-451.

[36] 刘星, 聂继华, 陈志海, 等. 氡与亚砷酸钠致人永生化上皮细胞 DNA 损伤的联合毒作用. 中华放射医学与防护杂志, 2013, 33（1）：19-22.

[37] Nie JH, Chen ZH, Liu X, et al. Oxidative damage in various tissues of rats exposed to radon. J Toxicol Environ Health A, 2012, 75（12）：694-699.

[38] Ruano-Ravina A, Faraldo-Valles MJ, Barros-Dios JM. Is there a specific mutation of p53 gene due to radon exposure? A systematic review. Int J Radiat Biol, 2009, 85（7）：614-621.

[39] 夏英, 杨梅英, 张守志, 等. 高氡暴露地区居民肺癌组织已知基因和相关基因分析研究. 中国预防医学杂志, 2004, 5（1）：13-15.

[40] 郭志英, 田梅, 刘建香, 等. 氡染毒小鼠肺及支气管组织的基因表达. 中华放射医学与防护杂志, 2008, 28（4）：335-338.

[41] Li JX, Chen R, Fu CL, et al. Screening of differential expressive genes in murine cells following radon exposure. J Toxicol Environ Health A, 2010, 73（7）：499-506.

[42] 纪雅慧, 韦晔, 刘玉萍, 等. DNMTs 在长期氡暴露致 BEAS-2B 细胞恶性转化过程中的作用. 毒理学杂志, 2015, 29（2）：90-94.

[43] 朴春南, 田梅, 刘建香, 等. 氡染毒诱导小鼠

肺组织细胞凋亡的机制研究. 中国辐射卫生, 2011, 20（2）：142-143, 145.

[44] 韦晔, 刘玉萍, 吴周伟, 等. 体外染氡对 V79 细胞凋亡影响及其机制研究. 扬州大学学报（农业与生命科学版）, 2012, 33（3）：13-16.

[45] Chen Z, Wang D, Gu C, et al. Down-regulation of let-7 microRNA increased K-ras expression in lung damage induced by radon. Environ Toxicol Pharmacol, 2015, 40（2）：541-548.

[46] Taylor RW, Turnbull DM. Mitochondrial DNA mutation in human disease. Nature Reviews Genetics, 2005, 6（5）：389-402.

[47] Zhang S, Wen G, Huang SX, et al. Mitochondrial alteration in malignantly transformed human small airway epithelial cells induced by alpha-particles. Int J Cancer, 2013, 132（1）：19-28.

[48] Xun J, Li Z, Song X, et al. Identification of sequence polymorphisms in the D-loop region of mitochondrial DNA as risk biomarkers for malignant fibrous histiocytoma. Mitochondrial DNA, 2015, 26（3）：380-383.

[49] Gonzalez-Sanchez E, Marin JJ, Perez MJ. The expression of genes involved in hepatocellular carcinoma chemoresistance is affected by mitochondrial genome depletion. Mol Pharm, 2014, 11（6）：1856-1868.

[50] 王伟鹏, 孙静, 陈玉之, 等. 线粒体 DNA 减少在氡及其子体致人支气管上皮细胞凋亡中的作用. 辐射研究与辐射工艺学报, 2014, 32（1）：27-31.

[51] Li BY, Sun J, Wei H, et al. Radon-induced reduced apoptosis in human bronchial epithelial cells with knockdown of mitochondria DNA. J Toxicol Environ Health A, 2012, 75（18）：1111-1119.

[52] 陈玉之, 李冰燕, 孙静, 等. 线粒体部分敲除对氡染毒人支气管上皮细胞损伤效应的影响. 环境与职业医学, 2014, 31（6）：438-441.

[53] 顾超, 聂继华, 陈志. α 粒子照射致人支气

管上皮细胞恶性转化中的线粒体改变. 辐射研究与辐射工艺学报, 2013, 31（4）: 35-39.

[54] Yoshida Y, Hasegawa J, Nezu R, et al. Clinical usefulness of mitochondrial transcription factor A expression as a predictive marker in colorectal cancer patients treated with FOLFOX. Cancer Sci, 2011, 102（3）: 578-582.

[55] 栾岚, 韩斌, 白阳, 等. 线粒体转录因子 A 在非小细胞肺癌中的表达及其与临床病理因素的关系. 中国医科大学学报, 2014, 43（1）: 78-81.

[56] Kurita T, Izumi H, Kagami S, et al. Mitochondrial transcription factor A regulates BCL2L1 gene expression and is a prognostic factor in serous ovarian cancer. Cancer Sci, 2012, 103（2）: 239-444.

[57] Pan D, Jiang C, Ma Z, et al. MALT1 is required for EGFR induced NF-kappaB activation and contributes to EGFR-driven lung cancer progression. Oncogene, 2015, 35（7）: 919-928.

[58] 裴炜炜, 陶立静, 聂继华, 等. 氡暴露致小鼠肺组织线粒体转录因子 A 及核因子-κB 表达的改变. 环境与职业医学, 2016, 33（4）: 385-389.

[59] Alexandrie AK, Nyberg F, Warholm M, et al. Influence of CYP1A1, GSTM1, GSTT1, and NQO1 genotypes and cumulative smoking dose on lung cancer risk in a Swedish population. Cancer Epidemiol Biomarkers Prev, 2004, 13（6）: 908-914.

[60] Ye Z, Song H, Higgins JP, et al. Five glutathiones-transferase gene variants in 23452 cases of lung cancer and 30397 controls: Meta-analysis of 130 studies. PLoS Med, 2006, 3（4）: e91.

[61] 齐雪松, 吕慧敏, 夏英, 等. 高氡地区人群 GSTT1 基因多态性与肺癌易感关系的初步研究. 中国职业医学, 2008, 35（5）: 361-363, 367.

[62] 齐雪松, 吕慧敏, 夏英, 等. 高氡暴露地区人群中代谢酶 GSTM1 基因多态性与肺癌易感性关系的研究. 辐射防护, 2009, 29（2）: 90-95.

[63] Kawajiri K, Nakachi K, Imai K, et al. Identification of genetically high risk individuals to lung cancer by DNA polymorphisms of the cytochrome P450 1A1 gene. FEBS Lett, 1990, 263（1）: 131-133.

[64] 齐雪松, 夏英, 孙全富, 等. 高氡暴露地区人群中代谢酶 CYP1A1 基因多态性与肺癌易感性的关系. 癌变·畸变·突变, 2008, 20（1）: 11-14.

[65] 夏英, 孙全富, 尚兵, 等. 肿瘤易感基因 CYP4501A1 和 GSTm1 多态性与高氡暴露地区居民肺癌关系研究. 中华放射医学与防护杂志, 2008, 28（4）: 327-332.

[66] Brenner DR, Boffetta P, Duell EJ, et al. Previous lung diseases and lung cancer risk: a pooled analysis from the International Lung Cancer Consortium. Am J Epidemiol, 2012, 176: 573-585.

[67] Qi Y, Zhang M, Li H, et al. Autophagy inhibition by sustained overproduction of IL6 contributes to arsenic carcinogenesis. Cancer Res, 2014, 74: 3740-3752.

[68] Cole SW, Arevalo JM, Takahashi R, et al. Computational identification of gene-social environment interaction at the human IL6 locus. Proc Natl Acad Sci USA, 2010, 107: 5681-5686.

[69] Leng SG, Thomas CL, Snider Amanda M. et al. Radon Exposure, IL-6 promoter variants, and lung squamous cell carcinoma in former uranium miners. Environm Health Perspect, 2016, 124（4）: 445-451.

## ❖ 免疫治疗 ❖

# ASCO 年度报告：
# 2016 年肿瘤免疫治疗进展

【哈医大四院编者按】免疫细胞治疗肿瘤作为一种前景远大的肿瘤治疗方式，一直在国际国内广受关注，一直是临床治疗中最为常见，最为引人注意的选择，它的发展和进步，一直是媒体和大众非常关心的内容。

近日，美国临床肿瘤学会（ASCO）发布了 2016 年临床肿瘤进展报告，其中癌症免疫治疗尤为突出，被评为 2015 年癌症研究的首要进展。报告详细介绍了近期免疫治疗的突破性进展及对未来的展望，本篇将就此进行详细介绍。

继在黑色素瘤的治疗取得进展后，免疫治疗现已可应用于许多癌症的治疗中。即使对于那些已经用尽了所有传统疗法的患者来说，免疫疗法也能阻止癌症的增长，而且通常只有轻微的不良反应。

一个多世纪以前，科学家们设想通过操纵人体免疫系统来攻击癌症，但这项任务充满了挑战与挫折。在免疫治疗可以安全有效的使用之前，癌症生物学和免疫系统仍需要更深入地了解。

随着肿瘤免疫治疗基础研究日益增多，越来越多的临床试验也相继出现。目前主要有两大治疗策略正在探索之中，均在过去的一年中取得了重大成果——首先是释放身体的自然免疫反应以对抗癌症，其次是帮助免疫系统发现并摧毁癌症细胞。

## 免疫检查点抑制剂：增强对癌症的免疫应答

过度活跃的免疫系统会导致过度的炎症反应和自身免疫性疾病的发生。人体自身使用免疫检查点（immune checkpoint）来控制免疫反应的强度和持续时间，最大限度地减少对健康组织的损害。一些肿瘤可以产生相同的分子，从而抑制对抗肿瘤的免疫反应。

免疫检查点抑制剂释放致瘤制动因子，以攻击恶性肿瘤，使其停止生长。这些治疗方法在很多种癌症中显出可喜的成果，包括黑色素瘤和肺癌。

第一个获美国 FDA 批准的免疫检查点抑制剂是伊匹单抗（Ipilimumab），能阻滞 CTLA-4 分子，导致免疫反应的广泛增强，包括对癌细胞的攻击。目前新的药物以不同的免疫检查点为靶点，如 PD-1。治疗机制为阻止癌症细胞附着到免疫细胞的 PD-1 蛋白上，从而增强抗肿瘤免疫反应，且不良反应较少。

**（一）黑色素瘤免疫治疗更进一步：比较和联合治疗**

截至 2014 年底，三种检查点抑制剂已被 FDA 批准用于治疗晚期黑色素瘤：伊匹单抗、纳武单抗（Nivolumab）、派姆单抗（Pembrolizumab）。总体而言，这些新药物已经超过了传统的黑色素瘤治疗的疗效。然而，尽管这些药物的确延长了某些患者的寿命，但晚期黑色素瘤仍然是无法治愈的。

2015 年，研究者比较了这三种药物，探索了如何使其整体效益最大化——单药治疗还是联合治疗。

伊匹单抗是一种 CTLA-4 免疫检查点抑制剂，是第一种延长晚期黑色素瘤患者生命的药物。但最近的证据表明，PD-1 抑制剂——纳武单抗和派姆单抗可能更有效。例如，在近期的一项Ⅲ期研究中，接受派姆单抗治疗的患者 1 年生存率为 68% 和 74%（取决于治疗计划），而接受伊匹单抗治疗的患者为 58%。

在一项Ⅲ期研究中，接受了纳武单抗治疗的患者，其肿瘤缩小了 32%，而只接受标准化疗的患者缩小了 11%。纳武单抗的严重不良反应包括胰腺和肝酶升高（ALT、AST）、贫血和疲劳，而化疗有更严重的血液毒性，包括白细胞减少（中性粒细胞减少）、血小板减少和贫血。纳武单抗的严重不良反应发生率低于化疗。

更广泛地说，这些研究结果表明，肿瘤患者对一种类型的免疫检查点抑制剂的应答消失，可能仍然受益于另一个不同的检查点抑制剂。事实上，一些专家认为，结合免疫疗法可能是晚期黑色素瘤患者最有效的策略。联合治疗比伊匹单抗单药治疗更长效的控制肿瘤生长，但严重不良反应发生率更高（分别为 54% 和 24%）。

同时，一项较大的Ⅲ期临床试验中，纳入了近 1000 名未接受过抗癌治疗的晚期黑色素瘤患者，结果显示，疾病恶化的中位时间分别为 11.5 个月（伊匹单抗联合纳武单抗）、7 个月（纳武单抗单药）和 3 个月（伊匹单抗）。不良反应发生率与之前的研究一致——免疫联合治疗最高。

他们发现，对于 PD-1 蛋白水平高的患者，纳武单抗单药治疗的效果与联合治疗效果相似，而对于 PD-1 蛋白水平低的患者，联合治疗使患者受益多于单药治疗。

## （二）肺癌治疗新模式

2015 年，免疫疗法在肺癌中的作用已超过了黑色素瘤。探索针对 PD-1 或 PD-L1 免疫检查点蛋白的临床试验前景大好。

肺癌是全球最常见的恶性肿瘤，也是癌症相关死亡的主要原因。虽然晚期肺癌仍然是无法治愈的，但靶向治疗，如表皮生长因子受体（EGFR）和间变性淋巴瘤受体酪氨酸激酶（ALK）抑制剂，可能有助于控制肿瘤生长。然而，目前只有一小部分有特定的遗传异常的患者可受益于靶向治疗。

非小细胞肺癌（NSCLC）是肺癌最常见的类型，占总数的 85%。对于目前以铂为基础的化疗，平均生存期只有约 10 个月。初始治疗后患者的疾病如果恶化，多西他赛化疗只能提供轻微的生存改善。此外，化疗的不良反应太大，患者难以承受。越来越多的研究证据表明，免疫治疗可以更长时间地控制晚期癌症，且不良反应较少。

2015 年 3 月，FDA 批准了纳武单抗用于含铂双药联合化疗治疗后恶化的鳞状细胞癌患者。该批准是基于一项随机调查的结果——与标准二线化疗相比，免疫治疗明显提高了整体中位生存期（分别为 9 个月和 6 个月），1 年生存率提高了近一倍（分别为 42% 和 24%）。

另一个随机对照试验表明，治疗晚期非鳞 NSCLC 患者，纳武单抗可以提供相似的获益。与标准化疗相比，纳武单抗提高了中位生存时间（分别为 12.2 个月和 9.4 个月）。这一临床试验也表明，那些 PD-L1 水平较高的肿瘤患者获益更多。

一般来说，相比于多西他赛，患者更能耐受纳武单抗，且不良反应较少。2015

年 10 月，FDA 批准纳武单抗用于接受铂类为基础的化疗恶化后的非鳞状非小细胞肺癌患者。2015 年 9 月，FDA 批准派姆单抗用于恶化的晚期 PD-1 阳性非小细胞肺癌的治疗。

早期的报告表明，纳武单抗和派姆单抗作为晚期非小细胞肺癌的初始治疗也可能有效。

一种新的免疫检查点抑制剂——Atezolizumab，也在晚期非小细胞肺癌的治疗中显示出可喜的成果。Atezolizumab 通过阻断肿瘤细胞的 PD-L1 蛋白起作用。在早期的研究中，接受 Atezolizumab 治疗的患者中位生存期为 12.6 个月，接受多西他赛治疗的为 9.7 个月。

在其他的研究中，PD-L1 水平较高的肿瘤患者从免疫治疗中获益较多，其中位生存期高于接受多西他赛的患者（分别为 15.5 个月和 11.1 个月）。相反，PD-L1 水平较低的患者的中，与多西他赛相比，Atezolizumab 没有明显延长生存期。Atezolizumab 的不良反应少于多西他赛，最常见的严重不良反应是 Atezolizumab 相关肺炎和 AST 水平升高。

### （三）扩大检查点抑制剂的可能性

1. 膀胱癌

在过去的 30 年中，治疗晚期膀胱癌的进展甚微。大多数晚期膀胱癌患者为老年人（诊断年龄中位数为 73 岁），许多人患有肾功能损害。因此，很多患者放弃化疗，以避免化疗的不良反应。不能耐受化疗的患者及初化疗后肿瘤恶化的患者预后较差。

一项临床研究给晚期膀胱癌的治疗带来希望。PD-L1 免疫检查点抑制 Atezolizumab 可以迅速缩小肿瘤——许多在开始治疗后的几周内。同样地，Atezolizumab 对于 PD-L1 水平高的患者特别有效，反应的中位时间比典型的化疗时间要长得多。

最常见的治疗相关的不良反应为食欲下降和疲劳。严重的不良反应，如虚弱和血液学异常（血小板减少和血磷降低），约有 4% 的患者发生。

2014 年，FDA 批准 Atezolizumab 用于治疗 PD-L1 阳性的晚期膀胱癌。

2. 肾癌

晚期肾癌是另一种恶性肿瘤，迫切需要更好的治疗方法。成人最常见的肾癌类型为肾细胞癌（RCC）。在诊断时，近 1/3 的患者已经有远处转移，很难治疗，因此，新药的研发迫在眉睫。

近期的研究表明，PD-1 免疫疗法很有前景。在一项随机试验中，纳武单抗使约 20% 的转移性肾透明细胞癌患者的肿瘤缩小，中位生存期延长至 25 个月，比靶向治疗延长了近 1 年。疲劳是最常见的不良反应。

2015 年 11 月，FDA 批准纳武单抗用于晚期 RCC 的治疗。

3. 肝癌

肝癌是全世界癌症死亡的第二大原因，其最常见的类型的肝细胞癌（HCC）。唯一被 FDA 批准用于晚期肝癌的药物索拉非尼，仅能增加 3 个月的生存期。去年有报告称，纳武单抗治疗转移性 HCC 很有前景。

在一项小型研究中，近 20% 的患者接受纳武单抗治疗后肿瘤明显缩小，其中有 2 名患者肿瘤完全消失。该反应可持续 9 个月甚至更长时间。1 年后，62% 接受纳武单抗治疗的患者仍然存活。索拉非尼的肿瘤反应率仅为 2%~3%，而纳武单抗为 30%。

严重的不良反应包括 ALT、AST、脂肪酶水平升高。

这些早期的研究结果表明，免疫疗法可能是一种有效的治疗晚期肝癌的手段。

## 4. 头部和颈部癌症（HNC）

复发转移性 HNC 预后很差。现有的治疗方法包括化疗和靶向药物西妥昔单抗，平均生存期为 10~12 个月。总体而言，很少有患者对这些治疗有应答，且不良反应显著。

早期研究发现，PD-1 免疫检查点抑制剂对 HNC 患者有效。在一项小型试验中，约 25% 的患者在接受派姆单抗治疗后肿瘤体积缩小。而西妥昔单抗的临床响应率低于 13%。虽然在这一人群中，派姆单抗的毒性与其他试验中相似，但只有 10% 的患者出现严重的不良反应，如面部肿胀和肺炎。

或许同样重要的是，无论 HNC 是否与人乳头瘤病毒（HPV）相关，这些药物均有效。研究表明，HNC 的一个亚组呈 HPV 阳性，其对标准治疗的应答明显优于 HPV 阴性患者。而在本项试验中，无论是对 HPV 阳性还是阴性的患者，派姆单抗均有效。

## 5. 血液肿瘤：霍奇金淋巴瘤

霍奇金淋巴瘤是淋巴系统的肿瘤，在 2 个年龄组中发病率较高：15~40 岁（尤其是 20 多岁的年轻人）和 55 岁以上。接受现有的初始治疗后，患者的 5 年生存率为 80%，且很少复发。但是一旦当霍奇金淋巴瘤复发就更加难以治疗，复发的患者通常会接受额外的化疗、放射治疗或干细胞移植。

新的研究数据表明，免疫治疗，特别是阻断 PD-1，可能在复发性霍奇金淋巴瘤的治疗中发挥作用。此外，据推测，某些异常基因使霍奇金淋巴瘤特别容易受 PD-1 阻断。一项关于成人复发性霍奇金淋巴瘤研究支持这一假说。

本试验中，几乎所有的患者均曾接受过 3 种或更多的治疗，包括干细胞移植、

靶向药物。值得注意的是，绝大多数对纳武单抗产生应答，17% 的患者肿瘤完全消失。6 个月后，只有 14% 的患者出现疾病进展。

最常见的治疗相关的不良反应为皮疹和血小板减少。严重的不良反应十分罕见。

## （四）基因异常对 PD-1 免疫治疗应答更佳

具有更多基因突变的肿瘤可能引发更强烈的免疫反应，因为它们拥有更多的被免疫系统识别为外源物质的蛋白质（抗原）。黑色素瘤、膀胱癌和肺癌是突变最多的几种癌症。

在某些患其他癌症的患者中，肿瘤具有大量由于基因异常（错配修复缺陷）导致的突变，导致细胞修复损伤的能力被破坏。2014 年的一项小型试验首次证实错配修复缺陷的肿瘤更易受 PD-1 封锁。

研究人员发现，派姆单抗对多种类型的错配修复缺陷肿瘤均有效，如结肠癌、子宫内膜癌、壶腹癌、十二指肠癌及胃癌等。1/5 的患者对派姆单抗有应答，平均疾病进展时间为 5.4 个月。

本试验中派姆单抗的毒性类似于其他试验。严重的不良反应，如低蛋白血症、血细胞减少（贫血和淋巴细胞减少）和肠梗阻，发生在 41% 的患者中。

## （五）错配修复缺陷：癌症遗传学的新认知改变了麦克的生活

麦克·切特尔有 Lynch 综合征家族史，4 年前他首次得知患了十二指肠癌和结肠癌。他开始了一系列的治疗——最初是复杂的外科手术，其次是化疗。一年后，癌症扩散到肝，于是他接受了第二次手术，医生在他的腹部发现 26 个肿瘤。

后续的治疗包括各种化疗方案，产生了多种不良反应——恶心、呕吐、神经病变和"化疗脑"。然而，所有的治疗都失败

了。2年前，麦克被告知癌细胞已经扩散到骨头，肝的其他部分也有扩散。

"转移太迅速了，"麦克回忆说，"我一瘸一拐，甚至不能转脖子，实在太痛苦了。"

Diaz博士建议麦克参加一项关于基因错配修复缺陷的研究，试图确定该肿瘤是否对派姆单抗敏感。参加试验2~3个月后，麦克的症状开始消退，可以转动脖子、自己走路了。

跟以前的化疗相比，新的治疗不良反应最小，也更方便——每两周输液半小时，而不是4~5小时的输液化疗。麦克参与试验的时间已经将近2年，接受了完整的针对治疗，几乎所有的肿瘤都缩小了。

研究人员预计，在未来的几年内，其他基因错配修复缺陷的患者也将从中获益，该项研究的成果将对癌症患者产生更广泛的影响。参看上述"基因异常对PD-1免疫治疗应答更佳"部分，更深入了解关于拯救麦克的试验——这也是今年最大的癌症进展。

## 新型免疫疗法增强免疫系统

### （一）用于治疗血液肿瘤的T细胞疗法

除了免疫检查点抑制剂，研究人员正在探索其他免疫治疗方法，所有这些都是以细胞为中心的。一种独特的新的免疫治疗方法，抗体blinatumomab，附着在白细胞上的两种不同的蛋白质：CD19 B细胞和CD3 T细胞。通过这种方式，该抗体将癌症杀伤T细胞与恶性B细胞白血病细胞联系到一起。

在一项早期试验中，近1/3复发或难治性急性淋巴细胞白血病患者在接受blinatumomab后得到了完全缓解。该应答反应持续时间长，很多患者持续超过6个月。

试验的参与者患有一种不常见但侵袭性强的ALL——费城染色体阴性前体B细胞急性淋巴细胞白血病。在这些结果的基础上，2014年12月，FDA批准blinatumomab用于治疗这种难治性疾病。

虽然仍需更多的研究来确定其是否能提高生存率，但似乎免疫治疗将会在ALL治疗中发挥重要作用。未来的研究方向包括探索在病程的早期使用blinatumomab，以及与其他疗法的联合应用。

另一种独特的新方法是所谓的嵌合抗原受体（CAR）T细胞疗法。这种方法包括从患者身上采集T细胞，并在实验室中将其基因重组，最后输回患者体内。重新编程的T细胞释放特定的蛋白质，使他们能够找到并攻击体内的癌细胞。

一项关于成人及儿童ALL的研究中，30名患者中27人在接受该项治疗后获得了完全缓解，19人的缓解时间持续了长达2年。总体而言，78%的患者在接受CAR T细胞治疗后平均存活6个月。

在另一项研究中，15名患有化疗耐药DLBCL或其他血液肿瘤患者中，有12人对CD-19 CAR T细胞产生应答，8名患者的肿瘤完全消失。此外，由于CAR T细胞可能会导致很大的毒性，如发热、低血压、精神错乱和神经系统不良反应，因此目前只能在专业临床中心使用。

### （二）癌症疫苗：脑肿瘤治疗新方法

胶质母细胞瘤是一种不可治愈的侵袭性脑肿瘤。大多数患者被诊断时已处于晚期阶段，虽然手术和化疗在初期有效，但随着时间的推移癌症不可避免地恶化。一旦复发后，平均生存时间仅为1.5年。

研究人员一直在探索治疗脑肿瘤的新途径，包括免疫治疗，如疫苗，将释放一种触发特定免疫反应的物质。不同于预防性疫苗，如HPV疫苗，该种治疗性癌症疫苗的目标是不是为了防止癌症，而是帮助免疫系统找到并攻击它。

一项Ⅱ期试验结果表明，治疗性癌症疫苗可以改善复发性胶质母细胞瘤患者的预后。rindopepimut 疫苗可以对抗特定的基因突变（EGFRvⅢ）的恶性胶质瘤。该突变发生在约 1/4 胶质母细胞瘤中，不会发生在健康的脑组织中。

在这项研究中，患者接受疫苗及靶向药物贝伐单抗共同治疗，均产生了免疫反应。与接受贝伐单抗单药治疗的患者相比，接种了疫苗的患者肿瘤收缩更显著、疾病恶化间期更长、中位生存期更长（分别为 12 个月和 8.8 个月）。rindopepimut 疫苗最常见的毒性反应为注射部位轻度注射反应。

2015 年初，FDA 批准 rindopepimut 为 EGFRvⅢ 阳性胶质母细胞瘤的指定疗法。用于治疗其他癌症，包括乳腺癌、肺癌、膀胱癌、宫颈癌、肾癌、胰腺癌、前列腺癌和血液肿瘤等的疫苗也在探索中。

## 继续免疫治疗研究

总之，免疫治疗研究的巨大进展预示着传统治疗支柱（化疗、放疗及手术治疗）之外的另一大治疗支柱的兴起。与化疗和靶向治疗相比，免疫治疗具有更长效控制肿瘤生长的潜力，而且不良反应更少。

利用患者自己的免疫系统来对抗癌症似乎更有效。但迄今为止，在众多研究中，只有少数患者受益于免疫治疗方法，研究人员正在探索提高更多患者预后的方法。此外，还需更长时间的随访来评估这些治疗方法真正的临床益处。

（来源：哈医大附属第四医院肿瘤生物治疗中心网站：http://www.hydsy120.com，2016-03-02）

（上接第 134 页）

都是 CAR-T 细胞治疗安全性和有效性的关键，所以需要尽快制订相关的技术标准。从 CAR-T 治疗技术的整个环节来讲，需要企业和医院密切配合，既要保证所制备的 CAR-T 细胞的安全性和有效性，也需要制订非常个性化的临床治疗方案，只有这样，才能确保 CAR-T 治疗对患者的最大受益。我们目前选择吉凯基因作为我们联合研究的合作伙伴，也是对其生产和制备技术经严格的考证后才进行合作的"。

关于细胞免疫治疗相关政策和管理模式，吉凯基因科技公司总经理余学军也表示"希望国家尽快出台 CAR-T 细胞治疗这项技术的行业标准，包括产品标准、管理规范等，这样才有利于这项技术健康、稳定地发展，最终走向临床应用，避免再次出现魏则西事件"。据记者了解，国家卫计委正在研究医疗新技术临床研究管理办法，CFDA 也在通过各种渠道了解美国 FDA 对细胞治疗的监管理念。"完全照搬国外标准并不适合，因为很多软件硬件都不尽一致。希望有适合我国的法律法规出台。"2016 年 9 月 19 日，由中国医药生物技术协会牵头起草的《免疫细胞制剂制备质量管理自律规范》，也开始征求意见。杨建民对记者表示，"目前国内从草案看规定非常严格，作为临床医生我也希望监管越严越好，把滥竽充数的企业踢出去，让有技术优势的企业成长起来。"

（作者：尹薇，原标题：魏则西事件后的免疫治疗，稿源：中国制药网，来源：健康时报网 2016-10-09）

# 2016ASCO 临床癌症研究进展年度报告
## ——免疫治疗为最大进展

医脉通编译整理

美国临床肿瘤学学会（ASCO）于 2016 年 2 月 4 日发布《2016 年临床癌症进展：ASCO 癌症研究进展年报》，将免疫治疗评为 2015 年癌症研究的最大进展。报告中回顾了最近免疫治疗的突破性进展和手术、化疗、放疗及靶向治疗等方面的其他 60 项重要的癌症研究进展，呼吁联邦政府保持对癌症研究的强有力的资助，并且声明了其对促进癌症研究进展具有关键的作用。

"免疫治疗是癌症领域最具革命性的进展。这种新的治疗方法不仅改变患者的生命，也同样为未来的研究指明了令人着迷的方向。" ASCO 主席 Julie M. Vose 说道，"像这样的进步需要在研究中有大胆的想法、奉献的精神和投入。对国家而言，如果我们要战胜癌症，我们需要投入更多来支持强大的生物医学研究事业。"

在 ASCO 报告的第 11 年，《2016 年 ASCO 临床癌症进展》报告于世界癌症日发布在《the Journal of Clinical Oncology》期刊，探讨整个癌症治疗过程的重要进展，从预防到治疗和生存。突出了影响美国癌症研究和进展速度的关键政策问题和发展，这项报道也阐述了正在兴起的癌症治疗趋势，比如处理治疗抵抗性癌症的新的精准医疗策略以及在改善患者生活质量方面的不断增加的研究。

## 免疫治疗：不断增加的癌症患者的一种关键治疗选择

正如报道中所描述的那样，阻断名为 PD-1/PD-L1 免疫检查点的新免疫疗法将晚期黑色素瘤患者的生存期从几个月延长到几年。在过去的一年中，研究人员发现，其他几种晚期癌症患者也能从这些治疗中获益。

在 2015 年，FDA 批准 PD-1/PD-L1 免疫治疗用于晚期肺癌和肾癌的最常见的类型，这些疾病均对现有的治疗产生耐药。此外，早期临床试验结果显示，这种治疗方式也能减慢膀胱癌、肝癌、头颈癌和其他癌症的生长速度。同年，研究者也看到了其他新出现的免疫治疗策略成功的早期现象，比如用于血液癌症的 T 细胞疗法和治疗恶性胶质瘤的癌症疫苗。

"我们不断发现，免疫治疗可以更长时间的控制癌症生长，并且与传统化疗和靶向药物相比，更容易使一些患者耐受。"《2016 年临床癌症进展》的共同执行编辑 Don S. Dizon 医生说道，"下一个挑战是将免疫治疗的益处扩大到更多的癌症患者。"

文献全文：Don S. Dizon, Clinical Cancer Advances 2016: Annual Report on Progress Against Cancer From the American Society of Clinical Oncology, DOI: 10.1200/JCO.2015.65.8427.

（来源：医脉通 2016-02-05）

# 免疫治疗再度入选"年度进展"

自 2016 年免疫治疗获评"临床肿瘤年度进展"后，今年免疫治疗再次获得该殊荣，其使许多几无有效治疗手段的肿瘤患者获得"延长和改善生存的机会"。其他癌种的进展大量涌现。（J Clin Oncol. 2017 年 2 月 1 日在线版）

2017 美国临床肿瘤学会临床肿瘤进展年度报告（以下简称"年报"）显示：在过去一年中（2015 年 11 月～2016 年 10 月），免疫检查点抑制剂免疫治疗方面的成功试验不断涌现，现已证实该疗法可有效治疗既往被认为难治的晚期肿瘤患者，且抗癌谱广泛。

## "治愈"黑色素瘤

年报显示：仅短短几年间，免疫治疗就改变了晚期黑色素瘤患者的治疗窘境。根据已获得的大样本数据，专家们已开始推测"治愈"黑色素瘤或可实现，至少可在少数幸运的患者中实现。

一项 Pembrolizumab 的长期研究数据显示：随访 655 例患者，中位生存期达 23 个月，2 年生存率为 49%，1/3 的患者有肿瘤缩小，44% 的患者疗效持续时间超过 1 年（JAMA. 2016，315：1600-1609.）。另一项关于 Nivolumab 的早期研究结果与此相似，显示治疗晚期黑色素瘤患者可获得 43% 的 2 年生存率（J Clin Oncol. 2014，32：1020-1030.）。上述两项研究结果均优于 Ipilimumab。因为早期的汇总分析显示，Ipilimumab 治疗者仅获得了 11.4 个月的中位生存期（J Clin Oncol. 2015，33：1889-1894.）；辅助治疗虽然改善了 Ⅲ 期患者的生存期，但所用剂量较大（N Engl J Med. 2016 年 10 月 7 日在线版）。

## 改变肺癌治疗范式

免疫治疗已经改变了肺癌的治疗范式。晚期肺癌既往的标准治疗——如化疗，其地位最终将被免疫治疗所取代。

自 2015 年 Pembrolizumab 和 Nivolumab 被批准二线治疗非小细胞肺癌（NSCLC）患者后，2016 年 Atezolizumab 也步入了该阵列。现在，基于一项对比化疗的研究结果，Pembrolizumab 已被批准一线治疗 PD-L1 阳性的 NSCLC 患者（N Engl J Med. 2016 年 10 月 8 日在线版）。

年报指出：这些结果将改变转移性 NSCLC 的初治模式，每例新确诊的患者都需检测 PD-L1，PD-L1 高表达患者将可能接受免疫治疗而非化疗。

## 免疫治疗新增三种癌的适应证

在过去的一年中，免疫治疗获批了膀胱癌、头颈癌和霍奇金淋巴瘤三个适应证。

在过去的几十年中，膀胱癌的治疗乏善可陈，Atezolizumab 是第一个获批的新药。鉴于有研究显示 Atezolizumab 对比化疗的历史数据可改善经治型转移性尿路上皮癌的缓解率，Atezolizumab 经快速通道获得审批（Lancet. 2016，87：1909-1920.）。

Nivolumab 则因为相对化疗可改善复发/转移性头颈部鳞癌患者的生存期、不良反应少、继而改善生活质量而获批（N Engl J Med. 2016 年 10 月 8 日在线版）。

霍奇金淋巴瘤对程序性细胞死亡抑制

剂异常敏感。一项研究显示：80 例患者中有 53 例（66%）经 Nivolumab 治疗后获得缓解，其中 7 例肿瘤完全消失（Lancet Oncol. 2016，17：1283-1294.）。在对免疫治疗有应答的经典型霍奇金淋巴瘤患者中，几乎所有患者的肿瘤都至少缩减 50%，平均的缓解持续时间达 8 个月。Pembrolizumab 对此类患者也有疗效（J Clin Oncol. 2016，34：3733-3739.）。

## 免疫治疗之外的其他进展

除了免疫治疗不断涌现的可喜结果外，2016 年的特色标志是肿瘤精准治疗方面涌现出的一大波进展，现将重要进展分述如下。

◎ Midostaurin 治疗急性髓系白血病（AML）

Midostaurin 是靶向 FLT3 基因的新药。在 20 多年的 AML 临床实践中，Midostaurin 是首个前途光明的药物。一项大型研究入组 717 例初治的、FLT3 阳性的 AML 患者，Midostaurin 联合化疗对比单纯化疗分别获得了 75 个月和 26 个月的中位生存期，中位无事件生存期分别为 8 个月和 3.6 个月（Blood. 2015，126：6.）。

◎ Inotuzumab ozogamicin 治疗急性淋巴细胞白血病（ALL）

一项仍在进行的研究显示：Inotuzumab ozogamicin 对比标准化疗治疗 ALL 分别获得了 81% 和 29% 的完全缓解率，至疾病进展的中位时间分别为 5 个月和 1.8 个月，中位生存期分别为 7.7 个月和 6.7 个月（N Engl J Med. 2016，375：740-753.）。据此，年报推断：Inotuzumab ozogamicin 很可能成为老年复发/难治 B 细胞型 ALL 患者的新的标准治疗，尽管其主要不良反应静脉闭塞性肝病的发生率高达 11%。

◎ Alectinib 治疗 ALK 阳性的 NSCLC

ALK 阳性 NSCLC 患者占 3%～7%；不再接受 Crizotinib 一线治疗后，可选用 Alectinib。J-ALEX 研究显示：Alectinib 对晚期、ALK 阳性 NSCLC 患者的脑转移也有效［J Clin Oncol. 2016，34（suppl）：abstr 9008.］。

◎ 新方案治疗多发性骨髓瘤（MM）

CASTOR 研究显示：对比硼替佐米/地塞米松标准化疗方案，添加 Daratumumab 后可将疾病进展风险降低 70%，将部分缓解率从 29% 增至 59%，将完全缓解率从 9% 增至 19%［J Clin Oncol. 2016，34（suppl）：abstr LBA4.］。

◎ 乳腺癌新药

对激素治疗耐药的乳腺癌患者，可选用新型靶向治疗药物 CDK4/6 抑制剂。Palbociclib 是首个获批的该类新药，Ribociclib 在研的该类药物。在对激素治疗耐药的激素受体阳性、HER-2 受体阴性、转移性乳腺癌女性患者中，Palbociclib 联合氟维司群、Ribociclib 联合来曲唑可改善无进展生存期。虽然随访时间尚不充分，暂未获得上述联合方案是否可改善总生存期的数据，但这些结果已经改变了此类患者的治疗标准。

◎ 更有效的肾癌治疗方案

METEOR 研究显示：Cabozantinib 对比标准治疗依维莫司可改善复发肾细胞癌患者的总生存期（Lancet Oncol. 2016，17：917-927.），继而获批该适应证。不过，此类药物用于辅助治疗的证据不足，尚待进一步验证。

◎ 放疗中添加化疗可改善胶质瘤患者生存

RTOG 9802 研究显示：与单用放疗相比，联合化疗（丙卡巴肼、CCNU/洛莫司汀和长春新碱）可改善 2 级胶质瘤患者的总生存期，分别为 13.3 年和 7.8 年（N

Engl J Med. 2016，374：1344-1355.）。该结果改变了高危、低级别胶质瘤患者的标准治疗。

◎ 神经母细胞瘤有了更有效的治疗方案

在标准治疗基础上，二次自体干细胞移植可改善转归；接受两次移植患者的3年无复发率为61%，一次移植者的为48% ［J Clin Oncol. 2016，34（suppl）：abstr LBA3.］。

◎ 结直肠癌的"研究方向"

左半结直肠癌患者对比右半结直肠癌患者的生存期截然不同，这已被证实 ［J Clin Oncol. 2016，34（suppl）：abstr 3504. JAMA Oncol. 2016年10月20日在线版；27日在线版］。总体而言，左半侧肿瘤患者的死亡风险降低了20%，提示原发肿瘤部位应作为预后及将来试验设计的重要考量。

◎ 胰腺癌的化疗联合

ESPAC-4研究显示：对比吉西他滨单药，卡培他滨联合吉西他滨辅助治疗胰腺癌可改善生存期 ［28个月 *vs* 25.5个月；J Clin Oncol. 2016，34（suppl）：abstr LBA4006.］。虽然对生存的改善较小，但添加卡培他滨后，患者的5年生存率从16%

提升至29%（Lancet. 2017年1月24日在线版）。因此，两药联合化疗将成为新标准。

◎ AML新制剂

有研究显示：CPX-351（含阿糖胞苷和柔红霉素的脂质体制剂）较标准治疗可将老年AML患者的生存期提高4个月 ［J Clin Oncol. 2016，34（suppl）：abstr 7000.］。

◎ 关注直肠癌的腹腔镜手术

鉴于 ACOSOG Z6051l 研究（JAMA. 2015，314：1346-1355.）和ALaCaRT研究（JAMA. 2015，314：1356-1363.）提示腹腔镜手术未能如开腹术一样完全清除肿瘤组织，且可能增加复发风险并缩短生存期。年报建议：不推荐Ⅱ~Ⅲ期直肠癌患者常规接受腹腔镜手术。

◎ 长期激素治疗降低乳腺癌复发风险

早期、激素受体阳性乳腺癌患者术后，服用芳香化酶抑制剂10年，而非5年，可进一步降低复发风险（N Engl J Med. 2016，375：209-219.）。

（编译　王利军）

（来源：《全球肿瘤快讯》2017年2月总177~178期）

# 免疫疗法：疗效评价是个事儿

免疫疗法在癌症治疗中的应用日益广泛，但其疗效评价尚需更多研究深入探讨。(J Clin Oncol. 2015，33：3541－3543；J Clin Oncol. 2016 年 2 月 29 日在线版)

确定临床有效性极具挑战性，因为在免疫治疗过程中可能出现假性进展（pseudoprogression）以及免疫相关的疗效独特表现。

WHO 和 RECIST 作为传统的抗肿瘤治疗疗效评价标准，虽然无法尽善尽美，但 RECIST 标准已成为了明确疾病进展的公认标准。多年来，这些标准在临床实践和药物审批过程中被广泛使用。

假性进展（肿瘤体积暂时增大、出现新的病灶）在 RECIST 或 WHO 标准下均可能被划归于疾病进展。

这些独特的免疫反应催生了 2009 年版免疫治疗疗效评价标准，用以评价免疫治疗药物的疗效（Clin Cancer Res. 2009，15：7412－7420.）。

美国国立癌症研究所的 Mauricio Burotto 表示：由于免疫相关有效率相对较低，且目前对免疫反应的动力学也了解不多，因此在临床实践中还只能用传统的 RECIST 标准；且如果采用免疫相关反应标准来评价疗效，有可能给不能从免疫治疗中获益的患者过度治疗。

## 使用免疫治疗疗效评价标准

一项 Pembrolizumab 治疗黑色素瘤的临床试验从侧面证实了应用免疫治疗疗效评价标准的必要性。该研究中，根据免疫治疗疗效评价标准，441 例患者中 12% 的患者已缓解或疾病稳定，但若采用 RECIST 标准，这些患者都属于疾病进展（J ClinOncol. 2014，32：abstr 3006.）。

根据免疫治疗疗效评价标准已缓解患者，与根据免疫治疗疗效评价标准和 REICST 标准双重标准评估的疾病进展患者相比，前者的总生存有显著改善。此外，在近期多项 PD-1 和 PD-L1 抑制剂治疗多种晚期实体瘤的临床试验中，为实体瘤的假性进展评价提供了机会，不过免疫治疗疗效评价标准并没在这些临床试验中广泛应用。

这些研究采用的主要疗效评价标准还是 RECIST 1.0、RECIST 1.1 以及改良的 WHO 标准，大部分研究由研究者采用了免疫治疗疗效评价标准，RECIST 标准的补充。

其中部分研究采用这些标准评估复合疗效（目标病灶缩小或出现新的病灶）帮助临床决策，另一部分研究则将之作为探索性的终点指标。71%（14 项中的 10 项）的研究中，报告客观缓解率时未采用免疫相关标准。

另外，不到 1/3（14 项中的 4 项）的研究将 RECIST 标准和免疫相关反应标准进行了头对头的比较，缓解率结果相近。

Burotto 等认为，目前正在进行的试验有必要加强报告免疫相关治疗反应，明确假阳性进展是否可作为临床获益和生存改善的补充指标，以进一步阐明肿瘤与免疫系统相互作用的复杂动力学。

## 姑息性治疗中的免疫疗法

澳大利亚墨尔本大学 Peter MacCallum

癌症中心 Annie Wong 等指出，进入肿瘤免疫治疗时代，亟需更多针对生活质量、姑息性治疗以及生存者方面的研究。而目前在姑息性和终末期治疗领域，免疫治疗的研究少之又少。

以往，治疗决策和终末期治疗的讨论，由按月计的预后评估来指引。随着免疫疗法应用的日益广泛，虽然只是少部分患者，但还是可以带来快速、显著且持久的疗效，使得终末期治疗的界限出现模糊。

是选择可为部分患者带来持久缓解的免疫治疗，还是选择更符合主流的姑息性治疗？

比如，患者接受免疫治疗初期在RECIST 标准下属于疾病进展，实际上仍有可能从免疫疗法中获益。但若疾病进展后继续治疗，期待可能延后出现缓解，也可能致使无效治疗时间的延长。

这样一来便延误了过渡到后续治疗的时间，在这种情况下继续进行免疫治疗可能导致支持性药物的使用受限。

总体上，这些药物为临床医师带来了一些问题。比如，在已有转移的患者中，若其还有持续性缓解的可能，那么治疗强度该如何确定？

另外还有卫生资源方面的问题，这些新药对患者及其家属而言也是不小的经济负担。

但目前为止，对于正在接受姑息性治疗的患者，尚无相关指南指导临床医师应该如何选择免疫疗法。

Peter MacCallum 癌症中心的 Odette Spruyt 表示，他们研究团队在 Peter MacCallum 癌症中心过去 5 年间接受治疗的患者的缓解情况进行了分析，旨在回顾性地明确有哪些疗效预测因子，以便指导临床医师更好地处理晚期疾病。

体能状态较差的患者中，缓解方面的信息也较少，因为体能状态较差的患者很难入组临床试验。

## 涉及缓解方面的新议题

免疫疗法有独特的作用机制和免疫相关反应形式，也为与癌症患者的沟通打开了新的切入点。

在评估治疗选择时，不论自己处于疾病的哪个阶段，患者都比较愿意尝试新疗法和试验性疗法。肿瘤医师和姑息治疗医师在指导生存随访、后续治疗和支持性治疗方面也发挥主要作用。

随着接受免疫治疗的患者数量日益增加，对免疫疗法治疗多种实体瘤疗效及患者生存获益的了解也会加深。

（编译　石　磊）

（来源：《全球肿瘤快讯》2016 年 4 月总 158 期）

（上接第 273 页）

[39] Kumar A, List AF, Hozo I, et al. Decitabine versus 5-azacitidine for the treatment of myelo-dysplastic syndrome: adjusted indirect meta-a-nalysis. Haematologica, 2010, 95: 340-342; author reply 343-344.

[40] Xie M, Jiang Q, Xie Y. Comparison between decitabine and azacitidine for the treatment of myelodysplastic syndrome: a meta-analysis with 1392 participants. Clin Lymphoma Myeloma Leuk, 2015, 15: 22-28.

[41] Greenberg PL, Attar E, Bennett JM, et al. NCCN Clinical Practice Guidelines in Oncology: myelodysplastic syndromes. J Natl Compr Canc Netw, 2011, 9 (1): 30-56.

# 免疫治疗能停吗？停后能继续获益吗？

在目前的临床实践中，除非出现不能耐受的不良反应或疾病进展，否则都推荐一直使用 PD-1 抗体来进行免疫治疗。但也有证据表明，有患者停止治疗后也许仍然能够获益。下面就是一组来自于一项随机研究事后分析的证据。

CheckMate 069 研究主要是评估 Ipili-mumab 单药、与 Nivolumab 联合使用分别对转移性黑色素瘤患者的疗效。针对该研究的一项最新的事后分析结果显示，因不良反应而中止联合用药的患者也获得了 66% 的总有效率。（2016 年 ASCO 年会，摘要号 9518）

## 免疫治疗或能中止

在 II 期试验 CheckMate 069 和随后的 III 期试验 CheckMate 067 中，有半数以上的患者都发生了 3~4 级的不良反应，CheckMate 069 研究的发生率为 55%，CheckMate 067 的为 54%；1/3 的患者因此中止了治疗（36.4% vs 37%）。鉴于有如此多的患者因为联合用药的不良反应而中止治疗，因此了解这些患者的治疗结局就非常重要。

疗效数据显示：上述患者的总有效率（ORR）能达到 66% 之高，其中肿瘤的完全缓解（CR）率为 20%，部分缓解（PR）率为 46%，病情稳定（SD）的患者占 17%。上述有效率与联合治疗组的结果较为相似（ORR 为 59%，CR 为 22%，PR 为 37%，SD 为 13%）。

联合治疗组所有患者的疾病进展率为 16%，而中止治疗组患者的为 9%。肿瘤负荷降低率则较为相似，前者为-70%，后者为-69%。

经 2 年随访后，中止治疗组患者的中位总生存期（OS）和无进展生存期（PFS）表现突出，2 年的 OS 率和 PFS 率分别为 71% 和 52%，而联合治疗组则分别为 64% 和 51%。

上述结果在 III 期临床试验 CheckMate 067 研究中又得到进一步验证。

CheckMate 067 的研究者提到，120 例因不良反应而中止治疗的患者中，其有效率达 67.5%。上述结果支撑了目前有关不良反应管理和中止治疗的指南，因为这些结果显示：在无治疗相关死亡的背景下，也能观察到较高的有效率。当然也还需要更长时间的随访来评估中止治疗对 OS 的影响。

## 停药后能继续获益

目前，还没有任何随机临床试验结果能告知医生免疫治疗的最佳时限。但就算是只考虑这些新药的高昂费用，上述问题的重要性也不容忽视。

纽约 Roswell Park 癌症中心的 Marc S. Ernstoff 基于药品的批发价揭示了上述新药的年花费。以一位 70kg 的成人为例，在推荐剂量及疗程下，使用 Pembrolizumab 一年的花费为 116 532 美元，使用 Nivolumab 需花费 130 931 美元，使用 Ipilimumab 需花费 146 160 美元，而联合使用 Nivolumab 和 Ipilimumab 则需花费 286 202 美元。

纪念斯隆凯特琳癌症中心的 Michael A. Postow 介绍：在目前的临床实践中，只有在患者出现严重的免疫相关不良反应时才会中止治疗。但对没有出现不耐受的不良反应、且已经出现客观缓解的患者，什么时候可停药还缺少长期随访研究来提供一个标准。

一项来自 KEYNOTE-001 临床试验的长期随访数据为上述问题提供了线索，该试验是针对服用 Pembrolizumab 患者的。法国研究者 Caroline Robert 在报告中指出：试验人群的 3 年生存率为 40%，中位 OS 为24.4 个月，长期客观缓解率为 33%。

Postow 指出：在因疾病完全缓解而停药的 61 例患者中，59 例（97%）患者的药效还在继续，他们的中位治疗时间约为 24个月，从治疗至出现完全缓解的时间为 13个月，停药的中位时间为 10 个月，中位的缓解持续时间没有达到，可以认为这一完全缓解目前还在持续。

Postow 表示：有了这些数据，在患者达到 CR 后为其中止治疗也就更放心了些。

中止以及重新开始治疗也许有助于患者获得更大益处。理由来自于 2016 年美国癌症研究学会会议上发表的一项关于 Nivolumab 的Ⅰ期临床研究，其中指出，107 例患者中有 34% 在接受治疗 5 年后仍然存活，这部分患者中有 5 例是中止治疗后疾病进展时又重新开始治疗的。

但他也总结道，除了少量来自临床研究和病例报告的证据外，还没有更多数据来支持将中止免疫治疗写进临床指南中。虽然已有一些研究在计划中，但研究设计上还有很多细节有待落实。在此期间，临床医生应该运用其最好的临床判断力，并在与患者充分讨论获益与风险的情况下，来决定是否中止治疗。

（编译　丁小倩）

（来源：《全球肿瘤快讯》2016 年 7 月总第 165 期）

（上接第 154 页）

两种换药维持治疗方案（培美曲塞和厄洛替尼）或继续培美曲塞维持治疗均可改善患者转归，包括总生存和无进展生存。多项 Meta 分析显示维持治疗在疗效和不良反应方面均有优势。有 EGFR 突变而一线未接受 TKI 治疗的患者，可用 EGFR 抑制剂维持治疗。

多种因素影响维持治疗的应用，包括肿瘤组织学类型、基因组学、诱导化疗反应、体能状态（PS≥2 不能从中获益）及患者选择等。在患者看来，几个月的总生存获益（如 Paramount 研究中的 3 个月）或更好的症状控制，比不良反应较轻来得更有吸引力。

## 结语

肺癌是诊断时多为晚期，治疗方案上进展不是特别快的肿瘤。但过去 10 年，高危人群肺癌筛查和晚期患者分子分型基础上的治疗均取得了令人鼓舞的结果。这类患者未来的治疗还会在出现新一代药物、更特异的药物、靶向特定耐药突变的药物时取得治疗上的进展，未来可能靶向药物或免疫治疗药物的联合治疗方案会是治疗选择。

（编译　王　岚）

（来源：《全球肿瘤快讯》2016 年 9 月总 168 期）

# 免疫疗法的不良反应

免疫疗法的不良反应形形色色，样数极多，从细胞因子疗法引起的毛细管泄漏到疫苗相关的低水平自身免疫应答，再到细胞疗法所致的严重的正常组织损伤等。相同的免疫基础和 T 细胞介导的不良反应是联系这些不良反应的基础。大多数不良反应的基础是针对正常组织亢进的 T 细胞应答反应，导致 CD4 T 细胞的细胞因子生成过多或 CD8 T 细胞在正常组织内迁移的增加。[ J Clin Oncol. 2015，33（18）：2092-2099.]

## 一、肿瘤疫苗的不良反应

肿瘤疫苗具有靶向抗原不同、剂型多样、佐剂不同，以及所携免疫调节剂可能诱发自身免疫等特点，因此其毒性作用非常复杂。疫苗可能会诱发 I 类或 II 类免疫反应。大多数黑色素瘤疫苗都直接针对黑素细胞分化抗原，接种这些疫苗后，患者可能会产生白癜风样反应，并获得预后改善。接种疫苗可以提高黑色素瘤和其他癌症患者已经存在的低水平组织破坏性免疫应答。

肿瘤疫苗通常导致轻微的不良反应。一项关于癌症疫苗的回顾性文章分析了1990～2011 年的 I 期、II 期临床试验，在5000 例患者中仅发现了 162 例 3 级不良反应，5 例 4 级不良反应。注射部位局部反应和全身反应，如肌痛和流感样综合征，是最常见的不良反应。在 3 项报道了剂量限制性不良反应的肿瘤疫苗试验中，2 项使用了减毒活疫苗细菌（李斯特菌和脑膜炎奈瑟菌）。

为何肿瘤疫苗的不良反应低？许多针对性的肿瘤相关抗原在癌细胞内的表达较高，但在正常细胞中表达很低或基本检测不到。异常过表达的自体蛋白质（如HER-2、p53 和生存素），编码前列腺酸性磷酸酶融合蛋白，是最常见的被用于主动免疫的抗原。过表达蛋白上有独特型抗原表位肽的表达并触发 T 细胞反应，但其在正常细胞上因表达较低而不能触发反应。这种与过表达相关的 T 细胞反应可能有选择地引起肿瘤特异性免疫反应。疫苗针对表皮生长因子受体和 HER-2，不影响正常的皮肤功能和（或）心脏功能。与正常组织相比，肿瘤细胞中表皮生长因子和HER-2 都显著上调。针对肿瘤消退抗原的有效免疫反应也仅针对肿瘤细胞，而对正常细胞无作用。

近期开发的 Sipuleucel-T 肿瘤疫苗，接种后 24 小时内出现短暂的寒战、疲乏及发热，3～4 级不良反应发生率少于 4%；背痛及寒战最多见（约 2%）。尽管肿瘤疫苗的低毒性可能与较低的免疫力相关，抗原特异肿瘤疫苗与免疫检测点阻滞剂联合使用似乎并不会增加不良反应。

## 二、细胞因子的不良反应

经美国食品和药物管理局（FDA）批准，重组人干扰素（IFN）被用于毛细胞白血病的治疗和黑色素瘤切除高危患者的辅助治疗。大剂量白介素 2（IL-2）在晚期肾细胞癌或黑色素瘤患者中可以产生持久的抗肿瘤疗效。尽管如此，人们在使用这些药物时一直为其频繁和严重的不良反应所限。

IFN 最常见的不良反应为全身症状，超过80%的患者有发热和疲劳，头痛和肌痛也很普遍。非甾体类抗炎药可以控制这些症状，但是严重的疲劳往往需要药物减量甚至中断。

神经系统症状虽少见，但潜在的问题严重。多达10%的患者诉有精神混乱，而只有不到1%的患者出现精神病症状；多达45%的患者诉有抑郁，但自杀罕见。预防性应用抗抑郁药物可以降低抑郁症风险，但曾患严重抑郁症是 IFN 的相对禁忌证。其他患者应密切监测，以便早发现早治疗。

1/3 的患者使用 IFN 时出现腹泻，非处方药物可控制。2/3 的患者有恶心和厌食。止吐药通常缓解恶心，但可能会导致体重明显下降。在 IFN 辅助治疗高风险黑色素瘤患者的研究中，有2例死于严重的肝毒性。3级肝功能不良（AST/ALT>正常上限5倍）的患者需要暂缓使用 IFN，并接受保肝治疗直至肝功能恢复至1级，IFN 的初始用量也需减少33%~50%。

10% 的患者会出现血小板减少症和白细胞减少症，可以通过药物减量或中断治疗来缓解。出现血栓性血小板减少紫癜和溶血性贫血时需要永久停药，但其发生少见。

10%~15% 的患者出现甲状腺功能亢进或甲状腺功能减退。甲状腺功能亢进通常先于长期的甲状腺功能减退。肉样瘤少见。IFN 应用过程中新发的纵隔腺病应该予以诊断评估而不是假设疾病进展。白癜风、红斑狼疮、类风湿关节炎、风湿性多肌痛和牛皮癣也有报道。既往有自身免疫疾病史者接受 IFN 后会出现病情恶化，因此接受 IFN 疗法需谨慎。有研究人员报道，这些自身免疫性事件可能反映了较好的治疗结果。

大剂量 IL-2 需在住院环境下使用，由一个经验丰富的团队予以心脏监测及血流动力学支持。IL-2 会引起发热、寒战和疲劳。胃肠道不良反应（如恶心、呕吐、食欲减退、腹泻、胆汁郁积和高胆红素血症）也常见。IL-2 会导致血管通透性增加，导致液体潴留，包括胸腔积液和偶发的肺水肿、低血压、肾前性氮质血症。低血压通常表现为剂量限制性，但可以在重症监护室之外予以血管加压的支持治疗。β 受体激动剂治疗可以诱发房性心律失常，因此接受加压治疗的患者需要进行心电监测。

血小板减少、贫血、凝血障碍或中性粒细胞趋化性导致的损伤可能会增加导管感染的发生率，预防性使用抗生素可以明显减少导管感染的发病率。在药物减量或中断后，几乎所有的 IL-2 不良反应均迅速得到控制。自身免疫反应、神经毒性和心肌炎在 IL-2 停药后可能会恶化或持续一段时间。

自身免疫性疾病如甲状腺功能障碍可能需要6~10个月来恢复，而白癜风可能会进一步进展。IL-2 的神经毒性较为轻微，可表现为嗜睡和易怒，或者青年精神病。神经毒性可以在最后一次用药后24小时内达高峰，医护人员需尽早认识。很少有患者出现心肌炎，通常在第1个周期的第6天出现心肌酶谱的升高，虽然这一症状会在几天内消失，不留后遗症，但偶尔会产生可逆的心脏功能障碍和心室异位心律，因此，在心肌酶谱恢复正常之前，患者应接受严密的心电监测。

IL-2 似乎可以通过释放 NO、IL-1、TNFα 及 IFNγ 产生不良反应，多项试验进行了毒性改良剂的研究，但目前尚没有特效药物可以将 IL-2 的不良反应与其抗肿瘤的作用明确区分开来。

## 三、肿瘤过继细胞治疗的不良反应

肿瘤过继细胞治疗是免疫疗法的一种，于体外对自体免疫 T 细胞进行激活和扩增，然后将其重新输回肿瘤患者体内，并辅以合适的生长因子，促使其在体内发挥杀伤肿瘤细胞的作用，适用于某些广泛转移性癌症。这些肿瘤反应性 T 细胞获取自肿瘤浸润淋巴细胞（TIL），或者获取自将转基因肿瘤特异性受体引入患者的外周血淋巴细胞（PBL），两种方法都需要进行非清髓性化疗以提高移植成活率。在黑色素瘤和转移性宫颈癌患者的 TIL 治疗中，可以观察到较高的客观缓解率及可观的完全缓解率。克隆 NY-ESO-1T 细胞受体（TCR）-改造后的 PBL 可以在黑色素瘤及滑膜肉瘤患者中产生高效持久的反应。另一种受体改造 PBL（嵌合抗原受体治疗）来源于单克隆抗体的可变部分，治疗表达目标抗原 CD19 的 B 细胞恶性肿瘤有较好的疗效。不过，过继细胞疗法可以诱导出治疗相关的不良反应，需要高水平的专业管理。

清除淋巴细胞的预备化疗方案可致中性粒细胞和血小板减少情况 7~10 天。造血功能恢复之前，患者败血症和出血的风险较高。治疗相关病死率为 1%~2%，淋巴细胞减少相关脓毒血症是主要原因。细胞因子驱使的综合征可在 T 细胞治疗后不久被观察到。这种细胞因子释放综合征（CRS）与脓毒血症类似，表现为发热、心动过速、血管渗漏、少尿和低血压，严重的可导致多器官功能衰竭。大剂量应用 IL-2 时也会发生这些现象。IL-2 与 T 细胞联合使用可能会使综合征发病得更快、更严重；不联用 IL-2 时综合征的出现较晚，在注射 T 细胞后 5~7 天发生。

严重肾衰竭、昏迷、呼吸衰竭在予以对症支持治疗后也可被完全逆转。治疗通常包括：支持性护理与静脉补液，非甾体类抗炎药物，升压治疗和其他措施。注射 T 细胞后可能发生自身免疫反应，正常组织受到攻击的程度与这些组织的重要性决定自身免疫反应的严重程度。当黑色素细胞起源的蛋白质被抗 MART-1 和 gp100 的 TCR 作为靶点时，会发生皮肤、眼和内耳毒性作用；可以局部使用激素治疗，但不良反应往往是不可耐受的。

据报道，针对 CEA 时，所有 3 例患者都产生了严重的、可能危及生命的结肠炎。尽管抗 CD19 的 CAR 靶向所有的 B 细胞，但在难治性淋巴瘤和白血病患者中，B 细胞的损失似乎是可以接受的，可以静脉注射免疫球蛋白 G，在患者 B 细胞耗竭时任何感染均可能产生。

关键部位未识别抗原的表达可能造成致命的不良反应：例如，CAR 靶点为 ERBB2 时的急性肺水肿、缺氧、肺损伤；肾透明细胞癌 CAR-T 治疗时产生严重肝功能不良。当注射 T 细胞后发生致命性的不良反应时，可予以大剂量糖皮质激素及阿伦单抗抑制或清除淋巴细胞。虽然很多文献均提出在转移 T 细胞中添加一个自杀基因，但尚未明确其是否可被及时驱动并中止永久性的伤害。因为黑色素瘤 TIL 只是偶尔会导致显著的自身免疫，故需要讨论的问题在于它们识别何种抗原。

在获得一个新的意料之外的特异性靶点时，受体改造 T 细胞可能会出现新的不良反应。目前认为不同抗原表位交叉反应是散发不良反应病例的主要原因。

过继细胞疗法是一种有效的、前途光明的癌症治疗方法，多项与 CD19CAR 有关的注册试验正在进行中，这种治疗将很快进入临床实践。

## 四、免疫检查点抑制剂疗法

自 2011 年以来，共有 3 个免疫检查点分子被发现：Ipilimumab（抑制细胞毒性 T 淋巴细胞蛋白 4，CTLA4）、Pembrolizumab 及 Nivolumab（抑制程序性细胞死亡蛋白 1，PD-1），这些抗体已被用于治疗黑色素瘤，在未来可能会被批准用于多种其他肿瘤类型。检查点蛋白抑制与"on-and off-靶点"相关，细胞及代谢毒性作用需要在治疗期间和治疗后予以严密监控和管理。类自身免疫综合征在许多接受 Ipilimumab 及 PD-1/PD-L1 抗体治疗的患者中出现。建议所有患者接受这些药物时应监测甲状腺功能、血常规、肝功能和代谢情况。出现疲劳和非特异性症状的患者也应予以检测促肾上腺皮质激素、皮质醇和睾丸激素。后续的监测需要根据个体发生的反应和不良反应而调整（可能增加）。糖皮质激素能扭转这些药物几乎所有的不良反应，但是应只被用于 3~4 级不良反应或 2 级以上的不良反应。

CTLA-4 抑制性抗体 Ipilimumab 的不良反应与剂量相关，将剂量从 3mg/kg 升至 10mg/kg 时，其 3~4 级不良反应发生率从 5% 升至 18%，而 0.3mg/kg 时为发生率为 0，但无治疗相关死亡。最常见的药物相关的不良反应为疲劳、瘙痒、皮疹，在所有检查点抗体中均是如此。Pembrolizumab 和 Nivolumab 的不良反应分布非常相似。

与 PD-1 抗体的不良反应可能因组织而异的特点有所不同的是，在霍奇金淋巴瘤中，5 例（22%）患者接受 Nivolumab 后发生 ≥3 级的不良反应为皮疹、血小板减少、疲劳和发热。2 例患者出现输液反应，在与疫苗联合使用时更为明显。

肺炎症状在使用 Ipilimumab 时罕见（约 1%），CT 扫描无明显异常，用药后迅速缓解。然而，接受 PD-1 抗体的患者可有明显的症状，影像学表现为弥漫性浸润，常伴有呼吸急促、咳痰、发热、胸痛、咯血。支气管镜检查可见弥漫性淋巴细胞浸润。黑色素瘤患者治疗后 2~3 级肺炎的发生率低于非小细胞肺癌患者（1% ~ 2% vs 7%）。

Ipilimumab 的不良反应遵循可预测的模式：皮肤相关不良反应首先发生，结肠炎在 1~3 剂给药后随之出现，肝炎和内分泌系统疾病经常在 3~4 剂给药时发生。2 级皮肤和胃肠道免疫治疗相关不良反应可以在使用检查点蛋白质抑制剂时被观察到，可口服泼尼松治疗。

免疫治疗相关不良反应的类型及模式与药物配伍相关，Ipilimumab 和达卡巴嗪经常导致肝毒性；当 Ipilimumab 联合卡铂和紫杉醇时皮肤不良反应很常见。Ipilimumab 与维罗非尼联合使用时产生严重的肝和肾毒性。Nivolumab 和 Ipilimumab 合用时 3~4 级不良反应发生率为 62%。肝和胰腺功能异常通常无明显症状。联合治疗引起淀粉酶和脂肪酶升高缓解后可继续安全地使用 PD-1 抗体。

既往有自身免疫性疾病或病毒性肝炎的患者一直被排除在 Ipilimumab 试验之外，但有研究显示，这些患者可以安全地使用该药。尽管如此，对于近期或正在患有自身免疫疾病的患者，用药时需特别谨慎，尤其是罹患任何类型的炎症性肠病时。对于免疫检查点抑制剂的使用，最重要的是做到早诊断、提高警惕、加强医患沟通，并快速和积极地使用糖皮质激素等免疫抑制剂。

（编译　张阳现　审校　于世英）

（来源：《全球肿瘤快讯》2016 年 3 月总 156 期）

# 免疫检查点抑制剂不良反应如何处理？

免疫检查点抑制剂（ICB）抗 CTLA-4 和抗 PD-1 单抗已获批用于转移性黑色素瘤和晚期/难治性非小细胞肺癌的治疗。除了带来可观的疗效，这类免疫疗法也带来免疫相关不良反应（irAEs）。对于这类新的免疫异常毒性反应，我们还知之甚少。尽管严重 irAEs 发生率较低（单药使用发生率在 10% 左右），但若超乎预期且未进行恰当处理，也可能危及患者生命。法国 Gustave Roussy 癌症中心有较丰富的免疫治疗经验，该中心研究者联合其他专家学者提出了指导免疫检查点抑制剂临床应用的实践指南。（Ann Oncol，2016，27：559-574）

除了已获批的黑色素瘤和非小细胞肺癌适应证，免疫检查点抑制剂在包括小细胞肺癌、肾细胞癌、尿路上皮癌、头颈部鳞癌、胃癌、肝细胞癌、卵巢癌、三阴性乳腺癌、错配修复缺陷结直肠癌、霍奇金淋巴瘤等在内的多种肿瘤中获得可观的客观缓解率，以上肿瘤所获客观缓解率分别为 15%、25%、25%、12%～25%、20%、20%、15%、20%、60%、65%～85%。因为这些缓解持续时间长，且可最终影响患者总生存，因此未来会有许多其他适应证获批。不久的将来，免疫检查点抑制剂会大范围在多种肿瘤治疗中广泛应用，涵盖患者数会暴涨，但对多数临床医生来讲，这类治疗带来的严重免疫相关不良反应 irAEs 的管理是陌生的。

## 第一步：预防

### （一）要了解免疫毒性反应谱

已报道的抗 CTLA4 和抗 PD-1/PD-L1 治疗研究中，主要强调肠炎和肺炎，因为发生率和严重程度较高，但其实免疫相关毒性反应可累及几乎所有器官。

包括胃肠道（肠炎、胃炎、胰腺炎和乳糜泻）、肺（肺炎、胸腔积液和结节病）、皮肤（斑状丘疹、白癜风、银屑病和中毒性表皮坏死松解症即 Lyell 综合征）、内分泌腺体（甲状腺功能异常、垂体炎、肾上腺功能不全和糖尿病）、神经系统（外周神经病变、无菌性脑膜炎、Guillain-Barré 综合征、脑病、脊髓炎、肌无力等）、肝（肝炎）、肾（肉芽肿性间质性肾炎和狼疮样肾小球肾炎）、血液系统（溶血性贫血、血小板减少、中性粒细胞减少和全血细胞减少）、肌肉关节（关节炎和肌病）、心脏（心包炎和心肌病）、眼睛（葡萄膜炎、结膜炎、睑炎、视网膜炎、脉络膜炎和眶周肌炎）。主要应关注结肠炎或肺炎。

### （二）要明确免疫异常的风险因素

ICB 治疗前，必须明确能引起 irAEs 的风险因素。

#### 1. 免疫系统疾病个人和家族史

询问患者个人和家族中自身免疫性疾病的病史和家族史，以及受影响的组织器官；既往免疫治疗中是否发生过免疫异常毒性，后续治疗中要格外关注，甚至可能无法继续治疗。还要注意有无药物外导致免疫异常的原因，如肿瘤浸润、机会性病原体感染、合并用药以及职业毒物暴露史。

#### 2. 肿瘤浸润

ICBs 引起的免疫浸润增加肿瘤周围炎症，带来基于肿瘤部位的不同毒性反应。医生应筛选有较高肺淋巴管炎或癌性脑脊髓膜炎风险的患者，治疗有效时可出现有症状的呼吸困难或头痛，诊断为间质性肺炎或脑膜炎。这种治疗有效、病情却出现恶化的现象称作局部免疫重建炎症综合征，如果没有其他病灶同时进展，与肿瘤进展的鉴别诊断常较难。

3. 机会性病原体感染

慢性感染通过免疫检查点如 PD1 的表达诱导 T 细胞耗竭，ICB 治疗可重新活化抗病原体免疫反应，因此出现间质性肺浸润可能是肺孢子菌肺炎、急性腹泻可能是急性结肠炎、肉芽肿可能是结核感染、肝酶升高可能是慢性病毒性肝炎。

4. 合并用药和职业暴露史

一些药物与自身免疫疾病有关，如抗心律失常药、降压药、抗生素、抗惊厥药和精神类药物，ICBs 可能会使其加重，故应特别关注合并用药。某些职业暴露也与自身免疫疾病相关，如化学产品或矿物粉尘。上述因素不应影响 ICB 治疗的启用，但应记录在案。

**（三）患者与医生应知道 ICB 毒性风险**

患者与医生应知道 ICB 毒性与传统肿瘤治疗的毒性不一样，出现新症状或症状加重应立即报告，还应知道免疫治疗毒副反应可以随时发生，甚至是治疗结束后。早期发现治疗免疫异常毒副作用能降低 irAEs 的严重性和持续时间。

患者要充分了解需尽早诊治的症状和体征：腹泻、便中带血或有黏液、严重腹痛；疲劳、体重下降、恶心、呕吐、口渴或食欲增加、多尿；明显的皮疹、严重瘙痒；呼吸困难、咳嗽；头痛、思维混乱、肌力减弱、反应迟钝；关节疼痛或肿胀、肌痛、难以解释的发热、出血综合征和视力明显下降。

推荐患者使用"免疫治疗卡片"，记录相关信息，帮助患者能够得到快速及时的

治疗。任何新出现的症状或已有症状的恶化均应密切监视，与基线体检、实验室检查和影像学检查结果比较，排除免疫异常原因，以免继续免疫治疗加重症状。

根据不良事件的严重程度，决定免疫治疗是暂停还是使用激素，威胁生命的或复发的严重毒副反应须永久停用治疗；如果需延长激素治疗，患者应接受抗生素预防机会性感染；激素停用时应逐渐减量，至少要持续 1 个月，快速减量可导致毒副反应复发或加重，激素减量应根据不同的副反应类型确定；推荐监视随访至少在停止治疗后持续 1 年。

**（四）特殊患者情况**

（1）老年：不推荐剂量调整。

（2）肾功和肝功能不全：轻、中度肾功不全（肌酐清除率≥30ml/min）和轻度肝功不全（总胆红素<1.5 ULN）时不推荐剂量调整。

（3）怀孕和哺乳：怀孕期间不应使用 ICBs，具有生育功能的女性应使用有效的避孕措施，并持续至治疗结束后 6 个月。

（4）自身免疫病患者：患自身免疫疾病可能会因 ICBs 治疗致疾病加重。但白癜风和内分泌缺陷时，疾病经替代治疗得到控制时，可以使用 ICBs。免疫治疗期间患者应接受免疫专科医师的监视随访。

（5）慢性感染患者：抗 CTLA4 或抗 PD1 治疗 HBV 或 HCV 肝细胞癌患者时似乎安全性很好，但暂时的肝酶升高发生更频繁。

**（五）药物相互作用**

目前认为激素可能会产生干扰，推荐避免在基线水平使用，但全身激素或其他免疫抑制剂可用于治疗免疫异常毒性。需特别评估患者接受可致自身免疫性疾病药物治疗时，是否免疫异常副反应发生的更频繁，如抗组胺药、NSAIDs、抗生素、抗

症药、抗心律失常药、抗高血压药、他汀类药物、抗惊厥药或精神类药物。

## 第二步：评估

### （一）免疫治疗前

癌症患者常常会因既往治疗而留有毒性后遗症状，应进行基线体检、实验室和图像检查，以便治疗中出现异常表现时对比。表 1 为免疫治疗基线检查列表。

**表 1　免疫治疗基线检查列表**

**体格检查**
体能状态
体重、身高、体质指数
心率和血压
一般症状：如乏力和食欲减退等
关注已有症状：肠道功能、呼吸困难、咳嗽、皮疹、恶心、头痛、感觉和运动神经病变、关节痛）
发热病史或近期感染史
基线心电图
正进行的治疗
**实验室检查**
全血细胞计数
电解质：包括钠、钾、碳酸氢根、钙、磷、尿酸、肌酐、尿素氮、肾小球过滤率
血糖
总胆红素、AST、ALT、GGT 和碱性磷酸酶
白蛋白、C 反应蛋白
TSH、T4
早 8 点皮质醇和 ACTH
LH、FSH、雌二醇、睾酮
蛋白尿：晨尿、空腹
尿沉渣
根据有无暴露史决定是否接受结核检查
HIV、HCV 和 HBV
ANA、TPO 抗体、甲状腺球蛋白抗体
推荐免疫治疗前留取血样，以备出现毒性反应时进行相关生物标志物检查
**影像学检查**
推荐基线 X 线胸片检查，及胸部 CT 薄层扫描为发生肺毒性时的基线对照

### （二）免疫治疗期间

治疗期间出现新症状或以往症状加重时要进一步评估，并与基线指标比较。TSH 和晨尿蛋白每 2 个月评估一次，除常规肿瘤评估外，缺乏毒性症状时只需影像学常规评估即可。

### （三）免疫治疗结束后

治疗结束第一年每 3 个月评估一次，以后每 6 个月评估一次。应关注任何可能与免疫异常毒性相关的症状发生或加重，无症状时不推荐常规影像学检查。

### （四）药物过量

伊匹利姆玛、纳武单抗和帕姆布罗珠单抗的 I 期临床研究显示，未达到最大可耐受剂量。如果发生药物过量，必须密切监控免疫异常毒性的症状和体征。

## 第三步：检查

ICB 治疗中出现不良反应，应考虑如下三种情况：疾病进展、意外事件或治疗相关免疫异常毒性。irAEs 表现多样且多数发生率较低，可能导致误诊及治疗不充分，发生不良后果；但也不要过度关注 irAEs，忽视偶然事件。实际上最频繁发生的不良反应多与疾病进展相关，任何新症状出现既要注意肿瘤有无进展，也要考虑免疫异常毒性。

免疫异常毒性可在任何时间发生，纳武单抗大部分免疫异常毒性发生在治疗最初 4 个月内。riAEs 可能引起生化指标缓慢变化，因此要对多个时间点指标进行研究。

## 第四步：治疗

### （一）免疫相关不良反应治疗的关键

出现 irAE 时如下关键点要掌握：密切监视随访、住院/院外观察治疗、治疗症状、免疫治疗暂停或永久终止、激素治疗等相关措施、其他免疫抑制药物、告知患

者如何自我评估。

### （二）激素治疗

激素或其他免疫抑制治疗前，应排除感染的可能；长期使用免疫抑制药，应予抗生素预防机会性感染；终止激素治疗时应逐渐减量；充足激素治疗下 irAEs 症状加重或改善不明显，应与专科专家商讨其他免疫抑制治疗；毒性严重需要另一种免疫抑制药物，患者应接受结核评估。

### （三）重新开始还是终止免疫治疗？

ICBs 剂量、持续时间和有效性没有明确相关性，肿瘤治疗反应多可持续，甚至终止治疗时仍持续存在。当怀疑免疫异常毒性时，应延迟免疫治疗，评估症状是否进展，不要担心影响疗效。如果免疫异常毒性得到证实，根据 riAEs 的严重性决定是暂时还是永久停药。

### （四）永久停用

除了个别例外，如下情况应永久停用免疫治疗：威胁生命（4 级）、严重（3 级）复发的、中度（2 级）但正确治疗下 3 个月内不缓解。内分泌病可给予激素替代治疗，即便是 4 级也不需停用免疫治疗。

### （五）暂时停用

暂停免疫治疗后，只有如下情况才考虑重新开始免疫治疗：毒副作用 ≤ 1 级且稳定。

或是返回基线且泼尼松剂量 ≤ 10mg/d，未使用其他免疫抑制药物。不推荐已批准的 3 种 ICBs 减量使用。

### （六）转诊专科治疗

免疫异常毒性的治疗经验较少，一旦诊疗出现困难时，就应寻求专科专家小组帮助。除无症状的甲状腺功能减低或 1~2 级皮疹外，多数毒性的监控随访需要专科专家的协助。

## 第五步：监视随访

### （一）免疫异常毒性的缓解动力学

多数免疫异常毒性，即便是严重毒性，也会因暂时或永久停用免疫治疗、接受免疫抑制治疗而缓解，riAEs 缓解的时间变化很大，内分泌功能低下后遗症很常见，需长期替代治疗。

### （二）免疫抑制治疗对反应率的影响

由于免疫抑制作用，糖皮质激素可能会降低免疫治疗有效性，前瞻性研究尚未得出明确结论。

### （三）免疫抑制药物的并发症

难治或严重的免疫异常毒性经常需要延长激素治疗时间，有时还要加用其他免疫抑制剂，发生严重机会性感染的风险增加。推荐激素 ≥ 1mg/kg 时使用抗生素预防，复方磺胺甲噁唑 400mg/d，激素 < 10mg/d 时停用。如果毒性严重需要其他免疫抑制药物时，行结核检查，阳性应给予抗结核预防治疗。

## 结语

肿瘤免疫治疗飞速发展中，但治疗 ICB 免疫异常毒性的经验仅限于临床研究。对于经常发生的轻度毒性如甲状腺功能异常或皮疹在不久的将来即可实现标准化，但其他毒性则需要专科专家协助来治疗这些新型的毒副反应。

（编译　韩　洋）

（来源：《全球肿瘤快讯》2016 年 7 月总第 165 期）

# 肿瘤免疫治疗：推动未来肿瘤治疗新发展

中新上海网9月29日电（平君）近日，第十九届全国临床肿瘤学大会顺利落幕，作为中国临床肿瘤界重要的学术交流平台，CSCO每年吸引大量学者就肿瘤治疗领域的最新趋势进行深入探讨和交流。肿瘤免疫治疗作为近年来备受关注的创新治疗方案，再次成为了本届大会的热点。

恶性肿瘤是目前全世界的主要死亡原因之一。《2014年全球癌症报告》显示，全球癌症新发和死亡病例呈持续上升之势，新增病例有近一半出现在亚洲，其中大部分在中国。2011年我国新增癌症病例约337万例，比2010年增加28万例——这相当于每分钟有6人罹患癌症。而在肝、食管、胃和肺4种恶性肿瘤中，中国新增病例和死亡人数均居世界首位。

癌症的高发给整个社会带来了挑战和压力，也对癌症的治疗方式提出了新的要求。以肺癌和肝癌为例，目前靶向治疗已极大改善了部分基因突变的非小细胞肺癌患者的总生存，然而对于基因没有突变的非小细胞肺癌患者而言，目前现有的治疗效果有限，患者的生存期和生活质量无法得到有效改善。而肝癌作为中国高发的肿瘤之一，目前的治疗方式以化疗、靶向治疗，以及介入、射频等局部治疗方式为主。对于晚期肝癌患者而言，现有的标准治疗方案并不能完全满足临床需求。

要延长患者生存，并确保患者的生活质量达到可能的最佳程度，传统的治疗方式显然不能完全满足治疗需求。肿瘤免疫治疗作为一种创新治疗方式已成为肿瘤治疗研究领域的一大热点，有望为患者带去新的治疗选择。

简单来说，肿瘤的免疫治疗就是利用患者自身免疫系统杀伤或抑制肿瘤细胞。与传统的治疗方式不同，它并不直接针对肿瘤，而是动员人体自身免疫系统参与攻击。肿瘤的免疫治疗分为被动免疫治疗和主动免疫治疗两类。I-O治疗是主动免疫治疗的主要手段之一。目前国际上I-O治疗的主要研究方向是免疫检查点抑制剂，其中较为有代表性的包括PD-1/PD-L1抑制剂和CTLA-4拮抗剂。

I-O治疗如何进行？以免疫检查点抑制剂为例，正常情况下人体内的免疫T细胞可以监测并清除肿瘤细胞。然而肿瘤细胞非常狡猾，它能伪装自己逃避监测。当肿瘤细胞表面的PD-L1与免疫T细胞表面的PD-1结合后，T细胞将减少增殖或失去活性，肿瘤细胞得以躲过免疫系统的攻击。免疫检查点抑制剂的作用就在于能够重新激活T细胞的肿瘤识别功能，其核心是重新激活肿瘤患者T细胞的抗肿瘤反应。据了解，目前在某些国家特定的癌症类型中，肿瘤免疫治疗已经成为与手术、放疗、化疗及靶向治疗并重的一种治疗方式，有望不断提升难治癌症患者的生存期，并改善癌症患者的生活质量。

随着2013年美国《纽约时报》和《科学》杂志将肿瘤免疫治疗评为"重大突破"，肿瘤免疫治疗的热度正在不断攀升。由于肿瘤免疫治疗作用的是免疫系统本身，所以理论上来说，它可作用于不同肿瘤治疗。从最早被应用于黑色素瘤后，肿瘤免疫治疗领域不断拓展，其中就包括中国的高发肿瘤肺癌和肝癌。在本届大会上，百时美施贵宝作为I-O治疗的先行者，展示了免疫检查点抑制剂在肺癌、肝细胞癌等领域的最新研究进展。

# 杨建民：对免疫治疗要有正确期望值

【中国制药网 行业动态】在第 19 届全国临床肿瘤学大会暨 2016 年 CSCO 学术年会上，CAR-T 治疗卫星会议座无虚席。这次会议吸引了全国各地的专家和业界人士。魏泽西事件后，人们对免疫治疗的印象大都是负面的，还能相信免疫治疗吗？又该如何看待这个希望与困惑并存的新技术？

长海医院血液科是全军血液病研究所，医疗特色是淋巴瘤、白血病的精确诊断和综合治疗。杨建民主任也是国内为数不多、正在国家资助下从事免疫治疗临床研究的专家。他已经有 14 例通过 CAR-T 免疫治疗后，病情得到了不同控制的病例。在完全缓解的 12 例患者中，有 2 例是非常难治带有染色体突变的耐药患者，经 CAR-T 治疗也获得了完全缓解，至今无一例患者出现严重并发症而死亡。

"因为魏则西的事件，把免疫治疗一棍子打死肯定是不对的。细胞免疫治疗技术应该是未来 10 年治疗包括白血病在内的肿瘤性疾病的新手段，肿瘤患者的存活率会有显著提高。技术层面上，魏则西所用的免疫治疗方法已经属于过时淘汰的。这种方法效果弱而且靶子不明显，目前最热的免疫治疗属于 CAR-T 方法。"

杨建民是我国最早开始接触 CAR-T 细胞免疫疗法的临床医生之一，他告诉记者：这种治疗技术，通俗地说，就是将已经失去对肿瘤杀伤作用的人体的免疫细胞（T 细胞），从体内取出来，在体外将其改造成针对肿瘤定向清除的"导弹"，再回输到体内进行肿瘤"定向清除"。

## 对免疫治疗要有正确期望值

CAR-T 疗法目前正处于临床研究阶段，除白血病外，其他实体肿瘤也在开展。但这项治疗技术也非常个性化，甚至还有一定风险。

杨建民说：任何医疗技术都不是万能的，包括细胞免疫治疗，只能解决部分问题。对 CAR-T 疗法而言，安全性是首要的。因此医生需要选择合适的病例。我的建议是，当其他疗法都不起效时再试试。

但也正因为选择这种方式的患者基本上都到了治疗的终点，对患者而言，希望抓住一根救命稻草，家属期望值太高了——要知道这根稻草抓住了可能就治愈了，但也可能沉下去。"杨建民主任坦言，生病没法选择，既然已经病了，那就坦然面对，配合医生治疗。医生需要根据病人的实际情况制定治疗方案，患者和家属也要有一个比较客观的期望值。

## 治疗需跨界，呼唤规范监管

魏则西事件后，杨建民主任认为，对免疫治疗领域是一个好事——来一次净化。整个细胞免疫治疗产业链内缺乏行业标准，更缺乏政府相关部门的监管。以细胞治疗为例，建立规范化的研发和应用环境需要多方协作，当前对细胞免疫治疗的监管模式仍未达成共识。"细胞免疫治疗并不仅是临床医疗行为，制备 CAR-T 细胞的载体的安全性和质量、制备好的 CAR-T 细胞制品的质量等，

（下转第 116 页）

❖ **肺部肿瘤** ❖

# 中国肺癌脑转移诊治专家共识（2017年版）

石远凯[1]　孙　燕[1]　于金明[2]　丁翠敏[3]　马智勇[4]　王子平[5]　王　东[6]

王　征[7]　王孟昭[8]　王　燕[1]　卢　铀[9]　艾　斌[7]　冯继锋[10]　刘云鹏[11]

刘晓晴[12]　刘基巍[13]　伍　钢[14]　曲宝林[15]　李学记[16]　李恩孝[17]　李　薇[18]

宋　勇[19]　陈公琰[20]　陈正堂[21]　陈　骏[22]　余　萍[23]　吴　宁[16]　吴密璐[24]

肖文华[25]　肖建平[16]　张　力[8]　张　阳[22]　张沂平[26]　张树才[27]　宋　霞[28]

罗荣城[29]　周彩存[30]　周宗玫[16]　赵　琼[31]　胡成平[32]　胡　毅[15]　聂立功[33]

郭其森[2]　常建华[34]　黄　诚[35]　韩宝惠[36]　韩晓红[1]　黎　功[37]　黄　昱[1]

史幼梧[1]

1. 国家癌症中心/中国医学科学院北京协和医学院肿瘤医院，抗肿瘤分子靶向药物临床研究北京市重点实验室　北京　100021；2. 山东省肿瘤医院　济南　250117；3. 河北医科大学第四医院　石家庄　050000；4. 河南省肿瘤医院　郑州　450008；5. 北京大学肿瘤医院　北京　100142；6. 第三军医大学大坪医院　重庆　400042；7. 国家老年医学中心/北京医院　北京　100730；8. 北京协和医院　北京　100730；9. 四川大学华西医院　成都　610041；10. 江苏省肿瘤医院　南京　210009；11. 中国医科大学附属第一医院　沈阳　110001；12. 中国人民解放军第307医院　北京　100071；13. 大连医科大学附属第一医院　大连116011；14. 华中科技大学协和医院　武汉　430022；15. 中国人民解放军总医院　北京100853；16. 国家癌症中心/中国医学科学院北京协和医学院肿瘤医院　北京　100021；17. 西安交通大学第一附属医院　西安　710061；18. 吉林大学第一医院　长春　130021；19. 中国人民解放军南京总医院　南京　210002；20. 哈尔滨医科大学附属肿瘤医院　哈尔滨　150081；21. 第三军医大学新桥医院　重庆　400037；22. 大连医科大学附属第二医院　大连　116027；23. 四川省肿瘤医院　成都　610047；24. 青海大学附属肿瘤医院　西宁810000；25. 中国人民解放军总医院第一附属医院　北京　100048；26. 浙江省肿瘤医院　杭州　310022；27. 首都医科大学附属北京胸科医院　北京　101149；28. 山西省肿瘤医院　太原　030013；29. 南方医科大学肿瘤中心　广州　510315；30. 同济大学附属上海市肺科医院　上海　200433；31. 浙江大学附属第一医院　杭州　310003；32. 中南大学湘雅医院　长沙　410008；33. 北京大学第一医院　北京　100034；34. 复旦大学附属肿瘤医院　上海　200032；35. 福建省肿瘤医院　福州　350014；36. 上海交通大学附属胸科医院　上海　200030；37. 中国武警总医院　北京　100039

通信作者：石远凯，E-mail：syuankai@cicams.ac.cn

## 一、概述

原发性肺癌（以下简称肺癌）是我国最常见的恶性肿瘤之一，肺癌最常见的远处转移部位之一是脑部。肺癌脑转移患者预后差，自然平均生存时间仅 1~2 个月。放射治疗技术的进步和分子靶向治疗等新疗法的迅速发展，为晚期肺癌脑转移提供了更多的治疗手段和更多的期待，手术、放疗及化疗等治疗手段的综合应用在一定程度上延长了肺癌脑转移患者的生存期、显著地改善了生活质量。肺癌脑转移的治疗已经成为临床关注的热点之一。《原发性肺癌诊疗规范（2011 年版）》[1]、《中国原发性肺癌诊疗规范（2015 年版）》[2] 和《中国晚期原发性肺癌诊治专家共识（2016年版）》[3] 的颁布，对我国原发性肺癌的规范化诊治起到了积极的促进作用。为了进一步提高我国肺癌脑转移的诊疗水平，改善肺癌脑转移患者的预后，中国医师协会肿瘤医师分会和中国抗癌协会肿瘤临床化疗专业委员会组织全国专家，制定了《中国肺癌脑转移诊治专家共识（2017 年版）》。

## 二、流行病学

脑转移性肿瘤包括脑实质转移（brain metastasis，BM）和脑膜转移（leptomeningeal metastasis，LM）。脑实质转移瘤最常见的发生部位为大脑半球，其次为小脑和脑干[4]。脑膜转移较脑实质转移少见，但预后更差。近年来，随着肺癌发病率上升，诊疗技术不断发展，使患者生存期延长，肺癌脑转移的发生和诊断率也逐年升高。肺癌脑转移发生率明显高于黑色素瘤、乳腺癌、肾癌及结直肠癌[5]，20%~65% 的肺癌患者在病程中会发生脑转移，是脑转移性肿瘤中最常见的类型[6-8]。各组织学类型肺癌脑转移的发生率存在差异，美国医疗保险监督、流行病学和最终结果（Surveillance，Epidemiology，and End Results，SEER）数据库的一项长期随访结果显示，在非转移性非小细胞肺癌（non-small cell lung cancer，NSCLC）中，肺腺癌、鳞癌及大细胞癌发生脑转移的风险分别为 11%、6% 及 12%[9]。小细胞肺癌（small cell lung cancer，SCLC）首次就诊时脑转移发生率为 10%，诊疗过程中为 40%~50%，存活 2 年以上的患者脑转移达 60%~80%，是影响 SCLC 患者生存及生活质量的重要因素之一[10]。

## 三、临床表现

肺癌脑实质内转移和脑膜转移临床表现有其共性又各有特点。

### （一）脑实质转移

脑实质转移瘤的临床表现主要包括共性的颅内压增高、特异性的局灶性症状和体征。

1. 颅内压增高

颅内压增高的症状和体征主要表现为头痛、呕吐和视神经乳头水肿。除这三个主征外，还可出现复视、黑矇、视力减退、头晕、淡漠、意识障碍，二便失禁、脉搏徐缓和血压增高等征象。症状常常呈进行性加重，当转移瘤囊性变或瘤内卒中时可出现急性颅内压增高症状。

2. 局灶性症状和体征

大脑半球功能区附近的转移瘤早期可出现局部刺激症状，晚期则出现神经功能破坏性症状，且不同部位肿瘤可产生不同的定位症状和体征，包括：

（1）精神症状：常见于额叶肿瘤，可表现为性情改变、反应迟钝、痴呆等。

（2）癫痫发作：额叶肿瘤较多见，其次为颞叶、顶叶肿瘤。可为全身阵挛性大发作或局限性发作。

（3）感觉障碍：为顶叶转移瘤的常见症状，表现为两点辨别觉、实体觉及对侧肢体的位置觉障碍。

（4）运动障碍：表现为肿瘤对侧肢体或肌力减弱或完全性上运动神经元瘫痪。

（5）失语症：见于优势大脑半球语言中枢区转移瘤，可表现为运动性失语、感觉性失语、混合性失语和命名性失语等。

（6）视野损害：枕叶及顶叶、颞叶深部肿瘤因累及视辐射，而引起对侧同象限性视野缺损或对侧同向性偏盲。

丘脑转移瘤可产生丘脑综合征，主要表现为：对侧的感觉缺失和（或）刺激症状，对侧不自主运动，并可有情感与记忆障碍。

小脑转移瘤的临床表现：

（1）小脑半球肿瘤：可出现爆破性语言、眼球震颤、患侧肢体协调动作障碍、同侧肌张力减低、腱反射迟钝、易向患侧倾倒等。

（2）小脑蚓部肿瘤：主要表现为步态不稳、行走困难、站立时向后倾倒。

（3）肿瘤阻塞第四脑室的早期即出现脑积水及颅内压增高表现。

脑干转移瘤大都出现交叉性瘫痪，即病灶侧脑神经周围性瘫痪和对侧肢体中枢性瘫痪及感觉障碍。根据受损脑神经可定位转移瘤的位置：如第Ⅲ对脑神经麻痹则肿瘤位于中脑；第Ⅴ、Ⅵ、Ⅶ、Ⅷ对脑神经麻痹则肿瘤位居脑桥；第Ⅸ、Ⅹ、Ⅺ、Ⅻ对脑神经麻痹则肿瘤侵犯延髓。

**（二）脑膜转移**

脑膜转移患者的临床表现常因肿瘤细胞侵犯部位不同而复杂多样，缺乏特异性，有时很难与脑实质转移引起的症状和治疗原发肿瘤出现的毒副反应相鉴别；部分患者因颈肩部疼痛进行性加重而被确诊为脑膜转移。

脑膜转移的主要临床表现有：

（1）脑实质受累及脑膜刺激表现：头痛、呕吐、颈项强直、脑膜刺激征、精神状态改变、意识朦胧、认知障碍、癫痫发作和肢体活动障碍等。

（2）颅神经受累表现：常见的受累脑神经有视神经、动眼神经、滑车神经、外展神经、面神经、听神经等，表现为视力下降、复视、面部麻木、味觉和听觉异常、吞咽和发音困难等。

（3）颅内压增高表现（头痛、呕吐、视乳头水肿）和脑积水压迫脑组织引起的进行性脑功能障碍表现（智力障碍、步行障碍、尿失禁）等。

（4）如同时伴有脊膜播散则还可出现脊髓和脊神经根刺激表现，这些也有助于脑膜转移的诊断，如神经根性疼痛、节段性感觉缺损、肢体麻木、感觉性共济失调、腱反射减弱或消失、括约肌功能障碍等。

## 四、辅助检查

**（一）头颅磁共振成像（magnetic resonance imaging，MRI）**

头颅 MRI 平扫典型脑转移瘤可见 T1 中低、T2 中高异常信号，病灶周围水肿，增强扫描后可见较明显强化。增强 MRI 对微小病灶、水肿和脑膜转移较增强 CT 敏感，在肺癌脑转移的诊断、疗效评价及随访中均具有重要作用，应作为首选的影像学检查方法。

**（二）头颅计算机 X 线断层扫描（computed tomography，CT）**

CT 平扫时脑转移瘤多表现为等密度或低密度，少数为高密度灶；典型脑转移瘤在增强 CT 上强化明显，周围可见水肿。CT 对于肺癌脑转移的诊断、疗效评价及治疗后随访具有重要意义，有头颅 MRI 检查禁忌证的患者应行 CT 检查。

## （三）正电子发射计算机断层扫描（positron emission computed tomography/CT，PET-CT）

PET-CT 能够评价肿瘤及正常组织的代谢差异，有助于肿瘤的定性诊断，同时可寻找原发肿瘤。由于正常脑组织对$^{18}$F-脱氧葡萄糖（$^{18}$F-fluorodeoxyglucose，$^{18}$F-FDG，简称 FDG）呈高摄取，故 FDG PET-CT 对脑转移瘤、尤其是小的脑转移灶不敏感，应结合头颅 MRI 或增强 CT 扫描增加检出率。

## （四）腰椎穿刺及脑脊液检查

腰椎穿刺可行脑脊液压力检测，收集脑脊液并完善脑脊液常规、生化及细胞学病理诊断检查，脑转移尤其是软脑膜转移的患者可出现脑脊液压力增高、蛋白质含量增高，如细胞学检查见癌细胞可明确诊断。

## （五）血清肿瘤标志物

肺癌相关的血清肿瘤标志物包括癌胚抗原（carcinoembryonic antigen，CEA）、细胞角蛋白片段 19（cytokeratin fragment，CYFRA21-1）、鳞状上皮细胞癌抗原（squamous cell carcinoma antigen，SCC）等，SCLC 具有神经内分泌特征，可有促胃泌素释放肽前体（progastrinreleasing peptide，ProGRP）、神经元特异性烯醇化酶（neuron-specific enolase，NSE）、肌酸激酶 BB（creatine kinaseBB，CK-BB）以及嗜铬蛋白 A（chromograninA，CgA）等的释放异常。上述肺癌相关的血清肿瘤标志物可作为监测疗效和病情变化的辅助指标。

## （六）分子病理检测

对于晚期腺癌或含腺癌成分的其他类型肺癌，应在诊断的同时常规进行表皮生长因子受体（epidermal growth factor receptor，EGFR）基因突变和间变性淋巴瘤激酶（anaplastic lymphoma kinase，ALK）融合基因等的检测。脑脊液标本经细胞学病理诊断后，如查见癌细胞，可以应用脑脊液标本中癌细胞和（或）无细胞脑脊液上清作为基因检测的标本。

# 五、治疗

## （一）治疗原则

肺癌脑转移患者的治疗应该在全身治疗的基础上，进行针对脑转移的治疗，包括手术、全脑放疗（whole brain radiotherapy，WBRT）、立体定向放射治疗（stereotactic radiotherapy，SRT）、化疗和分子靶向治疗在内的多学科综合治疗，其目的是治疗转移病灶、改善患者症状、提高生活质量，最大程度地延长患者生存时间。

1. NSCLC 脑转移的治疗

对于无症状脑转移患者，可先行全身治疗：

（1）EGFR 基因敏感突变并且不存在耐药基因突变的晚期 NSCLC 患者推荐表皮生长因子受体酪氨酸激酶抑制剂（epidermal growth factor receptor tyrosine kinase inhibitors，EGFR-TKIs）一线治疗，ALK 融合基因阳性患者推荐克唑替尼一线治疗。

（2）EGFR 基因敏感突变阴性、ALK 融合基因阴性及这两个基因表达状况未知并伴有脑转移的晚期 NSCLC 患者，应行全身化疗。

对于有症状脑转移而颅外病灶稳定的患者，应积极行局部治疗。如脑转移瘤数目不超过 3 个，可采用以下治疗方案：

（1）手术切除脑转移瘤（详见"手术治疗"）；

（2）SRT；

（3）SRT 联合 WBRT。

如脑转移瘤数目多于 3 个，可行 WBRT 或 SRT。

2. SCLC 脑转移的治疗

对于初治无症状的 SCLC 脑转移患者，

可先行全身化疗后再行 WBRT；对于有症状的 SCLC 脑转移患者，应积极行 WBRT。之前接受过 WBRT 的复发患者再次进行 WBRT 要谨慎评估。

**（二）手术治疗**

较化疗、放疗等其他治疗方法，手术具有如下优点：①全部切除转移瘤可以迅速缓解颅内高压症状，消除转移灶对周围脑组织的刺激；②获得肿瘤组织，从而明确病理诊断；③手术能通过切除全部肿瘤而达到局部治愈。

1. 手术适应证

（1）活检术：明确病理、分子或基因类型，指导下一步治疗。

1）肺原发灶隐匿或虽原发灶明确但取材困难。

2）肺原发灶病理明确，但脑部病变不典型或难于鉴别。

3）明确是肿瘤坏死抑或复发，评估前期放、化疗效果。

（2）手术切除：脑转移瘤患者是否适合手术切除需考虑肿瘤个数、大小和部位、组织学类型、患者的全身状况等，以上因素要单独考量，但手术选择还应整合所有因素、综合权衡。值得注意的是，脑转移的患者都是晚期，手术选择应该谨慎。

1）脑内单发、部位适合、易于切除，且肿瘤或其水肿占位效应重或导致脑积水的患者适合手术切除。而虽为单发但对放、化疗敏感的病理类型，如 SCLC 等可不首选手术，但下列情况除外：转移瘤和（或）水肿体积大、颅内压失代偿、肿瘤卒中等濒临脑疝、危及生命者应急诊手术，为下一步放、化疗争取时间和空间。

2）多发脑转移瘤手术治疗目前尚有争议，但一般认为：若肿瘤数目不超过 3 个，且手术能完全切除，则与单发脑转移瘤患者一样也能获得满意的效果。3 个以上脑转

移病灶治疗应首选 WBRT 或 SRT，但如果出现肿瘤卒中、梗阻性脑积水等危及生命时，也应行手术减压。

3）肿瘤大小：肿瘤最大径>3cm 者，一般不适合放射治疗，宜首选手术；肿瘤最大径<5mm，尤其位于脑深部（丘脑、脑干等）宜首选放疗或化疗；如肿瘤最大径介于 1~3cm，则根据全身状况、手术风险等综合评估来决定首选手术还是其他治疗。

4）肿瘤部位：尽管目前借助神经导航、术中功能定位等技术，神经外科医生可以到达颅内任何一个部位，但脑深部或功能区转移瘤手术的致残率总体上仍较浅表或非功能区的手术致残率为高。因此，对位于脑干、丘脑、基底节的脑转移瘤原则上不首选手术。

2. 手术方法

（1）手术辅助技术：目前，多模态神经影像技术、神经导航、术中超声以及术中电生理监测等辅助措施能最大限度地减少手术副损伤，对功能区转移瘤手术十分重要。

（2）手术入路：

1）大脑皮质下转移瘤：经皮质入路，环形切开肿瘤表面薄层脑组织，全切肿瘤。但如肿瘤位居功能区，则严禁此做法，应在肿瘤表面皮质或脑沟做纵向切口，先瘤内分块切除，再全切肿瘤，尽量减少对瘤周脑组织的损伤。

2）位于脑沟两侧或脑沟深部的转移瘤：经脑沟入路，分开脑沟，在其侧面或底部切除肿瘤。

3）脑白质深部转移瘤，可经皮质或经脑沟入路切除。

4）岛叶转移瘤则分开侧裂切除肿瘤。

5）中线部位转移瘤最好经纵裂入路切除。

6）脑室肿瘤则可经胼胝体或皮层入路

切除。

7）小脑转移瘤切除则以最短的经小脑实质径路为佳。

（3）对于脑膜转移的患者，可植入Ommaya 储液囊行脑室内化疗，对合并交通性脑积水的患者可行脑室-腹腔分流术以降低颅内压、缓解症状，但脑室-腹腔分流术可能增加肿瘤腹腔转移的机会。

（4）复发脑转移瘤的再次手术：

脑转移瘤的术后复发有两种情况：手术残留、肿瘤在原位复发和原发部位以外的新发脑转移瘤，如经肿瘤个数、全身状况等因素整合考量适合手术，则再次手术也能够改善患者的生活质量和预后。

### （三）放射治疗

#### 1. WBRT

WBRT 是脑转移瘤的主要局部治疗措施之一，可以缓解晚期肺癌脑转移患者的神经系统症状，改善肿瘤局部控制情况。WBRT 对颅内亚临床病灶有一定的控制作用，但因其受正常脑组织的剂量限制，难以根治颅内病变，约 1/3 脑转移患者WBRT 后颅内病变未控，50% 脑转移患者死于颅内病变进展。WBRT 仅可延迟0.5~1 年颅内新发灶的出现，甚至有的患者在 WBRT 过程中又出现新的颅内转移灶[11]。在 SRT 及各种分子靶向治疗等综合手段迅速发展的今天，许多 NSCLC 脑转移患者生存期明显延长，脑转移进展时间延迟，即使对于多发性脑转移瘤的患者，约50% 亦可避免接受 WBRT[12]。故对于就医条件许可、随诊方便的 NSCLC 脑转移患者，应尽可能推迟 WBRT，留待作为挽救治疗手段。WBRT 的适应证包括：

（1）NSCLC 脑转移患者立体定向放射外科治疗（stereotactic radiosurgery，SRS）失败后的挽救治疗。

（2）多于 3 个病灶的 NSCLC 脑转移患者的初始治疗，联合 SRS 局部加量。

（3）NSCLC 脑转移患者颅内转移灶切除术后的辅助治疗。

（4）对广泛脑膜转移的肺癌患者综合应用 WBRT 与椎管内化疗，对有脊膜转移的肺癌患者可行全脑全脊髓放疗。

（5）广泛期 SCLC 伴有脑转移的患者，无论是否有症状，也无论转移病灶多少，均可行 WBRT，SCLC 发生脑转移时 WBRT通常是首选治疗手段，主要原因是多发脑转移的发生概率高。

（6）SCLC 患者之前接受过脑预防照射（prophylactic cranial irradiation，PCI）者，之后出现多发脑转移时，可慎重再次选择WBRT。

关于肺癌脑转移患者 WBRT 照射剂量及分割方式，目前临床上总体共识为30Gy/10f 和 40Gy/20f 可作为大部分患者的方案，美国国立综合癌症网络（National Comprehensive Cancer Network，NCCN）指南中加入 37.5Gy/15f 的分割方式。对预后差的脑转移患者如多发、老年患者可考虑予以 20Gy/5f 的短疗程 WBRT 分割方案。然而，对于初诊肺癌脑转移且未行全身治疗的患者，不建议予以短疗程 WBRT，主要考虑该原发肿瘤可能对全身治疗比较敏感，患者可能有一定的生存期，短疗程放疗会给患者带来晚期毒性反应[13]。全脑全脊髓放疗的剂量和分割方式为全脑40Gy/2Gy/20f、全脊髓 36Gy/1.8Gy/20f。治疗中应充分考虑患者的症状、脑转移病灶的数目、脑水肿情况及对认知功能的影响，合理地选择剂量分割，并结合术后、SRT 进行进一步的研究。

随着肺癌脑转移患者的生存时间逐渐延长，必须注意到 WBRT 导致的神经认知功能损伤，主要表现为短期及晚期记忆力下降，降低患者的生活质量，这可能与照射诱导海马结构损伤有关[14]。因此，多项研究探索保护海马的WBRT，将海马区最大剂量限制在9~16Gy，可降低神经认知功能下降的发生率，且治疗后海马区出现转移的概率仅为1.4%~4.5%[15-18]。

2. SRT

SRT在脑转移的治疗包括：SRS、分次立体定向放射治疗（fractionated stereotactic radiotherapy，FSRT）和大分割立体定向放射治疗（hypofractionated stereotactic radio-therapy，HSRT）。2006年美国放射肿瘤学会（American Society for Radiation Oncology，ASTRO）和美国神经外科医师协会（American Association of Neurological Surgeons，AANS）联合定义SRS为单次剂量或者2~5分次的SRT。SRS具有定位精确、剂量集中、损伤相对较小等优点，能够很好地保护周围正常组织，控制局部肿瘤进展，缓解神经系统症状，且对神经认知功能影响小，已逐渐成为脑转移瘤的重要治疗手段。最初SRS仅推荐用于单发小体积转移瘤的治疗，而随着放疗机器及图像引导设备的日渐先进，SRS与FSRT的适应证越来越广泛。目前SRT/FSRT治疗的主要适应证为：

（1）单发直径4~5cm以下的转移瘤（SCLC除外）的初程治疗；

（2）≤4个转移灶的初程治疗；

（3）WBRT失败后的挽救治疗；

（4）颅内转移灶切除术后的辅助治疗；

（5）既往接受SRS治疗的患者疗效持续时间超过6个月，且影像学认为肿瘤复发而不是坏死，可再次考虑SRS；

（6）局限的脑膜转移灶WBRT基础上的局部加量治疗。

对于1~4个病灶的脑转移瘤，单纯SRT比单纯WBRT具有生存优势，且能更好地保留认知功能[19-22]。多项研究表明，5个以上甚至10个以上的转移病灶应用

SRT作为初程治疗亦可达到不劣于寡转移灶的局部控制率（disease control rate，DCR）[23-26]。因此，SRT在多发脑转移瘤的治疗中展现了越来越大的潜力。不可否认的是，接受单纯SRT治疗的患者颅内远处失败率高于WBRT，因此，对于多发性脑转移瘤患者，初程SRT后需进行密切随访，一般2~3个月复查一次，监测颅内新发病灶的发生，并且应对患者进行颅内远转风险分层。国内外研究提出的高危因素有：>4个转移灶、颅外疾病未控、转移灶体积>6cm³以及原发灶诊断和脑转移诊断时间<60个月等[27-29]，推荐对于高危患者行SRT联合WBRT，反之则行单纯SRT。

对于大体积病灶（通常为>3cm），单次的SRS难以达到良好的局部控制，且治疗毒性明显提高，因此建议采用FSRT。目前文献报道，采用SRS/FSRT/HSRT治疗大体积脑转移瘤的1年DCR为61%~96.6%，不良反应可耐受[30-34]。FSRT的单次剂量建议3.5~4Gy，总剂量52.5~60Gy。对于体积巨大的病灶，可采用分段放疗的模式，给予40~50Gy剂量后休息1~2个月，待肿瘤缩小后再进行补量。

由于颅内肿瘤具有难以完整切除的特性，单纯手术治疗后患者极易复发，故术后行术区局部调强适形放疗（对术区较大者）或FSRT治疗实为必要，尤其对于一般状况良好和颅外疾病控制的预后较好的患者。对于孤立脑转移患者，包括大体积病灶，术后SRS/FSRT可以达到WBRT联合手术的局部控制效果，同时使58.4%~81%的患者免于接受WBRT[35-38]。

### （四）内科治疗

1. NSCLC脑转移的化疗

化疗是NSCLC重要的综合治疗手段之一，也是NSCLC脑转移不可或缺的治疗手段。以顺铂、卡铂为主的铂类药物为基础，

联合第三代细胞毒类药物可给 NSCLC 脑转移患者带来生存获益[39-41]。

培美曲塞在非鳞癌 NSCLC 中有良好的抗肿瘤活性，是非鳞癌 NSCLC 患者一线治疗和维持治疗的重要药物。培美曲塞联合铂类对 NSCLC 脑转移患者的颅内病灶也有控制作用，化疗组总生存（overall survival, OS）明显长于自然生存时间。GFPC07-01 研究纳入初治的 NSCLC 脑转移患者，应用标准剂量的顺铂联合培美曲塞方案化疗 6 周期，化疗结束或脑转移进展时进行 WBRT 治疗，脑转移病灶的有效率（overall response rate, ORR）为 41.9%，颅外病灶的 ORR 为 34.9%，中位 OS 为 7.4 个月[40]。培美曲塞可成为 NSCLC 脑转移患者一个有效的治疗选择[41,42]。

替莫唑胺是一种新型的咪唑四嗪类烷化剂，可在人体内转化成有活性的烷化剂前体，能透过血脑屏障（blood-brain barrier, BBB），对于控制 NSCLC 脑转移有较好的疗效。对于既往接受过 WBRT 或全身化疗的 NSCLC 脑转移患者，可应用替莫唑胺以提高 DCR、延长生存时间[43]。替莫唑胺（或联合其他化疗药物）与 WBRT 序贯或同步应用，尤其是同步应用，可提高颅内转移灶的 DCR，为 NSCLC 脑转移患者提供新的治疗方法[44,45]。目前相关报道多为 II 期临床研究，显示替莫唑胺在 NSCLC 脑转移患者的治疗中安全、有效，但由于样本量较少，尚需大规模的 III 期研究进一步证实。

2. SCLC 脑转移的化疗

化疗是 SCLC 脑转移患者综合治疗的一种有效手段。对于初治的 SCLC 脑转移患者，环磷酰胺/依托泊苷/长春新碱、顺铂/依托泊苷/长春新碱、环磷酰胺/多柔比星（阿霉素）/依托泊苷三个化疗方案均具有一定疗效，脑转移病灶的 ORR 为 27%~85%[46-48]。一线化疗对于脑转移病灶的疗效低于颅外病灶的疗效[48]。含铂的依托泊苷或伊立替康二药方案是 SCLC 的标准一线化疗方案。卡铂单药治疗有症状的脑转移患者的 ORR 是 44%，而卡铂联合伊立替康方案的疗效则是 65%[49]。因此，建议对于广泛期 SCLC 伴有无症状的脑转移患者的一线治疗采用全身化疗，在全身化疗结束后或脑转移进展时再考虑 WBRT。

已经有小样本研究显示，替尼泊苷和拓扑替康在 SCLC 脑转移治疗中具有一定的疗效和良好的安全性，可作为 SCLC 脑转移患者的治疗选择[49-52]。

3. 鞘内注射

鞘内注射化疗是将药物直接注入蛛网膜下隙，提高脑脊液内药物浓度，从而杀伤肿瘤细胞。给药途径包括：经腰椎穿刺蛛网膜下隙注射化疗药物和经 Ommaya 储液囊行脑室内化疗。与经腰椎穿刺鞘内注射给药相比，经 Ommaya 储液囊给药安全性更好，可避免误将药物注射到硬膜外间隙的风险；对于伴有血小板减少症的患者，可避免硬膜外和硬膜下血肿的发生。鞘内注射常用的化疗药物包括：甲氨蝶呤、阿糖胞苷和塞替派。鞘内注射化疗药物同时给予糖皮质激素可减轻化疗药物的神经毒性，缓解症状。腰椎穿刺时行脑脊液常规、生化及细胞学检查有助于监测疗效并指导治疗。鞘内化疗是 NSCLC 脑膜转移的重要治疗手段，对于脑实质转移，目前尚无明确支持证据。

4. 分子靶向治疗

尽管目前尚没有批准专门用于 NSCLC 脑转移的分子靶向治疗药物，但是近年来大量临床研究结果显示，分子靶向药物为 NSCLC 脑转移提供了新的治疗选择。

（1）EGFR-TKIs：越来越多学者关注 EGFR-TKIs 在 NSCLC 脑转移患者中的治疗

作用。多数前瞻性Ⅱ期临床研究入组的患者为EGFR基因敏感突变高发的人群，如：东亚、非吸烟和腺癌等，ORR在32%～89%之间，中位无进展生存时间（progression-free survival，PFS）在6.6～23.2个月，中位OS在12.9～21.9个月[53-60]。

EGFR-TKIs脂溶性好，能一定比例透过血脑屏障，对于NSCLC脑转移有治疗作用，可用于EGFR基因敏感突变的NSCLC脑转移患者的治疗[61]。对于EGFR基因敏感突变的NSCLC脑转移患者，EGFR-TKIs治疗可获得较好的客观缓解率。吉非替尼单药治疗EGFR基因敏感突变的肺腺癌伴脑转移患者的ORR为87.8%，中位颅内PFS为14.5个月，中位OS为21.9个月，吉非替尼治疗可显著延迟脑转移患者至放疗时间，中位至挽救性放疗时间为17.9个月，此外，EGFR 19号外显子缺失突变的患者较EGFR 21号外显子L858R突变的患者预后更好[57]。厄洛替尼二线治疗无症状的NSCLC脑转移的中位颅内PFS为10.13个月，中位OS为18.9个月[58]。BRAIN研究（CTONG1201）结果显示，与WBRT±化疗相比，埃克替尼显著改善了合并脑转移的EGFR基因敏感突变型晚期NSCLC患者的颅内PFS和颅内ORR，中位颅内PFS分别为4.8个月和10.0个月（HR = 0.56，P = 0.014）；6个月颅内PFS率分别为48.0%和72.0%（P<0.001），颅内ORR分别为40.9%和67.1%（P<0.001）[62]。

奥希替尼（Osimertinib，Tagrisso，AZD9291）为第三代EGFR-TKI，能够不可逆抑制EGFR基因敏感突变和T790M突变的肺癌细胞[63]。2015年11月13日，美国食品和药品管理局（Food and Drug Administration，FDA）批准奥希替尼上市，适应证为EGFR-TKI治疗进展后的EGFR T790M突变阳性的转移性NSCLC。动物实验显示，

奥希替尼在脑组织中分布较吉非替尼和阿法替尼更高，药峰浓度（maximum concentration，Cmax）脑组织/血浆比（Brain/plasma Cmax ratio）在奥希替尼、吉非替尼和阿法替尼分别为3.41、0.21和<0.36[64]。对于一线EGFR-TKI治疗后进展并伴有EGFR T790M突变的NSCLC脑转移患者，奥希替尼治疗与培美曲塞联合铂类化疗的PFS分别为8.5个月和4.2个月[65]。中国针对NSCLC脑转移的APOLLP研究（clinical trial号：NCT02972333）已经开始，以评估奥希替尼在中国EGFR-TKI治疗进展后的EGFR T790M突变阳性的脑转移NSCLC患者的疗效和安全性。

关于EGFR-TKIs联合WBRT或SRT是否可获益、毒性能否耐受，目前的前瞻性研究结论不甚一致，可能与入组人群选择与治疗方案不同有关，建议结合基因表达状态、组织学和临床数据（体能状态评分、胸部和其他颅外转移病灶情况和脑转移数目等）区分获益人群，并选择合适时机进行联合治疗[66,67]。

在临床的医疗实践中，部分初治NSCLC脑转移患者服用EGFR-TKIs后原发病灶和脑转移灶同时得到缓解，对这样的患者还应择期适时进行SRT或WBRT。一般脑转移瘤体积越小的患者，采用SRS能获得更好的局部控制和对周围脑组织较小的损伤。

（2）ALK抑制剂：ALK融合基因是NSCLC另一个明确的治疗靶点。NSCLC患者ALK融合基因阳性率约为5%[68]。中国NSCLC患者ALK融合基因的阳性率为3%～11%[69,70]。克唑替尼是一种口服的ALK酪氨酸激酶受体抑制剂。与培美曲塞联合铂类化疗相比，克唑替尼对ALK融合基因阳性的NSCLC脑转移患者颅内转移瘤控制率更高[71,72]。

对于克唑替尼治疗后进展的患者，可选择的新型 ALK 酪氨酸激酶受体抑制剂包括色瑞替尼（Ceritinib, LDK378）和阿雷替尼（Alecensa, Alectinib）等。II 期临床研究结果显示，阿雷替尼对于接受过克唑替尼治疗的 ALK 融合基因阳性的晚期 NSCLC 患者同样具有很好的疗效，尤其对于脑转移病灶，DCR 为 83%[73]。2015 年 12 月 11 日，美国 FDA 批准阿雷替尼上市，用于克唑替尼耐药的 ALK 阳性晚期 NSCLC 的治疗。

5. 抗血管生成药物

贝伐单抗是一种抗血管内皮生长因子（vascular endothelial growth factor, VEGF）的重组人源化单克隆抗体。贝伐单抗联合化疗对于非鳞 NSCLC 脑转移患者是安全、有效的[74-76]。回顾分析多项临床研究结果显示，无论是否应用贝伐单抗，脑转移患者出现脑出血的风险相似[77]。

（五）对症治疗

肺癌脑转移患者常伴有颅内压升高导致的头痛、恶心、呕吐等症状，颅内高压的患者属于肿瘤急症，首先是积极给予脱水和利尿治疗以降低颅压，可选择的药物包括：甘露醇、甘油果糖和呋塞米。糖皮质激素，尤其是地塞米松可减轻脑水肿、改善脑转移患者的生活质量，但不改善预后。其次是控制症状，包括抗癫痫和镇痛治疗，由于抗癫痫药物不能减少 NSCLC 脑转移患者的癫痫发作次数，因此一般仅用于有发作症状的患者，不作预防性应用[78]。头痛明显患者可予止痛对症治疗。

1. 甘露醇

20% 甘露醇 125~250ml 静脉注射，依据症状每 6~8 小时一次，同时严密监测血浆电解质和尿量。甘露醇通过提高血浆渗透压，导致包括脑、脑脊液等组织内的水分进入血管内，从而减轻组织水肿，降低颅内压和脑脊液容量及其压力，可用于治疗脑转移瘤引起的脑水肿和颅内高压，防止脑疝的发生。既往国内外动物及临床研究表明，甘露醇具有暂时性开放血脑屏障，促进肿瘤化疗药物向患者颅脑病灶渗透，提高颅内血药浓度及疾病缓解率的作用[79]。

2. 糖皮质激素

糖皮质激素是脑转移瘤周围水肿重要的治疗用药，具有改善肿瘤颅内转移相关症状的作用。其中地塞米松应用最为广泛，常与甘露醇联合使用。常用剂量是 10~20mg 静脉推注，然后 4~6mg 静脉注射，每 6 小时重复。高剂量（>32mg/d）有出现消化道出血等不良反应的风险，因此，大剂量应用一般不超过 48~72 小时。手术切除脑转移瘤前应用糖皮质激素可减轻术前及术后脑水肿，放疗时应用糖皮质激素可减轻早期放疗反应。需警惕糖皮质激素的毒副作用，防止消化性溃疡、血糖升高等不良反应的发生。糖尿病患者必须慎用糖皮质激素。

3. 利尿剂

呋塞米 20~40mg 静脉推注，依据颅内压增高程度、临床症状和 24 小时尿量调整剂量和频次，但须严密监测血浆电解质变化，尤其是低钠和低钾血症。

4. 抗癫痫治疗

部分肺癌脑转移患者在确诊前出现癫痫，亦有部分患者在病情发展过程中出现癫痫发作。应根据患者病情适时应用抗癫痫药物，并警惕抗癫痫治疗潜在的不良反应，如肝功能异常、认知障碍和共济失调等。

六、预后

在分级预后系统（Graded Prognostic Assessment, GPA）基础上，根据不同原发肿瘤脑转移的差异进一步提出了诊断特异性 GPA（diagnosis-specific，DS-GPA）。DS-GPA中，肺癌脑转移的预后因素包括年龄、卡氏评分（Karnofsky，KPS）、颅外转移和脑转移数目，具体评分标准如表1。0~1分、1.5~2分、2.5~3分和3.5~4分NSCLC患者的中位OS分别为3.02个月、5.49个月、9.43个月和14.78个月；而0~1分、1.5~2分、2.5~3分和3.5~4分SCLC患者的中位OS分别为2.79个月、4.90个月、7.67个月和17.05个月。NSCLC和SCLC脑转移患者的中位OS分别为7.0个月和4.9个月[80]。

**表1** 肺癌脑转移分级预后系统预后评分标准

| 预后因素 | 0分 | 0.5分 | 1分 |
| --- | --- | --- | --- |
| 年龄（岁） | >60 | 50~60 | <50 |
| 卡氏评分（分） | <70 | 70~80 | 90~100 |
| 颅外转移 | 有 | - | 无 |
| 脑转移数目（个） | >3 | 2~3 | 1 |

## 七、随访

肺癌脑转移患者诊治后应定期随访并进行相应的检查。检查方法包括病史、体格检查、血清肿瘤标志物检查、影像学检查等，频率一般为治疗后每2~3个月随访1次，病情变化时随时就诊，以根据病情变化采取相应的诊疗措施。

### 参 考 文 献

[1] 支修益，吴一龙，马胜林，等. 原发性肺癌诊疗规范（2011年版）. 中国肺癌杂志，2012，15（12）：677-688.

[2] 支修益，石远凯，于金明. 中国原发性肺癌诊疗规范（2015年版）. 中华肿瘤杂志，2015，37（1）：67-78.

[3] 石远凯，孙燕，于金明，等. 中国晚期原发性肺癌诊治专家共识（2016年版）. 中国肺癌杂志，2016，19（1）：1-15.

[4] Eichler AF, Loeffler JS. Multidisciplinary management of brain metastases. Oncologist, 2007, 12（7）：884-898.

[5] Schouten LJ, Rutten J, Huveneers HA, et al. Incidence of brain metastases in a cohort of patients with carcinoma of the breast, colon, kidney, and lung and melanoma. Cancer, 2002, 94（10）：2698-2705.

[6] Olmez I, Donahue BR, Butler JS, et al. Clinical outcomes in extracranial tumor sites and unusual toxieities with concurrent whole brain radiation（WBRT）and Erlotinib treatment in patients with non-small cell lung cancer（NSCLC）with brain metastasis. Lung Cancer, 2010, 70（2）：174-179.

[7] Preusser M, Capper D, Ilhan-Mutlu A, et al. Brain metastases：pathobiology and emerging targeted therapies. Acta Neuropathol, 2012, 123（2）：205-222.

[8] Barnholtz-Sloan JS, Sloan AE, Davis FG, et al. Incidence proportions of brain metastases in patients diagnosed（1973 to 2001）in the Metropolitan Detroit Cancer Surveillance System. J Clin Oncol, 2004, 22（14）：2865-2872.

[9] Goncalves PH, Peterson SL, Vigneau FD, et al. Risk of brain metastases in patients with non-metastatic lung cancer：analysis of the Metropolitan Detroit Surveillance, Epidemiology, and End Results（SEER）data Cancer, 2016, 122（12）：1921-1927.

[10] Murray N, Sheehan F. Limited stage small cell lung cancer. Curr Treat Options Oncol, 2001, 2（1）：63-70.

[11] Gijtenbeek JM, Ho VK, Heesters MA, et al. Practice guideline 'Brain metastases'（revision）. Ned Tijdschr Geneeskd, 2011, 155（52）：A4141.

[12] Chen XJ, Xiao JP, Li XP, et al. Fifty percent patients avoid whole brain radiotherapy：stereotactic radiotherapy for multiple brain metastases. A retrospective analysis of a single

center. Clin Transl Oncol, 2012, 14 (8)：599-605.

[13] DeAngelis LM, Delattre JV, Posner JB. Radiation-induced dementia in patients cured of brain metastases. Neurology, 1989, 39 (6)：789-796.

[14] Abayomi OK. Pathogenesis of irradiation-induced cognitive dysfunction. Acta Oncol, 1996, 35 (6)：659-663.

[15] Ghia A, Tome WA, Thomas S, et al. Distribution of brain metastases in relation to the hippocampus：implications for neurocognitive functional preservation. Int J Radiat Oncol Biol Phys, 2007, 68 (4)：971-977.

[16] Gondi V, Tome WA, Marsh J, et al. Estimated risk of perihippocampal disease progression after hippocampal avoidance during whole-brain radiotherapy：safety profile for RTOG 0933. Radiother Oncol, 2010, 95 (3)：327-331.

[17] Wan JF, Zhang SJ, Wang L, et al. Implications for preserving neural stem cells in whole brain radiotherapy and prophylactic cranial irradiation：a review of 2270 metastases in 488 patients. J Radiat Res, 2013, 54 (2)：285-291.

[18] Gondi V, Tolakanahalli R, Mehta MP, et al. Hippocampal-sparing whole-brain radiotherapy：A "how-to" technique using helical tomotherapy and linear accelerator-based intensity-modulated radiotherapy. Int J Radiat Oncol Biol Phys, 2010, 78 (4)：1244-1252.

[19] Li B, Yu J, Suntharalingam M, et al. Comparison of three treatment options for single brain metastasis from lung cancer. Int J Cancer, 2000, 90 (1)：37-45.

[20] Lee YK, Park NH, Kim JW, et al. Gamma-knife radiosurgery as an optimal treatment modality for brain metastases from epithelial ovarian cancer. Gynecol Oncol, 2008, 108 (3)：505-509.

[21] Rades D, Pluemer A, Veninga T, et al. Whole-brain radiotherapy versus stereotactic radiosurgery for patients in recursive partitioning analysis classes 1 and 2 with 1 to 3 brain metastases. Cancer, 2007, 110 (10)：2285-2292.

[22] Kocher M, Maarouf M, Bendel M, et al. Linac radiosurgery versus whole brain radiotherapy for brain metastases. A survival comparison based on the RTOG recursive partitioning analysis. Strahlenther Onkol, 2004, 180 (5)：263-267.

[23] Serizawa T, Yamamoto M, Sato Y, et al. Gamma knife surgery as sole treatment for multiple brain metasteases：2-center retrospective review of 1508 cases meeting the inclusion criteria of the JLGK0901 multi-institutional prosepcetive study. J Neurosurg, 2010, 113 Suppl：48-52.

[24] Serizawa T, Iuchi T, Ono J, et al. Gamma knife treatment for multiple metastatic brain tumors compared with whole-brain radiation therapy. J Neurosurg, 2000, 93 Suppl：32-36.

[25] Grandhi R, Kondziolka D, Panczykowski D, et al. Stereotactic radiosurgery suing the Leksell Gamma Knife Perfexion unit in the management of patietns with 10 or more brain metastases. J Neurosurg, 2012, 117 (2)：237-245.

[26] Kim CH, Im YS, Nam DH, et al. Gamma knife radiosurgery for ten or more brain metastases. J Korean Neurosurg Soc, 2008, 44 (6)：358-363.

[27] Sawrie SM, Guthrie BL, Spencer SA, et al. Predictors of distant brain recurrence for patients with newly diagnosed brain metastases treated with stereotactic radiosurgery alone. Int J Radiat Oncol Biol Phys, 2008, 70 (1)：181-186.

[28] Chen XJ, Xiao JP, Li XP, et al. Risk factors of distant brain failure for patients with newly diagnosed brain metastases treated with stereotactic radiotherapy alone. Radiat Oncol, 2011, 6：175.

[29] Kress MA, Oermann E, Ewend MG, et al. Stereotactic radiosurgery for single brain metasta-

ses form non-small cell lung cancer: progression of extracranial disease correlates with distant intracranial failure. Radiat Oncol, 2013, 8 : 64.

[30] Yomo S, Hayashi M, Nicholson C. A prospective pilot stuy of two-session Gamma Knife surgery for large metastatic brain tumors. J Neurooncol, 2012, 109 (1): 159-165.

[31] Jiang XS, Xiao JP, Zhang Y, et al. Hypofractionated stereotactic radiotherapy for brain metastases larger than three centimeters. Radiat Onocl, 2012, 7 : 36.

[32] Han JH, Kim DG, Chung HT, et al. Radiosurgery for large brain metastases. Int J Radiat Oncol Biol Phys, 2012, 83 (1): 113-120.

[33] Higuchi Y, Serizawa T, Nagano O, et al. Three-staged stereotactic radiotherapy without whole brain irradiation for large metastatic brain tumors. Int J Radiat Oncol Biol Phys, 2009, 74 (5): 1543-1548.

[34] Ma YC, Xiao JP, Bi N, et al. Hypofractionated stereotactic radiotherapy combined with TMZ for large brain metastases: a prospective research. Chin J Radiat Oncol, 2016, 4 (25): 320-326.

[35] Hartford AC, Paravati AJ, Spire WJ, et al. Postoperative stereotactic radiosurgery without whole brain radiation therapy for brain metastases: potential role of preoperative tumor size. Int J Radiat Oncol Biol Phys, 2013, 85 (3): 650-655.

[36] Choi CY, Chang SD, Gibbs IC, et al. Stereotactic radiosurgery of the postoperative resection cavity for brain metastases: prospective evaluation of target margin on tumor control. Int J Radiat Oncol Biol Phys, 2012, 84 (2): 336-342.

[37] Kelly PJ, Lin YB, Yu AY, et al. Stereotactic irradiation of the postoperative resection cavity for brain metastasis: a frameless linear accelerator-based case series and review of the technique. Int J Radiat Oncol Biol Phys, 2012, 82 (1): 95-101.

[38] Soltys SG, Adler JR, Lipani JD, et al. Stereotactic radiosurgery of the postoperative resection cavity for brain metastases. Int J Radiat Oncol Biol Phys, 2008, 70 (1): 187-193.

[39] Mehta MP, Paleologos NA, Mikkelsen T, et al. The role of chemotherapy in the management of newly diagnosed brain metastases: a systematic review and evidence-based clinical practice guideline. J Neurooncol, 2010, 96 (1): 71-83.

[40] Barlesi F, Gervais R, Lena H, et al. Pemetrexed and cisplatin as first-line chemotherapy for advanced non-small-cell lung cancer (NSCLC) with asymptomatic inoperable brain metastases: a multicenter phase II trial (GFPC 07 - 01). Ann Oncol, 2011, 22 (11): 2466-2470.

[41] Bai lon O, Chouahnia K, Augier A, et al. Upf ront association of carboplatin plus pemetrexed in patients with brain metastases of lung adenocarcinoma. Neuro Oncol, 2012, 14 (4): 491-495.

[42] Bearz A, Garassino I, Tiseo M, et al. Activity of pemetrexed on brain metastases from non-small cell lung cancer. Lung Cancer, 2010, 68 (2): 264-268.

[43] Giorgio CG, Giuffrida D, Pappalardo A, et al. Oral temozolomide in heavily pre-treated brain metastases from non-small cell lung cancer: phase II study. Lung Cancer, 2005, 50 (2): 247-254.

[44] Addeo R, De-Rosa CV, Leo L, et al. Phase 2 trial of temozolomide using protracted low-dose and whole-brain radiotherapy for nonsmall cell lung cancer and breast cancer patients with brain metastases. Cancer, 2008, 113 (9): 2524-2531.

[45] Cortot AB, Gerinière L, Robinet G, et al. Phase II trial of temozolomide and cisplatin followed by whole brain radiotherapy in non-small-cell lung cancer patients with brain metas-

tases: a GLOT-GFPC study. Ann Oncol, 2006, 17 (9): 1412-1417.

[46] Twelves CJ, Souhami RL, Harper PG, et al. The response of cerebral metastases in small cell lung cancer to systemic chemotherapy. Br J Cancer, 1990, 61 (1): 147-150.

[47] Kristjansen PE, Soelberg Sorensen P, Skov Hansen M, et al. Prospective evaluation of the effect on initial brain metastases from small cell lung cancer of platinum-etoposide based induction chemotherapy followed by an alternating multidrug regimen. Ann Oncol, 1993, 4 (7): 579-583.

[48] Seute T, Leffers P, Wilmink JT, et al. Response of asymptomatic brain metastases from small-cell lung cancer to systemic first-line chemotherapy. J Clin Oncol, 2006, 24 (13): 2079-2083.

[49] Postmus PE, Haaxma-Reiche H, Smit EF, et al. Treatment of brain metastases of small-cell lung cancer: comparing teniposide and teniposide with whole-brain radiotherapy-a phase III study of the European Organization for the Research and Treatment of Cancer Lung Cancer Cooperative Group. J Clin Oncol, 2000, 18 (19): 3400-3408.

[50] Postmus PE, Smit EF, Haaxma-Reiche H, et al. Teniposide for brain metastases of small-cell lung cancer: a phase II study. European Organization for Research and Treatment of Cancer Lung Cancer Cooperative Group. J Clin Oncol, 1995, 13 (3): 660-665.

[51] Korfel A, Oehm C, von Pawel J, et al. Response to topotecan of symptomatic brain metastases of small-cell lung cancer also after whole-brain irradiation. a multicentre phase II study. Eur J Cancer, 2002, 38 (13): 1724-1729.

[52] Neuhaus T, Ko Y, Muller RP, et al. A phase III trial of topotecan and whole brain radiation therapy for patients with CNS-metastases due to lung cancer. Br J Cancer, 2009, 100

(2): 291-297.

[53] Porta R, Sanchez-Torres JM, Paz-Ares L, et al. Brain metastases from lung cancer responding to erlotinib: the importance of EGFR mutation. Eur Respir J, 2011, 37 (3): 624-631.

[54] Kim K, Lee DH, Lee J, et al. Efficacy of epidermal growth factor receptor tyrosine kinase inhibitors for brain metastasis in non-small cell lung cancer patients harboring either exon 19 or 21 mutations. J Clin Oncol, 2011, 29 (15_ suppl): 7606.

[55] Li Z, Lu J, Zhao Y, et al. The retrospective analysis of the frequency of EGFR mutations and efficacy of gefitinib in NSCLC patients with brain metastases. J Clin Oncol, 2011, 29 (15_ suppl): e18065.

[56] Park SJ, Kim HT, Lee DH, et al. Efficacy of epidermal growth factor receptor tyrosine kinase inhibitors for brain metastasis in non-small cell lung cancer patients harboring either exon 19 or 21 mutation. Lung Cancer, 2012, 77 (3): 556-560.

[57] Iuchi T, Shingyoji M, Sakaida T, et al. Phase II trial of gefitinib alone without radiation therapy for Japanese patients with brain metastases from EGFR-mutant lung adenocarcinoma. Lung Cancer, 2013, 82 (2): 282-287.

[58] Wu YL, Zhou C, Cheng Y, et al. Erlotinib as second-line treatment in patients with advanced non-small-cell lung cancer and asymptomatic brain metastases: a phase II study (CTONG-0803). Ann Oncol, 2013, 24 (4): 993-999.

[59] Heon S, Yeap BY, Britt GJ, et al. Development of central nervous system metastases in patients with advanced non-small cell lung cancer and somatic EGFR mutations treated with gefitinib or erlotinib. Clin Cancer Res, 2010, 16 (23): 5873-5882.

[60] 张贝贝, 林宝钗, 何春晓, 等. 埃克替尼治

疗非小细胞肺癌脑转移的回顾性研究. 临床肿瘤学杂志, 2013, 18 (9): 786-789.

[61] Weber B, Winterdahl M, Memon A, et al. Erlotinib accumulation in brain metastases from non-small cell lung cancer: visualization by positron emission tomography in a patient harboring a mutation in the epidermal growth factor receptor. J Thorac Oncol, 2011, 6 (7): 1287-1289.

[62] Wu YL, Yang JJ, Zhou CC, et al. BRAIN: A phase Ⅲ trial comparing WBI and chemotherapy with icotinib in NSCLC with brain metastases harboring EGFR mutations (CTONG 1201). WCLC 2016, PL03.05.

[63] Cross DAE, Ashton SE, Ghiorghiu S, et al. AZD9291, an irreversible EGFR TKI, overcomes T790M-mediated resistance to EGFR inhibitors in lung cancer. Cancer Discov, 2014, 4 (9): 1046-1061.

[64] Ballard P, Yates JW, Yang Z, et al. Preclinical comparison of osimertinib with other EGFR-TKIs in EGFR-mutant NSCLC brain metastases models, and early evidence of clinical brain metastases activity. Clin Cancer Res, 2016, 22 (20): 5130-5140.

[65] Mok TS, Wu YL, Ahn MJ, et al. Osimertinib or platinum-pemetrexed in EGFR T790M-positive lung cancer. New Engl J Med, 2016, DOI: 10.1056/NEJMoa 1612674.

[66] Ma S, Xu Y, Deng Q, et al. Treatment of brain metastasis form non-small cell lung cancer with whole brain radiotherapy and Gefitinib in a Chinese population. Lung Cancer, 2009, 65 (2): 198-203.

[67] Welsh JW, Komaki R, Amini A, et al. Phase Ⅱ trial of erlotinib plus concurrent whole-brain radiation therapy for patients with brain metastases from non-small-cell lung cancer. J Clin Oncol, 2013, 31 (7): 895-902.

[68] Shaw AT, Yeap BY, Mino-Kenudson M, et al. Clinical features and outcome of patients with non-small-cell lung cancer who harbor EML4-ALK. J Clin Oncol, 2009, 27 (26): 4247-4253.

[69] Li H, Pan Y, Li Y, et al. Frequency of well-identified oncogenic driver mutations in lung adenocarcinoma of smokers varies with histological subtypes and graduated smoking dose. Lung Cancer, 2013, 79 (1): 8-13.

[70] Wong DW, Leung EL, So KK, et al. The EML4-ALK fusion gene is involved in various histologic types of lung cancers from nonsmokers with wild-type EGFR and KRAS. Cancer, 2009, 115 (8): 1723-1733.

[71] Solomon BJ, Cappuzzo F, Felip E, et al. Intracranial efficacy of crizotinib versus chemotherapy in patients with advanced ALK-positive non-small-cell lung cancer: results from PROFILE 1014. J Clin Oncol, 2016, 34 (24): 2858-2865.

[72] 刘雨桃, 王子平, 胡兴胜, 等. 克唑替尼对 ALK 融合基因阳性脑转移肺癌患者的疗效分析. 中国新药杂志, 2015, 24 (15): 1760-1764.

[73] Ou SI, Ahn JS, De Petris L, et al. Alectinib in Crizotinib-refractory ALK-rearranged non-small-cell lung cancer: acphase Ⅱ global study. J Clin Oncol, 2016, 34 (7): 661-668.

[74] De Braganca KC, Janjigian YY, Azzoli CG, et al. Efficacy and safety of bevacizumab in active brain metastases from non-small cell lung cancer. J Neurooncol, 2010, 100 (3): 443-447.

[75] Zustovich F, Ferro A, Lombardi G, et al. Bevacizumab-based therapy for patients with brain metastases from non-small-cell lung cancer: preliminary results. Chemotherapy, 2015, 60 (5): 294-299.

[76] Socinski MA, Langer CJ, Huang JE, et al. Safety of bevacizumab in patients with non-small-cell lung cancer and brain metastases. J Clin Oncol, 2009, 27 (31): 5255-5261.

[77] Besse B, Lasserre SF, Compton P, et al. Bevacizumab safety in patients with central nervous

system metastases. Clin Cancer Res, 2009, 16 (1): 269-278.

[78] Mikkelsen T, Paleologos NA, Robinson PD, et al. The role of prophylactic anticonvulsants in the management of brain metastases: a systematic review and evidence-based clinical practice guideline. J Neurooncol, 2010, 96 (1): 97-102.

[79] Naidoo J, Panday H, Jackson S, et al. Opti-

mizing the delivery of antineoplastic therapies to the central nervous system. Oncology (Williston Park), 2016, 30 (11): pii: 219800.

[80] Sperduto PW, Kased N, Roberge D, et al. Summary report on the graded prognostic assessment: an accurate and facile diagnosis-specific tool to estimate survival for patients with brain metastases. J Clin Oncol, 2012, 30 (4): 419-425.

# 专家组成员

**顾 问**

孙　燕　国家癌症中心∕中国医学科学院北京协和医学院肿瘤医院内科，抗肿瘤分子靶向药物临床研究北京市重点实验室

于金明　山东省肿瘤医院放射治疗科

**组 长**

石远凯　国家癌症中心∕中国医学科学院北京协和医学院肿瘤医院内科，抗肿瘤分子靶向药物临床研究北京市重点实验室

**执笔人**

**总执笔人**

石远凯　国家癌症中心∕中国医学科学院北京协和医学院肿瘤医院内科，抗肿瘤分子靶向药物临床研究北京市重点实验室

**影像诊断部分执笔人**

吴　宁　国家癌症中心∕中国医学科学院北京协和医学院肿瘤医院影像诊断科、PET-CT 中心

**分子病理部分执笔人**

王　征　国家老年医学中心∕北京医院病理科

**血清肿瘤标志物部分执笔人**

韩晓红　国家癌症中心∕中国医学科学院北京协和医学院肿瘤医院检验科，抗肿瘤分子靶向药物临床研究北京市重点实验室

**神经外科部分执笔人**

李学记　国家癌症中心∕中国医学科学院北京协和医学院肿瘤医院神经外科

**放疗部分执笔人**

肖建平　国家癌症中心∕中国医学科学院北京协和医学院肿瘤医院放射治疗科

周宗玫　国家癌症中心∕中国医学科学院北京协和医学院肿瘤医院放射治疗科

（原载：中国肺癌杂志　2017 年 1 月第 20 卷第 1 期 1~12 页）

# 肺癌治疗现状和靶向治疗进展

肺癌居全球范围内癌症死因之首，每年全球有180万新发肺癌病例，160万死亡病例，因分期和地区不同，肺癌患者5年生存率范围在4%~17%。美国科罗拉多大学癌症中心 Fred R Hirsch 教授和 CSCO 理事长、广东省人民医院吴一龙教授等全球顶级肺癌领域专家撰写了权威述评，对肺癌现有治疗和未来的精准医学治疗手段进行了精辟的阐释和评论，特别强调了靶向治疗、肺癌预防和早诊筛查及戒烟的重要性。（Lancet. 2016年8月26日在线版）

## 肺癌筛查

美国国立肺癌筛查研究（NLST）入组53 000名烟龄30年的55~74岁人群，进行低剂量螺旋CT筛查，最长随访时间为7年，发现低剂量螺旋CT组肺癌特异性死亡率降低20%，所有全因死亡率降低6.7%。该研究中较高的假阳性率令人担忧，基线27%，1年随访时28%，2年时16.6%。

国际早期肺癌行动计划分析了NLST研究中的21 000余名完成NLST研究后接受筛查的受试者，不同的结节直径界值带来肿瘤检出率的改变，结节直径界值从5.0mm、6.0mm、7.0mm、8.0mm到9.0mm依次增加，肿瘤检出率依次降低36%、56%、68%、75%。

荷兰比利时筛查研究（NELSON研究）纳入7155名受试者，CT筛查的敏感性为92.4%，特异性为90.0%，提示有意义筛查是可行的。英国肺癌筛查研究纳入2028名随机分组接受CT筛查的受试者，536例结节直径>5mm，其中41例为肺癌，假阳性率为3.6%。

美国放射学会（ACR）推出 Lung-RADS，使肺癌筛查更标准化。当 Lung-RADS 回顾性用于 NLST 研究数据分析，发现基线假阳性率降到12.8%，基线后假阳性率降到5.5%。提示肺癌筛查可以比10年前NLST研究时代更加有效。

CT筛查放射剂量也降低了。对57 496名筛查者的分析显示，对惰性生物学行为的非实性结节，与切除相比，采取更保守的策略是合适的。这一发现回应了一些研究报告提出的更好地治疗筛查检出肺癌以及减少手术过度治疗的问题。

美国已经把肺癌筛查纳入医保覆盖范围，对筛查关注的增加以及费用数据支持筛查，国际上对肺癌筛查的热度也在增加，中国和加拿大推出了全国性肺癌筛查指南。进一步研究提高筛查的有效性是非常关键的，为了减少筛查给卫生系统带来的压力，筛查应该与推行戒烟结合起来。

## 早期肺癌的治疗

推荐Ⅰ~Ⅱ期非小细胞肺癌（NSCLC）患者接受手术，ⅠA期、ⅠB期、ⅡA期、ⅡB期患者的5年生存率分别为77%~92%、68%、60%、53%，根据病理分期ⅠA期、ⅠB期、ⅡA期、ⅡB期患者的5年生存率分别为80%~90%、73%、65%、56%。大样本Meta分析显示，电视胸腔镜治疗在生活质量和长期转归上优于开放性手术。

围术期化疗的 Meta 分析发现，ⅠB~ⅢA期患者接受围术期化疗有生存获

益，死亡风险降低（HR = 0.83 ~ 0.92），5
年生存率绝对值升高 5.4% ~ 6.9%。LACE
协作组的汇总分析发现，对照组的 5 年生
存率为 87.7%。ECOG1505 研究显示，非
选择性早期肺癌患者中，辅助贝伐单抗治
疗无明显获益。RADIANT 研究显示，辅助
性 EGFR-TKI 厄洛替尼治疗未带来生存获
益，不过该研究未筛选 EGFR 突变人群。
其他研究也提示 EGFR-TKI 用于未经选择
手术患者的辅助治疗无获益。

　　I 期 NSCLC 患者中有手术禁忌证或拒
绝手术患者，大剂量的立体放疗可带来较
高的局部控制率和较低的毒性，一些 II 期
临床试验提示，大剂量的立体放疗的 5 年
局部肿瘤控制率>85%。

　　对于局部晚期 NSCLC 患者（ⅢA ~ B
期）中不适合手术切除、体能状态较好者，
标准治疗包括 6 周的胸部放疗同步含铂两
药化疗。推荐的总放疗剂量是 60 ~ 66Gy。
多中心研究报告中位生存期超过 2 年，5 年
生存率为 15% ~ 20%。

## 晚期肺癌治疗

　　69% 的晚期非小细胞肺癌有可用的
分子靶点，靶向治疗在年轻非吸烟患者
中进展显著。不适合接受靶向治疗患者，
标准一线治疗仍未含铂两药方案联合或
不联合贝伐单抗治疗，贝伐单抗不用于
鳞癌。

### EGFR 突变

　　40% 的亚裔患者（多为年轻非吸烟腺
癌患者）有 EGFR 突变。9 项随机对照临床
研究巩固了 EGFR TKI 用于 EGFR 突变
NSCLC 一线治疗，与化疗相比，可带来无
进展生存、客观缓解率和生活质量改善。
因为样本量小和较高的交叉率，这些研究
未分析总生存。对 LUX-Lung3 研究和

LUX-Lung 6 研究的汇总分析显示，EGFR
TKI 是可以带来总生存获益的。LUX-Lung
系列研究提供了阿法替尼用于不常见突变
的临床证据。

　　尽管二代 TKI 显示总生存改善，但它
们的不良反应也较大。LUX-Lung 7 研究入
组 319 例患者，比较阿法替尼和吉非替尼
一线治疗疗效，显示阿法替尼有无进展生
存（11.0 个月 vs 10.9 个月，HR = 0.73，
P = 0.0165）、客观缓解率（70% vs 56%，
P = 0.008）。阿法替尼主要的不良反应包括
腹泻（12.5%）和皮疹或痤疮（9.4%）。
吉非替尼组有 4 例间质性肺病。

　　几乎所有 EGFR TKI 治疗患者都会产生
耐药而出现疾病进展，T790M 突变是最常
见的继发耐药突变，50% ~ 65% 的耐药病变
活检中发现有 T790M 突变。三代 TKI 药物
AZD 9291（Osimertinib）可靶向 T790M 突
变和 EGFR TKI 激活性突变，治疗此前 TKI
治疗耐药的 T790M 阳性患者可带来 61% 的
客观缓解率和 9.6 个月的无进展生存，该
药已在欧洲和美国获批。

　　其他 TKI 药物 CO-1686（Rociletinib）
和 HM 61713 等也在 I ~ II 期临床研究中显
示了疗效。对于一线 EGFR TKI 治疗后耐药
的无 T790M 突变的患者，不参加临床试验
的话，含铂化疗似乎是合理的治疗选择。

　　一线 EGFR TKI 耐药后治疗根据患者进
展模式来选择治疗策略，局部进展的患者，
推荐继续 TKI 治疗加局部治疗；缓慢进展
患者，继续一线 TKI 治疗加密切监测；快
速全身疾病进展的患者，根据获得性耐药
基因检测结果，选择二线治疗，二线含铂
两药化疗仍是标准治疗，不推荐含铂两药
化疗联合吉非替尼治疗（基于 IMPRESS 研
究结果）。

　　T790M EGFR 抑制剂研究发现了这些
三代 TKI 的获得性耐药机制，包括 EGFR

C797S 突变、HER-2 和 MET 扩增、MAPK 激活等。

因为标志物指导的治疗在耐药后治疗中非常重要，且疾病进展后难以获得充足的组织标本，研究致力于探讨血标本突变检测的可行性。研究结果令人振奋，T790M 血标本检测的特异性（90%~100%）和敏感性（85%~90%）都很高。

EGFR TKI 联合贝伐单抗、化疗、免疫检查点抑制剂都在进行临床研究探讨，可能为 T790M 突变阴性患者提供治疗选择。

脑转移仍是挑战，新的药物 AZD3759 和 Epitinib（HMPL-813）等 EGFR 靶向药物就有很好的血脑屏障穿透性。

## ALK 重排

2007 年发现的 ALK 基因重排也带来了肺癌生物学认识的加深和新的靶向药物的出现。最常见的 ALK 重排为 EML4，目前有 27 种 ALK 融合基因被发现。2%~7%的 NSCLC 有 ALK 重排，多为非吸烟或轻度吸烟腺癌患者，也是亚裔患者多，50%~60%为男性。

多种 ALK 激酶抑制剂如克唑替尼、色瑞替尼和 Alectinib 等。PROFILE1007 研究中，克唑替尼用于一线铂类化疗进展的 ALK 阳性 NSCLC 二线治疗，显示优于培美曲塞或多西他赛的无进展生存（7.7 个月 vs 3.0 个月）和客观缓解率（65% vs 20%）获益。PROFILE1014 研究显示克唑替尼用于初治患者的无进展生存（10.9 个月 vs 7.0 个月）和客观缓解率（74% vs 45%）获益。

克唑替尼治疗的患者 1~2 年后出现复发，中枢神经系统是最常见部位，不管基线有无脑部转移病变。可能与克唑替尼较差的血脑屏障通透性有关，二代 ALK TKI 药物包括色瑞替尼和 Alectinib 对野生型ALK 融合蛋白有较强的抑制作用，对继发突变蛋白有较强的亲和性，有较强的血脑屏障穿透性，可做为克唑替尼耐药后化疗的替代之选，临床研究得到的无进展生存和缓解率数据都不错。

这两种药物在未接受过克唑替尼治疗的患者中也有较好的治疗活性，色瑞替尼和 Alectinib 客观缓解率分别为 67%和 93%，无进展生存分别为 27 个月和 19 个月。对二代 ALK 抑制剂耐药机制也有研究。

其他 ALK 抑制剂药物包括 Brigatinib、X-396 和 PF-06463922。

## 其他基因异常

1%~2%的 NSCLC 有 ROS1 基因重排，FISH 检测作为 ROS1 融合基因检测的"金标准"，有研究报告支持免疫组织化学用来筛查。克唑替尼是 ROS1 抑制剂，获美国 FDA 批准用于治疗 ROS1 阳性 NSCLC。50 例接受过化疗的患者中，75%的患者克唑替尼治疗有效，中位无进展生存 19.2 个月。还有几种 ROS1 抑制剂（Cabozantinib、Certinib、Lorlatinib）正在研究中。

MET 受体酪氨酸激酶的异常高表达、扩增或激活性突变在某些肺癌中存在，2 项随机临床研究报告表明，非选择性经治晚期肺癌患者，接受 MET 抑制剂（Tivantinib 或 Onartuzumab）联合厄洛替尼治疗与 EGFR TKI 单药治疗无差异。4%的肺腺癌和 1%的鳞癌中有 MET 扩增，MET：CEP7 比值>5 的患者接受 MET 抑制剂如克唑替尼等治疗有效率更高。

35%的肺癌有 HER-2 过表达，10%有 HER-2 扩增，目前研究证据不支持临床研究以外应用 HER-2 靶向药物治疗肺癌。2%的 NSCLC 有 HER-2 突变，有一项 Dacomitinib Ⅱ期临床研究支持抗 HRE-2 药物单药或联合化疗的应用。

其他基因异常包括 BRAF 突变、K-RAS 突变、NTRK1 和 NTRK2 重排等也都有研究进行探讨。

## 免疫治疗

CTLA-4 抑制剂和 PD-1/PD-L1 抑制剂是研究最多的免疫治疗药物，在包括晚期肺癌在内的多种肿瘤治疗中显示前景。

多种 PD-1 单抗（Nivolumab、Pembrolizumab）和 PD-L1 单抗（Atezolizumab、Durvalumab、Avelumab）已进入临床，还有很多在临床前研究阶段。这些药物可为 14%~20% 的初始晚期 NSCLC 患者带来持续缓解。尽管无进展生存无显著改善（中位 2 纳武单抗 4 个月，1 年无进展生存率 20%），但总生存改善很可观。

Nivolumab 治疗的 129 例 NSCLC 患者中，随访 27 个月，2 年总生存率为 24%，3mg/kg 每 2 周剂量治疗患者 2 年生存率达到 42%，3 年生存率为 27%。临床获益与组织学类型无关，不过吸烟患者和 PD-L1 阳性患者获益明显。不良反应谱也良好，10% 的患者会发生严重不良反应。最常见不良反应包括乏力、疲劳、食欲减退、恶心和腹泻。不到 10% 的患者会出现免疫系统相关不良反应，包括皮疹、肠炎、转氨酶升高、肺炎和内分泌反应等。

有 4 项研究证据支持 PD-1 和 PD-L1 抑制剂治疗肺癌，有两项研究比较纳武单抗与多西他赛治疗铂类为主化疗耐药的 SCC NSCLC 患者（CheckMate 017 研究）和非 SCC NSCLC 患者（CheckMate 057 研究）。前一项研究中，纳武单抗带来总生存改善（9.2 个月 vs 6.0 个月，HR = 0.59，P < 0.001），纳武单抗获益独立于临床和肿瘤学特征包括 PD-L1 表达。非 SCC NSCLC 患者中，纳武单抗也带来总生存改善（12.2 个月 vs 9.4 个月），除了非吸烟者和 EGFR 野生型患者，其他患者均可获益。在非 SCC 患者中，PD-L1 表达是纳武单抗获益的标志物。纳武单抗已在欧美获批用于一线化疗后进展的晚期肺癌患者。

Pembrolizumab 多局限于 PD-L1 阳性的患者，Ⅲ 期临床研究中，其生存获益与 PD-L1 表达显著相关，PD-L1 阳性 >50%，HR = 0.53，PD-L1 阳性率 1%~49%，HR = 0.76。该药已获 FDA 批准用于 ≥50% 的细胞有 PD-L1 表达患者的二线及二线以上治疗。默沙东公司称，一项大样本临床研究已达到主要的总生存和无进展生存研究终点，≥50% 的细胞有 PD-L1 表达的患者接受 Pembrolizumab 治疗有生存获益。

总体研究证据支持，PD-1 抑制剂是 SCC 患者和至少 PD-L1 阳性非 SCC 患者的优于化疗的二线治疗之选。不过，PD-L1 表达作为疗效预测指标的定义还悬而未决。不是所有 PD-L1 阳性患者都可从这些免疫治疗中获益，有些 PD-L1 低表达或阴性的患者也可从中获益。所有这些 PD-L1 检测所用抗体不同，分析方法不同，选择分析的细胞不同，阳性阴性结果的阈值不同。有研究对这些 PD-L1 检测进行探讨。

初治晚期肺癌患者，初步临床研究已经报告令人振奋的结果，支持 PD-1 或 PD-L1 抑制剂治疗，PD-L1 阳性患者 1 年生存率达到 70%。有几项研究正在比较这些免疫治疗药物与铂类方案一线治疗的疗效。也有研究探讨 Ⅲ 期患者术后治疗中免疫治疗的疗效，以及其他胸部肿瘤包括小细胞肺癌和胸膜间皮瘤中免疫治疗的疗效。

## 维持治疗

多项研究对晚期 NSCLC 理想的治疗持续时间进行了探讨，目前 4~6 周期联合化疗后观察是标准治疗策略。

（下转第 124 页）

# 肺癌免疫治疗锦上添花

张　爽　程　颖

吉林省肿瘤医院　长春　130012

随着 2011 年首个免疫检测点抑制剂 Ipilimumab 获得美国 FDA 推荐治疗晚期黑色素瘤，免疫靶向治疗的范围也迅速扩展到包括肺癌、恶性黑色素瘤、肝癌在内的多种晚期实体瘤。短短几年内，除了 Ipilimumab，还有纳武单抗（Nivolumab）、Pembrolizumab、Atezolizumab 上市，为晚期癌症患者带来了希望，成为近年来肿瘤治疗领域最热门的话题。

## 免疫靶向治疗推进了肺癌治疗的发展

2012 年，PD-1 抑制剂 Nivolumab 开启了免疫检查点抑制剂治疗晚期非小细胞肺癌（NSCLC）的新时代，成为继靶向治疗后 NSCLC 治疗领域的新星。CheckMate 017 研究头对头比较了 Nivolumab 和多西他赛治疗经治晚期肺鳞癌的疗效和安全性，Nivolumab 治疗显著改善了晚期肺鳞癌患者的中位总生存期（OS：9.2 个月 *vs* 6.0 个月，$P < 0.001$）。

2015 年 3 月，美国 FDA 扩展批准 Nivolumab 作为二线药物治疗肺鳞癌。另一项 Ⅲ 期研究 Checkmate 057 比较了 Nivolumab 与多西他赛二线治疗晚期非鳞 NSCLC 的疗效。结果显示：Nivolumab 单药治疗同样可以改善晚期非鳞 NSCLC 患者的 OS（12.2 个月 *vs* 9.4 个月，$P = 0.002$），因此 Nivolumab 的适应证被扩展到非鳞 NSCLC。

KEYNOTE-001 研究和 KEYNOTE-010 研究则证实：另一种 PD-1 抑制剂 Pembrolizumab 同样适用于 NSCLC 的二线治疗，尤其是 PD-L1 高表达的患者。这些重磅级的研究最终奠定了免疫检查点抑制剂在 NSCLC 二线治疗的地位。

免疫靶向治疗能够改善经治晚期 NSCLC 患者的 OS、无进展生存期（PFS），使患者获得 20% 左右的 ORR，3/4 级不良反应的发生率仅 10%。鉴于免疫靶向治疗显著持久的疗效和良好的耐受性，免疫靶向治疗在肺癌能否锦上添花？能否在晚期 NSCLC 一线治疗领域和早期 NSCLC 的治疗中再创佳绩？

2016 年 ASCO 年会上有 3 项免疫靶向一线治疗 NSCLC 的研究，包括免疫靶向单药治疗、免疫靶向联合化疗，不同免疫检查点抑制剂联合一线治疗晚期 NSCLC 的研究和一项免疫靶向治疗新辅助治疗 NSCLC 的研究，其结果让我们对免疫靶向治疗改变 NSCLC 的治疗模式充满期待。

## 免疫靶向药物一线治疗晚期 NSCLC 值得期待

MEDI4736 单药一线治疗晚期 NSCLC 的 Ⅰ 期剂量爬坡研究发现：MEDI4736 10mg/kg q2w 一线治疗 NSCLC 的不良反应易管理；PD-L1 高表达患者的 ORR 达 29%，即使是 PD-L1 低表达的患者，ORR

也达 11%。

2016 年 6 月 16 日，默沙东公司宣布 Pembrolizumab 单药与化疗对比一线治疗晚期 NSCLC 的 Ⅲ 期研究 KEYNOTE-024 获得 PFS 和 OS 的改善，研究被提前终止，并将于近期公布相关结果。免疫检查点抑制剂能否改变现有晚期 NSCLC 一线治疗的格局，我们拭目以待。

免疫靶向治疗虽然在 NSCLC 治疗领域成绩斐然，但有效率仍无法与驱动基因指导下的分子靶向治疗匹敌。因此，进一步提高免疫靶向治疗疗效已经成为研究的热点，其中联合其他治疗成为可能的策略之一。

KEYNOTE-021 研究是一项多中心、开放标签、随机、Ⅰ/Ⅱ 期临床研究，评价了 Pembrolizumab 联合标准化疗一线治疗无 EGFR 和 ALK 突变的、不可切除性或转移性 NSCLC 的疗效和安全性。研究被分为 3 组：A 组（25 例，任意组织学类型）接受 Pembrolizumab 2mg/kg 或 10mg/kg 联合卡铂/紫杉醇治疗 4 个周期，然后 Pembrolizumab 维持治疗；B 组（25 例，非鳞癌）接受 Pembrolizumab 2mg/kg 或 10mg/kg 联合卡铂/紫杉醇/贝伐单抗治疗 4 个周期，然后 Pembrolizumab+贝伐单抗维持治疗；C 组（24 例，非鳞癌）接受 Pembrolizumab 2mg/kg 或 10mg/kg 联合卡铂/培美曲塞治疗 4 个周期，然后 Pembrolizumab+培美曲塞维持治疗。

研究发现：C 组（Pembrolizumab 10mg/kg）有 1 例患者发生 DLT，为 3 级表皮坏死，但没有治疗相关死亡事件。3 组免疫相关不良反应的发生率分别为 16%、38% 和 29%，ORR 分别为 52%、48% 和 71%；A 组和 C 组患者的中位 PFS 分别 10.3 个月和 10.2 个月，B 组的中位 PFS 尚未达到。

由此可见，免疫靶向治疗与标准化疗联合能进一步提高疗效，在 PFS 和 ORR 上甚至可以与靶向治疗媲美，但尚需 Ⅲ 期研究证实。KEYNOTE-189 和 KEYNOTE-407 两项正在进行的 Ⅲ 期研究分别评价了 Pembrolizumab 联合培美曲塞/铂类一线治疗肺腺癌和 Pembrolizumab 联合紫杉醇/铂类一线治疗肺鳞癌的疗效，最终结果将为免疫靶向治疗联合标准化疗作为晚期 NSCLC 一线治疗提供新的证据。

## 靶向 PD-1/PD-L1 和 CTLA-4 两条途径的一线治疗

PD-1/PD-L1 和 CTLA-4 是目前研究最多的重要的免疫抑制途径，两条途径分别作用于 T 细胞活化的不同阶段，两者联合能否进一步提高晚期 NSCLC 一线治疗的疗效？

Checkmate 012 研究是 Nivolumab 联合 Ipilimumab 一线治疗晚期 NSCLC 的 Ⅰ 期研究。研究根据两药的不同组合方式分为 4 组。A 组（N1+I1）：Nivolumab（1mg/kg）+Ipilimumab（1mg/kg），每 3 周一次（31 例）。B 组（N1 q2w+I1 q6w）：Nivolumab（1mg/kg）每 2 周注射一次，Ipilimumab（1mg/kg）每 6 周一次（40 例）。C 组（N3 q2w+I1 q12w）：Nivolumab（3mg/kg）每 2 周一次，Ipilimumab（1mg/kg）每 12 周一次（38 例）。D 组（N3 q2w+I1 q6w）：Nivolumab（3mg/kg）每 2 周一次，Ipilimumab（1mg/kg）每 6 周一次（39 例）。

2015 年世界肺癌大会（WCLC）上首次报道，发现 4 种联合方案均有效，ORR 分别为 13%、25%、39% 和 31%；在肿瘤 PD-L1 表达 ≥1% 的患者（77 例，占 68%）中，A、B、C、D 四组方案治疗后的 ORR 分别为 8%、24%、48% 和 48%。

2016 年 ASCO 年会上公布的最新的研究结果显示：Nivolumab 联合 Ipilimumab 组与 Nivolumab 单药组比较因治疗相关不良反

应而中止治疗的患者无显著性差异（10%），Nivolumab 联合 Ipilimumab 组未见治疗相关死亡事件，3～4 级治疗相关不良反应发生率约为 30%。

同时研究还发现：PD-L1 表达 ≥50% 患者的 ORR 为 92%，PD-L1 表达 ≥25% 患者的 ORR 为 78%，PD-L1 表达 ≥1% 患者的 ORR 为 57%。该研究提示，PD-L1 的表达与 ORR 相关，但是 ORR 最终能否转为 OS 获益尚不得而知。已启动的Ⅲ期临床研究 CheckMate 227 将证实 Checkmate 012 研究的发现，并回答这一问题。

## 免疫靶向治疗在 NSCLC 新辅助治疗中的尝试

除了一线治疗，免疫靶向治疗也深入到 NSCLC 新辅助治疗领域。2016 年 ASCO 年会上有一项关于 Nivolumab 新辅助治疗早期可手术切除的 NSCLC 的研究，探讨了免疫检查点在新辅助治疗中的作用。研究计划纳入 16 例患者，目前有 6 例病患者入组。

本次会议只报道了 3 例患者的结果，2 例患者在手术时已有应答，包括 1 例有 8cm 肿瘤的鳞癌患者，Nivolumab 新辅助治疗后获得了病理学完全缓解。但是由于研究的样本量太少，免疫靶向治疗在 NSCLC 新辅助治疗中的作用还需进一步探索。

## 免疫靶向治疗在 SCLC 中同样绽放异彩

免疫靶向治疗在 NSCLC 中异彩纷呈，在 SCLC 中同样精彩。CA184-041 研究初步显示了 Ipilimumab 治疗广泛期 SCLC 患者有较好的临床活性。随后，KEYNOTE-028 研究观察到，Pembrolizumab 在 PD-L1 阳性的、标准治疗失败的 SCLC 患者中具有强劲且持久的疗效。

在 2016 年 ASCO 年会上，针对 PD-1 和 CTLA-4 两条免疫抑制途径的药物联合在复发耐药 SCLC 的治疗上让人眼前一亮。CheckMate 032 研究入组既往接受过 ≥1 个含铂方案一线治疗后进展的 SCLC 患者，评价了 Nivolumab 联合 Ipilimumab 治疗的疗效和安全性。

研究被分为 3 组。Nivolumab-3 组：Nivolumab 3mg/kg，q2w（98 例）；Nivolumab-1+Ipilimumab-3 组：Nivolumab 1mg/kg，Ipilimumab 3mg/kg，q3w（61 例）；Nivolumab-3+Ipilimumab-1 组：Nivolumab 3mg/kg，Ipilimumab 1mg/kg，q3w（54 例）。

结果显示：3 组患者的 ORR 分别为 10%、23% 和 19%，中位的应答持续时间在 Nivolumab-3 组尚未达到，在 Nivolumab-1+Ipilimumab 组为 7.7 个月，在 Nivolumab-3+Ipilimumab-1 组为 4.4 个月。

3 组患者的中位的 OS 分别为 4.4 个月、7.7 个月和 6.0 个月，1 年的生存率分别为 33%、43% 和 35%。共有 69%（148/216 例）的患者进行了 PD-L1 表达评估，17%（25/148 例）的患者 PD-L1 表达 ≥1%，5%（7/148 例）患者的 PD-L1 表达 ≥5%。

探索性分析显示：PD-L1 表达情况与疗效并不相关，同时研究也发现敏感复发和耐药复发均能够从联合治疗中获益。3～4 级治疗相关不良反应的发生率分别为 13%、30% 和 19%，常见的 3～4 级不良反应包括脂肪酶水平升高、腹泻。由于不良反应中断治疗的患者分别占 6%、11% 和 7%。

研究者认为：对于复发耐药的 SCLC 患者，联合治疗具有持久的抗肿瘤活性；尽管联合治疗的不浪费发生率更高但易于管理，联合治疗的生存结果令人鼓舞，推荐 Nivolumab 3mg/kg + Ipilimumab 1mg/kg （q3w）的方案进行Ⅲ期临床研究。

值得一提的是，CheckMate 032 研究中有超过一半的患者既往接受过 2 个方案以上的治疗，与既往拓扑替康或氨柔比星单药治疗复发耐药 SCLC 的历史对照研究相比，1 年的生存率相当甚至更优，正在进行的 CheckMate 331 研究将进一步评估 Nivolumab 对比单药化疗（拓扑替康或氨柔比星）治疗复发/耐药 SCLC 的疗效，为免疫靶向治疗作为复发耐药 SCLC 治疗选择提供依据。

## 肺癌免疫靶向治疗领域亟待解决的问题及研究方向

尽管免疫靶向治疗在肺癌中取得了突破性进展，然而并不是每例患者都能从中获益，在精准医疗的浪潮下，免疫靶向治疗如何实现精准仍有诸多问题需要解决。免疫靶向治疗在肺癌中的有效率不足 30%，持久获益的患者更为有限，筛选不能从免疫靶向治疗中获益的患者以避免不必要的治疗，筛选短期获益的患者延长获益时间，筛选长期获益的患者安心接受免疫靶向治疗才能实现免疫靶向治疗的精准。

目前，关于免疫靶向疗效预测标志物最多的研究当属 PD-L1 的表达。尽管一些研究发现 PD-L1 高表达的患者 ORR 高，但是并不是所有的 PD-L1 阳性患者均能从免疫靶向治疗中获益，而部分 PD-L1 阴性的患者仍能从中获益，这与目前 PD-L1 检测缺少标准化的检测平台、选择的抗体多种多样，确定 PD-L1 阳性的阈值也不一致可能相关，这些因素都可能影响 PD-L1 作为标志物判断免疫靶向治疗的疗效。另外突变负荷、肿瘤新生抗原、DNA 错配修复缺陷、肿瘤浸润淋巴细胞的情况也与 PD-1/PD-L1 抑制剂的疗效有关。

最近，研究者还发现 PD-L1 基因 3'端非翻译区的突变可导致其表达水平的异常升高，与肿瘤细胞发生免疫逃逸有关，未来能否通过检测这一突变来决定是否采取免疫靶向治疗仍有待进一步研究。

另外，在肺癌治疗的过程中，免疫靶向治疗何时介入，免疫治疗进展后的治疗如何选择：免疫靶向治疗联合化疗、放疗、分子靶向治疗、抗血管治疗或者不同免疫靶向药物的联合那种方式更好？是序贯还是同步？最佳的联合治疗剂量如何？如何降低联合治疗的不良反应？这些都是亟待解决的问题。

目前的免疫检查点抑制剂主要为单抗类药物，小分子的免疫检查点抑制剂是否能够达到同样的疗效，使治疗更便捷。首个小分子免疫检查点抑制剂 CA-170，靶向抑制 PD-L1 和抑制 V 型结构域，已经获得 FDA 新药申请，也许将成为肿瘤免疫治疗领域又一重要里程碑。

我国肺癌免疫靶向治疗的研究也在一浪又一浪地推进，除了已经结束的 Ipilimumab 治疗 SCLC 的 CA184-041、CA184-156 研究，治疗 NSCLC 的 CA184-153 研究外，Nivolumab 对比多西他赛二线治疗无 EGFR、ALK 突变的晚期 NSCLC 的中国注册研究 CA209078 研究也正在如火如荼地入组中，随后还有 Nivolumab 二线治疗小细胞肺癌研究（CA209-331），Pembrolizumab 与多西他赛治疗经治非小细胞肺癌的 MK-3475-033 研究，比较 MEDI4736 + Tremelimumab 联合治疗或 MEDI4736 单药治疗与标准治疗一线治疗亚洲晚期 NSCLC（Mystic 研究）等研究即将登场，将为肺癌免疫靶向治疗提供更多的证据。

（原载：《全球肿瘤快讯》2016 年 6 月总 163 期——节选自："2016 年美国临床肿瘤学会年会深度报道"栏目）

# EGFR 突变非小细胞肺癌脑转移患者的新药治疗：曙光初现

覃晶 范云

浙江省肿瘤医院胸部肿瘤内科　杭州　310022

非小细胞肺癌（NSCLC）脑转移的发生率为 25%～40%，软脑膜转移（LM）发生率为 3%～5%。最新研究表明，EGFR 敏感突变患者相对于野生型更容易发生脑转移（39.2% vs 28.2%，$P<0.01$），其软脑膜转移的发生率亦相应增加，高达 9%。脑部病灶的局部治疗手段，如全脑放疗（WBRT）、立体定向放射治疗（SRS）及手术是脑转移瘤的传统治疗方式，但疗效有限，且存在一定的并发症。

近年，多项前瞻性的 II 期研究及一些回顾性的分析显示一代、二代 EGFR-TKI 单药或联合放疗对 EGFR 突变的脑转移患者有较好疗效，颅内病灶的客观缓解率可达 80%，此类患者的中位无进展生存期（PFS）为 6.6～11.7 个月，中位总生存期（OS）为 12.9～21.9 个月。

但遗憾的是，一代和二代 EGFR-TKI 的血脑屏障通过率较低，对脑转的治疗仍有其局限性。尤其是对于经过颅脑局部放疗及一代 EGFR-TKI 治疗失败的脑转移患者，治疗手段尤其匮乏。因此，寻找新的 EGFR-TKI 类药物用于 EGFR 突变的 NSCLC 脑转移患者或者 TKI 一线治疗失败的脑转移患者变得尤为必要。

2016 年 ASCO 年会上的两项口头报告为此类患者的治疗带来了曙光。BLOOM 试验的更新数据显示：Osimertinib（AZD9291）和 AZD3759 对 EGFR 突变的 NSCLC 伴软脑膜转移或脑实质转移患者显示出了令人鼓舞的疗效，并具有良好的安全性和耐受性。（摘要号 9002 和 9003）

## 致力于突破血脑屏障限制的两项研究

动物实验证实，AZD9291 在脑组织中的分布较吉非替尼、阿法替尼更高，在小鼠移植 EGFR 敏感突变肺癌脑转移模型中显示出强大的肿瘤抑制作用，不仅可克服一代 TKI 耐药的问题，在耐药后出现脑膜转移治疗方面也有一定优势。

AZD3759 设计之初就着眼于能够透过血脑屏障，是第一个能有效透过血脑屏障、治疗 EGFR 突变的 NSCLC 脑转移的 EGFR-TKI。因此，有理由相信 AZD9291 和 AZD3759 将会给 EGFR 突变的 NSCLC 脑转移患者带来新的曙光。

BLOOM 研究是一项 I 期、开放、多中心的临床研究，包括 4 个队列：AZD3759 剂量爬升、AZD3759 脑转移、AZD3759 脑膜转移和 AZD9291 脑膜转移。2016 年 ASCO 年会上报告了 AZD9291 和 AZD3759 在脑实质和脑膜转移瘤中的安全性和有效性结果。

## AZD9291 和 AZD3759 的安全性和疗效可期

中国台湾大学医院癌症中心杨志新教

授口头报告了 AZD9291 治疗 NSCLC 软脑膜转移的安全性和有效性。该研究共入组进展或转移性、亚裔、腺癌、EGFR 突变的 NSCLC 患者 21 例，均为 EGFR-TKI 治疗后进展的患者（颅外病灶稳定，脑脊液检查确定为软脑膜转移）。Osimertinib 160mg qd 口服，通过脑脊液细胞学、颅内影像、神经系统检查来评估疗效，同时用 ddPCR 方法定量检测脑脊液中 EGFR 突变的 DNA。

截至 2016 年 3 月 10 日，仍有 15 例患者在接受治疗，其中 7 例的治疗时间超过 9 个月。在 16 例可确认评估疗效的病例中，7 例患者确认影像学缓解，9 例稳定。神经系统检查评估，10 例有症状的患者中有 5 例确认存在神经系统功能改善，1 例无变化，1 例早期出组，3 例无法评价。11 例无症状患者中有 10 例改善，1 例恶化。

9/21 例患者接受脑脊液检测，所有患者均含 EGFR 敏感突变，2 例患者含 T790M 突变。使用 DNA 定量检测脑脊液 EGFR 突变后发现，6 例患者在第 9 个周期（21 天为 1 个周期）D1 时 EGFR 突变 DNA 量减少超过 50%，其中 2 例患者确认为脑脊液细胞学清除（连续两次脑脊液取样中未检测到肿瘤细胞）。

安全性方面：20 例患者发生 ≥1 级的不良反应事件；9 例（43%）患者发生 ≥3 级的不良反应事件，其中 3 例为药物相关性；3 例（14%）患者发生严重的不良反应事件，均为非药物相关性；2 例（10%）患者发生导致减量或停药的不良反应，分别为皮肤瘙痒、中性粒细胞减少，无药物相关导致停药的不良反应事件；1 例患者因肺炎死亡，与药物无关。

最常见的治疗相关不良事件为腹泻（12 例，1 例 ≥3 级）和恶心（10 例，均为 1~2 级）。≥3 级的治疗相关不良事件分别为腹泻 1 例，乏力 1 例，中性粒细胞减少 1

例。总之，AE 未超出预期，并可管理。

韩国汉城成均馆大学医学院 Myung-JuAhn 口头报道了 AZD3759 在脑或脑膜转移 NSCLC 患者中的安全性、药代动力学以及抗肿瘤活性结果。入组 29 例患者，其中 21 例存在可测量的脑转移病灶，5 例脑膜转移，3 例为无法测量的脑或脑膜转移患者。所有患者既往均接受过一线的 EGFR TKI 治疗和化疗，10 例患者既往接受过全脑放疗。

AZD3759 在 300mg bid 时，患者的耐受性良好，最长治疗时间超过 40 周。常见的治疗相关不良反应包括皮疹（共计 45%，其中 17% ≥3 级）和腹泻（共计 59%，其中 3% ≥3 级）。AZD3759 脑脊液渗透性与血浆比为 1：1，其代谢产物 AZ1168 的为 0.5：1。用药剂量为 100mg bid 和 200mg bid 时血浆和脑脊液中 pEGFR 水平分别达到 IC50 和 IC90。

21 例可测量脑转移病灶患者使用 RECIST 标准进行疗效评价，11 例被观察到颅内病灶缩小，3 例为确定的 PR，3 例为不确定的 PR，22 例患者中观察到 8 例颅外病灶缩小，1 例为确定的 PR。大部分患者在剂量达到并超过 200mg bid 时出现颅内肿瘤缩小。在 5 例脑膜转移患者中，3/4 例患者治疗 1 周后脑脊液中肿瘤细胞 pEGFR 水平抑制超过 50%，4/5 例患者脑脊液中肿瘤细胞减少超过 50%，1 例软脑膜转移患者（服药剂量用法 300mg bid po）脑脊液中肿瘤细胞消失，并且无论在头部影像学检查或是神经系统症状方面均得到了缓解。目前 5/29 例仍在接受治疗，最长维持治疗时间为 48 周。

## AZD9291 和 AZD3759 有望走向 EGFR 突变脑转移患者的一线治疗

（下转第 73 页）

❖ 消化系统肿瘤 ❖

# 新鲜水果摄入可能降低食管癌长期死亡风险

杨 召　王少明　梁 赫　于 佩　范金虎*　乔友林

国家癌症中心/中国医学科学院肿瘤研究所流行病学研究室　北京　100021

【创新性介绍】国外多项研究显示水果摄入可以改善受试者健康状况，进而降低食管癌的发病风险。但是，在我国目前缺少相应的大型前瞻性研究结果。本项研究在林县营养干预队列人群的基础上探讨新鲜水果的摄入是否能够降低食管癌的长期死亡风险。

【摘要】目的：探究新鲜水果摄入是否可以降低食管癌的长期死亡风险。方法：1985年选取河南省林县（1994年1月更名为林州市）年龄为40~69岁受试者29 479名，开展基线人口特征、生活习惯、疾病史和回顾性膳食调查，随后对该人群进行随访至2015年12月31日约31.79年。以食管癌的死亡病例为研究终点，利用Cox等比例风险模型估计基线新鲜水果摄入对食管癌死亡风险的长期影响。结果：31.09%的受试人群基线调查报告每周摄入新鲜水果1次以上。与不食用新鲜水果的人群相比，每周摄入新鲜水果1次以上食管癌的长期死亡风险降低7%，这种现象在男性（11%）和吸烟人群（13%）中尤为明显。结论：新鲜水果的摄入可能降低食管癌的长期死亡风险，其详细的病因学机制仍需进一步研究。

【关键词】 食管癌；新鲜水果摄入；前瞻性队列研究

食管癌是我国常见的消化道恶性肿瘤之一，发病率高居全国第3位，每年约有477 900例新发病例，占全国肿瘤相关新发病例的11.14%[1]。新鲜水果的摄入是正常人群健康饮食的重要组成部分之一[2]。大量的研究结果表明，足量有规律地摄入新鲜水果和蔬菜，可以有效预防一些常见慢性非传染性疾病的发生，尤其是心脑血管疾病[3]和部分肿瘤[4-6]。本研究团队的早期系统综述的研究结果显示，水果摄入不足是中国人群食管癌死亡的主要危险因素之一，其人群归因危险度为27.4%[7]。但是，现有研究多将新鲜水果和加工果制品统一归为水果的摄入，而缺乏单一新鲜水果摄入与食管癌长期死亡风险的研究。此外，多数研究为病例-对照研究或以病例-对照研究为基础的Meta分析，缺少大型前瞻性队列研究的相关数据。因此，本研究拟在林县（林州市）营养干预试验队列人群的基础上探讨新鲜水果的摄入是否可以降低食管癌的长期死亡风险。

第一作者：杨召，联系电话：13161397698，010-87787423；E-mail:yangz98@ sina.com

* 通信作者：范金虎，联系电话：13681141962，010-87787423；E-mail:fanjh@ cicams.ac.cn

## 一、材料与方法

### （一）研究人群

研究人群来源于林县普通人群营养干预试验队列[6,8,9]。

1. 研究人群纳入标准

（1）年龄为 40~69 岁，长期居住在林县姚村、横水、任村和东岗镇的健康居民；

（2）签署知情同意书；

（3）非经常服用维生素或癌预防中草药者；

（4）非癌症或其他严重慢性疾病患者。

2. 排除标准

经食管细胞学拉网检查确诊为食管上皮重度增生的患者。

本研究最终纳入 29 584 名 40~69 岁受试人群，并对 29 479 名有完整基线调查数据的受试者被纳入分析。此外，本研究经过中国医学科学院肿瘤医院和美国国家癌症研究所伦理委员会的批准，所有受试者均签署知情同意书。

### （二）基线调查

所有受试者于 1985 年 3~5 月参与试验前普查和健康体检。接受过培训的调查员使用统一的问卷调查收集受试对象的一般人口学特征（年龄、性别、地区和教育水平等）、生活习惯、吸烟史（是否有规律吸纸烟或烟斗达 6 个月或更长时间）、饮酒史（过去 12 个月/50 年代末饮用含乙醇饮料，如甜酒、啤酒或白酒的频率，包括：次/天、次/周、次/月、次/年和很少或不喝 5 类）、疾病史（是否曾经被诊断过癌症），及饮食习惯等信息。其中，回顾性膳食调查包括 10 种常见的食物种类：柿糠、发霉食物、油制食品、蔬菜、干菜、酸菜、新鲜水果、干果、肉类和蛋类。受试者被询问：过去 12 个月内不同季节您吃上述食物的频率（包括：次/天、次/周、次/月、次/年和不吃 5 类）。

### （三）队列随访与研究终点的确定

队列随访于 1985 年 3 月基线普查开始，接受过专业培训的调查员每月定期随访和监测，收集各种肿瘤发病和死亡数据，并将相关的检查资料（如病理学、细胞学、影像学等）定期送至北京由专家会诊，确定癌发生和死亡事件，确保研究终点的准确性。所有的研究终点根据疾病和有关健康问题的国际统计分析（第 10 次修订本，ICD-10）进行统一编码登记。其中，食管癌的 ICD-10 编码为 c15。本研究以食管癌死亡病例为主要研究终点，截至 2015 年 12 月 31 日，随访期为 31.79 年，人群失访率<2%。研究对象的失访日期、死亡日期或统计截止日期中最早发生者用于计算其随访时间。

### （四）统计学分析

所有统计分析在 SAS 9.3 软件包进行。采用 $\chi^2$ 检验比较不同新鲜水果摄入频次下受试人群的一般人口特征、吸烟史、饮酒史和肿瘤家族史分布之间的差异。Kaplan-Meier 法用来估计不同新鲜水果摄入频次下受试人群食管癌的累积死亡率，Log-rank 法用来检验不用组别受试人群累积死亡率之间的差异是否具有统计学意义。风险比（Hazard Ratios，HRs）和 95% 可信区间（Confidence Intervals，CIs）则通过 Cox 等比例风险模型进行估计，用来表示受试者死于食管癌的相对风险。所有的检测均为双侧检验，以 $P<0.05$ 为差异具有统计学意义。

## 二、结果

### （一）新鲜水果摄入情况

29 479 名受试者纳入本项研究，其基线平均年龄为 51.86 岁（极距：40~69

岁）；55.42%为女性；58.65%常年居住在平原地区。基线膳食调查结果显示：2.88%的受试者报告每天至少摄入新鲜水果 1 次，3.45%的受试者每周摄入新鲜水果 4~6 次，24.76%的受试者每周摄入新鲜水果 1~3 次，49.96%的受试者每月摄入新鲜水果 1 次，还有 18.95%的受试者不食用新鲜水果。此外，随着年龄的增加，新鲜水果的摄入量呈减少趋势（$P<0.001$）；女性（$P<0.001$）、平原地区（$P<0.001$）、体质指数 $<24.0\mathrm{kg/m^2}$（$P\leqslant0.004$）、教育水平高（$P<0.001$）、无吸烟史（$P<0.001$）和无饮酒史（$P<0.001$）受试者新鲜水果摄入量较高（见表1）。

表1 林县营养干预队列普通受试人群中基线资料在不同新鲜水果摄入频率下的分布情况

| 协变量 | 新鲜水果的摄入频率 | | | | | $\chi^2$ | $P$ |
| --- | --- | --- | --- | --- | --- | --- | --- |
| | 不吃<br>（$n=5585$） | 每月吃<br>（$n=14728$） | 1~3 次/周<br>（$n=7300$） | 4~6 次/周<br>（$n=1018$） | 每天吃<br>（$n=848$） | | |
| 年龄（%） | | | | | | 1155.55 | <0.001 |
| <50 | 1484（26.57） | 6314（42.87） | 3535（48.43） | 579（56.88） | 456（53.77） | | |
| 50~59 | 2010（35.99） | 5227（35.49） | 2456（33.65） | 308（30.26） | 271（31.96） | | |
| ≥60 | 2091（37.44） | 3187（21.64） | 1308（17.92） | 131（12.87） | 121（14.27） | | |
| 性别（%） | | | | | | 381.89 | <0.001 |
| 女 | 3470（62.13） | 8432（57.25） | 3698（50.66） | 417（40.96） | 320（37.74） | | |
| 男 | 2115（37.87） | 6296（42.75） | 3601（49.34） | 601（59.04） | 528（62.26） | | |
| 地区（%） | | | | | | 1018.14 | <0.001 |
| 平原 | 2287（40.95） | 9545（64.81） | 4440（60.83） | 620（60.9） | 396（46.7） | | |
| 山区 | 3298（59.05） | 5183（35.19） | 2859（39.17） | 398（39.1） | 452（53.3） | | |
| 体质指数（$\mathrm{kg/m^2}$,%） | | | | | | 22.34 | 0.004 |
| <24.0 | 4677（83.74） | 11985（81.38） | 5965（81.72） | 817（80.26） | 687（81.01） | | |
| 24.0~27.9 | 823（14.74） | 2441（16.57） | 1185（16.24） | 175（17.19） | 148（17.45） | | |
| ≥28.0 | 85（1.52） | 302（2.05） | 149（2.04） | 26（2.55） | 13（1.53） | | |
| 教育水平（%） | | | | | | 1368.89 | <0.001 |
| 未上学 | 3227（57.78） | 5617（38.14） | 2476（33.92） | 278（27.31） | 216（25.47） | | |
| 小学 | 1752（31.37） | 6297（42.76） | 3374（46.23） | 507（49.8） | 421（49.65） | | |
| 中学及以上 | 247（4.42） | 1208（8.2） | 915（12.54） | 173（16.99） | 164（19.34） | | |
| 未知 | 359（6.43） | 1606（10.9） | 534（7.32） | 60（5.89） | 47（5.54） | | |
| 吸烟史（%） | | | | | | 235.99 | <0.001 |

续　表

| 协变量 | 新鲜水果的摄入频率 | | | | | $\chi^2$ | $P$ |
| | 不吃<br>($n$=5585) | 每月吃<br>($n$=14728) | 1~3 次/周<br>($n$=7300) | 4~6 次/周<br>($n$=1018) | 每天吃<br>($n$=848) | | |
| --- | --- | --- | --- | --- | --- | --- | --- |
| 否 | 4126（73.88） | 10517（71.41） | 4863（66.63） | 601（59.04） | 470（55.42） | | |
| 是 | 1459（26.12） | 4211（28.59） | 2436（33.37） | 417（40.96） | 378（44.58） | | |
| 饮酒史（%） | | | | | | 618.92 | <0.001 |
| 否 | 4830（86.48） | 11278（76.58） | 5314（72.8） | 633（62.18） | 504（59.43） | | |
| 是 | 755（13.52） | 3450（23.42） | 1985（27.2） | 385（37.82） | 344（40.57） | | |
| 肿瘤家族史（%） | | | | | | 8.99 | 0.061 |
| 否 | 3745（67.05） | 9556（64.88） | 4814（65.95） | 666（65.42） | 556（65.57） | | |
| 是 | 1840（32.95） | 5172（35.12） | 2485（34.05） | 352（34.58） | 292（34.43） | | |

## （二）新鲜水果摄入与食管癌长期死亡风险的关系

经过 31.79 年的随访，共发现食管癌死亡病例 2569 例。Cox 等比例风险模型的结果显示：新鲜水果的摄入可以降低食管癌的死亡风险；且随着新鲜水果摄入频率的增加食管癌的死亡风险呈下降趋势，但此种下降的趋势无统计学意义（$P_{Trend}$ = 0.177）（见图 1）。与不食用新鲜水果的受试者相比，每月吃、1~3 次/周、4~6 次/周和每天吃的受试者食管癌的死亡风险分别降低 26%（HR = 0.74，95% CI：0.67~0.82）、31%（HR = 0.69，95% CI：0.61~0.77）、31%（HR = 0.69，95% CI：0.55~0.86）和 41%（HR = 0.59，95% CI：0.45~0.77）（见表 2）。在调整年龄、性别、地区、体质指数、教育水平、吸烟史和饮酒史后，每周摄入新鲜水果 1 次以上仍可以降低食管癌的死亡风险（HR = 0.93，95%CI：0.85~1.01），且这种现象在男性（HR = 0.89，95%CI：0.79~1.00）和具有吸烟史（HR = 0.87，95% CI：0.75~1.00）的人群中尤为明显（见表 3）。

## （三）不同新鲜水果摄入频率受试者食管癌的累积死亡率

基线膳食调查报告为不食用新鲜水果、每月吃、1~3 次/周、4~6 次/周和每日吃的受试人群，其 30 年食管癌的累积死亡率分别为 15.63%、12.22%、11.45%、11.45% 和 9.51%，且随着新鲜水果摄入量的增加，食管癌累积死亡率呈显著性下降趋势（$\chi^2$ = 380.25，$P$ < 0.001）。与不食用新鲜水果的受试者相比，随着随访时间的延长，摄入新鲜水果频率越高其食管癌的长期死亡风险缓慢升高，详见图 2。

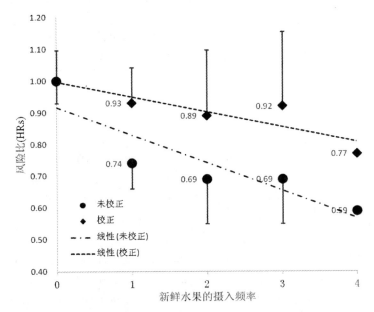

**图1** 不同新鲜水果摄入频率与食管癌死亡风险之间的趋势曲线

注：横坐标依次表示：不吃、每月吃、1~3次/周、4~6次/周和每天吃；虚线为拟合线性趋势，即为以新鲜水果摄入为自变量，风险比点估计为因变量拟合的回归曲线；须状线分别为风险比95%的上限或95%的下限

**表2** 不同基线资料情况下新鲜水果摄入频率与食管癌死亡风险之间的关联

| 协变量 | HRs（95%CI） | | | | | $\chi^2$ | $P_{Trend}$ |
| | 不吃（n=5585） | 每月吃（n=14728） | 1~3次/周（n=7300） | 4~6次/周（n=1018） | 每天吃（n=848） | | |
| --- | --- | --- | --- | --- | --- | --- | --- |
| 未校正 | 1.00 | 0.74 (0.67~0.82) | 0.69 (0.61~0.77) | 0.69 (0.55~0.86) | 0.59 (0.45~0.77) | 4.93 | 0.177 |
| 校正* | 1.00 | 0.93 (0.84~1.03) | 0.89 (0.79~1.00) | 0.92 (0.73~1.15) | 0.77 (0.59~1.00) | 2.79 | 0.424 |
| 年龄（%） | | | | | | | |
| <50 | 1.00 | 0.88 (0.71~1.08) | 0.83 (0.66~1.05) | 1.07 (0.76~1.51) | 0.53 (0.32~0.86) | 7.20 | 0.07 |
| 50~59 | 1.00 | 0.90 (0.77~1.06) | 0.88 (0.74~1.05) | 0.85 (0.59~1.21) | 0.85 (0.58~1.25) | 0.29 | 0.96 |
| ≥60 | 1.00 | 1.01 (0.84~1.22) | 0.95 (0.75~1.20) | 0.56 (0.28~1.14) | 1.20 (0.68~2.11) | 3.35 | 0.34 |
| 性别（%） | | | | | | | |
| 女 | 1.00 | 0.91 (0.79~1.04) | 0.92 (0.78~1.08) | 0.88 (0.60~1.27) | 1.00 (0.67~1.50) | 0.31 | 0.96 |

续　表

| 协变量 | HRs（95%CI） | | | | | $\chi^2$ | $P_{Trend}$ |
|---|---|---|---|---|---|---|---|
| | 不吃<br>（$n$=5585） | 每月吃<br>（$n$=14728） | 1~3次/周<br>（$n$=7300） | 4~6次/周<br>（$n$=1018） | 每天吃<br>（n=848） | | |
| 男 | 1.00 | 0.97<br>（0.83~1.13） | 0.88<br>（0.74~1.05） | 0.94<br>（0.71~1.26） | 0.66<br>（0.46~0.94） | 6.11 | 0.11 |
| 地区（%） | | | | | | | |
| 平原 | 1.00 | 0.92<br>（0.78~1.07） | 0.89<br>（0.75~1.07） | 0.72<br>（0.51~1.02） | 0.73<br>（0.48~1.11） | 3.15 | 0.37 |
| 山区 | 1.00 | 0.94<br>（0.82~1.08） | 0.88<br>（0.75~1.03） | 1.15<br>（0.85~1.54） | 0.78<br>（0.55~1.10） | 4.21 | 0.24 |
| 体质指数（kg/m²,%） | | | | | | | |
| <24.0 | 1.00 | 0.90<br>（0.81~1.01） | 0.87<br>（0.77~0.99） | 1.01<br>（0.79~1.27） | 0.75<br>（0.56~1.00） | 3.20 | 0.36 |
| 24.0~27.9 | 1.00 | 1.18<br>（0.88~1.59） | 0.94<br>（0.66~1.33） | 0.39<br>（0.16~0.99） | 0.95<br>（0.47~1.92） | 8.08 | 0.04 |
| ≥28.0 | 1.00 | 0.70<br>（0.29~1.69） | 1.51<br>（0.61~3.74） | 0.62<br>（0.08~5.06） | – | 4.55 | 0.21 |
| 教育水平（%） | | | | | | | |
| 未上学 | 1.00 | 0.89<br>（0.77~1.03） | 0.88<br>（0.74~1.04） | 0.85<br>（0.57~1.27） | 1.10<br>（0.74~1.65） | 1.26 | 0.74 |
| 小学 | 1.00 | 0.94<br>（0.79~1.12） | 0.86<br>（0.71~1.04） | 0.93<br>（0.67~1.29） | 0.65<br>（0.43~0.98） | 4.50 | 0.21 |
| 中学及以上 | 1.00 | 1.14<br>（0.64~2.04） | 1.34<br>（0.74~2.41） | 1.46<br>（0.67~3.18） | 0.43<br>（0.14~1.31） | 5.59 | 0.13 |
| 未知 | 1.00 | 1.10<br>（0.73~1.66） | 0.97<br>（0.60~1.58） | 0.82<br>（0.31~2.13） | 1.13<br>（0.43~2.95） | 0.87 | 0.83 |
| 吸烟史（%） | | | | | | | |
| 否 | 1.00 | 0.93<br>（0.82~1.05） | 0.92<br>（0.79~1.06） | 1.06<br>（0.79~1.41） | 0.78<br>（0.54~1.13） | 1.86 | 0.60 |
| 是 | 1.00 | 0.93<br>（0.78~1.11） | 0.84<br>（0.69~1.03） | 0.76<br>（0.53~1.09） | 0.74<br>（0.50~1.09） | 3.29 | 0.35 |
| 饮酒史（%） | | | | | | | |
| 否 | 1.00 | 0.95<br>（0.84~1.06） | 0.89<br>（0.77~1.01） | 0.96<br>（0.73~1.26） | 0.71<br>（0.50~1.01） | 3.69 | 0.30 |
| 是 | 1.00 | 0.87<br>（0.67~1.12） | 0.88<br>（0.67~1.16） | 0.82<br>（0.54~1.26） | 0.81<br>（0.52~1.25） | 0.27 | 0.97 |

*注：校正因素包括年龄（分类变量<50、50~59、≥60岁）、性别（男、女）、地区（山区，平原）、体质指数（BMI，<24.0、24.0~27.9、≥28.0kg/m²）、教育水平（未上小学、小学、中学及以上）、吸烟史（是、否）和饮酒史（是、否）。

表3 每周摄入新鲜水果至少1次的受试者其食管癌的死亡风险

| 协变量 | 新鲜水果摄入频率（<1.0次/周 vs 1.0+次/周） | |
| --- | --- | --- |
| | 总死亡 | HR（95%CI） |
| 年龄（%） | | |
| <50 | 827 | 0.92（0.80~1.07） |
| 50~59 | 1119 | 0.94（0.83~1.07） |
| ≥60 | 623 | 0.93（0.77~1.12） |
| 性别（%） | | |
| 女 | 1309 | 0.98（0.87~1.11） |
| 男 | 1260 | 0.89（0.79~1.00） |
| 地区（%） | | |
| 平原 | 1348 | 0.93（0.82~1.04） |
| 山区 | 1221 | 0.93（0.82~1.06） |
| 体质指数（%） | | |
| <24.0 | 2186 | 0.94（0.86~1.04） |
| 24.0~27.9 | 344 | 0.77（0.60~0.98） |
| ≥28.0 | 39 | 1.73（0.90~3.33） |
| 教育水平（%） | | |
| 未上学 | 1124 | 0.96（0.84~1.10） |
| 小学 | 1062 | 0.89（0.78~1.01） |
| 中学及以上 | 160 | 1.10（0.80~1.50） |
| 未知 | 223 | 0.90（0.66~1.22） |
| 吸烟史（%） | | |
| 否 | 1665 | 0.97（0.87~1.08） |
| 是 | 904 | 0.87（0.75~1.00） |
| 饮酒史（%） | | |
| 否 | 1986 | 0.91（0.83~1.01） |
| 是 | 583 | 0.97（0.82~1.15） |

续　表

| 协变量 | 新鲜水果摄入频率（<1.0 次/周 vs 1.0+次/周） | |
| --- | --- | --- |
| | 总死亡 | HR（95%CI） |
| Overall | | |
| 未调整 | 2569 | 0.84（0.78~0.92） |
| 调整后 | 2569 | 0.93（0.85~1.01） |

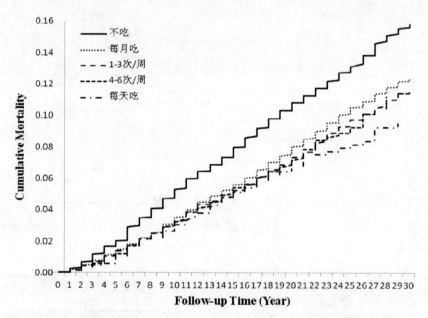

图2　不同新鲜水果摄入频率受试人群其 30 年食管癌的累积死亡率曲线

## 三、讨论

水果和蔬菜摄入与人体健康之间的关系早在 2002 年就已经得到世界卫生组织（WHO）和联合国粮农组织（FAO）的证实，并随之在全球范围内推广水果和蔬菜摄入运动：建议每人每天至少摄入 400 ~ 500g 水果或蔬菜（不包括马铃薯的块茎）[10]。但是，鲜有证据证实单纯新鲜水果摄入与食管癌长期死亡风险之间的关系。

研究团队早期针对 1985 ~ 1999 年间林县（林州市）地区人群新鲜水果摄入量变化情况的调查结果发现，该地区人群 15 年间新鲜水果摄入量变化不大，且具有摄入量少、品种单一、受季节影响较大等特点[11]。因此，本研究在林县（林州市）营养干预队列人群的基础上，通过对不同新鲜水果摄入受试者的长期随访观察，探讨新鲜水果的摄入能否降低食管癌的长期死亡风险。结果显示，新鲜水果的摄入可能降低食管癌的长期死亡风险，这种现象在男性和吸烟人群中尤为明显，其主要可能与吸烟者中男性居多，且男性人群中新鲜水果摄入频率较女性高有关。此外，随着新鲜水果摄入频率的增高食管癌长期死亡风险呈下降趋势，尽管该趋势无计学意义。究其具体原因可能为：

（1）新鲜水果的摄入可能增加受试者体内微量元素和抗氧化剂的含量。大量微量元素和抗氧化剂通过清除受试者体内的氧自由基降低 DNA 受损伤的概率，进而降低食管癌的长期发生、死亡风险[12]。

（2）新鲜水果的摄入可能增加受试者体内黄酮类化合物的含量。该化合物可以通过影响受试者体内黏着斑激酶和金属蛋白酶类物质的活性抑制细胞癌变、黏附、侵袭和转移的过程[13]。

（3）新鲜水果的摄入可能增加受试者膳食纤维的摄入量，后者可能抑制食管上皮细胞的癌变，继而降低食管癌的长期发病、死亡风险[14,15]。

值得注意的是，世界癌症研究基金会和美国癌症研究所（WCRF/AICR）最新研究结果显示，每天摄入 100g 柑橘类水果，可使食管癌的发病风险降低 16%（RR = 0.86，95%CI：0.74～1.00）[16]。这一结论与本项研究结果一致。另外，一项纳入 31 项病例对照研究和 6 项队列研究的 Meta 分析研究结果也证实，柑橘类水果的摄入可以显著的降低食管癌的发生风险（OR = 0.63，95%CI：0.52～0.75）[17]。尽管上述研究与本研究在暴露因素水果的定义上存在差异，其研究结果是一致的。

此外，尽管本项研究具有诸多优点：在林县（林州市）营养干预试验普通人群队列的基础上开展，该队列自 1985 年建立

且随访至今，接受过专业培训的调查员每月定期进行随访和监测。人群样本量大、失访率低，30 年的随访数据极其宝贵，为癌症的病因学研究提供宝贵资料。所有癌发生和癌死亡的诊断均由中美双方细胞学、病理学、放射学专家组成的国际重点评估小组（IERC）共同核对确定。但仍存在一定的局限性：

（1）未考虑其他膳食因素的摄入状况，无法评估其他膳食因素对新鲜水果摄入与食管癌两者相关性的影响，其可能导致本研究高估新鲜水果摄入与食管癌长期死亡风险的关联。

（2）采用基线膳食调查中新鲜水果的摄入频率，无法进行精确的定量，且随着随访年限的增加，受试者新鲜水果摄入频次和量也随之发生变化，其可能导致高估新鲜水果摄入对食管癌长期死亡风险的影响。

（3）未收录与食管癌死亡相关的临床混杂因素，如食管癌的病理分期等信息，难以评估这些因素对本项研究所产生的影响。

（4）未考虑竞争结局事件，如心血管疾病相关的死亡等对食管癌长期死亡风险的影响，因而无法校正竞争风险偏倚，其可能导致高估新鲜水果摄入对食管癌长期死亡风险的影响。

总之，本研究的结果提示，新鲜水果的摄入可能降低食管癌的长期死亡风险，其详细的病因学机制仍需进一步讨论。

**利益声明：**该项研究无影响其科学性与可信度的经济利益冲突。

## 参 考 文 献

[1] Chen W, Zheng R, Baade PD, et al. Cancer statistics in China, 2015. CA: a Cancer J Clin, 2016, 66 (2)：115-132.

[2] Lim SS, Vos T, Flaxman AD, et al. A compar-

ative risk assessment of burden of disease and injury attributable to 67 risk factors and risk factor clusters in 21 regions, 1990~2010: a systematic analysis for the Global Burden of Disease Study 2010. Lancet, 2012, 380 (9859): 2224-2260.

[3] Du H, Li L, Bennett D, et al. Fresh Fruit Consumption and Major Cardiovascular Disease in China. N Engl J Med, 2016, 374 (14): 1332-1343.

[4] Navarro Silvera SA, Mayne ST, Gammon MD, et al. Diet and lifestyle factors and risk of subtypes of esophageal and gastric cancers: classification tree analysis. Annals Epidemiol, 2014, 24 (1): 50-57.

[5] Abnet CC, Corley DA, Freedman ND, et al. Diet and upper gastrointestinal malignancies. Gastroenterology, 2015, 148 (6): 1234-1243 e4.

[6] Wang JB, Fan JH, Dawsey SM, et al. Dietary components and risk of total, cancer and cardiovascular disease mortality in the Linxian Nutrition Intervention Trials cohort in China. Sci Rep, 2016, 6: 22619.

[7] Wang JB, Fan JH, Liang H, et al. Attributable causes of esophageal cancer incidence and mortality in China. PLoS One, 2012, 7 (8): e42281.

[8] Li B, Taylor PR, Li JY, et al. Linxian nutrition intervention trials. Design, methods, participant characteristics, and compliance. Annals of Epidemiol, 1993, 3 (6): 577-585.

[9] Qiao YL, Dawsey SM, Kamangar F, et al. Total and cancer mortality after supplementation with vitamins and minerals: follow-up of the Linxian General Population Nutrition Intervention Trial. J National Cancer Inst, 2009, 101 (7): 507-518.

[10] Lock K, Pomerleau J, Knai C, et al. Effectiveness of interventions and programmes promoting fruit and vegetable intake. Pomerleau Joceline, 2005, 14 (4): 93.

[11] 魏慧娟, 罗贤懋, 刘新伏, 等. 林州市农村膳食营养的动态变化. 中国肿瘤, 1999, (9): 401-402.

[12] Chung MY, Lim TG, Lee KW. Molecular mechanisms of chemopreventive phytochemicals against gastroenterological cancer development. World J Gastroenterol, 2013, 19 (7): 984-993.

[13] Vermeulen E, Zamora-Ros R, Duell EJ, et al. Dietary flavonoid intake and esophageal cancer risk in the European prospective investigation into cancer and nutrition cohort. Am J Epidemiol, 2013, 178 (4): 570-581.

[14] Coleman HG, Murray LJ, Hicks B, et al. Dietary fiber and the risk of precancerous lesions and cancer of the esophagus: a systematic review and meta-analysis. Nutr Rev, 2013, 71 (7): 474-482.

[15] Sun L, Zhang Z, Xu J, et al. Dietary Fiber Intake Reduces Risk for Barrett's Esophagus and Esophageal Cancer. Crit Rev Food Sci Nutr, 2015, 13: 0 [Epub ahada print.]

[16] Vingeliene S, Chan DS, Aune D, et al. An update of the WCRF/AICR systematic literature review on esophageal and gastric cancers and citrus fruits intake. Cancer Causes & Control: CCC, 2016, 27 (7): 837-851.

[17] Wang A, Zhu C, Fu L, et al. Citrus Fruit Intake Substantially Reduces the Risk of Esophageal Cancer: A Meta-Analysis of Epidemiologic Studies. Medicine, 2015, 94 (39): e1390.

[原载: 中国肿瘤临床, 2016, 43 (18): 808-813.]

# 关于阿帕替尼胃癌研究的争鸣

2016 年 8 月 15 日，美国临床肿瘤学会主办《临床肿瘤学杂志》（Journal Clinical Oncology，JCO）在线刊登了三位读者来信，对今年 2 月《JCO》杂志发表的阿帕替尼治疗晚期胃癌研究提出疑问和建议，雷莫芦单抗（Ramucirumab）治疗晚期胃癌的 REGARD 研究的主要研究者——意大利学者 Lorenzo Fornaro、韩国学者 HyoJin Lee 及中国的青年医生张盛，分别就阿帕替尼的安全性、患者体能状态评分、研究统计方法及患者生活质量（QoL）等，提出疑问和建议。该研究通信作者解放军南京八一医院秦叔逵教授与第一作者复旦大学肿瘤医院李进教授应邀撰文对于有关问题和评论进行了答疑和回复，在《JCO》上同期发表，引起全球临床肿瘤学界的关注和讨论。

阿帕替尼是小分子血管内皮生长因子受体-2（VEGFR-2）酪氨酸激酶抑制剂（TKI），竞争性结合该受体胞内酪氨酸 ATP 结合位点，高度选择性地抑制 VEGFR-2 酪氨酸激酶活性，阻断 VEGF 结合后的信号传导，强效抑制肿瘤血管生成。针对 VEGFR-2 肿瘤血管生成抑制剂的雷莫芦单抗与阿帕替尼作用机制相似，于 2014 年 4 月获美国 FDA 批准，用于治疗晚期胃癌或胃食管结合部癌，并被纳入 2015 年版美国国家综合癌症网络（NCCN）临床实践指南作为晚期胃癌二线治疗方案。

## 研究详情

2016 年 2 月 16 日，《JCO》杂志在线全文发表了阿帕替尼治疗化疗后复发的晚期胃癌及食管胃结合部腺癌患者的随机、双盲、安慰剂对照的 Ⅲ 期研究结果，《JCO》专门配发述评，祝贺中国民族制药企业自主研发了抗肿瘤分子靶向新药阿帕替尼，可显著延长标准化疗失败后晚期胃癌患者的生存期，且安全性和耐受性良好。

该研究纳入 273 例晚期胃癌及食管胃结合部腺癌患者，2∶1 比例随机分为阿帕替尼 850mg 组（181 例）和安慰剂对照组（92 例）。结果显示，阿帕替尼的有效性和安全性均较好，有明显的生存获益。

阿帕替尼组和安慰剂对照组的客观缓解率（ORR）分别为 2.84% 和 0，疾病控制率（DCR）分别为 42.05% 和 8.79%（$P < 0.001$）；中位总生存（mOS）期分别为 6.5 个月和 4.7 个月（HR = 0.709，95% CI：0.537~0.937，$P < 0.0156$），中位无进展生存（mPFS）期分别为 2.6 个月和 1.8 个月（HR = 0.444，95% CI：0.331~0.595，$P < 0.001$）；阿帕替尼治疗组患者的耐受性良好。

常见的 3~4 级非血液学不良反应为手足综合征，阿帕替尼组发生率为 8.5%，而对照组为 0，转氨酶升高分别为 8.0% 和 4.4%；高血压分别为 4.5% 和 0。另外，阿帕替尼组 1 例患者出现急性心肌梗死。

2016 年 2 月 25 日，《柳叶刀·肿瘤学》（Lancet Oncology）专门邀请国际知名专家 Vicki Brower 教授对于《JCO》杂志刊登的阿帕替尼 Ⅲ 期研究论文发表了署名评论，Brower 教授对研究结果给予了高度评价和认可。

## 焦点一：安全性

### 读者疑问 1

Fornaro 提出，阿帕替尼用药后发生了不可忽略的 3~4 级手足综合征和中性粒细胞减少的发生率分别为 8.5%和 5.7%、近一半患者出现蛋白尿（1~2 级），阿帕替尼较其他血管生成抑制剂更具安全性有待商榷。

在 REGARD 研究中，雷莫芦单抗单药治疗引起的蛋白尿发生率很低（只有4%），且没有 3~4 级手足综合征和中性粒细胞减少。尽管在单药治疗时，阿帕替尼的这些不良反应是可预期、可控制和可逆转的，但并不意味着与其他细胞毒性药物如氟尿嘧啶类和铂类药物联合应用时，也是如此。

### 研究者说

REGARD 研究论文并没有报道 3/4 度中性粒细胞减少和手足皮肤反应的情况。本研究中，3~4 级蛋白尿和高血压的发生率分别为 2.3%和 4.5%，而 REGARD 研究中，3~4 级蛋白尿和高血压的发生率分别为 4%和 8%，要高一些。总体上讲，蛋白尿和高血压被认为是血管生成抑制剂的主要毒副反应和高危因素，需要很好地防治。

关于阿帕替尼联合细胞毒性药物的有效性和安全性的实验研究和临床研究都在进行之中。初步研究数据显示，阿帕替尼联合化疗具有协同增效作用，且并没有导致其药物相关的毒性增加。在中国国内会议上，有关阿帕替尼联合治疗的研究已有多位学者报告，的确可以协同增效，深入研究及其结果值得期待。

### 读者疑问 2

张盛医生指出，在阿帕替尼的 Ⅱ 期研究中，治疗乳腺癌患者的剂量为 750 mg/d，发生了 ≥3 级的治疗毒性，有 2 例患者出现治疗相关性死亡，之后的研究中，剂量减低为 500mg/d。但在李进等该项阿帕替尼治疗胃癌的研究中，药物剂量为 850mg/d，这存在矛盾。

### 研究者说

该 Ⅲ 期研究中，70%的患者接受过胃切除手术，75%的患者为男性；所采用的阿帕替尼剂量强度，是根据之前阿帕替尼治疗胃癌的 Ⅱ 期研究结果确定的。Ⅱ 期临床研究为探索性研究，阿帕替尼 Ⅱ 期乳腺癌研究也是如此，包括对剂量的探索，受试者皆为女性。由于病种、阶段和入排标准的不同，同一药物在不同的临床研究中完全可以有所不同，如贝伐单抗在乳腺癌和结直肠癌的研究中剂量强度就不一样。另外，男、女患者对阿帕替尼的耐受性可能有差异，对此我们还在进一步深入分析和观察。

在该研究中，1、2、3 周期的治疗剂量分别为 21117.05mg、20050.00mg 和 20371.38mg，平均剂量分别为 754.2mg、716.0mg 和 730.1mg。整个试验中并未发生治疗相关死亡的病例。

### 读者疑问 3

Lee 提出，从全组来看，无论是 mOS、mPFS 还是 ORR 方面，阿帕替尼确为患者带来了获益，但并不是特别显著。可否考虑以 VEGFR2 作为阿帕替尼生物标志物来选择合适的患者，提高患者生存并降低毒性；或者可以另辟蹊径，有些毒性的发生可能是治疗有效的表现，出现毒性反应是因为药物起了作用。根据以往报道，阿帕替尼治疗的晚期乳腺癌患者中，出现高血压、手足皮肤反应和蛋白尿可能与较高的疗效相关。研究者应进一步提供有关阿帕替尼治疗毒性反应与患者生存相关性的研究数据，帮助临床医生更好地选择患者和进行临床决策。

**研究者说**

在本研究的过程中，对于心脏毒性相关事件进行了严密观察和记录分析，文章中业已阐明。阿帕替尼的心脏毒性不典型，大部分为轻、中度异常，且与对照组相比差异无显著性。

我们已关注到了阿帕替尼的特异不良事件与疗效的关系。在阿帕替尼组中，发生高血压、手足皮肤反应和蛋白尿的患者，较未发生上述反应的患者的 OS 有明显延长，且有统计学意义。这些特异不良事件有可能可作为生物标志物的替代选择。相关数据正在进一步整理，准备不久的将来予以发表。

**读者疑问 4**

对于阿帕替尼的心脏毒性，可从先前李进等的关于舒尼替尼和贝伐单抗与阿帕替尼比较的研究数据中有所了解，但是在《JCO》发表的阿帕替尼Ⅲ期研究结果中并不十分清晰。这也许是因为阿帕替尼的Ⅲ期研究中，将>70 岁的患者排除，纳入的 65~70 岁患者仅有 37 例，两组患者的中位年龄为 58 岁，这较其他的临床研究中胃癌患者年龄偏低。比如，在雷莫芦单抗的 RAINBOW 研究中，患者的年龄上限为 84 岁，>65 岁的患者比较多（249 例）。从 REGARD 研究和 RAINBOW 研究中可以看出，在高龄患者中，研究药物的毒性更加明显。

**研究者说**

读者提出用来对比的 RAINBOW 研究所涉及的群体主要是欧美人群；而在中国，近年来胃癌患者趋于年轻化，45~64 岁为高发人群。因此，本试验设计入组年龄不高于 70 岁具有充分的依据。

中国的胃癌在发病原因、流行病学、分子生物学特征、临床表现与及分期、治疗策略和预后等方面，都与欧美国家明显不同，比如病因中的咸菜和腌制食品（亚硝酸盐）和幽门螺杆菌等，所以中国的胃癌具有显著的特色。作为临床研究，首先要保证受试者的安全性和利益，不纳入高龄患者完全可以。因此，这正是阿帕替尼治疗胃癌的临床研究的亮点之一，入组的全是中国患者，符合中国国情。

## 焦点二：患者体能状态

**读者疑问**

Fornaro 在评论中提出，患者的 PS 评分在该项研究中可能分配不均，PS 评分为 0 分的患者在阿帕替尼和对照组间分别为 27.3% 对 16.5%。这可能对于总生存的分析产生干扰。因为 PS 评分在胃癌一线到三线治疗中起到重要作用，即使 ECOG 标准的 PS 评分为 1 分，也会影响患者的最终治疗结果。

**研究者说**

尽管 ECOG 评分在基线时存在一定的差异，但这是随机对照双盲大型多中心临床研究，采取计算机随机分组，避免了人为的偏倚，同时该差异并没有达到统计学上的显著性，因此。对于最终的生存分析没有明显影响。

## 焦点三：统计学分析

**读者疑问**

张盛对于该项研究的统计学分析存在疑问，认为在优效性研究中，应该采用意向性治疗（ITT）分析，包括所有接受治疗的患者，可比较保守的评估治疗有效性和避免由于参与者丢失导致的非随机性带来的偏倚。而在该研究中，有 6 例患者（试验组 5 例和对照组 1 例）从 ITT 分析中被排除，采用了全分析集（FAS）分析，可能导致夸大阿帕替尼治疗效应的分析结果。

**研究者说**

根据国际协调委员会 E9 指南和中国国家食品药品监督管理总局（CFDA）的概念，在随机分组后，将未接受至少一个剂量的患者从全分析集（FAS）中排除是可以接受的。因此，我们将 6 例未接受任何研究药物治疗的患者从 FAS 中排除在外。

国际人用药品注册技术要求国际协调会议（ICH-E9 临床试验的统计学指导原则）中明确指出，意向性治疗分析集（ITT）是一种认为处理策略以想要治疗受试者（即计划好的治疗进程），而不是基于实际给予的治疗措施为基础进行评价，可以对效果做最好的评定的原则。全分析集（FAS）是指合格病例和脱落病例的集合，但不包括剔除病例；而可以从 FAS 中排除的情况包括不符合入选标准的受试者和在入组后没有任何随访记录的受试者。

在 2003 年以前，通常采用的是 ITT，而 2006 年以后逐渐更多地采用 FAS。为什么现在趋向采用 FAS 而不用 ITT？一般认为，正如统计指导原则上所言："根据意向性分析（简称 ITT）的基本原则，主要分析应包括所有随机化的受试者，即需要完整地随访所有随机化对象的研究结果，但实际操作中往往难以达到。因此，常采用全分析集（FAS）进行分析。"

因此，可以看出 FAS 是 ITT 的一个子集，更加符合实际情况和防止偏倚。统计指导原则中还要求：在确证性试验的药物有效性评价时，宜同时用全分析集（FAS）和符合方案集（PPS）进行统计分析。当以上两种数据集的分析结论一致时，可以增强试验结果的可信性。当不一致时，应对其差异进行清楚的讨论和解释。如果符合方案集中被排除的受试者比例太大，则会影响试验的有效性分析。然而，在许多临床试验中，FAS 集是保守的，但更接近

药物上市后的疗效；PPS 集可以显示试验药物按规定的方案使用的效果，但可能较以后实践中的疗效偏大。

关于该研究中采用 FAS 集分析及其定义，在论文审查过程中已经与《JCO》杂志的审评专家认真讨论，并且取得了一致的意见。严格遵循 ICH-E9 临床试验的统计学指导原则和 CFDA（化学药物和生物制品临床试验的生物统计学技术指导原则）给出的 FAS 集的概念，即允许剔除一次也未应用试验药物的病例；因此，该研究方案将 FAS 定义为随机化并且至少用药一次，因此，排除了 6 例随机后未用药的患者。许多大型研究已经采取类似情况，比如 2013 年发表于《肿瘤学年鉴》（Ann Oncol）杂志的一项国际多中心的Ⅲ期研究，共随机入组 162 例患者，FAS 最终也未纳入 3 例未服药患者（参见 Ann Oncol，2013，24：2335-2341）。

## 焦点四：患者生活质量

**读者疑问**

Fornaro 和张盛还对该研究中患者的 QoL 评价提出了质疑。后者认为治疗组的 QoL 调查率较低，推测阿帕替尼对于患者的生存质量可能并没有太大的裨益。

**研究者说**

在本研究中，在第 3 周期治疗结束，关于治疗依从性的 QoL 调查率在阿帕替尼组为 34.7%，对照组仅为 7.7%。这本身就提示，阿帕替尼对于患者的 QoL 是有益的，而并非损害。

虽然阿帕替尼组对于 QoL 的改善未达到统计学上的显著性，但从有关数据可知阿帕替尼可能具有延缓生活质量恶化的作用。阿帕替尼的 QoL 数据包含至治疗第 3 周期结束（12 周时），提问者 Fornaro 用作对比的雷莫卢单抗的数据统计仅至第 6 周

时就结束了；同时，两项研究中，阿帕替尼与雷莫芦单抗的治疗组 QoL 数据分别为 34.7%和34%，应为基本一致。

## 焦点五：与雷莫芦单抗相比

尽管阿帕替尼和雷莫芦单抗两药都是抗血管生成剂，且都以 VEGFR2 作为主要靶点，但前者是一种小分子、多靶点的酪氨酸激酶抑制剂，而后者却是大分子的、人源化的 IgG1 单克隆抗体，作用机制和作用特点明显不同。雷莫芦单抗还没有在中国上市。我们期待着在未来可以进行两药直接头对头的临床研究。

阿帕替尼口服方便、价格较低（人民币 1.98 万元/月）；而雷莫芦单抗需要静脉注射，价格昂贵（1.38 万美元/月，折合人民币 9.38 万元/月），所以英国国家优化卫生与保健研究所（NICE）拒绝将雷莫芦单抗纳入国家医疗保险报销范围。同时，阿帕替尼研究是用于晚期已有转移的、同时标准化疗后进展的胃癌患者，属于三、四线甚至以上的治疗，仍能获得良好的效果，实属难得。这也明显地不同于雷莫芦单抗几乎同期开展的治疗晚期胃癌的临床研究，后者是用于晚期胃癌的二线治疗，且就全球数据分析是阳性结果，但是亚洲亚组的结果却是阴性的。

阿帕替尼治疗晚期胃癌的研究是由我国专家学者独立设计、组织、实施和完成

的、主要针对中国的晚期胃癌患者，也是第一项发现和证实三线及以后的治疗可延长晚期转移性胃癌患者生存的大样本多中心临床研究，填补了该领域的空白，获得国际和国内学术界的广泛关注。除了《柳叶刀·肿瘤学》杂志专门配发编辑部评论，2016 年 7 月，《肿瘤转化研究杂志》（Translational Cancer Research，TCR）也邀请 Giandomenico Roviello、Giulia Borsella 和 Daniele Generali 三位顶级专家发表长篇评述，给予的评价均很高。据悉，秦叔逵和李进教授不断收到国内外学者来信了解有关研究细节和进展，多家国际 SCI 期刊主编直接来函约稿，欢迎投稿发表阿帕替尼治疗胃癌和其他肿瘤的研究文章。

阿帕替尼作为民族制药企业的自主创新药物，一直得到国家食品药品监督管理总局（CFDA）及其药品审评中心（CDE）、国家科技部、国家卫生计生委、江苏省和上海市政府等的高度重视、大力支持和指导帮助。在 2016 年 5 月 30 日召开的全国科技创新大会上，国家三个部委的领导在工作报告中都将阿帕替尼列为国家"十二五"期间"十项重大科技进展"之一，并且提出在"十三五"期间将积极支持阿帕替尼的进一步研究开发。

（来源：《全球肿瘤快讯》2016 年 8 月总第 167 期）

# 2015 ESMO 结直肠癌指南更新解读

陈 功

中山大学附属肿瘤医院　广州　510060

欧洲肿瘤内科学会（ESMO）结直肠癌诊疗指南一直保持不断更新，与时俱进，同时也更结合临床实践。就在我们逐渐熟悉和应用 2014 年 ESMO 结直肠癌诊断指南时，基于结直肠癌领域临床研究的更新和治疗理念的调整，2015 版 ESMO 晚期/转移性结直肠癌指南再次进行了更新。本文从新版指南更新要点看其对诊疗策略与临床实践将产生的影响，以期阐明结直肠癌治疗思路，优化整体治疗策略。

## 背景：ESMO 晚期/转移性结直肠癌（mCRC）诊疗指南的特征

在过去的十年，是我国肿瘤临床治疗开启基于指南的循证医学之路的十年，标志性事件是 2005 年 NCCN（美国国家癌症综合网络）走进中国。结直肠癌的诊疗也不例外，NCCN 结直肠癌指南成为业界同行必备的参考书，也是国内卫生部诊疗规范的重要参考。相较而言，ESMO 结直肠癌相关指南走进中国学者的视界，则是大约 5 年后的 2010 年左右了。ESMO 结直肠癌相关指南共分 4 册：3 册诊断治疗与随访指南（早期结肠癌、转移性结直肠癌和直肠癌）及 1 册结直肠癌家族性风险指南；ESMO 的诊治指南修订有其独特的形式，一般是先形成"共识指南"（consensus guideline），然后经广泛讨论后再最终成文为"临床诊治指南"（clinical practice

guideline），因此与 NCCN 指南相比，更新频率较慢，一般 1~2 年更新一次。

近年来，ESMO 指南在结直肠癌诊治方面提出了很多与 NCCN 指南不同的新观念和新策略，得到了越来越多的业界同行的认可，其中最受瞩目的当属直肠癌诊疗指南（基于高分辨率 MRI 局部复发危险度分层的局部进展期直肠癌分层治疗策略）以及 mCRC 诊疗指南，尤其后者，开创性的提出 mCRC 患者分组，以转移瘤是否可手术切除为核心，联合考虑疾病进展的快慢，以及患者对治疗的耐受及需求，而将患者分成不同的治疗组别（组 0 至组 3），分别适用不同的治疗目标、治疗策略和治疗方法（详见表-1）；开创了基于治疗目标的晚期结直肠癌个体化治疗的新篇章，迅速得到业界的认可，并成为 mCRC 的标准诊治策略，也让 ESMO mCRC 指南得到全球业界的广泛接受和认可，包括我国的同道。

那么，2015 年更新的 mCRC 指南，其核心内容是什么？与 2014 版相比，又改变了什么？

## 框架及结构的重要改变

旧版的患者 4 分组法（表 1）是指南的核心，分组的标准既考虑疾病因素（肿瘤分布、生物学行为），也考虑患者身体因素（能否耐受高强度治疗），新版指南改变的显著特点就是摒弃传统的患者 4 分组法，而从疾病特征和患者状况两个维度进行分类。

表 1　ESMO 2014 版指南的 mCRC 分组

| 组别 | 临床表现 | 治疗目的 | 初始化程度 |
|---|---|---|---|
| 0 | 肝和（或）肺转移灶，明显可 R0 切除 | □ 治愈，降低复发风险 | 无或中等（FOLFOX） |
| 1 | 肝和（或）肺转移灶无法 R0 切除，但<br>□ 诱导化疗后可能转为可切除<br>□ ±有限/局限其他部位转移灶，如局部淋巴结<br>□ 患者身体可以承受大型手术（生理年龄，心肺状况）以及更高强度的化疗 | □ 最大程度的缩小瘤体 | 初始最积极联合治疗 |
| 2 | 多发转移/多个转移灶，而且<br>□ 快速进展，和（或）<br>□ 肿瘤相关症状和（或）快速恶化的风险<br>□ 合并疾病允许高强度治疗 | □ 尽快缩小瘤体至有临床意义<br>□ 至少控制疾病进展 | 初始积极联合化疗：至少进行双药化疗 |
| 3 | 多发转移/多个转移灶，而且<br>□ 一直无法切除，和（或）<br>□ 无主要症状或快速恶化风险，和（或）<br>□ 严重合并疾病［组 1+2 患者无法进行后期手术和（或）高强度的全身治疗］ | □ 阻止进一步进展<br>□ 瘤体缩小关系不大<br>□ 主要考虑低毒性 | 根据疾病特点和患者意愿<br>□ "观察等待"（非常规）<br>□ 序贯治疗方法：开始于<br>⊙ 单药，或<br>⊙ 低毒性双药疗法<br>□ 非常规三药疗法 |

**改变 1：疾病分类代替患者分组**

这也许是 2015 版指南最大的改变，我个人认为这是理念、策略上的重要改变。

1. 不再使用传统的分组方法

在 2015 年 7 月西班牙巴塞罗那召开的 WCGIC（世界胃肠肿瘤大会）上，指南执笔人 van Cutsem 教授代表指南写作专家组介绍新指南时，着重提出，新版指南将不再沿用旧版的将 mCRC 患者分为 4 组的做法（表 1），原因就是在临床实践中，组 1 和组 2，以及组 2 和组 3 之间没有明确的界限，临床很难分开，不具有可操作性。因为分组的主要依据，除了转移瘤可切除性这个核心标准（甄别组 0 与其他组别）外，还纳入了肿瘤进展快慢、肿瘤相关症状等因素（甄别组 2 和组 3），而后面这两个因素主要是肿瘤生物学行为的外在体现，从而使得临床界定变得异常困难，因为，目前尚未有公认的标准在肿瘤初诊时对其生物学行为做出准确预判。这也是传统 ESMO 患者分组的局限之处。

2. 将 mCRC 分为两大类：局限性 mCRC 和广泛性 mCRC

2014 版和 2015 版 ESMO mCRC 指南的文本结构见表 2。在 2015 版指南中，将 mCRC 疾病分为两大类：oligometastatic disease（OMD，寡转移性疾病）和 metastatic disease（转移性疾病）。我个人理解为局限性和广泛性 mCRC。

表 2　ESMO mCRC 指南的文本结构

| 2014 版 | 2015 版 |
|---|---|
| 诊断 | 诊断 |
| 治疗策略 | 治疗策略 |
| 　□ MDT 选择最佳治疗策略 | 　□ MDT 选择最佳治疗策略 |
| 　□ 潜在可切除 mCRC | 　□ 分子病理和生物标志物 |
| 　□ 不可切除 mCRC | 　□ 总体策略 |
| 　□ 根据临床因素对患者进行分组 | 　□ 外科：转移瘤的手术切除 |
| 　□ 治疗时程 | 　□ 特殊情况 |
| 　□ "治疗延续"的概念 | 　□ 全身治疗 |
| 全身治疗 | 策略性考量 |
| 转移瘤的手术切除 | 局限性 mCRC（寡转移性疾病） |
| 　□ 特殊情况 | 　□ 广泛性 mCRC |
| 个体化医疗 | 个体化医疗 |
| 疗效评估及随访 | 疗效评估及随访 |

这里出现了一个新名词：寡转移（OMD）；OMD 是近几年在肿瘤学领域新兴的一个名词，与中文"寡"对应的"孤立"意思并不同的是，肿瘤学领域的寡转移，业界的定义一般指转移灶数目少于 5 个的特殊时期，其含义是指肿瘤转移过程中的一种中间状态，它是介于局限性原发瘤及广泛性转移瘤之间生物侵袭性较温和的阶段。从定义上可以看出来，OMD 代表的是一个疾病解剖学或组织上的分布状态，是相对客观的、容易界定的。

寡转移治疗的关键是放疗、手术和射频消融等局部治疗，同时兼顾预防远处转移。这个治疗理念与策略对于 mCRC 尤其重要。在新版指南中，OMD 概念的提出就是与包括手术在内的局部治疗手段捆绑在一起，这揭示了两方面的信息：

（1）局部治疗是 OMD 治疗策略中的重要组成部分，能为显著延长患者生存，甚至带来治愈机会；局部治疗方法中手术切除是最主要的，其在 mCRC 治疗中的价值已经在过去的 20 多年实践里得到验证，广为接受，但不仅限于此，近几年来，其他各种局部消融毁损技术（射频消融、微波消融、冷冻消融等）、立体定向放疗、放射性核素标记的局部内放疗等对于局限性 mCRC 的治疗价值越来越得到肯定。

（2）按治疗方法可以对疾病进行分类。按照是否可手术切除，过去我们将 mCRC 分为"可/适合切除"和"不可/适合切除"mCRC，相信以后将会变为"可/适合局部治疗"mCRC 和"不可/适合局部治疗"mCRC，2015 版 ESMO 指南的变化，就是一个信号。

由上可见，新版 ESMO 指南用"疾病分类"来取代"患者分组"，一方面更加客观，临床实践中更具可操作性，另一方面，新的疾病分类对治疗目标和临床治疗策略具有更强的指向性：局限性 mCRC 治疗目标是达到治愈意向的无瘤状态（NED），更要考虑局部治疗，而广泛性 mCRC 则更要以全身治疗为主，主要目标是疾病控制。

遗憾的是，ESMO 指南中并没有对 OMD 进行详细阐述，因此，指南中何为局限性何为广泛性疾病，是不是以 5 个转移瘤为标准？并不是十分清晰。

### 改变 2：患者状况分类

新版指南更加强调患者本身因素，根据年龄、体力状态、器官功能及合并症等情况将其分为临床适合（fit）和不适合（unfit）两类，且在这两类之间还存在临床不适合，但能仍从临床治疗中获益的中间类别，继而根据患者分组制定后续诊疗策略。对于 fit/unfit 的标准，尽管指南里是以身体状况为标准，但我个人认为也要考虑其他情况，比如因为经济状况、家庭支持、医保状况、医疗资源/治疗手段的可获得性等，因为临床实践中这些因素明显的制约着治疗决策。

严格来说，将患者按是否"适合"高强度临床治疗分类并不是新的改变，在既往版本指南中已经出现，只是，既往的患者 4 组分组法将疾病状态和患者身体状态混在一起，而新指南中将其独立出来，不考虑疾病状态，只单纯从身体状况这一维度来看是否适合按照疾病分类拟给予的治疗方案。而且 2015 版指南将身体状况分类作为治疗决策中第一个考虑的问题，优先于疾病分类，能让后续制定的治疗方案更加贴近临床和患者及家庭状况，临床上更具可实践性。在既往指南中，推荐的考量顺序是首选根据疾病分类拟定治疗方案，然后再来考虑患者是否能耐受/适合治疗。

这一小小的改变，尽管没有改变肿瘤的疾病性质，但却对临床治疗决策起到了很现实的作用，这也更加体现了现代肿瘤治疗中的"以人为本""治疗的应该是患肿瘤的病人而不是病人身上的肿瘤"这一核心理念。

## 指南要点：基于治疗目标的初始治疗决策

2015 年新版指南依旧维持了四个治疗目标：达到 NED（无瘤状态）或治愈；缩瘤或转化；疾病控制；最佳支持。分别对应临床适合的各疾病状态分类患者及临床不适合患者，但在某些具体细节上，还是有了一些变化。这也是指南里关于治疗策略与方法描述最详尽的部分。

**下面将重点内容详细分析**

1. 局限性 mCRC（OMD）

该类疾病的整体处理思路及流程详见图 1，核心是选择最佳的围术（或局部治疗）期治疗方案。所有患者首选应该面临的问题就是"是否适合进行初始手术/局部治疗"？并依此而进行后续的相关治疗，详见下述。

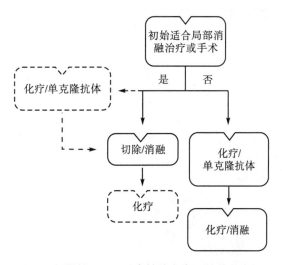

**图 1**　局限性 mCRC（寡转移疾病）的处理流程

需要强调的是，新版指南中一旦将疾病归为局限性 mCRC（OMD），即意味着患者的治疗目标将是通过手术/局部治疗±全身化疗达到 NED，除非是在进行局部治疗前疾病已经进展为广泛期疾病。也许这正是 2015 版 ESMO 指南将该类疾病单列的重要意义所在：只要肿瘤转移局限，均应积极争取根治。

（1）初始可切除者：

①治疗目标：维持 NED，争取治愈。

②治疗策略/方法：手术+围术期化疗［术前新辅助和（或）术后辅助］。

对于该疾病分组的初始治疗，可以直接手术，也可以参照 EPOC 研究的治疗模式（FOLFOX 术前新辅助化疗+肝切除手术），在旧版指南中，推荐大多数情况下采用新辅助治疗模式，2015 指南中专家组意识到 EPOC 研究的治疗模式已经不再是唯一的，很多情况下也适用直接手术。

此种情况下，指南里比较一致的推荐是对于术前未接受化疗且无既往治疗的 NED（切缘干净）患者给予辅助治疗。

而对于围术期治疗模式的选择，2015 版指南做了比较大的更改，明确提出要从"手术技术标准"和"肿瘤学预后因素"两个维度进行考量（图 2），其中手术技术分为"容易切除"和"困难切除"两个标准，肿瘤学预后信息则分为"极好""好"和"差"三个标准，主要衡量参数涉及肿瘤生物学行为，尽管指南认为尚没有明确

的评判指标，我个人认为目前最好的还是复发风险评分的 5 个参数：转移瘤数目、大小、转移瘤出现的时间、原治疗目标发瘤区域淋巴结是否转移及血 CEA（癌胚抗原）水平。总体来说，越容易切除、预后越好的肿瘤越不需要围手术化疗，尤其是术前化疗；反之，切除越困难、预后越差的患者，不但需要术前化疗，而且化疗方案的强度也应增强，而不仅仅局限在 FOL-FOX（图 2）。

（2）初始不可切除者：

①治疗目标：缩小肿瘤，争取转化。

②治疗策略/方法：最强烈的全身治疗方案。

具体的治疗推荐与旧版指南一致，根据肿瘤的 RAS 基因状态来决定，野生型患者，两药化疗（FOLFOX 或 FOLFIRI）联合 EGFR 单抗（西妥昔单抗或帕尼单抗）是治疗的首选，也可以考虑 FOLFOXIRI±贝伐单抗；RAS 突变型患者，推荐 FOLFOXIRI±贝伐单抗，或两药化疗。

（3）OMD 中局部治疗手段的应用：

对于所有的 OMD 患者，除了手术以外，均应考虑积极的局部治疗，可以和手术联合使用，例如，为了减少手术创伤，手术切除较大的肝转移瘤后，对于小的、深在的肝转移瘤配合术中 RFA（射频消融），已经成为临床上普遍采用的一种治疗模式；如因伴发病、估计残余器官功能不足或其他因素而无法手术的 OMD，更应积极应用各种局部治疗手段来配合全身化疗。

常用的非手术局部治疗手段包括：各种消融术（射频、微波、冷冻等）、立体定向放疗（SBRT）、高剂量近距离放疗、放射性栓塞治疗等。

2. 广泛性 mCRC

（1）以疾病控制（disease control）为治疗目标的临床适合患者：

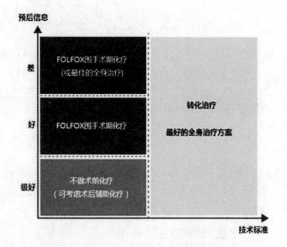

图 2　初始可切除 mCRC 围术期治疗模式

①推荐的一线治疗：化疗+贝伐单抗，或化疗+EGFR单抗（RAS野生型）。

②每2~3个月评估一次肿瘤情况，只要有证据显示疾病得到控制，就应该继续治疗。

③在2次肿瘤评估后，如果疾病仍然得到控制，应该考虑进行有效的维持治疗。

该类别的一线治疗推荐，2015版指南中对两类单抗的靶向治疗并无优先推荐顺序之分别。这是较2014版有所改变，旧版中"综合考虑各种因素，主要是整体治疗规划、毒副反应、患者意愿等，最常推荐的是贝伐单抗"。

2015新版指南继续推荐维持治疗策略，并首次做出更加详细的指引（更多信息见下"维持治疗"）。

（2）以细胞减灭（cytoreduction）为治疗目标的临床适合患者：

①如果肿瘤为潜在可切除：RAS野生型患者应该接受两药化疗+EGFR单抗治疗；RAS突变型则优先推荐三药化疗（或两药）±贝伐单抗。

②疗效最佳时进行肿瘤评估（通常在治疗后3~4个月），一旦出现肿瘤退缩，应考虑行潜在根治性的手术切除和（或）消融治疗来消灭所有病灶，达到NED状态。

③如果第一次肿瘤评估未见治疗应答，两药细胞毒化疗方案应该更换，以争取手术切除的最大机会；一旦出现疾病进展，应该更换为二线治疗。

（3）维持治疗的规约：

①诱导化疗为FOLFOX或CAPOX时，应在化疗3~4个月后转入维持治疗。

②诱导化疗为FOLFIRI时，应该持续治疗直至不再出现肿瘤退缩或肿瘤已经达到稳定化状态。

③5-FU/卡培他滨或+贝伐单抗（推荐）应维持治疗直到疾病进展。

④含贝伐单抗的诱导化疗后，最佳维持治疗方案是氟化嘧啶类+贝伐单抗；不推荐贝伐单抗单药进行维持治疗。

⑤维持治疗全过程中，均可以考虑初始诱导化疗的再引入。

2015版ESMO指南是首次对维持治疗做出了如此详尽的规约，说明在ESMO框架内已经广泛接受了这一治疗理念，尽管ESMO指南直到2014年才推荐"维持治疗"这一理念；相较而言，NCCN指南虽然早在2007年就提出"维持治疗"的概念，但直到今天，也没有对这一策略做出如此详尽的规约。在维持治疗已经作为临床新常态的今天，相信2015 ESMO指南关于维持治疗的上述规约，将具有很好的临床指导意义。

3. 基于分子标志物的个体化治疗

（1）推荐对所有患者均行RAS、BRAF等基因状态测定，以便提供最佳诊断、预后及治疗决策，RAS的内容详见上述。

（2）BRAF突变：根据既往临床研究数据，BRAF突变型患者的总生存期（OS）更短，接受后续治疗的比例更低，这部分患者的预后极差。因此，指南建议在一线治疗中给予高强度的治疗方案。近期TRIBE研究的亚组分析显示，三药化疗+贝伐单抗能给BRAF突变的患者带来生存获益；既往OPUS研究与CRYSTAL研究的联合分析结果也表明，BRAF突变mCRC仍然能从表皮生长因子受体（EGFR）抑制剂西妥昔单抗的治疗中获益。因此，尽管两个研究病例数都非常有限，但在BRAF突变型患者治疗中，三药化疗+贝伐单抗和双药化疗+抗EGFR单抗也许就是指南中提及的"高强度治疗"，我个人认为应属可选方案。

**临床实践中如何很好地实施指南**

1. 明确改善mCRC生存的关键因素

（1）提高一线治疗的疗效——个体化

选择最佳治疗。

（2）创造"治愈的机会"——转移灶的手术切除（和其他局部毁损性治疗）。

（3）采用"治疗的延续"——整体规划、优化选择，在不同线数的治疗中使用最佳疗法。

2. 基于问题的初始治疗（一线）决策模式

（1）患者临床上是否适合接受标准治疗？

◎ Fit/Unfit

（2）患者的治疗目标是什么？

所有涉及临床适合患者的治疗决策，必须由 MDT 根据相应的分子分析来制定

（3）患者需要哪一种治疗强度的化疗方案？

◎ 单药化疗+/-Bev

◎ 两药化疗+/-抗 EGFR 单抗（RAS 野生型）或贝伐单抗

◎ 三药化疗+/-Bev

（4）应该结合分子分型来决定最佳的全身治疗方案。

## 结语

综上所述，2015 版 ESMO 指南在疾病分类方面做出了重大调整，目的是有助于辨识局限性 mCRC 患者群体，对潜在可治愈患者进行积极干预；在具体治疗策略及方法方面，2015 指南并没有太多更新，核心还是基于疾病分类和治疗目标的临床决策，优化 mCRC 整体治疗策略；在具体临床实践中，首先将患者根据身体状况分为"适合"与"不适合"，更是体现了"以人为本"的现代肿瘤治疗理念；深刻理解、学习和实践 2015 ESMO 指南，必定有助于 mCRC 临床治疗的优化，最终改善患者的生存。

（来源：《全球肿瘤快讯》2016 年 2 月总 154~155 期）

# 2016 ESMO 转移性结直肠癌（mCRC）共识指南解读

陈 功

中山大学肿瘤防治中心结直肠科　广州　510060

## 前言：ESMO 指南背景介绍

2016 年 7 月 7 日，欧洲肿瘤内科学会（ESMO）mCRC 共识指南在线发表于《肿瘤学年鉴》（Ann Oncol）。

ESMO 是欧洲最负盛名的肿瘤内科学组织，也是继美国临床肿瘤学会（ASCO）之后具有全球领导地位的肿瘤学术组织。和美国国立综合癌症网络（NCCN）指南一样，ESMO 指南也广受欢迎。尤其在直肠癌和晚期 mCRC 方面，ESMO 指南更是独树一帜，开创性地提出很多新观念、新策略。其中，最具代表性的就是在 mCRC 指南中，自 2009 年开始推荐按转移瘤是否可切除、疾病进展的快慢，以及患者对治疗的耐受及需求，而将 mCRC 患者分成不同的治疗组别（0~3 组），分别适用不同的治疗目标、治疗策略和治疗方法，开创了基于治疗目标的 mCRC 整体布局、个体化治疗的新篇章，迅速得到业界的认可，并成为标准诊治策略。也因此，ESMO mCRC 指南尽管要晚于 NCCN 指南进入中国，但后来居上，目前已经成为中国肿瘤界最受欢迎的临床实践指南。

和 NCCN 指南不同，ESMO 的诊治指南修订有其独特的形式，一般是先形成"共识指南"（Consensus Guideline），然后经广泛讨论后再最终成文为"临床实践指南"（Clinical Practice Guideline），这中间的过程大约需要 2 年时间。因此，ESMO 的指南更新速度要慢得多，大约 3~4 年才更新一次。ESMO 的所有指南文本都以特刊形式在其官方杂志 Ann Oncol 全文发表。

除了共识指南，ESMO 在结直肠癌领域一共发布 4 本临床实践指南：家族性结直肠癌、直肠癌、早期结肠癌和转移性结直肠癌。最近一个版本的 ESMO 共识指南是 2012 年发布，然后 2013 年发布了家族性结直肠癌、直肠癌和早期结肠癌的临床实践指南，2014 年发布 mCRC 临床实践指南。2015 年开始在 ESMO 指南官方电子商城应用（APP）上开始更新 mCRC 共识指南，2016 年 7 月 7 日正式发布最新版 mCRC 共识指南，根据惯例，估计下一版的 mCRC 临床实践指南将会在 2017 年发布。

看得出来，最具特色的是 ESMO 将 mCRC 单列出来发布其临床实践指南，并且是更新最频繁的一本指南，这首先表明 mCRC 在临床实践中最需规范和指南；其次，mCRC 的诊治领域新进展和新理念较多，这是很符合目前的临床情形的，在中国更是如此。

那么，2016 年最新版 mCRC 共识指南，其核心内容是什么？与 2014 版临床实践指南相比，又改变了什么？为了帮助国内同仁更好理解本指南，笔者将本指南精华部分做一解读。

## 2016 mCRC 共识指南框架及总体改变

要理解 ESMO 指南，首先要知道指南制定的证据来源和形式，以及指南推荐的分级，表 1 即为 ESMO 所有癌症指南通用的证据和推荐等级。

**表 1** ESMO 指南的证据等级和推荐分级
（正文方括号中内容）

**证据级别**

| | |
|---|---|
| I | 至少一个设计良好（偏倚可能性小）的大型随机临床试验或涉及多个同质性高质量随机临床试验的荟萃分析 |
| II | 小型随机临床试验、可能具有偏倚的大型临床试验（试验设计较差）、该类试验的荟萃分析或基于有明确异质性随机临床试验的荟萃分析 |
| III | 前瞻性队列研究 |
| IV | 回顾性队列研究或病例对照研究 |
| V | 未设对照的研究、病例报告或专家观点 |

**推荐分级**

| | |
|---|---|
| A | 有力证据证明有效且伴临床获益，强烈推荐 |
| B | 有力或中等证据有效，但临床获益有限，一般推荐 |
| C | 无充分证据证明有效或临床获益不大于风险或缺点（不良事件、费用等），选择性推荐 |
| D | 中等强度证据证明无效或不良预后，一般不推荐 |
| E | 有力证据证明无效或具有不良预后，从不推荐 |

## 2016 ESMO mCRC 共识指南总体框架

本指南一共分六大部分，详见表 2。

在指南写作方面，最大的特色创新就

是关于某个话题，在详细的文字描述后，将精华部分浓缩以"推荐 X"的形式用斜体字文本单独列出，并用"［］"注明该推荐的证据级别和推荐等级以及 ESMO 专家组的共识度，非常简明扼要，有利于使用者查阅。

**表 2** 2016 ESMO mCRC 共识指南基本框架及推荐

**简介**

分子病理学及生物标志物［推荐 1~7］

新兴生物标志物［推荐 8、9］

局部毁损性治疗（LAT），包括手术，及寡转移性疾病（OMD）的处理［推荐 10~17］

广泛转移性疾病的处理［推荐 18~21］

一线及后线治疗中细胞毒药物和生物靶向制剂使用的共识推荐

［基于患者分类和治疗目标］

◎"适合"类患者

　◇初始可切除疾病：［同"推荐 12"］

　◇初始不可切除疾病

　　★以"转化"缩瘤和 LAT 为目标：［推荐 A1a~A1h］

　　★因疾病快速发展或症状严重而需要缩小肿瘤为目标：［推荐 A2a~A2d］

　　★以"疾病控制"为目标：［推荐 B1a~B1e］

◎"不适合"类患者

◎老年患者

## 主要改变

1. 分类替代传统分组

（1）患者状况分类：

新版指南更加强调患者本身因素，根据年龄、体力状态、器官功能及合并症等情况将其分为临床适合（fit）和不适合（unfit）两类。

（2）疾病状态分类：

这也许是 2016 版共识指南最大的改

变，我个人认为这是理念上、策略上的重要改变，必将带来深远影响。新版共识指南中，将 mCRC 疾病分为两大类：寡转移性疾病（oligometastatic disease，OMD）和转移性疾病（metastatic disease）。我个人理解为局限性 mCRC 和广泛性 mCRC。

指南中对 OMD 的定义一般指转移部位≤2 个、总体转移数目≤5 个的疾病状态。由此可见，新版指南用"疾病分类"来取代"患者分组"，一方面更加客观，临床实践中更具可操作性，另一方面，新的疾病分类对治疗目标和临床治疗策略具有更强的指向性：OMD 治疗目标是达到治愈意向的无瘤状态（NED），在有效的全身治疗基础上更要考虑局部治疗，而广泛性 mCRC 则更要以全身治疗为主，主要目标是疾病控制。

2. 强调局部治疗在 OMD 中的价值

指南中为配合阐述 OMD 中局部治疗的重要性，专设了一个名词"局部毁损性治疗"（Local Ablative Treatment，LAT），并将手术也列入 LAT 范畴，在肯定手术是最重要的 LAT 手段之外，强调、肯定并推荐了其他非手术局部治疗方法，包括各种消融术（射频、微波、冷冻等）、立体定向放疗（SBRT）、高剂量近距离放疗、放射性栓塞治疗（SIRT）等。并将这些所有的 LAT 称之为"局部治疗工具箱"（Toolbox）。

3. 治疗目标的调整

"治愈"为目标的主要包括旧版的 R0（手术完全切除）和新版引入的无瘤状态（No Evidence of Disease，NED）概念（主要指非手术 LAT 治疗后）。

"缩小肿瘤（Cytoreduction）"，这是新版指南新引入的概念，可分两种临床情形，一是为了"转化（Conversion）"目的的缩瘤，二是为控制症状的缩瘤。

"疾病控制（Disease Control）"，这是延续了旧版里的治疗目标。

## 2016 ESMO mCRC 共识指南精华推荐详解

### （一）分子病理学及生物标志物

推荐 1：组织标本的处理

◎推荐使用 10% 中性福尔马林缓冲液（4% 甲醛溶液）固定 [Ⅴ，A]。

◎固定时间应该不少于 6 小时，但不长于 48 小时。如果使用微波增强的固定方法，则必须确认核酸和蛋白质二者的质量 [Ⅳ，A]。

◎拟行标志物检测的组织块应该进行理想切片并尽快分析 [Ⅳ，A]。

推荐 2：分子标志物检测的标本选择

◎主管病理医生应该审查所有可获得的肿瘤标本，以挑选出最适合进行分子标志物分析的标本 [Ⅳ，A]。

◎推荐在 DNA 提取前进行标本的显微切割，以富集标本中的肿瘤细胞含量（>50%）[Ⅲ，A]。

推荐 3：组织选择

◎来源于肠道原发瘤或肝转移的组织均可用于 RAS 基因突变检测 [Ⅲ，A]。

◎其他转移部位例如淋巴结或肺转移仅在原发瘤或肝转移瘤组织不可获得时使用 [Ⅱ，B]。

推荐 4：RAS 基因检测

◎转移性疾病当涉及抗 EGFR 单抗治疗选择时，RAS 突变状态是一个负性疗效预测标志物 [Ⅰ，A]。

◎在确诊为 mCRC 时，应该对所有患者进行 RAS 基因检测 [Ⅰ，A]。

◎在接受 EGFR 单抗西妥昔单抗和帕尼单抗治疗之前，必须强制性检测 RAS 基因状态 [Ⅰ，A]。

◎应该建立一个物流网络以保证快速、

高效的将组织标本从送检中心转运到检测实验室，从而最大限度缩短周转时间，避免 mCRC 患者在获取此基因信息的时间被延误。

◎转移瘤或原发瘤组织均可用于 RAS 检测（也可参见推荐3）。

◎RAS 基因检测至少应该包括 K-ras 的第 2、3、4 外显子（第 12、13、59、61、117 和 146 密码子）和 N-ras 的第 2、3、4 外显子（第 12、13、59、61、117 和 146 密码子）。

◎通常来说，从检测部门收到标本到发布最终报告，>90 以上的标本，RAS 基因检测（扩展的 RAS 分析）的耗时应该≤7 个工作日。

◎在临床应用开展前应该对 RAS 检测方法进行验证（或认证）并记录。应该备有实验稽查机制。

◎提供结直肠癌 RAS 基因检测的实验室，应该展示他们成功参与的外部质量评估流程，并得到适合的认证。

推荐 5：BRAF 基因检测

◎BRAF 基因状态的评估应该与 RAS 检测一道进行，以便用于预后评估和（或）潜在临床试验的筛选 [Ⅰ，B]

推荐 6：MSI（microsatelliteinstability，微卫星不稳定性）检测

◎转移性结直肠癌进行 MSI 检测有助于临床医师进行遗传咨询 [Ⅱ，B]

◎MSI 检测对于在 mCRC 患者中应用免疫检查点抑制剂治疗具有强烈的疗效预测价值 [Ⅱ，B]。

推荐 7：化疗敏感性和毒性的生物标志物

◎ 5-FU 治疗前测定二氢嘧啶脱氢酶（DPD）仍然是一种选择，但不做常规推荐 [Ⅱ，D]。

◎ UGT（二磷酸尿嘧啶葡萄糖醛基转移酶）1A1 的基因表型检测仍旧是一个选择，应该在那些临床怀疑酶缺乏的患者（主要表现为结合胆红素降低），以及计划给予的伊立替康剂量 >180mg/m$^2$ 的患者中开展 UGT 1A1 基因表型测定 [Ⅲ，C]。

◎在涉及奥沙利铂的常规临床实践中，不推荐检测 ERCC1 基因表达来指导治疗决策，但可以在前瞻性临床研究中来进行 [Ⅲ，D]。

◎不推荐在常规临床实践中进行 TS（胸苷酸合成酶）和 TSER（胸苷酸合成酶增强区）的基因表型检测 [Ⅲ，D]。

**（二）新兴生物标志物**

推荐 8：在临床试验之外的常规患者处理中不推荐使用的新兴生物标志物

◎ PⅠK3CA 外显子 20 的突变检测 [Ⅱ，D]。

◎ PTEN 缺失的ⅠHC 检测 [Ⅴ，D]。

◎ EGFR 配体调节素、表皮调节素和转化生长因子（TGF）α 的水平测定 [Ⅱ，D]。

◎ EGFR 蛋白表达水平的检测 [Ⅱ，E]。

◎ EGFR 扩增及拷贝数和 EGFR 外显区突变的检测 [Ⅳ，D]。

◎ HER-2 扩增或 HER-2 活化突变的检测。

◎ HER-3 和 MET 受体过表达的检测 [Ⅳ，D]。

推荐 9：新兴技术

◎尽管循环肿瘤细胞（CTC）的数目与 mCRC 患者的预后相关，但 CTC 评估的临床应用价值仍未明，因此不推荐使用 [Ⅳ，D]。

◎应用无细胞肿瘤 DNA（cftDNA）液体活检技术来指导治疗决策，目前仍然处于临床试验的研究范畴，因此也不推荐用于常规临床实践 [Ⅴ，D]。

◎全基因组、全外显子组和全转录子组分析仅应用于研究范畴 [Ⅴ，D]。

### (三) LAT 及 OMD 的处理

推荐 10：寡转移性疾病 (oligometastatic disease，OMD)

◎伴有 OMD 的患者，系统治疗是治疗标准，应该作为每一种治疗策略的初始部分 (除外：单发/少数的肝或肺病灶，详见下述)。

◎最佳的局部治疗方法应该在"治疗手段工具箱"中挑选，根据疾病的局限程度、治疗目标 (越想根治，越应选手术/局部控制的更高重要性/完全控制)、治疗相关并发症和患者相关因素，如合并症及年龄 [Ⅳ，B]。

推荐 11：病变甄别和处理中的影像学

◎影像学检查应该包括首次的一个腹盆腔和胸部 CT 扫描，如果有怀疑转移的患者，取决于转移部位，可选择二次检查，例如超声 (超声造影)、MRI 或 PET/CT。超声可能有助于了解肝病灶的特性；MRI 则对肝、腹膜和盆腔转移灶有帮助；PET/CT 用于肝外病灶 [Ⅴ，B]。

◎推荐根据患者接受治疗的可行性来进行循序渐进的影像学检查，而不是对所有患者都进行所有的影像学检查 [Ⅴ，B]。

推荐 12：围术期治疗

◎应通过可切除的技术标准和预后考量两方面的信息来定义系统性围术期治疗的需求 [Ⅳ，B]。

◎对于技术上明显可切除，且预后特征良好的疾病，围术期治疗也许不是必须的，有证据显示直接手术切除是合理的 [Ⅰ，C；共识度>75%]。

◎对于技术上可切除，但预后信息不明确或可能预后不良者，应该给予围术期的联合化疗 (FOLFOX 或 CAPOX) [Ⅰ，B；共识度>75%]。

◎对于技术上可切除，且选择围术期治疗的适应证是一般预后特征的患者，不应该使用靶向制剂 [Ⅱ，R]。

◎当预后信息的标准和转移瘤切除性标准都无法清晰定义时，应该考虑围术期治疗 (作为整体治疗策略的一部分) [Ⅳ，B]。同时性转移的患者均应被列入此类情况而进入上述治疗路径。

◎对于具有良好肿瘤学预后特征和良好手术切除标准的患者，如果没有接受术前化疗，那么并没有强烈的证据支持应用术后辅助化疗 [Ⅱ，C]，但如果患者具有不好的 (肿瘤学或技术) 特征，那么就可能从术后辅助化疗中获益 [Ⅲ，B]。

◎如果患者既往未接受过任何的化疗，那么推荐 FOLFOX 或 CAPOX 辅助化疗 (既往刚刚接受过奥沙利铂为基础化疗的患者除外) [Ⅳ，B]。

◎治疗决策应该考虑患者特征和意愿 [Ⅳ，B]。

推荐 13：转化治疗

◎对于转移瘤潜在可切除患者 (如果转化是治疗目标)，推荐使用具有高 RR 且/或能够带来明显肿瘤体积减少 (缩瘤) 的治疗方案 [Ⅱ，A]。

◎目前并没有明确的证据显示哪一种才是最佳的联合治疗方案，因为仅有极少数的研究关注这个特殊的话题：

RAS 野生型患者：双药化疗联合一个抗 EGFR 抗体似乎有最佳的获益/风险比，尽管也会考虑 FOLFOXIRI±贝伐单抗，或者相对少见的程度下可以选择两药化疗联合贝伐单抗 [Ⅱ，A]。

RAS 突变患者：两药化疗联合贝伐珠单抗，或 FOLFOXIRI 联合贝伐单抗。

◎必须定期对患者进行重新评估切除可能性，从而避免已经可切除患者的过度治疗，对于绝大多数患者，最佳的治疗反应一般在治疗开始 12~16 周后达到。

推荐 14：毁损性技术

◎尽管缺乏更多的前瞻性研究数据，但这一策略性治疗手段应该得到充分评估然后进一步在适当的患者身上使用［Ⅱ，B］。

推荐 15：局部消融技术

◎对于不可切除的仅限于肝的转移瘤，或寡转移性疾病，可以考虑局部消融技术，例如热消融或高度适形放疗技术［如立体定向放疗（SBRT），高剂量率近距离放射治疗］。最佳消融治疗方案的选择应由 MDT 讨论决定，结合当地诊疗经验、肿瘤特点和患者意愿［Ⅳ，B］。

◎患者仅有肺转移或肺的寡转移性疾病，如果因伴发疾病、估计累及器官功能不足或其他因素而无法手术者，应考虑毁损性高度适形放射治疗或热消融方法［Ⅳ，B］。

◎对于不适合手术切除或其他毁损性治疗的结直肠癌肝/肺寡转移性疾病，SBRT 是一种安全、可行的替代治疗方法［Ⅳ，B］。

◎射频消融（RFA）可以和手术联合应用，来达到清除所有可见转移病灶的目的［Ⅱ，B］。

推荐 16：栓塞性治疗

◎仅有肝转移患者经现有可用化疗方案治疗失败后：

★钇-90 微球放射栓塞应该考虑［Ⅱ，B］。

★也可以考虑采用化疗性栓塞疗法［Ⅳ，B］。

◎业界感兴趣的是，也许可以将放射性栓塞（或化疗性栓塞）作为"巩固治疗"在肝转移瘤的早线治疗中使用，但目前应该将其限于临床研究的范畴。

推荐 17：细胞减灭术和 HIPEC（腹腔热灌注化疗）

◎完全的细胞减灭手术联合 HIPEC 可以考虑在伴有局限性腹膜转移性疾病的患者身上开展，但治疗中心必须具有丰富的 HIPEC 经验［Ⅲ，B］。

（四）广泛转移性疾病的处理

推荐 18：基于不同靶向制剂的一线全身治疗联合方案

◎生物（靶向）制剂适用于绝大多数患者，除非有禁忌证［Ⅰ，A］。

◎ VEGF 抗体贝伐单抗应和以下化疗方案联合应用：

★双药化疗，FOLFOX/CAPOX/FOLFIRI。

★在以减瘤（肿瘤退缩）作为治疗目标的特定适合患者，可用三药方案 FOLFOXIRI，该方案也适用于 BRAF 突变的身体适合的患者［Ⅱ，B］。

★FP 单药，用于不能耐受积极治疗的患者［Ⅰ，B］。

◎ EGFR 单抗应该与如下方案联合：

★FOLFOX/FOLFIRI［Ⅰ，A］。

★以卡培他滨为基础或静脉推注 5-FU 为基础的化疗方案不应与 EGFR 单抗联合使用［Ⅰ，E］。

推荐 19：维持治疗

◎ FOLFOX 或 CAPOX+贝伐单抗为基础的诱导治疗，在 CAPOX 6 个疗程或 FOLFOX 8 个疗程后应考虑进行维持治疗，最佳的维持方案是氟化嘧啶（FP）+贝伐单抗的联合方案，不推荐贝伐单抗单药维持方案［Ⅰ，B］。

◎ FOLFIRI 可以持续进行诱导治疗，至少应该持续治疗至肿瘤不再退缩或不能耐受治疗［Ⅴ，B］。

◎初始接受 FOLFOXIRI±贝伐单抗治疗的患者，可以考虑 FP+贝伐单抗进行维持治疗（正如在 FOLFOXIRI 关键性试验中的处理一样）。

◎初始接受氟化嘧啶单药（+贝伐单抗）治疗的患者，诱导化疗应该维持下去［V，A］。

◎个体化决策以及与患者的病情讨论是必要的［V，A］

◎维持治疗过程中一旦出现影像学或伴有症状的疾病进展征象，必须给予原初始诱导治疗方案的再引入或更换为二线治疗。如果更换为二线治疗，那么作为整体治疗策略的一部分，只要没有显著的毒性残留，均可以考虑初始诱导治疗方案的再引入［Ⅲ，B］。

推荐20：和靶向制剂联合的二线治疗

◎既往未曾使用过贝伐单抗的患者，应该在二线治疗中使用抗血管生成抑制剂（贝伐单抗或阿柏西普）［Ⅰ，A］。阿柏西普应该限制在与 FOLFIRI 联合应用于既往含奥沙利铂方案失败后的二线治疗［Ⅰ，A］

◎一线接受贝伐单抗的患者，应该考虑以下治疗：

★作为"跨线治疗策略"，继续使用贝伐单抗［Ⅰ，A］。

★一线接受奥沙利铂治疗患者，推荐 FOLFIRI 联合阿柏西普或雷莫卢单抗（ramucirumab）［Ⅰ，A］。

★ RAS 野生型患者推荐 EGFR 单抗联合 FOLFIRI/伊立替康。

◎与二线治疗相比，EGFR 单抗在后线治疗中有相似的获益［Ⅱ，A］。

◎含贝伐单抗一线治疗中快速进展患者，应该考虑阿柏西普或雷莫卢单抗（仅与 FOLFIRI 联合）［Ⅱ，B］，如果是 RAS 野生型、且未曾接受过 EGFR 单抗治疗者，可以考虑 EGFR 单抗治疗，优选考虑与化疗联合［Ⅱ，B］。

推荐21：三线治疗

◎ RAS 和 BRAF 均野生型的患者，如果既往未曾接受过抗 EGFR 单抗治疗，应该考虑西妥昔单抗或帕尼单抗。

★西妥昔单抗和帕尼单抗单药方案疗效相当［Ⅰ，A］。

★伊立替康耐药患者，与西妥昔单抗单药方案相比，伊立替康联合西妥昔单抗疗效更好。

★对一种类型 EGFR 单抗治疗后耐药患者，没有明确的证据支持换用另外一种 EGFR 单抗［Ⅰ，C］。

◎既往应用过 FP、奥沙利铂、伊立替康、贝伐单抗及 EGFR 单抗（RAS 野生型患者）治疗的患者，使用瑞戈非尼［Ⅰ，B］。

★与最佳支持治疗相比，瑞戈非尼能够提高总生存（OS）期，尽管年老体衰患者的安全性/毒性是需要关注的问题。

◎既往接受过氟化嘧啶、奥沙利铂、伊立替康、贝伐单抗，以及 RAS 野生型患者的 EGFR 单抗治疗后，推荐使用三氟胸苷/TIPI 嘧啶复方药物（即 TAS-102）［Ⅰ，B］。

**（五）基于患者分类和治疗目标的化疗/靶向药物使用的共识推荐**

◆患者以"转化"缩瘤和（或）整合局部毁损性治疗（Local Ablative Treatment，LAT）为目标的共识推荐：

A1a. RAS 野生型患者，双药化疗联合一个 EGFR 单抗应该是治疗的选择。

A1b. RAS 突变型患者，两药化疗联合贝伐单抗或三药化疗联合贝伐单抗是优选方案。

A1c. 应该每 2 个月对患者进行一次疾病状态评估，避免可切除患者的过度治疗。

A1d. 在治疗 2 个月后第一次评估时，如果有证据显示肿瘤缩小，应该推荐患者接受潜在根治性手术或最适当的 LAT，以期消灭所有残存的肿瘤（即 R0 切除，NED）。

A1e. 如果第一次评估时患者没有治疗反应，建议更换两药化疗方案来争取手术切除的最大机会。

A1f. 如果出现肿瘤退缩，但患者不适合手术，此时应该继续联合方案化疗，并根据 RAS 和 BRAF 基因突变状态来加用合适的生物靶向制剂。

A1g. 当出现疾病进展证据时，应该更换为二线治疗。

A1h. 出现不可耐受的毒性反应，也可能需要更换为另一种替代的治疗方案。

◆患者因为快速发展的肿瘤生物学行为和（或）出现或存在严重肿瘤相关症状的风险而需要缩瘤的共识推荐：

A2a. RAS 野生型患者，首选两药化疗联合一个 EGFR 单抗，尽管两药化疗联合贝伐单抗也是一个同样有效的替代方案。三药化疗±贝伐单抗也可以作为备选方案用于挑选过的、身体很适合且治疗愿望积极的患者。

A2b. RAS 突变型患者，两药化疗联合贝伐单抗是首选治疗方案。三药化疗±贝伐单抗也可以作为备选方案用于挑选过的、身体很适合且治疗愿望积极的患者。

A2c. 应该每 2 个月对患者进行一次疾病状态的评估。

A2d. 如果患者没有出现肿瘤进展、且没有严重毒性，不应该改变治疗。

◆患者以疾病控制为治疗目标的共识推荐：

B1a. 推荐这些患者接受两药化疗联合贝伐单抗，或两药化疗联合 EGFR 单抗（RAS 野生型患者）。

B1b. 患者应该每 2~3 个月进行一次疾病状态评估。

B1c. 如果患者治疗反应很好或起码得到疾病控制，应该考虑进行有效的维持治疗。如果初始治疗是两药化疗联合贝伐单抗，那么首选的维持治疗方案是氟化嘧啶联合贝伐单抗。

B1d. 当出现疾病进展证据时，应该更换为二线治疗。

B1e. 毒性反应也可能需要更换为二线治疗方案。

◆"不适合"类患者：

mCRC 患者一经评估为"不适合"类患者，应该接受最佳支持治疗（BSC）。该类别患者中有一部分其他人群身体为"不适合"，但患者很可能从治疗中获益，临床医生的经验应该指导治疗选择，一种潜在有效的方案是卡培他滨联合贝伐单抗或减量的细胞毒两药化疗。

RAS 野生型的"不适合"类患者，由于担心这将会是患者的最后一个治疗机会，可以考虑 EGFR 单抗治疗。

◆老年 mCRC 患者的治疗

"适合"类老年患者应该接受全身化疗联合靶向药物，因为他们可以获得与年轻人一样的生存获益。"不适合"标准化疗（联合或不联合靶向药物）的老年患者，适当的一线治疗选择是强度相对较弱的方案，包括卡培他滨+贝伐单抗或减量的 FP+奥沙利铂或伊立替康。

（来源：《全球肿瘤快讯》2016 年 8 月总第 166 期）

# ［CSCO2016］秦叔逵教授专访：结肠癌术后化疗方案选择以及免疫治疗进展

2016年9月22日，第19届全国临床肿瘤学大会暨2016年CSCO学术年会在厦门国际会议中心隆重召开。会议期间，医脉通有幸采访到中国人民解放军第八一医院副院长秦叔逵教授。秦教授深入解析了结肠癌术后化疗方案的选择，肿瘤免疫治疗在结肠癌领域的进展。另外，秦教授还强调了蒽环类药物在肿瘤治疗中的地位以及所要重视的毒性问题。采访内容如下：

**医脉通：**目前对于结肠癌术后化疗方案仍然存在争议，一项Ⅲ期研究比较了替吉奥和卡培他滨的疗效，请您谈一下该研究的结果能为结肠癌的化疗方案带来什么影响呢？

**秦叔逵：**首先，我不太赞同这个看法，我认为在结肠癌化疗方面并没有什么太大的争议，结肠癌化疗相对比较简单，5-氟尿嘧啶类药物是基础药物；其次就是奥沙利铂，第三代铂类药物；第三个药物就是伊立替康（CPT-11），这三种药物是结肠癌化疗的根本支柱。在这三个药物当中，5-氟尿嘧啶即第一代氟尿嘧啶从最初的静脉用药改良至口服用药，随后开发出的药物有替吉奥胶囊（S-1）和卡培他滨（希罗达）。实际上，如S-1和卡培他滨这些药物最大的优势在于口服方便，因为另一方面结肠癌很多时候都是腹腔内广泛转移或肝转移，而这些药物在口服以后腹腔浓度高，通过肝代谢肝内浓度高，因此可以很好地发挥疗效，这符合病理生理特点。因此，现阶段有一种说法称为"四药时代"，目前在结肠癌化疗方面上有一个常用的药物雷替曲塞，它的作用机制跟氟尿嘧啶有相同，它们均作用于TS酶，但具体靶点和机制有所不同，所以这个药物对氟尿嘧啶耐药的患者仍然具有一定的疗效。

因此，总的来说，目前有四类药物，第一类药物为氟尿嘧啶类，包括5-氟尿嘧啶、替吉奥、卡培他滨；第二类药物就是奥沙利铂；第三类是CPT-11；第四类就是雷替曲塞。具体存在什么争议，可能是因不同的研究、不同的研究者、不同的厂家而产生的，但总的来说并没什么差异，就像豆腐与豆干都黄豆做的，只是口感会有所不同，但实际的营养成分并无差异。

另外，我需要强调的是，卡培他滨已在我国获批了治疗结肠癌的适应证，而替吉奥胶囊尚未获得（仅在日本获得适应证批准），我们认为这类药物在体内也转变成氟尿嘧啶，它有一个抑制剂加上胃肠道黏膜保护剂，国外资料证明了对结肠癌晚期的治疗效果是不错的，但在我国仍需要开展注册试验才能得以广泛使用。因此，我个人认为，药物的选择与使用关键在于要根据患者具体情况而定。另外，每个临床医生可能有自己的用药习惯，并且要按用药规范使用。因此，总的来说，结肠癌的化疗并没有太大的争议。

**医脉通：**近年来，随着肿瘤免疫治疗的发展，该方法将有可能成为继化疗和放疗后治疗肿瘤的又一手段。请您谈一下，这个方法在结肠癌领域有什么进展？

**秦叔逵：**这个问题非常好，也非常新。实际上，免疫治疗已有一百多年，从Coley

毒素开始，我们就希望对免疫治疗进一步研究和发展。正如中医所讲，正气存内，邪不可干；邪之所凑，其气必虚。说明肿瘤的发生一定是自身机体的免疫系统出现了问题或局部甚至全身免疫出现了问题，因不能及时发现和清除恶变的肿瘤细胞所致。近一百多年以来，基础研究专家及临床专家均希望能够通过积极地调动或激活免疫系统来治疗肿瘤，过去所提出的一些办法包括过去的细胞因子，LAK 细胞和细胞输注等，但这些方法仅在一部分肿瘤或疾病的某一个阶段有很好的效果，但并不能够广泛适用，所带来的不良反应也比较多。

然而，近年来免疫治疗已经有了很大进步，最主要的两方面是 checkpoint 抑制剂和 T 细胞激活剂以及肿瘤疫苗，尤其是 checkpoint 抑制剂较多，代表性的有 PD-1、PD-L1，当然现在还在研究 PD3 等。目前，这类药物在国内外非常火热。因为这类药物在肺癌、黑色素瘤、肾癌、膀胱癌，甚至肝癌等很多领域取得了很好的进展，另外在结肠癌领域也进行了很好的探索。不久前，新英格兰杂志报道了，这类药物对于治疗结肠癌具有一定的效果，但该报道将某些基因进行了结合，并且还只是初步的研究，目前正在进一步扩大当中。尽管如此，我们仍相信，对于结肠癌这种高发肿瘤，免疫治疗药物特别是 checkpoint 抑制剂 PD-1、PDL-1 单抗一定会发挥重要的作用，我们期待在未来将有很大的发展。另外，我要指出的是，即便在黑色素瘤、肺癌领域，checkpoint 抑制剂的有效率仅为 20%~30%，换言之还有 60%~70% 的肿瘤光靠免疫治疗还不够，所以未来我们仍需继续探讨免疫治疗联合其他治疗手段的疗效。因此，未来攻克肿瘤仍需要多学科合作、多种治疗方法、多种治疗药物有计划地合理地综合治疗。

**医脉通：**有研究表明，免疫治疗在特定人群中疗效突出，基因组织学是否可以指导结肠癌的免疫治疗呢？

**秦叔逵：**虽然，有些小型报告发表在了新英格兰杂志上，但病例数并不多，仅有 50 多例，这就说明错配修复基因或基因突变载量与免疫治疗有一定的关系，但仍需进一步研究。目前，我们用抗 PD-1、PD-L1 单抗治疗肿瘤取得了很好的效果，但迄今为止尚未明确一个很好的生物标志来预测疗效。另外，虽然免疫治疗比较好，但有效率仅 20%~30%，并且治疗成本较高，每年约 15 万美元。因此，在这种情况下，我们希望有选择地治疗，避免经济浪费，避免延误患者的治疗。

**医脉通：**蒽环类药物在化疗方案中一直占着主导地位，但其他治疗方案发展也较快，治疗效果也比较可观。您认为，在胃癌的治疗领域，蒽环类药物的地位是否会动摇呢？

**秦叔逵：**蒽环类药物是多种肿瘤的基本用药，虽然是老药，但并不代表会被淘汰。在乳腺癌、软组织肉瘤、淋巴瘤等方面表现出很好的疗效，但同时也带来了一些问题，比如心脏毒性。这里要强调的是对于心脏毒性的防治，甚至最近学术界提出了成立肿瘤心脏病学，这就说明我们要更加重视生活质量，更加重视长远的心脏毒性。马军教授曾经呼吁，专门在 CSCO 去做了一个蒽环类药物心脏毒性防治的专家共识。有些患者早期用了蒽环类，但直到成年以后才会突发心脏问题，甚至猝死，所以这个问题必须引起广大医学者的重视。

（作者：于梦佳，来源：医脉通）

# 细胞因子诱导的杀伤（CIK）细胞作为辅助治疗对肝细胞癌的疗效：系统综述及荟萃分析

杨　波[1*]　于睿莉[2*]　迟小华[3*]　杨　洋[1]　王学艳[2†]　卢学春[1†]

1. 中国人民解放军总医院南楼血液科　北京　100853
2. 首都医科大学附属北京世纪坛医院变态反应科　北京　100038
3. 中国人民解放军火箭军总医院药剂科　北京　100088

【摘要】背景：目前迫切需要更加有效的治疗手段来降低肝细胞癌（HCC）的复发。目的：对采用细胞因子诱导的杀伤（CIK）细胞为基础的免疫治疗作为 HCC 辅助治疗的疗效和安全性进行系统回顾分析。方法：我们入选随机对照临床试验（RCT）、两分组的前瞻性研究和回顾性研究，这些研究比较了 CIK 细胞过继免疫治疗 HCC 的疗效。通过 Medline、Cochrane、EMBASE 和 Google 学术数据库检索发表的研究。感兴趣的临床转归包括总体生存、无进展生存和无病生存。结果：共找到 8 个随机临床试验，6 个前瞻性研究和 3 个回顾性研究。总体分析显示，CIK 细胞治疗组患者的生存率更高（汇总 HR = 0.594，95%CI：0.501~0.703，$P<0.001$）。RCT（汇总 HR = 0.644，95%CI：0.506~0.820，$P<0.001$）和非 RCT（汇总 HR = 0.548，95%CI：0.432~0.695，$P<0.001$）结果类似。非 RCT 中 CIK 细胞治疗组患者具有更高的无进展生存率（汇总 HR = 0.613，95%CI：0.510~0.738，$P<0.001$）。然而，RCT 中 CIK 细胞治疗的患者，无进展生存率与对照组相似（汇总 HR = 0.700，95%CI：0.452~1.084，$P=0.110$）。有关无进展生存率的 RCT 和非 RCT 进行汇总分析显示无统计学显著性。RCT 中，CIK 细胞治疗组的患者，复发率更低（汇总 HR = 0.635，95%CI：0.514~0.784，$P<0.001$），RCT 和非 RCT 汇总后分析也显示类似的结果（汇总 HR = 0.623，95%CI：0.516~0.752，$P<0.001$）。结论：CIK 细胞为基础的免疫治疗作为 HCC 辅助治疗有很大前景，能改善 HCC 患者总体生存率和降低 HCC 复发率。

【关键词】　细胞因子诱导的杀伤细胞；肝细胞癌；免疫治疗

---

基金资助：国家自然科学基金（81273597，81302801），北京市科委首都临床特色重点课题（Z161100000516006），中国人民解放军总医院科技创新苗圃基金（11KMM24，15KMM21），中国人民解放军总医院临床科研扶持基金（2012FC-TSYS-4010）

作者简介：杨波，医学博士，副主任医师、讲师，E-mail：yangsongru312@163.com；
于睿莉，医学博士，主治医师。* 杨波、于睿莉、迟小华为共同第一作者。
† 通信作者：卢学春，医学博士，主任医师、副教授，科室副主任，E-mail：luxuechun@126.com；王学艳为并列通信作者。

# 前　言

肝细胞癌（HCC）占原发性肝癌的95%[1]，是全球导致肿瘤相关死亡的第二位因素[2]。肝切除术和肝移植是 HCC 仅有的治愈手段。然而，大部分患者处于肿瘤晚期、肝功能异常或由于缺乏肝源，不适合进行肝切除术或肝移植。此外，HCC 术后复发亦常见，高达每年25%，因而导致诊断后 12 个月内有接近80%的患者死亡[3,4]。其他治疗措施，如经皮局部化疗、热消融和射频消融、经动脉化疗栓塞、化疗和靶向治疗，疗效有限[5]。因此，寻找有效的方法增加疗效和降低复发，对于 HCC 的治疗来说尤为重要。

近年来，免疫治疗被认为是 HCC 的一个潜在治疗手段[6,7]。针对 HCC 的一些免疫治疗手段也在早期的临床试验中获得满意结果。这些治疗主要可以分为四类：免疫检查点抑制剂、单克隆抗体、过继性免疫效应细胞治疗和溶瘤病毒治疗[7]。过继性细胞因子诱导的杀伤（CIK）细胞治疗也是 HCC 免疫治疗的一个方向。CIK 细胞是一类非 MHC 限制型细胞，针对易感肿瘤具有较强的细胞毒活性[8]，其能表达 T 细胞和 NK 细胞标志物（分别为 CD3 和 CD56）[9]。人外周血单个核细胞（PMBC）在 IFN-γ、抗 CD3 抗体和 IL-2 的诱导下，可产生 CIK 细胞[8]。与其他免疫细胞相比，CIK 细胞具有一些优势。CIK 细胞具有较高增值率，可直接从肿瘤患者获取[10]。此外，CIK 细胞具有较强的细胞毒活性，能识别一些肿瘤，包括那些对淋巴因子激活的杀伤细胞（LAK 细胞）和自然杀伤细胞（NK 细胞）耐受的肿瘤[11]。同时，CIK 细胞不会导致移植物抗宿主疾病[7,8]。因此，CIK 细胞免疫治疗 HCC 具有很大前景[12]。

事实上，近期一些针对 HCC 患者进行的临床试验显示，注射过继性 CIK 细胞具有较强的抗肿瘤作用[13-19]。CIK 细胞治疗能降低动脉化疗栓塞（TACE）和射频消融（RFA）后的肿瘤复发率，增加 HCC 患者肝切除或 TACE 后的无病生存和总体生存[13-19]。

尽管越来越多的证据表明，CIK 细胞是 HCC 治疗的一个选择，但需要更多的转化研究和临床试验来提供更为令人信服的、有关 CIK 细胞免疫治疗疗效的证据。此项荟萃分析旨在评价 CIK 细胞为基础的免疫治疗作为 HCC 辅助治疗的疗效和安全性。

## 一、材料与方法

### （一）检索策略

本研究遵循观察性和诊断性研究系统综述的 PRISMA 指南[20]，检索下列数据库中 2015 年 11 月 6 日之前发表的相关文献：Medline、Cochrane、EMBASE 和 Google 学术数据库，单独或联合采用下列关键词：细胞因子诱导的杀伤细胞、CIK、肝细胞癌、HCC、肝脏肿瘤和免疫治疗。此外，我们还手工检索相关出版物发表的文献，寻找其他合适研究。我们入选随机对照临床试验（RCT）、双组前瞻性研究和回顾性研究进行荟萃分析，入选的研究评价了肝细胞癌患者采用 CIK 细胞进行过继免疫治疗的疗效。

队列研究、通信、述评、编者按、病例报道、前言、会议记录、个人体会，以及未能提供定量转归的研究不入选。此外，评价其他细胞（如 NK 细胞、树突状细胞）免疫治疗的研究也排除在外（工作流程见图 1）。

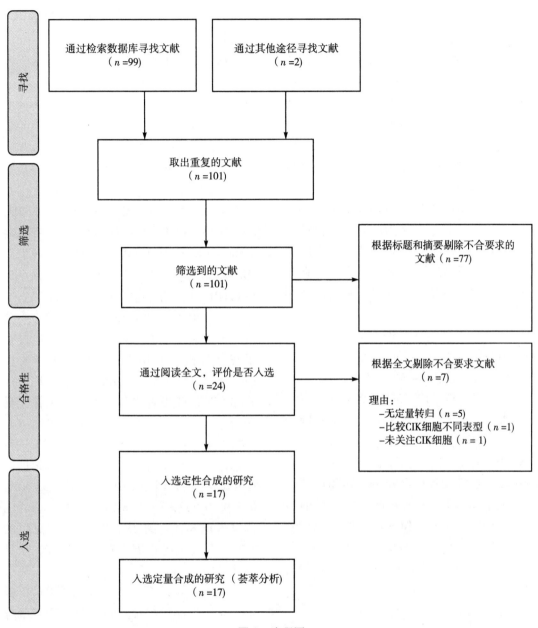

**图1　流程图**

**（二）选择文献和数据提取**

由两名研究者独立提取数据，如存在分歧，则与第三名研究者协商解决。基于研究人群（各研究组入选对象数量、年龄和性别）、研究设计、随访时间、Child-Pugh 分级、BCLC 分期、病毒性肝炎和主要转归。

**（三）质量评估**

我们采用 Cochrane 偏倚风险工具对入选研究进行质量评估[21]。质量评估由两名研究者独立进行，如出现分歧，咨询第三名研究者。

### （四）统计分析

感兴趣的转归指标包括总生存期（OS）、无进展生存（PFS）和无病生存（DFS）。各项研究报道的危险比（HR）和95%可信区间（CI）用于转归的评价。如果研究没有提供，则采用 Tierney 等[22] 提供的方法，从时间-事件分析的总结性统计数据中计算 HR 和 95%CI。

研究之间的异质性通过 Cochran Q 和 $I^2$ 来评价。统计量 Q 定义为所有研究估计值偏差平方的加权和，$P<0.10$ 表明存在统计意义上的异质性。统计量 $I^2$ 指由于存在异质性而观察到的研究间变异，其使用范围如下：

无异质性：$I^2=0 \sim 25\%$；

中等异质性：$I^2=25\% \sim 50\%$；

较大异质性：$I^2=50\% \sim 75\%$；

极大异质性：$I^2=75\% \sim 100\%$。

采用随机效应模型（DerSimonian-Laird 法）产生研究间各转归汇总的估计值。双侧 $P<0.05$ 代表具有统计学显著性。所有分析根据研究设计进行分层（如随机试验和非随机试验）。为了评价荟萃分析的敏感性，采用交叉验证留一法。所有统计分析采用统计软件 Comprehensive Meta-Analysis，第 2.0 版（Biostat，Englewood，NJ，USA）。

## 二、结果

### （一）入选研究的基础特征

基于入选标准和排除标准，本研究对 8 个随机试验[13,14,18,23-27]、6 个前瞻性试验[15,28-33] 和 3 个回顾性研究[16,17,32] 进行分析。入选研究包括 1979 名 HCC 患者，其中 1029 名患者接受辅助 CIK 细胞免疫治疗。每项研究中患者的数量从 38 人~410

人。患者年龄从 43 岁~56 岁。男性患者的比例为 52.4%~97.8%。有关肝功能、HCC 分期和肝炎的相关信息见表 1。

### （二）转归指标

总共 7 项 RCT[14,18,23-27] 和 9 项非 RCT[14-17,28-33] 报道了总体的生存率。各研究之间存在明显的异质性（RCTs：$I^2=50.4\%$，$P=0.060$；非 RCTs：$I^2=43.3\%$，$P=0.079$；总体：$I^2=47.2\%$，$P=0.019$）。总体分析显示，CIK 治疗组的患者生存率更高（汇总 HR = 0.594，95% CI：0.501 ~ 0.703，$P<0.001$）。RCT（汇总 HR = 0.644，95%CI：0.506~0.820，$P<0.001$）和非 RCT（汇总 HR = 0.548，95% CI：0.432 ~ 0.695，$P<0.001$）的结论相似（图 2A、图 3A）。

1 项 RCT[23] 和 4 项非 RCT[15,16,28,33] 分析了无进展生存率，对这 5 项研究也进行了荟萃分析。非 RCT 研究间未见异质性（$I^2=0\%$，$P=0.642$）。RCT 报道 CIK 治疗和非 CIK 治疗患者之间的无进展生存无显著差异（汇总 HR = 0.700，95% CI：0.452~1.084，$P=0.110$）。对非 RCT 进行的总体分析显示，CIK 治疗患者的无进展生存显著延长（汇总 HR = 0.613，95%CI：0.510~0.738，$P<0.001$）。RCT 汇总后的结果与非 RCT（图 2B、图 3B）汇总后的结果，对有关无进展生存进行比较，未见显著差异。

一项非 RCT[30] 和 4 项 RCT[13,14,18,24] 报道了无病生存。在对无病生存进行荟萃分析中入选的 4 项 RCT，没有证据显示存在异质性（$I^2=0$，$P=0.781$）。对 RCT 进行的总体分析显示，CIK 治疗的患者复发率显著下降（汇总 HR = 0.635，95% CI：0.514~0.784，$P<0.001$）。当对非 RCT 和 RCT 进行汇总后分析，也获得了类似结果（汇总 HR = 0.623，95%CI：0.516~0.752，$P<0.001$）（图 2C、图 3C）。

表 1　进入荟萃分析的所有研究中患者的基础特征总结

| 研究者 | 研究设计 | 治疗方法 | 患者数 | 平均年龄（岁） | 男（%） | 随访时间（月） | Child-Pugh 分级（n 和/或%） | BCLC 分期（n 和/或%） | 病毒性肝炎（n 和/或%） |
|---|---|---|---|---|---|---|---|---|---|
| Lee (2015) | 随机对照研究 | 手术/射频消融/PEI+CIK | 114 | 55.4 | 83.3% | NR | NR | AJCC<br>Ⅰ：98（86.0%）<br>Ⅱ：16（14.0%） | 仅 HBV：96（84.2%）<br>仅 HCV：9（7.9%）<br>HBV+HCV：2（1.8%）<br>其他：7（6.1%） |
|  |  | 手术/射频消融/PEI | 112 | 56.4 | 81.3% |  |  | AJCC<br>Ⅰ：94（83.9%）<br>Ⅱ：18（16.1%） | 仅 HBV：90（80.4%）<br>仅 HCV：10（8.9%）<br>HBV+HCV：2（1.8%）<br>其他：10（8.9%） |
| Guo (2014) | 回顾性研究 | TACE+CIK | 30 | ≤60：43.3%<br>>60：56.7% | 90.0% | 范围：2~43 | A：24（80%）<br>B：6（20%） | BCLC<br>A：5（16.7%）<br>B：15（50%）<br>C：10（33.3%） | HBsAg（+）：28（93.3%） |
|  |  | 仅 TACE | 38 | ≤60：34.2%<br>>60：65.8% | 89.5% |  | A：31（81.6%）<br>B：7（18.4%） | BCLC<br>A：5（13.1%）<br>B：21（55.3%）<br>C：12（31.6%） | HBsAg（+）：36（94.7%） |
| Yu (2014) | 随机对照研究 | 标准治疗+CIK | 66 | <60：56.1%<br>≥60：43.9% | 87.9% | 中位：18.6 | A：62<br>B：4 | BCLC<br>A：8<br>B：31<br>C：27 | Hepatitis B：35 |
|  |  | 标准治疗 | 66 | <60：65.2%<br>≥60：34.8% | 87.9% |  | A：62<br>B：4 | BCLC<br>A：8<br>B：31<br>C：27 | Hepatitis B：37 |

续　表

| 研究者 | 研究设计 | 治疗方法 | 患者数 | 平均年龄（岁） | 男（%） | 随访时间（月） | Child-Pugh 分级（n 和/或%） | BCLC 分期（n 和/或%） | 病毒性肝炎（n 和/或%） |
|---|---|---|---|---|---|---|---|---|---|
| Pan (2013) | 回顾性研究 | 仅手术 | 206 | 50.03 | 86.9% | 中位: 60 | NR | 病理学 I：17 II：92 III：97 | HBsAg（+）：176 HBeAg（+）：182 |
| | | 手术+CIK | 204 | 49.16 | 87.3% | | | 病理学 I：18 II：102 III：84 | HBsAg（+）：47 HBeAg（+）：43 |
| Huang (2013) | 回顾性研究 | TACE + 射频消融+CIK | 85 | 50[a] | 90.6% | 中位（范围）：78 (5~173) | A：76 B：9 | BCLC A：36 B：29 C：20 | HBV：66 |
| | | TACE + 射频消融 | 89 | 53[a] | 88.8% | | A：74 B：15 | BCLC A：37 B：34 C：18 | HBV：69 |
| Tong (2013) | 前瞻性研究 | TACE+CIK | 20 | 56 | NR | NR | NR | NR | NR |
| | | 仅 TACE | 18 | | | | | | |
| Deng (2013) | 随机对照研究 | TACE + 射频消融 | 21 | ≥50：81.0% <50：19.0% | 52.4% | NR | A：19 B：2 | NR | HBsAg（+）：20 |
| | | TACE + 射频消融+CIK | 20 | ≥50：65.0% <50：35.0% | 90.0% | | A：18 B：2 | | HBsAg（+）：17 |

续　表

| 研究者 | 研究设计 | 治疗方法 | 患者数 | 平均年龄（岁） | 男（%） | 随访时间（月） | Child-Pugh 分级（n 和/或%） | BCLC 分期（n 和/或%） | 病毒性肝炎（n 和/或%） |
|---|---|---|---|---|---|---|---|---|---|
| He（2012） | 随机对照研究 | 仅 TACE | 58 | 52.1 | 86.2% | 中位：40 | A：49 B：9 | NR | NR |
| | | TACE+CIK | 60 | 56.3 | 93.3% | | A：54 B：6 | | |
| Wang（2012） | 前瞻性研究 | TACE + 射频消融+CIK | 38 | 53 | 89.5% | 平均：44 | A：27 B：11 | NR | HBV：31 |
| | | TACE + 射频消融 | 38 | 55 | 86.8% | | A：25 B：13 | | HBV：32 |
| Hao（2010） | 前瞻性研究 | TACE+CIK | 72 | 53[a] | 90.3% | NR | A：65 B：7 | BCLC A：7 B：6 C：59 | HBsAg（+）：68 |
| | | 仅 TACE | 74 | 51[a] | 86.5% | NR | A：66 B：8 | BCLC A：5 B：4 C：65 | HBsAg（+）：68 |
| Hui（2009） | 随机对照研究 | 手术+CIK-I | 41 | ≥50：65.9% <50：34.1% | 75.6% | NR | A：34 B：7 | NR | HBsAg（+）：32 |
| | | 手术+CIK-II | 43 | ≥50：60.5% <50：39.5% | 74.4% | | A：34 B：9 | | HBsAg（+）：33 |
| | | 仅手术 | 43 | ≥50：65.1% <50：34.9% | 79.1% | | A：34 B：9 | | HBsAg（+）：31 |

续 表

| 研究者 | 研究设计 | 治疗方法 | 患者数 | 平均年龄(岁) | 男(%) | 随访时间(月) | Child-Pugh 分级(n和/或%) | BCLC 分期(n和/或%) | 病毒性肝炎(n和/或%) |
|---|---|---|---|---|---|---|---|---|---|
| Yu (2009) | 前瞻性研究 | 手术+TACE+CIK | 25 | 49 | 88.0% | Range: 3~34 | A: 24 B: 1 | 临床 I: 0 II: 8 III: 15 IV: 2 | NR |
| | | 手术+支持治疗 | 25 | 52 | 92.0% | | A: 20 B: 5 | 临床 I: 1 II: 9 III: 14 IV: 1 | NR |
| Weng (2008) | 随机对照研究 | TACE+射频消融+CIK | 45 | 43[a] | 68.9% | Max: 18 | A: 36 (80%) B: 9 (20%) | NR | NR |
| | | TACE+射频消融 | 40 | 45[a] | 72.5% | | A: 33 (82.5%) B: 7 (17.5%) | | |
| Huang (2007) | 随机对照研究 | TACE+射频消融+CIK | 55 | 46.2 | 67.3% | NR | NR | NR | NR |
| | | TACE+射频消融 | 30 | 47.1 | 70.0% | | | | |

续　表

| 研究者 | 研究设计 | 治疗方法 | 患者数 | 平均年龄（岁） | 男（%） | 随访时间（月） | Child-Pugh 分级（n 和/或%） | BCLC 分期（n 和/或%） | 病毒性肝炎（n 和/或%） |
|---|---|---|---|---|---|---|---|---|---|
| Shi (2007) | 前瞻性研究 | TACE+CIK | 38 | NR | NR | NR | NR | Okuda I：8 II：13 III：7 | NR |
|  |  | TACE | 134 |  |  |  |  | Okuda I：2 II：106 III：26 |  |
| Hao (2006) | 前瞻性研究 | TACE+CIK | 21 | 50.90 | 81.0% | NR | A：15 B：4 C：2 | 临床 I：2 II：16 III：3 | HBV 感染：21 |
|  |  | 仅 TACE | 46 | 49.83 | 97.8% |  | A：34 B：9 C：3 | 临床 I：4 II：39 III：3 | HBV 感染：44 |
| Zhang (2006) | 随机对照研究 | 仅 TACE | 30 | 45.5 | 75.0% | NR | NR | NR | NR |
|  |  | TACE+CIK | 16 |  |  |  |  |  |  |
|  |  | TACE+PEI | 62 |  |  |  |  |  |  |
|  |  | TACE+PEI+CIK | 36 |  |  |  |  |  |  |

a 仅提供中位年龄

**(A) Overall survival**

| Group by | Study name | Statistics for each study | | | | | HR and 95% CI |
|---|---|---|---|---|---|---|---|
| | | Hazard ratio | Lower limit | Upper limit | Z-Value | p-Value | |
| RCT | Lee (2015) | 0.210 | 0.059 | 0.742 | -2.422 | 0.015 | |
| | Yu (2014) | 0.620 | 0.366 | 1.049 | -1.780 | 0.075 | |
| | Deng (2013) | 0.760 | 0.515 | 1.121 | -1.383 | 0.167 | |
| | He (2012) | 0.520 | 0.383 | 0.706 | -4.196 | 0.000 | |
| | Dong (2009) | 0.980 | 0.668 | 1.437 | -0.104 | 0.918 | |
| | Huang (2007) | 0.360 | 0.148 | 0.877 | -2.249 | 0.025 | |
| | Zhang (2006) | 0.700 | 0.528 | 0.927 | -2.486 | 0.013 | |
| Subtotal ($I^2$=50.4%, P=0.060) | | 0.644 | 0.506 | 0.820 | -3.576 | 0.000 | |
| non-RCT | Guo (2014) | 0.750 | 0.430 | 1.309 | -1.012 | 0.311 | |
| | Pan (2013) | 0.495 | 0.350 | 0.700 | -3.985 | 0.000 | |
| | Huang (2013) | 0.560 | 0.404 | 0.777 | -3.470 | 0.001 | |
| | Tong (2013) | 0.400 | 0.190 | 0.841 | -2.416 | 0.016 | |
| | Wang (2012) | 0.830 | 0.551 | 1.250 | -0.892 | 0.373 | |
| | Hao (2010) | 0.448 | 0.244 | 0.822 | -2.591 | 0.010 | |
| | Yu (2009) | 0.920 | 0.339 | 2.500 | -0.163 | 0.870 | |
| | Shi (2007) | 0.210 | 0.100 | 0.440 | -4.129 | 0.000 | |
| | Hao (2006) | 0.600 | 0.300 | 1.200 | -1.444 | 0.149 | |
| Subtotal ($I^2$=43.3%, P=0.079) | | 0.548 | 0.432 | 0.695 | -4.955 | 0.000 | |
| Overall ($I^2$=47.2%, P=0.019) | | 0.594 | 0.501 | 0.703 | -6.039 | 0.000 | |

**(B) Progression-free survival**

| Group by | Study name | Statistics for each study | | | | | HR and 95% CI |
|---|---|---|---|---|---|---|---|
| | | Hazard ratio | Lower limit | Upper limit | Z-Value | p-Value | |
| RCT | Yu (2014) | 0.700 | 0.452 | 1.084 | -1.597 | 0.110 | |
| Subtotal ($I^2$=0%, P=1.000) | | 0.700 | 0.452 | 1.084 | -1.597 | 0.110 | |
| non-RCT | Guo (2014) | 0.460 | 0.248 | 0.853 | -2.464 | 0.014 | |
| | Huang (2013) | 0.670 | 0.529 | 0.848 | -3.323 | 0.001 | |
| | Tong (2013) | 0.550 | 0.328 | 0.923 | -2.262 | 0.024 | |
| | Hao (2010) | 0.564 | 0.361 | 0.882 | -2.510 | 0.012 | |
| Subtotal ($I^2$=0%, p=0.642) | | 0.613 | 0.510 | 0.738 | -5.182 | 0.000 | |
| Overall ($I^2$=0%, P=0.741) | | 0.626 | 0.528 | 0.742 | -5.395 | 0.000 | |

**(C) Disease-free survival**

| Group by | Study name | Statistics for each study | | | | | HR and 95% CI |
|---|---|---|---|---|---|---|---|
| | | Hazard ratio | Lower limit | Upper limit | Z-Value | p-Value | |
| RCT | Lee (2015) | 0.660 | 0.442 | 0.985 | -2.034 | 0.042 | |
| | Deng (2013) | 0.470 | 0.251 | 0.882 | -2.352 | 0.019 | |
| | Dong (2009) | 0.670 | 0.502 | 0.894 | -2.723 | 0.006 | |
| | Weng (2008) | 0.590 | 0.277 | 1.257 | -1.368 | 0.171 | |
| Subtotal ($I^2$=0%, P=0.781) | | 0.635 | 0.514 | 0.784 | -4.227 | 0.000 | |
| non-RCT | Wang (2012) | 0.579 | 0.381 | 0.880 | -2.559 | 0.011 | |
| Subtotal ($I^2$=0%, P=1.000) | | 0.579 | 0.381 | 0.880 | -2.559 | 0.011 | |
| Overall ($I^2$=0%, P=0.873) | | 0.623 | 0.516 | 0.752 | -4.926 | 0.000 | |

图2　（A）总体生存，（B）无进展生存和（C）无病生存/无复发生存的疗效荟萃分析

**(A) Overall survival**

| Group by | Study name | Statistics with study removed | | | | | HR and 95% CI with study removed |
|---|---|---|---|---|---|---|---|
| | | Hazard ratio | Lower limit | Upper limit | Z-Value | p-Value | |
| RCT | Lee (2015) | 0.672 | 0.539 | 0.836 | -3.561 | 0.000 | |
| | Yu (2014) | 0.642 | 0.485 | 0.849 | -3.106 | 0.002 | |
| | Deng (2013) | 0.615 | 0.460 | 0.822 | -3.287 | 0.001 | |
| | He (2012) | 0.684 | 0.525 | 0.892 | -2.802 | 0.005 | |
| | Dong (2009) | 0.600 | 0.481 | 0.750 | -4.495 | 0.000 | |
| | Huang (2007) | 0.669 | 0.526 | 0.852 | -3.260 | 0.001 | |
| | Zhang (2006) | 0.617 | 0.449 | 0.846 | -2.992 | 0.003 | |
| non-RCT | Guo (2014) | 0.526 | 0.407 | 0.681 | -4.878 | 0.000 | |
| | Pan (2013) | 0.556 | 0.418 | 0.739 | -4.042 | 0.000 | |
| | Huang (2013) | 0.542 | 0.404 | 0.727 | -4.092 | 0.000 | |
| | Tong (2013) | 0.562 | 0.436 | 0.724 | -4.460 | 0.000 | |
| | Wang (2012) | 0.511 | 0.405 | 0.644 | -5.691 | 0.000 | |
| | Hao (2010) | 0.559 | 0.430 | 0.726 | -4.353 | 0.000 | |
| | Yu (2009) | 0.534 | 0.417 | 0.683 | -5.000 | 0.000 | |
| | Shi (2007) | 0.588 | 0.495 | 0.698 | -6.062 | 0.000 | |
| | Hao (2006) | 0.542 | 0.417 | 0.705 | -4.572 | 0.000 | |

0.1  0.2  0.5  1  2  5  10

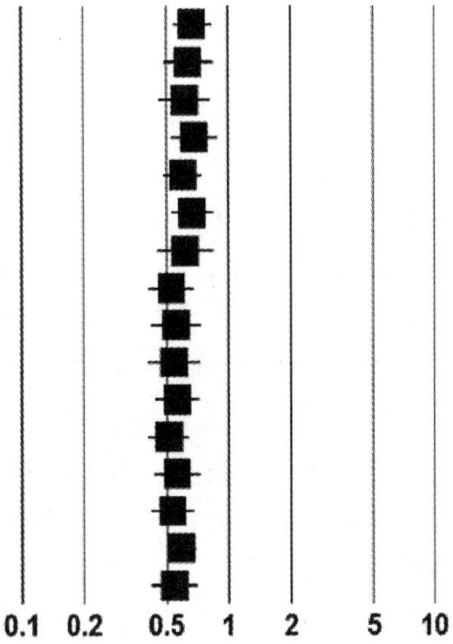

**(B) Progression-free survival**

| Group by | Study name | Statistics with study removed | | | | | HR and 95% CI with study removed |
|---|---|---|---|---|---|---|---|
| | | Hazard ratio | Lower limit | Upper limit | Z-Value | p-Value | |
| non-RCT | Guo (2014) | 0.631 | 0.520 | 0.766 | -4.658 | 0.000 | |
| | Huang (2013) | 0.534 | 0.397 | 0.718 | -4.146 | 0.000 | |
| | Tong (2013) | 0.623 | 0.511 | 0.760 | -4.683 | 0.000 | |
| | Hao (2010) | 0.624 | 0.509 | 0.765 | -4.552 | 0.000 | |

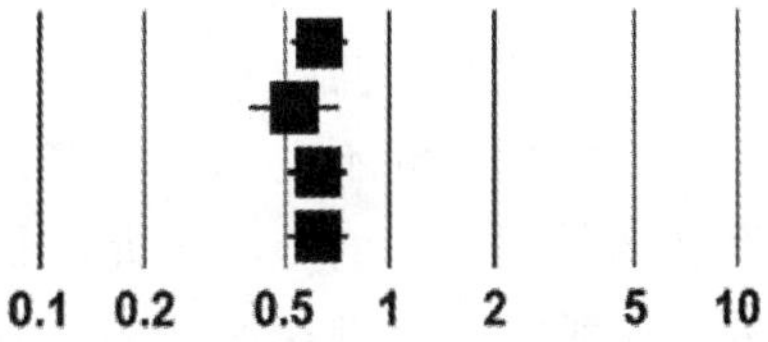

0.1  0.2  0.5  1  2  5  10

**(C) Disease-free survival**

| Group by | Study name | Statistics with study removed | | | | | HR and 95% CI with study removed |
|---|---|---|---|---|---|---|---|
| | | Hazard ratio | Lower limit | Upper limit | Z-Value | p-Value | |
| RCT | Lee (2015) | 0.626 | 0.488 | 0.801 | -3.712 | 0.000 | |
| | Deng (2013) | 0.659 | 0.527 | 0.825 | -3.650 | 0.000 | |
| | Dong (2009) | 0.597 | 0.439 | 0.813 | -3.278 | 0.001 | |
| | Weng (2008) | 0.639 | 0.513 | 0.796 | -4.004 | 0.000 | |

0.1  0.2  0.5  1  2  5  10

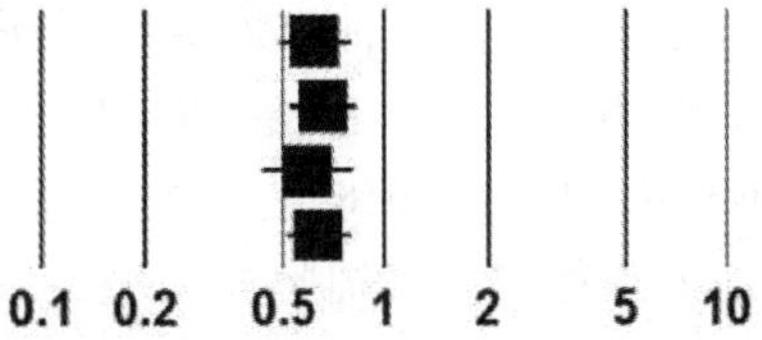

图 3　（A）总体生存，（B）无进展生存和（C）无病生存/无复发生存的敏感性分析

**（三）敏感性分析和发表偏倚**

采用交叉验证留一法进行敏感性分析。对于所有的临床转归，合并的估计值的方向和数量级并不随取出其中某项研究而显著变化，说明数据不会过度受各项研究的影响。由于样本量较小，未对发表偏倚进行评价。

**（四）质量评价**

对进行荟萃分析的前瞻性研究，采用Cochrane 风险偏倚工具进行质量评价，评价结果见彩图 4（见 713 页）。有 8 项研究报道了随机序列生成，其中 2 项有分配隐藏。未见入选研究为双盲，仅 2 项研究对转归的评价采用了盲法。有 11 项研究的退出偏倚风险较低，15 项研究的报道偏倚风险较低。总体来说，由于研究设计和很难进行盲法等因素，入选的研究质量有限。描述的问题部分与 CIK 治疗过程以及患者分配如治疗组背后的伦理学有关。

## 三、讨　论

目前，对于晚期 HCC 治疗的疗效仍然有限，治疗相关的不良反应较多，尤其是患有肝病的老年患者[4]。因此，目前迫切需要寻找能延长晚期 HCC 患者生存、降低不良反应风险的新治疗措施。免疫治疗能提供全身的、非毒性和持久的抗肿瘤作用，因而作为一种 HCC 治疗的选择而备受关注。研究显示，多种免疫效应子机制[7]可作用于 HCC 细胞，包括不同的效应子细胞（如 CIK 细胞）。CIK 细胞数据 T 细胞群，具有 T 细胞和 NK 细胞样表型，表现为非MHC 限制的肿瘤杀伤活性[7]。近年来，进行了一些临床试验，对 CIK 细胞为基础的免疫治疗在 HCC 治疗中的作用进行了评价。为了总结和评价近期有关 CIK 细胞免疫治疗作为 HCC 辅助治疗的疗效安全性，我们进行了此项荟萃分析。

我们发现，接受 CIK 细胞为基础的免疫治疗的患者，总体生存率显著高于未接受 CIK 为基础治疗的患者。RCT 和非 RCT 的结果类似。此外，采用 CIK 细胞为基础的免疫治疗的患者，肿瘤的复发率也显著下降。然而，CIK 细胞为基础的免疫治疗有增加无进展生存的趋势，但我们并未观察到 CIK 治疗组和对照组在无进展生存上存在显著差异。

入选进入荟萃分析的研究并未报道治疗的不良反应和未预料的不良反应。数项研究（Lee 2015，Guo 2014，Huang 2013，He XB，Huang 2007）报道了接受 CIK 细胞治疗的患者出现某些全身症状，如发热和寒战。Yu 等（2014）报道了 CIK 组 4 名患者和非 CIK 细胞组 5 名患者出现恶心。Guo 等（2014）的研究中，1 名患者对 CIK 细胞治疗过敏。

我们的荟萃分析是最近开展的，入选的指标比较广。我们收集了 RCT 和非 RCT 以及英文和中文发表的研究。总体来说，我们的研究结果与前期研究结果一致。Ma 等人分析了 13 项 CIK 细胞为基础的 HCC 治疗的 II 期和 III 期临床研究。该荟萃分析显示，CIK 联合治疗，在延长患者的总生存期上具有明显优势。汇总分析显示，CIK 治疗能显著改善 1 年的生存率（OR = 0.25，95%CI：0.12～0.52，$P<0.001$）和 2 年的生存率（OR = 0.17，95%CI：0.07～0.43，$P<0.001$），但对半年生存率无影响（CIK 组 77% vs 非 CIK 组 67%；OR = 0.43，95% CI：0.05～3.94，$P=0.45$）。CIK 细胞为基础的治疗，也能显著延长半年和 1 年的无进展生存（分别为 OR = 0.29，95% CI：0.16～0.52，$P<0.001$ 和 OR = 0.35，95% CI：0.22～0.53，$P<0.001$）[35]。本荟萃分析中，我们并未观察到 CIK 治疗组的患者在无进展生存上显著改善，可能由于入选

的研究在研究设计上存在一定差异有关，如 RCT 数量和非 RCT 数量。2014 年的一项荟萃分析评价了 TACE 后和 TACE 联合 RFA 后 CIK 细胞治疗的疗效，结果显示，CIK 治疗联合 TACE 和 RFA 能显著增加 1 年的无复发生存率和 1 年与 2 年的总体生存率[36]。虽然基于前期治疗进行的亚组分析超出了本研究的范围，但有必要在未来进一步分析。此外，基于其他参数的亚组分析（如肿瘤分期和准确的治疗方案），也将有助于更好了解 HCC 免疫治疗的疗效和确定 HCC 最佳治疗方案。

本荟萃分析的结论仍然具有某些不足。尽管入选了一些非英文的研究，但入选的研究数量有限，有可能导致随机误差。另一个不足是，荟萃分析针对的那些进行了总体生存分析的研究之间存在中等至较大的异质性。

## 四、结论

我们的研究结果显示，基于 CIK 的免疫治疗是 HCC 的一个辅助治疗手段，能改善 HCC 患者的总体生存率和降低复发率。未来的研究中，有必要针对致病因素、肝功能、前期治疗和疾病分期进行亚组分析，以帮助鉴别哪些 HCC 患者最能中 CIK 细胞为基础的免疫治疗中获益最大。

### 参 考 文 献

[1] Lau WY. Primary liver tumors. Seminars in surgical oncology. 2000, 19 (2)：135-144.

[2] IAfRo C. GLOBOCAN 2012：estimated cancer incidence, motality and prevalence worldwide in 2012. 26 August, 2014.

[3] Poon RT, Fan ST, Ng IO, et al. Significance of resection margin in hepatectomy for hepatocellular carcinoma：A critical reappraisal. Annals of surgery. 2000, 231 (4)：544-551.

[4] Bruix J, Sherman M. Management of hepatocellular carcinoma：an update. Hepatology (Baltimore, Md.), 2011, 53 (3)：1020-1022.

[5] Avila MA, Berasain C, Sangro B, et al. New therapies for hepatocellular carcinoma. Oncogene, 2006, 25 (27)：3866-3884.

[6] Greten TF, Manns MP, Korangy F. Immunotherapy of HCC. Reviews on recent clinical trials, 2008, 3 (1)：31-39.

[7] Hong YP, Li ZD, Prasoon P, et al. Immunotherapy for hepatocellular carcinoma：From basic research to clinical use. World journal of hepatology, 2015, 7 (7)：980-992.

[8] Introna M, Golay J, Rambaldi A. Cytokine Induced Killer (CIK) cells for the treatment of haematological neoplasms. Immunology letters, 2013, 155 (1-2)：27-30.

[9] Linn YC, Hui KM. Cytokine-induced killer cells：NK-like T cells with cytotolytic specificity against leukemia. Leukemia & lymphoma, 2003, 44 (9)：1457-1462.

[10] Alvarnas JC, Linn YC, Hope EG, et al. Expansion of cytotoxic $CD3^+$ $CD56^+$ cells from peripheral blood progenitor cells of patients undergoing autologous hematopoietic cell transplantation. Biology of blood and marrow transplantation：Journal of the American Society for Blood and Marrow Transplantation, 2001, 7 (4)：216-222.

[11] Jiang J, Wu C, Lu B. Cytokine-induced killer cells promote antitumor immunity. Journal of translational medicine, 2013, 11：83.

[12] Mesiano G, Todorovic M, Gammaitoni L, et al. Cytokine-induced killer (CIK) cells as feasible and effective adoptive immunotherapy for the treatment of solid tumors. Expert opinion on biological therapy, 2012, 12 (6)：673-684.

[13] Weng DS, Zhou J, Zhou QM, et al. Minimally invasive treatment combined with cytokine-induced killer cells therapy lower the short-term recurrence rates of hepatocellular carcinomas. Journal of immunotherapy (Hagerstown, Md.：1997), 2008, 31 (1)：63-71.

[14] Hui D, Qiang L, Jian W, et al. A randomized, controlled trial of postoperative adjuvant cytokine-induced killer cells immunotherapy after radical resection of hepatocellular carcinoma. Digestive and liver disease: official journal of the Italian Society of Gastroenterology and the Italian Association for the Study of the Liver, 2009, 41 (1): 36-41.

[15] Hao MZ, Lin HL, Chen Q, et al. Efficacy of transcatheter arterial chemoembolization combined with cytokine-induced killer cell therapy on hepatocellular carcinoma: a comparative study. Chinese journal of cancer, 2010, 29 (2): 172-177.

[16] Huang ZM, Li W, Li S, et al. Cytokine-induced killer cells in combination with transcatheter arterial chemoembolization and radiofrequency ablation for hepatocellular carcinoma patients. Journal of immunotherapy (Hagerstown, Md.: 1997), 2013, 36 (5): 287-293.

[17] Pan K, Li YQ, Wang W, et al. The efficacy of cytokine-induced killer cell infusion as an adjuvant therapy for postoperative hepatocellular carcinoma patients. Annals of surgical oncology, 2013, 20 (13): 4305-4311.

[18] Lee JH, Lee JH, Lim YS, et al. Adjuvant immunotherapy with autologous cytokine-induced killer cells for hepatocellular carcinoma. Gastroenterology, 2015, 148 (7): 1383-1391.

[19] Takayama T, Sekine T, Makuuchi M, et al. Adoptive immunotherapy to lower postsurgical recurrence rates of hepatocellular carcinoma: a randomised trial. Lancet (London, England), 2000, 356 (9232): 802-807.

[20] Liberati A, Altman DG, Tetzlaff J, et al. The PRISMA statement for reporting systematic reviews and meta-analyses of studies that evaluate health care interventions: explanation and elaboration. Journal of clinical epidemiology, 2009, 62 (10): e1-34.

[21] Cochrane Handbook for Systematic. Reviews of Interventions. Version 5.1.0. updated March TCCA ahwm-bcau.

[22] Tierney JF, Stewart LA, Ghersi D, et al. Practical methods for incorporating summary time-to-event data into meta-analysis. Trials, 2007, 8: 16.

[23] Yu X, Zhao H, Liu L, et al. A randomized phase II study of autologous cytokine-induced killer cells in treatment of hepatocellular carcinoma. Journal of clinical immunology, 2014, 34 (2): 194-203.

[24] Deng WJ, Chen JW, Luo YJ, et al. Efficacy and safety of min-imally invasive treatment combined with autologous CIK cellsinfusion. Ling Nan Xian Dai Ling Chuang Wai Ke (岭南现代临床外科), 2013, 13: (1) 29-31.

[25] He XB, Wang J, Hu JH. CIK cells combined with TACE treatmentof primary liver cancer randomized controlled study. Si Chuan Yi Xue (四川医学), 2012, 33 (10): 1696-1697.

[26] Huang LX, Zhou QM, Xia JC. Minimally invasive treatmentcombined with autologous CIK cell therapy for primary hep-atocellular carcinoma: safety and efficacy. Guang Dong Yi Xue (广东医学), 2007, 28 (9): 1466-1468.

[27] Zhang NZ, Xu YM, Chen FX, et al. Clinical study on the treatment of advanced hepatocellular car-cinoma by CIK cell. Dong Nan Guo Fang Yi Yao (东南国防医药), 2006, 8 (2): 84-87.

[28] Tong LQ, Zhao HF, You LG, et al. Transarterial chemoembolization combined with autologous cytokine-induced killer cells therapy for primary liver cancer. Zhong Guo Pu Tong Wai Ke Za Zhi (中国普通外科杂志), 2013, 22 (7): 9-13.

[29] Hao MZ, Chen Q, Ye YB, et al. Transcatheter arterial chemoembolization combined with cytokine-induced killers in treatment of hepatocellular car-cinoma. Zhong Guo Zhong Liu Sheng Wu Zhi Liao Za Zhi (中国肿瘤生物治疗杂志), 2006, 13 (4): 303-305.

[30] Wang JP, Li W, Huang ZL, et al. Value of

CIK in the treatment of TACE combined with RFA for HCC in long-term survival and prognostic analysis. Zhong Hua Yi Xue Za Zhi（中华医学杂志），2012，92（43）：3062-3066.

[31] Shi Y, Gao CJ, Dong SL, et al. Cytokine-inducedkiller cell for interventional chemotherapy of hepatocellular carcinoma. Journal of Interventional Radiology（介入放射学杂志），2007，16（4）：235-239.

[32] Yu WC, Ye YB, Zhou D, et al. Effect of postoperative transcatheter arterial chemoembolization combined with cytokine-induced killer immunotherapy on recurrence and survival rate of hepatocellular carcinoma patients. Journal of Minimally Invasive Medicine（微创医学），2009，4（5）：459-461.

[33] Guo W, Liu L, Wu D. Dendritic cell-cytokine induced killer cell immunotherapy combined with transcatheter arterial chemoembolization for hepatocellular carcinoma：safety and efficacy. Nan Fang Yi Ke Da Xue Xue Bao（Journal of Southern Medical University），2014，34（5）：674-678.

[34] Sterne JA, Sutton AJ, Ioannidis JP, et al. Recommendations for examining and interpreting funnel plot asymmetry in meta-analyses of randomised controlled trials. BMJ（Clinical research ed.），2011，343：d4002.

[35] Ma Y, Xu YC, Tang L, et al. Cytokine-induced killer（CIK）cell therapy for patients with hepatocellular carcinoma：efficacy and safety. Experimental hematology & oncology，2012，1（1）：11.

[36] Li X, Dai D, Song X, et al. A meta-analysis of cytokine-induced killer cells therapy in combination with minimally invasive treatment for hepatocellular carcinoma. Clinics and research in hepatology and gastroenterology，2014，38（5）：583-591.

（上接第 227 页）
难治 B 细胞淋巴瘤中有效，安全性可控，但是如何在保证疗效的前提下进一步降低不良反应、延长缓解持续时间、降低复发率等，仍然是 CAR-T 细胞治疗有待突破的关键障碍。

PD-1 抗体在复发、难治经典霍奇金淋巴瘤获得高于其他实体瘤的良好疗效，nivolumab 和 pembrolizumab 先后获得美国 FDA 的批准上市。这是继 brentuximab vedotin 后复发、难治经典霍奇金淋巴瘤再次拥有有效新型药物。brentuximab vedotin 联合 AVD 方案已经在初治晚期霍奇金淋巴瘤获得显著疗效，相信在不久的将来，PD-1 抗体也有望进入一线联合治疗方案中，经典霍奇金淋巴瘤患者得到全部治愈或许不再是梦想。

在 2008 版 WHO 淋巴系统肿瘤分类的基础上，2016 年推出了更新版本，对部分淋巴瘤类型的命名进行了修订，并进一步强调了分子诊断在部分淋巴瘤类型诊断和预后判断中的价值，更为精准的淋巴瘤分类、诊断标准，以及与预后和治疗相关的生物学特性的发现，将进一步促进淋巴瘤诊断和治疗的进展。

淋巴瘤病理和分子诊断的精准化，以及新型靶向药物和免疫治疗的迅速发展，已经令淋巴瘤的治疗有了突破性进展，相信在不久的将来，淋巴瘤的治疗模式将发生历史性突破，治愈率和长期生存率将获得显著改善。

# 2001~2010年中国胰腺神经内分泌肿瘤的临床流行病学特征分析

张雨晴[1]　马莉[2]　贺宇彤[3]　孙丽华[4]　乔友林[1]　范金虎[1*]

1. 中国医学科学院肿瘤医院/肿瘤研究所流行病学研究室　北京　100021
2. 大连医科大学流行病与统计学教研室　大连　116044
3. 河北医科大学第四医院肿瘤研究所　石家庄　050011
4. 辽宁省肿瘤医院肿瘤防治办公室　沈阳　110042

【摘要】 目的：分析中国2001~2010年胰腺神经内分泌肿瘤患者的流行病学特征，及临床诊断和治疗特点。方法：将中国大陆按传统习惯分为7个区，每个大区选取至少一家肿瘤医院和综合医院。收集医院2001~2010年间所有经过病理确诊为胰腺神经内分泌肿瘤的病例信息，摘录至病例信息收集表并进行统计分析。结果：研究共纳入中国7个地理大区23家医院共633例胰腺神经内分泌肿瘤患者，平均年龄45.7±14.0岁，男性占41.2%。城市户籍患者是农村的约2倍。10年间病例数持续增加，且以低级别早期肿瘤的增加为主。功能性胰腺神经内分泌肿瘤占57.1%。其中，出现Whipple三联征的患者占46.8%。诊断时局限于胰腺内（70%），分级属于G1/G2级（57.8%）的患者较多。临床上最常用的影像学检查手段为超声（78.2%）和CT（85.9），其检出率分别为77.4%和93.8%。手术是最主要的治疗方式，92.4%的患者接受了手术切除，27%的患者接受了生物治疗。化疗、靶向治疗、放疗等在胰腺神经内分泌肿瘤的治疗中应用有限。结论：中国胰腺神经内分泌肿瘤患者的诊断年龄较早，分期及分级较低，且10年间以低级别病变的检出增加为主。传统影像学手段对于肿瘤的检出率较高，且手术治疗为主要的治疗方式。仍需结合多种诊治手段，以期达到良好的预后和生存。

【关键词】 胰腺神经内分泌肿瘤；回顾性研究；多中心；临床流行病学

胰腺神经内分泌肿瘤（Pancreatic Neuroendocrine Neuplasm，Pan-NEN）是起源于胰腺神经内分泌细胞，以能够过量分泌不同激素和肽类物质为特征的一组异质性罕见肿瘤。其发病率低于2/10万[1,2]，仅占所有胰腺肿瘤的1%~2%[3]。根据临床上激素相关症状的有无，可将Pan-NEN分为功能性和非功能性两大类。非功能性肿瘤早期多无典型临床表现，仅以腹痛、黄疸等非特异性症状就诊，极易与胰腺癌相混淆；功能性肿瘤又包括分泌胰岛素、胃泌素、胰高血糖素等不同激素的肿瘤，临床

通信作者：范金虎，中国医学科学院肿瘤医院/肿瘤研究所流行病学研究室，北京朝阳区潘家园南里17号，100021，E-mail:fanjh62@hotmail.com，电话：13681141962，010-87787423

症状复杂。虽然所有神经内分泌肿瘤均具有恶性潜能，但与被称为"癌症之王"的胰腺癌相比，Pan-NEN 患者有良好的预后和生存，其 5 年生存率可达 80%[4]。本研究通过分析全国 7 个大区的代表性医院 10 年间 Pan-NEN 患者病例信息，对目前国内 Pan-NEN 患者的流行病学特征，及诊疗现状进行描述，以提高临床医生对于这种相对罕见肿瘤的认识，为后续的诊治和研究提供基础数据。

## 一、资料与方法

### （一）研究医院及患者的纳入

本研究是一项基于医院的，全国多中心 10 年（2001～2010）回顾性研究。中国大陆按照传统的行政区域习惯被分为 7 个大区，每个大区抽样至少一家肿瘤医院和一家综合医院。要求为：首先，抽取的医院必须是当地的三级甲等医院；其次，在院内能够获得住院患者的全部病历信息。在所抽取的医院中，检索 2001 年 1 月 1 日～2010 年 12 月 31 日的所有经病理诊断为 Pan-NEN 的病历。本研究经过了中国医学科学院肿瘤医院伦理委员会的批准。

### （二）数据收集

病历信息报告表由中国医学科学院肿瘤医院的流行病学专家与神经内分泌肿瘤多学科诊治团队（Multi Disciplinary Team，MDT）的专家共同设计。调查表中的内容包括以下几个方面：

（1）患者的基本人口学信息，包括年龄，性别，职业等；

（2）可能的危险因素信息，包括家族史，吸烟，饮酒情况等；

（3）临床表现，包括激素相关综合征及非特异性症状如腹痛等；

（4）影像学检查信息，包括超声、CT 等；

（5）所接受的治疗，包括手术、化疗等；

（6）病理学阅片结果，包括核分裂计数、嗜铬粒蛋白 A 免疫组织化学染色结果等。

预试验在中国医学科学院肿瘤医院开展，用以确保调查表的清晰完整。

### （三）数据录入和核查

纳入病历的信息由一位接受过调查表填表培训的当地医生摘录，记录在病例报告表中。两名数据录入人员将表中内容录入 EpiData 数据库，利用邮件发送至项目数据管理小组，进行数据的一致性检验。对于录入不一致的变量发回至分中心，由录入人员分别对照信息表进行修改，直至两人上传的数据库完全一致。接着利用 FoxPro 软件的逻辑核查语句核查数据库中相互矛盾的变量，出现逻辑错误时记录，并返回至当地医院，由负责信息摘录的医生对病历信息加以核对，直至逻辑错误被全部改正。上述过程保证了所收集信息的真实性和准确性。

## 二、结果

### （一）人群的基本信息

研究共纳入来自 7 个大区的 14 家肿瘤医院和 9 家综合医院，共收集 Pan-NEN 病例 633 例，其中 104 例来自肿瘤医院，529 例来自综合医院。男性患者 261 例，女性 372 例，女性患者是男性的 1.43 倍。年龄范围 8～86 岁，平均年龄 45.7±14.0 岁。Pan-NEN 病例数在 2001 年～2010 年间持续增加（见图 1）。633 例患者的人口学资料见表 1。来自城镇的患者是农村户籍患者的 2 倍以上，多数为从事企事业单位管理、技术及教学等职业的脑力工作者，部分为从事与生产、运输、制造等有关的工人及农、林、牧、渔业的体力劳动人员。

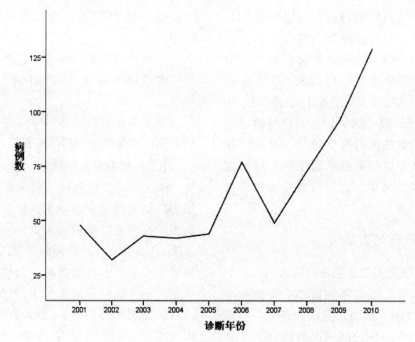

**图1**　2001~2010年诊断的胰腺神经内分泌肿瘤病例数

**表1**　胰腺神经内分泌肿瘤患者的基本人群信息

| 变　量 | 病例数 | 百分比(%) | 变　量 | 病例数 | 百分比(%) |
|---|---|---|---|---|---|
| 户籍类型 | 633 | 100.0 | 单身（未婚、离婚或丧偶） | 71 | 11.2 |
| 农村 | 179 | 28.3 | 不详 | 5 | 0.8 |
| 城市 | 417 | 65.9 | 肿瘤家族史 | 633 | 100.0 |
| 不详 | 37 | 5.8 | 无 | 592 | 93.5 |
| 职业 | 633 | 100.0 | 有 | 21 | 3.3 |
| 体力劳动者 | 169 | 26.7 | 不详 | 20 | 3.2 |
| 脑力劳动者 | 254 | 40.1 | 吸烟史 | 633 | 100.0 |
| 不详 | 210 | 33.2 | 从未 | 478 | 75.5 |
| 教育情况 | 633 | 100.0 | 目前吸烟或曾经吸烟 | 114 | 18.0 |
| 小学及以下 | 32 | 5.1 | 不详 | 41 | 6.5 |
| 中学 | 58 | 9.2 | 饮酒史 | 633 | 100.0 |
| 大专及以上 | 32 | 5.1 | 从未 | 491 | 77.6 |
| 不详 | 511 | 80.7 | 目前饮酒或曾经饮酒 | 99 | 15.6 |
| 婚姻状况 | 633 | 100.0 | 不详 | 43 | 6.8 |
| 已婚 | 557 | 88.0 | | | |

## （二）胰腺神经内分泌肿瘤患者的临床表现及检查结果

633 例患者的临床症状及检查结果见表2。最常见的激素相关症状是 Whipple 三联征，患者表现出自发性周期发作的低血糖、昏迷，以及神经精神症状。其他激素相关症状包括 Zollinger-Ellison syndrome, Verner-Morrison 综合征，以及以发作性皮肤潮红、腹泻为表现的类癌综合征等。功能性神经内分泌肿瘤占 57.1%。诊断时，多数肿瘤尚局限于胰腺内，仅 26.7% 出现了局部浸润或远处转移（见图2）。按照 WHO 2010 年制定的神经内分泌肿瘤分级标准，根据 Ki-67 阳性指数和核分裂计数将所有神经内分泌肿瘤分为 G1、G2 和 G3 三级，本研究中，肿瘤以 G1 级为主。10 年间，各期别肿瘤均持续增加，2006 年起，早期低级别的肿瘤增长幅度逐渐高于其他组（见图3）。本研究显示，目前临床上使用最多的检查手段为 CT 和经腹超声检查，接受这两种检查的患者分别为 544 例（85.9%）和 495 例（78.2%），而奥曲肽核素扫描方法的应有有限，仅 85 例（13.4%）患者接受了此种检查。本研究中，约40%的患者病历中对于病理标本的脉管内瘤栓（258 例）、神经侵犯（256例）、坏死（266 例）和囊性变（266 例）的情况进行了记录。分别有 327 例（51.7%）和 376 例（59.4%）患者进行了突触素和嗜铬蛋白 A 的免疫组织化学染色。

## （三）胰腺神经内分泌肿瘤患者的治疗方式

所收集病例中，应用不同治疗方法的情况见表3，多数患者进行了手术治疗，其中以传统开放式的手术为主。

**表2　胰腺神经内分泌肿瘤病例的临床和病理学特征**

| 变量 | 病例数 | 百分比（%） |
|---|---|---|
| 临床症状 | 633 | 100.0 |
| 　Whipple 三联征 | 296 | 46.8 |
| 　其他激素相关症状 | 65 | 10.3 |
| 　无激素相关症状 | 272 | 43.0 |
| 肿瘤分类 | 633 | 100.0 |
| 　局限于胰腺内 | 443 | 70.0 |
| 　区域性浸润或淋巴结转移 | 79 | 12.5 |
| 　远处转移 | 90 | 14.2 |
| 　不详 | 21 | 3.3 |
| 肿瘤分级 | 633 | 100.0 |
| 　G1 | 280 | 44.2 |
| 　G2 | 86 | 13.6 |
| 　G3 | 40 | 6.3 |
| 　不详 | 227 | 35.9 |
| 影像学诊断结果 | | |
| 　超声检查阳性 | 383/495 | 77.4 |
| 　CT 检查阳性 | 510/544 | 93.8 |
| 　磁共振检查阳性 | 117/133 | 88.0 |
| 　PET-CT 检查阳性 | 26/29 | 89.7 |
| 　超声内镜检查阳性 | 123/133 | 92.5 |
| 　生长抑素受体显像检查阳性 | 41/85 | 48.2 |
| 病理学特征 | | |
| 　有脉管内瘤栓 | 45/258 | 17.4 |
| 　有神经侵犯 | 23/256 | 9.0 |
| 　有坏死 | 30/266 | 11.3 |
| 　有囊性变 | 26/266 | 9.8 |
| 免疫组织化学染色结果 | | |
| 　突触素阳性 | 305/327 | 93.3 |
| 　嗜铬粒蛋白 A 阳性 | 307/376 | 81.6 |
| 　CD56 阳性 | 105/117 | 89.7 |
| 　神经特异性烯醇化酶阳性 | 113/135 | 83.7 |
| 　S-100 阳性 | 17/49 | 34.7 |

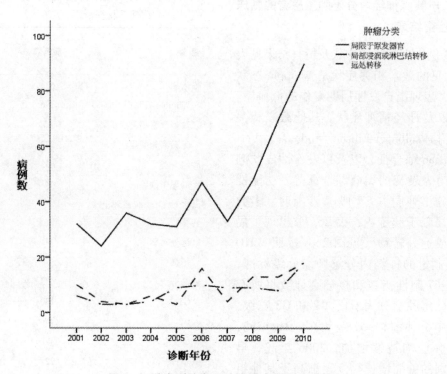

图2　三种类别肿瘤 10 年间病例数变化情况

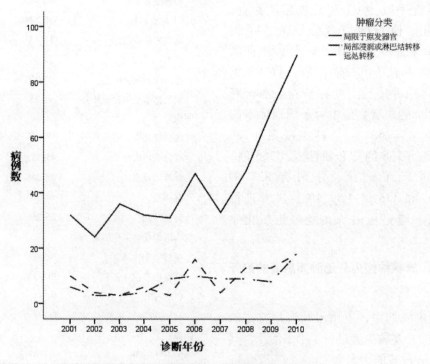

图3　三种级别肿瘤 10 年间病例数变化情况

表3 胰腺神经内分泌肿瘤患者的治疗手段

| 变 量 | 病例数 | 百分比（%） |
| --- | --- | --- |
| 手术类型 | 633 | 100.0 |
| 根治性手术 | 562 | 88.8 |
| 姑息性手术 | 23 | 3.6 |
| 未做手术 | 48 | 7.6 |
| 手术方式 | 585 | 100.0 |
| 开放性手术 | 507 | 86.7 |
| 腹腔镜下手术 | 47 | 8.0 |
| 其他方法 | 31 | 5.3 |
| 其他治疗方式 | | |
| 部分肝切除术 | 23/630 | 3.7 |
| 肝动脉化学栓塞治疗 | 34/599 | 5.7 |
| 肝频射消融治疗 | 4/629 | 0.6 |
| 化学治疗 | 69/627 | 11.0 |
| 生物治疗 | 171/621 | 27.5 |
| 靶向治疗 | 6/629 | 1.0 |
| 放射治疗 | 5/632 | 0.8 |

## 三、讨论

此次研究通过对全国7个大区的代表性医院10年间的所有Pan-NEN病历信息进行收集，回顾性的描述了在过去10年间Pan-NEN患者的人口学特征，以及临床诊断和治疗的特点。研究纳入的全部633例患者均经过病理标本确诊。

本研究中患者的平均年龄为45.7岁。这一年龄较基于美国的SEER（the Surveillance，Epidemiology，and End Results）监测系统得出的发病年龄小10岁左右[2]，这种诊断年龄的提前是否全部归因于SEER系统登记的病例大部分为恶性肿瘤，尚需进一步的分析。本研究中女性患者数明显高于男性患者，这与同样是以亚裔人群为研究对象的日本和台湾的研究得出的结论一致[5,6]，却与美国和法国勃艮第报道的结论相反[7,8]。2001~2010年间Pan-NEN病例数持续增加，且局限期及G1级别的肿瘤

病例数增加更快，这种病例增加的现象可能部分是由于诊断水平的提高及医生的重视导致的。本研究中华北、东北、华东地区的确诊病例数明显高于相对欠发达的西南及西北地区，尚需要结合医院的床位数，病种构成等情况对这种差异进一步分析。

研究中收集的633例病例中，接近一半的患者临床上出现了以血糖降低为主要表现的胰岛素瘤特征性Whipple三联征，胰岛素瘤作为临床上最被熟知的Pan-NEN，其预后相对较好，较容易通过R0切除达到治愈[9]。另一方面，非功能性胰腺神经内分泌肿瘤由于其没有特异性的临床表现，患者多在出现肿瘤压迫症状或出现转移后就诊，且这种肿瘤极易被没有经验的医生误诊为胰腺导管细胞癌，从而采取更为激进的手术方式，甚至放弃手术[10]。非功能性胰腺神经内分泌肿瘤在本次研究中占40%，低于其他国家[1,11]，尚需要临床医师加强对这类胰腺肿瘤的警惕性，更好的选择治疗方案。

不同的影像学检查手段对于Pan-NEN的探查，分级和定位具有重要意义。初步的影像学检查主要依赖传统的手段，包括超声和CT。利用Pan-NEN在动脉期、门静脉期延迟期的特征性表现，通过增强CT可以达到较高的检出率，在本研究中，超过90%的肿瘤可以通过CT得到诊断。相比之下，超声检查虽然安全经济，但检查结果易受患者肥胖、消化道气体、操作者的经验和熟练程度等因素的影响。磁共振检查在国内的应用并不广泛，但它能供较清晰的组织对比度[12]，与CT相比能够发现更多的胰腺及肝病变。本研究中MRI的检出率略低于CT，多因其主要针对更小、更隐匿的病变。正电子发射计算机断层显像（PET-CT）是利用肿瘤细胞能够摄取胺前体的特性，使用多种由放射性核素标记的

示踪剂，如$^{18}F$、$^{11}C$、$^{68}Ga$ 等，对肿瘤细胞进行特异性显像的手段。肿瘤增殖活性越高，PET-CT 的检出能力越强[13]，对于分化良好的神经内分泌肿瘤，可能得到假阴性的结果[14]。生长抑素受体成像检测（SRS）是一种较新的神经内分泌肿瘤检测技术，能够特异性标记生长抑素受体的分布，对于淋巴结及远处转移情况的评估及后续治疗具有指导作用。PET-CT 与 SRS 检测由于成本较高，在目前的中国尚没有被普及。在内镜引导下实行的超声检查是目前敏感度最高的检查方式，并可同时通过细针穿刺取得病理标本，但因其具有一定侵入性，且操作要求相对较高，仅在有限医院能够开展。

根据 NCCN 2014 年神经内分泌肿瘤的治疗指南[15]，对于所有满足手术条件的患者，当未出现转移时，均需进行手术切除；对于肿瘤最大径<2cm 的无功能性神经内分泌肿瘤，还可仅进行随访；对于转移性 Pan-NEN，在转移灶能够被完全切除的情况下，仍推荐进行手术切除。本研究中，超过90%的患者进行了手术治疗，这与本研究中所纳入的均为有病理标本确诊的患者也有一定关系。

本研究回顾性地描述了国内 7 个地理大区代表性医院，10 年间全部经病理确诊的 Pan-NEN 患者的临床流行病学特征，是目前已知的国内针对 Pan-NEN 的最大规模的研究。然而，本研究依然存在局限性：首先，为了保证病历资料的完整和准确性，我们选择了医疗水平较高的医院纳入研究。其次，考虑临床上对于胰腺神经内分泌肿瘤的准确诊断，我们仅纳入了具有病理终点的患者。尚需要能够结合各地区人口、医院及床位情况进行抽样，并合理进行病例纳入的研究对本研究结果进行进一步验证和补充。

## 参 考 文 献

[1] Ito T, Igarashi H, Nakamura K, et al. Epidemiological trends of pancreatic and gastrointestinal neuroendocrine tumors in Japan: a nationwide survey analysis. J Gastroenterol, 2014, 50 (1): 58-64.

[2] Halfdanarson TR, Rabe KG, Rubin J, et al. Pancreatic neuroendocrine tumors (PNETs): incidence, prognosis and recent trend toward improved survival. Ann Oncol, 2008, 19 (10): 1727-1733.

[3] Oberg K, Eriksson B. Endocrine tumours of the pancreas. Best Pract Res Clin Gastroenterol, 2005, 19 (5): 753-781.

[4] Plockinger U, Rindi G, Arnold R, et al. Guidelines for the diagnosis and treatment of neuroendocrine gastrointestinal tumours. A consensus statement on behalf of the European Neuroendocrine Tumour Society (ENETS). Neuroendocrinology, 2004, 80 (6): 394-424.

[5] Ito T, Sasano H, Tanaka M, et al. Epidemiological study of gastroenteropancreatic neuroendocrine tumors in Japan. J Gastroenterol, 2010, 45 (2): 234-243.

[6] Tsai HJ, Wu CC, Tsai CR, et al. The epidemiology of neuroendocrine tumors in Taiwan: a nation-wide cancer registry-based study. PLoS One, 2013, 8 (4): e62487.

[7] Yao JC, Hassan M, Phan A, et al. One hundred years after "carcinoid": epidemiology of and prognostic factors for neuroendocrine tumors in 35, 825 cases in the United States. J Clin Oncol, 2008, 26 (18): 3063-3072.

[8] Lepage C. Incidence and management of malignant digestive endocrine tumours in a well defined French population. Gut, 2004, 53 (4): 549-553.

[9] Vaidakis D, Karoubalis J, Pappa T, et al. Pancreatic insulinoma: current issues and trends. Hepatobiliary Pancreat Dis Int, 2010, 9.

[10] Sadaria MR, Hruban RH, Edil BH. Advance-

ments in pancreatic neuroendocrine tumors. Expert Rev Gastroenterol Hepatol, 2013, 7 (5): 477-490.

[11] Panzuto F, Nasoni S, Falconi M, et al. Prognostic factors and survival in endocrine tumor patients: comparison between gastrointestinal and pancreatic localization. Endocr Relat Cancer, 2005, 12 (4): 1083-1092.

[12] Dromain C, de Baere T, Lumbroso J, et al. Detection of liver metastases from endocrine tumors: a prospective comparison of somatostatin receptor scintigraphy, computed tomography, and magnetic resonance imaging. J Clin Oncol, 2005, 23 (1): 70-78.

[13] Adams S, Baum RP, Hertel A, et al. Metabolic (PET) and receptor (SPET) imaging of well-and less well-differentiated tumours: comparison with the expression of the Ki-67 antigen. Nuclear medicine communications, 1998, 19 (7): 641-647.

[14] Binderup T, Knigge U, Loft A, et al. Functional imaging of neuroendocrine tumors: a head-to-head comparison of somatostatin receptor scintigraphy, 123I-MIBG scintigraphy, and 18F-FDG PET. J Nucl Med, 2010, 51 (5): 704-712.

[15] NCCN. Org Neuroendocrine Tumors. NCCN Clinical Practice Guidelines in Oncology, 2014, Version 2. 2014.

[原载: 中国肿瘤, 2016, 25 (5): 329-333.]

❖ **血液肿瘤** ❖

# 未来精准治疗白血病的卫士
## ——新一代高通量测序技术

邱 林

哈尔滨血液病肿瘤研究所 哈尔滨 150010

近几年，新一代高通量测序技术（high-throughput sequencing technology），又称下一代测序技术（Next-generation sequencing technology，NGS）在白血病血液系统恶性的克隆演变、诊断、预后分析、疗效评价、复发预测和药物开发等方面得到广泛应用，新的进展层出不穷。本文仅就应用 NGS 技术在白血病的克隆演变、预后分析和疗效评价等方面取得的最新进展作一介绍。

## 一、白血病的克隆演变

白血病的克隆演变和遗传异质性代表了肿瘤发生、发展的规律，揭示这一规律对于预防预测疾病的发展，针对性的选择治疗方案至关重要。近年来，利用 NGS 技术，人们发现白血病的发生、发展是一个缓慢而复杂的过程。正常人就已经存在克隆造血。Xie 等[1]利用 NGS 分析了 2728 例血液学正常的非血液系统实体肿瘤患者外周血细胞中 77 个血液肿瘤相关基因。检测发现，83% 的突变来自与白血病、淋巴瘤相关的 19 个基因，大部分 VAF 较低（2%~10%），提示造血细胞克隆处于扩张

的早期阶段。Genovese 等[2]对 12 380 例非白血病患者随访了 2~7 年，发现 65 岁以上老人的克隆造血达 10%。Jaiswal 等[3]对 17 182 例糖尿病患者进行了 WES 测序，发现 40 岁以下人群几乎没有体细胞的突变发生，而 70~79 岁人群中体细胞突变达到 9.6%，80~89 岁人群到达 11.7%，90 岁以上人群到达 18.4%。这些研究都说明了克隆造血是经常发生的、且随着年龄的增加而增加。克隆造血的增加与白血病发生危险度的增加密切相关。鉴于血液学指标正常人群中血液肿瘤相关基因突变的高发生率、且突变基因对携带者预后的影响尚不明确，借鉴意义不明的单克隆 B 细胞增多症（MBL）和意义未明单克隆免疫球蛋白血症（MGUS）的诊断思路，Steensma 等[4]采用 CHIP 这个新的诊断名称来描述骨髓或外周血细胞具有恶性血液病相关基因突变，但患者血细胞计数正常或仅合并不符合 MDS 的最低血细胞诊断标准的轻度减少（或称为无意义的血细胞减少）的个体。由于基因突变率的高低与采用的检测方法敏感度有关，如采用深度测序法，则几乎每个健康人均可检测到一个以上基因突变，故规定 CHIP 的基因突变负荷必须要达到等位基

通信地址：哈尔滨市道里区地段街 149 号 502 室，150010；E-mall：my0445@ 163.com

因突变分数（variant allele fraction，VAF）≥2%。可作为 CHIP 诊断依据的突变基因谱尚无明确界定。与血液肿瘤发生密切相关的驱动基因以及其他已经在各种血液肿瘤中发生的重现性基因突变可作为诊断依据。常见的 DNMT3A、TET2、JAK2、SF3B1、ASXL1、TP53、CBL、GNB1、BCOR、U2AF1、CREBBP、CUX1、SRSF2、MLL2、SETD2、SETDB1、GNAS、PPM1D 和 BCORL12 突变基因作为诊断 CHIP 的依据。

到目前为止，所以常见的白血病的基因突变谱，如急性髓系白血病（AML）、骨髓增生异常综合征（MDS）、急性淋巴细胞白血病（ALL）、多发性骨髓瘤（MM）、慢性淋巴细胞白血病（CLL）等都被揭示，而且更重要的进展是主要的白血病的克隆演变规律也逐渐的呈现到我们面前。Ding 等[5]通过对 8 例 AML 患者治疗前和复发后 WGS 基因突变谱的比较，发现与复发相关的主要有二种克隆，一种是 AML 本身就有的克隆，包含多种突变基因。另一种是治疗后又新产生的亚克隆，这种克隆包含着新的突变基因。AML 患者中原始产生的白血病克隆不单只有一种，而是多种。化疗可以消灭某些 AML 克隆，但无法消灭导致复发的 AML 克隆。WGS 检测表明，白血病细胞可以有数十、数百或者上千个基因异常，但大多数属于"过客基因"，只有少量起关键作用的"驱动基因"是 AML 发生、发展的必须基因。

Schuh 等[6]利用 WGS，在 3 例 CLL 患者中发现其中 1 例患者在疾病发展过程中维持原克隆不变，但另 2 例却逐渐出现与优势克隆相伴行的新克隆。Landay DA 等[7]应用 WES，对 149 例 CLL 患者进行突变检测发现，部分基因异常，如 13q 缺失存在于大部分 CLL 患者中，且在疾病的早起就存在。而 TP53、SF3B1 和 ATM 等仅存

在部分克隆中，表现出亚克隆的特征。在治疗过程中出现的这些亚克隆与患者预后不良有关。除此之外，Rossi D 等[8]还发现，原少量的伴 TP53 突变的亚克隆，经过治疗等因素阳性选择后，取代原有的优势克隆，成为导致复发的优势克隆。Ojha 等[9]通过对 12 例 CLL 患者深度测序还发现，33%的患者的优势克隆仍然存在，而 67%的患者的优势克隆在治疗过程中发生变化，这些结果说明，CLL 在疾病进展过程中存在二种主要的克隆演变模式，即线性进展模式和分支模式。

Bolli 等[10]分析了 67 例多发性骨髓瘤（MM）从初始诊断到复发过程的克隆演变模式：第一种是不同时间点 MM 克隆的比例和突变都没有发生改变；第二种是克隆的突变谱没有改变，但克隆的比例发生了改变；第三种是患者在复发时在原有克隆的基础上又产生了新的克隆；第四种是患者在复发时原来的克隆有丢失，而且还产生了二个以上新的克隆。

Makishima 等[11]利用 WES 和靶向测序技术动态检测的 122 例骨髓异常综合征（MDS）患者从诊断到发展为继发 AML（sAML）造血克隆的演变过程。他们发现，从低危 MDS 到高危 MDS，从高危 MDS 到 sAML，患者的基因突变和克隆造血多，有的并伴随睡眠克隆。此外，他们还发现，如果低危 MDS 患者中出现一类基因突变，如 TP53、RUNX1、STAG2、KRAS、ASXL1、ZRSR2 和 TET2，则患者很快发展为高危 MDS。如果高危 MDS 患者出现另一类基因突变，如 FLT3、PTPN11、IDH2、NPM1、IDH1 和 NRAS，则患者很容易进展为 sAML。

上述研究成果进一步说明，白血病的克隆演变过程是一个顺序性、多步骤基因突变的积累过程，是多基因、多克

隆受到多种因素的调控的过程。优势克隆的产生，正是机体内环境和药物的选择性与各种亚克隆自身适应性相博弈的结果。随着 NGS 测序技术的深入发展，学者们对白血病的克隆演变过程有了更加深入的认识，而且这种认识还在不断地深化。这必将使白血病的诊断和治疗模式发生翻天覆地的变化。

## 二、危险度分层和预后判断

影响白血病预后的因素很多，包括患者的年龄、体能评分、染色体核型、融合基因或突变基因，以及微小残留病（MRD）等。近几年，通过对各种白血病基因谱的分析发现，遗传学的异常改变对白血病患者的长期生存影响很大，以 AML 为例，Elli 等[11]通过数学模型计算 1540 例 AML 患者的基因谱，对其 10 年长期生存的影响进行分析，结果发现，融合基因、基因拷贝、点突变，以及基因与基因之间相互作用的异常对患者长期生存的影响占 62%。而且，不同种类的遗传学改变对患者预后的影响差别很大。Ley 等[12]对 200 例初诊 AML 患者进行了 WGS、WES、RNA 序列和 DNA 甲基化分析。他们在这些患者中发现了迄今已经发现的和尚未发现融合基因和突变基因。他们将这些基因改变其按功能分为九类：转录因子融合基因（占 18%）、核糖体基因（NPM1）（27%）、抑癌基因（16%）、DNA 甲基化相关基因（44%）、信号传导通路基因（59%）、染色质修饰基因（30%）、髓系转录因子基因（22%）、黏连蛋白复合体基因（13%）和剪切体复合体基因（14%）。Elli 等[11]对 3 项前瞻性临床试验的 1540 名 AML 患者进行 NGS 测序。他们利用数学生物统计对患者的异常遗传学改变进行分析，并根据患者的预后，将其分为 11 个亚型，包括 t

（15；17）、t（8；21）、inv（16）、MLL 融合基因、t（6：9）、NPM1、CEBPA^bis、TP53、染色质-剪切体、IDH2^{R172}等。Makishiba 等[13]分析了 401 例 MDS 患者的基因谱和克隆演变规律，并根据患者的预后将 MDS 患者分为 4 类，Ⅰ类包括 1 型突变基因：FLT3、PTPN1、IDH1、NPM1、NRAS 等，其 5 年无进展生存（PFS）率为 30%；Ⅱ类包括 2 型突变基因：TP53、GATA2、KRAS、RUNX1、STAG2、ASXL1、ZRSR2 和 TET2 等，其 5 年 PFS 率为 60%；Ⅳ类为 SF3B1 突变，其 5 年 PFS 率为 100%；Ⅲ类为其他，5 年 PFS 率为 80%。

在大样本多中心临床试验中引入 NGS 技术，还可以研究白血病各亚型中基因与基因之间的相互作用对预后的影响。如融合基因与突变基因，突变基因与突变基因相互作用的模式。Elli 等通过多参数预后分析发现，TP53、FLT3、BRAF、SRSF2、AXSL1、ZRSR2、RUNX1 为独立的不良预后基因，而 NPM1、CEBPA^bis、IDH2 为预后好的突变基因。NPM1 如伴有 FLT3 和 DNMP3A，MLL^{PTD} 伴 FLT3，DNMT3A 伴 IDH2^{R140} 则预后明显不佳，而 STAG2 伴 IDHR140，NPM1 伴 FLT3TKD 和 DNMT3A 伴 RAD21 的 AML 患者预后则明显良好。这些结果进一步说明基因与基因相互作用的复杂性。Nicolas 等[14]对 106 例 t（8；21）和 109 例 inv（16）AML 进行了 NGS 检测，结果分析，按照 AML 的 8 种功能分类，二者与酪氨酸激酶活化相关的基因突变，如 KIT、N/K-Ras、FLT3 等都频发。t（8；21）患者染色质修饰相关基因突变和黏连蛋白复合物基因突变频发，分别为 42% 和 18%，而 inv（16）后者这二种基因突变几乎没有发生。高表达 cKIT 的 CBF-AML 患者的预后不佳，而高表达 N/K-Ras 的患者，如果不伴有 KIT 和 FLT3

基因突变则预后好。酪氨酸激酶活化相关的基因突变 t（8；21）患者，如伴有染色质修饰相关基因和黏连蛋白复合物基因突变，则预后不佳，极易复发，5 年复发率达 60%。类似情况也发生在正常核型患者中 NPM1 与 FLT3-ITD 之间的相互作用。最新的 2017 年 ELN 关于 AML 危险度分类显示[15]，NPM1 突变伴 FLT3-ITD 低表达的（<50%）患者属于低危，而 NPM1 突变伴 FLT3-ITD 高表达的（>50%）属于中危，NPM1 野生型伴 FLT3-ITD 低表达也是中危，只有 NPM1 野生型伴 FLT3-ITD 高表达的才是属高危患者。

大量多中心临床试验的结果显示，MRD 是影响白血病患者预后的主要原因，是白血病无复发率和长期生存率最重要的独立预后因素。因此，快速、敏感、准确的检测 MRD 是白血病精准治疗的关键。目前，MRD 检测平台主要有多参数流式细胞（MPFC）、实时定量 PCR（RT-qPCR）、数字 PCR 和新一代高通量测序（NGS）技术。MPFC 和 RT-qPCR 是目前临床上常用的检测平台。MPFC 是检测白血病细胞表面的白血病相关表面抗原（LAIP）和比较与正常细胞的不同。其可用于白血病患者治疗后的疗效评价，危险度分层和复发预测，可覆盖 90% 以上的白血病患者，敏感性达到 $10^{-4} \sim 10^{-5}$，只是 MPFC 在技术还上目前没有到达标准化，需要有经验的操作者。RT-qPCR 是检测白血病细胞的分子遗传学异常，如融合基因、突变基因和过表达基因。其作用与 MPFC 相同，可覆盖 30%~60% 的白血病患者，但不能检测大部分正常核型的白血病患者。RT-qPCR 对不同的靶基因检测的敏感性不同，最高可到达 $10^{-6} \sim 10^{-7}$。由于检测 MRD 技术的进步，白血病的疗效评价有了新的进展，2017 年 ELN 关于 AML 的诊断和治疗指南中首次引入了完全缓解（CR）的新概念：$CR_{MRD+}$ 和 $CR_{MRD-}$。$CR_{MRD-}$ 是指诱导化疗后经 MFPC 或 RT-qPCR 检测 MRD 为阴性的完全缓解，因此，到此水平的患者肿瘤负荷可减低到原来的 1/万[15]。NGS 技术检测 MRD 具有与 MPFC 和 RT-qPCR 相同的敏感性和高度的一致性。到目前为止，已有多个突变基因可以用于 AML 的 MRD 检测，如 NPM1、RUNX1、ASXL1 等，IgH 重排可用于 ALL 的 MRD 的检测。但大部分突变基因是否可通过 NGS 检测白血病的 MRD 还需要进一步的研究。近年来研究发现，基于 NGS 可以同时定量检测成百上千低频率体细胞突变的特点，实时定量检测白血病克隆的演变过程，尤其是白血病患者中的多克隆的变化规律。这对于我们评价疗效，指导治疗，预测复发无疑意义重大[16]。相信在不远的将来 NGS 作为白血病精准治疗的卫士，在白血病的诊断和治疗中发挥越来越重要的作用。

## 参 考 文 献

[1] Xie M, et al. Age-related mutations associated with clonal hematopoietic expansion and malignancies. Nat Med, 2014, 20：1472-1478.

[2] Genovese G, et al. Clonal hematopoiesis and blood-cancer risk inferred from blood DNA sequence. N Engl J Med, 2014, 371：2477-2487.

[3] Jaiswal S, et al. Age-related clonal hematopoiesis associated with adverse outcomes. N Engl J Med, 2014, 371：2488-2498.

[4] Steensma DP, Bejar R, Jaiswal S, et al. Clonal hematopoiesis of indeterminate potential and its distinction from myelodysplastic syndromes. Blood, 2015, 126：9-16.

[5] Ding L, Ley TJ, DiPersio JF, et al. Clonal evolution in relapsed acute myeloid leukaemia revealed by whole-genome sequencing. Nature, 2012, 481：506-510.

［6］Schuh A, Becq J, Humphray S, et al. Monitoring chronic lymphocytic leukemia progression by whole genome sequencing reveals heterogenous clonal evolution patterns. Blood, 2012, 120：4191-4196.

［7］Lauday DA, Carter SL, Stojanov P, et al. Evolution and impact of subclonal mutations in chronic lymphocytic leukemia. Cell, 2013, 152：714-726.

［8］Rossi D, Khiabanian H, Spina V, et al. Clinical impact of small TP53 mutated subclones in chronic lymphocytic leukemia. Blood, 2014, 123：2139-2147.

［9］Ojha J, Ayres J, Secreto C, et al. Deep sequencing identifies genetic heterogeneity and recurrent convergent evolution in chronic lymphocytic leukemia. Blood, 2015, 168：507-510.

［10］Bolli N, Avet-Loiseau H, Wedge DC, et al. Heterogeneity of genomic evolution and mutational profiles in multiple myeloma. Nat Commun, 2014, 5：2997.

［11］Elli P, Moritz G, Lars B, et al. Genomic Classification and Prognosis in Acute Myeloid Leukemia. N Engl J Med, 2016, 374：2209-2221.

［12］Ley TJ, Mardis ER, Ding L, et al. DNA sequencing of a cytogenetically normal acute myeloid leukaemia genome. Nature, 2008, 456：66-72.

［13］Makishima H, Yoshizato T, Maciejewski JP, et al. Dynamics of clonal evolution in myelodysplastic syndromes. Nat Genet, 2016 Dec 19, doi：10.1038/ng.3742.

［14］Nicolas D, Alice MR, Nicolas B, et al. Comprehensive Mutational Profiling of Core Binding Factor Acute Myeloid Leukemia. Blood, 2016, DOI 10.1182/blood-2015-12-688705.

［15］Döhner H, Estey E, Bloomfield CD, et al. Diagnosis and management of AML in adults：2017 ELN recommendations from an international expert panel. Blood, 2016 Nov 28, pii：blood-2016-08-733196.

［16］Griffith M, Christopher A, Wilson RK, et al. Optimizing cancer genome sequencing and analysis. Cell Syst, 2015 Sep 23, 1（3）：210-223.

（上接第 366 页）

## PD-1 单抗与其他药物的联合治疗

今年还公布了 PD-1 单抗联合抗血管生成药物、TVEC（溶瘤病毒）和 BRAF 抑制剂+MEK 抑制剂等的早期临床研究，有效率显示均为 50%~60%，这些新型的联合治疗方式提供了新的思路和未来发展方向，有待于深入研究。

### 前景

总体而言，个体化靶向治疗和免疫治疗是晚期黑色素瘤治疗的重要手段。目前认为，个体化靶向治疗能获得早期疾病迅速缓解，后续跟进免疫治疗不失为合理选择。以免疫靶向药物 PD-1 单抗 Pembrolizumab 为代表的免疫治疗改变了包括黑色素瘤在内的多种实体瘤的预后，是最近国际研究的焦点；联合治疗是肿瘤治疗未来的发展方向，包括多种免疫药物的联合、免疫治疗与靶向治疗的联合、多种靶向药物的联合、免疫治疗与其他药物的联合。

（原载：《全球肿瘤快讯》2016 年 6 月总 163 期——节选自："2016 年美国临床肿瘤学会年会深度报道"栏目）

# 恶性淋巴瘤和慢性淋巴细胞白血病新进展
## ——2016年美国临床肿瘤学会年会深度报道

赵东陆　马军

哈尔滨血液病肿瘤研究所　哈尔滨　150010

近年来，恶性淋巴瘤和慢性淋巴细胞白血病的治疗取得了非常大的进步。本文简要介绍本届美国临床肿瘤学会（ASCO）年会中恶性淋巴瘤和慢性淋巴细胞白血病的最新进展。

## 利妥昔单抗在 B 细胞淋巴瘤中的应用仍需长期评价

近些年，B 细胞淋巴瘤领域取得了非常显著的进步，无论是初诊的患者还是复发/难治的患者都获得了很高的缓解率及长期的无病生存。因此，缓解后的维持治疗就成为了人们关注的焦点。本届会议上有多篇关于维持治疗的临床研究。

StiL NHL7-2008 MAINTAIN 研究是一项前瞻性、随机、多中心 II 期研究。研究方案为：苯达莫司汀联合利妥昔单抗（BR）一线治疗；获得缓解的患者被随机分为两组，一组接受利妥昔单抗维持治疗 2 年，另一组观察。入选的患者分期必须是 II 期（有超过 7cm 的肿块）、III 期或 IV 期。主要研究终点为无进展生存期（PFS）；次要研究终点包括缓解率、总生存（OS）、至进展时间（TTP）、无事件生存（EFS）和不良反应等。

患者接受 6 个疗程的 BR 方案化疗，以及额外 2 个疗程的利妥昔单抗治疗。120 例 BR 方案治疗后有效的患者被随机被分配到利妥昔单抗维持组（375mg/m$^2$，每 2 个月 1 次，共 2 年；59 例）和观察组（61 例）。两组间患者的特征基本相似，中位年龄为 70 岁。

在分析时（2016 年 1 月），中位随访时间为 54.2 个月。两组患者间的 PFS 无显著差异，维持治疗组的中位 PFS 未出现，观察组的为 54.7 个月。两组患者间的 OS 同样无显著差异，维持治疗组的中位 OS 为 4.5 年，观察组的未出现。因此需要更长的随访时间，来判定患者是否能从利妥昔单抗维持治疗中获益。

利妥昔单抗联合 CHOP 方案已经成为弥漫大 B 细胞淋巴瘤（DLBCL）的标准治疗方案。为了探讨利妥昔单抗的最佳剂量和用药时间，HOVON-Nordic 淋巴瘤研究组设计了一项研究 R-CHOP-14 方案早期强化治疗 DLBCL 后，用利妥昔单抗维持或观察等待的 III 期临床研究在本次会议上公布了第一次随机后的有效性结果。共 575 例 II～IV 期 DLBCL 患者进入该研究，随机分为对照组（286 例；接受 R-CHOP-14 方案）和试验组（289 例；接受 R-CHOP-14 方案，利妥昔单抗 375mg/m$^2$，d8）。通过 PET-CT 来判定疗效，Deauville 评分≤3 分被定义为完全缓解。主要研究终点为诱导治疗后的完全缓解率。大多数（57%）患者的 aaIPI 评分为中高危或高危。两组患者的基线水平和疾病特点类似。

　　两组患者间的完全缓解率无显著性差异，对照组的 CR 率为 84%，试验组的 CR 率为 82%（P=0.40）。年龄小于 65 岁或超过 65 岁患者的 CR 率相同。中位随访 49 个月（最长 90 个月），3 年和 5 年的 PFS 率在对照组分别为 74% 和 68%，在试验组分别为 71% 和 61%（P=0.16）。年龄和性别对 PFS 无明显影响。

　　由此可以看出，早期强化方案 R-CHOP-14+R 治疗 DLBCL 并不能提高患者的 CR 率和 3 年 PFS。利妥昔单抗维持治疗是否能提高患者的总生存和 PFS 仍需更长随访时间来评价。

## 来那度胺在中枢神经系统淋巴瘤中的应用

　　中枢神经系统（CNS）淋巴瘤一直是治疗的难点。临床前研究证实：来那度胺对难治的中枢神经系统 DLBCL（CNS DL-BCL）有效。因此有学者设计了一项 I 临床研究，以评价来那度胺单药在难治的 CNS 淋巴瘤中的有效性，如果来那度胺疗效欠佳，可以使用利妥昔单抗来治疗。

　　在另一个独立的队列中，进一步评价了复发的 CNS 淋巴瘤挽救治疗后来那度胺维持治疗的疗效。主要研究终点是评估来那度胺 10mg、20mg、30mg 治疗复发 CD20 阳性 CNS NHL 的安全性和有效性。次要研究终点是来那度胺是否能透过血脑屏障、静脉和鞘内用利妥昔单抗的可行性及用来那度胺维持治疗复发 CNS NHL 至疾病进展的时间（TTP）。

　　共 13 例复发 CNS DLBCL 患者（8 例 PCNSL，5 例 SCNSL；中位年龄为 63 岁）进入该研究。来那度胺单药治疗有 8 例获得 PR 以上的缓解。4 例患者使用来那度胺维持治疗的 CR 时间超过 9 个月，2 例超过

1.8 年。在另一独立队列中，复发 CNS DL-BCL 患者挽救治疗后接受来那度胺单药维持（5~10mg）治疗。

　　中位随访超过 18 个月，TTP 的数据非常出色。5 例患者持续缓解时间超过 2 年。10 例复发 CNS DLBCL 患者接受了局部放疗或 HD-MTX 联合利妥昔单抗挽救治疗，来那度胺维持治疗的 TTP 是那些只采用标准诱导和巩固化疗而未添加来那度胺维持治疗患者的 5 倍（P<0.01）。来那度胺可以通过血脑屏障，并且复发的 CNS 淋巴瘤患者可以从来那度胺维持治疗中获益。

## 外周 T 细胞淋巴瘤的治疗亟须新探索

　　T 细胞淋巴瘤，特别是外周 T 细胞淋巴瘤（pTNHL）治疗效果非常不令人满意，患者常早期复发。较早的研究显示，Alemtuzumab 联合 CHOP 方案（A-CHOP）对复发 pTNHL 显示出较好的疗效，本届会议发布了 III 期随机对照临床研究 ACT-2 的最终结果（A-CHOP 对比 CHOP 治疗老年 pT-NHL）。

　　该研究共入组 116 例患者，随机给予 CHOP 方案或 A-CHOP 方案治疗，共 6 个疗程（14 天为 1 个疗程），并且给予 G-CSF 支持治疗。A-CHOP 方案需要严格监测 CMV/EBV，并需提前预防。研究的目标为：证实 A-CHOP 方案是否比 CHOP 方案能提高 15% 的无事件生存（EFS）。

　　116 例（中位年龄为 69 岁，58% 为女性）患者中，AITL 患者占 41%，pTNHL NOS 患者占 39%，ALCL 患者占 6%，其他类型占 14%。CHOP 组和 A-CHOP 组患者的治疗完成率分别为 79% 和 57%。

　　A-CHOP 组患者更容易出现 3/4 级的血液学不良反应，其中 4 级白细胞减少的发生率分别为 70% 和 54%，3/4 级血小板

减少的发生率分别为 19% 和 13%，这也导致超过 3 级感染发生率也更高（40% *vs* 21%）。

CHOP 组患者的完全缓解率为 43%，A-CHOP 组的完全缓解率为 60%；但是两组患者的 3 年 EFS 率分别为 23% 和 26%，3 年无进展生存（PFS）率分别为 29% 和 26%，3 年总生存（OS）率分别为 56% 和 38%，均无统计学意义。

这一结果显示：CHOP 方案中加入阿伦单抗可提高老年 pTNHL 患者的缓解率，由于治疗相关不良反应，并未能改善患者的预后。因此亟须寻找提高缓解率且不良反应较小的新药。

## Venetoclax 在 CLL 中崭露头角

2016 年 1 月，Roberts 等在《新英格兰医学杂志》上发表了 BCL2 抑制剂 Venetoclax（ABT-199）治疗复发慢性淋巴细胞白血病（CLL）的研究结果。正是基于这篇文章的数据，美国 FDA 加速批准了 Venetoclax 用于治疗复发/难治的 CLL。本届会议上公布了该研究在安全性和有效性方面的数据，以及对患者免疫功能影响的最新结果。

共 59 例患者进入了本次分析，接受的剂量为 400mg/d（日一次口服）；其中 57 例可进行评价。截至 2015 年 12 月，中位治疗时间为 19 个月，总有效率（ORR）为 81%，其中完全缓解（CR）率为 16%。预计 24 个月的 PFS 率为 62%，持续缓解率为 77%。

常见的治疗相关不良反应有上呼吸道感染（49%）、腹泻（47%）和中性粒细胞减少（44%）。86% 的患者出现 3 级以上的不良反应，最常见的是中性粒细胞减少（40%）。通过流式细胞技术分析发现：患者外周血 B 淋巴细胞计数明显减少；但是，

CD3 阳性 T 细胞，CD4 阳性 CD8 阳性 T 细胞，以及 NK 细胞绝对值未见明显减少。同样，免疫球蛋白水平也未见明显改变。11 例患者经历了 3 级以上的感染。从以上的数据可以发现，Venetoclax（400mg/d，qd）可以获得较高的缓解率及持续的缓解，患者的 T 淋巴细胞数和球蛋白水平未出现显著变化，且严重感染的发生率较低。

研究发现，那些因耐药不能继续使用 Ibrutinib 的患者预后差，生存期短。2015 年美国血液学会（ASH）年会上，有学者报道了 Venetoclax 单药治疗 Ibrutinib 和 Idelalisib 耐药的 CLL 取得了良好的疗效。

本次会议上，更新了这一正在进行中的 II 期研究的最新数据，54 例患者入选该研究，使用 Ibrutinib 后出现疾病进展的有 41 例（A 组），其中 25 例对 Ibrutinib 耐药的患者，12 例因不能耐受而停止 Ibrutinib 治疗后出现疾病进展。使用 Idelalisib 后出现疾病进展的有 13 例（B 组），其中 6 例对 Idelalisib 耐药，6 例因不能耐受而停止 Idelalisib 治疗后出现疾病进展。每组均有 3 例对 Ibrutinib 和 Idelalisib 同时耐药的患者。

48 例患者接受了有效性评价；A 组的有效率为 64%（14/22 例），B 组的为 60%（3/5 例）。30%（8/27 例）的患者为 MRD 阴性。安全性方面：超过 20% 患者出现的不良反应有：中性粒细胞减少（48%）、腹泻（37%）、恶心（35%）、贫血（32%）、乏力（24%）和高磷血症（20%）。3/4 级不良反应（超过 10% 的患者）有中性粒细胞减少（39%）、血小板减少（22%）、贫血（20%）、白细胞减少（13%）和肺炎（13%）。

严重不良反应包括：肺炎、中性粒细胞减少性发热、血钾升高、多脏器功能衰竭和感染性休克。2 例患者出现无临床症状，但实验室检查符合的肿瘤细胞溶解综

合征（TLS）。

## CLL 诱导治疗后的维持治疗

CLL 诱导治疗后的维持治疗目前尚无定论。法国 FILO 工作组在这方面进行了有益的尝试。他们在本次会议上发表了 CLL 2007SA 临床研究结果。

这是一项随机对照的研究，入选条件为既往未治疗过的、年龄超过 65 岁、且身体状况良好的 CLL 患者，但不包括（del）17p 的患者。先给予 4 个疗程的 FCR 方案诱导治疗；获得完全缓解和部分缓解的患者，随机给予利妥昔单抗（500mg/m²，每 2 个月 1 次，共 2 年）维持治疗（RTX 组）或观察等待（OBS 组）。主要研究终点为：希望观察到试验组患者 3 年 PFS 率能从传统 FCR 方案的 50% 提高到 66%。

根据 IGHV 突变情况、（del）11q 和治疗的反应对患者进行分层。共 409 例患者被纳入该研究（RTX 组 202 例，OBS 组 207 例），FCR 方案治疗后，11% 患者达到 CR/CRi，62.8% 患者获得 PR。预后不良因素分组显示：（del）11q 患者占 21.3%，IGHV 未突变者占 54.8%。

RTX 组和 OBS 组患者的中位 PFS 分别为 59.3 个月和 49 个月，相对应的 3 年 PFS 率分别为 83% 和 64.2%，预计的 3 年 OS 率在 RTX 组和 OBS 组分别为 92.6% 和 87.2%。对于无论有无（del）11q，及 IGHV 未突变的患者，利妥昔单抗维持治疗可显著提高 PFS。

RTX 组和 OBS 组严重血液学不良反应的发生率分别为 6.9% 和 1.9%（$P=0.027$），严重感染的发生率分别为 18.8% 和 10.1%（$P=0.036$）。69 例患者死亡（RTX 组 32 例，OBS 组 37 例）。RTX 组和 OBS 组患者第二肿瘤的发生率分别为 15.3%（5 例 MDS）和 11.1%（3 例 MDS）。

该研究结果提示：利妥昔单抗维持治疗可显著地提高 PFS，即使在某些有不良预后因素的患者中同样可看到 PFS 的延长；但不良反应的发生率偏高。

## 依鲁替尼（Ibrutinib）对经治 CLL 的疗效经得住检验

HELIOS 研究是一项随机、双盲、安慰剂对照的 III 期临床研究，旨在观察 Ibrutinib 联合 BR 是否可以显著地提高复发/难治 CLL 患者的 PFS。初步的研究结果显示：Ibrutinib 联合 BR 组患者的 PFS 显著优于安慰剂联合 BR 组（未出现 *vs* 13.3 个月）。

本次会议上公布了两年的随访结果。578 例患者进入该研究。BR 方案中苯达莫司汀的剂量为 70mg/m²，利妥昔单抗剂量为 375mg/m²；28 天为 1 个疗程，最多 6 个疗程。Ibrutinib 的剂量为 420mg/d，持续使用该药治疗，直到疾病进展。患者按 1∶1 的比例被随机分为两组，每组 289 例患者。

中位随访 25.4 个月，Ibrutinib 联合 BR 组（I+BR 组）持续提高患者的 PFS，研究者评价的 I+BR 组的 PFS 并未出现，安慰剂联合 BR 组（P+BR 组）患者的 PFS 为 14.2 个月（$P<0.0001$），2 年 PFS 率分别为 74.8% 和 20.9%，2 年 OS 率分别为 86.2% 和 81.5%。142 例（49.1%）P+BR 组患者因疾病进展而接受 Ibrutinib 治疗。

I+BR 组和 P+BR 组患者最新的有效率分别为 87.2% 和 66.1%（$P<0.0001$），CR/Cri 率分别为 33.9% 和 7.2%（之前的数据分别为 21.4% 和 5.9%）。Ibrutinib 联合 BR 方案可诱导出持续深层的缓解。两年的随访的数据证实，Ibrutinib 对既往治疗过的 CLL 患者疗效显著。

## Acalabrutinib 在复发难治性 CLL 中的探索

Acalabrutinib（ACP-196）是一个新型、

不可逆的二代 BTK 抑制剂。临床前体内研究显示：ACP-196 可以抑制接种到小鼠体内的人 CLL 细胞的增殖。

第一个 ACP-196 治疗复发/难治性 CLL Ⅰ/Ⅱ 期临床试验的早期结果发表在 2015 年的 ASH 年会上，结果显示 ORR 为 93%，PR 率为 70%，PR 伴淋巴细胞增多（PRL）占 23%，疾病稳定占 7%，无疾病进展的患者。del（17p）患者的 ORR 为 100%（PR 率为 72%，PRL 率为 28%），其中 4 例既往接受 Idelalisib 治疗患者也全部达到 PR。93% 患者均可耐受 ACP-196 治疗。尚未发现剂量相关不良反应，绝大多数的不良反应为 1~2 级；没有出现严重的出血、房颤、TLS，表明 ACP-196 耐受性优于其他的 BTK 抑制剂。

2016 年 ASCO 年会发表了该研究的进一步结果。截至 2015 年 12 月 7 日，共 74 例复发/难治的 CLL 患者进入该研究。72 例患者可评价，中位治疗时间为 11 个月（1~15 个月）。97% 患者均可耐受 ACP-196 治疗。

绝大多数的不良反应为 1~2 级，最常见的 1~2 级不良反应为头痛（42%）、腹泻（35%）、关节痛（22%）、恶心（18%）和体重增加（18%）。发生例数在 2 例以上的 3~4 级不良反应有晕厥（2 例，均为 3 级）和高血压（2 例，均为 3 级）；5 级肺炎 1 例，3 级上消化道出血 1 例，没有出现房颤等不良反应。

所有患者的淋巴结均快速缩小。53%（39/74 例）的患者出现治疗相关的淋巴细胞增多，这些患者中 97% 的患者淋巴细胞计数恢复。淋巴细胞增高的中位时间为 1 周，回落的中位时间为 7 周（3~15 周）。ORR 为 97%，PR 率为 86%，PR 伴淋巴细胞增多（PRL）占 10%，疾病稳定占 4%，没有患者疾病进展。

该研究再一次证实：Acalabrutinib（ACP-196）在既往治疗过的 CLL 患者中可以获得较高的缓解率，并且能获得持久的缓解，更令人鼓舞的是该药有比其他 BTK 抑制剂更好的安全性。

## Idelalisib 对复发难治 CLL 的疗效显著

Idelalisib 是第一个被批准用于治疗复发/难治 CLL 的磷脂酰肌醇 3 激酶 δ（PI3Kδ）抑制剂。2014 年 6 月，美国 FDA 批准 Idelalisib 联合利妥昔单抗治疗复发/难治的 CLL。一些临床试验目前正在进行中，以评价 Idelalisib 联合利妥昔单抗、奥法木单抗、苯达莫司汀或苯达莫司汀+利妥昔单抗在复发/难治 CLL 患者中的有效性和安全性。

2015 年的 ASCO 年会上公布了一项长期随访结果显示：Idelalisib 联合化学免疫方案治疗 114 例复发/难治的 CLL 患者的总有效率为 82.5%，中位 PFS 为 26 个月。而且，有高危因素 del（17p）的患者的总有效率为 70%，中位 PFS 为 20 个月。

在 2016 年的 ASCO 年会上，有学者报告了 Idelalisib 联合奥法木单抗与奥法木单抗单药对照治疗复发/难治 CLL 的研究结果，这是一项随机对照的 Ⅲ 期临床研究，按照 2:1 的比例将复发/难治的 CLL 患者随机分到 Idelalisib 联合奥法木单抗组与奥法木单抗单药组。

联合治疗组患者的 ORR 为 75.3%，而单药组的只有 18.4%（$P<0.001$）；中位 PFS 分别为 16.4 个月和 8 个月（$P<0.001$）。在具有（del）17p/TP53 突变的高危患者中，Idelalisib 联合奥法木单抗组的中位 OS 为 25.8 个月，奥法木单抗组的为 19.3 个月（$P=0.03$）。

（原载：《全球肿瘤快讯》2016 年 6 月总 163 期）

# 2016 年度淋巴瘤领域进展

朱 军

北京大学肿瘤医院淋巴瘤科　北京　100142

2016 年度的淋巴瘤领域，频频的惊喜和跨越依然是主流，少数淋巴瘤临床研究的阴性结果，虽然不免带来些许失望，但是随着新型药物的不断问世和临床研究的层层推进，相信某些"天花板"必然会被突破。

中国首个组蛋白去乙酰化酶抑制剂西达本胺，自上市以来已经累积了千余例患者，石远凯等报道，单药治疗有效率 39.06%，疾病控制率 64.45%，联合化疗的有效率和疾病控制率分别为 51.18% 和 74.02%。中国抗淋巴瘤联盟据此，联合其他学会共同制定出版了《西达本胺治疗外周 T 细胞淋巴瘤中国专家共识（2016 版）》，用于指导临床应用。该药联合 CHOP/CHOPE、挽救化疗方案、造血干细胞移植等在 T 和 B 细胞淋巴瘤的研究已经取得较大进展。

根据来自朱军等在中国患者中进行的脂质体阿霉素一线方案（CCOP）治疗弥漫大 B 细胞淋巴瘤的较大样本数据，以及郭晔等对该药的剂量爬坡研究数据，以中国抗淋巴瘤联盟为主更新了《脂质体阿霉素治疗恶性淋巴瘤及多发性骨髓瘤的中国专家共识（2016）》，为临床应用提供了更多的循证医学依据。

国家政策层面的大力改革以及经济发展的利好，令中国医药企业越来越具有创新性，创新性药物层出不穷，并迅速推进

到临床试验阶段，而临床医生也更加热衷于新药临床试验的开展。创新型 BTK 抑制剂和 PD-1 抗体已经在国内进入 II 期注册研究阶段，并初步展现出良好效果；多个抗 CD20 单抗药物已经结束 I 期研究，进入 III 期研究阶段，安全性良好。相信在不久的将来，更多国内研发的创新性新药将陆续面世，造福更多的中国淋巴瘤患者。

具有中国特色的 NK/T 细胞淋巴瘤依然是国内淋巴瘤领域的研究热点，贝锦新等与国内外多个团队合作，利用全基因组水平的基因变异信息和关联分析，发现 6 号染色体 HLA-DPB1 基因区域中的遗传变异位点 rs9277378 与 NK/T 细胞淋巴瘤发病关联最为显著，这是对 NK/T 细胞淋巴瘤重要易感基因的首次报道。Yok-Lam Kwong 教授创造性的将 PD-1 抗体用于 7 例高度复发、难治的 NK/T 细胞淋巴瘤患者均获得疗效，其中 5 例获得影像学和病理学完全缓解。该研究证实 PD-1 抗体在 NK/T 细胞淋巴瘤是重要的潜在治疗药物。

国际上在初治 DLBCL 中进行的数项研究结果均不乐观。CALGB 协作组报道了进行的 DA-EPOCH-R 与 R-CHOP 随机对照研究的结果，遗憾的是 DA-EPOCH-R 方案未显示 EFS 和 OS 的优势，而不良反应更高；初治弥漫大 B 细胞淋巴瘤中，令人期待已久的 GOYA 研究，也未能证实新型 CD20 单抗 obinutuzumab（GA101）联合 CHOP 方

案更优于常规的 R-CHOP 方案。所以在临床常规的治疗中，除了某些特殊类型或临床研究，R-CHOP 依然是 DLBCL 的普遍标准一线治疗方案。

但是 GALLIUM Ⅲ期临床研究却发现，与利妥昔单抗联合化疗相比，obinutuzumab 联合化疗（CVP、CHOP、苯达莫司汀）能令初治滤泡性淋巴瘤患者的疾病进展或死亡风险降低 34%。虽然两组中位 PFS 时间均未达到，但根据 HR 估算，GA101 组的中位 PFS 时间比 RTX 长 1.5 倍。

新药研发依然是淋巴瘤领域的热点，针对 Bcl-2、BCR 通路、PI3K 的抑制剂继续推陈出新，并相继和经典治疗方案联合，期待获得更佳的疗效；甚至在惰性 B 细胞淋巴瘤中，尝试放弃化疗，以两个或多个新型药物联合的方式，达到无化学治疗的理想模式。

来那度胺在复发、难治中枢神经系统淋巴瘤中取得较好的研究结果，尤其适用于老年或侵及眼部的患者；来自 M. D. Anderson 癌症中心的初步研究结果提示，在年轻初治 MCL 患者，先接受利妥昔单抗联合依布替尼诱导治疗，缓解后再接受短程高强度的巩固化疗（4~6 个周期 hyper-CAVD/MA），不仅有效率高，而且不良反应率低。

利妥昔单抗联合来那度胺（R2）或伊布替尼治疗初治滤泡性淋巴瘤的 2 项随机对照研究，均证实较利妥昔单抗单药治疗的有效率更高，R2 在 PFS、CR 持续时间、30 个月时 CR 率和至下一次治疗时间均具有优势，但是总生存获益还需要更长时间的随访。

polatuzumab vedotin 是抗 CD79b 单克隆抗体和抗微管药物 MMAE 耦联组成。该药联合苯达莫司汀或 obinutuzumab 在复发、难治 FL 患者中取得了较好疗效；venetoclax 是一种口服选择性 bcl-2 抑制剂，该药治疗复发、难治 FL 具有较好的疗效和耐受性，联合利妥昔单抗在复发、难治 FL 中 ORR 为 33%。

但是 2016 年最重要的进展仍然属于免疫治疗，嵌合抗原受体 T 细胞（CAR-T 细胞）继续保持研究热点，一些关键数据的报道为 CAR-T 细胞上市提供了有力支持。同时两个 PD-1 抗体也在复发、难治霍奇金淋巴瘤获得批准上市。

ZUMA-1 研究是针对耐药、侵袭性 B 细胞非霍奇金淋巴瘤（B-NHL）的多中心 Ⅰ~Ⅱ期关键临床研究。51 例可分析患者中，ORR 76%，CR 47%，PR 29%。92% 的患者在 1 个月内起效，39% 的患者 3 个月时仍维持疗效，3 个月 PFS 率 56%。最常见的 ≥3 级治疗相关不良事件（AE）包括粒细胞减少、贫血、血小板减少、粒细胞减少性发热、脑病，≥3 级细胞因子释放综合征（CRS）和神经毒性发生率分别为 20% 和 29%。

JCAR017 治疗 12 例难治、复发 B-NHL 患者，其中 DLBCL 患者的 ORR 为 82%，CR 73%，2 例发生神经系统毒性。

双重打击大 B 细胞淋巴瘤（DHL）和转化 FL（tFL）一直是临床治疗的难点，缺乏有效治疗手段，而且病情进展迅速，预后差。CTL019 治疗 13 例复发、难治 DL-BCL，ORR 为 52%，其中 GCB 患者为 71%（5/7），non-GCB 为 40%（2/5）；其中 3 例 tFL 和 2 例 DHL，均达到 CR。有效患者中位随访 23.3 个月，85.7% 仍维持疗效。CTL019 在复发难治 FL 患者中，3 个月时 ORR 为 79%，CR 50%。中位随访 11.4 个月，PFS 率 77%。

上述研究的关键数据进一步证实了 CAR-T 细胞在复发、

（下转第 207 页）

# 来那度胺治疗 B 细胞非霍奇金淋巴瘤最新进展

赵东陆　马　军

哈尔滨血液病肿瘤研究所　哈尔滨　150010

B 细胞非霍奇金淋巴瘤是一组异质性疾病，通常分为侵袭性和惰性。近年来随着新药的不断涌现，B 细胞非霍奇金淋巴瘤的疗效得到了很大的提高，但是由于剂量限制性毒性，影响了疗效，许多患者疾病最终复发。来那度胺（lenalidomide）是一种免疫调节剂，由于其独特的作用机制，目前广泛应用于恶性血液病的治疗。在 2015 年美国血液学会（ASH）年会上，来那度胺联合利妥昔单抗（rituximab，美罗华）的 R2 方案治疗恶性淋巴瘤的研究，得到了广泛的关注。本文就来那度胺近一年来在治疗 B 细胞非霍奇金淋巴瘤方面的最新进展进行简要综述。

## 一、弥漫大 B 细胞淋巴瘤（DLBCL）

来那度胺联合标准的 R-CHOP 方案可以克服新诊断 DLBCL 中 ABC 亚型对预后带来的不良影响[1]。50 例新诊断的 CD20 阳性的 DLBCL 患者进入了 MC078E 研究，其中 GCB 亚型 33 例（66%），ABC 亚型 13 例（26%），无法分型 4 例（8%）。给予来那度胺 25mg，第 1～10 天，以及标准的 R-CHOP 方案。与既往 MER 研究中类似的患者（使用 R-CHOP 方案）比较 24 个月时的无事件生存（EFS24）。MER 研究 R-CHOP 组中 GCB 亚型 80 例（65%），ABC

亚型 31 例（25%），两组间 EFS24 分别为 71% 和 48%（$P=0.013$）。而 MC078E 研究 R2-CHOP 组中 EFS24 分别为 67% 和 69%（$P=0.67$）。表明在 R-CHOP 方案中增加来那度胺可以减轻 ABC 亚型对于预后的不良影响。同时，R2-CHOP 方案还能降低 DLBCL 患者中枢神经系统（CNS）复发的风险。来自两个独立的 II 期研究证实了上述论点[2]。87 例患者来自 Mayo Clinic（MC），来自 Italian Lymphoma Foundation（FIL）的患者为 49 例。低危、中危和高危 CNS-IPI 积分分别为 10.3%、71.3% 和 18.4%。这 136 例患者在使用 R2-CHOP 治疗后，只有 1 例患者出现中枢神经系统复发。同时，来那度胺在复发/难治的原发中枢神经系统淋巴瘤中也表现出了良好的疗效。在一项包括了复发/难治的 41 例原发中枢神经系统淋巴瘤和 9 例原发玻璃体视网膜淋巴瘤的 II 期研究中，经来那度胺联合利妥昔单抗诱导治疗后，43 例患者接受了有效性评价，总有效率（ORR）为 39%，完全缓解（CR）率为 30%。中位总生存（OS）和无进展生存（PFS）期分别为 15.3 个月和 8.1 个月。在有效的患者中，中位持续缓解时间为 8.9 个月。17 例患者进入了维持治疗，结果值得期待[3]。

研究发现，来那度胺维持治疗可以明显改善患者预后。REMARC 研究是一个多中心、随机双盲、安慰剂对照的Ⅲ期临床研究，评价 R-CHOP 一线治疗 60~80 岁的老年 DLBCL，2b 期滤泡淋巴瘤（FL）和转化淋巴瘤患者获得完全缓解（CR）或部分缓解（PR）后，来那度胺在维持治疗中的作用。研究的主要目标是无进展生存（PFS）期。650 例患者在 R-CHOP 治疗后获得 CR/PR，随机分为来那度胺维持治疗组（25mg/d，第 1~21 天，28 天为 1 个疗程，共 2 年）和安慰剂组。中位随访时间为 40 个月，来那度胺组中位 PFS 尚未出现，而安慰剂组为 68 个月（$P=0.0135$）。在维持治疗结束后，来那度胺组中 18 例患者从 PR 提高到 CR，安慰剂组为 14 例。来那度胺维持治疗的主要不良反应有中性粒细胞减少、皮疹、感染和血小板减少[4]。复发后不能行自体干细胞移植的 DLBCL 患者，采用来那度胺维持治疗同样也可改善这部分患者的 PFS。来自意大利的Ⅱ期临床研究数据显示：48 例患者进入研究，对其中 46 例患者进行了评价，中位随访 25 个月，患者接受来那度胺治疗的疗程数为 12。患者对来那度胺耐受性良好，3~4 级严重的不良反应并不常见。研究的主要目标：1 年时的中位 PFS 率为 70%。研究发现，无论是原发的 DLBCL、还是转化的 DLBCL 患者均能从来那度胺的维持治疗中获益。GCB 型和 non-GCB 型 1 年时的中位 PFS 相似。目前仍有 33 例（72%）患者存活[5,6]。

## 二、套细胞淋巴瘤（MCL）

尽管在过去的 10~15 年，MCL 的治疗取得了显著的进步，但是部分患者仍然会复发。而且研究显示，ibrutinib（依鲁替尼）治疗失败的患者总生存期短[7]。MCL-004 是一个多中心的研究，观察来那度胺单药或来那度胺联合其他药物治疗

ibrutinib 治疗失败的 MCL 患者的有效性。30 例患者接受了来那度胺单药或包含来那度胺的联合治疗，所有的患者均接受过二线治疗，超过 80% 的患者接受过三线或三线以上的治疗。ORR 为 27%，包括 4 例 CR 和 4 例 PR。中位持续缓解时间为 18 个月。最常见的不良反应有乏力、恶心、呼吸困难、中性粒细胞减少、头晕和皮疹。在单用来那度胺时，这些不良反应少见。严重不良反应有肺炎、呼吸困难、深静脉血栓形成和急性肾衰竭[8]。MCL-002（SPRINT）研究是一个随机、多中心Ⅱ期研究，比较来那度胺单药与研究者选择的单药治疗 18~67 岁的复发 1~3 次的 MCL 患者的疗效，这些患者均无法耐受强化疗和造血干细胞移植。研究的主要目的为观察 PFS。254 例患者进入研究，按 2∶1 的比例进行随机分组，来那度胺组为 170 例，研究者选择组为 84 例。来那度胺的剂量为 25mg/d，第 1~21 天，每 28 天为 1 疗程。经过中位 15.9 个月的随访，来那度胺可显著地提高无进展生存（8.7 个月 vs 5.2 个月，$P=0.004$），常见的 3~4 级不良反应为中性粒细胞减少，但没有增加感染的风险，以及血小板减少、白细胞减少和贫血[9]。来自北欧的学者尝试着使用来那度胺、ibrutinib 联合利妥昔单抗组成的三药方案，治疗复发难治的 MCL 患者，50 例患者进入研究，其中 17 例患者因为各种原因终止了治疗。常见的不良反应为乏力及皮疹。除了 5 例 3~4 级中性粒细胞减少外，其他血液学不良反应轻微。对 29 例患者进行了有效性的评价，ORR 为 83%，获得 CR 和 PR 的患者均为 12 例（41%）。13 例患者进行了微小残留病（MRD）监测，6/12 外周血 MRD 为阴性，7/13 骨髓 MRD 为阴性[10]。

由于一些老年的初诊 MCL 患者，不能耐受强烈化疗。因此来那度胺联合利妥昔

单抗（R2）组成的非化疗方案就非常值得期待。最近的研究发现，R2方案一线治疗的MCL取得了非常好的疗效。Ruan等[11]进行了R2方案诱导治疗，来那度胺维持治疗的一项单组、多中心的临床Ⅱ期研究。38例患者进入研究，中位年龄65岁，中高危患者占66%。最常见的3~4级不良反应为中性粒细胞减少（50%），皮疹（29%），血小板减少（13%），炎性反应综合征（11%）和贫血（11%）等。中位随访时间30个月，ORR为92%，CR率64%，中位PFS未达到，预计2年PFS率为85%，总生存率为97%。

### 三、惰性淋巴瘤

较早的研究显示，来那度胺联合利妥昔单抗（R2）治疗既往未治疗的滤泡淋巴瘤，比单用利妥昔单抗可显著提高患者的完全缓解率（36% vs 25%）[12]。最新的更新数据显示，来那度胺联合利妥昔单抗同样可以提高患者的PFS率、到下次治疗时间、完全缓解持续时间，以及完全缓解率。来那度胺联合利妥昔单抗组和利妥昔单抗单药组均为77例患者，研究者评价的CR/CRu两组分别为36%和25%，通过CT扫描证实的CR/CRu两组分别为61%和36%。中位随访时间为3.1年，联合治疗组有更长的完全缓解持续时间（未达到 vs 2.3年）和PFS（未达到 vs 2.3年），但没有统计学差异。30个月时，两组的完全缓解率分别为42%和19%（P = 0.001）而且在距下次治疗时间方面联合治疗组同样具有优势（未达到 vs 2.1年，P = 0.02）。该研究在无化疗一线治疗FL方面做出了有益的尝试，值得进一步探索[13]。

有学者尝试着在来那度胺联合利妥昔单抗的基础上，增加BTK抑制剂治疗初治的滤泡性淋巴瘤，目前Ⅰ/Ⅱ期研究正在进行中。Alliance A051103就是这样的一个Ⅰ期研究，以评价利妥昔单抗、来那度胺加ibrutinib治疗既往未治疗过的滤泡淋巴瘤的有效性和安全性。起始剂量为：来那度胺15mg、ibrutinib 420mg（DL0），逐渐增加至来那度胺20mg、ibrutinib 560mg（DL2）。22例患者进入研究，该研究推荐的剂量为来那度胺20mg、ibrutinib 560mg。观察到了较高的皮疹发生率：所有等级的发生率为86%，3级的发生率为36%，7例患者因此而减量。总有效率为95%，12个月时PFS率为80%。由于增加ibrutinib的同时，增加了毒性，并且似乎并没有为患者带来更多的治疗益处。所以研究者并不看好该研究的前景[14]。同时，与上述研究类似的研究Alliance A051201和A051202显示：idelalisib、来那度胺和利妥昔单抗组成的联合方案治疗复发/难治淋巴瘤，因严重的不良反应而提前终止。这样看来，来那度胺在与其他药物联合治疗时应充分考虑到药物的不良反应[15]。另外，Rosenthal等[16]尝试着在来那度胺联合利妥昔单抗的基础上增加口服的环磷酰胺和地塞米松（LR-CD）治疗初治的惰性淋巴瘤。这是一个临床Ⅱ期研究，给予来那度胺20mg，d1~21；利妥昔单抗375mg/m²，d1；环磷酰胺250mg/m²，d1、8；地塞米松40mg，d1、8、15、22，28天为1个疗程。33例患者进入了研究，包括8例滤泡淋巴瘤、7例边缘带淋巴瘤（MZL）、15例华氏巨球蛋白血症（WM）、1例淋巴浆细胞性淋巴瘤、1例小淋巴细胞淋巴瘤和1例低等级的浆细胞分化的B细胞淋巴瘤。ORR为87.9%，CR率为30.3%，中位持续缓解时间为38.7个月；中位PFS为39.7个月。中位OS未出现。血液学毒性是常见的不良反应。由此看来需要进一步的研究来评价在来那度胺联合利妥昔单抗的基础上增加什么样的药物，可以为患者带来更多的益处。

MAGNIFY 研究是一个多中心随机Ⅲ期临床研究，研究的目的是比较 R2 方案治疗复发难治的惰性淋巴瘤后，来那度胺与利妥昔单抗维持治疗的疗效。135 例患者进入该研究，包括 91 例（67%）FL、24 例（18%）MZL、19 例（14%）MCL 和 1 例转化淋巴瘤。中位年龄 66 岁，超过 81% 的患者为Ⅲ/Ⅳ期。在进入维持治疗前 45 例（33%）中断治疗，主要原因为不良事件和疾病进展。安全性方面，在诱导治疗阶段 55% 的患者因来那度胺引起的中性粒细胞减少而减量或中断治疗，24% 的患者因利妥昔单抗引起的输液相关反应而减量或中断治疗。最常见的 3~4 级不良反应为中性粒细胞减少（27%）、白细胞减少（9%）、血小板减少（6%）和乏力（5%）。ORR 为 62%，其中 CR 率 9%，CRu 为 13%，PR 率 40%。目前有 19 例患者完成了诱导治疗，18 例患者进入维持治疗。R2 方案在这些晚期复发难治的惰性淋巴瘤中表现出了良好的有效性和安全性[17]。

## 四、慢性淋巴细胞白血病

在较早的来那度胺联合利妥昔单抗治疗初诊和复发的慢性淋巴细胞白血病患者的研究中，总有效率为 66% 和 85%。研究发现，对氟达拉滨耐药或来那度胺的剂量<5mg/d，是影响来那度胺疗效的不良因素。Strati 等[18]进行了一项Ⅱ期研究，以研究哪些临床和生物学因素与来那度胺的疗效相关。120 例患者进入研究（初治 61 例，复发 59 例），每疗程第一天给予利妥昔单抗（375mg/m$^2$），共 12 个疗程；来那度胺 10mg/d，第 1 疗程的第 9 天开始持续口服。初治（TN）患者的总有效率为 73%，复发（R）患者的总有效率为 64%。中位持续缓解时间 TN 患者未达到，R 患者 37 个月。在 TN 患者中 B2M≤4mg/L 者总有效率高；而年龄<65 岁，Rai 0~Ⅱ期，B2M<4 和 eGFR>60ml/min 的复发患者总有效率高。年龄<65 岁和无复杂染色体核型的 TN 患者持续有效时间长；既往治疗少于 2 次的复发患者获得了更长持续有效时间。TN 患者和 R 患者 4 年总生存期分别为 90% 和 70%。短生存期与以下原因相关：TN 患者的 Rai 分期为晚期；复发患者为既往治疗多于 2 次的。28% 的 TN 患者和 30% 的 R 患者出现了 3~4 级的不良反应。另一项研究发现，虽然来那度胺的起始剂量不同，但如果治疗剂量能够增加到 15mg 或 20mg，可以获得更长的无进展生存和总生存[19]。

## 五、其他

以上的研究都是有关来那度胺联合利妥昔单抗治疗复发/难治或初治的 B 细胞非霍奇金淋巴瘤的。法国的学者进行了来那度胺联合 Obinutuzumab（GA101）治疗侵袭性非霍奇金淋巴瘤的Ⅱ期研究（LYSA），以评价 GALEN 这一组合的有效性和安全性。根据Ⅰ期的研究结果，来那度胺的起始剂量为 20mg/d（第 1 疗程第 1~21 天给药，第 2~6 疗程第 2~22 天给药，28 天为 1 疗程），GA101 的剂量为 1000mg/次，在第 1 疗程第 8 天、15 天、22 天，以及第 2~6 疗程的第 1 天用药。获得疗效的患者再接受来那度胺和 GA101 的维持治疗，用法为：每 4 周的第 2~22 天口服来那度胺 10mg，共 18 个疗程；每 8 周给予 1000mg/d 的 GA101，共 12 个疗程。直到疾病进展或不可耐受的不良反应。研究的主要目标是诱导治疗的总有效率（IWG1999 标准），次要目标是总有效率和完全缓解率（IWG2007 标准）、持续缓解时间、无进展生存、总有效率及安全性。

共91例患者进入研究（77 例 DLBCL，13例 MCL，1 例其他 NHL），中位随访 14.5个月，39 例（45.8%）完成了诱导治疗，20 例患者进入维持治疗。主要目标——诱导治疗后的 ORR 为 36.5%，DLBCL 和 MCL 患者分别为 35.2% 和 46.2%；CR 率为 16.5%，DLBCL 和 MCL 患者分别为16.9% 和 15.4%。次要目标——根据 IWG 2007 标准评价的 ORR 为 30.6%，DLBCL 和 MCL 患者分别为 39.6% 和 38.5%；CR率为 15.5%，DLBCL 和 MCL 患者分别为 15.5% 和 23.1%。中位生存期为 13.0 个月，DLBCL 患者为 10.6 个月，MCL 患者分别为 16.2 个月。主要的不良反应有中性粒细胞减少、感染、便秘、腹泻、恶心、贫血及血小板减少等。只有 4.5% 的患者出现中性粒细胞减少性发热。该研究证实了 GA101 联合来那度胺可有效的治疗复发/难治的 DLBCL 和 MCL，且安全性良好。需要进一步的随访来观察 GALEN 的组合在维持治疗中的作用[20]。另外，体外研究发现，来那度胺可以促使 CD19 CAR T 分化为 CD8记忆细胞和 Th1 细胞，从而能够增强 CD19 CAR T 的抗肿瘤作用。同时，来那度胺可以通过增加 CD62 的表达，以增加 CD19 CAR T 的迁徙能力。需要进一步的研究已验证来那度胺是否可以增加 CD19 CAR T 抗肿瘤作用[21]。

来那度胺独特的作用机制使得其在不同类型的淋巴瘤中均表现出了令人鼓舞的抗肿瘤活性。在一线、二线以及维持治疗中，无论是单药，还是联合 CD20 单克隆抗体或化疗均展现出了非常优秀的有效性和出色的安全性。进一步的研究方向是了解来那度胺在抗肿瘤细胞的机制，以优化非霍奇金淋巴瘤患者的治疗策略，制定更有针对性的个体化治疗方案。值得高兴的是，来那度胺是目前已经在我国上市的药物，现多用于多发性骨髓瘤的治疗中。相信来那度胺也会越来越多的应用到我国的淋巴瘤患者中，使更多的患者从中受益。

## 参 考 文 献

[1] Nowakowski GS, Laplant BR, Pederson L, et al. Lenalidomide Combined with R-CHOP (R2CHOP) Overcomes Negative Prognostic Impact of ABC Molecular Subtype in Newly Diagnosed Diffuse Large B-Cell Lymphoma. Blood Abstracts：58th Annual Meeting Abstracts Vol. 128, Issue 22, 1 Dec 2016, Abstract 3035.

[2] Ayed AO, Chiappella A, Nowakowski GS, et al. Lenalidomide Plus R-CHOP (R2CHOP) in Patients with DLBCL Is Associated with a Lower Risk of CNS Relapse：Combined Analysis from Two Phase 2 Studies. Blood Abstracts：58th Annual Meeting Abstracts Vol. 128, Issue 22, 1 Dec 2016, Abstract 3033.

[3] Ghesquieres H, Houillier C, Chinot O, et al. Rituximab-Lenalidomide (REVRI) in Relapse or Refractory Primary Central Nervous System (PCNSL) or Vitreo Retinal Lymphoma (PVRL)：Results of a "Proof of Concept" Phase Ⅱ Study of the French LOC Network. Blood Abstracts：58th Annual Meeting Abstracts Vol. 128, Issue 22, 1 Dec 2016, Abstract 785.

[4] Thieblemont C, Tilly H, da Silva MG, et al. First Analysis of an International Double-Blind Randomized Phase Ⅲ Study of Lenalidomide Maintenance in Elderly Patients with DLBCL Treated with R-CHOP in First Line, the Remarc Study from Lysa. Blood Abstracts：58th Annual Meeting Abstracts Vol. 128, Issue 22, 1 Dec 2016, Abstract 471.

[5] Ferreri AJ, Sassone M, Zaja F, et al. Lenalidomide maintenance in patients with relapsed diffuse large B-cell lymphoma who are not eligible for autologous stem cell transplantation：an open label, single-arm, multicentre phase 2 trial. Lancet Haematol, 2017 Mar, 4 (3)：e137-e146.

［6］Ferreri AJ, Sassone M, Zaja F, et al. Lenalid-omide Maintenance Significantly Improves Survival Figures in Patients with Relapsed Diffuse Large B-Cell Lymphoma (rDLBCL) Who Are Not Eligible for Autologous Stem Cell Transplan-tation (ASCT)：Final Results of a Multicentre Phase Ⅱ Trial. Blood Abstracts：58th Annual Meeting Abstracts Vol. 128, Issue 22, 1 Dec 2016, Abstract 474.

［7］Martin P, Maddocks K, Leonard JP, et al. Postibrutinib outcomes in patients with mantle cell lymphoma. Blood, 2016, 127 (12)：1559-1563.

［8］Wang M, Martin P, Phillips T, et al. Effec-tiveness of Lenalidomide in Patients with Mantle Cell Lymphoma Who Relapsed/Progressed after or Were Refractory/Intolerant to Ibrutinib：The MCL-004 Study. Blood Abstracts：58th Annual Meeting Abstracts Vol. 128, Issue 22, 1 Dec 2016, Abstract 1786.

［9］Trněný M, Lamy T, Walewski J, et al. Lenalid-omide versus investigator's choice in relapsed or refractory mantle cell lymphoma (MCL-002; SPRINT)：a phase 2, randomised, multicentre trial. Lancet Oncol, 2016 Mar, 17 (3)：319-331.

［10］Jerkeman M, Hutchings M, Räty R, et al. Ibrutinib-Lenalidomide-Rituximab in Patients with Relapsed/Refractory Mantle Cell Lymphoma：First Results from the Nordic Lym-phoma Group MCL6 (PHILEMON) Phase Ⅱ Trial. Blood Abstracts：58th Annual Meeting Abstracts Vol. 128, Issue 22, 1 Dec 2016, Abstract 148.

［11］Ruan J, Martin P, Shah B, et al. Lenalidomide plus Rituximab as Initial Treatment for Mantle-Cell Lymphoma. N Engl J Med, 2015 Nov 5, 373 (19)：1835-1844.

［12］Kimby E, Martinelli G, Ostenstad B, et al. Rituximab Plus Lenalidomide Improves the Complete Remission Rate in Comparison with Rituximab Monotherapy in Untreated Follicular Lymphoma Patients in Need of Therapy. Primary Endpoint Analysis of the Randomized Phase-2 Trial SAKK 35/10. Blood, 2014, 124 (21)：799.

［13］Kimby E, Rondeau S, Vanazzi A, et al. Rit-uximab Plus Lenalidomide Versus Rituximab Monotherapy in Untreated Follicular Lymphoma Patients in Need of Therapy. First Analysis of Survival Endpoints of the Randomized Phase-2 Trial SAKK 35/10. Blood Abstracts：58th An-nual Meeting Abstracts Vol. 128, Issue 22, 1 Dec 2016, Abstract 1099.

［14］Ujjani CS, Jung SH, Pitcher B, et al. Phase 1 trial of rituximab, lenalidomide, and ibrutinib in previously untreated follicular lym-phoma：Alliance A051103. Blood, 2016 Nov 24, 128 (21)：2510-2516.

［15］Smith SM, Pitcher BN, Jung SH, et al. Safety and tolerability of idelalisib, lenalidomide, and rituximab in relapsed and refractory lymphoma：the Alliance for Clinical Trials in Oncology A051201 and A051202 phase 1 trials. Lancet Haematol, 2017 Apr, 4 (4)：e176-e182.

［16］Rosenthal A, Dueck AC, Ansell S, et al. A phase 2 study of lenalidomide, rituximab, cy-clophosphamide, and dexamethasone (LR-CD) for untreated low-grade non-Hodgkin lym-phoma requiring therapy. Am J Hematol, 2017 Feb 23, doi：10. 1002/ajh. 24693.

［17］Andorsky DJ, Yacoub A, Bitran JD, et al. MAGNIFY：Phase Ⅲb Randomized Study of Lenalidomide Plus Rituximab (R$^2$) Followed By Lenalidomide Vs. Rituximab Maintenance in Subjects with Relapsed/Refractory Follicular, Marginal Zone, or Mantle Cell Lymphoma. Blood Abstracts：58th Annual Meeting Abstracts Vol. 128, Issue 22, 1 Dec 2016, Abstract 1798.

（下转第246页）

# TKI 治疗慢性髓性白血病新进展

曹志坚 展昭民 张伯龙 马 军

哈尔滨血液病肿瘤研究所 哈尔滨 150010

慢性髓性白血病（CML）是起源于造血干细胞的恶性克隆性疾病，占所有白血病的 15% ~ 20%，发病率为 1.0/10 万 ~ 1.5/10 万。已明确该病的发生与 BCR-ABL 融合基因的形成有关，即 9 号染色体上的 ABL 基因与 22 号染色体上的 BCR 基因相互易位融合。这种易位融合形成的费城染色体（Ph 染色体）[1]，也就是 t（9；22）染色体会产生 BCR-ABL 融合蛋白，这种蛋白质具有 ABL 的酪氨酸激酶（TK）活性[2]，可持续激活下游信号传导通路，如 Ras/MEK、PI3K/AKT、JAN/STAT 等途径，从而促进细胞增殖和存活，抑制细胞凋亡，导致 CML 发生。Ph 染色体可出现于 95% 以上 CML 患者中，或 5% ~ 20% 的成人急性淋巴细胞白血病（ALL）患者中。根据病程进展，临床上 CML 分为慢性期（CP）、加速期（AP）和急变期（BC）3 个阶段。大多数患者处于慢性期，如果慢性期不及时治疗或产生耐药就会进展到加速期或急变期。

## 一、酪氨酸激酶抑制剂（TKI）治疗研究进展

CML 是第一种由于细胞遗传学和分子生物学的发现而明确肿瘤发病机制的疾病。根据其发病机制设计出针对性的靶向药物，确立了肿瘤靶向诊治的模式，引领了现代和未来一段时间的肿瘤治疗方向[3]。20 世纪 60 年代，首先发现了 CML 中特征性的 Ph 染色体改变；80 年代确认了 CML 发病中 Ph 染色体导致的 BCR-ABL 基因重排的分子学事件，从而明确认识了 CML 的发病机制；90 年代研制出了靶向性治疗的 TKI 药物——甲磺酸伊马替尼（IM），首先在 CML 的二线治疗中取得了良好的疗效。2002 年，IM 被正式批准作为 CML 的一线治疗。十多年来，接受 TKI 治疗的 CML 患者，细胞遗传学完全缓解率达到了 80% ~ 90%，10 年生存率达到了 80% ~ 95%[4,5]；而传统的干扰素±阿糖胞苷的治疗，细胞遗传学缓解率只能达到 10% ~ 30%，而治愈率不超过 5%。由于 TKI 的出现，使 CML 由恶性肿瘤性疾病转变成类似于糖尿病和高血压那样的通过长期服用药物即可控制的具有潜在性治愈能力的慢性病。对于疗效欠佳的少数 CML 患者，关注重点在于开发新的 TKI 和非 TKI 类药物，以及对进展期的 CML 改善异基因造血干细胞移植（Allo-HSCT）技术以降低治疗风险，提高疗效。

目前已经批准上市的 TKI 分为三代，我国有两代。不同的 CML 患者选择何种 TKI 治疗需要综合考虑。比较尼洛替尼（NIL）和 IM 用于 CML-CP 一线治疗的 ENESTnd 试验[6]，以及比较达沙替尼（DAS）和 IM 用于 CML-CP 的 DASISION 研究[7]显示，包括 NIL 的 150mg 和 200mg 剂

量组、DAS 的 100mg 剂量组的 4 年 MMR 率和 MR4.5 率（基于国际标准化单位 IS 的 BCR-ABL 转录本水平 ≤0.0032%）显著好于 IM，并且更少的患者出现疾病进展和 ABL 激酶区的突变；但 OS 没有体现出明显差异。NIL 和 DAS 均较 IM 获得更高的早期分子学缓解，但 IM 可以获得更长期的 OS 数据，具有长期不良反应明确，使用费用相对较低的优点。IM 没有长期的脏器毒性，对于合并症较多的老年患者和考虑较多的儿童以及育龄妇女可能是合适的选择。NIL 和 DAS 能够获得更高的 EMR、MR4.5 率以及 PFS，这为日后停药的提供了可能。因此，对于年轻患者，NIL 和 DAS 可能是合适的选择。NIL 严重的不良反应在于可能会增加外周动脉阻塞等血管性疾病的风险，一旦开始 NIL 治疗，要密切监测患者的血糖、血脂水平；如果出现严重的血管性疾病事件，就要重新选择 TKI 的治疗。DAS 的主要不良反应是胸腔积液和肺动脉高压。对于体弱患者可能维持生活质量的意义比生存更大。

三代 TKI 普纳替尼能够克服致命的 T315I 突变所导致的耐药，使患者获得缓解。针对清除白血病干细胞的研究主要集中在 JAK-STAT 通路、PI3K/AKT/mTOR 通路、WNT/β-catenin 通路、Hedgehog 通路以及表观遗传学调节等方面，通过明确相关靶点以设计靶向药物。SPIRIT 和 Nordic 研究[8]证明，聚乙二醇化的干扰素能够增加 TKI 的深度分子学缓解率。

一代 TKI 虽然获得了良好的疗效，但仍有部分患者可能会发生疾病进展。对这类患者进行早期识别、及时调整治疗方案是当前 CML 治疗的重要课题。现在，通过骨髓形态、细胞遗传学和分子生物学等多种手段已经可以对白血病残留病灶（MRD）进行监测。使用 TKI 后，MRD 的

快速下降预示着更好的疗效和预后。可以通过 3 个月的分子学检测结果来进行疗效评判，ENESTnd、DASISION、GERMAN CML Ⅳ、Australia TIDEL Ⅱ 等的研究结果都认为早期分子学缓解（EMR）可以对疾病进展和生存产生重要的影响。如 GERMAN CML Ⅳ 研究入组了 1440 例 CML-CP 患者以接受不同剂量 IM 的治疗，3 个月时有 28% 的患者无法达到 EMR，此类患者 5 年 OS 率为 87%；获得 EMR 者中，BCR-ABL 转录本水平 ≤1% 的预后更好，5 年 OS 率达到 97%，介于 1% 和 10% 之间者为 94%。ELN 和 NCCN 的指南更新均建议 3 个月时未达 EMR 的患者需要进行用药依从性、KDM 等指标评估以判断并指导后续的治疗，6 个月时结合转录本水平以及细胞遗传学缓解情况来决定是否进行治疗调整。

DASISION 研究结果显示，DAS 和 IM 的 5 年 OS 率分别为 91% 和 90%。ENESTnd 的结果类似，NIL 和 IM 的 5 年 OS 率分别为 94%~96% 和 92%，但是随着接受 TKI 的治疗时间延长、耐药和突变、经济负担和追求生活质量等问题，能否安全停药成为现在研究的重要热点[8]。

## 二、关于停药或减量试验的研究

现在 IM 停药试验研究较多，其中分子学水平达到 MR5.0 的法国 STIM[9,10]和达到 MR4.5 的澳大利亚 TWISTER[11]，患者随访都超过了 2 年，40% 的患者依然可以维持深度分子学缓解，这些患者的 CML 克隆可能已经被清除，即使停药后残留水平上升的患者，再次用药还可以维持非常好的缓解状态。STIM 最新的随访表明，停药后 65 个月的分子学复发率仅为 10%，大多数分子学复发发生在停用药物的前半年内，并且再给予药物依旧可有响应。TWISTER[11]中位随访 42 个月的数据表明，维持停药分

子学缓解的患者稳定在 47.1%。法国的另一项研究表明，即使没有达到深度分子学缓解，部分患者也存在停药无分子学复发可能。

在 Euro-Ski 临床研究中，821 名 CML 患者经 TKI 有效治疗后，CML 检测指标处于极低的水平至少 1 年后停药。停药后，62% 的患者在 6 个月时没有复发，52% 的患者在 24 个月时没有复发。用 TKI 治疗至少 5.8 年，停药后 6 个月复发的概率要明显小于用 TKI 治疗少于 5.8 年，分别为 34.5% 和 57.4%。每一年 TKI 的治疗降低白血病 16% 的复发概率。对于复发的患者，大多数再用 TKI 抑制剂治疗后，都可以达到先前的治疗效果。

DESTINY 临床研究表明，具有稳定分子反应的 CML 患者，在 TKI 的剂量减半 1 年后，绝大多数患者（93%）白血病没有发展，并且在前 3 个月内许多 TKI 的不良反应有显著降低。所有白血病进展的患者中，在恢复 TKI 剂量的 4 个月内达到了 MR3.0 或更好的缓解。DESTINY 试验纳入了 MR3.0 的稳定分子学缓解的患者。结果表明，更多的患者可能能够安全地减少 TKI 的治疗。同时，患者可能不必一定要达到 MR4.0 或 MR4.5 以上，才能够安全地降低 TKI 的剂量。但必须注意的是，与 MR3.0 的患者（18.4%）相比，那些具有更低水平的白血病残留（MR4.0）的患者疾病发展的风险更低（仅 2.4%）[12]。

## 三、关于突变的研究

2012 年美国食品和药物管理局（FDA）批准上市的 Ponatinib（普纳替尼）是一种多靶点激酶抑制剂，不仅可以抑制包括 T315I 在内的多种 BCR-ABL 基因突变活性，还可以调控 Flt3、FGFR1 ~ 4 等介导的信号通路。普纳替尼的作用方式与伊马替尼、达沙替尼不同，其能形成有利于结合 T315I 突变侧链异亮氨酸的范德华力，且能够调节异亮氨酸突变体的空间位阻，从而与 T315I 点突变结合，起到抑制 ABL 激酶活性的作用。普纳替尼对 ABL 激酶[野生型]和 ABL 激酶[T315I]的 $IC_{50}$ 值分别为 0.37 和 2.0nmol/L，体外试验细胞增殖的 $IC_{50}$ 值为 0.5nmol/L 和 11nmol/L，高于伊马替尼和达沙替尼，体内试验证明其能延长 BCR-ABL[T315I]细胞小鼠的生存期和抑制 BCR-ABL[T315I]细胞小鼠的肿瘤生长。虽然普纳替尼具有强大的对抗 T315I 突变的能力[13,14]，但在 I 期和 II 期临床研究中发现，普纳替尼存在着致死性血栓和严重血管狭窄的风险，因此 FDA 建议在使用普纳替尼时应慎重评估患者的治疗风险和获益。

Danusertib 是 Aurora 激酶和 BCR-ABL 激酶的多重抑制剂，具有抑制肿瘤细胞增殖以及阻断细胞周期引起细胞凋亡的作用。Danusertib 能够抑制 BCR-ABL 激酶活性，并且因能够与激酶结构域活性构象的 T315I 突变结合，从而对 T315I 突变型产生作用。同时，Danusertib 可以减少 BCR-ABL 作用靶点 CrkL 和下游通路中 Stat5 的磷酸化而发挥作用。I 期临床试验表明，4 例 T315I 突变患者出现血液学反应，且毒性在安全范围内[15,16]。目前，Danusertib 正在进行对伊马替尼耐受和存在 T315I 突变 CML 患者的 II 期临床试验。

除了 BCR-ABL 激酶区突变引起的耐药外，还有可能存在 BCR-ABL 下游的效应分子，如 Gab2、Lyn 的异常信号转导所致。Halbach 等研究发现，联合应用索拉非尼和阿西替尼的可以有效抑制 BCR-ABL[T315I突变型]和由 Gab2/LynY508F 介导的药物耐受。阿西替尼可以影响 BCR-ABL/Grb2/Gab2 信号通路，而索拉非尼可能是通过调节上下游的 Gab2 产生作用，而对 BCR-ABL 不产生作用。但是阿西替尼和索拉非尼的适应证分别是肾癌和肝癌，对于合用阿西替尼和索拉非尼治疗 TKI 耐药的 CML 还需进一步考虑和评估。

## 四、TKI 与移植

异基因造血干细胞移植（Allo-HSCT）能清除患者体内的恶性克隆。最近的一项研究[17]比较了 HSCT 与最佳药物治疗新诊断 CML 患者的长期预后。该研究共纳入来自 143 所医疗中心的 669 例新诊断 CML 患者，其中 427 例 Allo-HSCT 合格者被随机分配至相匹配供体，其中 166 例患者接受 Allo-HSCT，261 例患者进行药物治疗，主要研究终点是长期生存。结果显示，两组的生存获益无明显差异。但接受 Allo-HSCT 的患者中有更多的人达到分子学缓解（56%），多于接受药物治疗的患者（39%）；而低移植风险患者的生存优于高危和非高危患者；但是一旦进展至急变期后，患者是否进行 Allo-HSCT，生存率并无不同。因此，即使 TKI 已经发展到三代，结合考虑疾病和移植的风险，Allo-HSCT 可能仍然是一种有效的治疗选择。

### 参 考 文 献

[1] Faderl S, Talpaz M, Estrov Z, et al. The biology of chronic myeloid leukemia. N Engl J Med, 1999, 341 (3): 164-172.

[2] Wong SF, Mirshahidi H. Use of tyrosine kinase inhibitors for chronic myeloid leukemia: management of patients and practical applications for pharmacy practitioners. Ann Pharmacother, 2011, 45 (6): 787-797.

[3] Druker BJ, Guilhot FO, Brien SG, et al. Five-year followup of patients receiving imatinib for chronic myeloid leukemia. N Engl J Med, 2006, 355 (23): 2408-2417.

[4] Mcrae BL, Nagai T, Semnani RT, et al. Inter-feron and inhibit the invitro differentiation of immunocompetent human dendritic cells from CD14+ precursors. Blood, 2000, 96 (2): 210-217.

[5] O'Brien SG, Guilhot F, Larson RA, et al. Imatinib compared with interferon and low-dose cytarabine for newly diagnosed chronic-phase chronic myeloid leukemia. N Engl J Med, 2003, 348 (11): 994-1004.

[6] Saglio G, Kim DW, Issaragrisil S, et al. Nilotinib versus Imatinib for Newly Diagnosed Chronic Myeloid Leukemia. N Engl J Med, 2010, 362: 2251-2259.

[7] Jabbour E, Kantarjian HM, Saglio G, et al. Early response with dasatinib or imatinib in chronic myeloid leukemia: 3-year follow-up from a randomized phase 3 trial. Blood, 2014 Jan 23, 123 (4): 494-500.

[8] Gurion R, Gafter-Gvili A, Vidal L, et al. Has the time for first-line treatment with second generation tyrosine kinase inhibitors in patients with chronic myelogenous leukemia already come? Systematic review and meta-analysis. Haematologica January, 2013, 98: 95-102.

[9] Mahon FX, Rea D, Guilhot J, et al. Discontinuation of imatinib in patients with chronic myeloid leukaemia who have maintained complete molecular remission for at least 2 years: the prospective, multicentre Stop Imatinib (STIM) trial. Lancet Oncol, 2010, 11 (11): 1029-1035.

[10] Mahon FX, Ncolini F, Noel MP, et al. Preliminary report of the STIM2 study. a multicenter stop imatinib trial for chronic phase chronic myeloid leukemia de novo patients on imatinib. Blood, 2013, 122 (21): 654.

[11] Ross DM, Branford S, John F, et al. Safety and efficacy of imatinib cessation for CML patients with stable undetectable minimal residual disease: results from the TWISTER study. Blood, 2013, 122: 515-522.

（下转第 242 页）

# 多发性骨髓瘤治疗的进展与展望

杨　宁　王玉娇　侯　健

第二军医大学长征医院　上海　200003

【摘要】多发性骨髓瘤（multiple myeloma，MM）的治疗近年来取得迅猛的进展。本文将总结过去一年该领域的进展，并围绕"什么样的患者应该治疗""2017年一线治疗选择""自体干细胞移植的重要性""MRD-/MRD：测试与管理""最新复发的选择""新的药物组合"等6个方面进行介绍。

## 一、什么样的患者应该治疗

对于新发症状性 MM 或冒烟型 MM（smoldering MM，SMM），如果存在任何骨髓瘤相关事件，如高钙血症、肾功能不全、贫血和骨质损害，以及骨髓涂片中浆细胞比例超过 60%、受累游离轻链与未受累比率大于 100、MRI 等检查发现 1 处以上溶骨病灶，都应该按照骨髓瘤治疗。其中高钙血症、肾功能不全、贫血和骨质损害取其英文缩写为 CRAB，60%以上的浆细胞、游离轻链比率大于 100、MRI 等检查英文缩写为 SLIM，合在一起为 SLIM-CRAB。对于不存在 MM 相关事件的冒烟型骨髓瘤，如果根据细胞遗传学检查结果判定是高危 SMM，则应开始治疗。或者在观察过程中一旦病情进展或出现新的高危因素，应考虑启动骨髓瘤治疗，也可进入临床试验或观察。因为这些患者经过中位随访时间 2 年后，发现有大约 70%的患者都会进展为活动性 MM。反之，如果为低危 SMM（每年 5%病情进展），观察即可。

## 二、2017 一线治疗选择

对于高危 SMM 患者，较为温和的诱导缓解方案有：Rd、Dara 单抗、Elo 单抗联合 Rd 方案，也可以采用 KRd+ASCT、KRd+dara+ASCT、Dara+Rd 等强化诱导方案。

对于可以进行自体造血干细胞移植（Autologous stem cell transplantation，ASCT）的患者，在美国，常用 VRd、Rd、VCD 方案；在欧洲常用 VTD、VCD、PAD 等方案诱导治疗，而后进行 ASCT 并采用来那度胺或硼替佐米进行维持治疗。而对于不适合进行 ASCT 的患者，美国医生常使用 Rd、VRd Lite 方案，在 VRd Lite 方案中各种药物的剂量比标准 VRd 方案适当减少，以使这些体质虚弱的患者能够耐受。在欧洲，对于不适合进行 ASCT 的患者，常常采用 VMP 或 MPT 方案诱导治疗，其他常选择的方案有 VCD、VD、VTD、BP 和 CTD。

在 MM 诱导治疗之所以推崇 3 药联合方案，也是基于一系列临床试验所获得的循证医学证据。例如在一项前瞻性、随机对照的 SWOG S0777 研究中，研究者比较了 VRd（硼替佐米 $1.3mg/m^2$，iv，第 1，4，8，11 天；来那度胺 25mg/d，po，第 1~14 天；地塞米松 20mg/d，po，第 1，8，15，22 天）和 Rd（来那度胺 25mg/d，po，第1~21天；地塞米松40mg/d，po，第1，2，4，5，8，9，11，12天）的疗效。该研究共入组了525例患者，并且根据ISS分期以及有无移植意向进行分层。经过8个疗程VRd或6个疗程Rd诱导治疗后，VRd组和Rd组的客观缓解率分别为82%和72%，VGPR率分别为16%和8%，中位无进展生存期分别为46个月和30个月，中位总生存期分别为75个月和64个月，差异均具有显著的统计学意义。

目前新诊断的MM患者，如果不适合干细胞移植，常选用VRd。而对于身体虚弱、且年龄在75岁以上的患者则选用Rd方案。如果患者适合进行干细胞移植，一般先进行4个疗程的VRd方案（高危患者考虑KRd方案），然后进行自体干细胞移植。维持治疗中，中危患者选用来那度胺，高危患者选用硼替佐米。中、高危患者也可以考虑双次ASCT。如果诱导治疗后暂时不考虑自体干细胞移植的，可以再进行4个疗程的VRd维持治疗。

## 三、自体干细胞移植重要性

自20世纪80年代以来，ASCT一直是年轻、且脏器功能良好的MM患者的标准治疗推荐。并且，NCCN等权威指南中一直推荐采用双次移植能够更好地延长MM患者的无进展生存期和总体生存期。近年来，由于采用新型靶向药物治疗，极大地提高了MM治疗的缓解率，延长了患者的生存期，改善了患者的生活质量，人们一直试图质疑在靶向药物治疗时代ASCT的作用。但在IFM2009等试验中，ASCT的作用在采用靶向药物诱导治疗的患者中得到进一步证实。然而在刚刚结束的美国血液学年会上，Stadtmauer教授报告了他牵头进行的多中心、前瞻性临床试验的结果。该研究入组了758例患者，并依据细胞遗传学风险、B2M和参加中心进行分层。所有患者经过4个疗程新型靶向药物诱导治疗后被随机分为3组：ACM组接受单次ASCT和4个疗程VRd巩固和来那度胺10mg维持治疗，TAM组接受双次ASCT和来那度胺10mg维持治疗，AM组接受单次ASCT和来那度胺10mg维持治疗。中位随访38个月之后，ACM组、TAM组和AM组的PFS率分别为57%、56%和52%，OS率分别为86%、82%和83%。无论是PFS率还是OS率，3组之间均无统计学差异。这一结果显示，在新型靶向药物诱导治疗的前提下，只对MM患者进行单次ASCT后进行维持治疗即可，既不需要进行第二次ASCT，也不需要进行强化巩固治疗。由于这一研究颠覆了之前对于ASCT在MM治疗中的作用，所以被本届美国血液学年会选作Late Breaking Abstract进行交流，并引起强烈反响，相信也会对MM的治疗产生深远的影响。

## 四、MM患者MRD的监测与管理

随着MM治疗有效率和缓解质量不断提高，MM患者MRD的监测与管理问题也已提到议事日程上来。对于达到完全缓解（Complete remission，CR）的MM患者，监测MRD的意义在于：一是根据MRD能够较早地预测患者是否复发；二是可以预测患者的无进展生存期；三是MRD帮助决定是否需要进行维持治疗。

目前监测MM患者MRD的主流技术有新一代流式细胞技术（Next generation flow cytometry，NGF）和新一代基因测序技术（Next generation sequencing，NGS）。前者适用于几乎所有的患者，后者适应于约90%的患者。NGF的敏感性可以达到$10^{-5} \sim 10^{-6}$，而NGS一般都可以达到$10^{-6}$。

需要指出的是，由于MM的生物学和临床特殊性，对于MM疗效的评估应该综合多方面的结果才能得出准确的信息。换言之，不仅要采用骨髓涂片、免疫组化、PCR、NGF、NGS等技术评估骨髓中克隆性浆细胞负荷，而且还需要游离轻链（Free light chain，FLC）测定、重轻链（Hevylite）测定、同种型特异性轻链测定等技术评估克隆性浆细胞的产物浓度。此外，必要时还应该采用PET-CT、全身磁共振等现代影像学技术评估MM的髓外累及情况。

国际骨髓瘤工作组建议，在新药临床试验中应该将MRD检测贯穿始终，并且临床试验应该反映出如何根据MRD的状态对患者病情进行干预。在日常临床工作中，则应该视具体情况而定。

## 五、难治、复发性MM的治疗选择

早期复发：基于来那度胺的治疗方案包括DRd、KRd、ERd、NRd，以及基于蛋白酶体抑制剂的临床治疗方案，如DVd、Kd、PVd、EVd均可获得好的疗效，其中尤以DRd和DVd的效果最为引人注目，总的VGPR率分别为76%和59%，完全缓解率分别为43%和19%，疾病进展风险分别为对照组的37%和39%。需要指出的是，尽管上述结果来自于不同的临床试验，可比性较差，但仍然可以看出CD单抗的神奇疗效，特别是与其他抗骨髓瘤药物联合时的协同作用。所以，对于首次复发的MM患者，对来那度胺不耐药的应首选DRd方案，对来那度胺耐药的应首选DVd或CyBorD方案，并且考虑合格患者的补救性自体移植。第二次或多次复发的患者建议选Ixazomib-Rd、Elotuzumab-Rd等方案以及其他CD38单抗为基础的方案或者Panobi-nostat-Bortez-Dex方案。

## 六、新的MM治疗药物

瑞士St. Gallen团队报道，口服抗艾滋病药物Nelfinavir可以克服硼替佐米耐药。该药物与硼替佐米及地塞米松联合对于此前反复治疗的34个复发/难治性MM患者，有效率可高达65%。

Shaji Kumar等报道，BCL-2抑制剂Venetoclax在66个复发/难治患者中临床试验的结果，安全性良好，单药有效率可达21%，对具有t（11；14）的患者单药有效率为40%。法国Moreau教授等报道，如果联合硼替佐米，Venetoclax在66名复发难治性MM患者中获得65%的客观缓解率，其中对于具有t（11；14）的患者，客观缓解率为89%。

Dan Vogl等报道，在79名患者复发/难治性MM（其中48名对来那度胺、泊马度胺、硼替佐米和卡非佐米耐药，31名对来那度胺、泊马度胺、硼替佐米、卡非佐米和CD38单抗耐药）中采用信号转导分子出核抑制剂Selinexor联合地塞米松治疗的结果，其中对于四重耐药的48名患者总有效率为21%，对于五重耐药的31名患者总有效率为20%，中位DOR为5个月；OS为9.3个月，主要毒性为血小板减少、胃肠道反应和疲劳。

Bahlis等报道，采用Selinexor-硼替佐米-地塞米松组合治疗22例蛋白酶体抑制剂耐药患者，有效率可达58%。

总之，MM的治疗迅猛发展，新型靶向药物层出不穷，治疗效果和治疗理念也在不断更新。与发达国家相比，我们在这一领域相对滞后，但随着我国人口老年化进程，患者群体却越来越大，复发、难治性患者越积越多，对新药以及新型治疗方法的需求也越来越迫切。为此，需要医疗行政部门、医药研发企业和临床血液学工作者携手努力，共同应对挑战，尽早攻克MM治疗难题。

# NK/T 细胞淋巴瘤 2016 年新进展

赵维莅

上海交通大学医学院附属瑞金医院　上海　200025

NK/T 细胞淋巴瘤（NK/TCL）是一类 CD56⁺/胞质 CD3⁺的特殊类型的淋巴瘤，亚洲地区高发，与 EB 病毒感染相关，疾病进展快，侵袭性高，预后不良。近年来，国内在 NK/TCL 诊断和治疗方面的成果不断涌现，为提高该疾病的分子诊断能力，改善患者的临床预后具有重要意义。

## 一、NK/TCL 疾病进展分子标志

进一步研究 NK/TCL 致病或进展的相关因素，有利于为疾病早期诊断和精准治疗提供重要依据。2016 年，中山大学肿瘤防治中心、中山大学精准医学科学中心、中国医学科学院肿瘤医院、香港、新加坡、日本、美国、英国、瑞典等多家机构的研究人员组成国际合作团队，利用全基因组水平的基因变异信息和关联分析展开了研究。比较了 189 例 NK/TCL 患者和 957 例对照的基因型，发现 6 号染色体 HLA-DPB1 基因区域中的遗传变异位点 rs9277378 与 NK/TCL 发病关联最为显著。rs9277378 与 NK/TCL 发病高度相关，携带一份 rs9277378 风险等位基因的人罹患 NK/TCL 风险是不携带者的 1.84 倍，结果在来自中国南方、北方、香港和新加坡地区的 4 个独立病例–对照样本人群中得以验证，相关结果发表于国际著名肿瘤学杂志《Lancet Oncology》。来自《Lancet Oncology》的同期评论认为，该研究是首个也是最大规模的 NK/TCL 全基因组关联分析研究，首次发现了 NK/TCL 的重要易感基因，为研发 NK/TCL 发病风险预测模型提供依据，有助于筛选高危人群，最终提高其早诊率。［Lancet Oncol. 2016 Sep，17（9）：1240-1247.］

同期，中山大学肿瘤防治中心团队另一项研究结果发表于《J Hematol Oncol》，该研究发现程序化细胞死亡受体（Programmed cell death receptor 1，PD-1）的配体 PD-L1 在血清中和肿瘤组织中的高水平表达与 I ~ II 期 NK/TCL 患者疗效差、预后不良显著相关，为 PD-L1 靶向治疗 NK/TCL 提供了理论依据。［J Hematol Oncol. 2016 Oct 13，9（1）：109.］

## 二、NK/TCL 的治疗进展

中国医学科学院肿瘤医院团队牵头全国 10 个单位收集了 1332 例早期 NK/TCL 患者，他们的治疗模式：653 例为化疗序贯放疗，215 例为放疗序贯化疗，292 例只接受放疗，172 例只接受化疗。放疗包括：一个扩展的领域包括原发肿瘤和邻近部位，中位剂量为 50Gy（10 ~ 70Gy）。1040 例患者接受了化疗，其中 832 例为以多柔比星为基础的化疗方案，208 例以左旋门冬酰胺酶或吉西他滨为基础的化疗方案。结果显示，放疗剂量为 50 ~ 52Gy 时，局部复发率、疾病进展和死亡的风险会显著下降。

确认了放疗的剂量依赖效应在局部控制率、无进展生存（PFS）和总生存（OS）中的作用，证明了放疗在早期 NK/TCL 患者的一线治疗中是必要的，但优化化疗方案是否能进一步提高早期患者的疗效，还有待于前瞻性的临床试验证实。此项研究为了解早期 NK/TCL 患者放疗的剂量效应在局部控制率与生存结局的关系提供了理论依据。相关研究结果发表于《JAMA Oncol》。[JAMA Oncol. 2017 Jan 1, 3（1）：83 -91.]

郑州大学第一医院淋巴瘤诊治中心团队牵头全国 4 家单位在《Clin Cancer Research》上报道了 DDGP（地塞米松、顺铂、吉西他滨、培门冬酰胺酶）对比 SMILE（地塞米松、甲氨蝶呤、异环磷酰胺、左旋门冬酰胺酶和依托泊苷）方案治疗初治Ⅲ～Ⅳ期 NK/TCL 的一项随机对照、多中心、开放性研究。42 例患者中，21 例接受 DDGP 方案治疗，21 例接受 SMILE 方案治疗。DDGP 组 1 年 PFS 率和 2 年 OS 率分别为 86% 和 74%，显著高于 SMILE 方案（38% 和 45%）。同时，DDGP 组完全缓解率（CR）和总体反应率（ORR）分别为 71% 和 95%，亦优于 SMILE 组（29% 和 67%）。SMILE 组的白细胞减少和过敏反应的发生率较 DDGP 组高。因此，研究者提出 DDGP 方案是治疗进展期 NK/TCL 的有效和低毒的方案。[Clin Cancer Res. 2016 Nov 1, 22（21）：5223-5228.]

（上接第 237 页）

[12] Clark R, et al. Chronic myeloid leukemia patients with stable molecular responses（at least MR3）may safely decrease the dose of their tyrosine kinase inhibitor: data from the British Destiny study. Abstract #938. Presented at the 2016 ASH Annual Meeting, December 5, 2016, San Diego, California.

[13] Huang WS, Metcalf CA, Sundaramoorthi R, et al. Discovery of 3-［2-（imidazo［1, 2-b］pyridazin-3-yl）ethynyl］-4-methyl-N-｛4-［（4-methylpiperazin-1-yl）methyl］-3-（trifluoromethyl）phenyl｝benzamide（AP24534）, a potent, orally active pan-inhibitor of breakpoint cluster region-abelson（BCR-ABL）kinase including the T315I gatekeeper mutant. J Med Chem, 2010, 53（12）：4701-4719.

[14] O′Haret, Shakespearew C, Zhu X, et al. AP24534, a pan BCR-ABL inhibitor for chronic myeloid leukemia, potently inhibits the T315I mutant and overcomes mutation-based resistance. Cancer Cell, 2009, 16（5）：401-412

[15] Gontarewicz A, Balabanov S, Keller G, et al. Simultaneous targeting of Aurora kinases and Bcr-Abl kinase by the small molecule inhibitor PHA-739358 is effective against imatinib resistant BCR-ABL mutations including T315I. Blood, 2008, 111（8）：4355-4364.

[16] Meulenbeld HJ, Mathijssen RH, Verweij J, et al. Danusertib, an aurora kinase inhibitor. Expert Opin Investig Drugs, 2012, 21（3）：383-393.

[17] Conchon M, Carla Maria Boquimpani de Moura Freitas, et al. Dasatinib-clinical trials and management of adverse events in imatinib resistant/intolerant chronic myeloid leukemia. Hematol. Hemoter. vol. 33 no. 2.

# 初治弥漫大 B 细胞淋巴瘤治疗进展

苏丽萍

山西医科大学附属肿瘤医院血液病诊疗中心　太原　030013

弥漫性大 B 细胞淋巴瘤（DLBL）是非霍奇金淋巴瘤最常见类型，利妥昔单抗的应用使其预后明显改善，但高危患者 3 年生存率不足 60%。为进一步改善 DLBL 患者的疗效及预后，目前正在寻求基于细胞起源与靶点选择的新型靶向药物，如免疫调节剂、BTK 抑制剂、蛋白酶体抑制剂等。

## 一、免疫调节剂——来那度胺

意大利研究组开展的 REAL07 trial[1] 是一项关于来那度胺（lenalidomide）联合 R-CTOP 方案治疗初治 DLBCL 的多中心 Ⅱ 期临床研究，其主要研究终点是总体反应率［完全缓解（CR）和部分缓解（PR）］，并应用（18F-FDG）PET 在末次化疗结束后评估疗效。结果显示，患者的总体反应率达到 92%（45/49），CR 率为 86%，PR 率为 6%。16 例 GCB 亚型组中 13 例（81%）达 CR，16 例 Non-GCB 亚型组中有 14 例（88%）达 CR。2 年 PFS 率分别为 GCB 亚型组 71%，Non-GCB 亚型组 81%；2 年 OS 率分别为 GCB 亚型组 88%，Non-GCB 亚型组 94%；显示 2 年 PFS 率或 OS 率 Non-GCB 与 GCB 无差异。这项研究提示来那度胺联合 R-CHOP 克服了 Non-GCB 亚型的不良预后。

The Mayo Clinic[2] 同样开展了关于来那度胺联合 R-CHOP 方案（R2-CHOP）治疗初治 DLBCL 的Ⅱ期临床研究。共入组患者 64 例，可评价 60 例，总体反应率为 98%（59/60），CR 率 80%（48/60），2 年 OS 率和 PFS 率分别为 78% 和 59%。该研究显示，在 R2-CHOP 方案中，2 年 PFS 率在 GCB 与 Non-GCB 亚型组分别为 59% 和 60%，长期生存在两种亚型中未见差别，提示在 R-CHOP 方案基础上增加来那度胺治疗能改善 Non-GCB 亚型的不良预后，而毒性增加不明显。

基于上述研究，ROBUST[3] 开展了随机、双盲、全球、Ⅲ 期临床试验（CC-5013-DLC-002），将来那度胺口服+R-CHOP 21×6 与安慰剂+R-CHOP 21×6 治疗初治 ABC-DLBCL（$n = 560$）进行对照研究，其主要终点是 PFS，次要终点包括 EFS、OS、CR、反应持续时间、下一次淋巴瘤治疗时间、ORR 和健康相关生活质量。结果表明，来那度胺联合 R-CHOP 改善了 Non-GCB 组 2 年 PFS 率和 OS 率（60% 和 83%）。

由于一部分老年患者无法耐受标准剂量的化疗，老年 DLBCL 患者的维持治疗尤为重要。2016 年 ASH 会议上，一项多中心 Ⅱ期临床试验[4] 报告，评估来那度胺用于老年 DLBCL 患者 RCHOP 方案化疗后维持治疗，研究初步显示，来那度胺组 2 年 PFS 明显高于安慰剂组，来那度胺维持治疗可以改善老年 DLBCL 预后。

## 二、BTK 抑制剂——依鲁替尼

一项小样本 Ⅰb 期临床研究[5] 旨在评

估依鲁替尼（Ibrutinib）与 R-CHOP 联合用于初治的 CD20 阳性 B 细胞非霍奇金淋巴瘤患者的安全性和有效性，其结果显示依鲁替尼联合 R-CHOP，18 例 DLBCL 患者均获得了完全反应，并且耐受性良好。基于上述研究，Ounes 等开展了随机、双盲、Ⅲ期临床试验（PHOENIX，NCT01855750），对于新诊断 Non-GCB DLBCL 比较依鲁替尼+R-CHOP 与 placebo+R-CHOP，研究的初始终点为 EFS，结果还在等待中。

## 三、蛋白酶体抑制剂——硼替佐米

一项Ⅱ期临床研究[6]（NCT01040871）评价了 VR-CAP 方案和 R-CHOP 方案在新诊断的 Non-GCB 型 DLBCL 的疗效与安全性，VR-CAP 和 R-CHOP 在 CR 率上无显著差异（64.5% vs 66.2%），总体反应率（93.4% vs 98.6%），2 年 PFS 率分别为76.2% 和 77.1%，2 年 OS 率分别为 80.1%和 79.0%，两组之间差异无统计学意义。VR-CAP 和 R-CHOP 的严重不良反应率（38%，34%）、不良反应率（7%，3%）和由于 AE 引起的死亡率（2%，5%）均相似，3 级周围神经病变率分别为 6% 和 3%。其结论认为，在新诊断的 Non-GCB 型DLBCL 患者中，VR-CAP 方案与 R-CHOP方案相比，其疗效及安全性均未显示优势。

另一项前瞻性、开放、随机、Ⅱ期临床研究（NCT00931918）评价了一线 R-CHOP 与 VR-CHOP 治疗 Non-GCB 型DLBCL 的疗效与安全性，其主要研究终点为 PFS，次要终点为 OS、ORR，2 疗程和 6疗程后的 CR 率，以及安全性。初步结果提示，R-CHOP 联合硼替佐米（Bortezomib）对于初治 Non-GCB DLBCL 未显示疗效优势。

## 四、HDAC 抑制剂——Abexinostats

Ribrag 等在 2015 年 ASH 报道了关于 Abexinostats（80mg bid d1~d14）治疗非霍奇金淋巴瘤/慢性淋巴细胞白血病的Ⅱ期单臂临床研究，共入组患者 87 例，总体有效率为 28%（CR 5%），其中 DLBCL 有效率31%（CR 6%）。

另一种 HDAC 抑制剂 Tazemetostat 的Ⅰ期临床研究（NCT02889523）也正在进行，其初步结果提示，单药对 DLBCL，尤其是GCB 亚群有很好的疗效。

一项 Tazemetostat 联合 R-CHOP 在新诊断的 DLBCL 患者的临床研究（NCT02889523）也在进行中，目前尚无结论。

## 五、mTOR 抑制剂——Everolimus

Johnston 等[7]报道了 Everolimus（10mgd1~d14）联合 R-CHOP 方案治疗初治DLBCL 病例的Ⅰ期单臂临床研究。主要终点是确定 Everolimus 与 R-CHOP 方案联合的最大耐受剂量，次要终点是达到总体有效率、CR 率，12 个月和 24 个月 EFS、PFS、OS，DLBCL 复发率和反应持续时间。共入组 24 例，采用 PET/CT 进行疗效评价，ORR 为 100%，PET/CT 评价 CR 率高达 96%。Ⅳ度骨髓抑制 71%，发热性粒细胞缺乏症 21%。其结论认为，Everolimus（10mg d1~d14）联合 R-CHOP 方案安全可行，可以获益。

## 六、第三代 CD20 单抗——Obinutuzumab

2016 年 ASH 会议上 GOYA 研究组[8]报告了一项多中心随机对照开放性Ⅲ期临床

研究的最终结果，这项研究比较了 G-CHOP 方案与 R-CHOP 方案在初治 DLBCL 中的有效性及安全性。入组标准包括：年龄 > 18 岁，欧洲癌症治疗研究组织（ECOG）评分 ≤ 2 分，IPI ≥ 2 分或 IPI = 1 分（不是因为年龄）或 0 分，但具有大包块（≥ 7.5cm），有足够的器官功能并至少有 1 个可测量病灶。主要研究终点是研究者评估的 PFS，预计 3 年的 PFS 率是否可以从 60% 提高到 68%。共入组患者 1418 例，G-CHOP 方案组 706 例，R-CHOP 方案组 712 例。中位随访 29 个月，两组研究者评估的 3 年 PFS 率分别为 69.6% 和 66.9%，差异无统计学意义；另外，两组之间治疗结束时的总反应率（ORR）/完全缓解（CR）、中心实验室评估的 PFS 和 OS 差异均无统计学意义。而在不良反应方面，G-CHOP 方案组较 R-CHOP 方案组的 3 级及以上中性粒细胞减少、血小板减少、输注相关反应和感染发生率都要更高一些，因此 G-CHOP 方案较 R-CHOP 方案在疗效及安全性方面均未显示出优势。

## 七、CD30 单抗——brentuximab vedotin（BV）

一项临床研究[9]（NCT01925612）评估了 BV（1.2 或 1.8mg/kg）联合标准 R-CHOP 方案治疗中高危/高危 DLBCL 患者的疗效，中期分析时共有 53 例患者纳入研究，51 例患者接受治疗。62% 的患者为高中危、38% 高危；70% 的患者为Ⅳ期，28% ECOG ≥ 2 分者为 28%。其总体有效率为 97%，CD30 阳性患者 CR 率较 CD30 阴性患者 CR 率高。生发中心型和非生发中心型 CR 率类似。96% 的患者出现了不良反应，20% 的患者发生 3 级以上不良反应，55% 的患者出现急性神经病变。10% 患者因严重不良反应停药，2 例因严重不良反应死亡

（败血症、低血容量性休克），3 例因疾病进展死亡。其结论认为，BV+R-CHOP 方案治疗高中危/高危 DLBCL 患者疗效较好，CD30 阳性组疗效优于 CD30 阴性组，与 R-CHOP 方案联用时，1.2mg/kg 剂量的 BV 患者耐受性更佳。

通过新的检测手段发现新的 DLBCL 靶向基因，在靶向基因指导下进行靶向治疗是未来 DLBCL 治疗的方向。免疫调节剂来那度胺（lenalidomide）（ROBUSTCC-5013-DLC-002）、BTK 抑制剂依鲁替尼（Ibrutinib）（NCT0185570）、组蛋白甲基转移酶抑制剂 E7438（NCT01897571）、蛋白酶体抑制剂 Bortezomib（REMoDL-B NCT00931918）等多个临床试验正在进行，研究结果令人期待。更好的体能、疗效、预后评价体系、更好的基因靶点检测以及更好的靶向药物为 DLBCL 患者带来个体化精准治疗，从而获得更大的生存受益。

## 参 考 文 献

[1] Vitolo U, Chiappella A, Franceschetti S, et al. Lenalidomide plus R-CHOP21 in elderly patients with untreated diffuse large B-cell lymphoma：results of the REAL07 open-label, multicentre, phase 2 trial. Lancet Oncol, 2014, 15（7）：730-737.

[2] Nowakowski GS, LaPlant B, Macon WR, et al. Lenalidomide combined with R-CHOP overcomes negative prognostic impact of non-germinal center B-cell phenotype in newly diagnosed diffuse large B-Cell lymphoma：a phase Ⅱ study. J Clin Oncol, 2015, 33（3）：251-257.

[3] Nowakowski Grzegorz S, Annalisa C, et al. RO-BUST：Lenalidomide-R-CHOP versus place-bo-R-CHOP in previously untreated ABC-type diffuse large B-cell lymphoma. Future Oncol, 2016, 12（13）：1553-1563.

[4] Thieblemont C, Tilly H, et al. First Analysis of an International Double-Blind Randomized Phase

中国肿瘤临床年鉴

Ⅲ Study of Lenalidomide Maintenance in Elderly Patients with DLBCL Treated with R-CHOP in First Line, the Remarc Study from Lysa. 2016, ASH, Abstract, 471.

[5] Younes A, Thieblemont C, Morschhauser F, et al. Combination of ibrutinib with rituximab, cyclophosphamide, doxorubicin, vincristine, and prednisone ( R-CHOP ) for treatment-naive patients with CD20-positive B-cell non-Hodgkin lymphoma: a non-randomised, phase 1b study. Lancet Oncol, 2014, 15 (9): 1019-1026.

[6] Offner F, Samoilova O, et al. Frontline rituximab, cyclophosphamide, doxorubicin, and prednisone with bortezomib ( VR-CAP ) or vincristine ( R-CHOP ) for non-GCB DLBCL. Blood, 2015, 126 (16): 1893-1901.

[7] Johnston PB, LaPlant B, et al. Everolimus combined with R-CHOP-21 for new, untreated, diffuse large B-cell lymphoma ( NCCTG 1085 [Alliance] ): safety and effi cacy results of a phase 1 and feasibility trial. Lancet Haematol, 2016, 3: e309-316.

[8 Vitolo U, Trněný M, et al. Obinutuzumab or rituximab plus CHOP in patients with previously untreated diffuse large B-cell lymphoma: Final results from an open-label, randomized phase 3 study (GOYA). 2016, ASH, Abstract, 470.

[9 Budde LE, Halwani A, et al. Results of an ongoing phase 2 study of brentuximab vedotin with rchp as frontline therapy in patients with high-intermediate/high-risk diffuse large B-cell lymphoma. 2016, ASH, Abstract, 104.

（上接第 233 页）

[18] Strati P, Thompson PA, Keating M, et al. A Phase Ⅱ Study of the Combination of Lenalidomide and Rituximab in Patients with Treatment-NaïVe and Relapsed Chronic Lymphocytic Leukemia. Blood Abstracts: 58th Annual Meeting Abstracts Vol. 128, Issue 22, 1 Dec 2016, Abstract 4389.

[19] Wendtner CM, Hallek M, Fraser GA, et al. Safety and efficacy of different lenalidomide starting doses in patients with relapsed or refractory chronic lymphocytic leukemia: results of an international multicenter double-blinded randomized phase Ⅱ trial. Leuk Lymphoma, 2016, 57 (6): 1291-1299.

[20] Morschhauser F, Cartron G, Salles GA, et al. A Phase Ⅱ LYSA Study of Obinutuzumab Combined with Lenalidomide for Relapsed or Refractory Aggressive B-Cell Lymphoma. *Blood* Abstracts: 58th Annual Meeting Abstracts Vol. 128, Issue 22, 1 Dec 2016, Abstract 4202.

[21] Zhen Jin, Han Liu, Allen M, et al. Polarizing CD8[+] Central Memory T Cells and Th1 Cells By Lenalidomide Contributes to the Antitumor Function of CD19 CAR-T Cells in Killing Diffused Large B Cell Lymphoma in Vitro. Blood Abstracts: 58th Annual Meeting Abstracts Vol. 128, Issue 22, 1 Dec 2016, Abstract 4190.

# 套细胞淋巴瘤治疗演进与新靶向治疗进展

白 鸥

吉林大学第一临床医院肿瘤中心血液科 长春 130021

## 一、MCL 概述

套细胞淋巴瘤（mantle cell lymphoma，MCL）虽然发病率不是很高，占 NHL 的 6%左右，但在病理、遗传学、临床等方面具有特征性，因而成为 NHL 的独立亚型。MCL 因兼顾侵袭性淋巴瘤的生物学行为和多性淋巴瘤的不可治愈性，预后很差。之前的研究显示，患者中位生存期为 3 年，5 年生存率仅 30%。近十几年，伴随分子免疫病理、信息通路机制的进展，MCL 的治疗有很大进展。本文将重点综述初治 MCL 的特征、治疗演进、新靶向治疗进展。

## 二、MCL 的特征

### （一）病理特征

MCL 的细胞起源于淋巴滤泡套区内层生发中心未经抗原刺激的 naive 淋巴细胞。形态学分为经典型与变异性，变异性包括小细胞、多形性、母细胞样 MCL。其中母细胞样 MCL 预后差，临床应给予重视。

### （二）免疫表型特征

MCL 表达 B 细胞抗原，CD19、CD20、CD79a、BCL2 阳性。特别表达 CD5、cyclinD1、SOX11，是诊断 MCL 的标志。不表达 CD23、CD10、BCL6，主要与 CLL、FL 相鉴别。SOX11 的特殊表达，一方面是诊断的标志；另一方面是 MCL 发生机制。SOX11 直接作用 PAX5，抑制 B 细胞分化成熟，导致 MCL 发生。

### （三）遗传学特征

MCL 伴有 t（11；14）（q13；q23）异常，导致 11 号染色体细胞周期蛋白 cyclinD1 蛋白高表达，一方面是 MCL 形成的机制；另一方面是 MCL 标志性遗传学特征，借以鉴别其他类型 B 细胞淋巴瘤。针对 cyclinD1 阴性病例，Fish 检测 t（11；14）（q13；q23）的准确率高达 95%以上；此外，需进一步检测 cyclinD2、cyclinD3 蛋白。以鉴别 cyclinD1 阴性的 MCL。

### （四）临床特征

MCL 常见于老年男性，中位发病年龄 65~67 岁；男女比为 2~3：1。以淋巴结肿大为主，约占 90%。同时伴有结外病变，分别为骨髓 60%～80%、外周血 75%、脾>50%、胃肠道>30%、CNS 4%~20%。初诊时多为晚期，Ⅲ~Ⅳ期>80%。

### （五）预后特征

结合淋巴瘤国际预后评估指数（IPI），欧洲 MCL 网建立了 MCL 独立的预后评估系统 MIPI。包括：年龄、ECOG 评分、LDH、WBC 计数，依据积分不同分为 3 个危险组。中位 OS 低危组未达到，与高危组 29 个月相比具有显著性差异。结合分子病理的进展，许多与预后相关的生物学标志逐渐用于 MCL 的评估。重点包括：Ki67%、母细胞变异、TP53 突变、17p13－、SOX11 表达、PAX5 沉默等等。结合 MIPI 与

Ki67%，现已形成 MIPIb，但由于临床检测阈值不一致，目前仅用于临床前研究。中枢高危因素包括：Ki67 > 30%；母细胞变异型。

### （六）侵袭特征

临床及生物学方面，常见 2 种类型的 MCL。

1. 侵袭性 MCL

（1）细胞来源于滤泡生发中心前的童贞淋巴细胞（naive 淋巴细胞）；

（2）很少 IGHV 突变；

（3）SOX11 阳性；

（4）基因非稳定性，累积突变发生在细胞周期调控、DNA 修复、细胞生存基因。主要涉及 INK4a/CDK4/RB1 和 ARF/MDM2/P53 基因。

（5）5 年 OS 率 40%左右。

2. 惰性 MCL

（1）细胞来源于抗原刺激的 B 淋巴细胞；

（2）IGHV 突变；

（3）SOX11 阴性；

（4）遗传学稳定；

（5）5 年 OS 率 59%；

（6）累及外周血及脾。

发生获得性突变，如 TP53 突变，转变为侵袭性，临床预后很差。这部分患者占 MCL 的 10%~15%。

## 三、MCL 治疗演进

总体讲，目前 MCL 尚没有标准的一线治疗，依据年龄、合并症进行分层治疗。治疗演进重点包括：

### （一）传统化疗

是 MCL 治疗的基础，但 MCL 对传统化疗反应差，无论是 CHOP 或 HCOP 样方案，总体 ORR 30%~50%；CR 7%~15%；OS < 3 年。对比 CHOP 治疗滤泡淋巴瘤，中位生存期 7 年，而 MCL 仅为 28 个月。

### （二）免疫化疗

联合 CD20 单克隆抗体利妥昔单抗（Rituxinmab，美罗华）的免疫化疗。重要的经典研究显示，无论是 CHOP/CHOP 样方案；还是含有嘌呤类似物的 FCM 方案。联合利妥昔单抗的免疫化疗均显著优于单纯化疗。提高 ORR、CR 率，最高 ORR 可达 94%；CR 率 30%以上，显著改善近期疗效。但远期疗效 PFS、OS 没有明显差别。

### （三）分层治疗

依据年龄、有无并发症、是否适合移植分为年轻与老年 MCL 的治疗。

1. 年轻 MCL 一线治疗

（1）化疗采用含有阿糖胞苷的增强方案，一线联合利妥昔单抗诱导。重要的研究包括 M. D. Anderson 的 HyperCVAD；GELA 的 R-CHOP/R-DHAP 方案等。均显示不仅显著提高近期疗效：ORR 率 90%、CR 率 60%~70%；同时提高远期疗效：3 年 OS > 70%。

（2）一线自体造血干细胞（ASCT）巩固，进一步提高 5 年 OS 率为 65%~75%。重要的经典研究包括欧洲 MCL 协作组的 CHOP 样方案、CALGB59909 的增强 CHOP 方案、NORDIC（MCL-2）的序贯 HD-Ara-C 方案等。因此，采用含有大剂量阿糖胞苷增强方案，联合利妥昔单抗诱导，一线 ASCT 巩固的治疗，是目前年轻 MCL 患者的一线选择。

2. 老年 MCL 一线治疗

这部分患者，年龄 > 65 岁；或 < 65 岁，但伴有并发症，不适合移植。治疗重点是优化选择免疫化疗方案。重点是 R-CHOP、R-FC、R-Bendumastine，哪个方案更优秀呢？

（1）R-CHOP 对比 R-FC：CR 率 34% vs 40%；4 年 OS 率 62% vs 47%，均没有显

著性差异。但 R-CHOP 的毒副作用显著低于 R-FC。

（2）R-CHOP 对比 R-Bendumastine：一项Ⅲ期非劣效研究显示，R-Bendumastine 方案可显著提高 PFS，而且毒副作用明显低于 R-CHOP。之后的 MCL 协作组、Stil Ⅲ、BRIGHT 等研究进一步证实 R-Bendumastine 获得了高的 ORR、PFS、OS，而且毒副作用小，成为老年 MCL 患者的一线选择。

Visco 研究，增加阿糖胞苷 800mg/m²，d2~4，形成 R-BAC 方案，提高疗效，但增加毒副作用（>3 级血小板减少）。减低阿糖胞苷用量至 500mg/m²，疗效相当，毒副作用减少。也是老年 MCL 患者的主要选择。由于目前 Bendumastine 尚未在中国上市，而 R-CHOP 毒副作用方面优于 R-FC，因此，R-CHOP 仍然是中国老年 MCL 患者的优先选择。

## 四、MCL 治疗问题

尽管近几十年，采用了：①含有阿糖胞苷的增强方案；②联合利妥昔单抗的免疫化疗；③一线 ASCT 巩固；④新药 Bendumastine 的应用。显著提高了 MCL 的疗效，获得 OS>5 年。但高强度治疗后仍有 50%左右的患者 5 年内复发。复发后预后极差，总生存<2 年。因此，MCL 的治疗进一步寄托于新靶向治疗。

## 五、MCL 的新靶向治疗

重点包括与 B 细胞增殖、分化、存活、凋亡相关的信息传导通路的抑制剂：硼替佐米（bortezomib，万珂）、来那度胺（lenalidomide）、依鲁替尼（ibrutinib）、Idelalisib（艾代拉里斯）、Temstrolimus（坦西莫司，替西罗莫司）等。作用靶点分别是 NF-κB、BTK、PI3K/AKT/mTOR 等信息传导通路。

### （一）硼替佐米（bortezomib）

分别通过抑制 cyclinD1 蛋白表达、NF-κB 激活的机制而起作用。基于 PINNACLE 研究，2006 年首次用于 R/R 的 MCL。2015 年发表在《新英格兰医学杂志》的 LYM3002 研究，针对不适合移植的初治 MCL，给予 VR-CAP 方案（硼替佐米代替 CHOP 的长春新碱）对比 R-CHOP。中位随访 40 个月，CR 率（53% vs 42%）、中位反应持续时间（30.7 个月 vs 16.1 个月）、PFS（24.7 个月 vs 14.4 个月），VR-CAP 方案均显著优于 R-CHOP。而且不良反应可以耐受，不减少用药剂量、不延迟治疗、不增加终止治疗比例、不增加治疗相关死亡率。提示 VR-CAP 方案可能成为初治不适合移植 MCL 患者的标准治疗。

第 58 届 ASH 会议中，威斯康新肿瘤学网络（WON）研究结果：不考虑年龄，使用硼替佐米+改良 R-hyperCVAD，形成的 VcR-CVAD 方案治疗 MCL，中位随访 7.8 年。6 年 PFS 率和 OS 率分别为 53.1%和 69.8%，<60 岁与≥60 岁，PFS 和 OS 无显著差异。5 年后未观察到 MCL 复发，不增加远期毒性。VcR-CVAD 方案对不适合移植的老年 MCL 患者耐受性良好，与增强方案+ASCT 疗效相当，是初治 MCL 新的主要选择之一。

东部肿瘤协作组 E1405 的Ⅱ期临床研究，75 例初治 MCL，接受 6 个周期的 VcR-CHOP，ORR 95%，CR 率 68%，3 年 PFS 率 72%，OS 率 88%。

最近 LYSA 的Ⅱ期研究，针对年龄>65 岁初治的 MCL74 例。应用 RIBVD（利妥昔单抗、Bendamustine、Velcade、Dexamethasone）方案 6 个周期。CR/CRu 74%；2 年 PFS 率 69%。总之，硼替佐米治疗 MCL 疗效肯定，不良反应可以耐受。

## (二) 来那度胺 (lenalidomide)

为免疫调节剂，可通过促进 T 细胞增殖、激活 NK 细胞活性、抑制 NF-κB 转录等机制治疗 MCL。2013 年，通过 MCL001 研究，获得 FDA 批准用于 MCL。由于来那度胺对利妥昔单抗的 ADCC 效应有增敏作用，NCT0172562（来那度胺+利妥昔单抗）Ⅱ期临床研究，针对初治 MCL，给予来那度胺 20mg/天，d1~21，1 疗程/28 天+利妥昔单抗 375mg/m²，前 4 次，d1、8、15、22 给药；后 5 次，w12、20、28、36、44 周给药。31 例可评估，中位随访 12 个月，ORR 77%，CR 40%，中位 PFS 未达到。进一步联合 Bendamustine 的 3 药联合方案，对初治的 MCL，获得 ORR 97%、CR+Cru 77%、PFS 42 个月。但来那度胺长期应用，耗竭 CD4 细胞，并发感染。其他新靶向药依鲁替尼、Idelalisib（艾代拉里斯）、Temstrolimus（坦西莫司，替西罗莫司）、ABT-199 等多用于复发/难治的 MCL。分别在 R/R 的 MCL 中取得很好疗效。目前正在进行的临床研究将其用于初治的 MCL 治疗，期待给这部分患者带来更好的疗效。

## 六、MCL 维持治疗

由于 MCL 是一种初治缓解率高、但易复发的疾病，因此，维持治疗是否可延长缓解时间是 MCL 治疗的另一重点。2015 年美国血液病学会（ASH）会议对 MCL 维持治疗做了很好总结。利妥昔单抗或硼替佐米单药；以及利妥昔单抗+硼替佐米均能提高 MCL 的疗效，对比没有维持治疗，显著延长 EFS、PFS、OS。European MCL 网，针对老年 MCL，应用利妥昔单抗维持，对比干扰素维持。DOR 明显改善。而且，之前应用 R-CHOP 治疗的患者，4 年 OS 率为 87% vs 63%。也由此成为老年 MCL 的主要治疗方案。BR 治疗后，利妥昔单抗维持，不改变长期生存，但数据来源于回顾性分析。ASCT 后利妥昔单抗维持，单中心数据显示，PFS、OS 均获益。LyMA 研究，RD-HAP 治疗后 ASCT 巩固，利妥昔单抗维持，对比无维持组，3 年 EFS 率 80.1% vs 73.4%。E1405 评估了 VcR-CHOP 方案诱导治疗后，利妥昔单抗维持 2 年的疗效。比较了诱导方案后采用利妥昔单抗或采取 ASCT 巩固。随访 4.5 年，3 年 PFS 率 72%，OS 率 88%。利妥昔单抗维持组与 ASCT 治疗组的 PFS、OS 无显著差别。目前针对一线不适合 ASCT 治疗的 MCL，维持治疗获益肯定。正在进行的 ECOG1411 研究（NCT01415752），BR±硼替佐米诱导，利妥昔单抗±来那度胺维持。目的确定最佳的靶向联合及最佳的维持治疗方案。

综上所述：MCL 的治疗效果获得很大提高。年轻 MCL 患者：应用含有大剂量阿糖胞苷的免疫化疗诱导；一线 ASCT 巩固；以及双靶向药联合治疗，中位 OS 可能延长至 10 年。老年 MCL 患者：联合利妥昔单抗的免疫化疗；利妥昔单抗、硼替佐米、或联合维持，4 年的 OS 率也达到 78%。今后方向：发展分子病理，确立分子标志，筛选最佳人群。一线联合新药，获得最大疗效，争取治愈。同时将毒副作用降至最低。

# 组蛋白去乙酰化抑制剂 2016 年研究进展

李 玲 张明智

郑州大学第一附属医院肿瘤中心 郑州 450003

组蛋白去乙酰化酶（histone deacetylase，HDAC）是一类蛋白酶，对染色体的结构修饰和基因表达调控发挥着重要的作用。其在癌细胞中的过量表达，引起乙酰化失衡，与肿瘤的发生有着密切联系。随着表观遗传学研究的深入，组蛋白去乙酰化抑制剂（histone deacetylase inhibitor，HDACi）作为抗肿瘤药物，其高效性和低毒性得到了广泛的认可，现就HDACi 2016 年相关药物研究进展进行综述。

## 一、HDACi 的机制及分类

根据与酵母 HDAC 结构的同源性，HDAC 可分为 4 类[1,2]。Ⅰ 类包含 HDAC1、HDAC2、HDAC3、HDAC8；Ⅱ 类包含 HDAC4、 HDAC5、 HDAC6、 HDAC7、HDAC9 和 HDAC10；Ⅲ 类包含长寿蛋白；Ⅳ类主要是 HDAC11。根据 HDAC 抑制剂结构的不同，可将其分为 4 类，分别是脂肪酸类、异羟肟酸类、环肽类、苯酰胺类[3]（见表1）。HDACi 通过调节组蛋白氮端的乙酰化状态，干扰肿瘤细胞内组蛋白乙酰化和去乙酰化状态的平衡，抑制肿瘤细胞增殖、诱导凋亡、抑制肿瘤血管生成及转移、降低肿瘤侵袭力等机制发挥其抗肿瘤的作用[4]。目前，HDACi 已成为肿瘤靶向治疗的研究热点之一。

表 1 HDACi 分类

| 分类 | 药名 | 靶点 |
| --- | --- | --- |
| 脂肪酸类 | Valproate | HDAC Ⅰ，Ⅱa |
| | Butyrate | HDAC Ⅰ，Ⅱa |
| 异羟肟酸类 | Vorinostat | HDAC1，2，3，6 |
| | Panobinostat | HDAC1，2，3，6 |
| | Belinostat | HDAC1，2，3，6 |
| | TSA | HDAC Ⅰ，Ⅱ |
| | LAQ824 | HDAC1，2，3，6 |
| 环肽类 | Romidepsin | HDAC1，2，3，8 |
| | Plitidepsin | HDAC Ⅰ，Ⅱa |
| 苯酰胺类 | MS-275 | HDAC1，2 |
| | MGCD0103 | HDAC1，2， |

### （一）Vorinostat

Vorinostat 是第一个被美国食品和药品管理局（FDA）批准的 HDACi 药物，用于治疗进展期、复发难治皮肤 T 细胞淋巴瘤（CTCL）[5]。作为广谱 HDAC 抑制剂，Vorinostat 能使乙酰化的组蛋白在肿瘤中累积，诱导细胞凋亡。Vorinostat 不仅对 NHL 具有较好的治疗效果，其对一些实体肿瘤如胰腺癌[6]、肾癌、非小细胞癌[7]等也有作用。

韩国癌症研究中心 Dong-Yeop 等[8] 报道了氟达拉滨、米托蒽醌、地塞米松联合 Vorinostat（V-FND）治疗复发难治套细胞淋巴瘤患者的 Ⅱ 期临床试验结果。18 例患者中，客观有效率为 77.8%，包括 5 例 CR 和 9 例 PR。V-FND 在复发难治性套细胞淋巴瘤患者中表现出了有效性，但是其不良反应不可忽视，75% 的患者表现出 3/4 级血液毒性，成为 V-FND 持续应用的阻碍。

美国印第安纳大学癌症中心 Pili R 等[9] 报道了应用 Vorinostat 联合贝伐单抗治疗肾透明细胞癌的 I / II 期临床试验的结果。入组患者接受连续每天口服伏立诺他 400mg，共 14 天，联合每 21 天给予贝伐单抗 15mg/kg 1 次，主要研究终点为安全性和耐受性以及 6 个月 PFS。共入组 36 例，有效例数 33 例，客观有效率 18%，包括 1 例 CR、5 例 PR。6 个月无进展生存率为 48%，中位 PFS 和 OS 分别为 5.7 个月和 13.9 个月。其中 2 例出现 4 级血小板减少、3 例出现 3 级血栓形成。该结果提示，Vorinostat 联合贝伐单抗具有较好的耐受性和临床收益。

DNMTI 和 HDI 的联合在体内外试验中表现出了协同抗肿瘤作用。Benet 等[10] 研究结果表明，Vorinostat 联合 azacitidine 在复发难治性 DLBCL 细胞的体内外试验中，表现出协同抗肿瘤作用，同时没有明显的毒性增加。而在 I b 期临床试验中，临床受益并不明显，18 例患者中只有 1 例 PR，3 例 SD。但是在接受研究后化疗的 7 例患者中，有 2 例 CR，另有 3 例获得重大临床受益，提示联合用药可能有延迟性化疗增敏效果。

在另一项 carfilzomib 联合 Vorinostat 治疗复发难治性 B 细胞淋巴瘤的 I 期试验中[11]，二者联合的安全性与耐受性得到了肯定，其毒性与二者单独用于治疗血液系统恶性肿瘤中的结果相似，但是其治疗接受过多线治疗的复发难治性 B 细胞淋巴瘤患者的效果极其有限。德国科隆大学 Michaela 等的研究，揭示了在肉瘤和 GIST 细胞系中付立诺他能产生作用与 HR23b 的表达具有重大关联[12]。

## （二）西达本胺

西达本胺由深圳微芯生物科技公司自主研发，我国首个获得美国 FDA 批准、在美国进行临床研究的苯酰胺类 HDAC 抑制剂，2015 年上市，用于治疗复发、难治性 PTCL[13]。多个临床试验证实，其在血液系统肿瘤的安全性和有效性，同时在实体肿瘤中的作用也被广泛研究中。

Hu X 等[14] 报道了一项关于紫杉醇加卡铂联合西达本胺治疗晚期非小细胞肺癌的 I 期临床试验结果。入组患者被分成 3 组，分别接受每周 2 次的 20mg、25mg 或 30mg 西达本胺，以及每 3 周 1 次的紫杉醇（175mg/m²）加卡铂（AUC 5mg/ml/min）的治疗，4 周期后有效及稳定的患者，继续西达本胺维持治疗，直到疾病进展或不能耐受。其中在第 1 周期 30mg 组出现 2 例剂量限制性毒性病例，包括出现血小板减少症和持续中性粒细胞减少。所有病例都出现 3/4 级中性粒细胞减少，其他的 3/4 级血液系统不良反应包括血小板减少和白细胞减少。20mg 组有 1 例达到 PR。5 例患者伴有脑转移，4 周期结束后，2 例达到颅内 CR。提示紫杉醇加卡铂联合西达本胺一般耐受性尚可。推荐的西达本胺剂量为 20mg，II 期临床试验正在进行中。

上海交通大学的 Zhao S 等[15] 研究发现，西达本胺对 MDS 和 AML 细胞的活性表现出有效的抑制作用，其机制可能是通过上调 SOCS3 来下调 JAK2/STAT3 信号，为西达本胺在 MDS 和 AML 方面的临床研究提供了原理。另一项研究中，西达本胺和 5-FU 在移植进人结肠癌细胞的裸鼠上表现出协同抗肿瘤作用[16]，可能与单用西达本胺或联合 5-FU 时能上调裂解 Caspase-3 和裂解 PARP，另外可以提高肿瘤细胞 p53、p-p53、p21、γH2AX 水平并抑制 CDK4 表达。单用西达本胺或联合 5-FU 时还能下调 p-AKT、mTOR、p-p70S6K、p-Raf 和 Erk1/2，阻断相关信号通路。

### （三）贝利司他

贝利司他是一种广谱的异羟肟酸类 HDACi，主要阻断 I、II、IV 类 HDAC，能够抑制细胞的增殖，并诱导细胞凋亡，具有广谱的抗肿瘤和抗血管生成作用。于 2014 年 7 月被美国 FDA 批准用于治疗复发难治性 PTCL[17]。一项贝利司他用于治疗复发难治性 PTCL 的 II 期临床研究中[18]，共入组 129 例患者，接受贝利司他治疗后，ORR 达 25.8%（31/120），13 例 CR（10.8%），18 例 PR（15.0%），中位 PFS 和 OS 分别为 1.6 个月和 7.9 个月，表明贝利司他具有很好的抗肿瘤特性。有报道显示，HDAC 抑制剂可以联合去甲基化药物在 T 细胞淋巴瘤的治疗中起协同作用，在小鼠 T 细胞淋巴瘤模型中，贝利司他与地西他滨的联合能够明显抑制肿瘤细胞增殖[19]。贝利司他作为一种广谱 HDAC 抑制剂，无论单药还是与其他化疗或靶向制剂联合，都为 NHL 的靶向治疗提供了更多的选择。

### （四）帕比司他

帕比司他（panobinostat）是首个治疗多发性骨髓瘤的组蛋白去乙酰化酶抑制剂，2015 年 2 月获得美国 FDA 批准上市，是一种新型、广谱 HDACi。一项全球 III 期临床研究的结果显示[20]，在联合标准治疗方案（硼替佐米+地塞米松）中，与安慰剂组相比，帕比司他能够显著延长既往接受过硼替佐米和一种免疫调节（IMiD）药物治疗的多发性骨髓瘤患者的 PFS（10.6 个月 vs 5.8 个月）。而在所有入组的患者中，既往只接受过一种 IMiD 的患者，实验组与对照组中位 PFS 分别为 12.3 个月和 7.4 个月，既往接受过硼替佐米联合一种 IMiD 的患者中，实验组与对照组中位 PFS 分别为 10.6

个月和 5.8 个月，既往接受过至少两种方案（包括硼替佐米联合 IMiD）的患者中，实验组与对照组中位 PFS 分别为 12.5 个月和 4.7 个月。结果表明，治疗方法选择范围更受限制、预后更差的既往接受过至少两种方案治疗后的患者受益最大[21]。也有研究表明，帕比司他联合分次立体定向放疗（FSRT）在治疗复发的高级别脑胶质瘤患者中[22]，10mg、20mg、30mg 剂量组的 6 个月 PFS 率分别为 67%、33%、83%，中位 PFS 分别为 5.4 个月、5.1 个月、8.7 个月，同时 30mg 组也具有良好的耐受性，II 期临床试验已经获批，以评估 FSRT 联合帕比司他在高级别脑胶质瘤的疗效。在另外一项帕比司他和来曲唑治疗绝经后转移性乳腺癌患者的 I 期临床试验中[23]，12 名入组患者被分为两组，一组给予每三周一次 20mg 帕比司他，另一组给予每三周一次 30mg 帕比司他，同时都给予每日来曲唑 2.5mg。20mg 组中有 1 名患者出现剂量限制性毒性肌酐升高，30mg 组出现 3/4 级血小板减少症 2 例，3 级腹泻 1 例。其中 30mg 组中有 2 例 PR、2 例 PD、1 例 SD，20mg 组 4 例 SD、2 例 PD。表明该给药方案能成为复发 MBC 患者的口服药物选择。

### （五）罗米地辛

罗米地辛能特异性地与 HDACs 结合，抑制 HDAC1 和 HDAC2 的活性，催化组蛋白或非组蛋白中已被乙酰化的赖氨酸残基脱乙酰基，调控肿瘤细胞基因的表达，诱导肿瘤细胞分化、阻滞肿瘤细胞生长、促进肿瘤细胞凋亡。于 2009 年 11 月获得 FDA 批准上市，主要用于至少接受过 1 种全身性治疗的 CTCL 和 PTCL。一项罗米地辛治疗复发、难治 PTCL 的关键性、开放式 II 期临床研究中，ORR 为 25%（33/130），包括 15%（19/130）CR/CRu，最主要的 3 级以上不良反应包括血小板减少（24%）、中性粒细胞减少（20%）和感染（19%），FDA 基于此结果批准该药上市。在后续的研究中，32 例 SD 的患者中有 22 例维持稳定时间超过 90 天，其中通过罗米地辛维持治疗的患者最长的疾病稳定时间超过 3 年，与疗效 PR 的患者有着类似的 PFS 和 OS。该研究结果提示，对于达到 SD 的患者继续应用罗米地辛维持治疗能获得更长的临床受益[24]。

意大利博洛尼亚大学 Cinzia 等[25] 进行了一项吉西他滨加罗米地辛（GEMRO 方案）治疗复发难治性 PTCL 患者的 II 期研究，结果表明，GEMRO 方案表现与单用罗米地辛治疗相似的结果，同时增加了血液毒性，而在临床前期观察到的协同作用，并没有改善临床预后。

## 二、总结

组蛋白乙酰化和去乙酰化的失衡与肿瘤发生、发展有着密切关系。随着研究的深入，2016 年，HDACi 在多种恶性肿瘤中的作用不断取得突破，其中淋巴瘤方面居多。关于 HDACi 的一些更深入的作用机制，也慢慢被揭示，作为一种新型抗肿瘤药物，HDACi 无论是单药还是联合其他药物治疗血液系统疾病及其他实体瘤方面的研究已取得了一定的成效。目前，HDAC 抑制剂的作用机制仍未阐明，相信通过不断的研究和探索，在不久的将来，HDACi 会为复发难治性肿瘤的治疗带来更多的选择和更好的突破。

## 参 考 文 献

[1] Gregoretti IV, Lee YM, Goodson HV. Molecular evolution of the histone deacetylase family: functional implications of phylogenetic analysis. J Mol Biol, 2004, 338 (1): 17-31.

[2] Histone deacetylases (HDACs): characterization of the classical HDAC family. Biochem J, 2003, 370

(Pt 3): 737-749.

[3] Lakshmaiah KC, Jacob LA, Aparna S, et al. Epigenetic therapy of cancer with histone deacetylase inhibitors. J Cancer Res Ther, 2014, 10 (3): 469-478.

[4] Koeneke E, Witt O, Oehme I. HDAC family members intertwined in the regulation of autophagy: a druggable vulnerability in aggressive tumor entities. Cells, 2015, 4 (2): 135-168.

[5] Olsen EA, Kim YH, Kuzel TM, et al. Phase IIb multicenter trial of vorinostat in patients with persistent, progressive, or treatment refractory cutaneous T-cell lymphoma. J Clin Oncol, 2007, 25 (21): 3109-3115.

[6] Damaskos C, Karatzas T, Nikolidakis L, et al. Histone Deacetylase (HDAC) Inhibitors: Current Evidence for Therapeutic Activities in Pancreatic Cancer. Anticancer Res, 2015 Jun, 35 (6): 3129-3135.

[7] Takashina T, Kinoshita I, Kikuchi J, et al. Combined inhibition of EZH2 and histone deacetylases as a potential epigenetic therapy for non-small-cell lung cancer cells. Cancer Sci, 2016 Jul, 107 (7): 955-962.

[8] Shin DY, Kim SJ, Yoon DH, et al. Results of a phase II study of vorinostat in combination with intravenous fludarabine, mitoxantrone, and dexamethasone in patients with relapsed or refractory mantle cell lymphoma: an interim analysis. Cancer Chemother Pharmacol, 2016 Apr, 77 (4): 865-873.

[9] Pili R, Liu G, Chintala S, et al. Combination of the histone deacetylase inhibitor vorinostat with bevacizumab in patients with clear-cell renal cell carcinoma: a multicentre, single-arm phase I/II clinical trial. Br J Cancer, 2017 Mar 28, 116 (7): 874-883.

[10] Pera B, Tang T, Marullo R, et al. Combinatorial epigenetic therapy in diffuse large B cell lymphoma pre-clinical models and patients. Clin Epigenetics, 2016 Jul 22, 8: 79.

[11] Holkova B, Kmieciak M, Bose P, et al. Phase 1

trial of carfilzomib (PR-171) in combination with vorinostat (SAHA) in patients with relapsed or refractory B-cell lymphomas. Leuk Lymphoma, 2016, 57 (3) : 635-643.

[12] Angelika Ihle M, Merkelbach-Bruse S, Hartmann W, et al. HR23b expression is a potential predictive biomarker for HDAC inhibitor treatment in mesenchymal tumours and is associated with response to vorinostat. J Pathol Clin Res, 2016 Feb 5, 2 (2) : 59-71.

[13] Gu R, Liu T, Zhu X, et al. Development and validation of a sensitive HPLC-MS/MS method for determination of chidamide (epidaza), a new benzamide class of selective histone deacetylase inhibitor, in human plasma and its clinical application. J Chromatogr B Analyt Technol Biomed Life Sci, 2015 Sep 1, 1000 : 181-186.

[14] Hu X, Wang L, Lin L, et al. A phase I trial of an oral subtype-selective histone deacetylase inhibitor, chidamide, in combination with paclitaxel and carboplatin in patients with advanced non-small cell lung cancer. Chin J Cancer Res, 2016 Aug, 28 (4) : 444-451.

[15] Zhao S, Guo J, Zhao Y, et al. Chidamide, a novel histone deacetylase inhibitor, inhibits the viability of MDS and AML cells by suppressing JAK2/STAT3 signaling. Am J Transl Res, 2016 Jul 15, 8 (7) : 3169-3178.

[16] Liu L, Qiu S, Liu Y, et al. Chidamide and 5-flurouracil show a synergistic antitumor effect on human colon cancer xenografts in nude mice. Neoplasma, 2016, 63 (2) : 193-200.

[17] Lee HZ, Kwitkowski VE, Del VPL, et al. FDA approval : belinostat for the treatment of patients with relapsed or refractory peripheral Tcell lymphoma. Clin Cancer Res, 2015, 21 (12) : 2666-2670.

[18] O'Connor OA, Horwitz S, Masszi T, et al. Belinostat in Patients With Relapsed or Refractory Peripheral T-Cell Lymphoma : Results of the Pivotal Phase II BELIEF (CLN-19) Study. J Clin Oncol, 2015 Aug 10, 33 (23) : 2492-2499.

[19] O' Connor OA, Zullo K, Marchi E, et al. Targeting Epigenetic Operations with HDAC Inhibitor and Hypomethylating Drugs in Combination Exhibit Synergy in Preclinical and Clinical Experiences in Drug Resistant T-Cell Lymphoma (TCL) : A Translational Focus on Doublet Development. Ssrn Electronic Journal, 2015, 193 (1) : 109-120.

[20] Sanmiguel JF, Hungria VT, Yoon SS, et al. Panobinostat plus bortezomib and dexamethasone versus placebo plus bortezomib and dexamethasone in patients with relapsed or relapsed and refractory multiple myeloma : a multicentre, randomised, double-blind phase 3 trial. Lancet Oncology, 2014, 15 (11) : 1195-1206.

[21] Richardson PG, Hungria VT, Yoon SS, et al. Panobinostat plus bortezomib and dexamethasone in previously treated multiple myeloma : outcomes by prior treatment. Blood, 2016, 127 (6) : 713.

[22] Shi W, Palmer JD, Werner-Wasik M, et al. Phase I trial of panobinostat and fractionated stereotactic re-irradiation therapy for recurrent high grade gliomas. J Neurooncol, 2016 May, 127 (3) : 535-539.

[23] Tan WW, Allred JB, Moreno-Aspitia A, et al. Phase I Study of Panobinostat (LBH589) and Letrozole in Postmenopausal Metastatic Breast Cancer Patients. Clin Breast Cancer, 2016 Apr, 16 (2) : 82-86.

[24] Foss F, Horwitz S, Pro B, et al. Romidepsin for the treatment of relapsed/refractory peripheral T cell lymphoma : prolonged stable disease provides clinical benefits for patients in the pivotal trial. Journal of Hematology & Oncology, 2016, 9 (1) : 22.

[25] Pellegrini C, Dodero A, Chiappella A, et al. A phase II study on the role of gemcitabine plus romidepsin (GEMRO regimen) in the treatment of relapsed/refractory peripheral T-cell lymphoma patients. Journal of Hematology & Oncology, 2016, 9 (1) : 1-7.

# 不同剂量地西他滨治疗骨髓增生异常综合征的比较：荟萃分析

杨　波[1]　于睿莉[2*]　杨　洋[1*]　蔡力力[3*]　迟小华[4]　王学艳[2†]　卢学春[1†]

1. 中国人民解放军总医院南楼血液科　北京　100853
2. 首都医科大学附属北京世纪坛医院变态反应科　北京　100038
3. 中国人民解放军总医院南楼临检科　北京　100853
4. 中国人民解放军火箭军总医院药剂科　北京　100800

【摘要】地西他滨用于治疗骨髓增生异常综合征（MDS）。本荟萃分析评价不同剂量地西他滨治疗中危和（或）高危 MDS 的疗效和安全性。检索 Medline、Cochrane、EMBASE 和 Google 学术数据库 2015 年 10 月 23 日之前的文献。入选随机对照临床试验、前瞻性研究、队列研究和病例系列研究。含有 1378 名患者的 15 项研究入选本分析。每个疗程 $100mg/m^2$ 的地西他滨治疗方案与每个疗程 $60 \sim 75mg/m^2$ 的地西他滨治疗方案相比，能获得更好的反应率（51% vs 25%，$P=0.003$）。每个疗程 $100mg/m^2$ 的地西他滨与 $135mg/m^2$ 的地西他滨治疗方案相比，能获得更高的完全反应率（24.2% vs 13.7%，$P=0.016$）。三个剂量方案在骨髓完全反应和部分反应以及血液学改善上相似（$P>0.05$）。每个疗程 $135mg/m^2$ 地西他滨治疗方案与最佳支持治疗具有相似的血液学改善（$P=0.066$）。三个治疗方案的不良反应，如中性粒细胞减少、血小板减少症、感染和贫血的发生率在各治疗组相似（范围：31%~38%，$P \geqslant 0.899$）。

【关键词】　地西他滨；骨髓增生异常综合征；疗效；荟萃分析

## 引　言

骨髓增生异常综合征（myelodysplastic syndrome，MDS）是一组异质性血液系统疾病，表现为造血祖细胞的克隆性扩增，导致骨髓功能异常、全血细胞减少和发生急性白血病的风险增加[1,2]。关键肿瘤抑制基因的高甲基化被认为与 MDS 的发生有关[3]。地西他滨（decitabin）和阿扎胞苷（azacitidine）是低甲基化剂，常规用于治

项目资助：国家自然科学基金（81273597，81302801）；中国人民解放军总医院临床科研扶持基金（2016FC-ZHCG-1004）；中国人民解放军总医院科技创新苗圃基金（11KMM24，15KMM21）；北京市科委首都临床特色重点课题（Z161100000516006）。

作者简介：

杨波，医学博士，副主任医师、讲师，E-mail:yangsongru312@163.com；

* 杨波、杨洋、于睿莉、蔡力力为共同第一作者。

† 通讯作者：卢学春，医学博士，主任医师、副教授，科室副主任，E-mail:luxuechun@126.com；王学艳为并列通信作者。

疗 MDS[3]。低甲基化剂是核苷类似物，能不可逆性抑制 DNA 的甲基转移酶，导致渐进式甲基化和基因沉默的逆转。基因沉默的丢失会导致髓系细胞的分化[1-3]。

地西他滨可用于治疗所有法-美-英类型的 MDS，以及国际预后评分系统（IPSS）评估为 1 型中危、2 型中危和高危的 MDS[4]。IPSS 对疾病的分类基于骨髓原始细胞、细胞核型和是否血细胞减少。每个标准都有一个评分，将其分为低危（0 分，中位生存期 5.7 年）、1 型中危（0.5 ~ 1 分，中位生存期 3.5 年）、2 型中危（1.5 ~ 2 分，中位生存期 1.2 年）和高危（2.5 ~ 3.5 分，中位生存期 0.4 年）[5]。2012 年的修订版 IPSS（IPSS-R）基于临床特征将其分为 5 个预后分类，而不是 4 类[6]。

地西他滨能恢复 MDS 患者的肿瘤抑制基因 p53 和 p75 的表达[7]。地西他滨也能通过细胞周期阻滞和凋亡抑制肿瘤的进展[8]。低剂量和高剂量地西他滨能整合进入 DNA。低剂量地西他滨阻断高甲基化，从而促进细胞分化、肿瘤抑制基因表达、刺激免疫机制和抑制肿瘤生长[9]。然而，高剂量地西他滨通过 DNA 甲基转移酶和阻断 DNA 合成之间不可逆性共价连接抑制细胞增殖[9]。同时，它也具有一定细胞毒性[9]。地西他滨能获得持久的反应和总体反应、完全反应和无进展生存的改善[9]。

虽然一些研究评价了不同剂量地西他滨治疗的疗效[10-17]，但能使临床反应最大化的最佳剂量尚不清楚。仅有有限的研究比较了不同剂量地西他滨治疗方案治疗 MDS 的疗效[17,18]。地西他滨的剂量使用非常复杂，因为地西他滨本身存在毒性，导致某些剂量不能使用，因此其疗效并不是单纯的与剂量相关。例如，一项研究评价了地西他滨的 3 个治疗剂量：（1）连续 5 天静脉注射 20mg/m²；（2）连续 5 天皮下注射 20mg/m²；（3）连续 10 天静脉注射 10mg/m²。研究结果显示，大部分的强化剂量方案（如：连续 5 天静脉注射 20mg/m²）能获得最佳的完全缓解（分别为 39% vs 21% 和 24%，P<0.05），在诱导低甲基化上也具有优势[17]。此项荟萃分析旨在比较不同剂量地西他滨治疗方案在治疗中危和（或）高危 MDS 上的疗效和耐受性。

# 一、方法

## （一）检索策略

本研究实施遵循 PRISMA 指南要求。检索 Medline、Cochrane、EMBASE 和 Google 学术数据库中 2015 年 10 月 23 日之前的研究。检索词如下：地西他滨、骨髓增生异常综合征、剂量和预后。入选随机对照临床试验（RCT）、前瞻性研究、队列研究和病例系列研究。评价中危或高危 MDS 患者，同时采用任何剂量或方案的地西他滨治疗的研究符合入选要求。入选研究报道感兴趣的转归。回顾性研究、来信、评论、编者按、病例报道、前沿、个人交流排除在外。若研究中同时使用了其他治疗或采用联合治疗（如化疗、组蛋白脱乙酰酶抑制剂等）也排除在外。由 2 名独立的研究者对所有入选的研究进行分析。如果存在分歧，咨询第三名研究者以获得一致结果。

## （二）数据提取和质量评价

从入选的研究中提取以下数据/信息：第一作者名字、发表年份、研究设计、每个治疗组的参与人数、患者年龄、性别、MDS 类型、治疗转归、地西他滨剂量和方案。

采用调整后的 Delphi 列表评价单组设计的研究[19]；采用 Cochrane 偏差风险工具对 RCT 进行评价[20]。

## （三）转归检测

感兴趣的主要疗效转归包括根据 2006 年国际工作组（IWG）标准的总体反应率，其为完全反应（CR）、骨髓完全反应（mCR）和部分反应（PR）、血液学改善（HI）的总合[21]。CR 定义为外周血计数恢复正常（无输血或使用促红细胞生成素的情况下，血红蛋白>110g/L，未使用生长因子的情况下，中性粒细胞>$1.0×10^9$/L，及无输血或使用生长因子的情况下，血小板>$100×10^9$/L）和骨髓原始细胞<5%，并且持续至少 4 周。mCR 定义为成髓细胞从>5%下降到≤5%，下降幅度>50%，但是外周血计数未恢复到满足 CR 的标准[21]。血液学改善指三个血液系指标的改善：红细胞系（HI-E）、血小板（HI-P）和中性粒细胞（HI-N）[21]。安全性转归指标包括中性粒细胞减少、血小板减少症、感染和贫血的发生频率。由于数据不足，未对生存进行定量评估。

## （四）统计分析

对于二变量转归指标，计算事件率/优势比和95%可信区间（CI）。进行 $χ^2$ 为基础的均质性检测，确定不一致指数（$I^2$）和 Q 统计值。当 $I^2$ 统计值>50%时，认为存在异质性。根据国家研究委员会报告，采用随机效应模型进行汇总估计[22]。所有统计分析采用商业化的软件包（综合荟萃分析，2.0 版；Biostat，Englewood，NJ，USA）。

## 二、结果

最初筛选 166 项研究，其中 71 项研究由于重复发表和初次筛查被排除（图 1）。另外 62 项研究因为与主题无关被排除，同时对剩下的 33 项研究进行全面分析。这些研究中，18 项研究因为没有报道感兴趣的转归、患者患有急性髓系白血病（AML）、治疗未采用地西他滨单药或者研究设计为回顾性研究而被排除。

15 项研究最终入选，共有参与者 1378 名患者（表 1）[12,15-18,23-32]。5 项研究为 RCT，10 项研究为单组研究。所有这些研究中，平均年龄在 61~73 岁之间，男性患者比例从 52%~91%不等。总体来说，这些研究大部分患者为 1 型中危或 2 型中危 MDS。地西他滨治疗方案（包括剂量、疗程数等）各研究存在差异，研究报道的随访时间从 6.5 个月~70 个月不等。

地西他滨治疗患者总体反应在 14%~67.4%之间，最佳支持治疗在 2%~7%之间（表 2）。地西他滨治疗患者完全反应在 0~39%之间，最佳支持治疗为 0。地西他滨治疗患者血液学改善在 0~18.8%之间，最佳支持治疗在 2%~7%之间。地西他滨治疗组的 1 年总体生存率在 63%~74.8%之间，2 年生存率在 24%~71%之间。45mg/$m^2$/天地西他滨治疗 3 天（每个疗程 135mg/$m^2$）的方案，中位生存时间从 10.1 个月~15 个月不等。20mg/$m^2$/天地西他滨治疗 5 天（每个疗程 100mg/$m^2$），每 4 周重复一次的方案，中位生存时间为 11.9~22 个月不等，最佳支持治疗患者中位生存时间为 8.5~14.9 个月。最佳支持治疗与 mCR 和 PR 的改善无关。

不同的地西他滨治疗方案，最常见的不良反应是中性粒细胞减少，发生率为 7.7%~80.2%，而最佳支持治疗的不良反应为 35%~87%。

## 三、质量评价

对于所有研究，在产生随机序列、不完整转归数据、选择性报道、分配隐藏和意向治疗分析上偏倚风险很小（图 2）。一半研究在参与者和研究者的盲法上存在较高偏倚风险，1/4 的研究在评估的盲法上存在较高偏倚风险。单组研究的质量评价结果见表 3。每项研究采用 18 项标准的列表

表 1　入选研究的特征

| 第一作者(年) | 研究设计 | 干预措施 | 患者人数 | 年龄(岁) | 男性(%) | MDS 类型 (低危/1 型中危/2 型中危/高危) | 地西他滨方案 | 治疗疗程 | 随访时间(月) |
|---|---|---|---|---|---|---|---|---|---|
| **地西他滨 45mg/m²/天 vs 最佳支持治疗** | | | | | | | | | |
| Lübbert (2011) | RCT | 地西他滨 (45mg/m²/天) | 119 | 69 * | 64% | 0/7%/54%/39% | 每日 4 h 内静脉注射 15mg/m²，每日 3 次，连续 3 天，每 6 周一次 | 中位 4 个疗程 | 70 |
| | | 最佳支持治疗 | 114 | 70 * | 64% | 0/7%/55%/37% | | | 70 |
| Kantarjian (2006) | RCT | 地西他滨 (45mg/m²/天) | 89 | 70 * | 66% | 0/31%/43%/26% | 每日 3 h 内静脉注射 15mg/m²，每日 3 次，重复 3 天（每疗程 135mg/m²），每 6 周重复一次 | 3 (0.9) ^ | |
| | | 最佳支持治疗 | 81 | 70 * | 70% | 0/30%/44%/26% | | | |
| **地西他滨 20mg/m²/天 vs 10mg/m²/天** | | | | | | | | | |
| Kantarjian (2007) | RCT | 地西他滨 (20mg/m²/天) -iv | 64 (67%) | 65 * | 69% | 0/34%/46%/20% | 每日 1 h 内静脉注射 20mg/m²，连续 5 天 | 5+ (1~18) ^ | 6.5 |
| | | 地西他滨 (20mg/m²/天) -sc | 14 (15%) | | | | 每日 20mg/m²，皮下注射，每日 2 次，连续 5 天 | 8 (1~17) ^ | 15 |
| | | 地西他滨 (10mg/m²/天) -iv | 17 (18%) | | | | 每日 1 h 内静脉注射 10mg/m²，连续 10 天 | 9 (1~15) ^ | 15 |

续 表

| 第一作者（年） | 研究设计 | 干预措施 | 患者人数 | 年龄（岁） | 男性（%） | MDS 类型（低危/1型中危/2型中危/高危） | 地西他滨方案 | 治疗疗程 | 随访时间（月） |
|---|---|---|---|---|---|---|---|---|---|
| 地西他滨 20mg/m²/天与不同治疗剂量 | | | | | | | | | |
| Garcia-Manero（2013） | RCT | 地西他滨（20mg/m²/天）-A | 43 | 67 | 58% | 0/72%/0/0* | 20mg/m²/天 sc，连续 3 天（第 1、2、3 天），每 28 周一次，持续最长 1 年 | 7.0（1~13）^ | 14.6 |
| | | 地西他滨（20mg/m²/天）-B | 22 | 71 | 91% | 0/68%/0/0* | 20mg/m²/天 sc（第 1、8、15 天），每 28 天重复一次，持续最长 1 年 | 5.5（2~16）^ | 15.5 |
| 地西他滨不同治疗剂量和方案的单组研究 | | | | | | | | | |
| Hong（2015） | 前瞻性 | 地西他滨（20mg/m²/天） | 58 | 67* | 79% | 19%/34%/47% | 20mg/m²/天静脉注射，连续 5 天，每 4 周一次 | 4（1~25）^ | 40 |
| Issa（2015） | RCT | 地西他滨（20mg/m²/天） | 70 | | | | 每日 1 h 内静脉注射 20 mg/m²，连续 5 天，每 4~6 周一次 | 4（1~49）^ | |
| Saunthararajah（2015） | 前瞻性 | 地西他滨（0.1~0.2mg/kg/天） | 25 | 73* | 52% | 12%/16%/0/28%* | 4 周的诱导期内，0.2mg/kg/天 sc 每周注射 2 天。在维持治疗期内，基于血液和骨髓的细胞学对剂液和方案进行调整。与无规律的大剂量给药相比，倾向于有规律的低剂量给药。根据干有规律持续治疗最多 1 年（52 周） | 治疗中位时间：347（18~1281）^ | |

续　表

| 第一作者（年） | 研究设计 | 干预措施 | 患者人数 | 年龄（岁） | 男性（%） | MDS 类型（低危/1 型中危/2 型中危/高危） | 地西他滨方案 | 治疗疗程 | 随访时间（月） |
|---|---|---|---|---|---|---|---|---|---|
| Zhao WH (2015) | 前瞻性 | 地西他滨（20mg/m²/天） | 52 | 66* | 73% | 29%/0/0/71% | 20mg/m²/天，于4 h内静脉注射，连续5天，每6周重复，共8个疗程 | | |
| Li X (2013) | 前瞻性 | 地西他滨（75~100mg/m²/疗程） | 87 | 61* | 70% | 0/28%/0/72% | 15~20mg/m²内静脉注射，连续5天（75~100mg/m²/疗程）。每4周重复一疗程 | 4（1~10）^ | |
| | 临床Ⅰ/Ⅱ期 | 地西他滨（15mg/m²/天） | 3 | 68* | | 0/33%/0/0※ | 15mg/m²每日于1 h内静脉注射，连续5天，每4周1次（临床Ⅰ期） | 6.0（1~17）^ | |
| Oki (2012) | | 地西他滨（20mg/m²/天） | 6 | 67* | | 0/17%/33%/17%※ | 20mg/m²每日于1 h内静脉注射，连续5天，每4周1次（临床Ⅰ期） | | |
| | | 地西他滨（20mg/m²/天） | 34 | 69* | | 3%/27%/20%/32%※ | 20mg/m²每日于1 h内静脉注射，连续5天，每4周1次（临床Ⅰ/Ⅱ期） | 5.5（1~17）^ | |
| Lee JH (2011) | 前瞻性 | 地西他滨（20mg/m²/天） | 101 | 65* | 67% | 0/52%/0/48% | 20mg/m²/天，每日于1 h内静脉注射，连续5天，每4周1次 | 5（1~18）^ | |
| Iastrebner (2010) | 前瞻性 | 地西他滨（20mg/m²/天） | 99 | 64* | 74% | 3%/55%/25%/17% | 20mg/m²每日一次于1 h内静脉注射，连续5天，每4周1次 | | 39.8 |

续 表

| 第一作者（年） | 研究设计 | 患者人数 | 年龄（岁） | 男性（%） | MDS类型（低危/1型中危/2型中危/高危） | 地西他滨方案 | 治疗疗程 | 随访时间（月） |
|---|---|---|---|---|---|---|---|---|
| Steensma（2009） | 前瞻性 | 99 | 71 | 72% | 1%/53%/23%/23% | 20mg/m² 每日静脉注射，连续5天，每4周1次 | 5（1~17）^ | |
| Kantarjian（2006） | 前瞻性研究 | 115 | 64* | | 0/17%/30%/14%※ | 100mg/m²/疗程，每4周一次，3个不同方案：（1）20mg/m² iv 每日×5（2）20mg/m² sc 每日×5（3）10mg/m² iv 每日×10 | ≥7（1~23）^ | 14 |
| Wijermans（2000） | 前瞻性研究 | 66 | 68* | 70% | 0/24%/38%/38% | 45mg/m²/d，持续3天，每6周一次 | | |

缩写：iv：静脉注射，sc：皮下注射，^表示为中位数，*表示为平均值，~表示为无法归类的（最小值~最大值）

注：※还有其他类型或是无法归类的。

表2 入选研究报道的临床转归

| 第一作者（年） | 患者人数 | 疗效 | | | | | 总体生存率 | 中位生存时间（月） | 并发症 | | | |
|---|---|---|---|---|---|---|---|---|---|---|---|---|
| | | 总体反应 n（%） | 完全反应 n（%） | 骨髓完全反应 n（%） | 部分反应 n（%） | 血液学改善 n（%） | | | 血小板减少症（%） | 中性粒细胞减少（发热*）（%） | 感染（%） | 贫血（%） |
| 地西他滨 45mg/m²/天，治疗5天（总量135mg/m²/疗程），每6周一次 | | | | | | | | | | | | |
| Lübbert（2011） | 119 | 41（34%） | 16（13%） | na | 7（6%） | 18（15%） | HR=0.88 | 10.1 | na | 47.4 | 57.9 | na |
| Kantarjian（2006） | 89 | 27（30%） | 8（9%） | na | 7（8%） | 12（13%） | na | 14 | 43 | 50（4*） | 9 | 15 |
| Wijermans（2000） | 66 | 32（49%） | 13（20%） | na | 3（4%） | 16（24%） | na | 15 | na | 12 | 31 | 11 |

| 第一作者（年） | 患者人数 | 疗效 | | | | | | | 并发症 | | | |
|---|---|---|---|---|---|---|---|---|---|---|---|---|
| | | 总体反应, n (%) | 完全反应, n (%) | 骨髓完全反应, n (%) | 部分反应, n (%) | 血液学改善, n (%) | 总体生存率 | 中位生存时间（月） | 血小板减少症 (%) | 中性粒细胞减少（发热*）(%) | 感染 (%) | 贫血 (%) |
| 地西他滨 20mg/m² 天，治疗 5 天（100mg/m²/疗程），每 4 周一次，iv 或 sc | | | | | | | | | | | | |
| Hong (2015) | 58 | 29 (67.4%) | 6 (14.0%) | 10 (23.3%) | 3 (7.0%) | 10 (23.3%) | 1yr: 63.0% | 18.8 | na | na | na | na |
| Issa (2015) | 70 | 36 (51%) | 22 (31%) | | 14 (20%) | | 2yr: 24% | 11.9 | na | na | na | na |
| Oki（2012）phase I | 6 | na | na | na | na | na | na | na | na | na | na | na |
| Oki（2012）- I&II | 34 | 14 (14%) | 7 (20.6%) | 1 (2.9%) | 2 (5.9%) | 4 (11.8%) | 2yr: 56% | na | 61.8 | 73.5 | na | 47.1 |
| Lee JH (2011) | 101 | 56 (55.4%) | 13 (12.9%) | 23 (22.8%) | 1 (1.0%) | 19 (18.8%) | 1yr: 74.8% | 17.7 | 53 | 80.2 | na | 51.5 |
| Iastrebner (2010) | 99 | 35 (35%) | 19 (19%) | 4 (4%) | 4 (4%) | 8 (8%) | 2yr: 71% | na | na | na | na | na |
| Steensma (2009) | 99 | 50 (50%) | 17 (17%) | 15 (15%) | 0 (0%) | 18 (18%) | 1yr: 66% | na | 18 | 31 (14*) | na | 12 |
| Kantarjian（iv）(2007)[a] | 64 | na | 25 (39%) | na | na | na | na | na | na | na | 5.7 | na |
| Kantarjian（sc）(2007)[b] | 14 | na | 3 (21%) | na | na | na | na | na | na | na | na | na |
| Kantarjian (2007) | 115 | 66 (57%) | 40 (35%) | 12 (10%) | 2 (2%) | 12 (10%) | 2yr: 47% | 22 | na | na | na | na |
| 地西他滨 20mg/m² 天，治疗 5 天（100mg/m²/疗程），每 6 周一次 | | | | | | | | | | | | |
| Issa (2015) | 70 | 36 (51%) | 22 (31%) | na | 14 (20%) | na | 2yr: 24% | 11.9 | na | 14* | na | na |
| Zhao (2015) | 52 | 35 (67.3%) | 16 (31%) | na | 19 (37%) | na | 2yr: 30.9% | na | 13.5 | 7.7 | 21.2 | na |

续表

| 第一作者（年） | 患者人数 | 疗效 | | | | | | | 并发症 | | | |
|---|---|---|---|---|---|---|---|---|---|---|---|---|
| | | 总体反应, n (%) | 完全反应, n (%) | 骨髓完全反应, n (%) | 部分反应, n (%) | 血液学改善, n (%) | 总体生存率 | 中位生存时间（月） | 血小板减少症 (%) | 中性粒细胞减少（发热*）(%) | 感染 (%) | 贫血 (%) |
| 地西他滨 10mg/m²/天，治疗 10 天（100mg/m²/疗程），每 4 周一次 | | | | | | | | | | | | |
| Kantarjian（iv）(2007) | 17 | na | 4（24%） | na | na | na | na | na | na | na | na | na |
| 地西他滨 15mg/m²/天，治疗 5 天（75mg/m²/疗程），每 4 周一次 | | | | | | | | | | | | |
| Oki (2012) | 3 | 2（67%） | 0（0%） | 1（33.3%） | 1（33.3%） | 0（0%） | na | na | na | 33 | na | na |
| 地西他滨 20mg/m²/天，治疗 3 天（60mg/m²/疗程），每 4 周一次 | | | | | | | | | | | | |
| Garcia-Manero (2013) | 43 | 10（23%） | 7（16%） | 0（0%） | 0（0%） | 3（7%） | na | na | 16 | 28 | na | 23 |
| 地西他滨 20mg/m²/天，治疗 1 天，每 7 天一次，连续 3 次（60mg/m²/疗程），每 4 周一次 | | | | | | | | | | | | |
| Garcia-Manero (2013) | 22 | 5（23%） | 0（0%） | 1（5%） | 1（5%） | 3（14%） | na | na | 32 | 36 | na | 18 |
| 最佳支持治疗 | | | | | | | | | | | | |
| Lübbert (2011) | 114 | 2（2%） | 0（0%） | na | 0（0%） | 2（2%） | na | 8.5 | na | 35（7.1＊） | 50 | na |
| Kantarjian (2006) | 81 | 6（7%） | 0（0%） | na | 0% | 6（7%） | na | 14.9 | 85 | 87（25＊） | 16 | 12 |

缩写：HR：危险比；iv：静脉注射；sc：皮下注射；na：不知；wks：周

* 有中性粒细胞下降的患者百分比

a 静脉给药地西他滨他滨治疗的患者数据

b 皮下给药地西他滨他滨治疗的患者数据

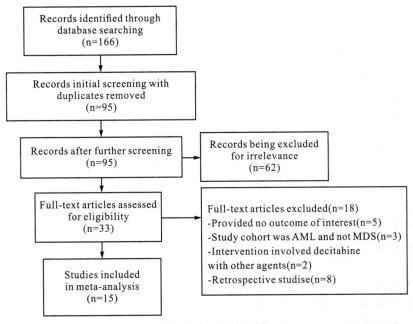

图 1 研究入选流程图

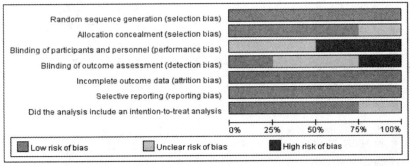

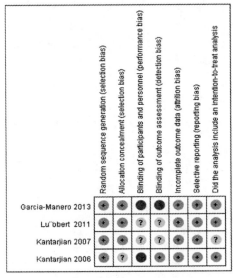

图 2 针对 RCT 的 Cochrane 偏倚风险工具

表3　针对单组研究的修订后 Delphi 列表

| 第一作者 | 1 | 2 | 3 | 4 | 5 | 6 | 7 | 8 | 9 | 10 | 11 | 12 | 13 | 14 | 15 | 16 | 17 | 18 |
|---|---|---|---|---|---|---|---|---|---|---|---|---|---|---|---|---|---|---|
| Hong (2015) | Y | Y | N | Y | N | Y | Y | N | Y | Y | N | Y | Y | N | Y | N | Y | Y |
| Issa (2015) | Y | Y | N | Y | N | Y | Y | N | Y | Y | N | Y | Y | N | Y | N | Y | Y |
| Saunthararajah (2015) | Y | Y | Y | Y | N | Y | Y | N | Y | Y | N | Y | Y | N | Y | N | Y | Y |
| Zhao WH (2015) | Y | Y | N | Y | N | Y | Y | Y | Y | Y | N | Y | Y | N | Y | N | Y | Y |
| Li X (2013) | Y | Y | N | Y | N | Y | Y | Y | Y | Y | N | Y | Y | N | Y | N | Y | Y |
| Oki (2012) | Y | Y | Y | Y | N | Y | Y | Y | Y | Y | N | Y | Y | N | Y | N | Y | Y |
| Lee JH (2011) | Y | Y | Y | Y | N | Y | Y | Y | Y | Y | N | Y | Y | N | Y | N | Y | Y |
| Iastrebner (2010) | Y | Y | N | Y | N | Y | Y | Y | Y | Y | N | Y | Y | N | Y | N | Y | Y |
| Steensma (2009) | Y | Y | N | Y | N | Y | Y | Y | Y | Y | N | Y | Y | N | Y | N | Y | Y |
| Kantarjian (2006) | Y | Y | N | Y | N | Y | Y | N | Y | Y | N | Y | N | N | Y | Y | Y | N |
| Wijermans (2000) | Y | Y | N | Y | N | Y | Y | N | Y | Y | N | Y | N | N | Y | Y | Y | N |

列头说明：
1. 研究的假设/目的/目标是否在摘要、前言或方法部分分清晰呈现？
2. 是否描述纳入研究的对象/参与者的特征？
3. 入选的研究对象是否来自于一个中心？
4. 研究纳入的入选标准和排除标准是否详细和适当的解释？
5. 参与者是否连续入选？
6. 参与者是否在疾病的相似点入选？
7. 干预措施是否在研究中描述？
8. 研究中是否有其他的研究治疗？
9. 前言或方法部分有否介绍的研究中分治疗归转指标？
10. 是否采用主观和/或客观的方法检测转归指标？
11. 是否在治疗前后检测转归指标？
12. 是否采用统计分析适当的评价相关转归指标？
13. 有无报道随访时间？
14. 有无报道失访？
15. 研究在分析前相关归时标是否提供随机变异的估计值？
16. 是否报道不良反应？
17. 研究的结果是否支持结论？
18. 研究是否描述利益冲突和基金支持？

进行评价。由于单组研究本身的特点，未能获得问题5、8、11和14的答案，然而，大部分的研究完成了剩余的其他标准。总体来说，研究具有较好的质量。

## 四、荟萃分析

### （一）疗效转归

采用亚组分析进行荟萃分析，其中对不同的地西他滨剂量方案进行分别评价（图3）。对于总体反应率，研究每个疗程 135mg/m$^2$ 地西他滨（$n=3$）、每个疗程 100mg/m$^2$ 地西他滨（$n=9$）和每个疗程 60~75mg/m$^2$ 地西他滨（$n=3$）治疗的研究观察到异质性（135mg/m$^2$/疗程：Q=6.284，$I^2$ = 68.17%；100mg/m$^2$/疗程：Q=37.548，$I^2$=78.69%；60~75mg/m$^2$/疗

| Study name | Statistics for each study: Evet rate | Lower limit | Upper limit | Z-Value | p-Value | Relative weight |
|---|---|---|---|---|---|---|
| Kantarjian (2006) | 0.17 | 0.11 | 0.26 | -5.62 | 0.000 | 49.6 |
| Wijermans (2000) | 0.49 | 0.37 | 0.61 | -0.16 | 0.871 | 50.4 |
| **Subgroup of 135 mg/course** | **0.31** | **0.09** | **0.67** | **-1.04** | **0.297** | |
| Hong (2015) | 0.67 | 0.54 | 0.78 | 2.59 | 0.010 | 13.7 |
| Issa (2015)-1 | 0.51 | 0.39 | 0.62 | 0.17 | 0.867 | 14.4 |
| Lee JH (2011) | 0.55 | 0.46 | 0.65 | 1.08 | 0.279 | 15.0 |
| Iastrebner (2010) | 0.27 | 0.19 | 0.37 | -4.39 | 0.000 | 14.6 |
| Steensma (2009) | 0.32 | 0.24 | 0.42 | -3.50 | 0.000 | 14.7 |
| Issa (2015)-2 | 0.51 | 0.39 | 0.62 | 0.17 | 0.867 | 14.4 |
| Zhao (2015) | 0.67 | 0.54 | 0.79 | 2.44 | 0.015 | 13.4 |
| **Subgroup of 100 mg/course** | **0.50** | **0.38** | **0.61** | **-0.07** | **0.948** | |
| Garcia-Manero (2013)-1 | 0.23 | 0.13 | 0.38 | -3.33 | 0.001 | 66.2 |
| Garcia-Manero (2013)-2 | 0.23 | 0.10 | 0.45 | -2.39 | 0.017 | 33.8 |
| **Subgroup of 60-75 mg/course** | **0.23** | **0.14** | **0.35** | **-4.10** | **0.000** | |

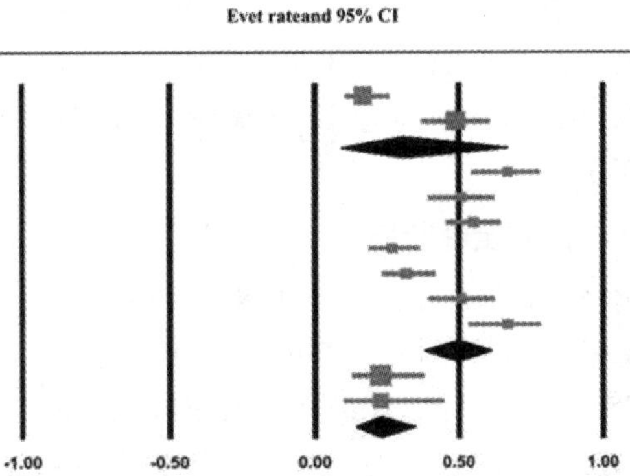


**Heterogeneity test**
135 mg/course
Q=17.032, df=1, P<0.001, I-square=94.13%
100 mg/course
Q=44.435, df=6, P<0.001, I-square=86.50%
60-75 mg/course
Q=0.000, df=1, P=1 I-square=0%

Among 3 groups, P=0.007
135 mg/course vs. 100 mg/course, P=0.329
135 mg/course vs. 60-75 mg/course, P=0.627
100 mg/course vs. 60-75 mg/course, P=0.002

| Study name | Statistics for each study: Evet rate | Lower limit | Upper limit | Z-Value | p-Value | Relative weight |
|---|---|---|---|---|---|---|
| Lu¨bbert (2011) | 0.47 | 0.39 | 0.56 | -0.57 | 0.571 | 35.3 |
| Kantarjian (2006) | 0.50 | 0.40 | 0.60 | 0.00 | 1.000 | 34.6 |
| Wijermans (2000) | 0.12 | 0.06 | 0.22 | -5.26 | 0.000 | 30.1 |
| **Subgroup of 135 mg/course** | **0.35** | **0.17** | **0.57** | **-1.34** | **0.181** | |
| Oki (2012)-I&II | 0.73 | 0.56 | 0.86 | 2.63 | 0.009 | 19.8 |
| Lee JH (2011) | 0.80 | 0.71 | 0.87 | 5.60 | 0.000 | 20.5 |
| Steensma (2009) | 0.31 | 0.23 | 0.41 | -3.68 | 0.000 | 20.7 |
| Issa (2015)-2 | 0.14 | 0.08 | 0.24 | -5.27 | 0.000 | 20.1 |
| Zhao (2015) | 0.08 | 0.03 | 0.19 | -4.77 | 0.000 | 18.9 |
| **Subgroup of 100 mg/course** | **0.38** | **0.13** | **0.70** | **-0.73** | **0.467** | |
| Oki (2012) | 0.33 | 0.04 | 0.85 | -0.58 | 0.564 | 4.6 |
| Garcia-Manero (2013)-1 | 0.28 | 0.17 | 0.43 | -2.78 | 0.005 | 60.2 |
| Garcia-Manero (2013)-2 | 0.36 | 0.19 | 0.57 | -1.30 | 0.195 | 35.2 |
| **Subgroup of 60-75 mg/course** | **0.31** | **0.21** | **0.43** | **-3.05** | **0.002** | |

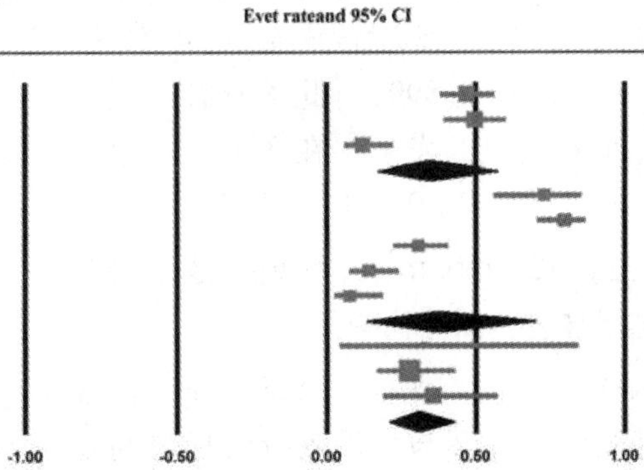


**Heterogeneity test**
135 mg/course
Q=23.096, df=2, P<0.001, I-square=91.34%
100 mg/course
Q=99.731, df=4, P<0.001, I-square=95.99%
60-75 mg/course
Q=0.442, df=2, P=0.802, I-square=0%

Among 3 groups, P=0.899

**图3** 总体反应率（A）和中性粒细胞减少发生率（B）的荟萃分析

程：$Q=2.304$，$I^2=13.18\%$）。总体分析显示，所有 3 个治疗组之间的总体反应率存在显著差异（$P=0.006$）。$100mg/m^2$/疗程治疗组的总体反应率显著高于 $60\sim75mg/m^2$/疗程治疗组（51% *vs* 25%，$P=0.003$）。

疗效转归汇总后的估计见表 4。地西他滨 3 个治疗剂量组之间在 CR 上存在显著差异（$P=0.041$）。$100mg/m^2$/疗程地西他滨治疗组的完全反应率显著高于 $135mg/m^2$/疗程地西他滨治疗组（24.2% *vs* 13.7%，$P=0.016$）。3 个亚组之间在 mCR、PR 和 HI 等疗效上无显著差异（$P>0.05$）。

**（二）安全性转归**

中性粒细胞减少发生率在 $135mg/m^2$/疗程（$n=3$）、$100mg/m^2$/疗程和 $60\sim75mg/m^2$/疗程地西他滨治疗研究，不同研究间存在异质性（$135mg/m^2$/疗程：$Q=23.096$，$I^2=91.34\%$；$100mg/m^2$/疗程：$Q=99.73$，$I^2=95.99\%$；$60\sim75mg/m^2$/疗程：$Q=0.442$，$I^2=0\%$）。总体分析显示，$135mg/m^2$/疗程组、$100mg/m^2$/疗程组和 $60\sim75mg/m^2$/疗程组之间的中性粒细胞减少发生率上无显著差异（分别为 35%、38%、31%，$P=0.899$）。此外，血小板减少、感染和贫血的发生率在 3 个治疗组之间无显著差异（$P\geqslant0.121$）（表 4）。

**（三）135 mg/m²/疗程地西他滨治疗方案与最佳支持治疗比较**

两项研究[12,19]比较了 $135mg/m^2$/疗程地西他滨治疗方案与最佳支持治疗之间在 HI 的差异（图 4）。两项研究之间存在异质性（$Q=17.032$，$I^2=94.13\%$）。$135mg/m^2$/疗程地西他滨治疗组的 HI 率高于最佳支持治疗组，然而，并未存在统计学差异（$OR=3.84$，95% CI：$0.91\sim16.11$，$P=0.066$）。

# 四、讨论

MDS 是一组造血干细胞疾病，表现为血细胞减少和发育不良造血，有或无祖细胞增加[33]。地西他滨是一个低甲基化药物，研究显示，地西他滨治疗 MDS 具有一定的疗效。本项荟萃分析评价了地西他滨治疗中危和（或）高危 MDS 的疗效和安全性。本分析中，$100mg/m^2$/疗程地西他滨治疗与 $60\sim75mg/m^2$/疗程地西他滨治疗相比，能获得更高的总体反应率（51% *vs* 25%，$P=0.003$），其 CR 也比 $135mg/m^2$/疗程地西他滨治疗组高（24.2% *vs* 13.7%，$P=0.016$）。三种治疗方案在 mCR、PR 和 HI 上无显著差异（$P>0.05$）。$135mg/m^2$/疗程地西他滨治疗与最佳支持治疗相比，地西他滨治疗能获得更好的血液学改善，但无统计学差异（$P=0.066$）。中性粒细胞减少、血小板减少症、感染和贫血发生率在 3 个治疗组之间也无显著差异（$P\geqslant0.899$）。本研究的结果显示，与 $60\sim75mg/m^2$/疗程、$135mg/m^2$/疗程地西他滨治疗方案相比，$100mg/m^2$/疗程地西他滨治疗方案能使患者在总体反应率和 CR 上获益。所有 3 个剂量方案治疗后中性粒细胞减少的发生率上相似。

采用地西他滨治疗 1 型和 2 型中危 MDS 以及高危 MDS，FDA 已批准地西他滨使用两个剂量：方案 1 为 45 mg/m²/天治疗 3 天，每 6 周一次（总剂量为 135 mg/m²）；方案 2 为 20mg/m²/天治疗 5 天，每 4 周一次（总剂量为 100mg/m²）。我们的分析结果显示，治疗 MDS 时，方案 2 比方案 1 疗效更好。

中性粒细胞减少是本研究评价的唯一不良反应。有关其他剂量方案的不良反应也有必要探讨，因为毒性反应能明显影响治疗选择，有可能改变治疗方案。我们的

表 4 不同剂量的汇总估计

| 转归 | 研究数量 (135mg/100mg/60~75mg) | 135mg/m²/疗程 | 100mg/m²/疗程 | 60~75mg/m²/疗程 | P值 | | | |
|---|---|---|---|---|---|---|---|---|
| | | | | | ALL | 135mg/m²/疗程 vs 100mg/m²/疗程 | 135mg/m²/疗程 vs 60~75mg/m²/疗程 | 100mg/m²/疗程 vs 60~75mg/m²/疗程 |
| 疗效 | | | | | | | | |
| 完全反应 | 3/12/1 | 13.7% (8.9%, 20.6%) | 24.2% (19.4%, 29.9%) | 16.0% (7.8%, 30.1%) | 0.041* | 0.016* | 0.708 | 0.240 |
| 骨髓完全反应 | 0/6/2 | NA | 15.5% (9.8%, 23.7%) | 12.6% (1.6%, 56.3%) | 0.831 | NA | NA | NA |
| 部分反应 | 3/6/2 | 6.3% (4%, 10%) | 4.1% (1%, 19.1%) | 12.6% (1.6%, 56.3%) | 0.697 | NA | NA | NA |
| 血液学改善 | 3/6/2 | 16.9% (11.7%, 23.96%) | 14.8% (10.6%, 20.3%) | 9.9% (4.5%, 20.2%) | 0.435 | NA | NA | NA |
| 并发症 | | | | | | | | |
| 血小板减少症 | 1/4/2 | 43.0% (33.1%, 53.4%) | 33.6% (14.7%, 59.9%) | 22.7% (10.8%, 41.6%) | 0.156 | NA | NA | NA |
| 感染 | 3/2/0 | 28.9% (9.1%, 62.3%) | 11.9% (3.0%, 36.8%) | NA | 0.288 | NA | NA | NA |
| 贫血 | 2/3/2 | 13.4% (8.9%, 19.8%) | 33.7% (12.5%, 64.6%) | 21.4% (13.1%, 33.4%) | 0.121 | NA | NA | NA |

输血：NA，未知

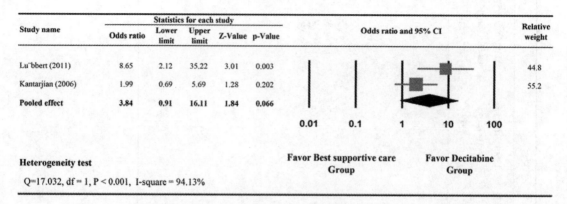

| Study name | Statistics for each study | | | | | Odds ratio and 95% CI | Relative weight |
|---|---|---|---|---|---|---|---|
| | Odds ratio | Lower limit | Upper limit | Z-Value | p-Value | | |
| Lu¨bbert (2011) | 8.65 | 2.12 | 35.22 | 3.01 | 0.003 | | 44.8 |
| Kantarjian (2006) | 1.99 | 0.69 | 5.69 | 1.28 | 0.202 | | 55.2 |
| Pooled effect | 3.84 | 0.91 | 16.11 | 1.84 | 0.066 | | |

0.01　　　0.1　　　1　　　10　　　100

Favor Best supportive care Group　　　　Favor Decitabine Group

Heterogeneity test

Q=17.032, df = 1, P < 0.001, I-square = 94.13%

图 4　地西他滨和最佳支持治疗组间的荟萃分析

研究显示，中性粒细胞减少发生率在不同剂量方案之间无显著差异，说明这个不良反应至少不会主要影响地西他滨治疗剂量的选择。

由于数据有限，不太可能去评价不同地西他滨治疗剂量对生存的影响。然而，对入选研究进行的回顾显示，采用 $100mg/m^2$/疗程治疗方案的患者，总体中位生存时间最长，达到 $11.9 \sim 22$ 个月，而 $135mg/m^2$/疗程方案治疗的患者为 $10.1 \sim 15$ 个月，最佳支持治疗患者为 $8.5 \sim 14.9$ 个月。入选的研究未评价 $60 \sim 75mg/m^2$/疗程方案治疗患者的生存。任何能延长 MDS 患者生存（基于 IPSS 评价的基础状态中位生存时间）的干预措施具有很好的临床价值，但某个特殊的治疗是否能使生存时间加倍或三倍尚不清楚。缺少生存数据说明还需要进行更多的研究，来评价具体的地西他滨治疗剂量方案对 MDS 患者生存的影响。

我们的分析结果显示，地西他滨的剂量能影响 MDS 患者的转归，然而，我们并未评价给药速度、剂量总量或强度的影响。地西他滨与阿扎胞苷不同，专门针对细胞周期的 S 期，仅针对处于 S 期的增殖细胞[34]。处于其他细胞周期的细胞不受影

响。因为地西他滨具有较短的半衰期（约20 分钟）和地西他滨的细胞周期特异性作用，因此研究者推荐为了改善治疗转归，地西他滨的治疗间期需缩短，或者连续给药，以增加肿瘤细胞进入 S 期的可能性，以及增加治疗的时间窗[35]。地西他滨治疗后的低甲基化呈现剂量依赖性，在给药后的 $10 \sim 15$ 天达到峰值，在给药后 $4 \sim 6$ 周后恢复到基础水平[36]。剂量研究显示，对于血液系统状态较差的患者，短期团注优于持续注射，低剂量优于高剂量。此外，剂量强度也能影响转归[17,37]。

我们的荟萃分析首次比较了不同剂量地西他滨治疗中危和（或）高危 MDS 的疗效和安全性。前期的荟萃分析比较了地西他滨和阿扎胞苷与最佳支持治疗对 MDS 的疗效[38-40]。早期的荟萃分析结果存在不一致性。两项前期的分析发现，与标准治疗相比，阿扎胞苷（而非地西他滨）能改善患者的总体生存[38,40]。然而 Gurion 等 (2010)[38] ［而非 Xie 等 (2015)[40]］的研究发现，阿扎胞苷（而非地西他滨）与标准治疗相比，具有较高的 3/4 级不良反应发生率。此外，Gurion 等的研究还发现，阿扎胞苷治疗的患者病死率较高[38]。相

反，Kumar 等（2010）并未发现低甲基化剂和支持治疗组之间在总体生存上存在差异。Kumar 等同时发现，低甲基化剂和最佳支持治疗组之间在病死率上无显著差异。由于结果的不一致，目前尚不能明确地西他滨与阿扎胞苷相比，治疗不适合造血干细胞移植的 MDS 患者的临床疗效。未来的研究有必要进一步确定这两种治疗的获益和局限性。由于我们分析的结果没有研究何种剂量会影响转归，未来的荟萃分析有必要考虑到剂量对转归的影响。

由于 MDS 患者人群的特征相当复杂（包括年长、共患病和不能耐受某些类型的强化治疗），使得治疗变得更为复杂。美国国立综合癌症网络（NCCN）指南推荐治疗的选择应该基于患者的具体状态、IPSS 评分、疾病分类和治疗耐受性[41]。基于 IPSS 评分的低危或 1 型中危 MDS 的治疗，目标旨在改善血液计数和确保年龄相关的生活质量[41]。对于 2 型中危或高危的 MDS 患者，治疗的目标是延长生存时间和延缓白血病的进展[41]。NCCN 指南推荐，阿扎胞苷和地西他滨都可用于 MDS 的治疗，因为两者的疗效类似，可能有时候会选择阿扎胞苷治疗，因为临床Ⅲ期试验显示它能改善高危患者的生存[41]。

由于入选的研究数量有限，以及研究之间在剂量方案和患者人群上存在异质性，因此本研究还存在一定的局限性。入选的研究中，MDS 患者的风险水平不同，某些研究仅入选中危患者，而另一些研究同时入选中危与高危或中危与低危患者。此外，数项研究中某些患者同时患有 AML。Hong 等（2015）的研究，仅入选了剪接体基因突变的患者，这有可能会导致选择偏倚。我们同样基于每个疗程的总剂量对患者进行了分层，因此剂量方案上存在变异，这有可能影响疾病的转归。因为所有研究的

患者原始数据未提供，对于每个剂量组，我们并没有基于 IPSS 分类进行分层分析，评价治疗反应是否在中危患者和高危患者之间是否存在差异。在阐述某些结果时需要谨慎，因为对照组在不同研究之间也有所差异。

本分析支持采用地西他滨治疗 IPSS 分类为 1 型中危、2 型中危和高危的 MDS。本研究揭示，与地西他滨 60~75mg/m²/疗程治疗相比，100mg/m²/疗程治疗能改善总体反应率，与地西他滨 135mg/m²/疗程治疗相比，100mg/m²/疗程治疗能改善 CR。本研究显示，地西他滨剂量能影响临床反应，有必要更多的试验研究获得最佳临床反应的地西他滨治疗剂量。

## 参 考 文 献

[1] Goldberg SL, Chen E, Corral M, et al. Incidence and clinical complications of myelodysplastic syndromes among United States Medicare beneficiaries. J Clin Oncol, 2010, 28：2847-2852.

[2] List AF, Vardiman J, Issa JP, et al. Myelodysplastic syndromes. Hematology Am Soc Hematol Educ Program, 2004：297-317.

[3] Santini V, Kantarjian HM, Issa JP. Changes in DNA methylation in neoplasia：pathophysiology and therapeutic implications. Ann Intern Med, 2001, 134：573-586.

[4] Wu D, Du X, Jin J, et al. Decitabine for Treatment of Myelodysplastic Syndromes in Chinese Patients：An Open-Label, Phase-3b Study. Adv Ther. 2015, 32：1140-1159.

[5] Greenberg P, Cox C, LeBeau MM, et. al. International Scoring System for Evaluating Prognosis in Myelodysplastic Syndromes. Blood, 1997, 89 (6)：2079-2088.

[6] Greenberg PL, Tuechler H, Schanz J, et al. Revised international prognostic scoring system for myelodysplastic syndromes. Blood, 2012, 120 (12)：2454-2465.

［7］ Zhao Y, Fei C, Zhang X, et al. Methylation of the p73 gene in patients with myelodysplastic syndromes: correlations with apoptosis and prognosis. Tumour Biol, 2013, 34: 165-172.

［8］ Schmelz K, Wagner M, Dorken B, Tamm I. 5-Aza-2'-deoxycytidine induces p21WAF expression by demethylation of p73 leading to p53-independent apoptosis in myeloid leukemia. Int J Cancer, 2005, 114: 683-695.

［9］ Saba HI. Decitabine in the treatment of myelodysplastic syndromes. Ther Clin Risk Manag, 2007, 3 (5): 807-817.

［10］ Santos FP, Kantarjian H, Garcia-Manero G, et al. Decitabine in the treatment of myelodysplastic syndromes. Expert Rev Anticancer Ther, 2010, 10: 9-22.

［11］ Wijermans PW, Krulder JW, Huijgens PC, et al. Continuous infusion of low-dose 5-Aza-2'-deoxycytidine in elderly patients with high-risk myelodysplastic syndrome. Leukemia, 1997, 11 Suppl1: S19-S23.

［12］ Wijermans P, Lubbert M, Verhoef G, et al. Low-dose 5-aza-2'-deoxycytidine, a DNA hypomethylating agent, for the treatment of high-risk myelodysplastic syndrome: a multicenter phase II study in elderly patients. J Clin Oncol, 2000, 18: 956-962.

［13］ Lubbert M, Wijermans P, Kunzmann R, et al. Cytogenetic responses in high-risk myelodysplastic syndrome following low-dose treatment with the DNA methylation inhibitor 5-aza-2'-deoxycytidine. Br J Haematol, 2001, 114: 349-357.

［14］ Issa JP, Garcia-Manero G, Giles FJ, et al. Phase 1 study of low-dose prolonged exposure schedules of the hypomethylating agent 5-aza-2'-deoxycytidine (decitabine) in hematopoietic malignancies. Blood, 2004, 103: 1635-1640.

［15］ Kantarjian H, Issa JP, Rosenfeld CS, et al. Decitabine improves patient outcomes in myelodysplastic syndromes: results of a phase III randomized study. Cancer, 2006, 106 :

1794-1803.

［16］ Steensma DP, Baer MR, Slack JL, et al. Multicenter study of decitabine administered daily for 5 days every 4 weeks to adults with myelodysplastic syndromes: the alternative dosing for outpatient treatment (ADOPT) trial. J Clin Oncol, 2009, 27: 3842-3848.

［17］ Kantarjian H, Oki Y, Garcia-Manero G, et al. Results of a randomized study of 3 schedules of low-dose decitabine in higher-risk myelodysplastic syndrome and chronic myelomonocytic leukemia. Blood, 2007, 109: 52-57.

［18］ Garcia-Manero G, Jabbour E, Borthakur G, et al. Randomized open-label phase II study of decitabine in patients with low-or intermediate-risk myelodysplastic syndromes. J Clin Oncol, 2013, 31: 2548-2553.

［19］ Verhagen AP, de Vet HC, de Bie RA, et al. The delphi list: A criteria list for quality assessment of randomized clinical trials for conducting systematic reviews developed by delphi consensus. J Clin Epidemiol, 1998, 51: 1235-1241.

［20］ Cochrane Handbook for Systematic Reviews of Interventions. Version 5.1.0. (updated March, 2011). The Cochrane Collaboration. Available at: http://training.cochrane.org/handbook

［21］ Cheson BD, Greenberg PL, Bennett JM, et al. Clinical application and proposal for modification of the International Working Group (IWG) response criteria in myelodysplasia. Blood, 2006, 108 (2): 419-425.

［22］ National Research Council, 1992. Combing Information: Statistical Issues and Opportunities for Research.. Washington, DC: National Academy Press.

［23］ Lubbert M, Suciu S, Baila L, et al. Low-dose decitabine versus best supportive care in elderly patients with intermediate-or high-risk myelodysplastic syndrome (MDS) ineligible for intensive chemotherapy: final results of the randomized phase III study of the European Organisation for Research and Treatment of Cancer Leukemia Group and the German MDS Study Group. J Clin Oncol, 2011, 29：1987-1996.

[24] Hong JY, Seo JY, Kim SH, et al. Mutations in the Spliceosomal Machinery Genes SRSF2, U2AF1, and ZRSR2 and Response to Decitabine in Myelodysplastic Syndrome. Anticancer Res, 2015, 35：3081-3089.

[25] Issa JP, Garcia-Manero G, Huang X, et al. Results of phase 2 randomized study of low-dose decitabine with or without valproic acid in patients with myelodysplastic syndrome and acute myelogenous leukemia. Cancer, 2015, 121：556-561.

[26] Saunthararajah Y, Sekeres M, Advani A, et al. Evaluation of noncytotoxic DNMT1-depleting therapy in patients with myelodysplastic syndromes. J Clin Invest, 2015, 125：1043-1055.

[27] Zhao WH, Zeng QC, Huang BT, et al. Decitabine plus thalidomide yields more sustained survival rates than decitabine monotherapy for risk-tailored elderly patients with myelodysplastic syndrome. Leuk Res, 2015, 39：424-428.

[28] Li X, Chang C, He Q, et al. Cytogenetic response based on revised IPSS cytogenetic risk stratification and minimal residual disease monitoring by FISH in MDS patients treated with low-dose decitabine. Leuk Res, 2013, 37：1516-1521.

[29] Oki Y, Kondo Y, Yamamoto K, et al. Phase I / II study of decitabine in patients with myelodysplastic syndrome：a multi-center study in Japan. Cancer Sci, 2012, 103：1839-1847.

[30] Lee JH, Jang JH, Park J, et al. A prospective multicenter observational study of decitabine treatment in Korean patients with myelodysplastic syndrome. Haematologica, 2011, 96：1441-1447.

[31] Iastrebner M, Jang JH, Nucifora E, et al. Decitabine in myelodysplastic syndromes and chronic myelomonocytic leukemia：Argentinian/South Korean multi-institutional clinical experience. Leuk Lymphoma, 2010, 51：2250-2257.

[32] Kantarjian HM, O'Brien S, Shan J, et al. Update of the decitabine experience in higher risk myelodysplastic syndrome and analysis of prognostic factors associated with outcome. Cancer, 2007, 109：265-273.

[33] Garcia-Manero G. Myelodysplastic syndromes：2011 update on diagnosis, risk-stratification, and management. Am J Hematol, 2011, 86：490-498.

[34] Momparler RL, Onetto-Pothier N, Momparler LF. Comparison of antineoplastic activity of cytosine arabinoside and 5-aza-2'-deoxycytidine against human leukemic cells of different phenotype. Leuk Res, 1990, 14 (9)：755-760.

[35] Covey JM, Zaharko DS. Comparison of the in vitro cytotoxicity (L1210) of 5-aza-2'-deoxycytidine with its therapeutic and toxic effects in mice. Eur J Cancer Clin Oncol, 1985, 21 (1)：109-117.

[36] Issa JP, Garcia-Manero G, Giles FJ, et al. Phase 1 study of low-dose prolonged exposure schedules of the hypomethylating agent 5-aza-2'-deoxycytidine (decitabine) in hematopoietic malignancies. Blood, 2004, 103 (5)：1635-1640.

[37] Jabbour E, Cortes JE, Kantarjian HM. Molecular monitoring in chronic myeloid leukemia：response to tyrosine kinase inhibitors and prognostic implications. Cancer, 2008, 112 (10)：2112-2118.

[38] Gurion R, Vidal L, Gafter-Gvili A, et al. 5-azacitidine prolongs overall survival in patients with myelodysplastic syndrome—a systematic review and meta-analysis. Haematologica, 2010, 95：303-310.

（下转第 122 页）

# 2016 年 WHO 急性髓系白血病分型与诊断

医脉通编译整理

急性髓性白血病（AML）是髓系原始细胞克隆性增生疾病，随着医学科学的迅速发展，其诊断和治疗有了长足的进步。近年世界卫生组织（WHO）组织了 100 多位国际著名血液病理学家、临床及相关专家，基于寻证医学、临床和病理学研究的新成果，制定了新的造血系髓性疾病的分型。综合细胞形态学、免疫标记、细胞基因学及临床特征，2016 年，WHO 的将

AML 分为 4 类：AML 伴重现性遗传学异常、AML 伴骨髓增生异常相关改变、治疗相关髓系肿瘤和 AML 非特定类型（AML，NOS）（见图 1、表 1）。

根据 2016 年美国国家癌症综合网络（NCCN）指南，AML 患者的初始实验室检查包括：

（1）全血细胞计数和微分；

（2）凝血功能，包括 PT、APTT、纤

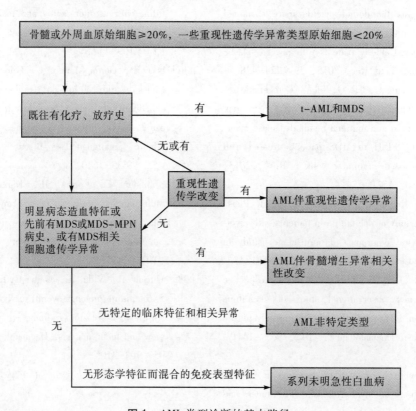

**图 1　AML 类型诊断的基本路径**

维蛋白原；

（3）化学物质，包括电解质、尿酸、肝功能和肾功能检查；

（4）HLA 分型，所有进行造血干细胞移植的患者可以考虑。

骨髓检测包括：

（1）形态学评价；

（2）免疫表型和（或）细胞化学分析；

（3）染色体核型 +/- 荧光原位杂交（FISH）研究细胞遗传学；

（4）分子遗传学分析。

**表1　2016 年 WHO AML 分型**

| 分　类 | 定　义 |
| --- | --- |
| AML 伴重现性遗传学异常 | AML 伴 t（8；21）（q22；q22.1）；RUNX1-RUNX1T1 |
| | AML 伴 irlv（16）（p13.1q22）或 t（16；16）（p13.1；q22）；CBFB-MYH11 |
| | APL 伴 PML-RARA |
| | AML 伴 t（9；11）（p21.3；q23.3）；MLLT3-KMT2A |
| | AML 伴 t（6；9）（p23；q34.1）；DEK-NUP214 |
| | AML 伴 inv（3）（q21.3q26.2）或 t（3；3）（q21.3；q26.2）；RPN1-EVI1 |
| | AML（原始巨核细胞）伴 t（1；22）（p13.3；q13.3）；RBM15-MKL1 |
| | AML 伴 NPM1 突变 |
| | AML 伴 CEBPA 双等位基因突变 |
| | 暂定类型：AML 伴 RUNX1 突变 |
| | 暂定类型：AML 伴 BCR-ABL1 |
| AML 伴骨髓增生异常相关改变 | 复杂核型（3 个或更多的异常） |
| | 不平衡异常： |
| | -7/del（7q） |
| | del（5q）/t（5q） |
| | i（17q）/t（17p） |
| | -13/del（13q） |
| | del（11q） |
| | del（12p）/t（12p） |
| | idic（X）（q13） |
| | 平衡异常： |
| | t（11；16）（q23.3；p13.3） |
| | t（3；21）（q26.2；q22.1） |
| | t（1；3）（p36.3；q21.2） |
| | t（2；11）（p21；q23.3） |
| | （5；12）（q32；p13.2） |
| | t（5；7）（q32；q11.2） |
| | t（5；17）（q32；p13.2） |
| | t（5；10）（q32；p21.2） |
| | t（3；5）（q25.3；q35.1） |
| 治疗相关髓系肿瘤 | |
| AML 非特定类型 | |

对比 2008 年 WHO 分类，2016 年 WHO 分类有以下改变：

1. AML 伴重现性遗传学异常

［APL 伴 t（15；17）（q22；12q）；

PML-RARA］重命名为［APL 伴 PML-RARA］；

基因名称的更新：［MLL］改为［KMT2A］；

［AML 伴 inv（3）(q21.3q26.2) 或 t(3；3)(q21.3；q26.2)；RPNI-EVI1］重新命名为［AML 伴 inv（3）(q21.3q26.2) 或 t(3；3)(q21.3；q26.2)；GATA2，MECOM］；

［AML 伴 CEBPA 突变］更名为［ML 伴 CEBPA 双等位基因突变］；

2 个新命名的亚型：AML 伴 BCR-ABL1（暂命名）和 AML 伴 RUNX1 突变（暂命名）。前者用于区分对酪氨酸激酶抑制剂治疗敏感的罕见初发 AML（denovo AML），后者代表一种生物学上的特殊亚型，提示可能存在较差的预后（表 2）。

**表 2　遗传学异常对 AML 预后的影响**

| 分子遗传学改变 | 染色体组 | | 预后意义 |
|---|---|---|---|
| KIT 突变 | t（8；21）(q22；q22.1) | 不良 | |
| FLT3-ITD | 正常核型 | 不良 | |
| CEBPA 双等位基因突变 | 正常核型 | 良好 | |
| CEBPA 单等位基因突变 | 正常核型 | 比伴 CEBPA 双等位基因突变的患者预后不良 | |
| NPM1 突变（伴或不伴 FLT3-ITD 突变） | 正常核型 | 良好 | |
| RUNX1 突变 | 正常核型 | 不良 | |
| WT1 突变 | 正常核型 | 不良 | |
| TET2 突变 | 正常核型 | 不良 | |
| ASXL1 突变 | 正常核型 | 不良 | |
| DNMT3A 突变 | 正常核型 | 不良 | |
| TP53（突变或缺失） | 复杂核型（3 个或更多的异常） | 不良 | |

2. 非特殊类型的 AML，除急性红白血病外其他分型不变

2008 年 WHO 分型中，根据有无原始粒细胞显著增多，急性红白血病分为红白血病（骨髓中幼稚红细胞≥50%，原始粒细胞≥20%）和纯红白血病（骨髓中幼稚红细胞比例>80%，且原始粒细胞<20%）。

2016 年 WHO 分型中，原始粒细胞数被计入总髓细胞百分数，绝大多数总原始粒细胞<20% 的 AML 诊断为骨髓增生异常综合征（MDS）亚型；骨髓中幼稚红细胞≥50%，原始粒细胞≥20% 且符合 AML 伴 MDS 相关改变的标准，诊断为 AML 伴骨髓增生异常相关改变；原始粒细胞≥20%，但不符合 AML 伴骨髓增生异常相关改变或 AML 伴重现性遗传学异常的诊断标准，诊断为 AML 非特殊类型的其他亚型。

AML 非特殊类型中的急性红白血病仅保留了纯红白血病（骨髓中幼稚红细胞比例>80%，原始粒细胞<20%）。

3. 取缔了母细胞性浆细胞样树突细胞肿瘤。

（来源：医脉通编译自：Diagnostic Work-up of Acute Myeloid Leukemia. American Journal of Hematology. 2017）2017-01-19

❖ **妇科肿瘤** ❖

# 宫颈癌放疗相关生物标志物的研究进展

杨朝霞 李远航 李 鑫 田宝睿

王志成 贾立立 赵 刚 申延男

吉林大学公共卫生学院卫生部放射生物学重点实验室 长春 130021

【摘要】 放射治疗在宫颈癌的综合治疗中扮演着重要的角色。各种分子机制与放疗的适应性细胞反应存在潜在的联系。这些分子过程的识别可用来预测治疗结果，也可以通过调整治疗方法或者运用这些通路的选择性抑制来增强辐射诱导的癌细胞杀伤。宫颈癌辐射抗性的生物标志物可能作为一种个体肿瘤的分子诊断，能实现更有针对性的治疗，更好地预测治疗结果。

【关键词】 宫颈癌；生物标志物；放射治疗；辐射抗性；分子机制

对于全世界的女性而言，宫颈癌是一个重要的健康问题，也是第二大常见的女性癌症，并且是大多数发展中国家女性肿瘤死亡的主要原因[1,2]。人乳头瘤病毒（HPV）是全球最常见的性传播感染病毒，在宫颈癌致癌过程中充当着主要的作用，HPV16 和 HPV18 可导致70%的宫颈癌[3]。早期病变可通过子宫颈根治术治疗，而对于进展期病变的标准治疗方案是在同期使用或不使用顺铂化疗的放疗或根治性放化疗后的手术治疗[4]。早期宫颈癌患者的5年生存率很高，但在 ⅡB 期下降到50%~70%，在 Ⅲ 期和 Ⅳ 期分别下降到30%~50%和5%~15%[4,5]。局部区域治疗失败主要归因于辐射抗性：在 ⅡB~Ⅲ 期的肿瘤，即使是 85Gy 的高剂量也会导致35%~50%的局部治疗失败[6]。而且，放射

治疗失败通常与转移进展有所关联[7]。因此，辐射抗性是宫颈癌治疗过程中一个关键的问题。

在宫颈癌治疗过程中，辐射抗性的重要性已经表明了某种生物标志物对于宫颈癌个体化治疗可能有所帮助。在过去几年里，本研究课题领域的中外文献数量急剧增加。然而，目前的文献缺乏关于放疗的宫颈癌患者生物标志物相关性的综述。因此，本文回顾近期发表的文献，综述在宫颈癌中临床证实的内在蛋白质和非分泌肿瘤细胞蛋白质具有辐射抗性的生物标志物，以及为了进一步确定临床寻找的主要靶点而通过实验室推测的生物标志物。本综述旨在描述已经证实的与放疗有实际相关性的肿瘤蛋白质生物标志物，并且讨论这些标志物的生物学机制，以便更好地阐明在

通信作者：申延男，吉林省长春市新民大街 1163 号，130021

放疗抗性中的细胞学过程。

多年来的临床研究主要由免疫组化证实生物标志物的辐射抗性，以此来评估大多数肿瘤患者样本中标志物的表达水平。这些研究中，与辐射敏感性相比较，辐射抗性被定义为"对放射治疗的不良反应或不完全反应"，是通过放疗后更高的（超过期望值）复发率，或放疗后较差的总生存（OS）率、无转移生存（MFS）率或无病生存（DFS）率来定义的。对于生物标志物和非生物标志物的两组对比，在至少3年随访期中，观察患者生存与复发的结果。同时，也需要包括生物标志物与不良预后之间的统计学意义。

到目前为止，通过肿瘤患者资料分析，已证实了23种生物标志物（22种是基因产物，1种乏氧基因），这些标志物通过蛋白质功能（凋亡、细胞黏附、DNA修复、乏氧、代谢、全能性和增殖）可以分为6个生物型亚组。然而，这些亚组显现的性质不能反映某些标志物复杂的特性（例如，Akt and c-Erb-B2 在除增殖之外的细胞转移、代谢和凋亡过程中的复杂作用）。这些分组对于天然蛋白质产物如何在细胞水平参与辐射抵抗的理解是有帮助的。最具有代表性和临床相关性的亚组讨论如下。

## 一、凋亡相关生物标志物

凋亡逃逸的能力是每一个原发肿瘤细胞的特点[8]。在辐射治疗的特殊性中，辐射诱导的凋亡在放疗技术中癌细胞杀伤是主要的机制[9,10]。应对各种细胞应激，包括电离辐射在内，前凋亡因子 Bax 诱导线粒体外膜的多孔性；另外的前凋亡因子，主要是细胞色素 C 和 Smac（一种 caspase 抑制剂的抑制剂），侵入细胞质[11]。这些因子通过 caspase-9 而激活，后者在 caspase 级联反应中具有蛋白水解活性，能穿过主要的细胞蛋白质，因此，通过线粒体凋亡途径来诱导可控制的细胞死亡。p53 是凋亡的主要调节物，在应对 DNA 损伤、紫外线照射、应激和其他细胞毒性试剂的情况下，通过上调 caspase-9 共激活因子、Fas 等几种死亡受体的转活化和 Bax/Bcl-2 平衡转化这几种机制来促进凋亡[12]。

### （一）Bcl-2

Bcl-2 通过抑制线粒体途径来控制细胞凋亡。Bcl-2 通过自身的功能性折叠与诸如 Bax 等靶点相互作用，这种功能性折叠被定义为是镶嵌在中央疏水区的 7 次 α 螺旋。Bcl 折叠与 Bax 的疏水 BH 域连接，抑制 Bax 的信号传导，阻碍线粒体破裂且抑制 caspase 激活。有研究证实，在大量的恶性肿瘤中 Bcl-2 可以作为体内和体外辐射敏感性的标志。Haffty 组的工作已经证实了 Bcl-2 在乳腺癌体内和体外辐射抗性的作用[13,14]。使用小分子 Bcl-2 抑制剂 ABT-737，这是一种模拟 BH 域（即 Bcl-2 同源域）能结合 Bcl-2 并阻止其自身连接同时，使 Bax 失活。在乳腺癌细胞系 MCF-7、ZR-75-1 和 MDA-MB-231，Wu 等[13]的研究表明 Bcl-2 抑制大大增强了细胞对辐射的敏感性，也表明了辐射敏感性机制是通过下调促生存因子 Mcl-1 和诱导凋亡 Bak 路径而发生作用。在一项因早期乳腺癌接受了放射治疗的 116 例患者的研究中，Yang 等[14]证实了 Bcl-2 是一个独立预测标志物和辐射抗性的标志物：Bcl-2 表达与放疗后局部复发增加的速度密切相关（$P=0.03$）。Bcl-2 在小细胞肺癌、多发性骨髓瘤、几种类型的白血病、喉鳞状细胞癌和前列腺癌中，也是一种在临床上证实的辐射抗性生物标志物[15,16]。还有研究表明，在乳腺癌细胞中，用 ABT-737 治疗逆转了原来的辐射抗性；在造血系统中，Bcl-2 的过表达可诱导小鼠免受常规致死性剂量照射[17,18]。这些证据表明，在很多癌症类型及 ABT-737 和其他一些诸如口服生物效应的 ABT-199 抑制剂存在时，对宫颈癌患者应该评估 Bcl-2 水平；也就是，在这些损伤中，应该进一步探讨 Bcl-2 在潜在的辐射敏感性中的作用。

一些研究也证实了 Bcl-2 可作为宫颈癌辐射抗性的生物标志物。经放射治疗的 174 例宫颈癌患者中，Wootipoom 等[19]证实了具有 Bcl-2$^+$/Bax$^+$标志的肿瘤的无病生存率最差。Jain 等[20]发现，在 76 例放射治疗的患者中，有 p53（+）/Bcl-2（+）标志的肿瘤的无病生存率较差。鉴于辐射杀死肿瘤的机制主要是诱导凋亡，那么随着 Bcl-2 表达的增加，肿瘤对辐射抵抗的现象就显而易见了。尽管这些研究表明 Bcl-2 既不是预测的独立指标，也不具有辐射抗性；然而，当与 Bax 或与肿瘤抑制物 p53 联合来评估之时，Bcl-2 仍然作为一种具有重要意义的预测和辐射抗性的标志物。这些现象极可能反映一个事实，即激活线粒体途径是一个依赖于不同上游信号的多因素过程。

（二）p73

p73 是肿瘤抑制物 p53 的类似物，p73 在肿瘤形成中具有更为复杂的作用。然而，一些研究证实，p73 作为肿瘤抑制基因[21]；其他一些研究表明，p73 作为致癌基因，这些前后矛盾的现象通过几种 p73 拮抗剪接变异体而达到一致。变异体 TAp73 通过线粒体凋亡途径中 Bax 的激活而使细胞凋亡，然而负性 ΔNp73 可抑制 TAp73 和 p53，从而显著抑制 Bax，使凋亡降低，与 Bcl-2 作用类似[22,23]。Liu 等[24]证实，上调宫颈癌 ΔNp73 很大程度上预测了辐射抗性的可能性，也预测了局部肿瘤的复发。而且，ΔNp73 表达与不良的 5 年总生存率有关。ΔNp73 通过下调 p53、TAp53 和 Bax 的信号转导而抑制凋亡，可能损害辐射抗性。

（三）iASPP

相对 p73 和 Bcl-2 的特征，p53 抑制剂 iASPP 研究的较少，了解的也不多。在 C. Elegans 和 U2OS 细胞系的遗传和生物化学研究中，证实了 iASPP 抑制 p53 介导的凋亡及其与 p53 之间的相互作用而发挥致癌作用[25]。Cao 等表明，在肿瘤切除术后及随后的放疗中，细胞核内 iASPP 高表达的与 iASPP 低表达的宫颈癌患者相比，5 年总生存（OS）率和无病生存（DFS）率更短。尽管其他肿瘤中 iASPP 与辐射抗性之间的关系还未被证实，但在恶性黑素瘤中，与不良的预后相关[26]；同时，iASPP 促进体外的胃部肿瘤[27]、前列腺肿瘤[28]和舌鳞状细胞癌[29]细胞的增殖，这表明在宫颈癌和其他癌症中应该进一步研究 iASPP，从而了解预后及放射治疗的影响。

二、缺氧相关生物标志物

大多数肿瘤都具有氧供应不足或缺氧的特征[30]。虽然用具有诱导血管生成的能力定义恶性细胞，但是通常肿瘤的微血管结构是异常的，其毛细血管间距比正常的大，比氧弥散的距离更大。因此，缺氧可作为一种选择性的作用，有利于恶性促生存细胞的迁移及血管结构发生改变，并且还可以通过增加线粒体释放的活性氧（ROS）而促进遗传不稳定性[31]。此外，缺氧直接抑制放疗的功效并促使癌细胞产生辐射抗性。电离辐射可通过诱导 DNA 双链断裂（DSB）产生细胞毒性。在乏氧细胞中，辐射导致 DSB 数量减少，在给定剂量条件下，乏氧细胞 DSB 程度仅是正常细胞的 1/2 到 1/3，同时 DNA 修复通路组分的表达情况也发生改变[32,33]。乏氧条件也诱导乏氧诱导因子（HIF）和转录因子的表达，这些因子在乏氧时通过诱导恶性细胞表型中血管生成、代谢、侵袭、增殖和转移的基因，有助于细胞存活[34]。而且，HIF 在乏氧损伤时对辐射抗性意义重大。辐射诱导 HIF 表达，过表达 HIF 的存活表型可进一步提高辐射抗性。因此，很多肿瘤固有的乏氧状态赋予了自身的辐射抗性，而且 HIF 的上调进一步加剧了辐射抗性。乏氧与辐射抗性的关系已经被充分证实，而进一步的确认是对多分子标志物的肯定，并对宫颈癌的辐射抗性生物标志物做补充。

### （一）HIF1α 和 HIF2α

Ishikawa 等[35]将 HIF1α 定义为宫颈癌患者放疗后预后不良的生物标志物，其中 HIF1α 阳性的肿瘤患者的 10 年无复发生存（RFS）率仅为 22%，而 HIF1α 阴性的肿瘤患者的 RFS 率为 68.7%。Kim 等[36]发表了类似的结果，其中 HIF2α 与更高的复发风险呈显著性相关。

### （二）Lgals1

虽然 HIF 在辐射抗性中的作用已被熟知，而 Lgals1（galectin-1）作为一个相对新的乏氧标志物，也与宫颈癌辐射抗性相关联[37]。galectin-1 是 HIF1α 下游的转录靶点，但可以通过与 H-ras 的相互作用参与上调 HIF1α 的正反馈过程。在接受放射治疗的宫颈癌患者中，升高的 galectin-1 水平与较高的 10 年局部复发（LR）率相关[38,39]。相对来说，所观察到的 Lgals1 高表达模式与一些辐射抗性肿瘤（如前列腺癌、恶性黑色素瘤和神经胶质细胞）相似。霍奇金淋巴瘤是一种辐射敏感的肿瘤，表达 galectin-1 相对少。在霍奇金淋巴瘤的亚型中，预后好的患者（结节性淋巴细胞型）galectin-1 水平最低，预后不良的患者（R-S 细胞和间变性大细胞淋巴瘤）Lgals1 水平较高。这些观察表明了 galectin-1 可能在一些肿瘤中产生辐射抗性，并且与 HIF1α 的协同作用能持续乏氧诱导的辐射抗性。

## 三、增殖相关生物标志物

不受控制的增殖是所有类型肿瘤的另一个特点[40]。大体上来说，促增殖细胞表面受体、胞质受体和细胞内信号转导因子聚集或直接充当转录因子，从而抑制静止基因和（或）刺激增殖基因。的确，很多常见的肿瘤基因，如 Ras 超家族、Myc、Abl、Cdks/cyclins 和很多生长因子受体，比如表皮生长因子受体（EGFR）和 RET，是能进行细胞分裂并使其进入无控制状态的增殖因子。因此，几种已经在综述中证实的生物标志物是促进增殖因子，其水平在辐射抗性的肿瘤中上调。这类标志物中最具有代表性的是 EGFR 家族成员 Akt 信号转导通路。强化这些已分别被证实的标志物的意义在于这些通路之间具有重大意义，且证实其在辐射抗性中的作用。

### （一）EGF 和 erbB 受体

EGFR 和 c-Erb-b2 是 erbB 家族受体酪氨酸激酶的成员，通过激素/生长因子结合、激活和随后的增殖信号级联反应来促进增殖。erbB 家族作为一种细胞膜上的未被激活的单体，连接自身的配体和 EGF，启动受体二聚作用、自身磷酸化和共磷酸化，最终至少激活一条增殖信号通路的下游[41]。通常来说，这些通路包括 Ras-Raf-MAP 激酶级联反应和 PI3K/Akt 通路，二者均通过上调促增殖蛋白的转录和翻译来促进增殖。而且，已经证实 ErbB 家族的组分是很多肿瘤的癌基因。乳腺癌中 HER-2/neu（erb-B2/EGFR2）基因过表达就是一个为人熟知的例子，但是在头颈部肿瘤、卵巢癌、直肠癌和其他很多肿瘤中已经证实 EGFR 表达失调[42]。宫颈癌中 EGFR 的作用还不十分明确。EGFR 在正常宫颈的基底层上皮和 50%～70% 的宫颈鳞状细胞中表达，但是关于其进展、预后和治疗反应的一些研究还不十分清楚，并且其作为生物标志物的功效对于临床的作用还不十分确切[43]。然而，在目前，专门针对宫颈癌辐射抗性的 EGFR 预测值的研究还没有展开。几项研究提供了有说服力的证据表明，ErbB 家族蛋白与宫颈癌的辐射抗性有关联。Gaffney 等[44]证实，EGFR 可作为原发性宫颈癌辐射抗性的标志物。在55 例接受了根治性放疗的 IB～ⅣA 期的宫颈癌患者中，EGFR 高表达的患者与 EGFR 低表达的患者相比，总生存率更低且具有统计学意义。多变量分析表明，在 EGFR 高表达的患者中，风险比为 2.5，预测了更糟的总生存率。Nishioka 等[45]描述了另一种同工型 EGFR，即 c-erbB-2，在宫颈癌中具有辐射抗性作用。在 107 例接受放射治疗的宫颈癌患者中，与低水平 c-erbB-2 患者相比，c-erbB-2 阳性的患者总生存（OS）率和无转移生存（MFS）率更低、且具有统计学意义。在两项独立的研究中，EGFR 家族成员的证实大力支持了宫颈癌辐射抗性中 EGFR 过表达的作用。

### （二）PI3K/Akt 信号通路

PI3K/Akt 信号转导通路是主要的促增殖、促生存和抗凋亡的信号通路，通过大量的生长和增殖受体来调节上游区域。大量生长因子受体（包括 EGFR）、胰岛素受体、细胞因子受体、突触受体和免疫细胞实体的活化通过 PI3K/Akt 通路诱导信号转导[46]。该信号转导主要通过直接激活磷脂酰肌醇-3 激酶（PI3K），可以催化膜磷脂向 PIP3 的转化，PIP3 可通过其激酶 Pdk1 促进 Akt 的磷酸化和活化，也可以被称为蛋白激酶 B。Akt 自身的激酶活性调节了上述所提到的各种靶点的活性。Akt 是一个广为人知的肿瘤基因，在卵巢癌、前列腺癌和乳腺癌中经常突变，其通路的其他成分包括肿瘤抑制物和 PI3K、PTEN 的抑制物

也经常突变。宫颈癌中 Akt 信号转导的作用还没有被大范围地研究。几项使用 Akt 小分子抑制剂的初步研究已经证实，抑制 Akt 信号转导能抑制宫颈癌细胞的增殖或促进癌细胞死亡。而且，Akt 与肿瘤形成中的 3q 链有关系，这是宫颈癌中最常见的染色体断裂。3 号染色体长臂区域有 Akt 激活剂 PI3k 的催化亚基，宫颈癌细胞系的治疗通过 PI3K 抑制剂降低了细胞生长并促进了凋亡。

Kim 等[47]探究了宫颈癌辐射抗性中 Akt 活性的作用。从接受放射治疗的患者中选择 27 例宫颈癌样本，检测其 Akt 的磷酸化状态（一个 Akt 活性状态的直接指标）。辐射抗性肿瘤与辐射敏感肿瘤相比较，pAkt 水平更高，5 年无进展生存率更低，且二者均具有统计学意义。这些观察表明了升高的 Akt 活性能增强宫颈癌的辐射抗性。基因标志物研究的初期工作也证实了 PI3K/Akt 通路中信号转导活性可作为宫颈癌辐射抗性的标志。Schwarz 等[48]使用基于微阵列基因表达定量分析和基因集合富集分析来研究在辐射抗性和辐射敏感性的宫颈癌中 PI3K/Akt 通路的状态。这条通路中包括 Akt、PI3K 和其他 9 种成分，在辐射抗性肿瘤中均过表达，具有统计学意义。这些观察通过在相应肿瘤中 Akt 表达水平的免疫组化方法得到证实，并且在蛋白质水平上单独测量 Akt 通路活性，证实了 Akt 可作为不良的无进展生存率和增加复发率的标志物。这些观察进一步证实了 Akt 通路参与了宫颈癌的辐射抗性，也作为进一步特征描述的重要靶点。而且，EGFR 和 Akt 通路之间的复杂关系也支持了这些通路在辐射抗性中的作用。

### 四、细胞黏附相关生物标志物

另一个定义恶性肿瘤的特征是具有从

原来位置迁移的能力，变得有侵袭性和转移性，并且在这个过程中关键的一步是丧失了细胞黏附的能力[49]。一个很适合的例子是人类肿瘤中缺乏上皮黏合连接的细胞膜蛋白，即 E-钙黏蛋白（E-cadherin）[50]。正常上皮中，E-钙黏蛋白在邻近上皮细胞间形成了黏附连接，维持着黏膜内衬的完整性，阻止了细胞迁移，也抑制了细胞离开 $G_0$ 期。可以预测，E-钙黏蛋白的抑制促进了细胞迁移，其缺失也促进了上皮细胞向间充质细胞转化（EMT）。而且，在乳腺癌、胃肠道肿瘤、胰腺癌和众多其他肿瘤及宫颈鳞状细胞癌中已经证实了 E-钙黏蛋白的缺失[51-54]。另一个黏着连接蛋白，如β黏附素，是细胞黏附的重要成分。β黏附素是一种特殊的膜蛋白，生理功能上，参与了保持细胞黏附和胞质信号转导，跨膜型β黏附素将 E-钙黏蛋白的胞内结构域连在肌动细胞骨架上，促进了黏附与静止，这与 E-钙黏蛋白的作用相似。然而，β黏附素向细胞核迁移并且在细胞核直接充当了转录因子，从而促进了增殖。因此，β黏附素是一个肿瘤基因。尽管转基因小鼠的研究证实了活化的细胞核β黏附素能在癌变前 HPV 阳性的宫颈癌损伤中加速肿瘤形成[55]，但关于β黏附素在宫颈癌中作用的研究还不多。在其他一些类型的肿瘤中，例如非小细胞肺癌、前列腺癌及其他肿瘤，EMT 及 E-钙黏蛋白丧失了其自身特性，被认为与辐射抗性相关联[56,57]。

宫颈癌患者的两项研究证实了辐射抗性与细胞黏附之间的相关性[56,58]。在一项有 111 例接受辐射治疗的患者的研究中，Huang 等[56]在 5 年随访中证实，同时存在 E-钙黏蛋白缺失与上皮细胞转化标志物骨桥蛋白过表达与不良的无进展生存率有关，且具有统计学意义。在另一项研究中，Zhang 等[58]证实了细胞核β黏附素的增加

（如肿瘤基因转录因子上调）可作为辐射抗性的标志物。接受放疗的 59 例患者，增加的细胞核β年附素与不良的 DFS 和 OS 有关。这些研究暗示了宫颈癌辐射抗性中畸变细胞黏附的作用。

## 五、结语

分子表达谱技术的发展为众多肿瘤细胞生物特征的识别和鉴定提供了很大的帮助。化疗药物和放疗的抵抗性或敏感性的生物标志物，因其在设计以个体肿瘤的薄弱点为靶点的个性化治疗策略时有潜在作用而引起人们的兴趣。本文讨论了那些在宫颈癌患者研究中证实的辐射抗性生物标志物；进一步的研究应该更好地描述这些标志物的预后和预测价值，从而确定预测放疗反应的方案。在实验室研究中证实的潜在生物标志物应该由临床医生在患者样本中进一步评估，以确定体内其他的辐射抗性标志物。考虑到辐射是宫颈癌确定性治疗计划的重要部分，并且因其辐射治疗失败很常见，主要归因于辐射抗性，故治疗开始前肿瘤对射线反应的预测对于治疗计划将会具有重大意义。根据辐射抗性状态传统的方法应该调整：辐射抗性肿瘤的患者应该强调应用手术或化疗来治疗，辐射敏感性策略应该有选择地用于辐射抗性患者中。为了改善患者治疗结果，临床医生应该考虑对辐射抗性生物标志物状态做治疗前的评估，并且也应该考虑发展进一步的研究来探索在本文描述的已经证实的候选标志物。

## 参 考 文 献

[1] Liotta LA, Kohn EC. The microenvironment of the tumorhost interface. Nature, 2011, 411 (6835)：375-379.

[2] Li DW, Dong P, Wang F, et al. Hypoxia induced multidrug resistance of laryngeal cancer

cells via hypoxia-inducible factor-1α. Asian Pac J Cancer Prev, 2013, 14 (8)：4853-4858.

[3] Borsi E, Terragna C, Brioli A, et al. Therapeutic targeting of hypoxia and hypoxia-inducible factor 1 alpha in multiple myeloma. Transl Res, 2015, 65 (6)：641-650.

[4] Casazza A, Di Conza G, Wenes M, et al. Tumor stroma：a complexity dictated by the hypoxic tumor microenvironment. Oncogene, 2014, 33 (14)：1743-1754.

[5] Bayer C, Shi K, Astner ST, et al. Acute versus chronic hypoxia：why a simplified classification is simply not enough. Int J Radiat Oncol Biol Phys, 2011, 80 (4)：965-968.

[6] Vaupel P, Mayer A. Hypoxia in tumors：pathogenesis-related classification, characterization of hypoxia subtypes, and associated biological and clinical implications. Adv Exp Med Biol, 2014, 812：19-24.

[7] Vaupel P, Harrison L. Tumor hypoxia：causative factors, compensatory mechanisms, and cellular response. Oncologist, 2004, 9 (Suppl 5)：4-9.

[8] Hanahan D, Weinberg RA. Hallmarks of cancer：the next generation. Cell, 2011, 144：646-674.

[9] Dewey WC, Ling CC, Meyn RE. Radiation-induced apoptosis：relevance to radiotherapy. Int J Radiat Oncol Biol Phys, 1995, 33：781-796.

[10] Verheij M, Bartelink H. Radiation-induced apoptosis. Cell Tissue Res, 2000, 301：133-142.

[11] Czabotar PE, Lessene G, Strasser A, et al. Control of apoptosis by the BCL-2 protein family：implications for physiology and therapy. Nat Rev Mol Cell Biol, 2014, 15：49-63.

[12] Fridman JS, Lowe SW. Control of apoptosis by p53. Oncogene, 2003, 22：9030-9040.

[13] Wu H, Schiff DS, Lin Y, et al. Ionizing radiation sensitizes breast cancer cells to Bcl-2 inhibitor, ABT-737, through regulating Mcl-1. Radiat Res, 2014, 182：618-625.

[14] Yang Q, Moran MS, Haffty BG. Bcl-2 expression predicts local relapse for early-stage breast cancer receiving conserving surgery and radiotherapy. Breast Cancer Res Treat, 2009, 115：343-348.

[15] Juin P, Geneste O, Gautier F, et al. Decoding and unlocking the BCL-2 dependency of cancer cells. Nat Rev Cancer, 2013, 13：455-465.

[16] An J, Chervin AS, Nie A, et al. Overcoming the radioresistance of prostate cancer cells with a novel Bcl-2 inhibitor. Oncogene, 2007, 26：652-661.

[17] Li JY, Li YY, Jin W, et al. ABT-737 reverses the acquired radioresistance of breast cancer cells by targeting Bcl-2 and Bcl-xL. J Exp Clin Cancer Res, 2012, 31：102.

[18] Domen J, Gandy KL, Weissman IL. Systemic overexpression of BCL-2 in the hematopoietic system protects transgenic mice from the consequences of lethal irradiation. Blood, 1998, 91：2272-2282.

[19] Wootipoom V, Lekhyananda N, Phungrassami T, et al. Prognostic significance of Bax, Bcl-2, and p53 expressions in cervical squamous cell carcinoma treated by radiotherapy. Gynecol Oncol, 2004, 94：636-642.

[20] Jain D, Srinivasan R, Patel FD, et al. Evaluation of p53 and Bcl-2 expression as prognostic markers in invasive cervical carcinoma stage Ⅱb/Ⅲ patients treated by radiotherapy. Gynecol Oncol, 2003, 88：22-28.

[21] Stiewe T, Pützer BM. Role of p73 in malignancy：tumor suppressor or oncogene? Cell Death Differ, 2002, 9：237-45.

[22] Ramadan S, Terrinoni A, Catani MV, et al. p73 induces apoptosis by different mechanisms. Biochem Biophys Res Commun, 2005, 331：713-717.

[23] Grob TJ, Novak U, Maisse C, et al. Human delta Np73 regulates a dominant negative feedback loop for TAp73 and p53. Cell Death

Differ, 2001, 8: 1213-1223.

[24] Liu SS, Chan KY, Cheung AN, et al. Expression of deltaNp73 and TAp73alpha independently associated with radiosensitivities and prognoses in cervical squamous cell carcinoma. Clin Cancer Res, 2006, 12: 3922-3927.

[25] Bergamaschi D, Samuels Y, O'Neil NJ, et al. iASPP oncoprotein is a key inhibitor of p53 conserved from worm to human. Nat Genet, 2003, 33: 162-167.

[26] Pandolfi S, Montagnani V, Lapucci A, et al. HEDGEHOG/GLI-E2F1 axis modulates iASPP expression and function and regulates melanoma cell growth. Cell Death Differ, 2015, 22 (12): 2006-2019.

[27] Wang LL, Xu Z, Peng Y, et al. Downregulation of inhibitor of apoptosis-stimulating protein of p53 inhibits proliferation and promotes apoptosis of gastric cancer cells. Mol Med Rep, 2015, 12: 1653-1658.

[28] Morris EV, Cerundolo L, Lu M, et al. Nuclear iASPP may facilitate prostate cancer progression. Cell Death Dis, 2014, 5: e1492.

[29] Chen Y, Yan W, He S, et al. In vitro effect of iASPP on cell growth of oral tongue squamous cell carcinoma. Chin J Cancer Res, 2014, 26: 382-390.

[30] Wilson WR, Hay MP. Targeting hypoxia in cancer therapy. Nat Rev Cancer, 2011, 11: 393-410.

[31] Guzy RD, Hoyos B, Robin E, et al. Mitochondrial complex III is required for hypoxia-induced ROS production and cellular oxygen sensing. Cell Metab, 2005, 1: 401-408.

[32] Bristow RG, Hill RP. Hypoxia and metabolism. Hypoxia, DNA repair and genetic instability. Nat Rev Cancer, 2008, 8: 180-292.

[33] Brown JM, Wilson WR. Exploiting tumour hypoxia in cancer treatment. Nat Rev Cancer, 2004, 4: 437-447.

[34] VSemenza GL. Defining the role of hypoxia-inducible factor 1 in cancer biology and therapeutics. Oncogene, 2010, 29: 625-634.

[35] Ishikawa H, Sakurai H, Hasegawa M, et al. Expression of hypoxic-inducible factor 1alpha predicts metastasis-free survival after radiation therapy alone in stage III B cervical squamous cell carcinoma. Int J Radiat Oncol Biol Phys, 2004, 60: 513-521.

[36] Kim MK, Kim TJ, Sung CO, et al. Clinical significance of HIF-2α immunostaining area in radioresistant cervical cancer. J Gynecol Oncol, 2011, 22: 44-48.

[37] Huang EY, Chen YF, Chen YM, et al. A novel radioresistant mechanism of galectin-1 mediated by H-Ras-dependent pathways in cervical cancer cells. Cell Death Dis, 2012, 3: e251.

[38] Elad-Sfadia G, Haklai R, Ballan E, et al. Galectin-1 augments Ras activation and diverts Ras signals to Raf-1 at the expense of phosphoinositide 3-kinase. J Biol Chem, 2002, 277: 37169-37175.

[39] Paz A, Haklai R, Elad-Sfadia G, et al. Galectin-1 binds oncogenic H-Ras to mediate Ras membrane anchorage and cell transformation. Oncogene, 2001, 20: 7486-7493.

[40] Hanahan D, Weinberg RA. Hallmarks of cancer: the next generation. Cell, 2011, 144: 646-674.

[41] Chong CR, Jänne PA. The quest to overcome resistance to EGFR-targeted therapies in cancer. Nat Med, 2013, 19: 1389-1400.

[42] Yewale C, Baradia D, Vhora I, et al. Epidermal growth factor receptor targeting in cancer: a review of trends and strategies. Biomaterials, 2013, 34: 8690-8707.

[43] Soonthornthum T, Arias-Pulido H, Joste N, et al. Epidermal growth factor receptor as a biomarker for cervical cancer. Ann Oncol, 2011, 22: 2166-2178.

[44] Gaffney DK, Haslam D, Tsodikov A, et al. Epidermal growth factor receptor (EGFR) and vascular endothelial growth factor (VEGF) negatively affect overall survival in carcinoma of

the cervix treated with radiotherapy. Int J Radiat Oncol Biol Phys, 2003, 56：922-028.

[45] Nishioka T, West CM, Gupta N, et al. Prognostic significance of c-erbB-2 protein expression in carcinoma of the cervix treated with radiotherapy. J Cancer Res Clin Oncol, 1999, 125：96-100.

[46] Hemmings BA, Restuccia DF. PI3K-PKB/Akt pathway. Cold Spring Harb Perspect Biol, 2012, 4：a011189.

[47] Kim TJ, Lee JW, Song SY, et al. Increased expression of pAKT is associated with radiation resistance in cervical cancer. Br J Cancer, 2006, 94：1678-1682.

[48] Schwarz JK, Payton JE, Rashmi R, et al. Pathway-specific analysis of gene expression data identifies the PI3K/Akt pathway as a novel therapeutic target in cervical cancer. Clin Cancer Res, 2012, 18：1464-1471.

[49] Hanahan D, Weinberg RA. Hallmarks of cancer：the next generation. Cell, 2011, 144：646-674.

[50] Berx G, van Roy F. Involvement of members of the cadherin superfamily in cancer. Cold Spring Harb Perspect Biol, 2009, 1：a003129.

[51] Fadare O, Reddy H, Wang J, et al. E-Cadherin and beta-Catenin expression in early stage cervical carcinoma：a tissue microarray study of 147 cases. World J Surg Oncol, 2005, 3：38.

[52] Chen CL, Liu SS, Ip SM, et al. E-cadherin expression is silenced by DNA methylation in cervical cancer cell lines and tumours. Eur J Cancer, 2003, 39：517-523.

[53] Vessey CJ, Wilding J, Folarin N, et al. Altered expression and function of E-cadherin in cervical intraepithelial neoplasia and invasive squamous cell carcinoma. J Pathol, 1995, 176：151-159.

[54] Valenta T, Hausmann G, Basler K. The many faces and functions of β-catenin. EMBO J, 2012, 31：2714-2736.

[55] Bulut G, Fallen S, Beauchamp EM, et al. Beta-catenin accelerates human papilloma virus type-16 mediated cervical carcinogenesis in transgenic mice. PLoS One, 2011, 6：e27243.

[56] Huang X, Qian Y, Wu H, et al. Aberrant expression of osteopontin and E-cadherin indicates radiation resistance and poor prognosis for patients with cervical carcinoma. J Histochem Cytochem, 2015, 63：88-98.

[57] Chang L, Graham PH, Hao J, et al. Acquisition of epithelial-mesenchymal transition and cancer stem cell phenotypes is associated with activation of the PI3K/Akt/mTOR pathway in prostate cancer radioresistance. Cell Death Dis, 2013, 4：e875.

[58] Zhang Y, Liu B, Zhao Q, et al. Nuclear localizaiton of β-catenin is associated with poor survival and chemo-/radioresistance in human cervical squamous cell cancer. Int J Clin Exp Pathol, 2014, 7：3908-3917.

# 宫颈腺癌与 HPV

董　丽　乔友林

中国医学科学院肿瘤研究所流行病学研究室　北京　100021

宫颈癌是威胁全球女性健康第四个最常见的恶性肿瘤。根据我国国家癌症中心公布的最新数据估计，2015 年，我国宫颈癌新发病例约 10 万例，死亡病例约 3 万例。如果不采取有效措施，预计到 2050 年，我国宫颈癌新发病例将增至 18.7 万例[1]。腺癌是除鳞癌外浸润性宫颈癌的主要病理类型，虽然以细胞学为基础的宫颈癌筛查广泛应用使一些发达国家宫颈鳞癌的发病率明显下降，但全球范围内宫颈腺癌的发病率近 20 年来却呈年轻化、且逐年上升的趋势。持续感染高危型人乳头瘤病毒（Human papillomavirus，HPV）已经被公认为宫颈癌的必要病因，2014 年，世界卫生组织已经将 HPV 检测方法推荐作为宫颈癌的筛查方法，但从 HPV 分布特征、协同危险因素，以及 HPV 亚型在筛查和预防的意义等不同方面，宫颈腺癌均有着区别于宫颈鳞癌的重要特征。本文将针对这些特征的最新研究进展加以综述。

## 一、HPV 的结构和生物学特性

HPV 属乳多空病毒科 A 组，是一组嗜上皮组织的双链无包膜环状 DNA 核衣壳病毒，根据核苷酸序列进行分型，现已鉴定出的 HPV 有 200 多种亚型，主要分为皮肤型和生殖道黏膜型，不同型别 HPV 致病能力有很大差异。HPV 感染可以自然消退，也可以持续感染，甚至引起组织非典型增生和癌变。世界卫生组织下属国际癌症研究机构（WHO/IARC）根据 HPV 引起的增生性病变能否致癌将其分为高危型和低危型，其中 HPV16、18、31、33、35、39、45、51、52、56、58、59、68、73 和 82 等 15 种 HPV 与皮肤及黏膜的恶性肿瘤高度相关，包括宫颈癌，属于高危型；而 HPV6、11、40、42、43、44、54、61、70、72、81 和 CP6108 等主要与生殖器乳头状瘤或尖锐湿疣等良性病变有关，属于低危型[2]。

HPV 基因组按照功能共分为 3 个功能区：早期基因（E 区），包括 6 个不同的开放阅读框架（ORF），E1、E2、E4 ~ E7，主要控制病毒的复制和转化功能；晚期基因（L 区），L1 和 L2，主要编码病毒的衣壳蛋白；长控制区，又称上游调控区或非编码区，包括复制起始区和复制转录控制元件。其中 E6、E7 是癌基因，分别与抑癌基因 P53、pRb 结合并导致其失活，这是高危型 HPV 感染与子宫颈癌发生的重要分子机制。L1、L2 编码病毒的结构蛋白形成病毒外壳，L2 蛋白在病毒感染靶细胞的过程中及其感染后的生命周期中都发挥着重要的作用。

通信作者：乔友林

## 二、HPV 在宫颈腺癌的分布特征

尽管大量研究已经证实 HPV 在宫颈腺癌中具有重要的病因学作用，但 HPV 在宫颈腺癌中的分布范围仍较为宽泛，检出率为 60%~100%，HPV 型别分布规律不同研究结果并不完全一致，这可能与宫颈癌的组织类型、受检者地域、年龄，以及检测方法都有一定的关系。

一项基于全球 760 例宫颈腺癌病例肿瘤组织标本的 HPV 基因分型检测研究结果显示，不同组织类型宫颈腺癌 HPV 检出率不同，其中黏液型腺癌中 HPV 阳性率最高，为 71.8%，其他宫颈腺癌类型 HPV 阳性率则相对较小，如宫内膜样腺癌中 HPV 阳性率最高为 27.3%，浆液腺癌为 25%，透明细胞癌为 20%，不确定的腺癌为 13.9%，微小偏离型腺癌为 8.3%[3]；同宫颈癌分布规律相似，不同地域宫颈腺癌 HPV 检出率不同，从巴拉圭的 86% 到阿尔及利亚和印度的 100%[4]，2016 年发表的一项基于中国 718 例宫颈腺癌的数据显示，HPV 检出率为 75%[5]。同时感染多重型别 HPV 的分布规律不同报道结论相似，在 HPV 阳性的宫颈腺癌中均以单纯感染一种 HPV 型别为主，比例可高达 92%[3]。在宫颈腺癌中分布最多的三种 HPV 型别为 HPV16、18、45，三者合并占 HPV 阳性的 94%。其中 HPV16 最常见，在 HPV 阳性中占 1/2，HPV18 占 1/3，HPV45 占 10%[3]。宫颈腺癌和宫颈鳞癌中 HPV 型别不同，尽管 HPV16、18 为常见的两种型别，但 HPV18 在宫颈腺癌中的比例（39%）要远高于宫颈鳞癌（18%）。在年轻女性中 HPV 的阳性率较高，HPV 阳性的腺癌患者通常较阴性患者平均年轻约 6 岁[5]，HPV16 在 50 岁以上年龄组患者中检出率稍高于 50 岁以下年龄组患者。相反，HPV18 更容易在

年轻患者中而不是年老患者中检出[4]。

## 三、不同 HPV 型别宫颈腺癌的风险

宫颈细胞感染 HPV 可使宫颈腺癌发生风险显著增加，且不同型别增加的风险程度不同。一项来自 3 个大陆（北非、南美和东南亚）的 8 个病例对照研究荟萃分析显示，HPV18 阳性发生宫颈腺癌的风险最高，调整后 OR 高达 334，HPV16 次之，OR 高达 149，HPV45 的风险为 34，此外 HPV59、33、35、51 和 58 阳性者宫颈腺癌的风险也很高。多重感染并不增加宫颈腺癌的发生风险。此外，以前瞻角度人群随访研究的结果也证实了上述结论，Dahlström LA 等对瑞典一项纳入 994 120 名女性细胞学筛查的人群队列平均随访时间 6.7 年显示，与 HPV18 阴性相比，首次筛查 HPV18 阳性者未来患宫颈腺癌原位癌的风险会增加 25 倍，浸润型宫颈腺癌的风险也增加 27 倍，与此相似，首次筛查 HPV16 检测阳性女性患宫颈腺癌原位癌的风险增加 10 倍，浸润型宫颈腺癌的风险增加 15 倍。两次连续 HPV16/18 阳性者患宫颈腺癌的风险更高。这也从不同级别的研究证据证实了 HPV16/18 与宫颈腺癌的病因学关系。

## 四、HPV 之外宫颈腺癌的协同危险因素

持续性感染一种或几种高危型 HPV 是宫颈癌包括腺癌的必要病因，但并不是所有 HPV 阳性者均会进展为有临床意义的病变损伤，进展为浸润性宫颈癌者通常需要 10~20 年，而这部分比例更少；且另有研究显示，3%~5% 浸润性宫颈癌并不因高危型 HPV 持续作用所导致，因此宫颈腺癌的发生中尚有 HPV 之外的危险因素单独或联

合 HPV 共同作用。如教育程度低、性生活开始年龄早、性伴侣数量多、其他性传播疾病史、终生怀孕次数多、激素类避孕药使用时间长和血清中单纯疱疹病毒 HSV-2 阳性者宫颈腺癌的患病风险明显增加。考虑到宫颈腺癌癌前病变的组织学特点区别于宫颈鳞癌的上皮内瘤变，促进 HPV 感染的宫颈细胞进展为宫颈腺癌的协同因素可能不同于宫颈鳞癌。有研究显示，吸烟和离异可增加宫颈鳞癌的发生，但与宫颈腺癌的相关性不强或呈负相关，肥胖可能为腺癌的危险因素，但与宫颈鳞癌无关，吸烟的强度和时间以及宫颈涂片筛查史与宫颈腺癌的关联并不明显。

## 五、HPV 在宫颈腺癌筛查和疫苗的意义

单独采用细胞学方法筛查宫颈腺癌效果并不理想，尤其是年轻女性。有研究显示，Pap 涂片法仅能检测到 38% ~ 50% 的宫颈原位腺癌，液基细胞学对提高宫颈腺癌的筛查效果也不明显，其原因之一可能与宫颈腺癌病变损伤多发生于宫颈管内，细胞学取样时很难获得病变细胞有关。引入高危型 HPV 检测技术，与细胞学检测进行联合筛查将有助于识别更多的宫颈原位腺癌，如管理非典型腺细胞妇女时，HPV 检测的筛查灵敏度可达到 88%，特异度 60% 以上。同时，接种预防性 HPV 疫苗也可有效预防宫颈腺癌的发生。一项在全球范围内纳入 18 644 名 15 ~ 25 岁女性 HPV16/18 二价疫苗临床试验荟萃分析表明，与安慰剂组相比，接种疫苗对未感染高危型 HPV 者宫颈腺癌的保护率可达 100%（95% CI：31.0 ~ 100.0），当不限定 HPV 感染状态时，其宫颈腺癌的疫苗保护率为 76.9%（95% CI：16.0 ~ 95.8）。目前，Merck 公司研发的九价疫苗在原有覆盖 HPV6/11/16/18 四种型别基础上增加了 HPV31/33/45/52/58，其保护效果有望进一步提高。不过基于模型推测，二价疫苗、四价疫苗和九价疫苗虽均可显著降低宫颈腺癌发生，但增加疫苗覆盖型别对宫颈腺癌降低的幅度影响较小。总之，推行以 HPV 检测技术和细胞学为基础的联合筛查策略与接种 HPV 疫苗的一级预防措施，同时提高人群对筛查接受性和疫苗接种覆盖率，将是降低宫颈腺癌疾病负担的重要途径。

## 参 考 文 献

[1] Chen WQ, Zheng RS, Baade PD, et al. Cancer statistics in China, 2015. CA：a Cancer Journal for Clinicians, 2016, 66（2）：115-132.

[2] Muñoz N, Bosch FX, de Sanjosé S, et al. Epidemiologic classification of human papillomavirus types associated with cervical cancer. New England Journal of Medicine, 2003, 348（6）：518-527.

[3] Pirog EC, Lloveras B, Molijn A, et al. HPV prevalence and genotypes in different histological subtypes of cervical adenocarcinoma, a worldwide analysis of 760 cases. Modern Pathology, 2014, 27（12）：1559-1567.

[4] Castellsagué X, Díaz M, De Sanjosé S, et al. Worldwide human papillomavirus etiology of cervical adenocarcinoma and its cofactors：implications for screening and prevention. Journal of the National Cancer Institute, 2006, 98（5）：303-315.

[5] Molijn A, Jenkins D, Chen W, et al. The complex relationship between human papillomavirus and cervical adenocarcinoma. Int J Cancer. 2016, 138（2）：409-416.

［原载：实用妇产科杂志，2016，32（8）：561-562.]

# 人乳头瘤病毒与子宫颈腺癌病因关系研究

刘　彬[1]　吴泽妮[1]　刘潇阳[2]　孙海魁[1]　李　青[2]　林春青[1]

曾　亮[3]　崔剑峰[1]　于晓红[4]　张　询[2]　李　凌[2]　陈　汶[1]

1. 中国医学科学院肿瘤医院流行病学研究室　北京　100021

2. 中国医学科学院肿瘤医院病理科　北京　100021

3. 湖南省肿瘤医院　长沙　410006

4. 江西省妇幼保健院　南昌 330000

【摘要】 **目的**：分析人乳头瘤病毒（HPV）阳性的子宫颈腺癌组织经显微切割后 HPV 型别的分布状况。**方法**：收集 2005～2010 年全国 7 个不同地区 9 所三级甲等医院诊断为宫颈腺癌的病理组织，进行三明治切片，对全蜡卷和显微切割后的病灶组织进行 HPV 分型检测，并采用 HE 染色和 p16$^{INK4a}$ 等免疫组化进行病理诊断。**结果**：本研究共纳入 HPV 阳性的宫颈腺癌标本 169 例，其中颈管型腺癌 94 例，腺鳞癌 9 例，微小偏离型腺癌 19 例，透明细胞腺癌 14 例，宫内膜样型腺癌 8 例，浆液性腺癌 9 例，未分型腺癌 16 例。全蜡卷共检测了 14 种高危型 HPV 型别，感染率最高为 HPV16，其次为 HPV18 和 HPV52。与全蜡卷比较，显微切割后 HPV 阳性率有不同程度降低，不同病理类型宫颈腺癌显微切割后 HPV 阳性率差异有统计学意义（$P<0.001$）。单一感染和多重感染显微切割后 HPV 阳性率分别为 50.8% 和 66.7%，差异无统计学意义（$P=0.14$）。不同病理类型宫颈腺癌组织中 p16 的阳性率差异有统计学意义（$P<0.001$）。显微切割后 HPV 阳性和阴性患者的 p16 阳性率分别为 73.9% 和 38.5%，差异有统计学意义（$P<0.001$）。**结论**：显微切割技术能够更精确地了解和评价宫颈腺癌中的 HPV 感染及分布状况，宫颈腺癌的发生与 HPV 感染的关系不是十分密切。

【关键词】 人乳头瘤病毒；子宫颈腺癌；激光捕获显微切割；免疫组织化学

　　腺癌是除鳞癌外最常见的宫颈癌病理类型[1]。全球范围内，宫颈腺癌的发病率呈年轻化且逐年上升的趋势[2,3]，年龄调整发病率已由 20 世纪 70 年代的 1.34/10 万上升至 90 年代的 1.73/10 万，占宫颈癌发病率的 26%[4]。人乳头瘤病毒（human papil-lomavirus，HPV）感染已被公认为是宫颈癌的主要病因，HPV 与宫颈鳞癌发生的密切关系已得到证实[5,6]，但与宫颈腺癌的关系尚未达成共识，且宫颈腺癌形态学分类较复杂[7-9]。本研究中，我们采用最新的宫颈腺癌分类标准和 HPV DNA 分型检测方

通信作者：陈汶，E-mail：chenwen@ cicams.ac.cn

法，结合 p16$^{INK4a}$ 和孕激素受体（progesterone receptor，PR）免疫组织化学染色，对全蜡卷（whole tissue section，WTS）HPV DNA 阳性的不同病理类型宫颈腺癌组织进一步处理，使用激光捕获显微切割（lsaer capture microdissection，LCM）方法选取宫颈腺癌组织、癌旁组织和鳞状上皮组织分别进行 HPV 检测，探讨 HPV 感染分布情况和免疫组织化学特点。

## 一、资料与方法

### （一）研究对象

收集 2005~2010 年全国 7 个不同地区（东北、华北、西北、华中、西南、华南和华东地区）9 所三级甲等医院常规诊断为浸润性宫颈腺癌的所有 HE 玻片，由当地医院的高年资病理医师进行初筛，不符合宫颈腺癌诊断的对象均被排除在外。第二次筛选在中国医学科学院肿瘤医院进行，所有组织标本过小、污损不适用于后期病理处理和 PCR 检测的标本被排除。具体研究流程见图 1。共有 718 例患者符合纳入标准，对病理蜡块进行病理诊断和全蜡卷 HPV DNA 检测。共计 535 例 HPV 阳性者，其中颈管型腺癌 350 例，包括 312 例单一型别 HPV 感染和 38 例多重感染；特殊类

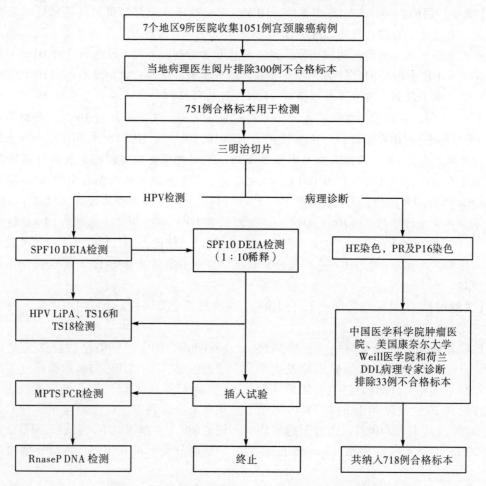

**图 1 宫颈腺癌病例选择、诊断及 HPV 检测流程图**

型腺癌（腺鳞癌、微小偏离型腺癌、透明细胞腺癌、宫内膜样型腺癌、浆液性腺癌和不能分型腺癌）185 例，包括 163 例单一感染和 22 例多重感染。在所有特殊类型腺癌的多重感染病例中，采用随机数字表法随机抽取 85%颈管型腺癌多重感染病例、85%稀少型腺癌（微小偏离型腺癌、透明细胞腺癌、宫内膜样型腺癌、浆液性腺癌和不能分型腺癌）单一感染病例和 20%颈管型腺癌单一感染病例作为研究对象。

### （二）病理切片和免疫组化

病理技术人员对纳入的病理蜡块进行三明治切片。第 1 张和最后 1 张 4μm 蜡卷用于 HE 染色，中间 2 张 4μm 蜡卷用于 p16 免疫组化染色，2 张 4μm 蜡卷作为免疫组化备份，1 张 4μm 蜡卷用于 LCM，3 张 8μm 蜡卷用于 HPV DNA 分型检测。

免疫组化采用枸橼酸盐缓冲液高压加热抗原修复的方法，一抗为 p16 鼠单克隆抗体（美国 Lab Vision 公司），显色试剂为 Dako EnVision™ FLEX+试剂盒（丹麦 Dako 公司）。结果判读采用半定量法：无着色为 0 分，<25%细胞着色为 1 分，25%~75%细胞着色为 2 分，>75%细胞着色为 3 分。

由中国医学科学院肿瘤医院和美国康奈尔大学 Weill 医学院的病理专家组对病例分别进行 HE 和免疫组化染色玻片依照双盲法阅片，做出独立诊断。不一致的诊断结果由荷兰 Delft 诊断实验室（Delf Diagnostic Laboratory，DDL）的病理专家再次审阅，采用多数原则获得最终诊断。倘若仍不能做出诊断，则申请额外的免疫组化染色项（如波形蛋白、p53 和嗜铬素 A 等），进行判断。所有标本均根据 2003 版世界卫生组织宫颈腺癌的形态分类诊断标准进行阅片确诊。

### （三）激光捕获显微切割（LCM）

使用 Aperio 系统扫描 HE 玻片，数字图像经病理专家审阅后，在所采集病理图像上的目标区域进行标记，然后对 LCM PEN 膜片进行苏木素染色，根据标记的图像采用紫外激光束对 LCM 片进行切割，收集切割下来的病理组织转入 2ml EP 管中，并记录下切下的组织面积，用以估算细胞数。依照上述 HPV DNA 分型检测方案检测组织中的 HPV。

### （四）HPV DNA 分型检测

在每个装有蜡卷的 EP 管中，加入 250μl 蛋白酶 K 溶液，70℃孵育 24 小时，然后 95℃金属浴孵育 10 分钟，使蛋白酶 K 失活，室温冷却，离心收集 DNA 样品。将提取的 DNA 样品采用 HPV SPF10-DEIA-Li-PA25 体系（荷兰 Delft 诊断实验室）进行 HPV 分型。SPF10 能够针对至少 54 种 HPV 型别 DNA 扩增。

### （五）DNA 酶免疫检测（DNA enzyme immunoassy，DEIA）

所有 SPF10 扩增产物（选择性扩增 HPV L1 区域）均进行 DEIA 检测，检测阳性标本采用 LiPA 技术和特异性 DEIA 检测分型。LiPA 技术能够区分 25 种 HPV 型别（HPV6、11、16、18、31、33、34、35、39、40、42、43、44、45、51、52、53、54、56、58、59、66、68/73、70 和 74），特异性 DEIA 检测能够针对 HPV16 和 HPV18 DNA 进行检测。对于 DEIA 检测阴性的标本，10 倍稀释后重复 PCR 扩增和 DEIA 检测，排除 PCR 抑制导致的假阴性；稀释后仍阳性的标本，重复 LiPA 和 TS16、TS18 检测；稀释后仍阴性的标本，进行 HPV16 标准质粒插入试验，排除 PCR 抑制。若插入试验阳性，则采用针对 9 种 HPV 型别（HPV16、18、31、33、35、45、52、58 和 59）的多重型别特异（multiplex type-specific，MPTS）PCR 反向杂交试验（MPTS PCR 能够选择性扩增 HPV E6 区域）进行验证。

### （六）RNaseP DNA 试验

RNaseP DNA 试验用于印证对于 MPTS PCR 反向杂交试验结果为阴性的标本，是否提取到组织 DNA。该试验为多通道实时定量 PCR 检测，主要针对 2 个区域：（1）RNase P（FAM 标记）：用于检测人类 DNA 总量；（2）PhHV（HEX 标记）：通过检测每个反应中加入的定量标准物质（人疱疹病毒）含量来判断每个标本的扩增效率。

### （七）统计学方法

采用 Excel 2007 进行数据录入，SPSS 17.0 软件进行统计学分析。对病例的形态学构成、HPV 感染分布、显微切割结果等资料采用描述性分析；不同腺癌类型显微切割后 HPV 阳性率和 p16 免疫组化阳性率的比较采用 $\chi^2$ 检验。以 $P<0.05$ 为有统计学差异。

## 二、结果

### （一）宫颈腺癌的组织学类型

本研究共纳入 HPV 阳性的宫颈腺癌标本 169 例，其中单一型别 HPV 感染 114 例，多重感染 55 例。颈管型腺癌 94 例（55.6%），其中单一感染 61 例，多重感染 33 例；腺鳞癌 9 例（5.3%），均为多重感染；微小偏离型腺癌 19 例（11.2%），其中单一感染 16 例，多重感染 3 例；透明细胞腺癌 14 例（8.3%），其中单一感染 9 例，多重感染 5 例；宫内膜样型腺癌 8 例（4.7%），其中单一感染 7 例，多重感染 1 例；浆液性腺癌 9 例（5.3%），其中单一感染 8 例，多重感染 1 例；不能分型腺癌 16 例（9.5%），其中单一感染 13 例，多重感染 3 例。

### （二）全蜡卷切片和 LCM 中 HPV 型别分布特征

如图 2 所示，169 例全蜡卷中涵盖了 14 种高危型 HPV 型别，感染率最高的为 HPV16 型，共 93 例（55.0%），其次为 HPV18 型 43 例（25.4%）和 HPV52 型 30 例（17.8%）。LCM 后，HPV 阳性标本为 65 例，占全部标本的 38.5%，仅剩余 6 种高危型 HPV 型别。感染率最高的仍为 HPV16 型 28 例（43.1%），其次分别为 HPV18 型 25 例（38.5%）和 HPV45 型 7 例（10.8%）。

与全蜡卷相比，LCM 后 HPV 阳性率有不同程度降低，不同腺癌类别 LCM 后 HPV 阳性率差异有统计学意义（$\chi^2 = 47.217$，$P<0.001$；见表 1）。HPV 型别较 LCM 前减少，所有多重感染病例病变部位 LCM 后均为单一 HPV 型别感染。其中微小偏离型腺癌、宫内膜样型腺癌和浆液性腺癌病变部位均无 HPV 感染。

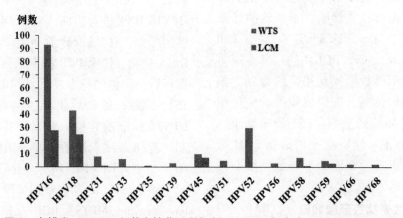

图 2　全蜡卷（WTS）和激光捕获显微切割（LCM）标本中 HPV 型别分布特征

表1 不同病理类型宫颈腺癌患者 LCM 后 HPV 阳性率及型别分布情况

| 病理类型 | 例数 | LCM 后 HPV 阳性数 | 阳性率 (%) * | HPV 型别 |
|---|---|---|---|---|
| 颈管型腺癌 | 94 | 53 | 56.4 | HPV16, 18, 31, 45, 58, 59 |
| 腺鳞癌 | 9 | 7 | 77.8 | HPV16, 18, 45 |
| 不能分型腺癌 | 16 | 3 | 18.8 | HPV16, 59 |
| 微小偏离型腺癌 | 19 | 0 | 0.0 | - |
| 透明细胞腺癌 | 14 | 2 | 14.3 | HPV16 |
| 宫内膜样型腺癌 | 8 | 0 | 0.0 | - |
| 浆液性腺癌 | 9 | 0 | 0.0 | - |
| 合计 | 169 | 65 | 38.5 | |

* 不同腺癌类别 LCM 后 HPV 阳性率有统计学差异：$\chi^2 = 47.217$，$P < 0.001$

-：为无此项

对 94 例颈管型腺癌病例进行分层分析，比较单一感染和多重感染病例 LCM 前后 HPV 阳性率和型别分布特征。单一感染和多重感染病例 LCM 后 HPV 阳性率分别为 50.8% 和 66.7%，差异无统计学意义（$\chi^2 = 2.187$，$P = 0.14$；彩图 3，见 714 页）。LCM 后病变组织中 HPV33、HPV35、HPV39、 HPV51、 HPV52、 HPV56、HPV66 和 HPV68 均由全蜡卷中的阳性变为阴性。

### （三）不同病理类型宫颈腺癌组织中 p16 的表达

HPV DNA 阳性宫颈腺癌患者中，p16 阳性率为 52.1%，其中以腺鳞癌、浆液性腺癌和颈管型腺癌阳性率最高，均超过 60%；微小偏离型腺癌和宫内膜样型腺癌最低，宫内膜样型腺癌 p16 免疫组化染色均为阴性。不同腺癌类别 p16 免疫组化阳性率差异有统计学意义（$\chi^2 = 35.996$，$P < 0.001$；见表 2）。

表2 不同病理类型宫颈腺癌组织中 p16 的表达情况

| 病理类型 | 例数 | p16 阳性 (%) * | | p16 阴性 (%) | |
|---|---|---|---|---|---|
| | | 例数 | 百分比 | 例数 | 百分比 |
| 颈管型腺癌 | 94 | 57 | 60.6 | 37 | 39.4 |
| 腺鳞癌 | 9 | 8 | 88.9 | 1 | 11.1 |
| 不能分型腺癌 | 16 | 7 | 43.8 | 9 | 56.3 |
| 微小偏离型腺癌 | 19 | 1 | 5.3 | 18 | 94.7 |
| 透明细胞腺癌 | 14 | 8 | 57.1 | 6 | 42.9 |
| 宫内膜样型腺癌 | 8 | 0 | 0.0 | 8 | 100.0 |
| 浆液性腺癌 | 9 | 7 | 77.8 | 2 | 22.2 |
| 合计 | 169 | 88 | 52.1 | 81 | 47.9 |

* 不同腺癌类别 p16 免疫组化阳性率有统计学差异：$\chi^2 = 35.996$，$P < 0.001$

比较 LCM 后高危型 HPV 阳性和阴性病例的 p16 分布情况，HPV 阳性和阴性患者的 p16 阳性率分别为 73.9% 和 38.5%，差异有统计学意义（$\chi^2 = 20.068$，$P < 0.001$）。然而，对 94 例颈管型腺癌病例 LCM 后高危型 HPV 阳性和阴性病例 p16 阳性率的分布状况研究后发现，颈管型腺癌患者中，HPV 感染状态和 p16 阳性率无关，HPV 阳性和 HPV 阴性患者的 p16 阳性率分别为 66.0% 和 53.7%（$\chi^2 = 1.484$，$P = 0.223$）。

## 三、讨论

宫颈癌是危害女性健康的第二大恶性肿瘤，仅次于乳腺癌，每年约有 50 万新发病例和 27.5 万死亡病例[10]。宫颈癌的主要类型是鳞状细胞癌。随着宫颈脱落细胞学筛查的广泛开展，宫颈鳞癌的发病率和死亡率显著降低，但宫颈腺癌的相对发病率和绝对发病率呈逐年上升趋势，尤其在年轻女性患者中。1970~1996 年，宫颈鳞癌的发病率下降了 51%，而宫颈腺癌的发病率上升了 40%[11]。以医院为基础的回顾性宫颈腺癌病例报告研究结果显示，中国宫颈腺癌发病率呈上升趋势[12]。

宫颈腺癌病理来源复杂，不同病理类型的宫颈腺癌的病因和生物学行为不同，从而加大了对宫颈腺癌的研究难度。WHO 2003 年版将宫颈腺癌分为黏液型腺癌、宫内膜样腺癌、透明细胞癌、浆液型腺癌、中肾管型腺癌、原位癌和浸润性腺癌，其中黏液型腺癌又包括颈管型、肠型、印戒细胞癌型、微小偏离型和绒毛管状型。本研究依据该分类标准，由中国医学科学院肿瘤医院病理专家进行严格盲法阅片，共纳入 169 例宫颈腺癌患者，包括颈管型腺癌、微小偏离型腺癌、宫内膜样型腺癌、透明细胞腺癌、浆液性腺癌和未分型腺癌。

此外，本研究中纳入了 9 例组织来源较为特殊的宫颈腺鳞癌。宫颈腺鳞癌是由腺上皮和鳞状上皮两种成分混合构成的恶性肿瘤（要求腺上皮成分≥5%）。由于宫颈腺鳞癌数量较少，很多研究将其归于宫颈腺癌。

HPV 在宫颈腺癌中所起的病因学作用已经被证实，宫颈腺癌患者 HPV 感染率为 60% ~ 100%[13-15]。HPV16、HPV18 和 HPV45 感染在宫颈腺癌中起着关键作用，其感染率占所有宫颈腺癌的 90% 以上[16]。但除 HPV16、HPV18 和 HPV45 型以外的其他型别是否会导致宫颈腺癌仍有争议，因为在受检的宫颈腺癌标本中，有 5% ~ 20% 为 HPV 多重感染，而流行病学研究表明，HPV 多重感染中不同 HPV 型别之间不会相互影响[17]，因而分析病变部位的 HPV 型别对于病因学研究有重要意义。此外，宫颈腺癌亚型分类较多，HPV 在各腺癌亚型的表达情况不一致。目前，常用的 HPV 检测方法为全蜡卷切片 DNA 提取分型，但由于不同亚型宫颈腺癌全蜡卷切片组织中细胞来源复杂，因而检测出的 HPV DNA 不能完全代表病变部位的感染情况，影响了 HPV 在不同亚型宫颈腺癌中的病因学研究。

LCM 技术可以在显微镜直视下快速、准确地获取所需的单一细胞亚群，甚至是单个细胞，从而成功解决了组织中细胞异质性的问题。前期针对宫颈上皮内瘤变的研究表明，LCM 技术能够更精确地检测某一病变区域的 HPV 型别，有助于研究多重感染中 HPV 型别与病变的关系[18]。本研究中，我们采用 LCM 技术对宫颈腺癌病变部位进行显微切割，在 169 例 HPV 阳性的宫颈腺癌患者中，LCM 后病变部位 HPV 阳性率仅为 38.5%，低于全蜡卷且 HPV 型别种类减少。提示高危型 HPV 与宫颈腺癌发生之间存在某些未知的机制。Kalantari

等[19]检测了 LCM 后宫颈癌病变组织及癌旁正常组织中 HPV DNA 病毒载量，结果显示，癌旁正常组织中 HPV DNA 含量低于癌组织，表明 HPV 能够存在于宫颈癌患者无病理学改变的正常细胞中。因此，我们考虑 HPV 在宫颈癌的病因学作用中有 2 种可能，即尽管在全蜡卷中能够检测到 HPV DNA，但该 DNA 仅存在于癌旁正常组织中，HPV 感染与宫颈腺癌的发生并无直接关联；或者 HPV 感染导致腺癌的机制不同于鳞癌，HPV 感染仅为恶性肿瘤发生的启动因素，而恶性肿瘤的进展过程不需要HPV 的参与，因此，进展后的病变组织中无法检测出 HPV DNA。

本研究还针对不同病理类型 HPV 阳性的宫颈腺癌 LCM 后 HPV 阳性率和型别进行分析，结果发现，不同腺癌类型的组织中 HPV 阳性率有显著差异，其中腺鳞癌最高，为 77.8%，这可能与腺鳞癌中存在的鳞状上皮成分有关，表明相对于腺上皮，HPV 更容易感染鳞状上皮。Pirog 等[16]曾报道全蜡卷中不同类型宫颈腺癌的 HPV 阳性率，发现除颈管型腺癌（71.8%）外，其余腺癌类型 HPV 阳性率均较低，仅为8.3%~27.3%。而本研究显示，对 LCM 后的病变组织的 HPV 分型检测后，颈管型腺癌患者病变部位 HPV 阳性率（56.4%）高于其他类型的腺癌，提示 HPV 在颈管型腺癌发生过程中的病因学作用；而尽管在宫内膜样型腺癌、浆液性腺癌和微小偏离型腺癌病变部位未能检测 HPV，但是全蜡卷结果有较低的 HPV 感染率（分别为27.3%、25.0% 和 8.3%），该感染率仅略高于正常人群（15.2%）[20]，表明此类HPV 感染可能仅为偶然现象。

p16 是细胞周期调控的相关蛋白质，能够通过抑制 PRb 的磷酸化，使细胞周期停滞在 $G_1$ 期，发挥抑癌基因的作用，其在宫颈病变鉴别方面得到了广泛的应用，可根据 p16 的表达程度来评估病变的严重程度[21,22]。有研究表明 P16 在宫颈原位腺癌和宫颈腺癌中弥漫阳性。本研究显示，不同病理类型宫颈腺癌患者的 HPV 阳性率不同，进一步表明除 HPV 感染为导致腺癌的病因外，不同病理类型腺癌的病因机制差异较大，需进一步研究。

本研究的局限性在于特殊类型的宫颈腺癌病例数较少，导致研究结论不够精确。同时，本研究仅针对病变组织进行 LCM，而未检测癌旁不同类型正常组织中 HPV 的感染情况，因而无法阐明 LCM 后病变部位 HPV 阴性蜡块中 HPV 的来源。本研究LCM-PCR 检测过程中存在 2.37% 的污染率，也对检测的结果影响较小。

综上所述，我们通过显微切割更精确地了解和评价不同病理类型宫颈腺癌中的HPV 感染及分布状况，表明宫颈腺癌与HPV 的病因关系并非如文献报道那么密切。

**利益冲突：** 无。

## 参 考 文 献

[1] PisaniP, BrayF, Parkin MD. Estimates of the world-wide prevalence of cancer for 25 sites in the adult population. Int J Cancer, 2002, 97 (1)：72-81.

[2] Vizcaino AP, Moreno V, Bosch FX, et al. International trends in the incidence of cervical cancer：I. Adenocarcinoma and adenosquamous cell carcinomas. Int J Cancer, 1998, 75 (4)：536-545.

[3] Zappa M, Visioli CB, Ciatto S, et al. Lower protection of cytological screening for adenocarcinomas and shorter protection for younger women：the results of a case-control study in Florence. Br J Cancer, 2004, 90 (9)：1784-1786.

[4] Smith HO, Tiffany MF, Qualls CR, et al. The rising incidence of adenocarcinoma relative to squamous cell carcinoma of the uterine cervix in the United States：a 24-year population-based study.

Gynecol Oncol, 2000, 78 (2): 97-105.

[5] Walboomers JM, Jacobs MV, Manos MM, et al. Human papillomavirus is a necessary cause of invasive cervical cancer worldwide. J Pathol, 1999, 189 (1): 12-19.

[6] Woodman CB, Collins S, Winter H, et al. Natural history of cervical human papillomavirus infection in young women: a longitudinal cohort study. Lancet, 2001, 357 (9271): 1831-1836.

[7] Houghton O, Jamison J, Wilson R, et al. p16 Immunoreactivity in unusual types of cervical adenocarcinoma does not reflect human papillomavirus infection. Histopathology, 2010, 57 (3): 342-350.

[8] An HJ, Kim KR, Kim IS, et al. Prevalence of human papillomavirus DNA in various histological subtypes of cervical adenocarcinoma: a population-based study. Mod Pathol, 2005, 18 (4): 528-534.

[9] Park KJ, Kiyokawa T, Soslow RA, et al. Unusual endocervical adenocarcinomas: an immunohistochemical analysis with molecular detection of human papillomavirus. Am J Surg Pathol, 2011, 35 (5): 633-646.

[10] Ferlay J, Shin HR, Bray F, et al. Estimates of worldwide burden of cancer in 2008: GLOBOCAN 2008. Int J Cancer, 2010, 127 (12): 2893-2917.

[11] Liu S, Semenciw R, Mao Y. Cervical cancer: the increasing incidence of adenocarcinoma and adenosquamous carcinoma in younger women. CMAJ, 2001, 164 (8): 1151-1152.

[12] 曾四元, 钟美玲, 吴云燕. 20 年宫颈腺癌发病趋势和临床病例分析. 现代预防医学, 2013, 40 (12): 2246-2248.

[13] Bosch FX, Burchell AN, Schiffman M, et al. Epidemiology and natural history of human papillomavirus infections and type-specific implications in cervical neoplasia. Vaccine, 2008, 26 (Suppl 10): K1-16.

[14] Muller S, Flores-Staino C, Skyldberg B, et al. Expression of p16INK4a and MIB-1 in relation to histopathology and HPV types in cervical adenocarcinoma. Int J Oncol, 2008, 32 (2): 333-340.

[15] de Sanjose S, Quint WG, Alemany L, et al. Human papillomavirus genotype attribution in invasive cervical cancer: a retrospective cross-sectional worldwide study. Lancet Oncol, 2010, 11 (11): 1048-1056.

[16] Pirog EC, Lloveras B, Molijn A, et al. HPV prevalence and genotypes in different histological subtypes of cervical adenocarcinoma, a worldwide analysis of 760 cases. Mod Pathol, 2014, 27 (12): 1559-1567.

[17] Callegari ET, Tabrizi SN, Pyman J, et al. How best to interpret mixed human papillomavirus genotypes in high-grade cervical intraepithelial neoplasia lesions. Vaccine, 2014, 32 (32): 4082-4088.

[18] Quint W, Jenkins D, Molijn A, et al. One virus, one lesion-individual components of CIN lesions contain a specific HPV type. J Pathol, 2012, 227 (1): 62-71.

[19] Kalantari M, Garcia-Carranca A, Morales-Vazquez CD, et al. Laser capture microdissection of cervical human papillomavirus infections: copy number of the virus in cancerous and normal tissue and heterogeneous DNA methylation. Virology, 2009, 390 (2): 261-267.

[20] Zhao FH, Zhu FC, Chen W, et al. Baseline prevalence and type distribution of human papillomavirus in healthy Chinese women aged 18 ~ 25 years enrolled in a clinical trial. Int J Cancer, 2014, 135 (11): 2604-2611.

[21] 李旻, 曹箭, 王乃鹏, 等. p16INK4a 免疫细胞化学检测在筛查宫颈癌中的作用. 中华肿瘤杂志, 2006, 28 (9): 674-677.

[22] 刘潇阳, 李青, 陈汶, 等. 宫颈管型腺癌的人乳头瘤病毒感染及 p16 和孕激素受体的染色特征. 中华肿瘤杂志, 2014, 36 (4): 263-267.

[原载: 中华肿瘤杂志, 2016, 38 (4): 277-282.]

# 高危型人乳头瘤病毒感染变化与宫颈癌及癌前病变发病风险的15年前瞻队列随访研究

张　倩[1]　胡尚英[1]　冯瑞梅[1]　董　丽[1]　陈　凤[1]　张　询[2]
潘秦镜[3]　马俊飞[4]　史少东[4]　赵方辉[1]　乔友林[1]

1. 中国医学科学院肿瘤医院流行病学研究室　北京　100021
2. 中国医学科学院肿瘤医院病理科　北京　100021
3. 中国医学科学院肿瘤医院细胞学室　北京　100021
4. 山西省襄垣县妇幼保健院 长治 046200

【摘要】目的：评估筛查队列人群15年间的高危型人乳头瘤病毒（HR-HPV）感染变化与宫颈癌及癌前病变的发病风险。方法：1999年建立的1997例35~45岁的山西省宫颈癌筛查队列（SPOCCS-I）人群分别在2005年、2010年和2014年进行细胞学和HR-HPV检测筛查随访，以新发中度及以上宫颈上皮内瘤样病变（CIN2+）作为病变结局终点，计算HPV感染率和CIN2+发病率的变化和CIN2+的发病风险。结果：HPV的感染率为15.7%~22.3%，CIN2+的检出率为1.1%~4.3%。在15年随访时间内，基线HR-HPV阳性组CIN2+的累积发病风险明显高于基线HR-HPV阴性组（$\chi^2 = 370.570$，$P<0.01$）。4次HPV阳性者CIN2+的发病风险高达40.0%，4次HPV阴性者CIN2+的发病风险仅为0.6%（$RR$调整=55.0，95%CI：11.3~268.4）。结论：随访15年间，山西襄垣县农村妇女的HR-HPV的感染率和CIN2+的发病率一直保持较高水平，HR-HPV阳性者的15年发病风险一直高于HR-HPV阴性者，HR-HPV阴性者6年内进展为CIN2+的风险较低，且HPV阳性次数越多，新发CIN2+的发病风险越高。提示HPV感染及宫颈癌高发区的HPV筛查间隔可以延长至5~6年。

【主题词】人乳头瘤病毒；宫颈肿瘤；队列研究；发病风险

宫颈癌是全世界范围内严重危害女性健康的常见恶性肿瘤之一。据估计，2012年全球有52.8万新发病例，包括我国在内的发展中国家的宫颈癌疾病负担尤为严重[1]。高危型人乳头瘤病毒（high risk human papillomavirus，HR-HPV）感染为宫颈癌及癌前病变的主要病因。HPV DNA检测因其灵敏度较高，可重复性较好，WHO

基金项目：国家自然科学基金优秀青年科学基金（81322040）；北京希望马拉松专项基金课题（LC2011Y43）；中央高校基本科研业务费。

通信作者：赵方辉，E-mail：zhaofangh@cicams.ac.cn

推荐其可以作为卫生资源有限的国家或地区的宫颈癌初筛方法[2-3]。在性活跃女性中，HPV 感染率可高达 20%~40%，但只有 HR-HPV 持续感染才会导致宫颈病变和宫颈癌，而大多数 HPV 感染会在 1~2 年内清除[4]。本研究中，我们利用 1999 年山西省襄垣县子宫颈癌筛查方法 I 期研究（Shanxi province cervical cancer screening study I，SPOCCS I）所建立的 1997 人的筛查队列[5]，开展长达 15 年的前瞻性随访研究，通过分析基线和 3 次随访的临床特征和实验室检测指标，评估中国宫颈癌高发人群中 HPV 感染变化与宫颈癌及癌前病变的发病风险，为 HPV 检测作为筛查方法的筛查间隔确定和高危人群的管理提供科学依据。

## 一、资料与方法

### （一）研究设计及对象

本研究是以人群为基础的前瞻性队列研究，对参加 1999 年 SPOCCS I 项目的 1997 例 35~45 岁妇女进行随访，所有研究对象在基线（1999 年）时均经病理确诊。随访时，除利用肿瘤登记系统收集该人群的宫颈癌发病和死亡资料外，在 2005 年（第 6 年）、2010 年（第 11 年）和 2014 年（第 15 年）对该人群进行了阶段性随访。基线后的 3 次随访均要求研究对象无中度以上癌前病变（cervical intraepithelial neoplasia grade 2 or worse，CIN2+）及子宫切除史。该队列随访获得中国医学科学院肿瘤医院伦理委员会批准（批准文号：NCC2013RE-064），并在随访时均获得患者的知情同意。

### （二）随访流程

在 1999 年基线和 3 次随访时，全组研究对象均在流行病学调查的同时，接受 HPV DNA 检测和液基细胞学检测。1999 年基线时，无论 HPV 和液基细胞学结果如何，均接受阴道镜检查，并在阴道镜指示下取直接活检或 4 个象限活检；3 次随访时，对 HPV 和液基细胞学任一阳性者进行阴道镜检查，并在阴道镜指示下取直接活检或 4 个象限活检[6]，当阴道镜不满意时行宫颈管搔刮术；HPV 和液基细胞学双阴性者不接受阴道镜检查。

### （三）随访对象随访疾病结局的确定

除基线时的研究终点为基线时发现 CIN2+外，其他随访时的研究终点定义为每次随访时出现的新发 CIN2+（以病理诊断为"金标准"），2 次随访间出现的 CIN2+归入后一次随访的新病例。在 15 年随访过程中，无病理结果的队列人群的疾病结局状况将根据以往的研究结果[7]，结合细胞学、HPV 和阴道镜结果综合判断其临床结局。若符合以下任一条件，则归入病理阴性组：

（1）阴道镜为阴性时；

（2）细胞学阴性或非典型鳞状上皮细胞（atypical squamous cell of undetermined significance，ASCUS），且 HPV 阴性；

（3）HPV 阳性但细胞学阴性。

若符合以下任一条件，则为不完全数据，在分析时排除：

（1）HPV 阳性且细胞学为 ASCUS；

（2）细胞学为低度鳞状上皮内病变（low grade squamous intraepithelial lesion，LSIL）；

（3）细胞学为非典型腺细胞（atypical glandular cells of uncertain significance，AGC）。

若细胞学结果为高度鳞状上皮内病变（high-grade squamous intraepithelial lesion，HSIL）或不明确的非典型鳞状上皮细胞不除外高度鳞状上皮内病变（atypical squamous cells cannot exclude high-grade squamous intraepithelial lesion，ASC-H），则认为其病理结果为中度宫颈上皮内瘤变（CIN2）。

**（四）实验技术**

1. 薄层液基细胞学

将所收集的宫颈脱落细胞储存于细胞学保存液（SurePath™ 保存液购于美国 BD 诊断公司，ThinPrep© 保存液购于美国 Hologic 公司）中，制片后由 CICAMS 的细胞学家在盲法下按照 Bethesda 分类系统进行诊断。

2. HR-HPV DNA 检测

由中国医学科学院肿瘤医院 HPV 检测实验室中具有资质证明的技术人员在盲法下进行 HPV DNA 检测。采用第二代杂交捕获试验（购于美国 Digene 公司），可一次性检测 13 种 HR-HPV（16、18、31、33、35、39、45、51、52、56、58、59 和 68 型 HR-HPV）。

3. 病理学诊断

由中国医学科学院肿瘤医院病理学专家在盲法下进行读片，采用宫颈上皮内瘤变命名系统记录诊断结果，即分为正常、低度宫颈上皮内瘤变（CIN1）、CIN2、高度宫颈上皮内瘤变（CIN3）和宫颈癌。

**（五）统计学方法**

采用统计软件 SPSS 18.0 分析队列随访研究的数据，主要统计分析的内容有：

（1）采用 $\chi^2$ 检验比较每次随访和失访对象在基线时的一般特征，以明确历次随访时随访和失访人群在一般特征上的差异。

（2）描述队列人群在 15 年间 HPV 感染和疾病结局发生情况，采用广义估计方程分析 HPV 感染和疾病结局在不同时间点的差异。

（3）运用 Kaplan-Meier 法 Log rank 检验比较基线 HR-HPV 阳性和阴性人群的 CIN2+ 累计发病率的差异，Cox 比例风险回归模型分析 HR-HPV 检测阳性次数与随访 15 年间新发 CIN2+ 的关联。检验水准为双侧检验 $\alpha = 0.05$。

## 二、结果

**（一）随访流程**

1999 年基线入组的 1997 例研究对象中，经病理确认为 CIN2+ 86 例。自 1999 年基线筛查后至 2005 年随访开始前，因非宫颈原因（子宫肌瘤等）切除子宫或死亡 66 例。2005 年随访时，共 1845 例研究对象符合随访标准，其中 134 例拒绝随访，随访率为 92.7%；2010 年随访率为 85.5%；2014 年随访率为 85.6%（图1）。

**（二）随访对象与失访对象在基线时的基本特征**

2005 年随访时，随访对象的 HPV 感染率和婚姻状态与失访对象比较，差异均有统计学意义（均 $P < 0.05$）；2010 年随访时，随访对象的婚姻状态和本人多个性伴侣与失访对象比较，差异均有统计学意义（均 $P < 0.05$）。其余每次随访时，随访对象与失访对象在基线时的基本特征方面差别均无统计学意义（均 $P > 0.05$，表1）。

**（三）HR-HPV 感染率和 CIN2+ 检出率的变化趋势**

队列人群在 3 次随访中，HR-HPV 感染率分别为 15.7%、22.3% 和 19.1%。广义估计方程结果显示，在基线后的 3 次随访中，HR-HPV 的感染率在 41~51 岁时为最低（$\chi^2 = 12.238$，$P < 0.01$），在 46~56 岁时最高（$\chi^2 = 3.883$，$P = 0.049$）。CIN2+ 检出率与 HPV 感染率随时间的变化相似（图2）。

**（四）基线 HPV 感染状态与随访 15 年间 CIN2+ 的关系**

基线 HR-HPV 阴性组的 CIN2+ 患病风险仅为 0.2%，6 年内风险未见明显增高，但

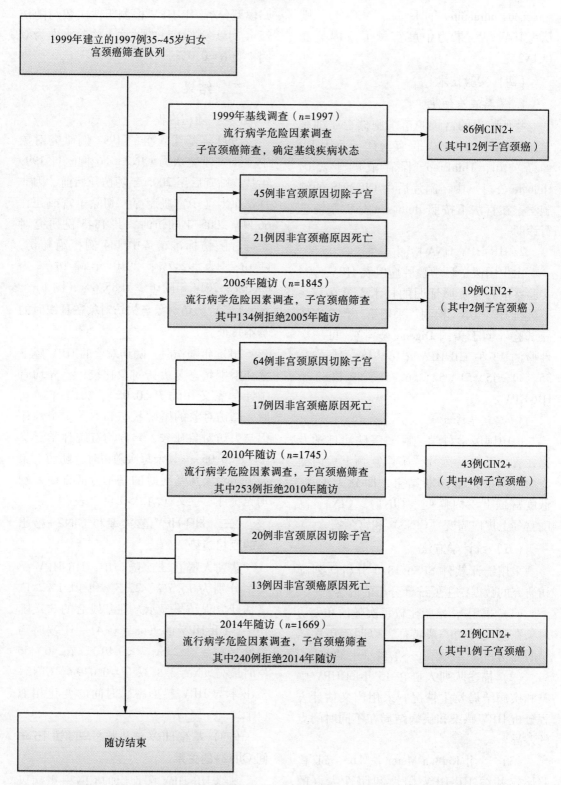

**图1** 山西省襄垣县子宫颈癌筛查方法 I 期研究宫颈癌筛查队列 15 年随访流程图

表1 山西省襄垣县子宫颈癌筛查方法Ⅰ期研究宫颈癌筛查队列15年间随访与失访对象的基线基本特征

| 基线基本特征 | | 1999年基线 (n=1997) | 2005年随访 (n=1845) | | 2010年随访 (n=1745) | | 2014年随访 (n=1669) | |
| --- | --- | --- | --- | --- | --- | --- | --- | --- |
| | | | 接受随访 (n=1711) | 拒绝随访 (n=134) | 接受随访 (n=1492) | 拒绝随访 (n=253) | 接受随访 (n=1249) | 拒绝随访 (n=420) |
| HPV感染 | 阳性 | 373 (20.3) | 247 (15.7)a | 31 (25.0)a | 216 (15.7) | 38 (16.4) | 178 (15.4) | 52 (13.8) |
| | 阴性 | 1467 (79.7) | 1325 (84.3)a | 93 (75.0)a | 1157 (84.3) | 194 (83.6) | 981 (84.6) | 325 (86.2) |
| 年龄（岁） | <40 | 1073 (53.7) | 938 (54.8) | 72 (53.7) | 823 (55.2) | 132 (52.2) | 695 (55.6) | 210 (50.0) |
| | ≥40 | 924 (46.3) | 773 (45.2) | 62 (46.3) | 669 (44.8) | 121 (47.8) | 554 (44.4) | 210 (50.0) |
| 月经初潮年龄（岁） | <16 | 790 (39.6) | 674 (39.4) | 57 (42.5) | 596 (40.0) | 97 (38.3) | 486 (38.9) | 176 (41.9) |
| | ≥16 | 1207 (60.4) | 1037 (60.6) | 77 (57.5) | 896 (60.0) | 156 (61.7) | 763 (61.1) | 244 (58.1) |
| 初次性行为年龄（岁） | <20 | 617 (30.9) | 511 (29.9) | 38 (28.4) | 451 (30.2) | 73 (28.9) | 386 (30.9) | 121 (28.8) |
| | ≥20 | 1380 (69.1) | 1200 (70.1) | 96 (71.6) | 1041 (69.8) | 180 (71.1) | 863 (69.1) | 299 (71.2) |
| 婚姻状态 | 已婚 | 1969 (98.6) | 1693 (98.9)a | 127 (94.8)a | 1475 (98.9)a | 245 (96.8)a | 1235 (98.9) | 411 (97.9) |
| | 离异和丧偶 | 28 (1.4) | 18 (1.1)a | 7 (5.2)a | 17 (1.1)a | 8 (3.2)a | 14 (1.1) | 9 (2.1) |
| 吸烟 | 是 | 127 (6.4) | 104 (6.1) | 10 (7.5) | 87 (5.8) | 18 (7.1) | 75 (6.0) | 25 (6.0) |
| | 否 | 1868 (93.6) | 1606 (93.9) | 124 (92.5) | 1404 (94.2) | 235 (92.9) | 1174 (94.0) | 394 (94.0) |
| 同房前洗外阴 | 是 | 576 (28.8) | 497 (29.0) | 38 (28.4) | 429 (28.8) | 74 (29.3) | 358 (28.7) | 126 (30.0) |
| | 否 | 1421 (71.2) | 1214 (71.0) | 96 (71.6) | 1063 (61.2) | 179 (60.7) | 891 (71.3) | 294 (70.0) |
| 绝经 | 是 | 16 (0.8) | 15 (0.9) | 1 (0.7) | 11 (0.7) | 5 (2.0) | 10 (0.8) | 5 (1.2) |
| | 否 | 1981 (99.2) | 1696 (99.1) | 133 (99.3) | 1481 (99.3) | 248 (98.0) | 1239 (99.2) | 415 (98.8) |
| 配偶多个性伴侣 | 是 | 479 (24.0) | 411 (24.1) | 24 (18.0) | 349 (23.4) | 63 (25.0) | 308 (24.7) | 86 (20.5) |
| | 否 | 1514 (76.0) | 1297 (75.9) | 109 (82.0) | 1140 (76.6) | 189 (75.0) | 938 (75.3) | 333 (79.5) |
| 本人多个性伴侣 | 是 | 792 (39.7) | 675 (39.5) | 47 (35.1) | 601 (40.3)a | 83 (32.8)a | 503 (40.3) | 152 (36.2) |
| | 否 | 1205 (60.3) | 1036 (60.5) | 87 (64.9) | 891 (59.7)a | 170 (67.2)a | 746 (959.7) | 268 (63.8) |
| 肿瘤家族史 | 是 | 567 (28.5) | 482 (28.3) | 32 (23.9) | 420 (28.2) | 69 (27.4) | 357 (28.6) | 112 (26.8) |
| | 否 | 1425 (71.5) | 1224 (71.7) | 102 (76.1) | 1069 (71.8) | 183 (62.6) | 890 (71.4) | 306 (73.2) |

注：HPV：人乳头瘤病毒；（）为%；a P<0.05

随着随访时间的延长发病风险逐渐增加，基线后2011年和2014年CIN2+累积发病风险分别为1.7%和2.7%，新发风险分别为1.4%和1.0%。基线HR-HPV阳性组的

CIN2+新发风险在2014年时为0.8%。基线HR-HPV阳性组CIN2+的15年累积发病率高于HPV阴性组（$\chi^2 = 370.570$，$P < 0.01$；图3）。

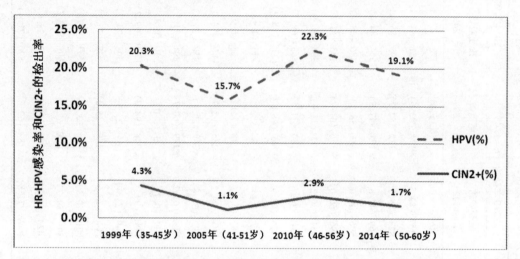

**图2**　山西省襄垣县子宫颈癌筛查方法 I 期研究宫颈癌筛查队列15年间HR-HPV感染率和CIN2+检出率的变化趋势

注：CIN2+：中度及以上宫颈上皮内瘤样病变；HR-HPV：高危型人乳头瘤病毒；1999年的CIN2+检出率（4.3%）为现患率；2005~2014年的CIN2+检出率（1.1%、2.9%和1.7%）为新发率

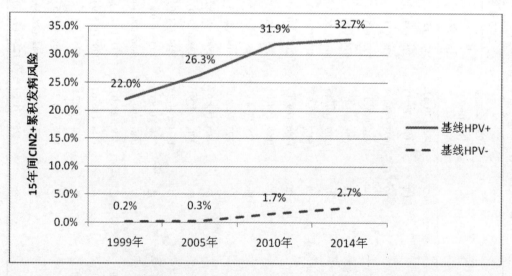

**图3**　山西省襄垣县子宫颈癌筛查方法 I 期研究中基线HPV感染状态与CIN2+累积发病风险的关系

注：CIN2+：中度及以上宫颈上皮内瘤样病变；HPV：人乳头瘤病毒

## （五）HR-HPV 阳性次数与新发 CIN2+ 的风险

Cox 多因素分析显示，基线病理正常组和 CIN1 组中新发 CIN2+的风险随着 HPV 感染次数增加而升高。4 次 HPV 阳性组患者 CIN2+的发生率高达 40.0%，4 次 HPV 阴性组患者 CIN2+的发病风险仅为 0.6%（RR = 65.1，95%CI：17.7～240.0；RR 调整 = 55.0，95%CI：11.3～268.4；表2）。

表2 山西省襄垣县子宫颈癌筛查方法 I 期研究中 HR-HPV 阳性次数与新发 CIN2+的关系

| 组别 | 随访人数 | 新发 CIN2+ | RR（95%CI） | RR 调整（95%CI）[a] |
|---|---|---|---|---|
| 0 次 HPV 阳性组 | 1139 | 7（0.6） | 1 | 1 |
| 1 次 HPV 阳性组 | 501 | 27（5.3） | 8.8（3.8～20） | 8.1（3.5～18.5） |
| 2 次 HPV 阳性组 | 195 | 25（12.8） | 20.9（9.1～47.6） | 19.2（8.2～44.5） |
| 3 次 HPV 阳性组 | 71 | 22（31.0） | 50.4（22.3～114.0） | 44.0（18.7～103.5） |
| 4 次 HPV 阳性组 | 5 | 2（40.0） | 65.1（17.7～240.0） | 55.0（11.3～268.4） |

注：CIN2+：中度及以上宫颈上皮内瘤样病变；HPV：人乳头瘤病毒；[a] 调整表1中除 HPV 感染以外的其他基本特征

## 三、讨论

本研究是以人群为基础的随访长达 15 年的宫颈癌筛查队列的前瞻性研究，结果显示了 15 年间 HR-HPV 感染和 CIN2+随时间的变化趋势，以及单次和多次 HR-HPV 阳性妇女的 CIN2+发病风险。

从 1999 年队列建立至 2014 年，该人群接受了 3 次高标准的临床和实验室检测。基线每位随访对象均有 HR-HPV 检测结果和病理确诊的疾病状态，为我们提供了明确的分组依据。此外，我们还利用肿瘤登记系统收集该人群的宫颈癌发病和死亡资料。与国外的前瞻性随访队列[8,9]相比，本研究以病理结果作为"金标准"，并保持了较高的随访率（>85%），随访质量得到保证。

有研究显示[10]，HPV 的世界平均感染率为 10%，我国普通女性人群 HPV 感染率为 17.7%[11]。本研究队列在 15 年间的 HPV 感染率为 15.7%～22.3%，与全国 HPV 感染率相似。我国一项汇总了 9 个省的人群资料显示，农村地区 HPV 感染分别在 15～24 岁和 35～59 岁出现 2 个高峰[11]。本研究也显示，年龄较大的女性 HPV 感染率保持在较高水平，尤其是 50 岁左右的围绝经期女性。国外有研究报道，妇女 HPV 感染的第 2 个高峰年龄段在围绝经期（45～50 岁）[12,13]，与本研究结果一致。相对于年轻女性，年龄较大的妇女更容易发生 HPV 持续感染。这大概与免疫功能随年龄的增加而下降，降低了人体对病毒的新发和既往感染的清除能力有关，也可能是生理因素造成体内激素改变、围绝经期妇女或其配偶性行为方式改变和体质指数变化等原因所致[14,15]。

前瞻性研究证实，HR-HPV 检测阳性可以预测宫颈癌的发病风险[8]。本研究显示，基线 HR-HPV 阳性组患者的 CIN2+发病风险在 15 年内均明显高于 HR-HPV 阴性组，而且随着 HR-HPV 检测阳性次数的增加而升高，与其他文献报道[16]一致。4 次

HR-HPV 阳性者 15 年内 CIN2+的累积发病风险高达 40.0%（*RR* 调整 = 55.0），充分说明 HR-HPV 阳性与新发 CIN2+有很强的关联。美国宫颈癌筛查指南中指出，采用 HPV 和细胞学进行联合筛查，建议筛查间隔为 5 年[17]。WHO 宫颈癌前病变筛查和管理指南建议，采用 HPV 检测进行即筛即治，对 HPV 阴性者建议筛查间隔 5 年[3]。本研究结果显示，尽管 HPV 阴性者在 15 年内发病风险一直较低（0.2% ~ 2.7%），但其预测发病风险的能力在 6 年后降低。因此，对于 HR-HPV 阴性者，筛查间隔可以扩大到 5 ~ 6 年，但是否可继续延长还需要综合考虑当地的经济发展水平和疾病负担等方面的数据来决定。

本研究的局限性在于研究人群的年龄范围较窄，无法完全反映全人群的 HPV 感染特点；因为目前国际上普遍认为 HPV 持续感染为 6 ~ 12 个月[18]，本研究因每次随访间隔较长，无法明确在筛查间隔内是否有 HPV 感染状态的变化。15 年的前瞻性随访数据充分肯定了 HR-HPV 感染与新发 CIN2+的极强关联，建议对 HR-HPV 检测阳性尤其是多次感染阳性的围绝经期女性人群加强随访监测。

**利益冲突：**无。

**参 考 文 献**

[1] Ferlay J, Soerjomataram I, Ervik M, et al. GLOBOCAN 2012 v1.0, Cancer Incidence and Mortality Worldwide：IARC Cancer Base No. 11 [DB/OL]. Lyon：International Agency for Research on Cancer, 2013 [2014-12-16]. http://globocan. iarc. fr, Accessed on 16 Dec 2014.

[2] Zhao FH, Lin MJ, Chen F, et al. Performance of high-risk human papillomavirus DNA testing as a primary screen for cervical cancer：a pooled analysis of individual patient data from 17 population-based studies from China. Lancet Oncol, 2010, 11 (12)：1160-1171.

[3] World Health Organization. WHO guidelines for screening and treatment of precancerous lesions for cervical cancer prevention. Geneva：World Health Organization Press, 2013：16.

[4] Ho GY, Bierman R, Beardsley L, et al. Natural history of cervicovaginal papillomavirus infection in young women. N Engl J Med, 1998, 338 (7)：423-428.

[5] 赵方辉，李楠，马俊飞，等. 山西省襄垣县妇女人乳头状瘤病毒感染与宫颈癌关系的研究. 中华流行病学杂志, 2001, 22 (5)：375-378.

[6] 赵宇倩，宋艳，赵方辉，等. 阴道镜下四象限活检在宫颈癌前病变筛查中的价值. 中华肿瘤杂志, 2015, 37 (11)：875-879.

[7] 赵方辉，章文华，潘秦镜，等. 宫颈癌多种筛查方案的研究. 中华肿瘤杂志, 2010, 32 (6)：420-424.

[8] Kjaer S, Hogdall E, Frederiksen K, et al. The absolute risk of cervical abnormalities in high-risk human papillomavirus-positive, cytologically normal women over a 10-year period. Cancer Res, 2006, 66 (21)：10630-10636.

[9] Schmeink CE, Melchers WJ, Siebers AG, et al. Human papillomavirus persistence in young unscreened women, a prospective cohort study. PLoS One, 2011, 6 (11)：e27937.

[10] WHO/ICO Information Centre on HPV and Cervical Cancer. HPV and cervical cancer in the 2007 report. Vaccine, 2007, 25 (Suppl 3)：C1-C230.

[11] Zhao FH, Lewkowitz AK, Hu SY, et al. Prevalence of human papillomavirus and cervical intraepithelial neoplasia in China：a pooled analysis of 17 population-based studies. Int J Cancer, 2012, 131 (12)：2929-2938.

（下转第 358 页）

# 细胞学检测为非典型鳞状细胞且人乳头瘤病毒阴性妇女的宫颈癌患病风险评估

张　莉[1]　冯瑞梅[1]　胡尚英[1]　张　倩[1]　赵雪莲[1]　热米拉·热扎克[1]

陈　凤[1]　张　询[2]　潘秦镜[3]　赵方辉[1*]　乔友林[1]

1. 中国医学科学院肿瘤研究所流行病学研究室　北京　100021
2. 中国医学科学院肿瘤医院病理科　北京　100021
3. 中国医学科学院肿瘤医院细胞学室　北京　100021

【摘要】 目的：评估宫颈癌筛查中细胞学检测为非典型鳞状细胞（ASC-US）但人乳头瘤病毒（HPV）阴性的妇女罹患中度及以上宫颈上皮内瘤样病变（CIN2+）的风险。方法：汇总1999~2008年间在我国开展的17项以人群为基础的宫颈癌筛查横断面研究，共30 371名17~59岁妇女参加了筛查，所有妇女均进行了液基细胞学检查（LBC）、HPV检测（hybrid capture 2，HC2）和醋酸染色肉眼观察法（VIA），任一结果阳性者转诊阴道镜。最终28 810名具有完整细胞学、HPV、病理结果的妇女纳入分析。分别以细胞学正常且HPV阴性组（LBC-/HPV-）、细胞学正常组（LBC-）为参照，评估细胞学为ASC-US且HPV阴性组（ASC-US/HPV-）的CIN2+患病风险。结果：LBC-/HPV-、LBC-和ASC-US/HPV-组分别有22 003、24 139和1834名妇女，CIN2+的患病率分别为：0.05%、0.36%和0.16%。分别以LBC-/HPV-组、LBC-组为参照，ASC-US/HPV-罹患CIN2+的风险分别为3.00（95%CI：0.85~10.65）和0.46（95%CI：0.15~1.45），其校正OR值分别为4.00（95%CI：1.08~14.87）、0.47（95%CI：0.15~1.49）。结论：ASC-US/HPV-妇女CIN2+的患病风险介于LBC-和LBC-/HPV-妇女之间。依据"同等风险，同等管理"的原则，可采用LBC-者的3年筛查间隔，而对于卫生资源相对匮乏地区可以采用LBC-/HPV-的5年筛查间隔。

【关键词】 宫颈癌；筛查；轻度异常；风险

宫颈癌的主要病因已明确为高危型人乳头瘤病毒（HR-HPV）的持续感染，且具有较长的癌前病变期，可以通过多种筛查技术，早期发现、早期诊断和早期治疗来防治。我国目前正在积极探索适合中国国情的宫颈癌筛查方案，其中筛查阳性妇女的管理是方案中的关键问题之一。

国际上有关宫颈癌的筛查指南一直按照循证医学证据进行更新和完善，目前对于筛查阳性妇女的管理基本认同"同等风险，同等处理"的原理[1]。HPV检测联合细胞学初筛是经济发达国家和地区推荐的

基金项目：国家自然科学基金优秀青年科学基金（81322040）

通信作者：赵方辉，E-mail：zhaofangh@cicams.ac.cn

人群宫颈癌初筛方案。对于联合筛查结果均阴性（LBC-/HPV-）和单纯细胞学阴性（LBC-）的妇女，管理意见上较一致，筛查间隔分别是5年、3年[2,3]。而细胞学为不明意义的非典型鳞状细胞（atypical squamous cells of undermined significance, ASC-US），且 HPV 阴性，即 ASC-US/HPV-如何处理，尚未达成共识[2,4]。为此本研究利用我国基于人群筛查的大样本研究，评估 ASC-US/HPV-妇女罹患中度及以上宫颈上皮内瘤样病变（CIN2+）的风险，为宫颈癌筛查的科学管理提供依据。

## 一、对象与方法

### （一）研究对象

源自 1999～2008 年中国医学科学院肿瘤医院/肿瘤研究所（CICAMS）分别与美国克里夫兰医学中心、世界卫生组织/国际癌症研究署等机构合作开展的 17 项人群宫颈癌筛查的横断面研究[5]。共计对我国 9 个省份的 5 个城市和 9 个农村地区的 30 371 名妇女进行了宫颈癌筛查。入组条件为年龄 15～59 岁，性活跃、未怀孕、具有完整子宫、无宫颈治疗史、无骨盆放射治疗史、有能力进行知情同意的妇女，所有妇女在最近 5 年内未接受过宫颈筛查。

### （二）研究程序

每一位筛查对象均自愿签署知情同意书，进行宫颈癌危险因素的问卷调查，并均进行了妇科检查及样本收集。

1. LBC

将收集到的宫颈脱落细胞放入 ThinPrep 或 SurePath 细胞保存液中，标本经系统程序化处理后制片，根据 TBS（the Bethesda system）分级标准进行诊断，阅片时采用盲法。

2. HR-HPV DNA 检测

采用德国 Qiagen 公司的第二代杂交捕获试验（HC2，Qiagen，Germantown，MD），可一次性检测 13 种 HR-HPV（16/18/31/33/35/39/45/51/52/56/58/59 和 68）。标本中检出 HPV DNA ≥1.0pg/ml 即为阳性。检测采用盲法。

3. 阴道镜检查和组织病理学

上述两种方法任一筛查结果阳性者进行阴道镜宫颈直接活检或四象限活检，必要时行宫颈管搔刮术。病理结果作为最终疾病诊断"金标准"。

### （三）统计分析

汇总 17 项研究的原始数据[5]，定量资料根据专业知识或经验转化为定性资料，数据描述主要采用率或构成比。根据筛查结果将研究对象分为 LBC-/HPV-、LBC-和 ASC-US/HPV-三组，采用卡方检验，分析 HPV 感染，以及其他宫颈癌及高度癌前病变的可能危险因素，例如年龄、文化程度、婚姻状况、月经初潮年龄、初次性行为年龄、性病病史、性伴侣数，在 3 个组的分布并进行单因素分析，再将单因素分析中有统计学意义的因素，以及项目实施省份作为协变量纳入 logistic 回归方程进行校正，分别以 LBC-/HPV-组、LBC-组为参照，分析 ASC-US/HPV-组轻度宫颈上皮内瘤样病变（CIN1）、CIN2+ 的患病风险。比较 LBC-/HPV-组、LBC-组和 ASC-US/HPV-组在 ≤40 岁和 ≥41 岁组的 CIN2+患病率。所有数据分析利用 SPSS 软件进行，双侧 $P<0.05$ 认为有统计学意义。

## 二、结果

### （一）基本情况

17 项横断面研究共筛查了 30 371 名妇女，在剔除 HPV DNA 检测结果缺失（619例）、细胞学结果不满意（556 例）、病理结果缺失（386 例）者后，又排除细胞学明显异常（>ASC-US）者 1929 名，最终有 26 881

名具有完整 HPV、细胞学和病理结果，其中 LBC-者 24 139 例（含 LBC-/HPV-者 22 003 例），ASC-US 2742 例（含 ASC-US/HPV-者 1834 例）。对 LBC-/HPV-组、LBC-组、ASC-US/HPV-组的各因素进行了单因素分析显示（表 1），三组间的年龄、文化程度、婚姻状态、月经初潮年龄和初始性行为年龄分布的差异无统计学意义（$\chi^2 = 2.247$，$P = 0.325$；$\chi^2 = 0.577$，$P = 0.749$；$\chi^2 = 10.612$，$P = 0.101$；$\chi^2 = 1.102$，$P = 3.257$；$\chi^2 = 1.102$，$P = 0.196$）。ASC-US/HPV-与其他组相比，具有相对较高比例的性病病史和相对较多的性伴侣个数（$\chi^2 = 14.559$，$P < 0.001$；$\chi^2 = 29.107$，$P < 0.001$）。

表 1 各组人群的社会人口学特征

| 变 量 | LBC-/HPV-组 | LBC-组 | ASC-US/HPV-组 |
|---|---|---|---|
| 年龄 | | | |
| ≤40 岁 | 11963 (54.4) | 13106 (54.3) | 964 (52.6) |
| ≥41 岁 | 10040 (45.6) | 11033 (45.7) | 870 (47.4) |
| P 值 | | 0.325 | |
| 文化程度 | | | |
| 小学及以下 | 9191 (41.8) | 10030 (41.6) | 751 (41.0) |
| 初中及以上 | 12809 (58.2) | 14106 (58.4) | 1082 (59.0) |
| P 值 | | 0.749 | |
| 婚姻状态 | | | |
| 未婚 | 113 (0.5) | 131 (0.5) | 6 (0.3) |
| 已婚 | 21564 (98.0) | 23642 (98.0) | 1795 (97.9) |
| 离异 | 184 (0.8) | 211 (0.9) | 26 (1.4) |
| 丧偶 | 137 (0.6) | 150 (0.6) | 6 (0.3) |
| P 值 | | 0.101 | |
| 月经初潮年龄 | | | |
| ≤15 岁 | 10311 (46.9) | 11195 (46.4) | 857 (46.8) |
| ≥16 岁 | 11690 (53.1) | 12942 (53.6) | 976 (53.2) |
| P 值 | | 0.576 | |
| 初始性行为年龄 | | | |
| ≤20 岁 | 10090 (45.9) | 11095 (46.0) | 881 (48.0) |
| ≥21 岁 | 11913 (54.1) | 13044 (54.0) | 953 (52.0) |
| P 值 | | 0.196 | |
| 性病病史 | | | |
| 无 | 12799 (64.0) | 13950 (63.5) | 1033 (59.4) |
| 有 | 7205 (36.0) | 8020 (36.5) | 706 (40.6) |
| P 值 | | <0.001 | |

续 表

| 变 量 | LBC-/HPV-组 | LBC-组 | ASC-US/HPV-组 |
|---|---|---|---|
| 性伴侣个数 | | | |
| 1 个 | 16671 (80.3) | 18110 (79.5) | 1347 (75.0) |
| 2 个+ | 4096 (19.7) | 4684 (20.5) | 448 (25.0) |
| P 值 | | <0.001 | |

注：括号外数据为例数，括号内数据为构成比（%）

### （二）患病风险

**1. CIN1 患病风险**

LBC-/HPV-、LBC-和 ASC-US/HPV-组 CIN1 的患病率分别为 0.49%、1.21%、2.94%。分别以 LBC-/HPV-组、LBC-组为参照，ASC-US/HPV-组发生 CIN1 的 OR 分别为 6.15（95%CI：4.42~8.56）和 2.48（95%CI：1.85~3.33）。通过多因素 logistic 回归，校正性病病史、性伴侣个数以及实施省份的影响，ASC-US/HPV-组发生 CIN1 的 OR 分别为 5.31（95%CI：3.71~7.61）、2.10（95%CI：1.52~2.89）（表2）。由此推断 ASC-US/HPV-的 CIN1 患病风险较高，均高于 LBC-/HPV-组和 LBC-组。

表2　各组人群患轻度宫颈上皮内瘤变（CIN1）和中度及以上宫颈上皮内瘤样病变（CIN2+）的风险分析

| | CIN1 | | | | CIN2+ | | | |
|---|---|---|---|---|---|---|---|---|
| | 例数 | 患病率 (%) | 粗 OR (95%CI) | 调整 OR* (95%CI) | 例数 | 患病率 (%) | 粗 OR (95%CI) | 调整 OR* (95%CI) |
| LBC-/HPV- （对照） | 108 | 0.49 | 1.00 | 1.00 | 12 | 0.05 | 1.00 | 1.00 |
| ASC-US/HPV- | 54 | 2.94 | 6.15 (4.42~8.56) | 5.31 (3.71~7.61) | 3 | 0.16 | 3.00 (0.85~10.65) | 4.00 (1.08~14.87) |
| LBC- （对照） | 292 | 1.21 | 1.00 | 1.00 | 86 | 0.36 | 1.00 | 1.00 |
| ASC-US/HPV- | 54 | 2.94 | 2.48 (1.85~3.33) | 2.10 (1.52~2.89) | 3 | 0.16 | 0.46 (0.15~1.45) | 0.47 (0.15~1.49) |

注：* 调整因素包括性病病史、性伴侣个数以及实施筛查省份

**2. CIN2 患病风险**

LBC-/HPV-、LBC-和 ASC-US/HPV-组 CIN2+的患病率分别为 0.05%、0.36%、0.16%。分别以 LBC-/HPV-组和 LBC-组为参照，ASC-US/HPV-组的 CIN2+的 OR 分别为 3.00（95%CI：0.85~10.65）和 0.46（95%CI：0.15~1.45）。通过多因素 logistic 回归，校正性病病史、性伴侣个数以及实施省份的影响，ASC-US/HPV-组的 CIN2+的 OR 分别为 4.00（95%CI：1.08~14.87）、0.47（95%CI：0.15~1.49）（表2）。由此推断 ASC-US/HPV-的 CIN2+患病风险处于 LBC-/HPV-和 LBC-之间。

**3. 按照年龄分层后各组的患病情况**

以筛查对象平均年龄 40 岁为分层依据，比较各组在不同年龄层内的 CIN2+患病率。LBC-/HPV-、LBC-和 ASC-US/HPV-组在≤40 岁和≥41 岁组的 CIN2+患病率分别为 0.06%、0.05%、0.32%、0.40%、0.10%、0.23%（表 3）。各组在不同年龄层间，CIN2+患病率的差异均无统计学差异（$P>0.05$）。

表 3 按年龄分层后各组宫颈高度及以上癌前病变（CIN2+）的患病率

| | ≤40 岁 | | | ≥41 岁 | | | P 值 |
|---|---|---|---|---|---|---|---|
| | <CIN2 | CIN2+ | 患病率（%） | <CIN2 | CIN2+ | 患病率（%） | |
| LBC-/HPV- | 11956 | 7 | 0.06 | 10035 | 5 | 0.05 | 0.783 |
| LBC- | 13064 | 42 | 0.32 | 10989 | 44 | 0.40 | 0.309 |
| ASC-US/HPV- | 963 | 1 | 0.10 | 868 | 2 | 0.23 | 0.504 |

## 三、讨论

ASC-US 是尚不能完全确定的细胞学异常状态，是细胞学异常结果中最常见的一类，其人数超过所有其他细胞学异常结果的总和，但其进展为宫颈癌前病变的风险却很低[1]。而 ASC-US/HPV+妇女患病风险较高，一项招募 13 890 名 21 岁以上妇女的队列研究发现，ASC-US/HPV+的 3 年 CIN3+风险高达 5.2%，达到了直接转诊阴道镜的危险阈值，美国阴道镜与宫颈病理学会（American Society for Colposcopy and Cervical Pathology，ASCCP）专家共识指南建议对 ASC-US 进行 HPV 分流，阳性者转诊阴道镜[3,6]。而对于 ASC-US/HPV-者的管理，因其 CIN2+的患病风险较低尚存在争议。

目前国际上的研究基于"同等风险，同等管理"的原则，比较 ASC-US/HPV-与管理方法相对成熟的 LBC-/HPV-和 LBC-的风险，与何者风险更为接近，便可采用类似的管理方式。2011 年，ACS/ASCCP/ASCP（American Cancer Society/American Society for Colposcopy and Cervical Pathology/American Society for Clinical Pathology）指南建议对 30~65 岁妇女进行 HPV 与细胞学联合筛查时，基于"同等风险，同等管理"的原则，对 ASC-US/HPV-者采用与 LBC-/HPV-者类似的管理：5 年后再筛查。因为 ASC-US/HPV-者宫颈癌前病变的风险较低，风险与 LBC-/HPV-者相比不存在实质性差异[2]。这一结论基于美国 KPNC 队列早期的研究结果，KPNC 队列从 2003~2005 年共纳入 331 818 名 30 岁以上妇女，进行 HPV 与细胞学（Pap）的联合筛查并随访 5 年，基线时有 6496 名和 306 969 名妇女分别为 ASC-US/HPV-和 HPV-/Pap-，二者间 CIN2+的 5 年累积发病率尚不存在差异（0.54% $vs$ 1.3%，$P=0.07$）[7]。然而 2012 年更新的 ASCCP 专家共识指南建议对于 ASC-US/HPV-者的筛查间隔定为 3 年[3]，此结论主要基于扩大的 KPNC 队列的研究结果：2003~2010 年共纳入 965 360 名 30~64 岁妇女，基线 ASC-US/HPV-、HPV-/Pap-、Pap-分别为 16 326 名、836 803 名、923 152 名，对应的 5 年 CIN3 + 风险分别是 0.43%、0.08% 和 0.26%。虽然 ASC-US/HPV-分别与 HPV-/Pap-和 Pap-相比，5 年 CIN3+风险均存在差异（0.43% $vs$ 0.08%，$P<0.001$；0.43% $vs$ 0.26%，$P=0.001$），但 ASC-

US/HPV-的 5 年 CIN3 + 风险显著高于 HPV-/Pap-，与 Pap-接近，基于"同等风险，同等管理"的原则，建议 ASC-US/HPV-与 Pap 采取类似的管理办法：3 年后再筛查[8]。2014 年发表的 KPNC 队列研究也发现了类似的结论：ASC-US/HPV-的 5 年 CIN2 + 的风险与 Pap-更接近，与 HPV-/Pap-差异较大，故建议 ASC-US/HPV-的筛查间隔为 3 年[4]。本研究采用横断面多因素非条件 logistic 回归分析发现，ASC-US/HPV-者 CIN1 的患病风险均高于 LBC-/HPV-组和 LBC-组，但 CIN2+的患病风险处于 LBC-/HPV-和 LBC-之间，提示 ASC-US/HPV-组病理结果异常中大部分是可以逆转为正常的 CIN1，而真正具有进展风险的高度宫颈癌前病变（CIN2+）却较少，应参考 CIN2+的患病风险，基于"同等风险，同等管理"的原则，对 ASC-US/HPV-者可以采用 LBC-者的 3 年筛查间隔，而对于卫生资源相对匮乏地区，可以适当延长间隔，采用 LBC-/HPV-的 5 年筛查间隔。此外，不同年龄组间 CIN2+患病率尚未发现差异，尚不需对不同年龄组采取不同的筛查措施。

**利益冲突：无。**

# 参 考 文 献

[1] Katki HA, Schiffman M, Castle PE, et al. Benchmarking CIN3+ risk as the basis for incorporating HPV and Pap cotesting into cervical screening and management guidelines. Journal of Lower Genital Tract Disease, 2013, 17 (501)：S28-S35.

[2] Saslow D, Solomon D, Lawson HW, et al. American Cancer Society, American Society for Colposcopy and Cervical Pathology, and American Society for Clinical Pathology screening guidelines for the prevention and early detection of cervical cancer. CA：a Cancer Journal for Clinicians, 2012, 62 (3)：147-172.

[3] Massad LS, Einstein MH, Huh WK, et al. 2012 updated consensus guidelines for the management of abnormal cervical cancer screening tests and cancer precursors. Obstetrics & Gynecology, 2013, 121 (4)：829-846.

[4] Gage JC, Katki HA, Schiffman M, et al. The low risk of precancer after a screening result of human papillomavirus-negative/atypical squamous cells of undetermined significance papanicolaou and implications for clinical management. Cancer Cytopathology, 2014, 122 (11)：842-850.

[5] Zhao FH, Lin M J, Chen F, et al. Performance of high-risk human papillomavirus DNA testing as a primary screen for cervical cancer：a pooled analysis of individual patient data from 17 population-based studies from China. The Lancet Oncology, 2010, 11 (12)：1160-1171.

[6] Schiffman M, Vaughan LM, Raine-Bennett TR, et al. A study of HPV typing for the management of HPV-positive ASC-US cervical cytologic results. Gynecologic Oncology, 2015, 138 (3)：573-578.

[7] Katki HA, Kinney WK, Fetterman B, et al. Cervical cancer risk for women undergoing concurrent testing for human papillomavirus and cervical cytology：a population-based study in routine clinical practice. The Lancet Oncology, 2011, 12 (7)：663-672.

[8] Katki HA, Schiffman M, Castle PE, et al. Five-year risk of CIN3 + and cervical cancer for women with HPV testing of ASC-US Pap results. Journal of Lower Genital Tract Disease, 2013, 17 (501)：S36-S42.

［原载：中华流行病学杂志，2016，37 (6)：801-804.］

# 透景 HPV 检测试剂在高危 HPV DNA 检测及宫颈上皮内瘤变筛查中的应用

吴泽妮[1] 秦 宇[2] 李婷媛[1] 姜明月[1] 刘彬[1]

于露露[1] 王 红[1] 崔剑峰[1] 陈 汶[1]

1. 中国医学科学院肿瘤医院流行病学研究室 北京 100021
2. 大连医科大学公共卫生学院流行病与卫生统计学教研室 大连 116044

【摘要】目的：评价国产透景试剂（Tellgen HPV）用于 HR-HPV DNA 检测及宫颈病变诊断的有效性和可行性。方法：602 例来自医院门诊健康体检的妇女或宫颈上皮内瘤变（CIN）住院治疗的患者，经病理学明确诊断。采用透景试剂和罗氏试剂（cobas HPV）平行检测子宫颈脱落细胞标本，比较两种方法的一致性。以病理诊断结果作为"金标准"，评估透景试剂和罗氏试剂筛查子宫颈上皮内瘤变的灵敏度和特异度。结果：透景试剂与罗氏试剂总一致率为 94.62%（Kappa＝0.881），阳性一致率为 96.85%，阴性一致率为 90.53%；透景试剂与罗氏试剂 HPV16、HPV18 及其他 12 种高危型 HPV 的总一致率分别为 95.92%（Kappa＝0.906）、98.70%（Kappa＝0.885）和 92.76%（Kappa＝0.805）。参考方法校正后两种检测的总一致率为 98.51%（Kappa＝0.967），阳性一致率为 98.87%，阴性一致率为 97.81%；校正后 HPV16、HPV18 及其他 12 种高危型 HPV 的总一致率分别为 97.40%（Kappa＝0.940）、100%（Kappa＝1.00）和 97.58%（Kappa＝0.950）。透景试剂筛查 CIN2+ 的灵敏度和特异度分别为 91.52% 和 52.06%，罗氏试剂筛查 CIN2+ 的灵敏度和特异度分别为 91.52% 和 54.29%，差异无统计学意义（$P>0.05$）。结论：国产透景试剂与进口罗氏试剂检测 HR-HPV 的一致性高，是有效的 HPV DNA 检测方法，可用于人群中宫颈癌和癌前病变的筛查。

【关键词】 人乳头瘤病毒（HPV）；实时荧光定量 PCR；宫颈上皮内瘤变（CIN）

HPV 与宫颈癌的发病密切相关，有研究显示，超过 99% 的宫颈癌患者宫颈标本中都能检测到 HPV[1,2]。HPV DNA 检测已日渐成为宫颈癌筛查的主要手段，而实时荧光定量 PCR 方法由于检测灵敏和操作方便的特点，应用前景广阔[3]。国产透景试剂（Tellgen HPV）和进口罗氏试剂（cobas IIPV）均为基于实时荧光定量 PCR 技术的高危型人乳头瘤病毒（HR-HPV）DNA 体外检测试剂盒，能够分型检测 HPV16、HPV18 以及其他 12 种 HR-HPV（31、33、35、39、45、51、52、56、58、59、66 和 68）。

2011 年，Wright TC 等[4,5]针对 cobas HPV 应用于 HPV DNA 检测和宫颈癌筛查的有效性进行了大规模的临床验证试验（ATHENA study），该研究共纳入 47 208 名妇女，通过将 cobas HPV 与 Hybrid capture

2（HC2）、细胞学及病理学结果对比，证实 cobas HPV 检测能够有效用于临床检测。该检测技术于 2011 年 4 月通过美国食品和药品管理局（FDA）验证，目前已在世界范围内广泛用于 HPV DNA 的检测。Tellgen HPV 为透景公司新研发的 HPV DNA 检测试剂盒，与 cobas HPV 相比，具有价格低、所使用的实验仪器和耗材较为灵活的特点，在我国经济欠发达地区有很好的推广应用前景。

本研究通过比较透景试剂和罗氏试剂用以检测不同病变程度的宫颈标本中的 HR-HPV DNA 的一致性，并以参考方法为标准校正两种试剂检测不一致标本的结果，评估 Tellgen HPV 用于 HR-HPV DNA 检测及宫颈病变诊断的有效性和可行性。

## 一、材料和方法

### （一）研究对象

2012~2015 年中国医学科学院肿瘤医院、北京大学第三医院、中山大学第一附属医院、山西省肿瘤医院、河南省肿瘤医院和天津市中心妇产科医院门诊健康体检妇女或宫颈上皮内瘤变（CIN）住院患者 602 例，年龄 21~80 岁，平均年龄 47.3 岁，未怀孕，无子宫和宫颈外科手术史。

本研究方案经中国医学科学院肿瘤医院国家抗肿瘤药物临床试验研究中心伦理委员会、北京大学第三医院和中山大学第一附属医院分中心伦理委员会批准（批准文号：11-13/448，13-088/764）。

### （二）标本采集与处理

用宫颈细胞采样刷收集宫颈脱落细胞，并由各医院妇科医生在阴道镜辅助下采集活检标本。宫颈脱落细胞保存于 PreservCyt（Hologic 公司）细胞保存液，用于细胞学诊断和 HPV DNA 分型检测。所有宫颈脱落

细胞标本运至中国医学科学院肿瘤医院中心实验室进行盲法检测。活检标本由各医院病理科医生依据 WHO 子宫颈肿瘤组织学诊断标准对 H&E 染色玻片进行初步病理诊断。如果初步诊断结果为：（1）CIN1/2/3；（2）宫颈癌，但 HPV DNA 检测阴性；（3）宫颈腺癌；（4）不能明确诊断。则由中国医学科学院肿瘤医院组织各家医院病理科医生进行病理会诊，最终诊断以会诊结果为准。

### （三）主要仪器与试剂

AG22331 Hamburg 基因扩增仪（德国 Eppendorf 公司）；7500 Fast Real-Time PCR System（ABI 公司）；FR-980A 生物电泳图像分析系统（上海复日科技）；Luminex 200 多功能流式荧光点阵仪（美国 Luminex 公司）；cobas4800 系统及 cobas HPV 检测试剂盒（美国 Roche 公司）；透景 HPV 实时荧光定量 PCR 检测试剂盒、流式荧光杂交 HPV 分型试剂盒（上海透景公司）；PCR 预混液（北京康为世纪公司）。

### （四）cobas HPV 检测

收集 1.5ml PreservCyt 液体置于专用标本管中，用 cobas4800 检测系统（包括 DNA 提取仪 cobas x480，实时荧光定量 PCR 仪 cobas z480 及 Ct 值自动读取软件平台）和 cobas HPV 检测试剂盒，按照说明书操作步骤进行 DNA 提取。随后，收集 DNA 并将已自动加样的 PCR 板移至 cobas z480 分析仪中，进行 PCR 扩增和荧光检测。最终读取 Ct 值并报告检测结果，检测结果包括 HPV16（POS/NEG/invalid），HPV18（POS/NEG/invalid）以及 Other HPV（POS/NEG/invalid）。

### （五）Tellgen HPV 检测

随机抽取 40 例 HPV 标本，用 Tellgen HPV 试剂盒推荐的标本抽提方案进行 DNA 提取，并用 Tellgen HPV 检测试剂盒对两种

不同方法提取的 DNA 进行同步扩增比较。结果显示，两种不同的提取方法检测的 β-globin 内参值 Ct 偏差不超过 5%，故两种检测方法的标本抽提程序等效。后续 PCR 扩增仅取 cobas x480 提取的 DNA 进行检测。检测程序如下：取纯化后 DNA 5.0μl，加入到含有 20μl 反应液的 PCR 管中。阳性对照管中加 5.0μl 质控品，阴性对照中加 5.0μl 阴性对照液。采用 ABI 7500 实时荧光定量 PCR 仪的 Vic、Rox、Fam 和 Cy5 荧光检测通道。Vic 通道的 Ct 值对应 HPV16，Rox 通道的 Ct 值对应 HPV18，Fam 通道的 Ct 值对应 HPV31、33、35、39、45、51、52、56、58、59、66 和 68，Cy5 通道的 Ct 值对应人基因组的 β-Globin 基因。β-Globin（Cy5 通道）的 Ct 值≤32 则判定测试结果有效，Ct 值为>32 则为检测无效。Fam、Vic、Rox 通道 Ct 值>30 的样本为 HPV 阴性；Ct 值≤30 且增长曲线呈光滑型起跳的

样本为 HPV 阳性。

**（六）不一致标本的参考方法检测**

两种试剂 HPV16/18 检测结果不一致的标本用型特异性引物 PCR 扩增并电泳检测的方法，作为参考方法进行判定。引物序列根据 NCBI 序列采用 Primer Premier 6.0 软件自主设计，具体信息见表 1。取 cobas x480 提取后的待检测 HPV DNA 5μl 加入 10μl 2×PCR 预混液和 1μl 引物混合液（终浓度 0.2μM），用双蒸水将反应体系补充至 20μl，按条件 95℃ 10 分钟→（95℃ 30 秒→58℃ 30 秒→72℃ 30 秒）40 循环→72℃ 3 分钟进行 PCR 扩增。随后取 8μl 扩增产物加入 1.5μl 6×上样缓冲液，混匀后加样，经 3.0% 的琼脂糖凝胶电泳 40 分钟（检测电压 6V/cm）后，凝胶成像仪上观察，条带单一，且相应检测位置出现目的电泳条带为阳性。

表 1 HPV16/18 型特异性引物序列信息表

| HPV 型别 | NCBI 编号 | 引物序列信息 | 产物长度（bp） |
|---|---|---|---|
| HPV16 | FJ610152 | PF：ATGGCATTTGTTGGGGTAA | 352 |
| | | PR：TCTTTAGGTGCTGGAGGTGTAT | |
| HPV18 | NC_ 001357 | PF：CTGGGCAATATGATGCTACC | 261 |
| | | PR：CCTTATTTTCAGCCGGTGC | |

其他 12 种 HR-HPV 检测结果不一致的样本由于无法确定具体型别，故采用透景流式荧光杂交 HPV 分型试剂盒作为参考方法进行判定。将检测试剂预混液 10μl，引物混合液 5μl，聚合酶 0.8μl 和 cobas x480 提取后的待检测 HPV DNA 5μl 混合，总反应体积为 20.8μl。扩增条件为 95℃ 5 分钟→（95℃ 30 秒→58℃ 30 秒→72℃ 30 秒）5 循环（95℃ 30 秒→55℃ 30 秒→72℃ 30 秒）35 循环→72℃ 3 分钟。按照说明书操作步骤进行杂交操作，

最后在多功能流式点阵仪 Luminex 200 上进行结果检测。

**（七）统计学方法**

使用 Excel 2007 进行数据录入，SPSS 17.0 软件进行统计学分析。对不同病理级别标本中 HPV 阳性率的比较采用 $\chi^2$ 检验，检验水准为 $\alpha = 0.05$。总符合率、阳性符合率、阴性符合率和 Kappa 值用于评估两种检测方法的一致性。灵敏度和特异度用于评估检测方法诊断宫颈病变的有效性。

## 二、结果

### （一）HPV DNA 阳性率

本研究共收集了不同病理级别的标本共 602 例，排除两种检测方法任意检测无效样本和宫颈腺癌病例 63 例，最终共 539 例标本纳入分析，包括正常标本 199 例，CIN1 116 例，CIN2 64 例，CIN3 100 例，以及宫颈鳞癌 60 例。表 2 为不同病理级别受检者的 HPV 感染的分布情况。两种检测方法的 HPV 阳性率无明显差别（$\chi^2 = 0.201$，$P = 0.654$），透景试剂和罗氏试剂检测的总阳性率为分别为 66.0% 和 64.7%。透景试剂检测的 HPV16 和 18 型阳性率略低于罗氏试剂，其他 12 种 HR-HPV 阳性率略高，但均无统计学差异（$\chi^2_{HPV16} = 0.617$，$P_{HPV16} = 0.432$；$\chi^2_{HPV18} = 0.016$，$P_{HPV18} = 0.898$；$\chi^2_{其他12种HR-HPV} = 0.188$，$P_{其他12种HR-HPV} = 0.665$）。如彩图 1（见 714 页）所示，随着病理级别的增加，总体高危型 HPV 感染阳性率略有上升，随着 CIN 病理级别增加，HPV16 阳性率增加明显，HPV18 变化不大，其他 12 种高危型别的阳性率则呈下降趋势。

表 2　不同病理级别受检者的 HPV 感染的分布情况（%）

| 试剂 | HPV 型别 | 正常<br>（$n=199$） | CIN1<br>（$n=116$） | CIN2<br>（$n=64$） | CIN3<br>（$n=100$） | 宫颈癌<br>（$n=60$） | 合计<br>（$n=539$） | $\chi^2$<br>（$P$ 值） |
|---|---|---|---|---|---|---|---|---|
| 透景 | HR-HPV | 63 (31.7) | 88 (75.9) | 57 (89.1) | 94 (94.0) | 54 (90.0) | 356 (66.0) | 175.242 (<0.001) |
| | HPV 16 | 9 (4.5) | 19 (16.4) | 29 (45.3) | 67 (67.0) | 41 (68.3) | 165 (30.6) | 183.870 (<0.001) |
| | HPV 18 | 7 (3.5) | 7 (6.0) | 5 (7.8) | 8 (8.0) | 5 (8.3) | 32 (5.9) | 3.870 (0.424) |
| | 其他 HR-HPV | 52 (26.1) | 73 (62.9) | 38 (59.4) | 47 (47.0) | 14 (23.3) | 224 (41.6) | 59.108 (<0.001) |
| 罗氏 | HR-HPV | 56 (28.1) | 88 (75.9) | 56 (87.5) | 94 (94.0) | 55 (91.7) | 349 (64.7) | 194.169 (<0.001) |
| | HPV 16 | 13 (6.5) | 20 (17.2) | 30 (46.9) | 72 (72.0) | 42 (70.0) | 177 (32.8) | 188.057 (<0.001) |
| | HPV 18 | 6 (3.0) | 9 (7.8) | 6 (9.4) | 7 (7.0) | 5 (8.3) | 33 (6.1) | 5.706 (0.222) |
| | 其他 HR-HPV | 45 (22.6) | 72 (62.1) | 38 (59.4) | 44 (44.0) | 18 (30.0) | 217 (40.3) | 61.637 (<0.001) |

### （二）两种试剂检测 HPV 的结果比较

两种试剂检测任意 HR-HPV 的总一致率为 94.62%（$\kappa = 0.881$），阳性一致率和阴性一致率分别为 96.85% 和 90.53%。HPV16 和 HPV18 检测的总一致率分别为 95.92% 和 98.70%（$\kappa_{HPV16} = 0.906$；$\kappa_{HPV18} = 0.885$），阳性一致率约为 90%，阴性一致率均达到 98% 以上。除 HPV16 和

HPV18 以外的其他 12 种 HR-HPV 的总一致率为 92.76%（κ=0.850），阳性一致率和阴性一致率分别为 92.63% 和 92.86%（表3）。

**（三）参考方法校正后 HPV 检测结果一致性比较**

以参考方法为标准校正两种试剂检测不一致标本得到校正后结果。将透景试剂的检测结果与校正后结果进行比较，检测任意 HR-HPV 的总一致率为 98.51%（κ=0.967），阳性一致率和阴性一致率分别为 98.87% 和 97.81%。与参考方法校正后，各型别的一致率略高于与罗氏试剂比较的统计结果，其中 HPV16 检测的总一致率为 97.40%（κ=0.940），阳性一致率和阴性一致率分别为 93.14% 和 99.45%；透景试剂 HPV18 检测结果与参考方法校正后结果完全一致。除 HPV16 和 HPV18 以外的其他 12 种 HR-HPV 的总一致率为由 92.76% 增加到 97.58%（κ=0.850），阳性一致率和阴性一致率分别为 97.73% 和 97.48%（表4）。

表3 透景试剂与罗氏试剂 HPV 的检测结果比较

| HPV 分型 | 透景 | 罗氏 | | 总数 (n=539) | 总一致率 (%) | 阳性一致率 (%) | 阴性一致率 (%) | Kappa (κ) 值 |
| | | 阴性 | 阳性 | | | | | |
| --- | --- | --- | --- | --- | --- | --- | --- | --- |
| HR-HPV | 阴性 | 172 | 11 | 183 | 94.62 | 96.85 | 90.53 | 0.881 |
| | 阳性 | 18 | 338 | 356 | | | | |
| HPV 16 | 阴性 | 357 | 17 | 374 | 95.92 | 90.40 | 98.62 | 0.906 |
| | 阳性 | 5 | 160 | 165 | | | | |
| HPV 18 | 阴性 | 503 | 4 | 507 | 98.70 | 87.88 | 99.41 | 0.885 |
| | 阳性 | 3 | 29 | 32 | | | | |
| 其他 HR-HPV | 阴性 | 299 | 16 | 315 | 92.76 | 92.63 | 92.86 | 0.850 |
| | 阳性 | 23 | 201 | 224 | | | | |

表4 透景试剂与参考方法校正后 HPV 的检测结果比较

| HPV 分型 | 透景 | 第三方校正 | | 总数 (n=539) | 总一致率 (%) | 阳性一致率 (%) | 阴性一致率 (%) | Kappa (κ) 值 |
| | | 阴性 | 阳性 | | | | | |
| --- | --- | --- | --- | --- | --- | --- | --- | --- |
| HR-HPV | 阴性 | 179 | 4 | 183 | 98.51 | 98.87 | 97.81 | 0.967 |
| | 阳性 | 4 | 351 | 355 | | | | |
| HPV 16 | 阴性 | 362 | 12 | 374 | 97.40 | 93.14 | 99.45 | 0.940 |
| | 阳性 | 2 | 163 | 165 | | | | |
| HPV 18 | 阴性 | 507 | 0 | 507 | 100 | 100 | 100 | 1.00 |
| | 阳性 | 0 | 32 | 32 | | | | |
| 其他 HR-HPV | 阴性 | 310 | 5 | 315 | 97.58 | 97.73 | 97.48 | 0.950 |
| | 阳性 | 8 | 215 | 223 | | | | |

（四）两种检测试剂用于筛查子宫颈癌前病变的比较

539 例标本中包括经病理确诊为 CIN2 及以上（CIN2+）的标本 224 例，CIN1 及以上（CIN1+）的标本 340 例。采用以上标本评估两种检测试剂用于 CIN2+和CIN1+筛查的效果。罗氏试剂检测 CIN2+的灵敏度和特异度分别为 91.52%和 54.29%，检测 CIN1+的灵敏度和特异度分别为 86.18%和 71.86%；透景试剂检测 CIN2+的灵敏度和特异度分别为 91.52%和 52.06%，检测 CIN1+的灵敏度和特异度分别为 86.18%和 68.34%（表5）。

表5　透景试剂与罗氏试剂筛查子宫颈 CIN2+病变的比较

| 检测方法 | HPV 型别 | CIN2+（n=224） | | CIN1+（n=340） | |
|---|---|---|---|---|---|
| | | 灵敏度（%） | 特异度（%） | 灵敏度（%） | 特异度（%） |
| 罗氏 | 任意高危 HPV 阳性 | 91.52 | 54.29 | 86.18 | 71.86 |
| | HPV 16 阳性 | 64.29 | 89.52 | 48.24 | 93.47 |
| | HPV 18 阳性 | 8.04 | 95.24 | 7.94 | 96.98 |
| | 其他 12 种高危 HPV 任意阳性 | 44.64 | 62.86 | 50.59 | 77.39 |
| 透景 | 任意高危 HPV 阳性 | 91.52 | 52.06 | 86.18 | 68.34 |
| | HPV 16 阳性 | 61.16 | 91.11 | 45.88 | 95.48 |
| | HPV 18 阳性 | 8.08 | 95.56 | 7.35 | 96.48 |
| | 其他 12 种高危 HPV 任意阳性 | 44.20 | 60.32 | 50.59 | 73.87 |

## 三、讨论

本研究通过对比两种基于实时荧光定量 PCR 的检测方法对 HR-HPV DNA 的检测结果及其用于宫颈病变诊断的效果，表明透景试剂和罗氏试剂有较好的一致性。

HR-HPV 持续感染是引起宫颈癌的必要不充分条件。其中，HPV16 和 HPV18 感染是导致宫颈癌最主要的因素[6]。我国大规模多中心的流行病学研究显示，宫颈鳞癌中最常见的 HPV 型别为 HPV16 和 HPV18，分别占 76.7%和 7.8%，随后依次为 HPV52（2.2%）、HPV58（2.2%）和 HPV59（2.1%）[7]。将 HR-HPV 风险分层管理有助于提高宫颈癌的筛查效率，由于 HPV16 和 HPV18 的高致癌风险，对 HPV16 和 HPV18 阳性人群的筛查和临床转诊都十分必要；而致癌风险次之的其他 12 种高危型别，对其检测结果为阳性的患者通常的处理办法通常为定期复查，因而没有必要对 12 种型别进行分型检测。因此，许多临床应用的检测试剂都能够单独区分高风险的 HPV16 和 HPV18，并将其他 12 种 HR-HPV 结果合并报告[8,9]。本研究的结果显示，在 60 例宫颈癌患者的样品中，约 70% 患者为 HPV16 阳性，8.3% 患者 HPV18 阳性，两种检测方法检测其他 12 种 HR-HPV 的阳性率略有差别，但均低于 30%。该研究结果与大规模样本的人群结果一致，且两种检测试剂检测的阳性率没有统计学差异。

本研究比较了两种基于实时荧光定量 PCR 技术的检测试剂。结果显示，对于任意 HR-HPV，HPV16、HPV18 以及其他 12

种 HR-HPV，两种检测试剂的一致率高，总一致率均达到 90% 以上。由于两种检测试剂的检测下限略有差别，透景试剂各型别的检测下限大约为 20 拷贝/检测，罗氏试剂不同 HPV 型别检测下限为 6～40 拷贝/ml 不等，因而会出现临界值附近两种检测结果不一致的标本，采用用参考方法校正后的结果更接近真实的感染情况。

检测 HPV DNA 筛查宫颈癌前病变的特点是灵敏度高，而特异度与检测人群的 HPV 阳性率有关，针对不同的检测人群特异度差别很大[10]。根据文献报道，采用不同 DNA 检测方法在一般人群中筛查 CIN2+ 患者，灵敏度均大于 90%，特异度约为 80%；但对于阴道镜转诊的人群，灵敏度无太大变化，而特异度仅为 40%。由于本研究收集的妇女既有来自健康体检的一般筛查人群，也有因 CIN2+住院治疗的妇女，因此检测 CIN2+ 的特异度介于两者之间，约为 50%。

综上所述，国产透景试剂与进口罗氏试剂检测 HR-HPV 的一致性高，是有效的 HPV DNA 检测方法，可用于人群中宫颈癌和癌前病变的筛查。

## 参 考 文 献

[1] 郭艳利，耿力，游珂，等. 高危型人乳头瘤病毒检测对宫颈病变的临床价值. 临床检验杂志，2008，26（6）：453-454.

[2] Molijn A, Kleter B, Quint W, et al. Molecular diagnosis of human papillomavirus (HPV) infections. J Clin Virol, 2005, 32 (3)：43-51.

[3] 王倩，郭毅，李慧，等. 基于 PCR 的反向线杂交技术检测外阴上皮内瘤样病变中的 HPV DNA. 临床检验杂志，2008，26（6）：425-427.

[4] Wright TC, Stoler MH, Behrens CM, et al. The ATHENA human papillomavirus study：design, methods, and baseline results. Am J Obstet Gynecol, 2012, 206 (1)：46. e1 - 46. e11.

[5] Rao A, Sandri MT, Sideri M, et al. Comparison of hybrid capture 2 High-Risk HPV results in the low positive range with cobas © HPV Test results from the ATHENA study. J Clin Virol, 2013, 58 (1)：161-167.

[6] 史娅萍，朱宇宁，周丽琴，等. 人乳头瘤状病毒基因型在宫颈疾病中的分布特点. 中华检验医学杂志，2007，30（9）：1009-1012.

[7] Wen C, Xun Z, Molijn A, et al. Human papillomavirus type-distribution in cervical cancer in China：the importance of HPV16 and 18. Cancer Cause Control, 2009, 20 (9)：1705-1713.

[8] Yongjung P, Eunhee L, Jonghyeon C, et al. Comparison of the Abbott Real Time High-Risk Human Papillomavirus (HPV), Roche Cobas HPV, and Hybrid Capture 2 assays to direct sequencing and genotyping of HPV DNA. J Clin Microbiol, 2012, 50 (7)：2359-2365.

[9] Heideman DA, Hesselink AT, Berkhof J, et al. Clinical validation of the cobas 4800 HPV test for cervical screening purposes. J Clin Microbiol, 2011, 49 (11)：3983-3985.

[10] Anne S, David M, Louise C, et al. Comparison of seven tests for high-grade cervical intraepithelial neoplasia in women with abnormal smears：the Predictors 2 study. J Clin Microbiol, 2012, 50 (6)：1867-1873.

[原载：临床检验杂志，2016（2）：90-94.]

# 山西省襄垣县采用 *care*HPV 检测技术进行宫颈癌初筛的效果分析

苏采峰[1]　刘　妞[2,3]　张　倩[3]　向喜娥[1]　李志霞[1]
马俊飞[1]　史少东[1]　胡尚英[3#]　赵方辉[3]

1. 山西省襄垣县妇幼保健计划生育服务中心 长治 046200
2. 北京协和医学院公共卫生学院　北京　100005
3. 中国医学科学院肿瘤医院　北京　100021

【摘要】**目的**：评价 *care* HPV 检测技术在农村宫颈癌筛查中的应用情况。**方法**：对山西省襄垣县 2270 名 35~64 岁妇女采用 *care* HPV 检测技术进行宫颈癌初筛，初筛阳性者接受液基细胞学分流，分流阳性者召回进行阴道镜检查及活检，以病理结果为"金标准"。**结果**：参加筛查的妇女平均年龄 45.7±6.8 岁。*care*HPV 阳性率为 12.9%（292/2270），阴道镜转诊率为 4.8%（109/2270），CIN1、CIN2+检出率分别为 1.4%（31/2270）和 1.7%（38/2270）。在既往筛查史上，参加过筛查的妇女 CIN2+的检出率要低于从未参加过筛查的妇女（$\chi^2 = 4.50$，$P = 0.042$）。**结论**：*care*HPV 检测技术初筛细胞学分流的筛查策略有助于在降低阴道镜转诊率的同时，提高宫颈病变的检出率，扩大筛查覆盖面。该策略适用于资源相对贫乏的农村地区。

【关键词】　人乳头瘤病毒；*care*HPV 检测；宫颈癌；筛查；检出率

宫颈癌是世界范围内危害女性健康的重要杀手，发病率在女性恶性肿瘤中位居第 4 位，每年新发病例约 53 万，死亡病例达 27.5 万[1]。世界卫生组织/国际癌症研究机构（WHO/IARC）数据显示，2012年，我国宫颈癌新发病例约为 6.2 万例，占全球新发病例的 12%，死亡病例约 3 万例，占全球死亡病例的 11%。

宫颈癌可以通过早发现、早诊断、早治疗来降低死亡率。人乳头瘤病毒（HPV）持续感染是引起宫颈癌的重要因素，HPV DNA 检测成为宫颈癌筛查新方向。*care*HPV 是一种简单、快速、廉价的 HPV DNA 检测技术，在资源贫乏地区的宫颈癌防治领域中具有广阔应用前景[2]。2014年，我国开始在全国两癌筛查试点地区采用 HPV DNA 检测技术进行宫颈癌初筛。山西省襄垣县作为试点之一。本研究以襄垣县当地常驻居民中 35~64 岁女性为筛查对象，采用 *care*HPV 检测技术作为宫颈癌初

基金项目：重大公共卫生两癌筛查项目
第一作者：苏采峰，E-mail:849852639@qq.com
通信作者：胡尚英，E-mail:shangyinghu@cicams.ac.cn

筛方法，评价其在宫颈癌筛查中的应用效果。

# 一、资料与方法

## （一）研究对象

2015 年 4 月~8 月，山西省襄垣县妇幼保健院对夏店镇、侯堡镇的妇女进行癌前病变及宫颈癌的筛查。

纳入标准：年龄 35~64 岁；有性生活史；宫颈完整；无宫颈癌既往病史；非妊娠期；有自主能力并自愿参加；48 小时内避免性生活、阴道冲洗等妇科检查禁忌证。最终 2270 名妇女签署知情同意书并参加筛查。

参加筛查的 2270 名妇女平均年龄为 45.7 ± 6.8 岁。35 ~ 44 岁 1081 人 （47.6%），45 ~ 54 岁 944 人（41.6%），55~64 岁 245 人（10.8%）。初中及以下文化水平的 2057 人（91.2%），高中及以上的仅 199 人（8.8%）。既往参加过宫颈癌筛查的有 1658 人（73.0%），其中 605 人（26.7%）三年内接受过宫颈癌筛查。

## （二）筛查过程及检测方法

### 1. 妇科检查及标本收集

妇科检查包括对子宫、外阴、阴道等部位，以及阴道分泌物检查。宫颈标本收集方法：由妇科医师将宫颈采样刷插入宫颈口 1~1.5cm，直至外部刷毛接触到宫颈，收集宫颈口内外的脱落细胞，将刷毛放入保存液中，摇动刷柄将刷毛上的细胞尽可能保留在保存液中。采用德国凯杰公司 careHPV 检测技术进行 HPV DNA 检测，检测结果为阳性者召回进行液基细胞学分流（厦门迈威公司），分流阳性召回进行阴道镜检查，怀疑有宫颈病变者在病变部位取组织进行病理活检，以病理结果为"金标准"。

### 2. careHPV 检测

care HPV 技术原理是利用核酸杂交和信号扩大方法，捕获 HPV DNA 并产生化学光对 14 种高危型 HPV（HPV16、18、31、33、35、39、45、51、52、56、58、59、66、68 型）进行检测。

### 3. 细胞学检查

care HPV 检测结果为阳性者召回重新收集宫颈脱落细胞进行液基细胞学检查。由细胞学医师按照 TBS（the Bethesda System）系统分类进行细胞学诊断。TBS 分级系统为：未明确意义的不典型鳞状上皮细胞（ASC-US）、不典型鳞状上皮细胞-不除外高度鳞状上皮内病变（ASC-H）、低度鳞状上皮内病变（LSIL）、高度鳞状上皮内病变（HSIL）、不典型腺上皮细胞（AGC）、鳞状细胞癌（SCC）。液基细胞学检查结果为 ASC-US 及以上的妇女，召回做阴道镜检查。

### 4. 阴道镜检查及病理诊断

阴道镜检查结果异常者，在可疑病变处直接取活检。病理诊断由山西省襄垣县妇幼保健院完成，以病理诊断为最终结果。病理学检查结果可分为宫颈正常/炎症/鳞状上皮化生，宫颈上皮内瘤变（CIN）以及宫颈癌。对诊断为 CIN1 的妇女进行随访观察，CIN2~3 的妇女进行宫颈锥切术，癌症患者进行手术并根据情况放化疗（见图 1）。

## （三）统计学分析

采用 SPSS19.0 统计软件进行分析，描述妇女的基本信息特征，计算 careHPV 阳性率、阴道镜转诊率及 CIN2+ 患病率。分析人群特征对 careHPV 结果、阴道镜转诊率、宫颈病变情况的影响，以及进一步分析人群特征与妇女既往筛查史间的关系。本研究数据为计数资料，采用卡方检验进行分析，显著性水平 $\alpha = 0.05$。

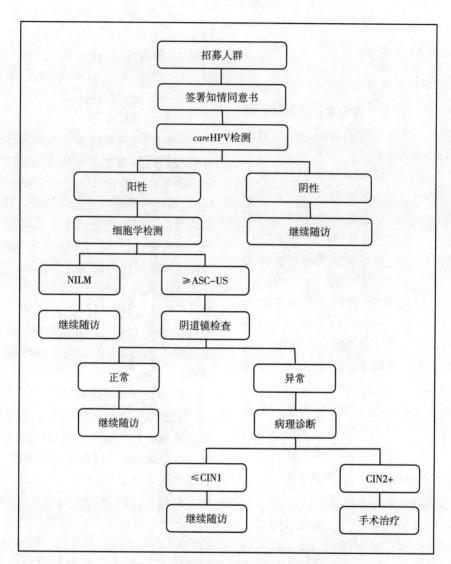

图 1　筛查流程图

## 二、结果

### （一）检查结果

参加筛查的 2270 名妇女中，careHPV
阳性 292 名，阳性率为 12.9%。初筛阳性
者进行细胞学分流，ASC-US 18 例
（0.8%），ASC-H 5 例（0.2%），LSIL 62

例（2.7%），HSIL 24 例（1.1%）。细胞学
结果≥ASC-US 的进行阴道镜检查，转诊率
为 4.8%（109/2270），在阴道镜下可疑病
变处取活检，病理结果中正常或炎症 5 例，
CIN1 31 例（1.4%），CIN2 + 38 例
（1.7%），其中 1 例微小浸润性腺癌，1 例
浸润性鳞癌。

（二）人群特征对 *care* HPV 结果、阴道镜转诊率及宫颈病变情况的影响

年龄在 45～54 岁组的妇女 HPV 阳性率、阴道镜转诊率、宫颈病理为 CIN2＋的检出率均最高，分别为 14.1%、5.3%、2.0%；与初中及以下文化水平的妇女相比，高中及以上妇女的 HPV 阳性率、阴道镜转诊率较高（14.6% *vs* 12.8%；6.0% *vs* 4.7%），宫颈病理为 CIN2＋的检出率较低（1.5% *vs* 1.7%）；但差异均无统计学意义。既往接受过宫颈癌筛查的妇女与从未筛查过的妇女相比，宫颈病理为 CIN2＋的检出率低，差异存在统计学意义（$\chi^2 = 4.50$，$P = 0.042$）。

不同年龄、文化水平的妇女既往参加过宫颈癌筛查的比例不同，且差异均存在统计学意义（$\chi^2 = 19.63$，$P < 0.001$；$\chi^2 = 8.47$，$P = 0.004$）。55～64 岁组的妇女参加宫颈癌筛查的比例（61.2%）低于 35～44 岁（74.1%）和 45～54 岁组（74.9%）的妇女。文化水平为初中及以下的妇女参加宫颈癌筛查的比例（72.3%）低于高中及以上的妇女（81.9%）（见表 1、表 2）。

## 三、讨论

在 20 世纪 70～90 年代，巴氏涂片在宫颈癌筛查方面发挥着重要作用。但是，巴氏涂片需要建立高标准的细胞学检查系统，培养训练有素、能准确阅读巴氏涂片的细胞学技术人员，除此，其敏感度也不尽人意，假阴性率可达 20%～45%[3]。这些因素制约了其在全国范围内，尤其是卫生资源匮乏地区的广泛推行。VIA/VILI 不依赖高科技设备及专业技术人员，便于实施且价格低廉。但也有不足之处，如果医师没有接受良好的培训且经验不足，肉眼观察结果的灵敏度和特异度会有所影响，假阴性率和假阳性率会偏高。

大量研究证实，高危型 HPV 持续感染为宫颈癌的主要病因，科学家针对 HPV 研发了检测技术。HC2（Hybrid Capture 2）检测方法操作简单、结果客观重复性好，灵敏度和特异度可分别达到 95% 和 85%[4]。但其筛查成本昂贵，在农村地区恐怕很难推广。*care*HPV 筛查技术的灵敏度和特异度分别达到 90.0% 和 84.2%，接近 HC2 技术，但费用只有 HC2 的 1/10[5]。快速出结果，实验设备简单，试剂不需要冷链保存，操作容易，乡村卫生员经过正规训练就能很好地掌握这个技术。

襄垣县于 2015 年将 *care*HPV 检测技术应用于农村大规模筛查，结果显示，*care*HPV 对宫颈病变有较好的检出率。本次筛查 HPV 阳性率为 12.9%，其中 45～54 岁组的 HPV 感染率最高（14.1%），与中国医学科学院一项多中心研究结果基本一致[6]，但本研究的感染率与新疆、山西阳城等地文献报道的略有差异[7,8]，人群 HPV 感染率存在地区差异。高发地区的人群感染 HPV 情况严重。本文分析宫颈病变程度与既往筛查史的关系可知，从未参加过筛查的妇女病变程度比例高于参加过筛查的人，这与其他国家报道的结果一致，在美国，一生中从未接受过筛查的女性发展为子宫颈癌的风险估计为 3.7%，而每年进行细胞学筛查的女性终生的患病风险降至 0.3%[9]。瑞典一项研究也显示，在推荐的筛查间隔未参加筛查的女性患宫颈癌的风险高于参加宫颈癌筛查的女性（OR = 2.52）[10]。对发展为浸润性子宫颈癌的女性的筛查史进行回顾研究，发现相当大比例的女性近期没有接受过子宫颈癌筛查。来自美国北加利福尼亚凯撒的数据表明，56% 的患子宫颈癌女性近期没有接受过筛查[11]。此外，本文还分析了不同年龄、文

表 1　人口学特征对 careHPV 结果、阴道镜转诊率及宫颈病变情况的影响

| | careHPV | | | | 阴道镜转诊率 | | | | 宫颈病变情况 | | | |
|---|---|---|---|---|---|---|---|---|---|---|---|---|
| | 阴性 n (%) | 阳性 n (%) | χ² | P | 未转诊 n (%) | 转诊 n (%) | χ² | P | ≤CIN1 n (%) | CIN2+ n (%) | χ² | P |
| 年龄 | | | | | | | | | | | | |
| 35~44 岁 | 952 (88.1) | 129 (11.9) | 2.18 | 0.339 | 1032 (95.5) | 49 (4.5) | 0.96 | 0.632 | 1065 (98.5) | 16 (1.5) | 1.21ª | 0.533 |
| 45~54 岁 | 811 (85.9) | 133 (14.1) | | | 894 (94.7) | 50 (5.3) | | | 925 (98.0) | 19 (2.0) | | |
| 55~64 岁 | 215 (87.8) | 30 (12.2) | | | 235 (95.9) | 10 (4.1) | | | 242 (98.8) | 3 (1.2) | | |
| 文化水平 | | | | | | | | | | | | |
| 初中及以下 | 1794 (87.2) | 263 (12.8) | 0.51 | 0.506 | 1960 (95.3) | 97 (4.7) | 0.68 | 0.487 | 2022 (98.3) | 35 (1.7) | 0.00ª | 1.000 |
| 高中及以上 | 170 (85.4) | 29 (14.6) | | | 187 (94.0) | 12 (6.0) | | | 196 (98.5) | 3 (1.5) | | |
| 既往筛查史 | | | | | | | | | | | | |
| 无 | 550 (89.9) | 62 (10.1) | 5.58 | 0.020 | 583 (95.3) | 29 (4.7) | 0.01 | 1.000 | 596 (97.4) | 16 (2.6) | 4.50 | 0.042 |
| 有 | 1428 (86.1) | 230 (13.9) | | | 1578 (95.2) | 80 (4.8) | | | 1636 (98.7) | 22 (1.3) | | |

ª1 个单元格的期望计数小于 5。

表 2　既往筛查史与年龄分组、文化水平间的关系

| | 既往筛查史 | | | |
|---|---|---|---|---|
| | 无 n (%) | 有 n (%) | χ² | P |
| 年龄分组（岁） | | | | |
| 35~44 | 280 (25.9) | 801 (74.1) | 19.63 | 0.000 |
| 45~54 | 237 (25.1) | 707 (74.9) | | |
| 55~64 | 95 (38.8) | 150 (61.2) | | |
| 文化水平 | | | | |
| 初中及以下 | 569 (27.7) | 1488 (72.3) | 8.47 | 0.004 |
| 高中及以上 | 36 (18.1) | 163 (81.9) | | |

化水平的妇女在既往筛查史方面的差异，年龄较大、文化水平较低的妇女既往参加过筛查的比例较低。应重点加强这部分妇女的宣传教育，提高她们参加筛查以及自我保健意识。采用有效的筛查方法对我国妇女进行宫颈癌筛查，并提高筛查的覆盖率是降低我国宫颈癌疾病负担的关键点。

本研究采用careHPV筛查方法，CIN2+的检出率为1.7%，而襄垣县在2009～2011年采用VIA/VILI筛查时，CIN2+检出率仅为0.49%[12]，careHPV的CIN2+检出率是VIA/VILI的3倍多。而与青田县、内蒙古等地采用VIA/VILI进行筛查的结果[13,14]相比，careHPV的CIN2+检出率也明显高于VIA/VILI。careHPV筛查方法快速、方便、有效且价廉，有望在全国范围内进一步推广。

我国正处在宫颈癌筛查体系建立的初步阶段，筛查的覆盖面还比较低，因此亟待加大力度宣传宫颈癌防治知识，并采用简便、有效、价廉的筛查方法和策略来提高宫颈癌筛查的效果和覆盖面。以careHPV检测为基础的筛查策略经济有效，适合在资源相对贫乏的农村地区使用。

## 参 考 文 献

[1] Torre LA, Bray F, Siegel RL, et al. Global cancer statistics, 2012. CA Cancer J Clin, 2015, 65 (2)：87-108.

[2] Women's health in rural China. Lancet, 2009, 374 (9687)：358.

[3] 李瑞珍, 乌兰娜, 刘植华, 等. 4种不同检查方法在宫颈癌筛查中的临床应用价值. 中国肿瘤临床, 2009, 36 (1)：1-4.

[4] 乔友林, 李静. 子宫颈癌筛查方法新进展. 医学研究杂志, 2009, 38 (11)：3-4, 110.

[5] Qiao YL, Sellors JW, Eder PS, et al. A new HPV-DNA test for cervical-cancer screening in developing regions：a cross-sectional study of clinical accuracy in rural China. Lancet Oncol, 2008, 9 (10)：929-936.

[6] Kang LN, Castle PE, Zhao FH, et al. A prospective study of age trends of high-risk human papillomavirus infection in rural China. BMC Infect Dis, 2014, 14：96.

[7] 帕提曼·米吉提, 唐努尔·阿布力米提, 古扎丽努尔·阿不力孜, 等. careHPV初筛及TCT分流法在新疆宫颈癌筛查中的应用. 新疆医科大学学报, 2015, (4)：389-393, 399.

[8] Zhao FH, Jeronimo J, Qiao YL, et al. An evaluation of novel, lower-cost molecular screening tests for human papillomavirus in rural China. Cancer Prev Res (Phila), 2013, 6 (9)：938-948.

[9] Cox T. Management of cervical intraepithelial neoplasia. Lancet, 1999, 353 (9156)：857-859.

[10] Andrae B, Kemetli L, Sparén P, et al. Screening-preventable cervical cancer risks：evidence from a nationwide audit in Sweden. J Natl Cancer Inst, 2008, 100 (9)：622-629.

[11] Leyden WA, Manos MM, Geiger AM, et al. Cervical cancer in women with comprehensive health care access：attributable factors in the screening process. J Natl Cancer Inst, 2005, 97 (9)：675-683.

[12] 史少东, 赵方辉, 张永贞, 等. 农村妇女宫颈癌和乳腺癌筛查的实践与探讨. 基层医学论坛, 2013, (17)：2185-2187.

[13] 邹同安, 郑小燕. 醋酸和碘染色肉眼观察在子宫颈癌筛查中的应用效果. 浙江预防医学, 2013, 25 (8)：76-78.

[14] 段仙芝, 乌恩岳苏, 岑尧. 内蒙古地区醋酸/碘染色法筛查子宫颈癌的结果分析. 中国民族医药杂志, 2011, 17 (5)：53-57.

［原载：中国肿瘤, 2016, 25 (8)：608-611.］

# 千呼万唤始出来
## ——宫颈癌疫苗终于获准在中国内地上市

张立峰

《中国肿瘤临床年鉴》编辑部　北京　100021

2016 年 7 月 18 日，国家食品药品监督管理总局官网上发布了一则消息：该局已于 7 月 12 日批准葛兰素史克（GSK）公司的预防用生物制品——人乳头瘤病毒吸附疫苗（俗称宫颈癌疫苗）的进口注册申请，消息称"该疫苗是首次申请在我国上市的新疫苗，研究数据表明在国内目标人群中应用的安全性和有效性与国外具有一致性。该疫苗的批准，为我国宫颈癌的预防提供了新的有效手段。"GSK 方面则表示，该产品将在明年年初*正式上市。

对于这个人们期待已久的"批准"，全国的肿瘤防治工作者和广大年轻女性同胞将视为一个巨大的喜讯！

## 一、宫颈癌的发病情况

宫颈癌是女性最常见的恶性肿瘤，发病率排在女性癌症的第二位，仅次于乳腺癌。而在妇科生殖系统肿瘤中发病率是最高的，占一半以上。2012 年，全球共发生 52.8 万例宫颈癌，并造成 26.6 万人死亡，分别占癌症发生率与死因的 8%。我国每年约有 13.2 万宫颈癌新发病例，占世界宫颈癌新发病例总数的 1/4，每年死于宫颈癌的妇女有 3 万多人。我国宫颈癌发病率已高居世界第二位，仅次于智利，

且发病年龄越来越年轻化，值得引起人们的高度警觉。

根据国家癌症中心（及原全国肿瘤防治研究办公室/全国肿瘤登记中心）和国家卫生计生委（及原卫生部）疾病预防控制局公布的近年的中国肿瘤登记地区子宫颈癌发病与死亡数据（见表 1）。

从表 1 中可以看出，自 2005 年以来，我国的子宫颈癌发病率、死亡率，以及它们的构成比均呈逐年上升的趋势。2013 年与 2005 年相比，短短 8 年间，发病率增加了 66.7%，死亡率增加了 65.1%。

由此可见，既然世界上已经有了可有效降低子宫颈癌发病的方法（接种疫苗），何尝不尽早应用于国人，使该病对广大中国妇女的危害程度降下来。

## 二、宫颈癌的病因

德国科学家哈拉尔德·楚尔·豪森（Harald zur Hausen）的研究成果证实了宫颈癌和人乳头瘤病毒（HPV）之间存在密切联系——几乎所有的宫颈癌都是由 HPV 引起的。因此，豪森教授获得了 2008 年诺贝尔生理学或医学奖。

人乳头瘤病毒（*human papilloma virus*, HPV）为双股 DNA 病毒，属于乳头多瘤空

---

* 编者注：截至本《年鉴》发排时为止，尚未见到该疫苗上市销售的消息。

表1 中国肿瘤登记地区子宫颈癌的发病与死亡

| 公布年份 | 数据年份 | 发病 | | | 死亡 | | |
|---|---|---|---|---|---|---|---|
| | | 顺位 | 发病率(/10万) | 构成(%) | 顺位 | 死亡率(/10万) | 构成(%) |
| 2008[1] | 2005 | 7 | 9.10 | 3.96 | / | 2.41 | 1.86 |
| 2009[2] | 2006 | 7 | 10.30 | 4.24 | / | 2.53 | 1.90 |
| 2010[3] | 2007 | 7 | 11.64 | 4.72 | / | 2.86 | 2.13 |
| 2011[4] | 2008 | 7 | 12.24 | 4.58 | / | 2.91 | 2.07 |
| 2012[5] | 2009 | 7 | 12.96 | 5.12 | / | 3.28 | 2.42 |
| 2015[6] | 2012 | 6 | 14.47 | 6.97 | 7 | 3.93 | 4.08 |
| 2016[7] | 2013 | 6 | 15.17 | | 8 | 3.98 | |

注：（1）顺位：指子宫颈癌在前10位恶性肿瘤中的排位；

　　（2）/：排在第10位之后；

　　（3）构成：指子宫颈癌在所有恶性肿瘤中所占的百分比。

泡病毒科中的乳头瘤病毒属，直径约55nm。人类是HPV的惟一自然宿主，因为它只能感染人的皮肤和黏膜上皮细胞，导致增生性病变乃至肿瘤，而且与女性生殖系统恶性病变有着密切关系。根据核苷酸序列分型，目前已发现HPV有110多种类型，按照它们与恶性肿瘤发生的密切程度，可将HPV分为高危型和低危型两类，其中高危型已确定有17种型别（如16、18、31、33、45、58型等）与宫颈癌及食管癌、胃癌、口腔鳞癌、肺癌、鼻咽癌、结肠癌、前列腺癌、肾癌、外生殖器的皮肤癌、恶性黑色素瘤等诸多恶性肿瘤密切相关；低危型则主要引起良性病变，如6型和11型可引起尖锐湿疣、扁平疣由3型和10型所致等。

HPV的传播主要通过直接接触感染者或间接接触被病毒污染的物品。生殖器感染主要由性交传播，年轻的性活跃妇女感染率较高；而性行为混乱、不洁性交则更易导致病毒入侵。新生儿可在通过产道时受到感染。

HPV的发现，使医学界对于宫颈癌的发病机制有了深入了解，并使得宫颈癌成为迄今病因最明确的一种癌症。大量流行病学调查和实验室研究数据均证明，几乎所有宫颈癌病例（99.7%）都与生殖器官感染了HPV有关。可以说，在女性一生中，只要有过性生活，便随时可能会感染HPV，其感染率高达80%以上；据估计，全球约有6.3亿名女性受到HPV的感染。该结果在我国也得到了证实，继豪森教授访问我国肿瘤研究机构，并建立了HPV协作研究联系之后，1988年，由中国医学科学院肿瘤医院/肿瘤研究所组成的科研队伍选择山西省襄垣县作为宫颈癌防治现场，完成了国家"七五""八五"宫颈癌病因学攻关课题，首次在国内确认宫颈癌高发区HPV感染和宫颈癌高发的关系。在当地的宫颈癌患者中，HPV检测的阳性率为100%。同时还发现，性伴侣多、早婚早育、多产、流产和HPV阳性的妇女患宫颈癌的危险性较高。对于这些危险因素的调查研究发现，首次性交年龄≤17岁者，患宫颈癌的风险为≥20岁者的3.5倍；性伴侣数≥2个的人，患宫颈癌的风险为只有1个性伴侣者的2.5倍；人工流产次数≥4次者相对无流产史的妇女，患宫颈癌的风险增加11.2倍。究其原因，性生活过早、多个性伴侣及性混乱、流产等因素均可增加HPV感染的机会。

证明了HPV与宫颈癌的关系，便可以利用对高危型HPV DNA的检测，作为宫颈癌筛查的主要手段之一，以便早期发现、尽早治疗。发达国家的经验证明，宫颈癌的发生率在定期筛查的人群中减少了70%~90%。

HPV感染后，一般没有症状，大部分情况下无需治疗便能够通过自身的免疫功能将它们清除；但如果机体产生特异性中和抗体的能力不强，经过一段时间的持续携带病毒后，就会导致生殖道上皮增生性病理病变，如宫颈上皮内瘤样变（CIN），这种病变由低度逐渐向高度发展，最终演变为宫颈癌。这个过程通常要经历10~30年的时间。因此，身体免疫系统的保护性作用非常重要。

### 三、宫颈癌的预防

根据祖国医学"不治已病治未病"的理念，在阐明了HPV与宫颈癌的关系后，为人们指明了一条预防宫颈癌的"光明大道"。

采用人工自动免疫的方法，通过接种相应的疫苗，使身体产生特异性抗体，这是预防各种传染性疾病的最佳途径，就像人类通过种牛痘消灭了天花一样。2006年6月，能够预防HPV感染的宫颈癌疫苗Gardasil（佳达修，香港称加卫苗）获美国食品和药物管理局（FDA）批准上市，使宫颈癌成为人类可以预防和根除的第一种恶性肿瘤。疫苗的问世使得女性终于可以远离这种恶性肿瘤。

目前，全世界已获得批准上市的HPV预防性疫苗有3种：英国葛兰素史克公司（GlaxoSmithKline，GSK）开发的Cervarix（卉妍康）二价疫苗，能有效抵御引起宫颈癌的前两大病毒亚型HPV16和18型的感染，据统计，70%的宫颈癌病例、80%的肛门癌、60%的阴道肿瘤和40%的外阴癌是由16型和18型引发的；并可诱导产生对抗其他亚型的中和抗体，因此具有交叉保护作用。此次在内地获准上市的GSK的HPV二价疫苗，商品名为"希瑞适"。

Gardasil-4（四价疫苗）和Gardasil-9（九价疫苗）是美国默沙东公司（Merck）研制的两种宫颈癌疫苗，Gardasil-4疫苗可以预防四种类型的HPV感染：16型、18型和6型、11型，除上述16型和18型引发的肿瘤外，90%以上的尖锐湿疣病例与6型和11型相关。和Gardasil-4相比，九价疫苗覆盖更多的HPV，增加了对31、33、45、52、58型感染的保护效应。

在宫颈癌预防性疫苗临床研究的十余年中，大量的令人鼓舞的消息不断传来：在全球33个国家累计3.9万人参与的多次临床试验结果均表明，接种过疫苗的妇女不但可以预防持续和暂时的HPV16/18型感染，而且还可以预防与HPV16/18型相关的癌前病变。对HPV16持续和新发感染的保护率分别为100%和95%，对癌前病变（CIN）的保护率为100%，证明了HPV预防性疫苗具有很高的有效性，疫苗的保护期已超过了10年（自投入临床试验起），而且这种保护有望是长期的。

宫颈癌疫苗是人类历史上第一个癌症疫苗，它的问世在人类征服癌症道路上无疑具有里程碑的意义。当然，正是豪森教授的研究成果，为医学界和制药公司开发宫颈癌疫苗奠定了基础。目前，3种宫颈癌疫苗已在 160 多个国家和地区获准上市（包括中国的香港、澳门和台湾地区）。令人欣慰的是，今天我们终于盼到了 HPV 疫苗在中国内地即将开始使用的日子。而国产 HPV 疫苗的研制工作也在进行中。

对于宫颈癌疫苗在中国内地的尽早推广使用，以中国医学科学院肿瘤研究所流行病研究室主任乔友林教授为代表的科研人员，做了大量的工作，他们通过多种途径，在历次会议和各种媒体上不断呼吁，并拿出了具体数据来"说话"。2013 年，乔友林教授等[8]曾在《中国肿瘤临床年鉴》上发表文章指出：估算我国自 2006 年至今因延迟引入 HPV 疫苗可能对未来造成的额外疾病负担，若不施加其他有效干预措施，2006 年至 2012 年 7 年 HPV 疫苗的免疫接种延迟，可能造成我国未来 38 万名宫颈癌新发病例，以及 21 万名宫颈癌死亡病例。今后每延迟 1 年引入和推广 HPV 疫苗的免疫接种，可能造成未来 28 万名女孩感染 HPV16 型或 18 型，从而罹患相应的疾病。在文章中，他还"大声"疾呼："HPV 疫苗的引入刻不容缓"！

宫颈癌疫苗获批上市的消息令乔友林教授兴奋不已，在接受新闻记者采访时说："太不容易了，中国人等这个疫苗已经等了 10 年。"

## 四、宫颈癌疫苗的接种

### （一）适宜人群与接种年龄

医学界发现，只有在感染前接种疫苗，才能起到预防作用，所以女性在第一次性交前接种宫颈癌疫苗最为有效。专家们推荐：未成年女性（9~25 岁）是接种疫苗的最合适对象，越早注射效果越好；而 30 岁以后的女性，很多人已被感染，注射疫苗的效果就要差许多了。例如英国政府要求，所有 12~13 岁的女孩都要常规接种宫颈癌

疫苗；美国法律规定所有已入学的 11 岁和 12 岁女孩都需要接种；加拿大则由政府买单，为所有的中学女生免费接种。

对于男性，同样也可以成为 HPV 的受害者，因为许多阴茎癌、肛门癌及前面提到的一些癌症都与 HPV 高危型的感染密切相关。同时，男性在 HPV 的流行过程中，既是 HPV 的携带者，又是传播者，因此对他们的女性性伴侣宫颈癌的发生有着重要的影响。至于男性青少年是否需要接种 HPV 疫苗，目前只有为数不多的国家（或地区）批准了用于男性接种。

### （二）注射方法与时间

肌内注射，共打三剂，为期半年。即在第 0、2、6 个月接种。

### （三）接种费用

对于中国内地的工薪阶层家庭，尤其是欠发达地区的农民和下岗职工，他们关心的是这种自费疫苗的价格问题。

近 10 年来，由于 HPV 疫苗在内地没有上市，所以到境外接种该疫苗成为一大批希望规避宫颈癌风险、且经济条件允许的白领女性的选择。有统计称，赴香港注射 HPV 疫苗的内地游客已达 200 万人左右。在香港接种该疫苗全程 3 针的价格约为 3000 港元（折合人民币约 2590 元）。但是，在半年内需 3 次往返香港，来回的机票和住宿支出就将超过 1 万元。HPV 疫苗在内地上市后，想打疫苗的人，再也不用花钱奔赴香港或国外了。

至于 HPV 疫苗在内地的销售价格，GSK 的相关负责人明确地向媒体表示，价格不会高于中国港台地区，也就是说内地的价格将在 2600 元以下。

但是，笔者也注意到，乔友林教授等[9]在《中国肿瘤临床年鉴》上发表的文章指出：对于 HPV 疫苗的价格，现有研究显示，我国 68% 的妇女能承受的价格仅为

人民币 500 元。然而目前在发达国家 Gardasil 和 Cervarix 售价均高于 300 美元，巨大的价格差距可能成为 HPV 疫苗在中国大陆推广的阻碍。

在加拿大、澳大利亚、德国等国家，已将这一疫苗最适宜人群的青春期女孩纳入国家付费的免疫接种，同年龄段男孩也开始接种 HPV 疫苗，以保护更多的人远离宫颈癌的侵扰。

中国内地 HPV 疫苗的定价，将直接影响接种率的高低，尤其是宫颈癌高发的老少边穷地区。

## 结束语

有理由相信，在不远的将来，通过 HPV 疫苗的接种，能显著降低我国宫颈癌的发病率和死亡率。

## 参 考 文 献

[1] 赵平，陈万青主编. 2008 中国肿瘤登记年报. 北京：军事医学科学出版社，2009：86.

[2] 赵平，陈万青主编. 2009 中国肿瘤登记年报. 北京：军事医学科学出版社，2010：59.

[3] 赵平，陈万青主编. 2010 中国肿瘤登记年报. 北京：军事医学科学出版社，2011：62.

[4] 赫捷，赵平，陈万青主编. 2011 中国肿瘤登记年报. 北京：军事医学科学出版社，2012：70.

[5] 赫捷，陈万青主编. 2012 中国肿瘤登记年报. 北京：军事医学科学出版社，2012：84.

[6] 国家癌症中心，卫生计生委疾病预防控制局. 中国肿瘤随访登记项目工作报告 2015. 见：中国癌症基金会. 2015 中国肿瘤临床年鉴. 北京：中国协和医科大学出版社，2016：337-338.

[7] 陈万青，郑荣寿，张思维，等. 2013 年中国恶性肿瘤发病和死亡分析. 中国肿瘤，2017，26（1）：1-7.

[8] 王少明，乔友林. 疫苗与癌症预防. 见：中国癌症基金会. 2013 中国肿瘤临床年鉴. 北京：中国协和医科大学出版社，2014. 268.

[9] 王少明，乔友林. 疫苗与癌症预防. 见：中国癌症基金会. 2013 中国肿瘤临床年鉴. 北京：中国协和医科大学出版社，2014. 269.

（笔者注：本文作于 2016 年 8 月，其中部分曾发表于《抗癌乐园》杂志 2016 年第 4 期，本次发表略作修订）

## 相关链接

# 终于等到你：国内首个 HPV 疫苗获批

葛兰素史克（GSK）二价 HPV 疫苗希瑞适©（人乳头状瘤病毒疫苗 16 型和 18 型）获中国食品药品监督管理总局（CFDA）的上市许可，成为国内首个获批的预防宫颈癌的 HPV 疫苗。HPV 疫苗接种和宫颈癌筛查一起，将为中国女性预防宫颈癌提供更好的手段。希瑞适©在中国注册用于 9~25 岁女性的接种，采用 3 剂免疫接种程序，并有望在明年年初正式上市。

一项在中国开展的长达 6 年的希瑞适© 临床试验入组了 6000 多名受试者分别接种疫苗和对照。结果显示，该疫苗在预防某些致癌型 HPV 相关的宫颈疾病方面具有很高的保护效力，且具有令人满意的效益风险比。该结果与全球临床研究的数据是一致的。希瑞适©的获批意味着中国的女孩和年轻女性将有机会通过接种疫苗来预防这一致命性疾病。

宫颈癌是中国 15~44 岁女性中的第二大高发癌症，每年约有 13 万新发病例。中国每年的宫颈癌病例占全球的 28% 以上。在全球范围内，平均每分钟即检查出 1 例新发病例，每 2 分钟就有 1 名女性死于宫颈癌。因此，中国在开展宫颈癌筛查项目的同时引进 HPV 疫苗接种，将会显著降低宫颈癌和癌前病变的发病率，从而降低疾病负担。

## ★ 专家连线

北京大学肿瘤医院高雨农教授介绍，感染 HPV 最主要的途径是性传播，因此有性生活的女性就有可能感染 HPV。HPV 感染通常没有任何症状，所以自己无法察觉。当然，并不是感染了 HPV 就一定会发展成宫颈癌。HPV 有 100 多种亚型，分为低危型和高危型，50%～90% 的 HPV 感染可在感染后的数月至 2 年内被免疫系统清除，不会导致长期的危害。

HPV 疫苗为基因工程疫苗，通过改造病毒基因清除病毒 DNA，这种病毒样颗粒疫苗安全性大大提升。全球首个 HPV 疫苗于 2006 年上市，至今已在全球 140 多个国家上亿人使用，有少数发达国家已纳入计划免疫。全球 HPV 疫苗上市后安全性监测数据显示，不良反应通常较为轻微并具有自限性。从目前应用情况看，注射疫苗后尚不需要补打以加强免疫。高雨农教授指出，HPV 疫苗为预防性疫苗，而非治疗性疫苗。目前，针对已感染 HPV 病毒的治疗性疫苗也在研发之中。

已有大量研究显示，未感染女性在接种疫苗后，HPV 感染率可大大减少，HPV 感染者接种疫苗后身体对抗病毒的免疫功能也会得到增强。有关研究显示，未感染女性在接种疫苗后，HPV 感染率可减少 98%，宫颈上皮内瘤样病变（CIN）发生率减少 97%，宫颈腺原位癌发生率减少 100%；对于新感染 HPV 的人群而言，接种疫苗获益率仅为 22%，持续感染 HPV 人群的疫苗获益率仅为 5%。研究还显示，对于曾有 HPV 感染史的人群，24～45 岁女性接种疫苗获益率也仅为 66%，与 16～26 岁女性（100%）相比明显降低。

目前国际上 HPV 疫苗共有三种：葛兰素史克研发的二价疫苗、默沙东公司的四价疫苗（Gardasil 4）和九价疫苗（Gardasil 9）。二价疫苗针对 HPV-16 和 HPV-18，HPV-16 和 HPV-18 是导致宫颈癌的高危型 HPV，70%～75% 的宫颈癌都是因为感染了 HPV-16 或 HPV-18。四价疫苗针对 HPV-6、HPV-11、HPV-16 和 HPV-18 这 4 型病毒。九价疫苗针对 9 型 HPV 引起的某些疾病，可能预防约 90% 的宫颈、外阴、阴道和肛门癌。九价疫苗在国外已获批用于 16、18、31、33、45、52、58 型 HPV 引起的宫颈、外阴、阴道和肛门癌，及用于 6 或 11 型 HPV 引起的生殖器疣预防，对 5 种其他 HPV 亚型（31、33、45、52 和 58）增加了保护，这些亚型 HPV 引起约 20% 的宫颈癌，其他获批的 HPV 疫苗不涵盖这些 HPV 类型。

由于 HPV 疫苗是预防 HPV 感染，但不能治疗，因此建议无性生活的女性接种 HPV 疫苗。世界卫生组织（WHO）指出，HPV 疫苗最适宜接种的年龄为 11～12 岁，能获得 HPV 疫苗保护的人群为 9～26 岁。男性若感染 HPV 也会患上尖锐湿疣、阴茎癌、肛门癌等疾病，虽然概率较低，但受感染的男性还是可以将 HPV 传染给自己的性伴侣，所以接种疫苗对男性来说，也是有意义的。

随着近年来宫颈癌的发病率不断上升，不少国家、地区放宽了宫颈癌疫苗的接种时间。我国香港卫生署于 2010 年将四价宫颈癌疫苗的适用年龄由 9～25 岁放宽至 9～45 岁；澳大利亚 FDA 也已将疫苗的适用年龄放宽至 45 岁；美国四价疫苗的生产商目前正在向美国 FDA 申请将疫苗的接种年龄放宽至 45 岁。

（下转第 334 页）

# CA 杂志：HPV 疫苗接种指南更新发布

美国癌症协会（ACS）发表 2016 版 HPV 疫苗接种指南，对 2007 版指南进行更新。指南最大的亮点是，不分性别，11~12 岁男童和女童强烈推荐接种 HPV 疫苗，应在 13 岁前完成接种。对未接种或未完成 3 次接种者，13~26 岁女性和 13~21 岁男性推荐接种疫苗。医务工作者和疾病控制中心要准确回答相关问题，准备免费、简单易懂的材料，做好父母或监护人的宣传工作。（CA Cancer J Clin. 2016 年 7 月 19 日在线版）

人乳头瘤病毒（HPV）感染与多种癌症发生密切相关，91% 的宫颈癌、69% 的外阴癌、75% 的阴道癌、63% 的阴茎癌、89% 的男性肛门癌、93% 的女性肛门癌、72% 的男性口咽癌、63% 的女性口咽癌由 HPV 感染导致。数据显示，美国每年与 HPV 感染相关的癌症发病患者约 30 700 例。美国疾病控制中心（CDC）和 ACS 推荐 11~12 岁儿童连续 3 次接种 HPV 疫苗。

ACS 于 2007 年发表 HPV 疫苗预防宫颈癌和宫颈上皮内瘤变的指南。建议 11~12 岁女童常规接种 HPV 疫苗（最小 9 岁），错过接种年龄者，13~18 岁女性建议接种。鉴于当时没有证据，19~26 岁女性是否常规接种疫苗指南没有给出意见，但建议对该年龄患者要进行告知帮助做出合理选择。2007 版指南强调宣传 HPV 疫苗接种防癌症的重要性。

9 年来，新的证据不断积累，FDA 批准新的疫苗，在 2007 版指南中没有相关 9 价疫苗使用建议，未强调男性同样需要接种 HPV 疫苗，也没有 19 岁到 26 岁延迟使用疫苗的有效证据。因此，ACS 对 2007 年版指南进行了相应更新。

## 2016 版 ACS 指南主要推荐：

1. 11 岁~12 岁儿童常规推荐 HPV 疫苗接种，接种年龄最早为 9 岁。

2. 女性推荐使用 2 价、4 价和 9 价疫苗，男性推荐使用 4 价或 9 价疫苗。

3. 在规定按照年龄未完成接种者（未接种或未完成 3 次接种），13~26 岁女性和 13~21 岁男性推荐接种疫苗。

4. 22~26 岁男性可接种 HPV 疫苗。

5. ≥26 岁男性同性恋，因移植、药物或 HIV 感染免疫功能不全者推荐 HPV 预防接种。

6. 告知父母或监护人，年龄较大接种疫苗预防癌症的作用会下降。

（编译　韩　洋）（来源：《全球肿瘤快讯》2016 年 7 月　总第 165 期）

## 相关链接 1

# 高危女性 26 岁以后仍可接种 HPV 疫苗

有研究发现，中年女性高危亚型 HPV 感染有些是此前已感染的再次检出。HPV 感染高峰年龄在 25 岁，对于较年轻女性，每增加一个新的性伴，罹患 HPV 感染的风险都增加。（J Infect Dis. 2016 年 3 月 23 日在线版）

较年老女性对新的高危亚型 HPV 易感度不是很清楚，目前的研究有助于分辨较年老女性中哪些高危亚群接种 HPV 疫苗有获益。目前，预防性 HPV 疫苗接种未被批准用于 26 岁以上女性。

研究者对此分析了在社交约会网站注册的 420 名 25~65 岁女性，这些受试者 1 年时间里递交 1~4 次自己收集的阴道分泌物样本。12 个月里高危亚型 HPV 感染检出率平均为 25.4%，有多个男性性伴、新性伴或随机性伴、同时多个性伴的女性感染风险是过去 6 个月内没有男性性伴女性的 3 倍。

研究者分析估计高危女性新检出感染中，有 64% 是新性伴带来的，其余则是此前已有感染的再次检出。性生活不活跃女性以及单个性伴女性中新检出高危 HPV 感染，多数是来自此前已有感染。

基于这些还不足以推行人群范围 HPV 疫苗接种，这些后来感染的高危亚型 HPV 是否比此前已感染的 HPV 更有致癌性也还未知。有专家在述评中指出，纵向队列研究尤其是可提供从开始感染年龄到中年长期随访的研究，方可真正提供改变筛查和预防策略的研究证据。

（编译 冯 如）（来源：《全球肿瘤快讯》2016 年 5 月 总第 161 期）

## 相关链接 2
## HPV 疫苗对年龄超过 25 岁的女性有长期保护作用

根据最新的随访研究，年龄超过 25 岁的女性接种 HPV16/18 AS04 为佐剂的疫苗后，可获得 7 年持续保护，免受 HPV 感染和宫颈异常病变。新墨西哥大学的 Cosette Wheeler 等发现，接种疫苗的女性除对 HPV16 和 HPV18 免疫外，同时也对另外两种 HPV 亚型免疫，即 HPV31 和 HPV45。（Lancet Infect Dis. 2016 年 6 月 28 日在线版）

美国并未许可 HPV 疫苗用于年龄超过 25 岁的女性。研究者们已经提议扩大筛查和疫苗接种至年龄较大的女性，这可能加速宫颈癌的根除，这一概念被称为"HPV FASTER"。这一方案的示范项目目前正在墨西哥和一些欧洲国家进行。

在最新的报告中，Wheeler 医生等提供了 Ⅲ 期 VIVIANE 研究的 7 年随访数据，该研究中 5747 名女性随机接受 HPV 16/18 AS04 为佐剂的疫苗（希瑞适，葛兰素史克生物制品）或安慰剂注射。

疫苗对 6 个月持续 HPV 感染、相应亚型血清反应阴性女性的保护率为 90.5%，对相应亚型导致的 Ⅰ 级或以上宫颈上皮内瘤变的保护率为 96.2%。疫苗同样对 HPV16/18 相关的细胞学异常有明显的保护作用。疫苗对 6 个月持续 HPV31 感染的保护有效率为 65.8%，对 HPV45 的保护有效率为 70.7%。如果不考虑 HPV 亚型，疫苗对抗宫颈上皮内瘤病变的有效率为 22.9%。与研究的全部人群比较，疫苗对 26~35 岁女性和 36~45 岁女性的保护效力相似。

Wheeler 谈到，疫苗显然在年轻女性和女孩中提供的保护作用更"货真价实"，早期疫苗的接种能够阻止远期大量的宫颈癌病例的发生。年龄超过 25 岁的个别女性能从 HPV 疫苗中获益，因此，可同她们的医生决定是否接受未被临床试验认可的疫苗接种。不管是否接种疫苗，对于任何女性而言，即使是年龄超过 25 岁，都不应该死于宫颈癌，因为即使没有疫苗，如果她们接受筛查，同样可以阻止宫颈癌的发生。

有评论专家指出，女性接种 HPV 疫苗的关键的公共卫生问题不是减少 6 个月持续的 HPV 感染或 CIN，而是减少致癌风险——也就是，这些成年女性接种 HPV 疫苗后能否阻止 HPV 感染甚至发展成为癌症？更广泛地说，这些结果突出显示了一个重要的、未回答的问题，获得致病性 HPV 感染（HPV 感染不能通过疫苗接种阻止其进展为癌症，或进展为宫颈癌的过程不能被筛查和治疗阻断）的个体的年龄分布是如何。

（编译　王海霞　审校　周　琦）

**重庆市肿瘤医院/重庆市肿瘤研究所　周琦教授述评：**

适合接种 HPV 疫苗的年龄，不同国家或同一国家的不同机构建议不一，全球范围为 9~45 岁。我国 CFDA 规定，疫苗用于 9~25 岁的年轻女性，但从以上的评论和国际的 HPV 疫苗接种的经验看，年龄对 HPV 疫苗接种的限制并不是绝对的，关键看有无性生活。大量的临床试验研究结果表明，疫苗对于从未被感染的少女有更好的免疫性和预防 HPV 感染效果，而人群注射疫苗的有效性随着年龄的增加而下降。尽管 HPV 疫苗是宫颈癌预防的重要一步，但合理有效的宫颈癌筛查依旧是预防宫颈癌的最佳方法，因为 HPV 疫苗并不能预防所有高危亚型——目前的疫苗或许只能预防导致宫颈癌 70% 的 16、18 型，虽然有交叉保护作用，但由于疫苗使用仅 10 年，确切的保护期目前尚未可知，因此，正确理性看待 HPV 疫苗，加强癌症筛查仍然十分重要。

（来源：《全球肿瘤快讯》2016 年 7 月总第 165 期）

相关链接 3

# 美国 CDC 推荐青少年仅需接种两剂 HPV 疫苗

美国疾病控制中心（CDC）推荐 11~12 岁的青少年接种两剂 HPV 疫苗，两剂疫苗接种间隔至少 6 个月。而之前 CDC 推荐这一年龄段的青少年要接种三剂 HPV 疫苗来预防 HPV 感染引起的癌症。但滞后接种 HPV 疫苗的青少年和年轻人，比如在 15~26 岁接种第一剂 HPV 疫苗的人群，仍需要接种三剂 HPV 疫苗来预防 HPV 感染引起的癌症。（自 ASCO Post）

CDC 负责人 Tom Frieden 表示："接种两剂 HPV 疫苗代替接种三剂，意味着更多的美国人可以受到保护，这一推荐将使父母为孩子及时获得 HPV 疫苗的保护变得更加简单。"

美国免疫实施咨询委员会（ACIP）于 10 月 19 日提出了两剂 HPV 疫苗的接种计划。ACIP 是给 CDC 提出关于疫苗推荐建议的专家委员会。Frieden 很快批准了 ACIP 提出的两剂 HPV 疫苗接种计划。同时，ACIP 的这一推荐已形成官方指南发表在《发病率和死亡率周报》（MMWR）上。

## 推荐依据

首先，CDC 和 ACIP 充分回顾分析了一些研究数据后做出了这一推荐。这些临床数据显示，与 15~26 岁接种三剂 HPV 疫苗的年轻人相比，9~14 岁接种两剂 HPV 疫苗的青少年产生相似或更高的免疫反应。

推荐青春期前的儿童 HPV 疫苗接种时间与百日咳和脑膜炎疫苗接种时间相同。11~12 岁的青少年接种至少间隔 6 个月的两剂 HPV 疫苗可对 HPV 感染相关癌症产生安全、有效且长期的预防。13~14 岁的青少年也可按照新的两剂疫苗接种时间表来接种 HPV 疫苗。

CDC 将为孩子父母、医疗保健专家和保险方提供关于疫苗接种更改推荐指导。2016 年 10 月 7 日，美国 FDA 批准了对 9~14 岁青少年应用 9 价 HPV 疫苗的两剂接种计划。CDC 鼓励临床医生在实践中实施两剂疫苗接种计划，以保护青春期前的儿童免受 HPV 相关癌症。

（编译　王海霞　审校　周　琦）

**重庆市肿瘤医院/重庆市肿瘤研究所 周琦教授述评:**

美国 CDC 和 ACIP 更新 HPV 疫苗接种从三剂改为两剂的推荐意见,这是基于一项纳入了 830 名女孩和年轻女性接种 HPV 疫苗的 3 年随访研究结果。该研究表明,HPV 疫苗在年幼儿童中抗体的应答较强,在年幼儿童中接种两剂 HPV 疫苗与在青少年和年轻成人中接种三剂抗体反应是一样的。减少 HPV 疫苗接种次数既可减低医疗负担,又可增加接种女性的依从性,可提高接种覆盖率,具有较好的卫生经济学价值。但对于 2 次或 3 次疫苗注射方案的持续免疫保护时间仍然未知,就宫颈癌的预防,应有前瞻性资料观察 2 次疫苗注射与 3 次疫苗注射的效果是否一致。如果未来的研究能够证实 2 次疫苗注射即可产生持久的免疫应答,有效预防 HPV 相关的癌症,那么这在降低宫颈癌及其他的 HPV 相关性疾病的全球负担方面,获益将是巨大的,这对于经济欠发达国家和地区更是利好的消息。

(来源:《全球肿瘤快讯》2016 年 11 月 总第 173 期)

相关链接 4

# 学校要求接种疫苗可提高青少年常规疫苗接种率

研究报告,公立学校要求入学的青少年接种疫苗可以提高常规疫苗接种率,包括人乳头瘤病毒(HPV)疫苗。(Pediatrics. 2016 年 11 月 8 日在线版)

美国国家癌症研究所 Jennifer L. Moss 表示,在女孩中,要求接种其他的青少年相关疫苗与提高 HPV 疫苗接种率和时效性相关。

免疫接种咨询委员会(ACIP)目前建议青少年常规接种的疫苗有破伤风-白喉-百日咳三联疫苗、脑膜炎球菌疫苗和 3 个剂量的 HPV 疫苗。在 2015 学年,美国 47 个州通过了入学接种破伤风-白喉-百日咳三联疫苗,25 个州通过了接种脑膜炎球菌疫苗,3 个州已经开始接种 HPV 疫苗。

相关评价结果显示:在有入学疫苗接种要求的州,其破伤风-白喉-百日咳三联疫苗的覆盖率为 77%,而没有要求的州的覆盖率仅为 56%,同时前者 HPV 疫苗接种覆盖率高出 8%,其他疫苗接种覆盖率高出 4%~15%。

同样,与入学无疫苗接种要求的州(57%)相比,有疫苗接种要求的州(81%)的脑膜炎球菌疫苗接种覆盖率高出 24%。进一步分析显示,要求脑膜炎球菌疫苗接种的州的 HPV 疫苗接种率高出 4%,与其他疫苗共同接种的覆盖率高 3%~23%。与之相反,有接种 HPV 疫苗要求的州的 HPV 接种率并没有显著升高(47.7% vs 47.3%)。要求接种 HPV 疫苗也提高了破伤风-白喉-百日咳三联疫苗的覆盖率,但脑膜炎球菌和其他疫苗接种率却较低。在要求接种破伤风-白喉-百日咳三联疫苗及脑膜炎球菌疫苗的州,接种疫苗的及时性也提高,包括所要求的疫苗和 HPV 疫苗接种。

Moss 指出,同时接种多种疫苗对身体产生的影响是医生需考虑的一件重要事情。正如其他疫苗一样,青少年接受 HPV 疫苗是安全有效的,所以临床医生应该鼓励青少年同时接受 HPV 疫苗。这样将减少错过疫苗接种的机会,并对预防 HPV 感染相关癌症提供终生保护。

研究人员还指出:这些研究强调了潜在的政策干预措施,以继续提高青少年的疫苗接种率。在当前政策干预评价研究中,虽然入学没有严格的 HPV 疫苗接种要求,但有要求接种破伤风-白喉-百日咳三联疫苗或脑膜炎球菌疫苗政策措施可能使得HPV疫苗的接种情况有所改善。

在美国，现在几乎所有的州都要求接种破伤风-白喉-百日咳三联疫苗，更广泛地接种脑膜炎球菌疫苗的入学要求可能已经对HPV疫苗产生了最积极的影响。利用学校入学要求提高疫苗接种率对群体免疫有积极影响，可保护人群免受疫苗可预防的传染病和慢性疾病的影响。

总之，入学疫苗接种要求不仅与青少年疫苗接种率有关，也与青少年接种的及时性和在夏季接种的百分比有关。夏季是疫苗接种的一个重要时间点，因为在有入学疫苗接种要求的州，更多的家长在每年6月、7月和8月会选择让孩子接种疫苗。各州采取了措施，而临床医生和公共卫生体系应该寻求新模式以加强肿瘤预防疫苗的接种。

（编译 龙行涛 审校 周琦）

## 重庆市肿瘤医院/重庆市肿瘤研究所 周琦教授述评：

HPV感染是宫颈癌主要致病原因，接种HPV疫苗可以预防HPV感染，包括宫颈癌在内的癌症预防。HPV疫苗在全球上市已经10年，中国也已经批准二价疫苗上市，中国的适龄女性即将在本土接受疫苗注射。

上述文献介绍美国免疫实践咨询委员会（ACIP）对女性性活跃之前就接种HPV疫苗，并探讨HPV疫苗接种率、时效性与同时接种其他疫苗密切相关，ACIP建议青少年常规接种破伤风-白喉-百日咳三联疫苗、脑膜炎球菌疫苗和3个剂量的HPV疫苗。特别是在入学要求中设立青少年疫苗接种门槛，可大大提高其常规疫苗接种覆盖率，同时对群体免疫也有积极影响，从而保护人群免受疫苗可预防的传染病和慢性疾病的影响，值得我们借鉴。

在中国，HPV疫苗接种刚刚开始，加上我国人口众多，疫苗的价格等问题，单从接种疫苗预防HPV感染和宫颈癌的有效性方面就值得研究。因此，国家的公共卫生政策，广大民众的知晓程度值得政府、媒体和广大医务工作者共同努力。值得一提的是，在我国，我们要更加关注的还是宫颈癌的二级预防，即筛查的普及和质量，这样才能真正地降低我国宫颈癌的发病率和死亡率。

（来源：《全球肿瘤快讯》2016年11月 总第173期）

（上接第329页）

## 三道防线预防宫颈癌

第一道防线：注射HPV疫苗，适用人群为9~26岁的无性生活女性。

第二道防线：21岁以上的女性或者有性生活3年以上的女性，至少每两年做一次TCT宫颈癌筛查，如果以上检查发现HPV阳性，可以做阴道镜检查，取少许子宫颈上的组织，做病理检查，以判断是否处于癌前病变。

第三道防线：对中、重度的癌前病变，应该手术治疗，即宫颈锥切，以判断其是否为更严重的宫颈原位癌、宫颈早期浸润癌、宫颈浸润癌。

（来源：《全球肿瘤快讯》2016年7月 总第165期）

❖ **乳腺肿瘤** ❖

# 中国晚期乳腺癌临床诊疗专家共识2016

徐兵河　江泽飞　胡夕春

代表中国抗癌协会乳腺癌专业委员会

晚期乳腺癌（ABC）患者在治疗方案的选择以及疗效方面是有其特殊性的，并且目前尚缺乏公认的标准治疗方案，如何帮助患者做出正确的治疗选择，是每一位肿瘤科医师面临的挑战。晚期乳腺癌患者的总体中位生存期为2~3年，不同分子亚型的情况有所不同。对于人类表皮生长因子受体-2（HER-2）阳性晚期乳腺癌患者，抗HER-2治疗改变了HER-2阳性乳腺癌的自然病程，并显著延长了生存时间；但是对于三阴性晚期乳腺癌患者，其总体预后尚未取得明显改善；另外，对于最常见的激素受体（HR）阳性晚期乳腺癌患者，近年来新增了多种治疗药物，如氟维司群、周期蛋白依赖性激酶4/6（CDK4/6）抑制剂等[1,2]。2016年，在中国抗癌协会乳腺癌专业委员会的倡导下，国内乳腺癌病理和影像诊断、治疗方面的专家对国内外晚期乳腺癌治疗的研究数据进行分析、总结和讨论，经过反复讨论和多次修改，制订出《中国晚期乳腺癌临床诊疗专家共识2016》。需要强调的是，本共识是供中国范围内应用的诊疗建议，而各个地区可能需要根据现代肿瘤学的基本原则进行必要的调整，即结合晚期疾病的特殊性和每位患者的个体差异予以多学科、个体化的综合治疗。

## 一、指南总则

乳腺癌是严重威胁全世界女性健康的第一大恶性肿瘤，预计2015年中国新发乳腺癌病例达27.2万，死亡约7万余例[3]，在每年新发乳腺癌病例中3%~10%的妇女在确诊时即有远处转移。早期患者中30%~40%可发展为晚期乳腺癌，5年生存率约20%[4]。ABC是乳腺癌发展的特殊阶段，在治疗选择及疗效方面均不同于乳腺癌的其他阶段。ABC患者面临着来自疾病本身、心理和经济等多方面的压力。

20世纪末提出的多学科综合治疗理念是肿瘤学领域的重大成就之一。根据这一理念，医师需要为每个患者提供个体化的医疗措施，同时各学科相关人员的积极合作有助于为患者制订更好的治疗方案。乳腺病专科的建立是另一重要举措，我国最早的乳腺癌中心成立于20世纪90年代，并在近20年的发展中得以不断完善。多学科合作和乳腺病专科的成立在乳腺疾病诊疗方面具有里程碑意义，尤其在早期乳腺癌的治疗中发挥了重要作用。然而，对于ABC患者的治疗，多学科合作尚显不足，尤其是针对某些特定转移部位（例如骨转移、脑转移）的综合治疗还亟待加强。本共识中的一部分建议针对不可手术的局部晚期乳腺癌（LABC）和转移性乳腺癌

（MBC）或Ⅳ期乳腺癌均适用，而另一些建议则仅适用于 MBC。

1. ABC 管理复杂，多学科参与非常重要（包括肿瘤科、放疗科、外科、影像科、病理科、妇科、心理肿瘤学家、社会工作者、护士和姑息治疗专家）。

2. 患者一旦被诊断为 ABC，个性化提供适当的心理关怀、支持治疗和症状相关的干预作为常规。

3. 确诊为 ABC 后，同患者讨论未来的治疗及护理目标，与患者沟通 ABC 虽然通常很难治愈，但合理的治疗能够显著延长生存时间，部分患者可长期带瘤生存。谈话时应选择患者易于接受的语言，避免过于专业的术语，同时尊重患者的隐私和文化差异，并尽可能提供文字信息。

4. 选择治疗决定时，应平衡生存期和生活质量，考虑患者意愿，尽可能鼓励患者与其亲属一同商讨治疗决定，遵循个体化原则，以满足患者的需求。

5. 应注意 ABC 治疗费用的问题。因此做出治疗决定时应综合考虑包括经济承受能力、生活质量、预期寿命、患者意愿等多方面因素。

6. 患者的主观感受往往反映了症状的严重程度、同时反映治疗对患者生活质量产生的影响，应准确地收集这些信息并结合其他临床评估方法，鼓励患者记录症状。以往患者感受常与医生记录不一致，有可能医生未能完全描述患者的疾病体验，如仅简单记录精神恐惧、失落、厌食、恶心、呕吐等症状，患者参与记录症状显得更为重要。

7. 关注长期生存者的生活质量，如担心长期治疗的不良反应、恐惧肿瘤复发、化疗导致记忆力下降、睡眠不足，在家庭护理、基础治疗措施、工作需求、社会融入等方面的需求。

## 二、肿瘤评估原则

诊断分期相关检查至少应包括病史、体格检查、血液学检查（如血常规、肝肾功能、血电解质、肿瘤标志物）和影像学检查。若准备进行曲妥珠单抗治疗，还应加入心功能检查（如心脏彩超检查）等。影像学检查部位应包括胸（X 线片，必要时行 CT）、腹（超声，必要时行 CT 或 MRI）、骨扫描等。当需要明确是否复发或判断是否为多发病灶时可考虑选择 PET-CT[5]。由于目前缺乏高级别的证据的支持，不推荐 PET-CT 作为常规检查。

肿瘤标志物是评价治疗反应的辅助指标，尤其在缺少可测量病灶时意义更加重要。但肿瘤标志物的变化不能作为调整治疗的依据。有明显头部相关症状或体征的患者应接受头部影像学检查，包括头颅 CT 或 MRI。无症状的患者，不应常规接受头部影像学检查，包括 HER2 阳性和三阴性患者，这两类患者脑转移发生率较高，需要更仔细地询问症状和检查体征，一旦怀疑有脑转移可能时，及时考虑接受头部影像学检查。如果临床上可行，推荐进行转移灶的活检以明确诊断，尤其是在首次诊断转移时。确诊转移后建议进行至少一次乳腺癌生物学指标的再评估（如 HR、HER-2 和 Ki67）。

肿瘤标志物是评价治疗反应的辅助指标，其动态变化能够协助疗效评价，尤其在缺少可测量病灶时意义更加重要。ABC 治疗过程中肿瘤标志物持续上升可能是肿瘤进展的早期表现，应同时结合影像学检查来明确判断，以决定是否需要更改治疗方案；肿瘤标志物的单纯升高不能作为更改治疗方案的依据。建议动态观察，1~2 个月后再次复查。

内分泌治疗（ET）的疗效评价间隔时

间应该为 2~3 个月，化疗的疗效评价间隔时间应该为 2~3 个周期；对于不同治疗的具体评价间隔还应综合考虑疾病进展速度、转移部位和范围、以及治疗方式来决定。对于疾病进展迅速的患者，应考虑缩短疗效评价间隔时间。部分情况下，例如疾病相对惰性、进展缓慢等，可以考虑适当延长评价间隔时间。如果怀疑疾病进展（PD）或出现明显疾病相关症状，应及时采取进一步检查。在进行影像检查的同时，应详细记录病史和体格检查的情况。

## 三、ABC 治疗基本原则

1. 治疗选择应考虑 HR 和 HER-2 状态、既往治疗（疗效、毒性、耐受性等）、无病间期、肿瘤负荷（转移部位和数量）、年龄、一般状态、月经状况、合并症等因素，并应根据患者症状严重程度、是否有快速控制疾病和（或）症状的需求以及患者的社会、经济和心理因素做出调整。

2. 当原发灶和转移灶检测结果不一致时，只要有 1 次 HR 和（或）HER-2 阳性，就应推荐相应的内分泌治疗和（或）抗 HER-2 治疗[6]。

3. 对高龄患者也应该根据具体病情尽量给予合理、有效的治疗，对于年轻患者应避免过度治疗。

4. 对于初治 Ⅳ 期乳腺癌患者切除原发病灶是否能够获益尚有争论[7]，部分患者可以考虑姑息性手术。目前证据均来自回顾性研究，存在选择性偏倚，最终结果还有待前瞻性临床试验进一步证实。

5. 单个病灶的局部复发晚期乳腺癌应尽可能选择根治性治疗，包括乳腺切除术、根治术联合辅助放疗或根治术联合局部加量照射。如果选择局部手术，应尽可能完全切除复发肿瘤。不适合手术切除的患者，全身治疗仍应作为主要治疗手段。在全身治疗的基础上，对于急需缓解症状或解除并发症的患者可采用局部治疗[8]。

## 四、不可手术的局部晚期、非炎性乳腺癌

约 20% 的乳腺癌在首诊时为 LABC。LABC 通常包括可手术的原发性乳腺癌（ⅡB、ⅢA 期）和（或）累及皮肤或胸壁和（或）广泛淋巴结受累（ⅢB、ⅢC 期）。本共识仅针对不可手术、尚未扩散至远处的 LABC。

1. 开始治疗前，应行穿刺活检，获得组织学及生物标志物表达情况（ER、PR、HER-2 和 Ki67），以协助制订治疗方案。LABC 存在高转移风险，开始全身治疗前建议完整评估分期，包括病史、体格检查、实验室检查、胸腹部影像、骨扫描。可选择行 PET-CT（若可行）。

2. 全身治疗（非手术或放疗）应为初始治疗。若全身治疗、甚至放疗后，LABC 仍为不可手术，不应行姑息性乳房切除，除非手术可改善总体生活质量。在大部分情况下推荐多学科综合治疗（全身治疗、手术、放疗）。化疗优先考虑含蒽环、紫杉类药物的方案。对于 HER-2 阳性的局部晚期乳腺癌，推荐曲妥珠单抗与紫杉类药物同时使用，可提高病理完全缓解（pCR）率。与蒽环类药物同时使用并没有提高 pCR 率，发生心脏毒性的风险增高，推荐蒽环类药物与曲妥珠单抗序贯使用。对于管腔（Luminal）型的乳腺癌，初始治疗选择化疗或内分泌治疗，取决于肿瘤特征（分级、HR 表达水平及 HER-2 状况、肿瘤进展的速度）及患者特征（月经状态、PS 体力评分、并发症）及意愿等。

3. 不可手术的 LABC 经过全身治疗多数可转变为可手术乳腺癌，可行保乳手术的比例取决于肿瘤本身和患者特征，对于

不能行保乳术和所有的炎性乳腺癌患者，全乳切除加腋窝淋巴结清扫仍然是标准的手术方式[9]。

## 五、不可手术的局部晚期、炎性乳腺癌

1. 总体治疗原则与非炎症性局部晚期乳腺癌一致，首选全身治疗。

2. 绝大部分情况下建议行乳腺切除术联合腋窝淋巴结清扫。

3. 不推荐行即刻乳房重建术。

4. 即使在全身治疗获得 pCR 的情况下，应行局部‐区域放疗（胸壁和淋巴结）。

## 六、ER 阳性/HER-2 阴性晚期乳腺癌治疗

1. 重要的 ABC 定义

内脏危象：由症状、体征、实验室检查、疾病快速进展确认的数个脏器功能异常。内脏危象并非单纯指存在内脏转移，而指危重的内脏情况需快速有效治疗而控制疾病进展，尤其指进展后就失去化疗机会的情况。

（1）原发性内分泌耐药：术后辅助内分泌治疗 2 年内出现复发/转移，或转移性乳腺癌内分泌治疗 6 个月内出现疾病进展。

（2）继发性内分泌耐药：术后辅助内分泌治疗 2 年后出现复发/转移，或在完成辅助内分泌治疗 12 个月内出现复发/转移，或一线内分泌治疗异 6 个月出现进展[10]。

2. 治疗原则

对于 HR 阳性、HER-2 阴性的 MBC，病变局限在乳腺、骨和软组织以及无症状，肿瘤负荷不大的内脏转移患者，可以优先选择内分泌治疗。但对于内分泌治疗耐药、肿瘤快速进展、内脏广泛转移或症状明显、需要快速减轻肿瘤负荷的患者应该先给予

化疗等更有效的治疗[11]。

对于既往内分泌治疗有效的患者［至进展时间（TTP）>6 个月］，无论患者是否绝经，后续内分泌治疗仍然有可能控制肿瘤，疾病进展后可以换用不同作用机制的其他内分泌药物治疗。连续三线内分泌治疗无效通常提示内分泌耐药，应该换用细胞毒药物治疗。在内分泌治疗期间，应每 2~3 个月评估一次疗效，未进展患者应继续维持治疗。如肿瘤出现进展，应根据病情决定更换新的内分泌治疗或改用化疗等治疗。

对于不适合内分泌治疗的患者，可先行化疗，在疾病得到有效控制后再给予内分泌维持治疗。这种治疗策略虽然尚未在随机临床试验进行评价，但在临床实践中被广泛应用。

在晚期一线治疗中，FACT 研究比较了氟维司群联合阿那曲唑与阿那曲唑单药治疗的疗效[12]。结果显示，联合组的疾病进展时间（TTP）并不优于单药组；S0226 研究采用同样的方案，但入组人群中包含了更多既往未用过他莫昔芬治疗的患者，结果显示，联合组无进展生存期（PFS）优于单药组[13]。在二线治疗中，一项Ⅲ期对照研究显示，氟维司群联合阿那曲唑或依西美坦的疗效与单药氟维司群相似。目前证据尚不支持氟维司群联合内分泌治疗。

目前没有临床研究证实化疗和内分泌治疗同时给药可延长患者的生存期，因此不建议在临床试验范围外使用。由于 HR 检测存在假阴性，专家组认为，对具有肿瘤进展缓慢、无复发生存时间（RFS）较长、单纯骨和软组织转移等特征的 ER/PR 阴性 MBC 患者仍有可能从内分泌治疗中获益；美国国立综合癌症网络（NCCN）指南也特别指出，对于这部分患者也可给予内分泌治疗。

长期内分泌治疗后耐药的发生率较高，临床前研究发现，耐药机制可能与哺乳动物西罗莫司靶蛋白（mTOR）信号传导通路的激活有关。已有临床研究证实，使用依维莫司联合内分泌治疗，较单纯内分泌治疗可显著延长既往内分泌治疗失败患者的无进展生存期（PFS）[14]。

CDK4/6抑制剂帕泊昔布（palbociclib）联合来曲唑对比单药来曲唑治疗绝经后晚期乳腺癌Ⅱ期临床试验[15]，结果PFS从10个月延长至20个月，提示帕泊昔布联合来曲唑可作为绝经后晚期乳腺癌的一线治疗，全球及含中国人群的Ⅲ期临床试验正在进行中。帕泊昔布联合氟维司群作为内分泌耐药后的Ⅲ期临床试验结果对比单药效果好，PFS延长约5个月，同时生活质量获得改善[10]。基于该结果，帕泊昔布联合氟维司群可作为二线内分泌治疗。

**3. 内分泌治疗药物的选择**

绝经前乳腺癌患者复发/转移后，首选卵巢抑制（戈舍瑞林或亮丙瑞林）或手术去势联合内分泌药物治疗，如果辅助治疗中未使用他莫昔芬或者已中断他莫昔芬治疗超过12个月，可选择他莫昔芬联合卵巢抑制或去势。如果辅助治疗接受过他莫昔芬治疗的患者，可选择卵巢抑制或去势联合芳香化酶抑制剂（AI）。国内一项Ⅱ期研究证实，依西美坦联合戈舍瑞林用于二线治疗绝经前局部进展或晚期乳腺癌，PFS达13个月，客观缓解率38.6%，除了对骨或软组织转移有效，对肺转移等内脏转移患者，联合内分泌治疗也可获得较高的缓解率[17]。另有一些国内外临床研究结果也显示，阿那曲唑或来曲唑联合卵巢抑制对晚期乳腺癌有较好疗效。

绝经后患者一线内分泌治疗首选AI，对于经济条件受限的地区和人群，他莫昔芬或托瑞米芬也可以作为一线治疗药物。

晚期乳腺癌患者在选择内分泌治疗药物时，应考虑患者在辅助治疗阶段使用的内分泌药物种类和时间。目前对一线内分泌治疗失败后的MBC，可以选择的药物包括：他莫昔芬、托瑞米芬、不同机制的AI、氟维司群、孕激素类药物等。化疗致闭经患者，需要判断患者是否已绝经，特别是考虑联合应用AI时，因为年轻患者化疗后月经恢复的比例比年长的患者高。

乳腺癌内分泌治疗耐药后的靶向治疗选择。临床前研究认为内分泌耐药机制可能与mTOR信号传导通路激活有关。Ⅲ期随机对照临床研究BOLERO-2证实：对非甾体类AI治疗失败后的HR阳性/HER-2阴性绝经后ABC患者[18]，依维莫司联合依西美坦与依西美坦单药相比，显著延长PFS，分别为11个月和4.1个月，联合组不良反应发生率较高，应根据病情，权衡治疗可能取得的疗效和药物的不良反应、药物的可获得性及患者的意愿决定治疗的选择。目前，依维莫司尚未在中国获批此适应证。

# 七、HER-2阳性晚期乳腺癌治疗

## （一）治疗原则

1. 复发转移性乳腺癌患者应尽量再次检测HER-2，以明确HER-2状态。对病情发展不符合HER-2状态特点的患者，更应重新检测HER-2状态，即可以是原发病灶，也可以是复发转移灶[19]。

2. 对于HER-2阳性［IHC（+++）或ISH显示HER-2基因扩增］的晚期乳腺癌患者，除非患者存在禁忌证，都应尽早开始抗HER-2治疗。HER-2状态未明确，应慎重决定是否使用抗HER-2治疗。

3. 辅助使用过曲妥珠单抗治疗的晚期乳腺癌患者，仍应接受抗HER-2治疗。推荐对停用曲妥珠单抗至复发间隔时间≤12

个月患者可选用二线抗 HER-2 方案治疗；而对停用曲妥珠单抗至复发间隔时间>12 个月以上的患者选择曲妥珠单抗或曲妥珠单抗和帕妥珠单抗联合细胞毒药物作为一线抗 HER-2 治疗方案。

4. 尽管曲妥珠单抗单药治疗 HER-2 阳性复发转移乳腺癌有一定疗效，但曲妥珠单抗与多种化疗药物具有协同增效作用，联合化疗效果更好。

5. 对于 HER-2 阳性/HR 阳性的晚期乳腺癌患者，优先考虑抗 HER-2 治疗联合化疗。抗 HER-2 治疗联合芳香化酶抑制剂对比芳香化酶抑制剂显示 PFS 获益[20,21]，部分不适合化疗或进展缓慢的患者可以考虑抗 HER-2 治疗联合芳香化酶抑制剂治疗。

（二）治疗方案

1. 辅助治疗：未使用过曲妥珠单抗或曲妥珠单抗治疗结束后超过 1 年复发/转移的 HER-2 阳性晚期乳腺癌，曲妥珠单抗联合化疗疗效和安全性均优于拉帕替尼联合化疗[22]。

2. HER-2 阳性晚期乳腺癌在曲妥珠单抗联合紫杉类药物的基础上加用帕妥珠单抗可进一步延长患者生存期，中位生存期达 56.5 个月[23]。一线抗 HER-2 治疗方案首选曲妥珠单抗联合帕妥珠单抗和紫杉类药物，除了联合紫杉醇、多西他赛以外，也可联合其他的化疗药物。帕妥珠单抗目前在中国内地尚未上市。

3. 当无法获得帕妥珠单抗时，曲妥珠单抗联合紫杉类药物肿瘤缓解率可达 50%~60%，生存期显著延长[24]。除了紫杉类药物，曲妥珠单抗与其他单药化疗联合均被证实是有效安全的，如长春瑞滨、卡培他滨、吉西他滨、脂质体蒽环类等，联合节拍化疗也是合理的方案。但一般不推荐一线使用拉帕替尼联合化疗的方案。应考虑既往治疗、联合用药的毒性，根据不同患者情况选择不同的联合治疗方案。

4. 患者接受曲妥珠单抗联合化疗时，应持续至少 6~8 个周期，取决于肿瘤疗效和患者对化疗的耐受程度。抗 HER-2 治疗的最佳持续时间尚不明确，如果没有出现疾病进展或不可耐受的毒性，曲妥珠单抗治疗可持续使用至疾病进展，激素受体阳性患者可以考虑曲妥珠单抗联合内分泌维持治疗。如治疗后肿瘤完全缓解数年，也可考虑暂时中断治疗，待复发后再考虑曲妥珠单抗治疗，以减轻患者经济负担。

5. 抗 HER-2 治疗失败后的患者，持续抑制 HER-2 通路可带来生存获益，应继续抗 HER-2 治疗。T-DM1 是曲妥珠单抗治疗失败后首选的治疗方案[25]。在无法获得 T-DM1 时可选择其他二线治疗方案，包括继续曲妥珠单抗联合另一种细胞毒性药物；拉帕替尼联合卡培他滨和曲妥珠单抗联合拉帕替尼双靶向都是可选方案。有证据证实，相比于阿法替尼，曲妥珠单抗作为二线抗 HER-2 治疗与长春瑞滨联合有更多生存获益[26]。另有研究显示，mTOR 抑制剂依维莫司联合曲妥珠单抗对于既往接受过曲妥珠单抗治疗的晚期乳腺癌患者有一定的生存获益，也可作为二线治疗的选择[27]。

## 八、化学药物治疗和生物治疗

多数 MBC 是不可治愈的，治疗的目的是在保证患者生活质量基础上，控制肿瘤，减轻症状。化疗采用细胞毒药物杀伤肿瘤，有效率高，比内分泌治疗起效更快，但是常常伴有明显的不良反应，影响患者的生活质量，通常用于激素受体阴性的患者；对于激素受体阳性的患者如果疾病发展迅速、症状明显或内分泌耐药、出现内脏危象可以考虑给予化疗。

常用化疗药物：①蒽环类：如多柔比

星、表柔比星、吡柔比星、聚乙二醇化脂质体多柔比星；②紫杉类：如紫杉醇、多西他赛、白蛋白结合紫杉醇；③抗代谢药：如卡培他滨和吉西他滨；④非紫杉类微管形成抑制剂：如长春瑞滨、艾日布林。其他有效的药物包括环磷酰胺、顺铂、口服依托泊苷等[28]。治疗应遵循如下原则。

1. 联合化疗和单药化疗都是合理的选择。对于晚期乳腺癌患者，应尽量保证患者生存质量，尽可能考虑单药化疗作为首选方案[29]。对于病情进展迅速、存在内脏危象或需要迅速缓解症状、控制疾病进展的患者，可选择联合化疗。

2. 既往未接受过蒽环或紫杉类药物辅助治疗，优先考虑蒽环或紫杉类药物为基础的方案，其他有效的方案包括卡培他滨、长春瑞滨、吉西他滨等[30]。特别是有避免脱发意愿的患者。

3. 对于蒽环耐药或蒽环类药物达到累积剂量或者出现蒽环类药物的剂量限制性毒性（例如心脏毒性），并且既往未用过紫杉类药物的转移性乳腺癌患者，后续化疗通常选择以紫杉类药物为基础的方案，优选紫杉类单药方案。

4. 既往使用过蒽环及紫杉类，不需要联合化疗的患者，可优先考虑口服卡培他滨单药的方案。

5. 对于在辅助治疗中已经用过紫杉类药物，在紫杉类辅助化疗结束后 1 年以上出现的肿瘤进展患者，复发转移后仍可考虑再次使用，但建议优先考虑之前未使用过的药物。

6. 化疗的持续时间和能否接受多线化疗可根据患者的具体情况进行个体化选择，荟萃分析表明一线化疗持续时间长能够延长疾病控制时间，并可能延长总生存[31]。因此可持续应用直至疾病进展或出现不可耐受的毒性，也可考虑单药维持治疗。

7. 联合化疗有效之后的单药维持治疗，根据患者的毒性反应及耐受情况，选用原联合方中的一个药物进行维持，优先考虑选择使用方便、耐受性好的药物，如口服卡培他滨。

8. HR 阳性乳腺癌化疗有效之后，采用化疗或内分泌维持都是合理的选择。

9. 节拍化疗方案更注重患者生活质量，口服耐受性好，可选方案包括口服卡培他滨、环磷酰胺、甲氨蝶呤、依托泊苷（VP16）胶囊等。

10. 综合分析现有临床研究结果，以及一项近期荟萃分析[32]结论认为，在晚期乳腺癌中应用贝伐单抗，可以在 PFS 方面得到有限的获益，但对总生存期（OS）没有延长，临床实践中，应慎重选择患者。

11. Ⅲ期临床试验显示，卡铂单药疗效与多西他赛单药相似，亚组分析显示，对 BRCA 突变患者使用卡铂疗效更优，因此可考虑卡铂单药作为三阴性乳腺癌患者的治疗选择。

12. 对非 BRCA 突变相关的三阴性晚期乳腺癌，目前没有证据支持使用不同或特定治疗方案，适合 HER-2 阴性乳腺癌的化疗方案也适用于该类乳腺癌患者的治疗。

13. 中国研究者的Ⅱ期、Ⅲ期临床试验结果表明[33,34]，顺铂联合多西他赛、顺铂联合吉西他滨的方案优于非铂类两药联合方案。对于考虑一线使用联合方案治疗的患者，推荐含顺铂的联合方案用于三阴性晚期乳腺癌患者的治疗。

14. 对三阴性晚期乳腺癌，特别是年轻患者，建议行 BRCA 基因突变检测。

## 九、骨转移

乳腺癌患者发生骨转移风险较高，可考虑把排除骨转移的临床检查作为常规检查项目。一旦患者出现骨痛、病理性骨折、碱性磷酸酶升高、脊髓压迫或脊神经根压迫，或高钙血症等临床表现，应进一步检查排除骨转移病变，主要依据影像学检查。

1. 乳腺癌骨转移综合治疗的主要目标：恢复功能，控制肿瘤进展；预防及治疗骨相关事件（SRE），缓解疼痛、改善生活质量。

2. 治疗应以全身治疗为主，骨调节剂（双膦酸盐、地诺单抗）可以预防和治疗SRE，应作为乳腺癌骨转移治疗的基本用药。一般建议每月1次，最佳持续时间尚不明确，但多数研究表明，持续给药1.5~2年能够显著降低SRE的发生率。另有研究结果显示，唑来膦酸3个月1次的使用间隔预防SRE的发生非劣于每月1次的常规疗程[35]。

3. 如患者已发生骨转移，推荐尽早在无骨痛等症状时加用双膦酸盐类，即使全身疾病进展也应继续应用[36]，直至患者不能耐受。

4. 对于孤立性骨转移，还没有确定骨调节剂的最佳给药时间和持续时间。

5. 对骨转移引起持续性或局限性疼痛的患者，须进行影像学评估，以确定是否即将出现或实际已出现了病理性骨折。对可能出现或者已经发生长骨骨折的骨转移患者，需要进行矫形评估，后续的治疗选择可能为手术固定或放疗。如果没有明确的骨折风险，放疗可作为治疗选择。

6. 如怀疑患者出现脊髓受压引起的神经系统症状和体征，应立即作为肿瘤急症进行充分的评估。需要对可能影响的区域以及脊柱临近区域进行充分的影像学评价。MRI是首选检查手段。可能需要急诊手术进行手术减压治疗。如果没有可行的减压固定方法，放疗可作为治疗选择[37]。

7. 双膦酸盐和地诺单抗治疗均可能引起下颌骨坏死（ONJ），ONJ在乳腺癌患者中发生率为3‰。发生ONJ的风险因素包括患者基线的口腔健康状态及治疗期间的口腔操作。因此，在静脉注射双膦酸盐或地诺单抗前应推荐患者进行牙科检查，并且尽可能避免治疗期间进行牙科手术[38]。

8. 静脉注射双膦酸盐或皮下注射地诺单抗前应监测血浆钙浓度、肌酐、磷、镁水平。由于在治疗过程中容易出现低磷血症和低钙血症，因此建议在治疗过程中应加强监测钙、磷、镁水平。

## 十、脑转移

约15%的ABC患者可发生中枢神经系统的转移[39]，HER-2阳性和三阴性晚期乳腺癌患者脑转移发生率较高，三阴性乳腺癌脑转移多发生于病程的早期，由于缺少有效的治疗手段，预后一般较差。相对来说，HER-2阳性ABC患者脑转移多发生较晚，预后较好。大多数患者脑转移经过有效的局部治疗和抗HER-2治疗为基础的全身治疗可存活数年[40]。

1. 脑转移的诊断可建立在脑增强MRI影像上，但如需与其他脑肿瘤鉴别诊断，可进行影像引导下活检或开颅活检/切除。脑转移诊断确立后，需要根据患者一般情况、颅外病灶的控制情况及脑转移灶的数目和部位选择合理的局部治疗和支持治疗，并在此基础上根据原发肿瘤的分子分型和既往抗肿瘤全身治疗情况选择合理的全身治疗。

2. 单个脑转移的局部治疗原则：应综合考虑肿瘤的大小，部位及手术的风险大小，首选的治疗方案包括：

（1）手术切除+放疗：和单纯放疗相比，手术切除+放疗可以获得更好的局部控制率、症状控制时间及中位生存时间；对于有占位效应的患者，手术有迅速缓解症状的优势。需要注意的是，手术的生存获益只有在没有颅外转移灶或者颅外病灶得到控制的患者中才可以体现，合并未控制的其他脏器转移的患者并不适合推荐手术；手术切除+放疗和单纯手术相比也可以提高局部控制率，并降低 2/3 的颅内远处转移率[40]。

（2）立体定向放疗（SRT）：包括单次治疗的立体定向放射手术（SRS）或分次的立体定向放疗（FSRT），在 SRT 基础上的全脑放疗并不提高生存率。

3. 转移灶数目 2~3（或 2~4）枚的局部治疗原则：最大径<3cm 或 4cm，且预后良好类型的患者，选择方案为：

（1）SRS/FSRT+全脑放疗[41]。

（2）如 ≥3cm 或 4cm、并且有症状的病灶，可手术切除直径较大病灶后补充术后放疗，放疗可选择全脑或 SRS/FSRT[42]。

（3）全脑放疗+SRS/FSRT。

单纯 SRT 和 SRT+全脑放疗相比，SRT 可以减少因全脑放疗带来的神经认知功能影响[43]。SRT 以后补充全脑放疗可以显著降低颅内复发率，但是丧失了单纯 SRT 对认知功能的保护，所以临床实践中应结合颅内肿瘤情况、预期生存时间，以及患者和家人的治疗意愿做出治疗决策。SRS 剂量参考范围包括 24Gy、18Gy 或 15Gy，剂量选择主要参考照射肿瘤的体积、单纯 SRT 还是配合全脑放疗等。

4. 多发脑转移或一般情况差、和（或）伴有脑膜转移的局部治疗原则：虽然所有的脑转移患者都可以选择全脑放疗作为局部治疗手段，但原则上对于脑转移数目超过 4 枚，或者有脑膜累及，或者虽然转移灶数目不超过 3 或 4 枚，但是合并有未控制的全身疾病播散以及卡氏功能状态评分（KPS）<70 的患者，首选在皮质激素和脱水等对症支持治疗基础上的全脑放疗，全脑放疗剂量选择范围包括 20~

40Gy/5~20 次，其中相对常见的选择包括 30Gy/10 次、37.5Gy/15 次和 40Gy/20 次。上述不同的剂量和（或）分割方案对局部控制率和生存率的影响没有显著的差别，原则上，情况差的患者更倾向于选择短疗程的治疗。在多发脑转移的前提下，应根据患者一般情况和转移灶特点决定全脑放疗后是否局部加量照射。如果一般情况差或患者及家属拒绝接受全脑放疗，患者也可接受单纯的对症支持治疗。

5. 推荐在脑转移的患者中首先遵循原发肿瘤的分子分型而继续抗肿瘤全身治疗。尤其在接受过全脑放疗后的患者，因为血脑屏障的破坏程度更高，从全身治疗中获得的益处可能更高。在此基础上可综合考虑药物透过血脑屏障的能力，在脑膜转移的患者中，药物选择需更多地考虑血脑屏障通透能力。

6. HER-2 阳性转移性乳腺癌随着病程的发展，脑转移的概率也呈现持续性增多的趋势，如果患者的病程足够长，最终约 50% 的 HER-2 阳性转移性乳腺癌患者发生脑转移[44]。已有研究证实，全脑放疗和脑转移瘤对血-脑屏障的病理影响，可能会增加曲妥珠单抗的通过性，从而发挥抗 HER-2 的治疗作用。回顾性资料证实，HER-2 阳性脑转移患者在脑放疗的基础上持续抗 HER-2 治疗可以有效改善患者的生存率[45]。HER-2 阳性转移性乳腺癌治疗过程中发生脑转移后，患者仍能从持续的曲妥珠单抗治疗中获得生存获益。有研究结果证实，曲妥珠单抗与拉帕替尼在预防脑转移的作用上并无统计学差异，但曲妥珠单抗能够带来更多生存获益[46]。因此，HER-2 阳性脑转移患者应遵循 HER-2 阳性 ABC 患者的治疗原则，治疗过程中出现脑转移，如果颅外转移病变稳定时没有必要改变全身治疗方案，可用原方案维持[47]。

在小体积无症状的脑转移患者中，可以谨慎考虑将拉帕替尼和卡培他滨联合方案作为起始治疗，将放疗作为挽救治疗手段在后续备用[48]。

7. 特殊情况处理及新进展：虽然有报道在转移灶数目>4 枚的患者中也可以首选 SRT 而暂时不续以全脑放疗，但是必须充分告知后续的复发风险，尤其是伴有神经定位体征的复发风险。

8. 脑转移患者治疗后 1 年内每 2～3 个月 1 次增强脑 MRI 检查，以后随病情变化而调整。

## 十一、其他部位转移

### 1. 肝转移

尚待针对肝转移患者开展前瞻性随机临床研究。目前尚无局部治疗改善生存的随机数据。局部治疗推荐应用于选择性的、体力状态良好、肝累及少、无肝外病变、经全身治疗病情稳定的患者。目前尚无数据支持最佳治疗方式（手术、立体定向放疗，肝内化疗或其他）。

### 2. 恶性胸腔积液

恶性胸腔积液需接受全身治疗+局部处理。若对临床诊断不明确者，可行诊断性胸腔穿刺术。临床常见假阴性结果。临床症状明显的胸腔积液可行引流术。在尽量引流胸腔内积液后，可注入博来霉素、生物反应调节剂等药物。

### 3. 胸壁和区域（淋巴结）复发

（1）由于存在同时远处转移灶风险，患者应接受全面评估，包括胸、腹、骨。

（2）在可行及并发症低的情况下，应手术切除胸壁和区域复发灶。

（3）既往未接受放疗者，可行局部区域放疗。

（4）既往接受过放疗者，在部分病例中可考虑再次对全部区域或部分胸壁行放疗。

（5）除局部治疗外（手术+放疗），若存在远处转移，应行全身治疗（化疗、内分泌和抗 HER-2 治疗）。

（6）ER 阴性者，局部或区域治疗后接受化疗可改善长期疗效。

（7）ER 阳性者，局部或区域治疗后接受内分泌治疗可改善长期疗效。

（8）全身治疗应评估肿瘤生物学特征、既往治疗、无病间期、患者因素（合并症、体力状态等）。

（9）不适合接受根治性局部治疗的患者，姑息性全身治疗应遵从转移性乳腺癌治疗的原则，可考虑接受姑息性局部治疗。

## 十二、男性转移性乳腺癌指南

1. 男性乳腺癌是一种少见疾病，约占所有乳腺癌的 1%，基本没有关于男性 MBC 的随机临床试验，相关数据均来自回顾性病例分析。

2. HR 阳性率约 90%，男性 MBC 的治疗策略均借鉴于女性乳腺癌的治疗。对于 ER 阳性男性 MBC，除非怀疑内分泌耐药，或疾病进展迅速需要快速缓解，大多数情况下应优先选择内分泌治疗。

3. 对于 ER 阳性男性 MBC，他莫昔芬可作为首选，但不良反应较女性患者发生率高。

4. 对于需要接受 AI 治疗的男性 MBC 患者，需要联合促黄体激素释放激素激动剂（LHRHa）或睾丸切除术治疗，因为 AI 的治疗可能会通过负反馈机制而引起雄激素和卵泡刺激素（FSH）的升高，且男性患者体内部分雌激素来源于睾丸。单独 AI 治疗（不联合 LHRHa）所致的男性雌激素水平的降低比例仅为 50%～70%，而女性可达 95% 以上。

5. 雄激素受体（AR）的阳性率达到

95%，睾丸切除术有效，肿瘤缓解率为
32%~67%。

## 十三、结论

　　晚期乳腺癌的治疗是一个复杂的过程，
应综合考虑肿瘤本身、患者机体状态及现
有治疗手段等多种因素。因缺乏高水平循
证医学证据，现有的晚期乳腺癌治疗措施
仍存在一定局限性。在过去的几十年间，
乳腺癌辅助治疗发生了实质性的改变，使
得晚期乳腺癌在既往治疗和耐药机制方面
发生相应改变，导致以往的研究结果可能
不适合目前的治疗情况。因此，我们迫切
需要集合各方力量共同发起一些设计良好、
高质量的临床试验，以寻求晚期乳腺癌的
最优治疗策略和最佳药物选择（包括给药
剂量、给药方案和疗效预测的标志物等）。
并将研究结果广泛推广至临床实践，从而
优化晚期乳腺癌患者的治疗，最终延长患
者生存时间，提高患者生活质量。

**顾问组成员**（按姓氏拼音排序）

庞　达（哈尔滨医科大学附属肿瘤医院）
任国胜（重庆医科大学附属第一医院）
邵志敏（复旦大学附属肿瘤医院）
沈镇宙（复旦大学附属肿瘤医院）
宋尔卫（中山大学孙逸仙纪念医院）
宋三泰（军事医学科学院附属医院）

**专家组成员名单**（按姓氏拼音排序）

胡夕春（复旦大学附属肿瘤医院）
江泽飞（军事医学科学院附属医院）
李　青（中国医学科学院肿瘤医院）
廖　宁（广东省人民医院）
刘冬耕（中山大学附属肿瘤医院）
刘　健（福建省肿瘤医院）
陆劲松（上海交通大学附属仁济医院）
马　飞（中国医学科学院肿瘤医院）
欧阳取长（湖南省肿瘤医院）
潘跃银（安徽医科大学第一附属医院）

沈坤炜（上海交通大学附属瑞金医院）
孙　涛（辽宁省肿瘤医院）
滕月娥（中国医科大学附属第一医院）
佟仲生（天津市肿瘤医院）
王淑莲（中国医学科学院肿瘤医院）
王树森（中山大学附属肿瘤医院）
王　涛（军事医学科学院附属医院）
王　翔（中国医学科学院肿瘤医院）
王晓稼（浙江省肿瘤医院）
王永胜（山东省肿瘤医院）
王碧芸（复旦大学附属肿瘤医院）
吴　炅（复旦大学附属肿瘤医院）
徐兵河（中国医学科学院肿瘤医院）
闫　敏（河南省肿瘤医院）
杨俊兰（解放军总医院）
殷咏梅（江苏省人民医院）
袁　芃（中国医学科学院肿瘤医院）
张　频（中国医学科学院肿瘤医院）
张清媛（哈尔滨医科大学附属肿瘤医院）
郑　鸿（四川大学华西医院）

## 参 考 文 献

[1] Largillier R, Ferrero JM, Doyen J, et al. Prognostic factors in 1038 women with metastatic breast cancer. Ann Oncol, 2008, 19：2012-2019.

[2] Theodoros F, Tommy F, Tobias L, et al. Age-specific trends of survival in metastatic breast cancer：26 years longitudinal data from a population-based cancer registry in Stockholm, Sweden. Breast Cancer Res Treat, 2011.

[3] Chen W, Zheng R, Baade PD, et al. Cancer statistics in China, 2015. CA Cancer J Clin, 2016, 66 (2)：115-132.

[4] Gonzalez-AnguloAm, Morales-Vasquez F, Hortobagyi GN. Overview of resistance to systemic therapy in patients with breast cancer. Adv Exp Med Biol, 2007, 608：1-22.

[5] Eubank WB, Mankoff D, Bhattacharya M, et al. Impact of FDG PET on defining the extent of

disease and on the treatment of patients with re-current or metastatic breast cancer. AJR Am J Roentgenol, 2004, 183 (2): 479-486.

[6] Arslan C, Sari E, Aksoy S, et al. Variation in hormone receptor and HER-2 status between pri-mary and metastatic breast cancer: review of the literature. Expert Opin Ther Targets, 2011, 15 (1): 21-30.

[7] Neuman HB, Morrogh M, Gonen M, et al. Stage IV breast cancer in the era of targeted thera-py: does surgery of the primary tumor matter? Cancer, 2010, 116 (5): 1226-1233.

[8] Hortobagyi GN. Multidisciplinary management of advanced primary and metastatic breast cancer. Cancer, 1994, 74 (1Suppl): 416-423.

[9] Sinacki M, Badzio A, Welnicka-Jaśkiewicz M, et al. Pattern of care in locally advanced breast cancer: focus on local therapy. The Breast, 2011, 20 (2): 145-150.

[10] Cardoso F, Costa A, Norton L, et al. 1 st In-ternational consensus guidelines for advanced breast cancer (ABC 1). The Breast, 2012, 21 (3): 242-252.

[11] Wilcken N, Hornbuckle J, Ghersi D. Chemo-therapy alone versus endocrine therapy alone for metastatic breast cancer. Cochrane Database Syst Rev, 2003, (2): CD002747.

[12] Mehta RS, Barlow WE, Albain KS, et al. Combination anastrozole and fulvestrant in meta-static breast cancer. N Engl J Med, 2012, 367 (5): 435-444.

[13] Mehta RS, Barlow WE, Albain KS, et al. S1-1: A Phase III Randomized Trial of Anastro-zole Versus Anastrozole and Fulvestrant as First-Line Therapy for Postmenopausal Women with Metastatic Breast Cancer: SWOG S0226. Cancer Res, 2011, 71 (24 Supplement): S1-1.

[14] Baselga J, Campone M, Piccart M, et al. Everolimus in postmenopausal hormone-recep-tor-positive advanced breast cancer. N Engl J Med, 2012, 366 (6): 520-529.

[15] Finn RS, Crown JP, Lang I, et al. The cyc-lin-dependent kinase 4/6 inhibitor palbociclib in combination with letrozole versus letrozole alone as first-line treatment of oestrogen receptor-posi-tive, HER-2-negative, advanced breast cancer (PALOMA-1/TRIO-18): a randomised phase 2 study. Lancet Oncol, 2015, 16 (1): 25-35.

[16] Turner NC, Ro J, André F, et al. Palbociclib in hormone-receptor-positive advanced breast cancer. N Engl J Med, 2015, 373 (3): 209-219.

[17] Wang J, Xu B, Yuan P, et al. Phase II Trial of goserelin and exemestane combination therapy in premenopausal women with locally advanced or metastatic breast cancer. Medicine, 2015, 94 (26).

[18] Pritchard KI, Burris HA, Ito Y, et al. Safety and efficacy of everolimus with exemestane vs. exemestane alone in elderly patients with HER-2-negative, hormone receptor-positive breast cancer in BOLERO-2. Clin Breast Cancer, 2013, 13 (6): 421-432. e8.

[19] Fabi A, Di Benedettoa, Metro G, et al. HER-2 protein and gene variation between primary and metastaticbreast cancer: significance and impact on patient care. Clin Cancer Res, 2011, 17 (7): 2055-2064.

[20] Kaufman B, Mackey JR, Clemens MR, et al. Trastuzumab plus anastrozole versus anastrozole alone for the treatment of postmenopausal women with human epidermal growth factor receptor 2-positive, hormone receptor-positive metastatic breast cancer: Results from the randomized phase III TAnDEM study. J Clin Oncol, 2009, 27 (33): 5529-5537.

[21] Johnston S, Pippen J, Pivot X, et al. Lapatinib combined with letrozole versus letrozole and placebo as first-line therapy for postmenopausal hormone receptor-positive meta-static breast cancer. J Clin Oncol, 2009, 27 (33): 5538-5546.

[22] Gelmon KA, Boyle FM, Kaufman B, et al.

Lapatinib or trastuzumab plus taxane therapy for human epidermal growth factor receptor 2-positive advanced breast cancer: Final results of NCIC CTG MA. 31. J Clin Oncol, 2015, 33 (14): 1574-1583.

[23] Swain SM, Baselga J, Kim SB, et al. Pertuzumab, trastuzumab, and docetaxel in HER-2-positive metastatic breast cancer. N Engl J Med, 2015, 372 (8): 724-734.

[24] Marty M, Cognetti F, Maraninchi D, et al. Randomized phase Ⅱ trial of the efficacy and safety of trastuzumab combined with docetaxel in patients with human epidermal growth factor receptor 2-positive metastatic breast cancer administered as first-line treatment: the M77001 study group. J Clin Oncol, 2005, 23 (19): 4265-4274.

[25] Verma S, Miles D, Gianni L, et al. Trastuzumab emtansine for HER-2-positive advanced breast cancer. N Engl J Med, 2012, 367 (19): 1783-1791.

[26] Harbeck N, Huang CS, Hurvitz S, et al. Afatinib plus vinorelbine versus trastuzumab plus vinorelbine in patients with HER-2-overexpressing metastatic breast cancer who had progressed on one previous trastuzumab treatment (LUX-Breast 1): an open-label, randomised, phase 3 trial. Lancet Oncol, 2016, 17 (3): 357-366.

[27] André F, O'Regan R, Ozguroglu M, et al. Everolimus for women with trastuzumab-resistant, HER-2-positive, advanced breast cancer (BOLERO-3): a randomised, double-blind, placebo-controlled phase 3 trial. Lancet Oncol, 2014, 15 (6): 580-591.

[28] Yuan P, Di L, Zhang X, et al. Efficacy of oral etoposide in pretreated metastatic breast cancer: A multicenter phase 2 study. Medicine, 2015, 94 (17): e774.

[29] Carrick S, Parker S, Thornton CE, et al. Single agent versus combination chemotherapy for metastatic breast cancer. Cochrane Database Syst Rev, 2009, 2 (2).

[30] 黄红艳, 江泽飞, 王涛, 等. 卡培他滨单药或联合方案治疗晚期乳腺癌的疗效和安全性. 中华肿瘤杂志, 2011, 33 (11): 850-853.

[31] Gennari A, Stockler M, Puntoni M, et al. Duration of chemotherapy for metastatic breast cancer: a systematic review and meta-analysis of randomized clinical trials. J Clin Oncol, 2011, 29 (16): 2144-2149.

[32] Rossari JR, Metzger-Filho O, Paesmans M, et al. Bevacizumab and breast cancer: a meta-analysis of first-line phase Ⅲ studies and a critical reappraisal of available evidence. J Oncol, 2012, 2012.

[33] Fan Y, Xu BH, Yuan P, et al. Docetaxel-cisplatin might be superior to docetaxel-capecitabine in the first-line treatment of metastatic triple-negative breast cancer. Ann Oncol, 2013, 24 (5): 1219-1225.

[34] Hu XC, Zhang J, Xu BH, et al. Cisplatin plus gemcitabine versus paclitaxel plus gemcitabine as first-line therapy for metastatic triple-negative breast cancer (CBCSG006): a randomised, open-label, multicentre, phase 3 trial. Lancet Oncol, 2015, 16 (4): 436-446.

[35] Himelstein AL, Qin R, Novotny PJ, et al. CALGB 70604 (Alliance): A randomized phase Ⅲ study of standard dosing vs. longer interval dosing of zoledronic acid in metastatic cancer [C] //ASCO Annual Meeting Proceedings, 2015, 33 (15Suppl): 9501.

[36] Wong MH, Stockler MR, Pavlakis N. Bisphosphonates and other bone agents for breast cancer. Cochrane Database Syst Rev, 2012, 2.

[37] George R, Jeba J, Ramkumar G, et al. Interventions for the treatment of metastatic extradural spinal cord compression in adults. Cochrane Database Syst Rev, 2008, 4.

[38] Woo SB, Hellstein JW, Kalmar JR. Systematic review: bisphosphonates and osteonecrosis of

the jaws. Ann Internal Medicine, 2006, 144 (10): 753-761.

[39] Barnholtz-Sloan JS, Sloan AE, Davis FG, et al. Incidence proportions of brain metastases in patients diagnosed (1973 to 2001) in the Metropolitan Detroit Cancer Surveillance System. J Clin Oncol, 2004, 22 (14): 2865-2872.

[40] Patchell RA, Tibbs PA, Regine WF, et al. Postoperative radiotherapy in the treatment of single metastases to the brain: a randomized trial. JAMA, 1998, 280 (17): 1485-1489.

[41] Aoyama H, Shirato H, Tago M, et al. Stereotactic radiosurgery plus whole-brain radiation therapy vs stereotactic radiosurgery alone for treatment of brain metastases: a randomized controlled trial. JAMA, 2006, 295 (21): 2483-2491.

[42] Kocher M, Soffietti R, Abacioglu U, et al. Adjuvant whole-brain radiotherapy versus observation after radiosurgery or surgical resection of one to three cerebral metastases: results of the EORTC22952-26001 study. J Clin Oncol, 2011, 29 (2): 134-141.

[43] Chang EL, Wefel JS, Hess KR, et al. Neuro-cognition in patients with brain metastases treated with radiosurgery or radiosurgery plus whole-brain irradiation: a randomised controlled trial. Lancet Oncol, 2009, 10 (11): 1037-1044.

[44] Pestalozzl BC, Holmes E, de Azambuja E, et al. CNS relapses in patients with HER-2-positive early breast cancer who have and have not received adjuvant trastuzumab: A retrospective substudy of the HERA trial (BIG 1-01). Lancet Oncol, 2013, 14: 244-248.

[45] Karam I, Hamilton S, Nichol A, et al. Population-based outcomes after brain radiotherapy in patients with brain metastases from breast cancer in the pre-trastuzumab and trastuzumab eras. Radiat Oncol, 2013, 8: 12.

[46] Pivot X, Manikhas A, Żurawski B, et al. CEREBEL (EGF111438): A phase Ⅲ, randomized, open-label study of lapatinib plus capecitabine versus trastuzumab plus capecitabine in patients with human epidermal growth factor receptor 2-positive metastatic breast cancer. J Clin Oncol, 2015, 33 (14): 1564-1573.

[47] Ramakrishna N, Temin S, Chandarlapaty S, et al. Recommendations on disease management for patients with advanced human epidermal growth factor receptor 2-positive breast cancer and brain metastases: American Society of Clinical Oncology clinical practice guideline. J Clin Oncol, 2014, 32 (19): 2100-2108.

[48] Bachelot T, Romieu G, Campone M, et al. Lapatinib plus capecitabine in patients with previously untreated brain metastases from HER-2-positive metastatic breast cancer (LANDSCAPE): A single-group phase 2 study. Lancet Oncol, 2013, 14: 64-71.

[原文参见: 中华医学杂志, 2016, 96 (22): 1719-1727.]

(稿源:《中华医学杂志》, 来源: 中国抗癌协会网站, 2016-08-03)

# 要重视乳腺癌的规范化治疗

徐兵河

国家癌症中心／中国医学科学院肿瘤医院　北京　100021

【关键词】　乳腺癌；分子分型；激素受体阳性，人类表皮生长因子阳性；三阴性乳腺癌

乳腺癌已经成为我国女性最常见的恶性肿瘤，我国乳腺癌患者的治疗涉及乳腺外科、普通外科、肿瘤内科、放疗科等很多科室，甚至一些中医科、妇幼保健院的医生也收治乳腺癌患者。全国各地乳腺癌的治疗水平和治疗效果相差甚大，究其原因，与治疗不规范有关。规范乳腺癌的治疗，是亟待解决的问题。

## 一、乳腺癌规范化治疗的原则

### （一）综合治疗与个体化治疗

乳腺癌的综合治疗已成为临床医生的共识。个体化治疗就是在综合治疗的基础上，根据肿瘤的不同病理及分子生物学特点、病期、病情及患者的全身状况，对每个患者"量体裁衣"，制定出个体化的治疗方案，在获得最佳疗效的同时，尽可能减少治疗带来的不良反应，提高生活质量，节约卫生资源。

### （二）各期乳腺癌规范化治疗

1. 原位癌

原位癌是临床分期为 0 期的乳腺肿瘤。根据不同的组织学起源，乳腺原位癌分为小叶原位癌（LCIS）和导管原位癌（DCIS）。两者的组织形态学和生物学行为明显不同，治疗策略也有差别。由于对

LCIS 的自然病史还不清楚，最为适当的治疗手段仍在探索中。DCIS 属于局限性疾病，主要采取局部治疗措施。其实，对同类型的 DCIS 治疗方法不同时，远期疗效却类似。局部切除+全乳放疗是目前最常用的治疗方案。

2. 浸润癌

浸润癌又分为可手术治疗（临床分期 I、II 期和 T3N1M0）的局部浸润性癌和不可手术的局部晚期乳腺癌（除了 T3N1M0 以外的临床 III A、III B、III C 期的乳腺癌）。对不可手术的局部晚期乳腺癌，可采用含蒽环类和含紫杉类的方案进行术前化疗，人表皮生长因子受体-2（HER-2）阳性则联合抗 HER-2 药物治疗。术前化疗结束后的局部治疗包括：

（1）全乳切除+腋窝淋巴结清除+放疗±延迟的乳房重建；局部晚期患者术后局部复发风险高，必须行包括胸壁（或乳腺）内乳区和锁骨上淋巴引流区的放疗。

（2）姑息性放疗：对新辅助化疗期间病情进展者，可采用姑息性放疗以增强局部控制。

### （三）局部与全身并重的原则

乳腺癌是一种全身性疾病，治疗时应注意合理安排局部治疗和全身治疗。局部

复发的治疗方法有手术和放疗，远处播散的治疗方法有化疗、内分泌治疗和生物治疗。治疗手段的选择应建立在对个体临床资料全面评估及对预后分析的基础上。全乳切除术患者局部复发时，如果能行局部治疗，应再次手术切除或对局部区域放疗。保留乳房术后局部复发患者应做全乳切除术。上述患者在完成局部治疗后，应考虑全身药物治疗。全身病变应根据具体情况选择化疗或内分泌治疗。但对某些特殊部位的转移，如脑转移、骨转移、脊髓压迫等仍以放疗为首选，其他一些部位的转移有时也需要作姑息放疗。随着乳腺癌分子生物学研究的不断深入，对乳腺癌的认识越来越深。研究发现，乳腺癌并非单一疾病，而是由不同亚型组成的一组疾病，也就是说，乳腺癌存在不同的分子亚型。根据乳腺癌分子分型指导乳腺癌的治疗，有助于提高乳腺癌的全身治疗效果。

## 二、分子分型与个体化治疗

目前根据雌激素受体（ER）、孕激素受体（PR）、HER-2、增殖细胞核抗原（Ki67 指数）等 4 种免疫组织化学结果将乳腺癌分为 4 种亚型：管腔 A 型、管腔 B 型、HER-2 过表达型和三阴性乳腺癌（TN-BC）。不同乳腺癌亚型的预后存在明显差异。临床实际工作中，我们应根据乳腺癌患者的分子亚型选择不同的治疗策略[1,2]。

## 三、激素受体阳性乳腺癌

激素受体阳性乳腺癌有两种类型，即管腔 A 型和管腔 B 型。管腔 A 型乳腺癌 ER 和（或）PR 阳性，Ki67<14.0%。该类型乳腺癌一般发展相对缓慢，对内分泌治疗敏感，除了少数合并淋巴结转移数目较多、核分级较高、脉管瘤栓等高危险因素的患者需要化疗以外，术后一般建议单用内分泌药物治疗。管腔 B 型又分为两种，一种是 ER 和（或）PR 阳性，HER-2 阴性，Ki67 ≥ 14.0%，建议给予内分泌治疗±化疗。另一种是 ER 和（或）PR 阳性，HER-2 阳性，无论 Ki67 的值是多少，一般应考虑化疗+抗 HER-2 治疗+内分泌治疗。

近 40 年来，激素受体阳性乳腺癌患者的内分泌治疗药物有了很大的发展，从 1977 年的他莫昔芬（TAM）等选择性雌激素受体调节剂（SERM）到 20 世纪 90 年代的三代芳香化酶抑制剂（AI）阿那曲唑、来曲唑、依西美坦，2002 年开始使用氟维司群，2012 年以后开始出现针对内分泌抵抗的靶向治疗[3-7]。总结辅助内分泌治疗的临床研究发现，ER 阳性患者在 5 年或更长时间的治疗下，能够带来长期的生存获益，15 年无病生存（DFS）绝对获益达到 13.2%，降低复发风险 39.0%，降低死亡风险 30.0%[3]。

对于激素受体阳性早期乳腺癌患者的治疗选择，最受关注的问题包括：

（1）TAM 辅助治疗是否需要将疗程从 5 年延长到 10 年，ATLAS、aTTom 研究数据已从临床实践上给予了肯定的回答[8,9]。两项临床试验的结果均证实，10 年 TAM 治疗能够降低乳腺癌复发率和死亡率，特别是对高危患者。

（2）绝经前激素受体阳性早期乳腺癌患者是否要行卵巢功能抑制（OFS），以及是否加用 AI，在 2015 年圣加仑（St. Gallen）共识专家投票中，多数专家支持对于年龄<35 岁、累及≥4 枚淋巴结的患者可加用 OFS，对于化疗后仍处于绝经前以及病理分级为Ⅲ级的患者，60%~80%的专家支持选择 OFS。对于选择 OFS 后，联合 AI 还是 TAM，考虑到临床获益与不良反应等问题，专家更倾向于在 4 枚及以上淋巴结转移和具有其他高危因素的患者中采用

OFS+AI。

（3）绝经后激素受体阳性乳腺癌患者的内分泌治疗是否选择 AI。目前，通过 ATAC、BIG1-98 和 IES031 等几项大规模多中心临床试验已形成的共识是：对于绝经后 ER 阳性乳腺癌患者，AI 较 TAM 更为安全有效。对于激素受体阳性晚期乳腺癌患者，FIRST 等几项临床研究结果提示，联合、优化用药方案和新的药物能够延长晚期患者的生存。目前，这类人群普遍的内分泌治疗策略是：一线单用非甾体类 AI，或联合方案阿那曲唑+氟维司群，来曲唑+帕泊昔布；二线单用依西美坦或氟维司群，或联合方案依西美坦+依维莫司，氟维司群+帕泊昔布；三线可以选择单用 TAM 或 TAM 联合依维莫司；四线可选择的药物有托瑞米芬、雌二醇、甲羟孕酮、睾酮等[10]。

细胞周期蛋白依赖性激酶（CDK）4 和 CDK6 途径与乳腺癌的发展有密切关系。CDK 在调节细胞周期进程中发挥着关键作用。细胞周期失控是癌症的一个标志性特征，而 CDK4/6 是细胞周期的关键调节因子，在许多癌症中，CDK4/6 过度活跃导致细胞增殖失控。近年来，靶向抑制 CDK4/6 通路已成为抗癌新药研发的一大热点。帕泊昔布是一个 CDK4/6 抑制剂，该药联合来曲唑一线治疗 ER 阳性、HER-2 阴性的绝经后晚期乳癌患者的结果表明，联用帕泊昔布+来曲唑的患者相比于来曲唑单药，能够显著延长患者的 PFS[6,7]。

## 四、HER-2 阳性乳腺癌

有 20%~30%的乳腺癌 HER-2 过表达。此型乳腺癌是一种特殊亚型，具有较差的临床生物学特征。含蒽环类为主的方案可能使 HER-2 阳性患者获益。1998 年，美国 FDA 批准针对 HER-2 基因过表达乳腺癌的单克隆抗体曲妥珠单抗上市，开创了乳腺癌分子靶向治疗的新时代。

曲妥珠单抗是一种人源化单克隆抗体，该抗体是第一个用于临床的靶向治疗药物，主要用于治疗 HER-2 阳性乳腺癌。曲妥珠单抗极大地改善了 HER-2 阳性乳腺癌患者的生存。北美的 NSABPB-31 和 NCCTGN-9831 研究比较了可手术乳腺癌患者术后 4 个周期多柔比星+环磷酰胺（AC）后再用 4 个周期紫杉醇，加或不加曲妥珠单抗治疗 52 周的疗效[11,12]。结果显示，曲妥珠单抗治疗组与不用曲妥珠单抗组比较，3 年 DFS 提高 12.0%，复发风险降低 52.0%，死亡风险降低 33.0%。BCIRG-006 研究结果则证明，曲妥珠单抗在早期乳腺癌辅助治疗中联合非蒽环类方案的疗效与含蒽环类方案的疗效相似。HERA 研究中所有 HER-2 阳性患者术后完成至少 4 个周期化疗后，被随机分为曲妥珠单抗 1 年治疗组、2 年治疗组和观察组。2007 年，《Lancet》发表的 HERA 研究中位随访 2 年的结果显示，曲妥珠单抗 1 年治疗组患者 DFS 较观察组提高 6.3%，OS 提高 2.7%，1 年曲妥珠单抗治疗降低患者死亡风险 34.0%。

NCCN 指南、圣加仑专家共识均推荐 HER-2 阳性的患者术后辅助治疗应考虑选择含曲妥珠单抗的联合方案。对肿瘤直径 ≥1.0cm 或淋巴结阳性的患者，建议辅助曲妥珠单抗治疗 1 年。对肿瘤直径>0.5cm 的患者，也要考虑辅助曲妥珠单抗治疗。

另一个已上市的分子靶向治疗药物——拉帕替尼是一种口服的小分子表皮生长因子酪氨酸激酶抑制剂。一项国际多中心 III 期临床试验结果表明，对 321 例 HER-2 过表达的晚期乳腺癌患者，拉帕替尼联合卡培他滨组和卡培他滨单药组的中位肿瘤进展时间分别为 36.9 周和 19.7 周，联合组脑转移的发生明显减少，两组不良反应发生率相似[13]。

由中国医学科学院肿瘤医院牵头的拉帕替尼联合卡培他滨用于蒽环、紫杉类以及曲妥珠单抗治疗失败的晚期乳腺癌的注册临床试验结果显示，临床受益率为57.7%，中位无进展生存期为 6.34 个月。拓展性研究显示，PIK3CA 基因扩增并不影响患者的 CBR 和 PFS[14]。

此外，重组单克隆抗体帕妥珠单抗可与 HER-2 受体胞外结构域 II 区结合，抑制二聚体的形成，抑制受体介导的信号转导通路。部分 II、III 期临床试验结果已显示了该药对 HER-2 阳性晚期乳腺癌以及在新辅助治疗中的良好效果。

## 五、三阴性乳腺癌（TNBC）

TNBC 是乳腺癌的一种特殊亚型，指癌组织免疫组织化学检查结果为 ER、PR 和 HER-2 均为阴性的乳腺癌。TNBC 占全部乳腺癌的 10%~15%，其多种生物学特性与基底细胞样型乳腺癌相似，但两者之间存在某些基因表达谱和免疫表型上的差异，因此亦不完全等同。在临床上，TNBC 预后较差，转移/复发高峰出现在疾病早期（一般在诊断后 1~3 年），特别是在术后 2~3 年，易发生脑、肺和骨转移，年轻女性患者更容易出现内脏转移。TNBC 组织学分级较高，绝大多数是浸润性导管癌，其治疗也面临着巨大的挑战[15]。

2015 年美国综合癌症网络（NCCN）指南指出，TNBC 无特异性化疗方案。圣加仑共识指出，对 TNBC 给予标准治疗，包含蒽环及紫杉的方案，对 BRCA 基因突变患者可考虑铂类为基础的化疗方案。

关于晚期 TNBC 的治疗，欧洲肿瘤内科学会（ESMO）指南指出[16]，此类患者应考虑选择化疗：

（1）唯一具有 1 类证据水平的标准治疗是对于以蒽环类药物为基础辅助化疗进展者，一线治疗首选以紫杉类为基础的化疗（1A）。最佳药物/方案的选择应遵循个体化原则。

（2）对于多数患者，单药序贯与联合化疗的 OS 期比较，无明显差异，但单药序贯化疗的毒性反应相对较少，患者生活质量较高。因此，对于不急于缓解和控制肿瘤相关症状、不存在威胁患者生命的情况，优选单药序贯治疗。在转移性 TNBC（mTNBC）一线治疗中，目前缺乏对比单药序贯和联合化疗的临床试验。

（3）目前二线及二线以上的治疗仍无标准治疗，缺乏相应的循证医学证据。

（4）每种化疗方案的持续时间及数目要遵循个体化治疗的原则。三线以后的治疗应考虑患者是否具备良好的 PS 评分及其对之前化疗的反应。

（5）不主张大剂量化疗。

mTNBC 患者有可能从铂类（包括顺铂和卡铂）化疗中获得更好的疗效。有前瞻性随机分组临床试验结果表明，与非铂方案相比，含铂两药联合方案可以延长患者的 PFS，甚至 OS[17,18]。

近年来，关于 TNBC 治疗研究的焦点集中在靶向药物上，包括人表皮生长因子受体抗体类药物、小分子单靶点和多靶点酪氨酸激酶抑制剂、抗血管生成类药物，以及作用于细胞增殖和 DNA 修复关键酶的药物等。

TNBC 有雄激素受体（AR）的表达和通路活化，有关 AR 信号与 TBNC 的药物研究在进行中。一项非甾体类抗雄激素药物比卡鲁胺用于 26 例 mTNBC 的研究（TBCRC011）显示，在第 24 周时，患者临床获益率为 19.0%，中位无进展生存期（PFS）为 12 周。AR 抑制剂治疗 mTNBC 是未来的重要研究方向。

PARP 抑制剂联合化疗治疗 mTNBC 也有相关的探索。一项口服 PARP 抑制剂（在 DNA 突变修复中扮演关键角色）奥拉帕尼在 BRCA 缺陷晚期乳腺癌中 II 期临床研究显示，奥拉帕尼联合紫杉醇既往经标准化疗失败患者的有效率为 36.8%（7/19）。

另外，TNBC 的免疫治疗也在探索中。PD-1 主要表达在激活的 T 细胞，与配体 PD-L1 和 PD-L2 结合损伤 T 细胞功能，其中 PD-L1 在肿瘤细胞和巨噬细胞中表达，PD-L1 通路提供了一个协同抑制信号以帮助肿瘤逃避免疫识别。有关 PD-1 免疫疗法的试验为 KEYNOTE-012 研究，研究纳入病例数为 27 例，探索了培布罗珠单抗（pembrolizumab）单药（每 2 周注射 1 次，剂量 10mg/kg）治疗 PD-L1 表达呈阳性的 mTNBC 的效果。结果显示，患者客观缓解率（ORR）为 18.5%，完全缓解（CR）率为 3.7%，部分缓解（PR）率为 14.8%，疾病稳定（SD）率 25.9%，疾病进展（PD）率为 44.4%，出现缓解的中位时间为 18 周，有 33.0% 的患者肿瘤缩小。在 6 个月时，PFS 率为 23.3%，中位缓解期尚未达到。此外，PD-1 抑制剂培布罗珠单抗、纳武单抗（nivolumab），PD-L1 抑制剂阿特珠单抗（atezolizumab）、德瓦鲁单抗（durvalumab），CTLA-4 抑制剂伊匹木单抗（ipilimumab）、曲美木单抗（tremelimumab）等免疫治疗药物均在开展 II 期或 III 期临床研究，期待有更多的研究数据发布。

## 六、小结

乳腺癌的治疗应遵循规范化的综合治疗和个体化治疗的原则。应避免过度治疗或治疗不足，避免药物和方案选择不当，也要避免随意更改方案。唯有如此，才能不断提高我国乳腺癌的治疗效果。

## 参 考 文 献

[1] Perou CM, Srlie T, Eisen MB, et al. Molecular portraits of human breast tumours. Nature, 2000, 406 (6797): 747-752.

[2] Coates AS, Winer EP, Goldhirsch A, et al. Tailoring therapies—improving the management of early breast cancer: St Gallen International Expert Consensus on the Primary Therapy of Early Breast Cancer 2015. Ann Oncol, 2015, 26 (8): 1533-1546.

[3] Early Breast Cancer Trialists' Collaborative Group (EBCTCG), Davies C, Godwin J, et al. Relevance of breast cancer hormone receptors and other factors to the efficacy of adjuvant tamoxifen: patient-level meta-analysis of randomized trials. Lancet, 2011, 378 (9793): 771-784.

[4] 王佳玉, 徐兵河. 氟维司群治疗绝经后激素受体阳性晚期乳腺癌的研究进展. 中国癌症杂志, 2016, 26 (5): 471-475.

[5] Baselga J, Campone M, Piccart M, et al. Everolimus in postmenopausal hormone-receptor-positive advanced breast cancer. N Engl J Med, 2012, 366 (6): 520-529.

[6] Turner NC, Ro J, André F, et al. Palbociclib in hormone-receptor-positive advanced breast cancer. N Engl J Med, 2015, 373 (3): 209-219.

[7] Finn RS, Crown JP, Lang I, et al. The cyclin-dependent kinase 4/6 inhibitor palbociclib in combination with letrozole versus letrozole alone as first-line treatment of oestrogen receptor-positive, HER2-negative, advanced breast cancer (PALOMA-1/TRIO-18): a randomised phase 2 study. Lancet Oncol, 2015, 16 (1): 25-35.

[8] Davies C, Pan H, Godwin J, et al. Long-term effects of continuing adjuvant tamoxifen to 10 years versus stopping at 5 years after diagnosis of oestrogen receptor-positive breast cancer: ATLAS, a randomised trial. Lancet, 2013, 381

（9869）：805-816.

［9］Gray RG, Rea D, Handley K, et al. aTTom:
Long-term effects of continuing adjuvant tamoxifen
to 10 years versus stopping at 5 years in 6, 953
women with early breast cancer. J Clin Oncol,
2013, 31 (18): 2631-2632.

［10］徐兵河, 江泽飞, 胡夕春. 中国晚期乳腺癌
临床诊疗专家共识 2016. 中华医学杂志,
2016, 96 (22): 1719-1727.

［11］Slamon D, Eiermann W, Robert N, et al. Ad-
juvant trastuzumab in HER2-positive breast
cancer. N Engl J Med, 2011, 365 (14):
1273-1283.

［12］Perez EA, Romond EH, Suman VJ, et al.
Four-year follow-up of trastuzumab plus adjuvant
chemothetapy for operable human epidermal
growth factor receptor 2-positive breast cancer:
joint analysis of data from NCCTG N9831 and
NSABP B-31. J Clin Oncol, 2011, 29
(25): 3366-3373.

［13］Geyer CE, Forster J, Lindquist D, et al.
Lapatinib plus capecitabine for HER2-positive
advanced breast cancer. N Engl J Med, 2006,
355 (26): 2733-2743.

［14］Xu B, Guan Z, Shen Z, et al. Association of
phosphatase and tensin homolog low and phos-
phatidylinositol 3-kinase catalytic subunit alpha
gene mutations on outcome in human epidermal

growth factor receptor 2-positive metastatic breast
cancer patients treated with first-line lapatinib
plus paclitaxel or paclitaxel alone. Breast Cancer
Res, 2014, 16 (4): 405.

［15］Bianchini G, Balko JM, Mayer IA, et al. Tri-
ple-negative breast cancer: challenges and op-
portunities of a heterogeneous disease. Nat Rev
Clin Oncol, 2016 May 17, ［Epub ahead of
print］

［16］Cardoso F, Harbeck N, Fallowfield L, et al.
Locally recurrent or metastatic breast cancer:
ESMO Clinical Practice Guidelines for
diagnosis, treatment and follow-up. Ann Oncol,
2012, 23 (Suppl 7): vii11-vii19.

［17］Fan Y, Xu BH, Yuan P, et al. Docetaxel-cis-
platin might be superior todocetaxel-capecitabine
in the first-line treatmentof metastatic triplenega-
tive breast cancer. Ann Oncol, 2013, 24
(5): 1219-1225.

［18］Hu XC, Zhang J, Xu BH, et al. Cisplatin
plus gemcitabine versus paclitaxel plus gemcit-
abineas first-line therapy for metastatic triple-
negative breastcancer (CBCSG006): a ran-
domised, open-label, multicentre, phase 3
trial. Lancet Oncol, 2015, 16 (4): 436-
446.

［原载：临床外科杂志, 2016, 24
(9): 649-652.］

（上接第 371 页）

［10］Liu W, Xu G, Ma J, et al. Osteopontin as a
key mediator for vasculogenic mimicry in hepato-
cellularcarcinoma. Tohoku J Exp Med, 2011,
224 (1): 29-39.

［11］Ping YF, Bian XW. Consice review: Contribu-
tion of cancer stem cells to neovascularization.
Stem Cells, 2011, 29 (6): 888-894.

［12］李文丽. 迁移诱导蛋白 7 在胃癌血管生成拟
态中的初步研究 ［D］. 重庆医科大

学, 2013.

［13］李建生. 现代鲜药抗肿瘤血管生成的研究进
展. 首都医药, 2011, 18 (18): 55-56.

［14］山院飞, 康鸿斌, 张瑞明, 等. 金龙胶囊对
乳腺癌术后化疗患者免疫功能的影响. 肿瘤
防治研究, 2014, 41 (5): 456-459.

［原载：肿瘤防治研究, 2016, 43
(12): 1059-1062.］

# 中国乳腺癌防控形势面临挑战

张保宁[1] 陈万青[2] 张 希[3] 乔友林[3]

1. 国家癌症中心/中国医学科学院肿瘤医院乳腺外科 北京 100021
2. 国家癌症中心/全国肿瘤防治研究办公室 北京 100021
3. 国家癌症中心/中国医学科学院肿瘤医院流行病研究室 北京 100021

【摘要】 中国乳腺癌的发病与死亡呈上升趋势，与全球相比形势不容乐观，防控措施面临挑战。针对中国乳腺癌的防控工作，应借鉴全球乳腺癌筛查经验，结合中国女性乳腺癌流行病学特征及中国国情，做好乳腺癌群体筛查，提高早诊率；规范乳腺癌临床诊疗行为，提高整体水平，降低死亡率；对生活、饮食习惯进行干预，动员全社会远离乳腺癌的危险因素，降低乳腺癌发病率；健全覆盖全国的乳腺癌发病登记系统，为调整防控策略提供帮助；整合科技资源，由科技主管部门和医疗行政部门组织开展大样本多中心临床试验及转化性研究，提高科研水平。中国乳腺癌的防控任重而道远。

【关键词】 乳腺肿瘤；筛查；诊断与治疗；预防；临床试验

全球乳腺癌发病率自 20 世纪 70 年代末以来，一直呈上升趋势，位居女性恶性肿瘤的首位；全球乳腺癌死亡率自 20 世纪 90 年代开始，呈现下降趋势[1]。中国乳腺癌的发病率和死亡率在全球范围均处于较低水平，发病率和死亡率自 2000 年持续升高，2011 年我国乳腺癌新发病例 24.9 万，预计乳腺癌发病率和年新发病例还将逐年上升[2-5]。美国的监测、流行病学和最终结果数据库（surveillance, epidemiology, and end results, SEER）显示，当美国乳腺癌死亡率呈现下降趋势时，中国乳腺癌死亡率仍呈现上升势头，中国乳腺癌的预防与控制正面临巨大挑战[5]。

有研究表明，全球乳腺癌死亡率的下降归功于：

（1）乳腺癌的筛查，使早期病例增多；
（2）乳腺癌的综合治疗，提高了疗效[6]。

这将对我国乳腺癌的防控策略提供重要启示。

## 一、我国乳腺癌群体筛查

### （一）全球乳腺癌筛查专家组会议

2014 年 11 月，世界卫生组织国际癌症研究机构（WHO/IARC）专家组对全球乳腺癌筛查方法进行了系统的梳理和评估，钼靶 X 线筛查可明显降低 50~69 岁女性乳腺癌死亡率，70~74 岁乳腺癌死亡率也有显著降低，但 40~49 岁乳腺癌死亡率的降低证据有限。钼靶 X 线检查适宜乳腺密度低、绝经后的妇女，能清晰显示乳腺各层

通信作者：张保宁，E-mail:cbd8891@126.com

组织及微小钙化灶，对绝经前高密度乳腺的病灶显像较差[7]。中国女性乳腺大多体积小而致密，近一半以上的乳腺癌发生在绝经前。因此，考虑到经济、方便、无放射损伤、可行性强等综合因素，中国农村妇女乳腺癌筛查主要选择了超声[8]。目前全世界尚无大规模随机对照试验，证明使用超声进行乳腺癌筛查能降低乳腺癌死亡率的数据。

### （二）我国乳腺癌筛查方案的制订

我国农村妇女、边远地区开展的乳腺癌筛查，考虑到乳腺钼靶 X 线机数量有限、不易携带等实际困难，可选择乳腺体检和超声检查。在城市开展的乳腺癌筛查，尤其是大城市，可选择联合乳腺体检、超声和钼靶 X 线检查，参考 IARC 对筛查的评估结果，钼靶 X 线筛查的年龄可定为 ≥45 岁；筛查开展的好坏与进行乳腺体检、超声及钼靶 X 线检查医师的技术和责任心密切相关。国家卫生和计划生育委员会、妇幼保健中心做了大量工作，要建立完善的筛查方案、技术流程和诊断标准，特别要注重对现场筛查人员的培训和准入。筛查组织部门应全面掌控现场的筛查情况（包括第一手资料的填写和登记），加强全面的技术质控，对现场出现的问题及时处理。结合欧美国家的经验，筛查的广覆盖（试点地区争取达到适龄人口的 70%）、后续的正确诊断和有效治疗、随访和医疗保险的跟进，环环相扣，组成一个整体的系统工程。

### （三）我国乳腺癌筛查的前瞻性研究

自 2009 年以来，乳腺癌筛查已经做了大量工作，但对中国妇女来说，尚无有效数据说明哪一种筛查方法为最佳方案，以及乳腺癌筛查能否有效降低中国女性乳腺癌的死亡率。因此，开展以人群为基础的大规模前瞻性临床随机对照研究，对乳腺钼靶 X 线、超声和乳腺体检等常用筛查技术，在中国妇女中降低乳腺癌死亡率的有效性进行评估，为我国乃至世界乳腺癌筛查提供科学依据。

## 二、规范乳腺癌临床诊疗行为以降低乳腺癌死亡率

美国乳腺癌死亡率的下降，除筛查外，另外一个主要原因为规范化的综合治疗。美国 SEER 数据库显示，美国乳腺癌患者的 5 年生存率为 89.4%，而中国为 73.0%。美国公立医院、私立医院、大医院和小医院，医疗设备均比较先进，加上医务人员的流动性，不同医院之间的技术水平相差较小。美国国立综合癌症网（National Comprehensive Cancer Network，NCCN）每年发布乳腺癌临床实践指南，得到了美国乃至全球临床医师的认可，全美乳腺癌诊治的规范化程度比较高。我国的各级医院，包括一些私立医院，医疗设备、检查项目和医师水平均存在差距。为规范乳腺癌临床诊疗行为，提高诊疗水平，在 2011 年，我国推出了乳腺癌诊疗规范，但诊疗实践中仍存在规范化不足的现象。我国乳腺癌诊疗规范适用于各级医院，通过多种形式继续教育宣传推广诊疗规范，让各级医院从事乳腺癌诊疗的医师遵照执行，提高乳腺癌患者的生存率、降低死亡率，造福广大乳腺癌患者。

## 三、干预人群的生活饮食习惯以控制或削弱与乳腺癌相关的危险因素

### （一）易患乳腺癌的人群

乳腺癌的发病与经济发展水平呈正相关。2012 年，全球肿瘤流行病统计数据显示，美国女性乳腺癌发病率为中国的 4.2 倍。我国不同地区的乳腺癌发病率也不一样，经济发达地区高于经济欠发达地区，

城市高于农村。中国不是乳腺癌的高发国家，但一些中国人移居到美国生活后，该人群患乳腺癌的风险就会增加，而且与移居美国生活时间的长短呈正相关[9]。我国≤24岁的女性患乳腺癌的很少，自25岁开始持续上升，55～59岁是乳腺癌的高发年龄，之后呈下降趋势[10]。病因学研究已经发现了与乳腺癌发生有关的高危因素，这些危险因素均存在于人们的日常生活和饮食习惯中[11]。婚育宜顺其自然，但近年来，独身、晚婚、晚育（初产年龄＞30岁）、哺乳时间短甚至不哺乳、不生育的现象增多，导致乳腺癌的发病率增加；婴幼儿饮食应注意营养均衡，提倡母乳喂养，儿童时期对高脂肪、高蛋白的饮食要有所节制，女孩营养过度、热量摄入过剩会促进早熟，使月经初潮时间提前，初潮提前会使乳腺癌的发病率增加[11]。青春期乃至成年女性，提倡选择多样化的健康食谱，少食高脂、高热量、炸烤腌制食品等，合理运动，注意避免绝经后肥胖，不乱用外源性雌激素，不长期过量饮酒。

**（二）建立良好的生活饮食习惯**

大力开展科普宣传，通过电视、媒体让广大妇女了解乳房的保健知识，增强防癌意识，远离与乳腺癌发生相关的危险因素，防患于未然。

（1）建立良好的生活方式，调整好生活节奏，保持心情舒畅。

（2）坚持体育锻炼，积极参加社交活动，避免和减少精神、心理紧张因素。

（3）纠正不良的生活、饮食习惯，控制热量和脂肪的摄入，多食蔬菜、水果、绿色食品和豆制品。

（4）积极治疗乳腺疾病。

（5）学习乳腺自我检查方法，养成每月1次的乳腺自查习惯，发现异常及时去医院检查。

（6）定期去医院体检。

（7）积极参加乳腺癌筛查。

恶性肿瘤的预防仅凭医务人员的努力是远远不够的，要动员全社会呵护乳房，关爱生命。

## 四、肿瘤发病登记系统

建立健全覆盖全国范围的乳腺癌发病登记系统，收集乳腺癌患者的发病、死亡和生存信息，对掌控我国乳腺癌预防与控制整体规划、开展乳腺癌相关研究以及调整乳腺癌防控策略可提供重要依据。

## 五、有计划开展临床试验研究

St. Gallen 国际乳腺癌治疗专家共识、NCCN 乳腺癌临床实践指南、NCCN 乳腺癌筛查和诊断临床实践指南以及 NCCN 降低乳腺癌风险临床实践指南，对乳腺癌的诊断、治疗、预防、筛查及早诊的共识与推荐，均出自大样本、多中心临床试验研究。为整合我国科技资源、节约经费、提高科研效率，乳腺癌防控项目的研究最好由科技主管部门和医疗行政部门组织专家统一设计，实施课题招标，有计划地开展大样本、多中心临床试验及转化性研究。以国家层面组织开展蛋白质组学、代谢组学、基因组学以及新兴的移动监控技术等相关研究，不断更新乳腺癌诊疗指南，遵循规范化原则，开展个体化治疗，为患者量身定制最佳治疗方案，以期达到治疗效果最大化和不良反应最小化，促使医学更精准。

进一步落实《中国癌症防治三年行动计划（2015—2017年）》，对乳腺癌的高危人群进行筛查与监测，动员全社会远离乳腺癌的危险因素，提高健康理念，增强防癌意识，终究会有效地遏制我国乳腺癌的发展势头，大大减少和控制乳腺癌的发病与死亡。

## 参 考 文 献

［1］CuradoMP. Breast cancer in the world: incidence and mortality. Salud Publica Mex, 2011, 53 (5): 372-384.

［2］黄哲宙, 陈万青, 吴春晓, 等. 中国女性乳腺癌的发病和死亡现况——全国 32 个肿瘤登记点 2003—2007 年资料分析报告. 肿瘤, 2012, 32 (6): 435-439.

［3］ChenW, Zheng R, Zeng H, et al. Annual report on status of cancer in China, 2011. Chin J Cancer Res, 2015, 27 (1): 2-12.

［4］李霓, 郑荣寿, 张思维, 等. 中国城乡女性乳腺癌发病趋势分析和预测. 中华预防医学杂志, 2012, 46 (8): 703-707.

［5］陈万青, 郑荣寿. 中国女性乳腺癌发病死亡和生存状况. 中国肿瘤临床, 2015, 42 (13): 668-674.

［6］Hortobagyi GN. Treatment of breast cancer. N Engl J Med, 1998, 339 (14): 974-984.

［7］Lauby-Secretan B, Scoccianti C, Loomis D, et al. Breast-cancer screening: viewpoint of the IARC Working Group. N Engl J Med, 2015, 372 (24): 2353-2358.

［8］张保宁. 乳腺肿瘤学. 北京: 人民卫生出版社, 2013: 81-83.

［9］Ziegler RG, Hoover RN, Pike MC, et al. Migration patterns and breast cancer risk in Asian-American women. J Natl Cancer Inst, 1993, 85 (22): 1819-1827.

［10］国家癌症中心, 卫生部疾病预防控制局. 中国肿瘤登记年报（2012）. 北京: 军事医学科学出版社, 2012: 80.

［11］赵平, 王陇德, 黎钧耀. 预防肿瘤学. 北京: 人民卫生出版社, 2015: 900.

［原载: 中华肿瘤杂志, 2016, 38 (10): 798-800.］

（上接第 304 页）

［12］de Sanjosé S, Diaz M, Castellsagué X, et al. Worldwide prevalence and genotype distribution of cervical human papillomavirus DNA in women with normal cytology: a meta-analysis. Lancet Infect Dis, 2007, 7 (7): 453-459.

［13］Castle PE, Schiffman M, Herrero R, et al. A prospective study of age trends in cervical human papillomavirus acquisition and persistence in Guanacaste, Costa Rica. J Infect Dis, 2005, 191 (11): 1808-1816.

［14］Moscicki AB, Schiffman M, Kjaer S, et al. Chapter 5: Updating the natural history of HPV and anogenital cancer. Vaccine, 2006, 24 (Suppl 3): S3/42-51.

［15］Althoff KN, Paul P, Burke AE, et al. Correlates of cervicovaginal human papillomavirus detection in perimenopausal women. J Womens Health (Larchmt), 2009, 18 (9): 1341-1346.

［16］Cuzick J, Szarewski A, Mesher D, et al. Long-term follow-up of cervical abnormalities among women screened by HPV testing and cytology-Results from the Hammersmith study. Int J Cancer, 2008, 122 (10): 2294-2300.

［17］Saslow D, Solomon D, Lawson HW, et al. American Cancer Society, American Society for Colposcopy and Cervical Pathology, and American Society for Clinical Pathology screening guidelines for the prevention and early detection of cervical cancer. Am J Clin Pathol, 2012, 137 (4): 516-542.

［18］Koshiol J, Lindsay L, Pimenta JM, et al. Persistent human papillomavirus infection and cervical neoplasia: a systematic review and meta-analysis. Am J Epidemiol, 2008, 168 (2): 123-137.

［原载: 中华肿瘤杂志, 2016, 38 (10): 792-797.］

❖ **皮肤肿瘤** ❖

# 最新黑色素瘤研究进展解读

郭 军

北京大学肿瘤医院 北京 100142

自免疫治疗 Ipilimumab 在黑色素瘤的治疗中取得了令人瞩目的成就以来，近年黑色素瘤治疗的发展可谓日新月异。黑色素瘤亦成为肿瘤领域的研究热点。2016 年刚刚入春，就有大量黑色素瘤方面的新研究结果被先后报道。这里对近期部分研究结果予以短评。

## 靶向治疗仍是焦点

美国临床肿瘤学杂志（J Clin Oncol）报道了一项最新研究，对 BRAFV600 突变的转移性黑色素瘤经 Dabrafenib 和 Trametinib 联合治疗的总生存和持续性反应进行了总结性报道。该项研究入组了Ⅰ期、Ⅱ期临床研究中未使用过 BRAF 抑制剂、含 BRAF V600 突变的转移性黑色素瘤患者，统计了经 Dabrafenib 和 Trametinib 联合治疗后获得持续性疗效和长期生存的数据。

分析发现：Dabrafenib 和 Trametinib 联合靶向治疗后，患者的中位总生存期（OS）超过 2 年，约20%患者经治疗 3 年，疾病仍稳定。既往部分学者报道靶向治疗有效率高，但 OS 时间受限；但此项回顾性分析显示，相当部分的患者有效，亦有可以媲美免疫治疗的有效时间。所以靶向治疗的耐药机制及有效时间显著患者的基因免疫微环境特点，将是今后深入研究的热点。

## 免疫治疗另辟蹊径

Ipilimumab 已被证实可延长晚期黑色素瘤患者的总生存期；但其有效率低，获益人群有限，一直都是困扰临床医生的问题。联合治疗无疑是解决这一难题的途径之一。TriMixDC-MEL 是将合成的 mRNA 通过电穿孔的方法植入负载自体黑色素细胞的树突状细胞，来自比利时的一项Ⅱ期临床研究将两者联合，以探索二者在非初治恶性黑色素瘤患者中的作用。结果显示 6 个月的疾病控制率为 51%，总有效率为 38%，优于 Ipilimumab 单药。虽然仅为一个小样本Ⅱ期研究，但为免疫检测点抑制剂联合细胞免疫治疗开辟了一条新的路径。

## 外科治疗及辅助治疗——仍有探寻空间

与刚刚进入佳境的内科治疗相比，黑色素瘤外科治疗趋于标准化。但对厚度超过2mm 的皮肤黑色素瘤患者行切除手术时应选择多大的切缘，及宽切缘对患者生存的获益，一直存在争议。一项多中心大样本、中位随访8.8 年的随机对照研究显示，对原发于躯干或四肢（除外手掌、足底）、厚度大于2mm 的局限期黑色素瘤，1cm 切缘组患者的死亡人数多于 3cm 切缘组（253 例 vs 241 例），但差异并无统计学意义。预计需要回答宽切缘对生存的影响，尚需扩大样本，延长随访时间；而对于厚度较薄、伴随较差预后危险因素的黑色素瘤，扩切 1cm 是否足够仍需要更多的随机研究来解决。

大剂量干扰素目前是高危皮肤黑色素瘤术后标准辅助治疗方案。一项名为阳光地带的研究再次分层评价了大剂量干扰素辅助治疗（HDI）及淋巴结清扫术（CLND）在前哨淋巴结（SLN）活检患者中的疗效。阳光地带研究提示，仅单个 SLN 阳性的患者，无法从 HDI 辅助治疗中获益。而对于病理及免疫组化阴性但 RT-PCR 阳性的患者，CLND 及 CLND+HDL 均无法延长 OS。这项研究结果提示，HDI 辅助治疗的获益人群仍需要被细致分层，而部分高危黑色素瘤的辅助治疗方案仍需要进一步探索。

总之，黑色素瘤治疗的进展是迅速而令人欣喜的，但仍有诸多问题需要研究者们努力探索答案。

## 研究一：BRAF V600 突变的转移性黑色素瘤

### 经 Dabrafenib 和 Trametinib 联合治疗的总生存和持续性反应

澳大利亚悉尼大学 Georgina V. Long 等报道的一项最新研究，对 BRAF V600 突变的转移性黑色素瘤经 Dabrafenib 和 Trametinib 联合治疗的总生存和持续性反应进行总结报道。（J Clin Oncol. 2016 年 1 月 25 日在线版）

该项研究统计 I 期、II 期临床研究中未使用过 BRAF 抑制剂、含 BRAF V600 突变的转移性黑色素瘤患者，经 Dabrafenib 和 Trametinib 联合治疗后获得持续性疗效和长期生存的数据，对其总生存（OS）和临床特征进行总结。

共纳入研究中非随机组（B 组）和随机组（C 组）中未使用过 BRAF 抑制剂、使用 Dabrafenib 150mg bid + Trametinib 2mg Qd 联合治疗的患者数据，分别分析其 PFS 和 OS。并结合持续性反应和 OS，分析患者的基线特征和临床因素。

结果显示，对 78 例患者进行分析，B 组患者（24 例）1 年、2 年、3 年的 PFS 率分别为 44%、22%、18%，C 组 54 例则分别为 41%、25% 和 21%。两组的中位 OS 为 27.4 个月和 25 个月。B 组患者 1 年、2 年、3 年 OS 率分别为 72%、60% 和 47%，C 组则为 80%、51% 和 38%。转移脏器少于 3 个，基线 LDH 低的患者生存期延长。LDH 正常的患者 3 年 OS 率达 62%，CR 患者的 3 年 OS 率达 63%。

因此，研究者得出以下结论：未经 BRAF 抑制剂治疗、含 BRAF V600 突变的转移性黑色素瘤患者，经 Dabrafenib 和 Trametinib 联合治疗后，中位 OS 超过 2 年。约 20% 患者经治疗 3 年，疾病仍稳定。如果患者基线状态时预后特征良好，则提示可能会获得持续性疗效。

## 研究二：一项随机研究的长期随访结果

### 高危、原发皮肤黑色素瘤的扩切范围：宽切缘或窄切缘？

英国马斯登皇家医院 Andrew J Hayes 等报告的一项研究显示，对于原发于躯干和四肢、厚度 >2mm 的皮肤黑色素瘤患者，1cm 切缘是不够的。当前指南建议对于厚度 >2 mm 的患者应扩切 2cm 时，厚度更薄的黑色素瘤则只需要扩切 1cm。对于厚度较薄、伴较差预后因素的黑色素瘤患者，扩切 1cm 是否足够仍需要更多的随机研究来释疑。（Lancet Oncol. 2016 年 1 月 11 日在线版）

长期以来，对厚度超过 2mm 的皮肤黑色素瘤，手术切除时应选择多大的切缘一直存有争议。既往一项中位随访 5 年的研究将皮肤黑色素瘤患者随机分为窄切缘组（1cm）和宽切缘组（3cm），结果显示，窄切缘组患者的局部复发率更高，两组患者在总生存期方面则无显著差异。

59 家医院（英国 57 家，波兰 1 家，南非 1 家）参与了该项随机、开放、多中心临床研究。目前研究人员针对该研究作了长期生存分析，将原发于躯干或四肢（除外手掌、足底）、厚度>2mm 的局限期黑色素瘤患者按 1∶1 的比例随机分组至 1cm 切缘组和 3cm 切缘组接受扩切手术。分层因素包括研究中心和初次切除范围。研究终点为总生存期和黑色素瘤相关生存期。数据分析在意向治疗人群中进行。

结果显示，1992 年 12 月 16 日至 2001 年 5 月 22 日，900 例患者被随机分入 1cm 切缘组（453 例）或 3cm 切缘组（447 例）。中位随访 8.8 年时，494 例患者死亡，其中 359 例死于黑色素瘤；即，1cm 切缘组有 194 例死于黑色素瘤，3cm 切缘组有 165 例死于黑色素瘤。虽然 1cm 切缘组的总死亡人数高于 3cm 切缘组（253 例 vs 241 例），但差异无统计学意义。1cm 切缘组中有 35 例（8%）患者存在手术并发症，而 3cm 切缘组中则有 65 例（15%）患者存在手术并发症。

## 研究三：室内日光浴可加剧年轻女性黑色素瘤的发生

美国明尼苏达大学共济会癌症中心 DeAnn Lazovich 等报告，室内日光浴很可能是增加美国年轻女性黑色素瘤发病率的一个危险因素，如果不减少或限制室内日光浴，较高的黑色素瘤发病率仍将持续。（JAMA Dermatol. 2016 年 1 月 27 日在线版）

在美国，小于 50 岁的女性黑色素瘤发病率较男性增加更为急剧。目前尚无文献报道室内日光浴与黑色素瘤在性别和年龄上的相关性，从而无法判断其发病率增加趋势是否是为年轻女性更多地进行室内日光浴所致。

为了调查室内日光浴与<50 岁的不同性别黑色素瘤患者的关联，这项基于人群的病例对照研究自明尼苏达州入组 2004~2007 年确诊的 681 例黑色素瘤患者（其中女性 465 例，占 68.3%）和 654 例健康对照受试者（其中女性 446 例，占 68.2%），年龄为 25~49 岁，主要分析不同性别、不同年龄段（<30 岁、30~39 岁和 40~49 岁）室内日光浴受试者发生黑色素瘤的比值比（OR）未标化值、校正 OR 和 95%置信区间，以及性别对室内日光浴逾黑色素瘤发生部位的影响。

结果显示，相对于 40~49 岁的女性，<40 岁者接受室内日光浴的年龄更小（16 岁 vs 25 岁，P<0.001），且更为频繁（日光浴时节接受日光浴的中位数分别为 100 次和 40 次，P<0.001）。<30 岁的黑色素瘤患者进行室内日光浴的频次是对照组的 6 倍（未标化 OR 为 6.0，95% CI：1.3~28.5），这种差异在 30~49 岁组中也很显著（30~39 岁女性：校正 OR 为 3.5，95%CI：1.2~9.7；40~49 岁女性：校正 OR 为 2.3，95%CI：1.4~3.6）。

在所有的年龄组中，还可以观察到剂量效应。在男性中，通过年龄分组得到的结论不一致。根据解剖部位分组，室内日光浴是女性躯干部位发生黑色素瘤的最强影响因素（校正 OR 为 3.7，95% CI：1.9~7.2）。

## 研究四：在前哨淋巴结活检黑色素瘤患者中

### 大剂量干扰素联合淋巴结清扫术疗效几何？

路易斯维尔大学医学院外科系 Kelly M.

McMasters 等报告研究提示，仅单个前哨淋巴结（SLN）阳性的患者，无法从大剂量干扰素（HDI）辅助治疗中获益。而对于病理及免疫组化阴性但 RT-PCR 阳性的患者，淋巴结清扫术（CLND）及 CLND + HDL 均无法延长总生存期（OS）。（J Clin Oncol. 2016 年 2 月 8 日在线版）

阳光地带黑色素瘤研究是一项前瞻性随机对照 Ⅲ 期研究，意在评价 HDI 及 CLND 在前哨淋巴结（SLN）活检患者中的疗效。

该研究入组 18~70 岁、原发灶 Breslow 厚度≥1.0mm 并行 SLN 活检的黑色素瘤患者。研究方案 A：SLN 仅 1 枚阳性淋巴结的患者，行 CLND 后随机分至观察组或 HDI 辅助治疗组。研究方案 B：病理及免疫组织化学确定 SLN 阴性的患者，再经过 RT-PCR 分子分期。RT-PCR 阳性的患者，随机分组入观察组，CLND 组或 HDI + CLND。研究的主要终点为无病生存期（DFS）及 OS。

研究方案 A 的中期分析显示，HDI 治疗组对比观察组，在 DFS 及 OS 上没有显著差异。研究方案 B 的中期分析显示，三组患者的 DFS 及 OS 均没有显著差异。疗效分析中也显示了同样的趋势。

## 研究五：健康细胞转化为黑色素瘤的过程不再神秘

哈佛研究者 Zon 等做出了可直接观察黑色素瘤起源的斑马鱼模型，可用于追溯从神经嵴祖（NCP）样细胞发展为黑色素瘤的整个过程。（Science. 2016 年 1 月 29 日在线版）

Zon 等的实验室创造了第一个 BRAF 驱动的黑色素瘤动物模型。该研究通过跟踪单个 NCP 细胞，观察它发展为黑色素瘤的过程。该研究表明，NCP 程序的再激活可

导致细胞增殖成黑色素瘤。

研究者培育出包含三个稳定转基因（BRAFV600E、p53 及 EGFP）、神经嵴细胞可标记荧光的斑马鱼模型。待其发展为荧光下呈现绿色斑点的成年鱼时，这些绿色斑点均提示发展为肿瘤。研究者可以跟踪转基因斑马鱼中分离的单个 EGFP 阳性细胞，并观察其进展为黑色素瘤。研究者认为这项工作对肿瘤治疗有着深刻的影响，因为提供了在癌症发生前就将其阻断的线索。从诊断角度来看，这套基因的开启意味着神经嵴可能是一个新的诊断恶性痣的方法。同时也有可能找到治愈的方法，那就是关闭该组基因。

值得注意的是，研究者确认了受精后 3~21 天神经嵴-EGFP 基因是无法被检测的。在包含 3 个转基因的胚胎中，嵴-EGFP 基因在发展为黑色素瘤的成年斑马鱼中重新表达。Zon 提出，这组基因最大的亮点是在人类黑色素瘤中也启动，它使细胞命运发生改变，重新回到神经嵴状态。研究表明黑色素瘤始祖细胞重新启动了胚胎神经嵴信号，激活了黑色素瘤基因程序。Zon 还认为，人类的许多基因与嵴基因相似，例如，DLX2 在胚胎神经嵴上开启，在正常成人中关闭，但在黑色素瘤中开启。一些基因组合可能满足标准。

## 研究六：原发结节性黑色素瘤

### BRAF V600E 表达为患者的预后因子

挪威卑尔根大学临床医学系癌症生物标志物研究中心 Emilia Hugdahl 等报告，在原发结节性黑色素瘤患者中，BRAF V600E 蛋白的表达情况可以成为一个新的预后因子。（Br J Cancer. 2016 年 2 月 25 日在线版）

BRAF 突变约见于 50% 的黑色素瘤中，但其预后作用并不明确。Hgdahl 等采用免

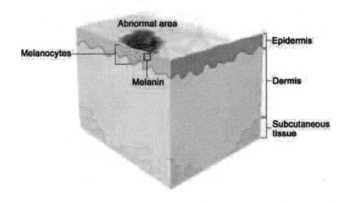

疫组织化学的方法测定了 248 例结节性黑色素瘤石蜡包埋切片中 BRAF V600E 蛋白的表达情况，并采用实时定量 PCR 法分析了 191 例患者的基因突变情况。

结果显示，86 例（35%）患者的 BRAF V600E 表达阳性，其高表达与肿瘤厚度、溃疡和较短的生存时间显著相关。此外，在多因素分析中，BRAF V600E 的表达水平是独立的预后因子，但 BRAF 的基因突变情况与预后无关。BRAF V600E 蛋白的表达和 BRAF 基因突变的一致率为 88%。

## 研究七：经治晚期黑色素瘤可能有了新疗法

比利时研究者 Bart Neyns 等报告，在经治的晚期黑色素瘤患者中，自体单核细胞源性 mRNA 电穿孔树突状细胞（TriMixDC-MEL）联合 Ipilimumab 获得了令人激动的疗效，且持续时间较长，患者的耐受性好。（J Clin Oncol. 2016 年 2 月 29 日在线版）

TriMixDC-MEL 是将合成的 mRNA 通过电穿孔的方法植入负载自体单核细胞源性树突状细胞的一种技术，是兼具免疫原性和抗肿瘤活性的新型治疗手段。Ipilimumab 可改善晚期黑色素瘤患者的总生存期。该项 II 期临床研究将两者联合，以探索二者对经治晚期黑色素瘤患者的作用。共入组 39 例患者给予联合治疗：其中 TriMixDC-MEL 的给药方案为分为 $4 \times 10^6$ 个细胞皮内注射联合 $20 \times 10^6$ 个细胞静脉注射；Ipilimumab 为 10mg/kg，每 3 周给药一次，连续给药 4 次，如无进展此后每 12 周再给予一次维持治疗。主要研究终点指标为 6 个月的疾病控制率，根据免疫相关评效标准进行评价。

结果显示，6 个月的疾病控制率为 51%（95%CI：36%~67%），总有效率为 38%（包括 8 例完全缓解和 7 例部分缓解）。中位随访 36 个月（22~43 个月），7 例完全缓解患者和 1 例部分缓解患者的疗效仍持续。最常见的治疗相关不良反应（所有分级）包括注射部位皮肤反应（100%）、树突状细胞注射后一过性寒战（38%）、感冒样症状（84%）、皮炎（64%）、肝炎（13%）、垂体炎（15%）以及腹泻/结肠炎（15%）。36% 的患者出现了 3~4 级的免疫相关不良反应。未观察到 5 级的不良反应。

（编译 王 轩 审校 郭 军）

（来源：《全球肿瘤快讯》2016 年 3 月总 156 期）

# 黑色素瘤是怎样改变肿瘤治疗的
# 未来和方向的

郭 军

北京大学肿瘤医院　北京　100142

近年来，黑色素瘤的临床治疗方面取得了数次突破性进展，黑色素瘤已经成为所有恶性肿瘤当中治疗模式变化最快的恶性肿瘤。晚期黑色素瘤患者的 1 年生存率从 20 世纪 90 年代的 25% ~ 35% 延长到了如今的 75%，个体化靶向治疗和免疫治疗是其中最关键的突破点。如何进行个体化治疗并寻找那些最能获益的患者是重中之重。

## 个体化靶向治疗

对细胞信号传导研究的进一步深入，为抗肿瘤治疗提供了从分子水平上干预这些信号传导通路的可能。研究发现，黑色素瘤细胞主要存在 BRAF、N-RAS 和 CKIT 等基因变异，我国的突变率分别为 25%、7.2% 和 17%。个体化靶向治疗中，对于 BRAF V600 突变的患者推荐 BRAF V600 抑制剂单药或 BARF V600 抑制剂联合 MEK 抑制剂；对于 CKIT 突变的患者，一般推荐 CKIT 抑制剂；对于 N-RAS 突变的患者，没有特异的抑制剂，一般用位于 N-RAS 下游的 MEK 抑制剂来治疗，但疗效欠佳。针对其他靶标（CDK、mTOR 等）的治疗都在临床研究当中。今年在黑色素瘤学术领域有所突破，总结为如下方面。

## N-RAS 突变患者：有待寻找更有效的抑制剂

目前没有特异的 N-RAS 抑制剂，以往的 II 期临床研究结果显示，MEK 抑制剂（MEKi）对于这部分晚期黑色素瘤患者的有效率为 20% 左右。Reinhard Dummer 教授发起了一项专门针对 N-RAS Q61 突变患者的 III 期临床研究（NEMO 研究），对初治或免疫治疗进展的患者给予 MEKi（Binimetinib）或达卡巴嗪标准化疗，患者的中位 PFS 分别为 2.8 个月和 1.5 个月，有效率分别为 15% 和 7%，总的疾病控制率分别为 58% 和 25%，既往接受过免疫治疗的患者使用 Binimetinib 的中位 PFS 反而更长，达 5.5 个月。

## CKIT 突变患者：新型的 CKIT 抑制剂达沙替尼无突破

既往已证实伊马替尼或舒尼替尼对于 CKIT 突变的黑色素瘤患者有效，但由于黑色素瘤的 CKIT 突变位点多变，总体疗效不如 BRAF 突变的患者。今年 Kevin 教授公布了 E2607 研究结果。这是使用另一个 CKIT 抑制剂达沙替尼治疗 CKIT 突变患者的 II 期临床研究，全组有效率为 18%，11 号或 13 号外显子突变患者的有效率为 20%，并未明显超越伊马替尼。

## BRAF 突变患者：合并 CDK 通路异常的患者疗效较差

目前 BRAF 突变的患者一般推荐 BRAF 抑制剂或 BRAF 抑制剂联合 MEK 抑制剂。COMBI-d 研究是一项Ⅲ期临床研究，其结果显示，BRAF 抑制剂联合 MEK 抑制剂治疗 BRAF 突变的患者优于 BRAF 抑制剂单药，使 1 年生存率从 50% 左右延长到 75%。

Keith T. Flaherty 教授进一步对这些患者的基因状态进行了分析，研究结果显示，同时伴有 CDK 通路异常，如 CDKN2A 基因突变或缺失的患者接受联合治疗的 PFS 和 OS 都明显缩短，结论提示，对于这部分患者联合 CDK 抑制剂可能提高疗效。另外，其他可能获益的临床指标为 LDH 正常的或转移部位少于 3 处的患者 1 年、2 年和 3 年生存率均提升 1 倍。

## CDK 通路异常的患者：期待 CDK 抑制剂的临床研究结果

肢端黑色素瘤是亚洲黑色素瘤的一种主要亚型，占 50% 左右，而在白种人中相对罕见。在 2016 年 ASCO 年会上发表了一项关于肢端黑色素瘤 CDK 通路异常的基础研究结果。来自北京大学肿瘤医院肾癌黑色素瘤内科的这项研究首次发现 CDK 通路可能是未来肢端黑色瘤一个重要的治疗靶点，在 428 例肢端黑色素瘤患者的标本中，几乎有 80% 的患者存在着非常高的 CDK 通路上基因的异常。该研究入选本届 ASCO 会议的壁报讨论，由美国得克萨斯大学 Michael A. Davies 教授进行点评。Davies 教授对这项研究给予了高度肯定，他认为："CDK 通路可能是亚洲肢端黑色素瘤的一个潜在治疗靶点，是转化医学研究的又一重大发现，肢端黑色素瘤患者有可能真正进入个体化靶向治疗的时代。"

## 免疫治疗

PD-1 单抗无疑是这两年来各大实体肿瘤中的明星药物，黑色素瘤是所有实体瘤中对免疫治疗最为敏感、疗效也最好的疾病。也在今年，黑色素瘤率先公布了漂亮的 2 年和 3 年生存数据。

## Pembrolizumab：中国区临床研究于 2016 年 7 月开始

Pembrolizumab 是目前入组黑色素瘤患者最多的一个药物，最为经典的研究为 Keynote 001 研究。该研究的远期生存数据也在今年的 ASCO 会议上公布，共纳入了 655 例进展期黑色素瘤患者，其中 75% 接受过既往治疗。

研究结果显示，进展期黑色素瘤患者可获得长期生存获益，3 年总生存率达到约 40%；完全缓解（CR）率达 15%，中位 OS 为 24.4 个月。初治患者 3 年总生存率略高于复治患者，分别为 45% 和 41%。Pembrolizumab 的中位治疗时间为 11.3 个月。9% 的患者在治疗达到 CR 后停药，97% 的患者疗效持续。在不良反应方面，Pembrolizumab 的耐受性良好，最常见的不良反应为乏力（40%）、瘙痒（28%）和皮疹（23%），仅有 8% 的患者因不良反应停药。

Pembrolizumab 的 3 年生存率达 40%，中位 OS 为 23.8 个月。目前，Pembrolizumab 在国内的临床研究将于 2016 年 7 月初启动，预计招募二线治疗的晚期黑色素瘤患者 60 例，全国有 8 家中心参与。

### Nivolumab

Nivolumab 是首个获得黑色素瘤适应证的 PD-1 单抗药物，并率先于 2014 年 7 月在日本上市。关于该药物最为瞩目的临床研究还是 Checkmate 067 研究。该研究证实了 Nivolumab 单药优于 Ipillimumab 单药（目前唯一上市的 CTLA-4 单抗，2011 年批准治疗黑色素瘤），更有意思的是发现 Nivolumab 联合 Ipillimumab 后明显提高了有效率、延长了总生存。

2016 年，Jedd Wolchok 教授公布了该研究的最新数据，945 例患者随机分为 Nivolumab+Ipillimumab、Nivolumab+安慰剂和 Ipillimumab+安慰剂组。随访至今，Nivolumab 联合 CTLA-4 单抗（Ipillimumab）治疗组患者的中位疗效维持时间尚未达到，Nivolumab 单药时间已达 22.3 个月，Ipillimumab 单药组只有 14.4 个月。

三组患者的中位 PFS 分别为 11.5 个月、6.9 个月和 2.9 个月，其中 BRAF 突变型患者的中位 PFS 分别为 15.5 个月、5.6 个月和 4.0 个月，BRAF 野生型患者的中位 PFS 分别为 11.3 个月、7.1 个月和 2.8 个月，似乎 BRAF 突变型患者对于免疫治疗的效果略优于 BRAF 野生型患者。

从该项研究看，联合组的有效率确实优于单药组，但 3~4 级的免疫相关不良反应高达 56.5%，因不良反应停药达 38%，这实在令人担忧，那是否有更安全的联合用药组合呢？

## 更安全的联合治疗方案?

今年公布的 Pembrolizumab 联合 Ipillimumab 治疗的剂量探索 Ⅰa 期临床研究，发现 2mg/kg Q3w+1mg/kg Q3w 的剂量组的 3/4 级不良反应发生率为 25%，因不良反应停药比例为 19%，初步研究结果显示，安全性要优于其他组合，且总体有效率为 57%，包括完全缓解为 10%，81% 的患者肿瘤缩小，平均缩小为 55%，疗效似乎与肿瘤 PD-L1 表达与否无关。

## PD-1 单抗: 是否通吃所有黑色素瘤亚型?

PD-1 虽然在晚期的皮肤黑色素瘤中取得了显著的成绩，但对于葡萄膜黑色素瘤，其疗效还值得探讨。今年美国的一项多中心回顾性分析显示，PD-1/PD-L1 抗体用于晚期眼葡萄膜黑色素瘤的疗效仅为 3%，中位 PFS 为 2.7 个月。

另一项法国的研究显示，21 例眼葡萄膜黑色素瘤患者接受 Nivolumab 或 Pembrolizumab 的治疗，未观察到任何客观疗效。在靶向治疗方面，一项 Akt 抑制剂±Mek 抑制剂的研究显示，加或不加 Mek 抑制剂对疗效改善不无作用。并且总共入组的 40 例患者中只有 2 例获得 PR，研究就此终止。据此，晚期葡萄膜黑色素瘤的治疗依然举步维艰，还需要大量探索性的研究改善患者的生存。

## PD-1 单抗: 在中国是否水土不服?

我国的黑色素瘤有 20%~25% 为来源于黏膜，如鼻腔、消化道、外阴等位置。而这种黑色素瘤在白种人中只占 1%，那对于黏膜黑色素瘤来说 PD-1 单抗是否有效呢？今年公布的 6 项免疫治疗研究中，黏膜黑色素瘤患者接受 PD-1 单抗的疗效分析结果，包括 CA209-003、CA209-038、Checkmate 069、Checkmate 037、Checkmate 066 和 Checkmate 067 研究。

其中接受 Nivolumab 单药、Nivolumab+Ipillimumab、Ipillimumab 单药的黏膜黑色素瘤患者分别为 86、35 和 36 人，与皮肤黑色素瘤患者相比，疗效均减半。因此对于中国的黏膜黑色素瘤患者来说，这无疑是晴天霹雳，寻找更有效的治疗方法仍然迫在眉睫。

（下转第 220 页）

❖ 肿瘤中医治疗 ❖

# 金龙胶囊对结肠癌血管生成拟态及 Mig-7 的影响

刘娇萍 袁昌劲 余 涛 刘 礼

华中科技大学同济医学院附属武汉中心医院中西医结合肿瘤科 武汉 430014

【摘要】目的：探讨金龙胶囊对结肠癌血管生成拟态（vasculogenic mimicry，VM）及迁移诱导蛋白7（Mig-7）的影响。方法：采用细胞三维培养技术观察 HCT116、HT29 结肠癌细胞株 VM 的形成能力。对 VM（+）组细胞进行后续实验，实验分为空白组、中药组（金龙胶囊）和阳性对照组（200μmol/L，5-氟尿嘧啶组），其中金龙胶囊组按培养液浓度分为低浓度（0.01mg/ml）、中浓度（0.02mg/ml）和高浓度组（0.04mg/ml）三组。采用 RT-PCR 和 Western blot 法分别检测各组 Mig-7 mRNA 和 Mig-7 蛋白的表达。结果：HCT116 细胞可形成 VM，HT29 细胞无形成 VM 能力；Mig-7 在 HCT116 细胞中阳性表达；金龙胶囊高、中、低剂量及 5-氟尿嘧啶组均可干扰 HCT116 细胞 VM 形成，下调 Mig-7 mRNA 和蛋白的表达，各药物组 VM 及 Mig-7 的表达量均低于空白对照组，差异有统计学意义（$P<0.05$），随着金龙胶囊剂量增大，VM 及 Mig-7 的表达量逐渐减少。以金龙胶囊高剂量组（0.04mg/ml）和 5-氟尿嘧啶组效果更为明显（$P<0.01$），且 5-氟尿嘧啶组效果优于金龙胶囊高剂量组（$P<0.05$）。结论：VM（+）组细胞可表达 Mig-7 mRNA 和 Mig-7 蛋白，金龙胶囊抑制 VM 的形成，可能与下调 Mig-7 mRNA 和 Mig-7 蛋白的表达有关。

【关键词】 金龙胶囊；结肠癌；血管生成拟态；迁移诱导蛋白7

## 引言

研究表明，结肠癌的生长、侵袭和转移与血管生成拟态（vasculogenic mimicry，VM）密切相关[1]。因此，抑制 VM 的形成对结肠癌的防治具有十分重要的意义。迁移诱导蛋白7（migration induced protein-7，Mig-7）是肿瘤 VM 的重要调节因子，它通过使肿瘤细胞自身发生可塑性变化，促进 VM 的形成，增加肿瘤细胞的侵袭，从而加快肿瘤的转移[2]。抗癌中成药金龙胶囊为现代鲜药代表之一，具有较好的抗肿瘤作用。目前，已有研究证实，金龙胶囊能够抑制肿瘤血管生成，其作用机制主要与抑制血管内皮生长因子（VEGF）和基质金属蛋白酶（MMPs）的表达有关[3]。本研究

基金项目：武汉市卫生计生委项目（WZ14Z17）

通信作者：袁昌劲，E-mail：546934194@qq.com

作者简介：刘娇萍（1987~），女，硕士，医师，主要从事中西医结合肿瘤研究。

拟观察金龙胶囊对结肠癌 VM 形成的影响，并从 Mig-7 的角度探讨其可能的机制。

# 一、材料与方法

## （一）实验细胞

HCT116、HT29 分别为低、高分化的结肠癌细胞株，由中科院上海细胞库提供。

## （二）药品与试剂

金龙胶囊：北京建生药业有限公司生产；5-氟尿嘧啶：江苏恒瑞医药股份有限公司。胎牛血清（FBS）购自上海励瑞生物科技有限公司；RPMI 1640 培养液由美国 Gibco 公司生产；PBS 由武汉博士德生物工程有限公司生产。胰酶由美国 Amresco 公司生产；鼠尾 I 型胶原购自杭州生友生物技术有限公司。PAS 染色试剂盒购自北京吉美生物科技有限公司。兔抗人 CD34 多克隆抗体购自上海沪峰化工有限公司。兔抗人 Mig-7 多克隆抗体购自美国 Abcam 公司。

## （三）细胞三维培养

将 HCT116、HT29 结肠癌细胞株进行三维培养：制冰机制冰；含有 10% 胎牛血清的 RPMI 1640 培养液、PBS、胰蛋白酶 37℃ 预热；6 孔板、吸管、注射器、消毒 EP 管等在超净台中常规紫外消毒。取 1.5ml EP 管 1 只，插湿冰上，依次加入预冷的培养液 $750\mu l$、0.1mol/L NaOH $12\mu l$、I 型鼠尾胶原 $200\mu l$，立即混匀。用移液器将上配的胶原溶液加在 6 孔板中，轻轻晃动，使之布满板底，并置室温下 30min 待其凝固。将细胞常规消化、吹打后制成密度为 $1\times10^7/ml$ 的单细胞悬液；待胶原凝固后，将细胞悬液加入各孔，每孔 1ml。置于培养箱中 2h，待细胞贴壁后，更换培养液培养，逐天观察直至出现环状或沟渠状结构。终止培养，拍照留存。

## （四）实验分组

实验分两组：VM（+）组和 VM（-）组；对 VM（+）组细胞进行后续实验。后续实验分为空白组、中药组（金龙胶囊）和阳性对照组（5-氟尿嘧啶），根据文献方法[4,5]，中药组按照金龙胶囊培养液浓度分为三组，分别为低浓度组（0.01mg/ml）、中浓度（0.02mg/ml）和高浓度组（0.04mg/ml），阳性对照组为 5-氟尿嘧啶组，浓度为 $200\mu mol/L$。

## （五）CD34 免疫组织化学和 PAS 双染法检测血管生成拟态密度

免疫组织化学采用二步法，石蜡包埋的肿瘤组织常规切片，脱蜡水化，CD34 免疫组织化学染色，抗原修复，抗体抗原反应，孵育，DAB 显色；PAS 复染：显微镜下观察，待 CD34 阳性细胞着色后，水冲终止反应，氧化、水洗后 PAS 染色步骤同上。光镜下观察 CD34-PAS+ 的 VM 结构，并计算血管生成拟态密度（vasculogenic mimicry density，VMD）。

## （六）RT-PCR 检测

引物设计及合成，SG 优化，提取样本 RNA，利用反转录酶合成 cDNA，加入 VE-cd、Mig-7 的相应引物进行 PCR 扩增，结果分析。

## （七）Western blot 检测

提取各组细胞总蛋白，BCA 法蛋白定量，行 SDS-PAGE 电泳，转膜，BSA 封闭，以 Mig-7 抗体作为一抗孵育，HRP 标记二抗孵育，化学发光法显影，底片曝光，灰度扫描并分析条带。

## （八）Mig-7 在 VM（+）、VM（-）结肠癌细胞中的表达

将 HCT116、HT29 结肠癌细胞株行三维培养，观察各自 VM 形成情况；三维培养 5 天后分别提取上述细胞总 RNA 和总蛋白；RT-PCR 和 Western blot 分别检测各组

Mig-7 mRNA 和蛋白的表达。

**（九）VM 和 Mig-7 在金龙胶囊体外培养 VM（+）结肠癌细胞中的表达**

取对数期生长的 VM（+）结肠癌细胞行三维培养 1 天。置换培养液：空白组不加药，中药组按不同浓度将金龙胶囊用培养液稀释成低（0.01mg/ml）、中（0.02mg/ml）、高（0.04mg/ml）3 个剂量，阳性对照组将 5-氟尿嘧啶用培养液稀释成浓度为 200μmol/L。分别加入各孔中，每个浓度设 3 个复孔，继续培养 5 天。弃培养液，用甲醛溶液（福尔马林）固定，行 PAS 染色。CD31 免疫组织化学和 PAS 双染法检测各组结肠癌细胞 VM、RT-PCR 和 Western blot 分别检测各组结肠癌细胞 Mig-7 mRNA 和蛋白的表达。

**（十）统计学方法**

应用 SPSS 19.0 统计软件进行实验数据分析，计量资料采用卡方检验，计数资料以（$\bar{x}\pm s$）表示，组间比较采用 $t$ 检验。$P<0.05$ 为差异有统计学意义。

## 二、结果

**（一）结肠癌细胞株 VM 的形成情况及 Mig-7 mRNA 和蛋白的表达**

结肠癌细胞株 HCT116 中可见管道样 VM 结构形成，定义为 VM（+）组；而 HT29 细胞株中始终未见 VM 形成，定义为 VM（-）组（见图 1）。VM（+）结肠癌细胞中可见 Mig-7 mRNA 和 Mig-7 蛋白表达，而 VM（-）结肠癌细胞中未见 Mig-7 mRNA 和 Mig-7 蛋白表达。

**（二）金龙胶囊体外对 VM（+）结肠癌细胞 VM 形成和 Mig-7 mRNA 和蛋白表达的影响**

金龙胶囊高、中、低剂量及 5-氟尿嘧啶组均可干扰 HCT116 结肠癌细胞株 VM 形成，下调 Mig-7 mRNA 和蛋白的表达。结果显示：5-氟尿嘧啶组、金龙胶囊高、中、低剂量组和空白对照组的 VMD 分别为（3.06±0.16）、（4.02±0.19）、（6.36±0.17）、（10.71±0.67）和（15.45±0.23）（见图 2）；Mig-7 mRNA 表达量分别为（11.98±1.28）、（16.53±0.17）、（24.05±0.13）、（31.92±1.71）和（46.82±0.10）（见图 3）；Mig-7 蛋白表达量分别为（24.30±0.90）、（35.80±1.25）、（59.35±0.20）、（80.60±0.20）和（121.86±0.87）（见图 4）。各药物组 VM 及 Mig-7 的表达量均低于空白对照组，差异有统计学意义（$P<0.05$），随着金龙胶囊剂量增大，VM 及 Mig-7 的表达量逐渐减

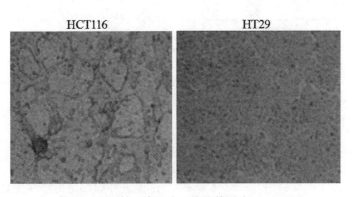

**图 1** 不同结肠癌细胞三维培养图片（×40）

少。以金龙胶囊高剂量组（0.04mg/ml）和5-氟尿嘧啶组效果更为明显（$P<0.01$），且5-氟尿嘧啶组效果优于金龙胶囊高剂量组（0.04mg/ml）（$P<0.05$）。

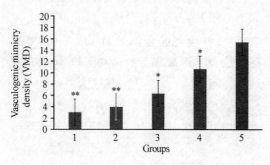

**图2　VM（+）结肠癌细胞血管生成拟态密度情况**
1：5-Fu group；2：Jinlong Capsule high-dose group；3：Jinlong Capsule middle-dose group；4：Jinlong Capsule low-dose group；5：control group；VMD：vasculogenic mimicry density；the expression of VMD in 5-Fu group, Jinlong Capsule high-dose group, Jinlong Capsule middle-dose group, Jinlong Capsule low-dose group and control group were（3.06 ± 0.16），（4.02 ± 0.19），（6.36 ± 0.17），（10.71 ± 0.67）and（15.45 ± 0.23），respectively；*：$P<0.05$，**：$P<0.01$, compared with control group

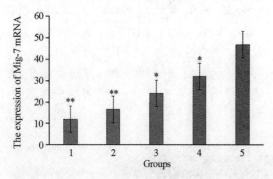

**图3　VM（+）结肠癌细胞 Mig-7 mRNA 的表达**
1：5-Fu group；2：Jinlong Capsule high-dose group；3：Jinlong Capsule middle-dose group；4：Jinlong Capsule low-dose group；5：control group；the expression of Mig-7 mRNA in 5-Fu group, Jinlong Capsule high-dose group, Jinlong Capsule middle-dose group, Jinlong Capsule low-dose group and control group were（11.98 ± 1.28），（16.53 ± 0.17），（24.05 ± 0.13），（31.92 ± 1.71）and（46.82 ± 0.10），respectively；*：$P<0.05$，**：$P<0.01$, compared with control group

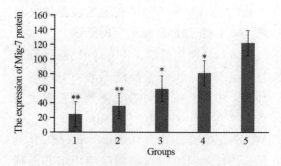

**图4　VM（+）结肠癌细胞表达 Mig-7 蛋白表达**
1：5-Fu group；2：Jinlong Capsule high-dose group；3：Jinlong Capsule middle-dose group；4：Jinlong Capsule low-dose group；5：control group；the expression of Mig-7 protein in 5-Fu group, Jinlong Capsule high-dose group, Jinlong Capsule middle-dose group, Jinlong Capsule low-dose group and control group were（24.30 ± 0.90），（35.80 ± 1.25），（59.35 ± 0.20），（80.60 ± 0.20）and（121.86 ± 0.87），respectively；*：$P<0.05$，**：$P<0.01$, compared with control group

## 三、讨论

VM 是存在于恶性肿瘤中的一种特殊的血供方式。其管腔表面没有内皮细胞，而是由肿瘤自身细胞围成的管腔结构，血液可以在该管腔内流动[6]。VM 是对经典血管生成理论的补充，与肿瘤的侵袭、转移以及不良预后密切相关[7-9]。在大多数侵袭力较强的恶性肿瘤中均可发现 VM 的存在[10]。在 VM 中，由于肿瘤细胞与血液直接接触，导致肿瘤容易发生血行转移，且这类肿瘤恶性程度更高，对常规化疗不敏感，预后极差。

Mig-7 是一种富含半胱氨酸的蛋白，在肿瘤细胞的细胞膜和细胞质中表达，是肿瘤血管生成拟态的重要调节因子，可以通过促进肿瘤细胞可塑性变化，从而促使 VM 管腔样结构的形成，加速肿瘤的侵袭和转移[11]。在正常人体组织和血液中无法检测到 Mig-7 mRNA 及蛋白的表达，然而在多种肿瘤组织和血液中均可检测到 Mig-7 mRNA 及 Mig-7 蛋白的表达。有研究表明[12]，下调 Mig-7 表达后，SGC7901 细胞中血管生成拟态形成受到抑制，且 MMP-2 及 p-ERK1/2 均降低，可见抑制 Mig-7 的表达能抑制肿瘤 VM 的形成。

金龙胶囊单独使用，可以提高肿瘤患者生存质量，延长生存期；配合放、化疗使用，可以减轻放、化疗引起的免疫抑制，并保护血象；配合手术使用，能抑制肿瘤术后复发和转移[13,14]。其主要作用机制包括抑制肿瘤细胞生长、调节机体免疫功能以及抗肿瘤血管生成等。本研究结果发现，金龙胶囊浓度为 0.01mg/ml 时即可抑制 VM 和 Mig-7 mRNA 及 Mig-7 蛋白的表达，且随着浓度的升高，其抑制作用也不断增强，以浓度为 0.04mg/ml 时抑制作用最明显，然其效果仍不及 5-氟尿嘧啶组。

本研究发现，Mig-7 的表达与 VM 密切相关，VM（+）结肠癌细胞（HCT116 细胞）表达 Mig-7 mRNA 及 Mig-7 蛋白，VM（−）结肠癌细胞（HT29 细胞）则不表达；且 Mig-7 的表达水平与 VMD 有关，经金龙胶囊处理的中药组与空白对照组相比，VM 结构明显减少，VMD 明显降低，而 Mig-7 mRNA 及 Mig-7 蛋白的表达也随之降低，因此我们推测，Mig-7 是 VM 形成的重要标记物之一。金龙胶囊可抑制血管拟态生成和 Mig-7 mRNA 及 Mig-7 蛋白的表达，其可能机制为金龙胶囊通过下调 Mig-7 mRNA 及 Mig-7 蛋白的表达，最终抑制结肠癌血管生成拟态形成。值得一提的是，此实验为体外细胞实验，然而金龙胶囊在临床应用中是否能抑制人体结肠癌血管生成拟态形成，以及 Mig-7 对 VM 形成的作用和 Mig-7 在 VM 表达中可能存在的信号通路还需在今后的研究中进一步探索。本研究的完成，进一步从 Mig-7 角度探明了金龙胶囊抑制结肠癌血管生成拟态形成的机制，同时也为金龙胶囊临床治疗结肠癌奠定了实验室基础。

## 参 考 文 献

[1] Lin P, Wang W, Sun BC, et al. Vasculogenic mimicry is a key prognostic factor for laryngeal squamous cell carcinoma: a new pattern of blood supply. Chin Med J, 2012, 125 (19): 3445-3449.

[2] Ping YF, Bian XW. Consice review: Contribution of cancer stem cells to neovascularization. Stem Cells, 2011, 29 (6): 888-894.

[3] 刘瑞, 李杰. 现代鲜药在肿瘤临床中的应用及其机制探讨. 辽宁中医杂志, 2014, 41 (1): 45-46.

[4] 吕永丰, 陈清霞, 梁丹. 金龙胶囊对肺腺癌 A549 生长能力的影响的研究. 中国实用医药, 2010, 5 (25): 32-33.

[5] 王阳, 李昌林. 水飞蓟宾联合 5-FU 对胃癌细胞株 MGC803 恶性生物学行为的抑制作用研究. 海南医学院学报, 2016, 22 (9): 845-848.

[6] 张熙, 赵启梅, 尉春艳. EGFR 对血管生成拟态的诱导作用及其相关机制. 西安交通大学学报（医学版）, 2015, 36 (6): 739-742.

[7] Li M, Gu Y, Zhang Z, et al. Vasculogenic mimicry: a new prognos-tic sign of gastric Pathol Oncol Res, 2010, 16 (2): 259-266.

[8] Jiang J, Liu W, Guo X, et al. IRX1 influences peritoneal spreading and metastasis via inhibiting BDKRB2-dependent neovascularization on gastric cancer. Oncogene, 2011, 30 (44): 4498-4508.

[9] Mao XG, Xue XY, Wang L, et al. CDH5 is specifically activated in glioblastoma stemlike cells and contributes to vasculogenic mimicry induced by hypoxia. Neuro-oncology, 2013, 15 (7): 865-879.

（下转第 354 页）

# 金水六君煎联合化疗对老年非小细胞肺癌患者生活质量及免疫功能的影响

黄智芬[1]　卢旭全[2]　刘俊波[3]　陆运鑫[2]　黄常江[3]　袁　颖[1]　陈　蔚[1]

1. 广西医科大学附属肿瘤医院中医科　广西南宁 530021
2. 广西中医药大学附属瑞康医院肿瘤二科　广西南宁 530011
3. 广西贵港市中医院肿瘤内科　广西贵港 537100

【摘要】目的：观察金水六君煎联合化疗对老年晚期非小细胞肺癌（NSCLC）患者生活质量及免疫功能的影响。方法：将 68 例患者按随机数字表单盲法分为治疗组（35 例）和对照组（33 例）。2 组患者均采用相同的培美曲塞单药方案化疗，$500mg/m^2/d$，静脉滴注，21 天为 1 周期。治疗组于化疗前 2 天加用金水六君煎治疗。每周期评价毒副反应，每 2 个周期评价疗效。观察 2 组治疗前后中医证候积分、生活质量积分、KPS 评分、免疫功能及不良反应变化。结果：对照组治疗后中医证候积分升高，生活质量积分、KPS 评分降低，与本组治疗前比较，差异均有统计学意义（$P<0.05$）。治疗组经治疗后中医证候积分、生活质量积分、KPS 评分均有改善，与本组治疗前和对照组治疗后比较，差异均有统计学意义（$P<0.05$）。2 个周期化疗后，对照组 $CD4^+$、$CD4^+/CD8^+$ 水平较治疗前明显下降（$P<0.05$），而治疗组 $CD3^+$、$CD4^+$、$CD8^+$、$CD4^+/CD8^+$ 水平较治疗前有所增加（$P<0.05$）。2 组间比较，治疗后治疗组 $CD4^+$、$CD4^+/CD8^+$ 水平较对照组高（$P<0.05$）。治疗组的不良反应发生率低于对照组（$P<0.05$）。结论：金水六君煎联合化疗治疗老年晚期非小细胞肺癌可提高机体免疫功能，改善临床症状，减少不良反应，提高生活质量，延长生存期。

【关键词】　老年晚期非小细胞肺癌；金水六君煎；化学疗法；生活质量；免疫功能

随着老龄化进程的加快，恶性肿瘤发病率逐年上升，成为影响人们健康的重要因素，中国的肺癌发病率和死亡率均居恶性肿瘤首位[1]。据我国最新癌症流行病学调查数据表明，2015 年，预计发病人数为 73 万余，死亡人数为 61 万余[2]。因其起病隐匿，多数患者就诊时已属晚期，已经失去手术机会。而手术病例仅占全部肺癌病例的 20%~30%；近年来，肺癌的治疗逐步形成了多学科综合治疗模式，在研究的突破点上，提高疗效，改善患者的生存质量和延长生存期是中西结合治疗的重点。使用中药配合化疗治疗老年晚期非小细胞肺癌，能使大部分患者的病情缓解、保持稳

作者简介：黄智芬（1952~），大学本科，广西首届名中医，主任医师，硕士研究生导师，高级中医养生保健师。从事中西医结合治疗恶性肿瘤临床与研究。E-mail:hzf52612@126.com，Tel：13807809136。

定，改善其免疫功能，无明显不良反应，并明显提高生活质量，使大多数患者带瘤生存，值得临床推广应用。2014 年 4 月~2016 年 8 月，我们应用金水六君煎联合单药培美曲塞化疗治疗老年晚期非小细胞肺癌患者 35 例，并与单纯应用培美曲塞治疗的 33 例对比观察，疗效满意。现报道如下。

## 一、资料与方法

### （一）临床资料

本组 68 例病例均为 2014 年 4 月~2016 年 8 月在广西医科大学附属肿瘤医院中医科及广西中医药大学附属瑞康医院肿瘤 2 科与广西贵港市中医院肿瘤内科住院患者，按随机数字表单盲法分为治疗组（35 例）与对照组（33 例）。治疗组男 28 例，女 7 例；年龄 62~75 岁，平均（71.5±5.6）岁；病程 28~58 天，平均（43.0±6.8）天；其中鳞癌 5 例、腺癌 27 例、腺鳞癌 3 例；中央型 23 例、周围型 12 例；TNM 分期[3]：Ⅲa 期 5 例、Ⅲb 期 10 例、Ⅳ期 20 例。对照组男 28 例，女 5 例；年龄 60~73 岁；平均（67.5±6.5）岁；病程 28~58 天，平均（41.5±5.0 天）；其中鳞癌 4 例、腺癌 26 例、腺鳞癌 3 例；中央型 23 例、周围型 10 例；TNM 分期：Ⅲa 期 7 例、Ⅲb 期 8 例、Ⅳ期 18 例。两组患者年龄、性别、病程等一般资料比较，差异无统计学意义（$P>0.05$），具有可比性。

1. 诊断标准

按照中国抗癌协会编著的《新编常见恶性肿瘤诊治规范》[4]中原发性支气管肺癌诊断及分期标准，均经病理及细胞学证实为晚期 NSCLC，均有可测量的临床或影像学观察指标。

2. 中医辨证分型标准

中医辨证分型按《中药新药临床研究指导原则》[5]进行，将脾虚痰湿证的病例作为观察对象。脾虚痰湿证表现为：咳嗽痰多，胸闷气短，纳少便溏，神疲乏力，面色少华，舌质淡胖有齿印，苔白腻，脉濡缓或濡滑。

3. 纳入标准

（1）符合原发性支气肺癌诊断标准，经病理组织学或细胞学证实为晚期 NSCLC 者，包括鳞癌、腺癌、腺鳞癌等类型.

（2）按 TNM 标准[3]分期，属于Ⅲa/Ⅳ期者。

（3）年龄≤75 岁。

（4）按美国东部肿瘤协作组制定的体力状况评分（East-ern Cooperative oncology Group Perform-ancestatus，ECOGPS）标准评分为 0~2 分，预计生存期在 3 个月以上。

（5）心、肝、肾功能基本正常者。

（6）试验前 2 个月内未行放、化疗者。

（7）自愿参加临床研究并签署知情同意书，能坚持服药，依从性好者。

4. 排除标准

（1）未经影像学、病理学、细胞学检查确诊的患者。

（2）接受放疗、化疗或其他全身肿瘤治疗时间隔不超过 2 个月。

（3）年龄>75 岁。

（4）合并严重疾病及近 2 个月有心肌梗死、脑血管疾病、肺栓塞、肝肾功能衰竭及影响凝血功能的疾病，近 2 周有应用非甾体类抗炎药或其他影响凝血功能的药物。

（5）精神障碍者。

（6）对本研究药物过敏者。

（7）其他不符合纳入病例标准者。

（8）呕吐频繁或厌服中药者。

### （二）治疗方法

2 组患者均采用相同的培美曲塞单药方案化疗。化疗药物：注射用培美曲塞二钠

（国药准字 H20080230，批号 3203160302，0.5g/瓶）500mg/m²，静脉滴注，1d。21天为 1 周期。于培美曲塞化疗前 1 周口服叶酸 0.4mg/d，每 3 个周期前 1 周肌内注射维生素 B₁₂ 1000μg。所有患者均于化疗前给予地塞米松口服，每周期评价毒副反应，每 2 周期评价疗效。

同时给予常规对症支持疗法，每次化疗前 15 分钟常规使用 5-羟色胺 3（5-HT3）受体拮抗剂及地塞米松等预防性止吐治疗。出现 2 级以上白细胞减少者，使用粒细胞集落刺激因子（G-CSF）至血常规恢复正常。每周检查 2 次血常规。

治疗组于化疗前 2 天给予金水六君煎治疗。药物组成：当归 10g，熟地 12g，茯苓 12g，陈皮 9g，法半夏 12g，甘草 9g，生姜 3 片。随证加减：呕吐明显加竹茹 9g、砂仁 9g（后下）；气虚、乏力加党参 15g、黄芪 30g；头晕、眼花加枸杞子 15g、女贞子 15g；咳嗽、痰黏加桑白皮 12g、杏仁 12g；气喘加苏子 12g、炙麻黄 6g；纳差加麦芽 15g、山楂 12g；口苦加黄芩 9g、佩兰 12g；大便稀溏加薏苡仁 30g、白术 12g；大便秘结加大黄 6g（后下）；失眠、多梦加夜交藤 30g、酸枣仁 12g；胸痛加郁金 12g、枳壳 12g。每日 1 付，清水煎至 200ml，分早晚 2 次口服。21 天为 1 疗程，2 个疗程评价疗效。根据病情可连续服用到出院。

### （三）观察指标及方法

（1）应用中医证候积分表[5]计算 2 组治疗前后积分，应用生活质量表和 KPS 评分量表[6]，计量 2 组治疗前后积分，

（2）分别于化疗前及 2 周期化疗后 28 天检测免疫功能，采用免疫荧光染色（实时荧光 PCR 检测仪，型号：MJCHROMO PTC-200）及流式细胞仪（型号：ALTRAEP-LCS）分析检测 T 淋巴细胞亚群 CD3⁺、CD4⁺、CD8⁺、CD4⁺/CD8⁺ 等免疫指标。

（3）观察 2 组不良反应，按 WHO 抗肿瘤药物毒性反应标准[4]分为 0～Ⅳ度。

（4）2 组治疗前后检查血常规、肝肾功能、心电图变化，每 3 天复查一次血常规。

### （四）统计学方法

应用 SPSS17.0 统计软件进行统计分析，计量资料以均数±标准差（$\bar{x}±s$）表示，采用 $t$ 检验；计数资料采用 $\chi^2$ 检验；$P<0.05$ 为差异有统计学意义。

## 二、结果

### （一）2 组患者治疗前后中医证候积分、生活质量积分和 KPS 评分比较

对照组中医证候积分在治疗后升高，生活质量积分和 KPS 评分降低，与本组治疗前比较，差异有统计学意义（$P<0.05$）。治疗组治疗后中医证候积分、生活质量积分和 KPS 评分均有改善，与本组治疗前和对照组治疗后比较差异均有统计学意义（$P<0.05$）。治疗组优于对照组（见表1）。

表1 2组患者治疗前后中医证候积分、生活质量积分和 KPS 评分比较（分，$\bar{x}±s$）

| 组别 | 例数 | 中医证候积分 | | 生活质量积分 | | KPS 评分 | |
| --- | --- | --- | --- | --- | --- | --- | --- |
| | | 治疗前 | 治疗后 | 治疗前 | 治疗后 | 治疗前 | 治疗后 |
| 对照组 | 33 | 41.7±0.20 | 47.31±0.53※ | 42.30±0.42 | 40.62±0.65 | 64.73±0.51 | 57.26±0.53※ |
| 治疗组 | 35 | 42.6±0.18 | 26.25±0.64※△ | 41.68±0.73 | 43.50±0.36※△ | 66.45±0.64 | 70.54±0.70※△ |

注：与本组治疗前比较，※$P<0.05$；与对照组比较，△$P<0.05$

## （二）2组患者治疗前后 T 淋巴细胞亚群变化比较

2组患者治疗前免疫功能比较差异无统计学意义（$P>0.05$）。2个周期治疗后，对照组 CD4$^+$、CD4$^+$/CD8$^+$水平明显下降（$P<0.05$），而治疗组 CD3$^+$、CD4$^+$、CD8$^+$、CD4$^+$/CD8$^+$水平较治疗前有所提高（$P<0.05$）。2组间比较，治疗组 CD4$^+$、CD4$^+$/CD8$^+$水平较对照组高，差异有统计学意义（$P<0.05$）。治疗组优于对照组（见表2）。

## （三）2组不良反应比较

对照组白细胞减少发生率为60.6%，血小板减少发生率为51.5%，恶心呕吐发生率为69.7%，皮疹发生率为39.4%，转氨酶升高发生率为48.5%，食欲下降发生率为66.7%；治疗组白细胞减少发生率为40.0%，血小板减少发生率为25.7%，恶心呕吐发生率为42.8%，皮疹发生率为20.0%，转氨酶升高发生率为25.7%，食欲下降发生率为34.3%。2组间比较，差异有统计学意义（$P<0.05$）。治疗组优于对照组（见表3）。

**表2　2组患者治疗前后 T 淋巴细胞亚群变化比较（$\bar{x}\pm s$）**

| 组别 | 例数 | 时间 | CD3$^+$ | CD4$^+$ | CD8$^+$ | CD4$^+$/CD8$^+$ |
|------|------|------|---------|---------|---------|-----------------|
| 对照组 | 33 | 治疗前 | 64.20±4.65 | 42.20±4.65 | 31.60±4.23 | 1.50±0.68 |
|  |  | 治疗后 | 63.41±10.76 | 41.16±5.06※ | 32.38±4.02 | 1.32±0.43※ |
| 治疗组 | 35 | 治疗前 | 65.18±11.26 | 41.08±4.32 | 31.20±4.18 | 1.30±0.56 |
|  |  | 治疗后 | 67.25±11.70※ | 43.42±5.73※△ | 33.16±4.72※ | 1.62±0.41※△ |

注：与本组治疗前比较，※$P<0.05$；与对照组比较，△$P<0.05$

**表3　2组患者治疗后不良反应比较（%）**

| | 对照组（$n=33$） | | | | | | 治疗组（$n=35$） | | | | | |
|---|---|---|---|---|---|---|---|---|---|---|---|---|
| | 0 | Ⅰ | Ⅱ | Ⅲ | Ⅳ | 发生率 | 0 | Ⅰ | Ⅱ | Ⅲ | Ⅳ | 发生率 |
| 白细胞计数下降 | 13 | 8 | 8 | 4 | 0 | 60.6 | 21 | 6 | 5 | 3 | 0 | 40.0※ |
| 血小板计数下降 | 16 | 8 | 6 | 3 | 0 | 51.5 | 26 | 5 | 3 | 1 | 0 | 25.7※ |
| 恶心呕吐 | 10 | 10 | 7 | 6 | 0 | 69.7 | 26 | 8 | 7 | 2 | 0 | 42.8※ |
| 皮疹 | 20 | 8 | 4 | 1 | 0 | 39.4 | 28 | 3 | 3 | 1 | 0 | 20.0※ |
| 转氨酶升高 | 17 | 8 | 5 | 3 | 0 | 48.5 | 26 | 5 | 2 | 2 | 0 | 25.7※ |
| 食欲下降 | 11 | 10 | 8 | 4 | 0 | 66.7 | 23 | 8 | 3 | 1 | 0 | 34.3※ |

注：与对照组比较，※$P<0.05$

## 三、讨论

随着社会人口老龄化的加剧，老年肿瘤的发病率不断升高，这不仅严重地影响老年人的生活质量，也给社会和家庭带来沉重的负担。因此，对老年肿瘤治疗的研究具有十分重要的社会和医学意义。有研究表明，老龄化与肿瘤发病的增长率有直接联系，65 岁以上老年人罹患肿瘤的概率是 65 岁以下人群的 10 倍以上[7]。然而迄今为止，肺癌的疗效仍未有显著提高。近年来，肺癌的治疗逐步形成了多学科综合治疗模式，在研究的突破点上，提高疗效、改善患者的生存质量和延长生存期是中西医结合治疗的重点[8]。中医药在治疗晚期非小细胞肺癌方面取得了一定的研究进展，显示了其多途径、多位点、整体调节的优势，因此，中医药有望成为治疗晚期非小细胞肺癌的一条有效途径。

中医学认为，人之所以患癌症，与人的正气虚有关。正如《素问·评热篇》所曰："邪之所凑，其气必虚。"肿瘤的发生、发展是由于人体正气不足，阴阳失调，气血、痰浊瘀积经络、脏腑所致。中医药具有改善手术、放疗、化疗后患者体质、促进饮食、增强骨髓造血的功能，对白细胞、血小板等有升高作用，且能提高机体免疫力，修复病理损害，延长患者生存时间，减轻患者痛苦[9]。目前，主要采用中西医结合治疗方法，扶正培本以改善患者生活质量。金水六君煎为医圣张景岳治疗肺肾亏虚、水泛为痰的经方。具有健脾润肺、止咳化痰之功。金水六君煎方中陈皮能理气健脾，燥湿化痰；茯苓健脾和胃，渗湿化痰；甘草能补脾和中，调和营卫；生姜温中散寒，和胃止呕。半夏燥湿化痰，降逆止呕；开结降逆和胃消痞为主药；半夏佐以温胃和中、降逆止呕的生姜，不仅能增强和胃降逆之功，还能制半夏之毒。两药相配，使胃气保降，诸证悉平。当归养血活血，补血和营；熟地滋阴补肾，补益精血。真阴在肾，肾主水，主一身之津液。立法甚简，而疗效颇著。现代药理研究证实，当归对各种致炎物引起的急慢性炎症有明著抑制作用，能显著抑制急性毛细血管通透性、组织水肿、慢性炎症损伤及炎症后期肉芽组织增生[10]。当归养血活血，对免疫功能处于抑制状态的机体有免疫调节与恢复作用；当归水煎液对多种致炎剂引起的急慢性炎症均有显著抑制作用。熟地黄通过调控基因的表达，影响肿瘤细胞的分化、凋亡，对胃黏膜具有一定保护作用[11]。陈皮多甲氧基酮在体外及体内可以直接抑制肿瘤生长，其抗肿瘤作用可能是通过调节体内细胞因子水平，从而影响肿瘤组织中血管生成相关因子的表达而抑制肿瘤血管生长，从而产生抗瘤作用。茯苓多糖（CMP）能明显增强荷瘤小鼠腹腔巨噬细胞的吞噬功能。可提高荷瘤小鼠 TNF 和显著提高 NK 细胞活性，抗肿瘤作用与其增强 TNF 活性和 NK 细胞活性有关。甘草甜素具有抗癌作用，甘草甜素抗肿瘤作用可能性是通过直接杀灭瘤细胞作用，或激活抗体巨噬细胞间接杀灭瘤细胞的作用[12]。诸药合用，既能扶助人体正气，提高机体免疫功能，间接抑制肿瘤生长，又有直接抗肿瘤的作用。临床结果表明，对照组治疗后中医证候积分升高，生活质量积分、KPS 评分降低，与本组治疗前比较，差异均有统计学意义（$P > 0.05$）。治疗组治疗后中医证候积分、生活质量积分、KPS 评分均有改善，与本组治疗前和对照组治疗后比较，差异均有统计学意义（$P < 0.05$）。2 个周期化疗后，对照组 CD4+、CD4+/CD8+ 水平较治疗前明显下降（$P < 0.05$），而治疗组 CD3+、CD4+、CD8+、CD4+/CD8+ 水平较治疗前有所增加（$P < 0.05$）。2 组间比较，治疗后治疗组 CD4+、CD4+/CD8+ 水平较对照组高（$P < 0.05$）。2 组不良反应发生率治疗组低于对照组（$P < 0.05$）。治疗组优于对照组。由此可见，中医药治疗老年晚期非小细胞肺癌能改善症状，减轻病痛，提高生存质量及延长生存时间（带瘤生存）。化疗能抑制肿瘤生长，甚至使肿瘤消失，但也存在以下几个难以解决的问题：耐药、复发、不

良反应。因此，我们试图通过采用中医药治疗，来探索其增效减毒，提高机体免疫的作用。临床研究表明，提高老年晚期非小细胞肺癌患者的生活质量关键在于改善临床症状。中医药治疗肿瘤的机制和化疗完全不同，还可通过调节免疫等途径起到抗癌作用。与西药化疗方案的协同效应相似。不仅能局部治疗，而且能够改善临床症状，提高患者生活质量，延长生命周期，中西医结合治疗老年晚期非小细胞肺癌，既发挥了西医快速缓解疾病症状优势，又保持了中医药固本的特色。所以，扶正培本仍是中医药治疗肿瘤的根本。充分体现扶正培本的中医中药治疗老年晚期非小细胞肺癌的特色与优势。

## 参 考 文 献

[1] 曲斌斌，陈霞，王立生，等. 培美曲塞与多西他赛在晚期非小细胞肺癌靶向治疗失败后挽救化疗中的疗效分析. 临床肿瘤学杂志，2016, 21 (5)：422-425.

[2] Chen W, Zheng R, Baade PO, et al. Cancer statisticosinchina, 2015. CA cancer J clin, 2016, 66 (2)：115-132.

[3] Mounain CF. Pevisions in the infernational system for sat agin giung cancer. Chest, 1977, 111 (6)：1486-1487.

[4] 中国抗癌协会编. 新编常见恶性肿瘤诊治规范. 北京：中国协和医科大学出版社，1999：773-785.

[5] 郑筱萸. 中药新药临床研究指导原则（试行）. 北京：中国医药科技出版社，2002：216-221.

[6] 孙燕，周际昌. 临床肿瘤内科手册. 3 版. 北京：人民卫生出版社，1996：532-554.

[7] Yancik R. Cancerbur den in the aged：an epidemiolo gic and demographic overview. Cancer, 1997, 80：1273-1283.

[8] 吴念波，刘浩，林洪生. 肺癌中医药治疗的研究进展及展望. 临床肿瘤学杂志，2013, 18 (3)：264-267.

[9] 金莉. 益气养血、健脾补肾方治疗化疗后白细胞减少症 30 例临床观察. 中国中医药科技，2012, 19 (1)：5-7.

[10] 王瑛. 清热解毒活血化瘀法治疗慢性盆腔炎 50 例总结. 湖南中医杂志，2002, 18 (5)：16-17.

[11] 陈宗营. 胃癌的发病机制及治疗的研究进展，社区医学杂志，2012, 10 (4)：56-58.

[12] 魏长志，屈岭，寇天芹主编. 抗肿瘤中药集锦. 北京：中国古籍出版社，2010：171, 173, 324.

（本文被评为中国老年学和老年医学学会 2016 年优秀论文）

（上接第 448 页）

[16] Klein JP, Gerster M, Andersen PK, et al. SAS and R functions to compute pseudo-values for censored data regression. Comput Methods Programs Biomed, 2008, 89：289-300.

[17] Larson MG, Dinse GE. A mixture model for the regression analysis of competing risks data. Applied statistics, 1985：201-211.

[18] Nicolaie MA, van Houwelingen HC, Putter H. Vertical modeling：a pattern mixture approach for competing risks modeling. Stat Med, 2010, 29：1190-1205.

[19] 江一涛，胡海兰，魏巧玲，等. 竞争风险模型的发展与应用. 中国卫生统计，2009, 26：445-447.

[20] 肖媛媛，许传志，赵耐青. 常用生存分析模型及其对时依性协变量效应的估计方法. 中国卫生统计，2016, 33：543-547+552.

[原载：中国卫生统计，2016, 33 (6)：1088-1091.]

# 中医药提高老年肿瘤患者
# 化疗耐受性的研究思路

朱世杰

中日友好医院中西医结合肿瘤内科　　北京　　100029

【摘要】**目的**：化疗是老年晚期肿瘤患者的重要治疗手段，中医药在提高化疗患者体能状态和降低化疗毒副反应方面的研究有待提高。**方法**：分析近年来中医药防治化疗毒副反应及提高化疗耐受性的实验研究，中医药在降低化疗毒副反应中应用广泛，但疗效评价指标不能反应中药整体作用的特点。**结果**：总结老年患者证型特点，结合我们的临床经验，引进目前生物电大数据分析技术，提出中医药提高整体化疗耐受性及防治化疗毒副反应联合生物电大数据采集分析技术检验中药疗效的新思路。

【关键词】　老年肿瘤；化疗耐受性；疗效评价；生物电大数据；研究思路

世界卫生组织发表的《世界癌症报告》指出，根据目前恶性肿瘤的发病趋势，预计 2020 年全世界恶性肿瘤发病率将增加 50%。我国流行病学调查显示，近年来恶性肿瘤的发病率迅猛增加，据统计，我国每分钟有 6 名新诊断的肿瘤患者，严重影响居民健康，给我国带来沉重的医疗负担。肿瘤是年龄相关性疾病，患者中 60% 以上为 65 岁以上老年人。以非小细胞肺癌为例，据美国国立癌症研究所流行病学监测结果报告：NSCLC 在 65 岁以下人群的发病率是 20.2/10 万，65 岁以上人群的发病率是 306.1/10 万，被诊断为 NSCLC 的患者 50% 超过 65 岁，其中 70 岁以上的病例占 30%。

老年肿瘤有其独特的临床表现，隐匿性强，容易误诊。随年龄的增加，老年人反应迟钝，对病痛感觉不灵敏，或不能及早表达出来，肿瘤在老年人机体中的发展比青壮年缓和而不易被察觉。老年人因患有其他慢性疾病，很容易掩盖肿瘤的临床症状，使其不典型，或因全身情况差，反应迟钝，疼痛耐受性强，往往容易忽视肿瘤的不典型症状和体征，以致延误病情，发现时多为中晚期。因此老年肿瘤患者的临床分期较晚，多数不适合或不耐受手术治疗，化疗成为主要的治疗手段。

## 一、化疗治疗老年肿瘤的临床问题

越来越多临床试验证实，老年肿瘤患者仍能从化疗中获益，有学者研究证实，≥70 岁的 NSCLC 患者接受化疗与 <70 岁患者疗效无差别[1]。Saunders MP 等[2] 在贝伐单抗联合卡培他滨一线治疗老年晚期结直肠的 Ⅲ 期 AVEX 研究，不同年龄亚组的疗效和安全性中同样证实，化疗可以改善老年直肠癌患者无进展生存期，还可明显改善患者生存质量。朱蔚等[3] 通过研究老年晚期 NSCLC 患者对放、化疗的耐受性证

实，放、化疗对于老年晚期 NSCLC 患者的疗效好于最佳支持治疗（BSC）。金凤岚等[4]在对 1098 例老年肿瘤患者进行的回顾性分析中，接受 3 个疗程及以上化疗的 264 例患者，化疗的有效率高达 75%，对于老年肿瘤患者也可转化为生存受益。

临床实践证明，高龄并不影响化疗的疗效和生存期，年龄>70 岁不是化疗的禁忌。在临床治疗中不应排除 70 岁以上患者。我们须提高老年肿瘤患者的化疗耐受性，使老年肿瘤患者从化疗中受益，延长生存期，改善无进展生存期。

化疗可延长患者生存期，或从其他方面获益，但矛盾在于化疗毒副反应使体质下降，生活质量下降，从而影响化疗的顺利进行，甚至成为患者拒绝治疗的主要原因之一。WHO 对抗癌药物的急性与亚急性毒性表现，参照患者血清学检测及临床表现，其中包括骨髓抑制、胃肠道反应、肝肾功能损害、皮肤黏膜表现、心血管系统及周围神经改变等项目，并依据这些项目的情况对不良反应进行分级，已成为指导临床监测化疗毒副作用的参照标准。长期以来，白细胞减少症是恶性肿瘤患者在化疗过程中或化疗后的严重并发症之一，西医在处理化疗骨髓抑制、白细胞下降时多应用集落刺激因子，促进骨髓池幼稚细胞入血，应用后患者出现疲劳、骨痛等症状，与化疗毒副反应相似，患者痛苦较大，患者骨髓抑制较重者还需预防性应用抗生素，预防感染，严重者需输注成分血浆。总体而言，现代医学对化疗后食欲降低、慢性腹泻、大便次数增多等效果不显著，对某些症状如疲劳、腹胀、便秘等治疗更加缺乏手段，而化疗的毒副作用控制不佳又可进一步引起食欲缺乏、体重下降、机体消耗加重，负氮平衡，导致低蛋白血症，损伤机体免疫功能，成为患者延长化疗间歇期或拒绝继续化疗的主要原因，影响疗效[5,6]。

## 二、中药配合化疗提高化疗耐受性

中医中药在我国有着悠久的历史，在老年人群中受到普遍认可。在肿瘤治疗中使用中药的目的有很多，比如提高免疫力、缓解不适症状、提高疗效等。中医药在减轻放、化疗的毒副作用，提高老年患者对放、化疗的耐受性等方面有明显优势。

目前研究中多运用中医药对放、化疗减毒增效研究中，多针对于特定的毒副反应，如骨髓抑制：健脾益肾汤治疗癌症放、化疗后白细胞降低[7]，化疗后相关疲劳如：注射用黄芪多糖治疗癌症相关疲劳临床观察研究[8]，恶心、呕吐如：小半夏汤治疗化疗后呕吐临床研究[9]等，均是针对于特定的毒副反应研究，通过患者症状改善，证实中药疗效。

徐力等[10]运用健脾益气养阴活血中药改善胃癌患者化疗后脾胃气虚、阴虚血瘀证的症状，在提高患者生活质量方面优于单纯化疗。皮勇[11]应用健脾补肾法治疗白细胞减少症，在对 68 例患者临床观察中，所得结果无统计学意义，但在化疗完成率、恶心呕吐发生率、KPS 评分方面治疗组均优于对照组。此类研究提示，中医药的治疗从整体治疗出发，既可有效提高白细胞计数，又可减少放、化疗引起的毒副作用，有积极的临床研究意义。

中医药降低围化疗期毒副反应，如恶心、呕吐、骨髓抑制方面具有较大优势，提高化疗患者生活质量，提高体能状态，使其耐受化疗，完成相应化疗周期，从而从化疗中获益。临床研究中，针对化疗引起的单一症状的研究较多，对中药改善全身状态研究偏少，回顾近 10 年文献，未能检索到篇名包含"中药"及"体能状态"，检索篇名包含"中药"及"化疗毒副反应"的文献仅有14篇，说明中药提高老年患者整体体能状态的研究较少。同时中医药降低化疗毒副反应的研究较为局限，样本量小，证据级别低，不能全面说明问题。因此，中药配合化疗提高老年肿瘤患者化疗耐受性及体能状态的研究，具有重要意义。

## 三、生物电大数据与临床应用

对化疗毒副反应的检测方面，除通过临床检验生化、血常规等化学指标外，对患者症状，如疲劳、口干、腹泻、便秘等方面均采用量表的形式，临床常用的检测量表为 EORTC QLQ-C30 质量量表、KPS、MNA-SF 法和 SF-36 健康调查量表、ECOG MDASI-TCM 症状量表等[12,13]。因为患者个体、文化等的差异性，临床应用过程中，评价准确性有待进一步提高。综合老年评估（comprehensive geriatric assessment, CGA）作为一种更全面的评估工具更能准确而全面的反映患者的身体功能状态，但是由于 CGA 评分操作的复杂性，在我国临床中未能得到应用。

近年来随着生物电子信息技术发展及大数据时代的到来，以可穿戴设备为代表的移动医疗硬件设备及软件快速发展，对患者的信息收集能力大幅增强，同时基于可穿戴设备采集人体数据及其整合能力不断提高，可穿戴设备的应用范围也不断发展扩大，由原来的心率、心律、血压等检测，逐步发展到睡眠监测，甚至皮肤检查，功能也由过去单纯信息采集拓展到大数据集成分析，并被越来越多的人所接受。智能便携设备可便捷的检测和记录生物电信息，形成电子健康记录，尤其在心律失常、高血压、糖尿病，以及肿瘤化疗前后体能状态监测等方面优势明显。对临床疗效及患者状态做出较为客观的评判，结合患者主观感受，可更好地说明个体的状态，因此在临床实验过程中，引入生物电大数据分析技术，结合现有的临床疗效评判指标，可更准确说明患者治疗有效性及状态，将生物电大数据分析技术引入临床研究已经有学者开展，但在中药疗效评价研究中还是空白，因此将生物信息采集，通过大数据分析，与其他评价量表联合应用，可更好的验证中医药临床研究疗效。生物信息采集技术成熟，应用简便，配合分析软件，可以在中医药临床研究中开发推广。

## 四、中医药研究新思路

我们在临床过程中，通过观察老年肿瘤患者，体能状态较差、年龄>70 岁、PS 评分>2 分、中度贫血、合并感染、肝肾功能差，均是化疗禁忌。我们在辨证基础上，发现老年患者本虚标实，肿瘤引起局部症状表现为实证，而全身症状多表现为脾肾两虚。年老肾衰，阳气衰惫，肾为一身元阳之本，肾阳亏虚，脾土失于温煦，表现为纳差、疲乏、手足不温、夜尿多、泄泻等脾肾阳虚表现。我科多年临床观察发现，益气温阳药对减轻化疗副反应、提高化疗耐受性均有良好疗效[14]。在全国名老中医李佩文教授的带领下，中日友好医院形成了配合化疗的中药协定处方——益气温阳方：黄芪 30g，生、熟地黄各 15g，黄精 10g，肉苁蓉 15g，仙灵脾 20g，补骨脂 10g，桑枝 10g，当归 10g，阿胶（烊化）20g，山甲珠 10g，首乌 10g，鸡血藤 20g，黄柏 10g，知母 10g，生麦芽 20g。水煎服，日一剂，早晚分服。方中重用黄芪、生熟地黄，重在补气升阳，益肾填精。以往在肾生髓理论的现代研究中发现，温阳补肾药能明显提高骨髓造血干细胞活力，增加骨髓有核细胞数量等，有明显促进造血生血的作用；全方补气、温阳配伍应用，相辅相成，达到气阳双补的目的，共奏补气温阳，健脾和胃之功，整方顾护先天、后天之本，补中有通，补而不滞，使之血得养而安，气得复则统摄有权。

我院已将可穿戴设备应用于化疗前后体能状态的评估，显示出较好的临床实用价值。我们在益气温阳提高老年肿瘤患者围化疗期体能状态研究中率先应用此技术，配合症状评价量表，多维度分析中药的疗效，增强研究的客观性与可重复性。既往中药在处理围化疗期毒副反应的研究中，单一症状研究对疗效判定较为简便，有较高说服力，但偏离中医整体原则。中医药是一个复杂系统，临床研究中疗效评价复杂，标准难以统一，制约中医药大样本临床研究推广，我们率先尝试中医药联合生物电大数据评价中医药在提高围化疗期体能状态的疗效，为中医药临床研究开辟新的方向，希望对中药临床研究有所帮助。

## 参 考 文 献

[1] 郭洪斌，吴迪，张扬. 老年 NSCLC 患者化疗耐受性 Meta 分析. 中国实用医药，2008，3（34）：262-264.

[2] Saunders MP, et al. 2013 ASCO Abstract 3521.

[3] 朱蔚，史恒军. 老年晚期非小细胞肺癌患者对放化疗的耐受性研究现况. 现代生物医学进展，2011，11（11）：2187-2189.

[4] 金凤岚，杨雷，刘蒙蒙，等. 1098 例老年肿瘤的临床概况分析. 第四届中国老年肿瘤大会论文集，2010：285-287.

[5] 贾月明，刘治军. 抗肿瘤药物的主要不良反应及其处置. 第二届肿瘤药学大会论文集，2009：144-148.

[6] 李佩文，崔慧娟，贾立群，等. 实用中西医结合肿瘤内科学. 北京：中国中医药出版社，2007：24.

[7] 李满星. 健脾益肾汤治疗癌症放化疗后白细胞降低 30 例总结. 湖南中医杂志，2008，24（2）：37-38.

[8] 陈军，贾英杰，张蕴超，等. 注射用黄芪多糖治疗癌症相关疲劳临床观察研究. 天津：国际肿瘤学术会议，2007，198-200.

[9] 蒋淳琪，刘文奇，山广志. 小半夏汤治疗化疗后呕吐临床研究. 黑龙江中医药，2013，（2）：20-21.

[10] 徐力，等. 健脾益气养阴活血方联合改良DCF 方案对中晚期胃癌患者生活质量影响研究. 长春中医药大学学报，2012，28（6）：1509-1060.

[11] 皮勇. 健脾补肾法治疗白细胞减少症 68 例临床观察. 中医药导报，2009，15（5）：31-43.

[12] 刘晓琳，梁婧. 综合老年评估在老年肿瘤中的临床应用. 国际肿瘤学杂志，2014，41（5）：331-334.

[13] 汪海峰. 老年恶性肿瘤患者 MNA-SF 营养评价和 SF-36 生活质量评价. 同济大学学报（医学版），2009，30（3）：129-131.

[14] 解金明，朱世杰. 益气温阳健脾汤治疗老年恶性肿瘤化疗副反应 30 例. 中医杂志，2012，53（16）：1420-1421.

（本文被评为中国老年学和老年医学学会 2016 年优秀论文）

# 大剂量半枝莲治疗胰腺癌经验探讨

沈 婕 何胜利 指导：刘鲁明

复旦大学附属肿瘤医院闵行分院肝胆胰肿瘤中西医结合科 上海 200240

## 一、半枝莲的主要功效及临床应用

半枝莲是临床上常用的抗肿瘤中草药，具有清热解毒、利水消肿的作用。半枝莲之名始见于《外科正宗》：仅用半枝莲捣烂，取汁二两，热酒四两，和汁盖汁为效。历代医家对半枝莲多有描述，如蒋仪《药镜·拾遗赋》：半枝莲解蛇伤之仙草。《本草纲目拾遗》中载其药效：性寒、消痈肿、治湿郁水肿。半枝莲从清代起广泛应用于民间，主要用于"治诸毒及汤烙伤疗痈等症，虫蛇螯咬"，及"一切大毒，如发背对口冬瓜骑马等痈"。目前在临床上半枝莲应用广泛，可治疗肿瘤、肝炎、肝硬化腹水、肾炎等。半枝莲治疗肿瘤常用于消化系统肿瘤、肺癌、乳腺癌等。

## 二、大剂量运用半枝莲的可行性

《中华人民共和国药典》（一部）记载该药用量为15~30g（鲜品30~60g）。但文献报道半枝莲运用于肿瘤患者，特别是伴有便秘症状时，可逐渐递增至100g，连续监测患者的肝、肾功能均未见明显异常[1]。北京中日友好医院曾将半枝莲加至120g给予20例癌症患者口服，用药前后无明显不适，且血液指标无明显变化，提示大剂量运用半枝莲是较为安全的[2]。刘鲁明教授认为：湿毒、热毒及湿热毒邪互结是胰腺癌发病病机的关键。临床治疗胰腺癌应以清热、化湿、解毒为原则[3,4]。清胰化积方

是刘鲁明教授治疗胰腺癌的经验方。临床研究证实，以清胰化积方为主的中西医综合疗法在晚期胰腺癌治疗中可稳定瘤灶，延缓疾病进展，延长患者生存期，药物不良反应少，使患者的生存质量得到改善，从而显示出良好的临床价值[5,6]。半枝莲在清胰化积方中起到了"清热解毒，利湿消肿"的作用。在明确了胰腺癌的基本病机后，在辨证论治的基础上，无论辨为何证，均可使用大剂量具有清热、解毒、祛湿作用的半枝莲，再配伍其他中药，有缓解症状、稳定病灶、延长生存期的作用。如对于一部分有恶心、胃寒、腹痛喜暖等符合脾胃阳虚表现的患者，即仍可大剂量使用半枝莲，加入温中暖胃之品相佐即可。在临床实践中，刘教授发现随着半枝莲运用剂量的增加，胰腺癌肿瘤标志物糖类抗原19-9（CA19-9）指数可逐渐下降，并能明显改善胰腺患者上腹部及腰背部疼痛等临床症状。

## 三、病案举例

案1 宋某，女，66岁。2012年12月初诊。2012年9月行PET-CT：胰头部囊实性团块影伴FDG代谢不均质异常增高，以黏液性囊腺癌首先考虑，肝内胆管轻度扩张。2012年10月25日行胰头肿瘤手术姑息性切除，术后病理确诊为胰头囊腺癌。诊时患者一般情况较差，胃纳差、便秘，大便3~4日一行，需开塞露辅助通便，腹

痛, 舌红、苔黄腻, 脉弦滑。根据患者病情, 四诊合参, 辨证湿热蕴结, 立法以清热化湿、养阴。处方: 清胰化积汤加减, 药用: 半枝莲 30g, 白花蛇舌草 15g, 蛇六谷 30g, 白豆蔻 10g, 绞股蓝 30g, 蜂房 15g, 浙贝母 15g, 蒲公英 30g, 生山楂 30g, 芦根 30g, 北沙参 15g, 薏苡仁 30g。患者服药 14 剂后腹痛有所改善, 仍有纳差、便秘。上方中将半枝莲改为 60g, 服用 4 剂后大便及纳差均有所好转, 此患者用半枝莲最终增至 90g, 未出现腹泻等不良反应。以此方药进退, 坚持治疗, 患者一般情况良好。患者初诊时肿瘤标志物 CA19-9 为 357U/ml, 至 2013 年 6 月复查 CA19-9 为 121U/ml, 影像学检查提示病情稳定。

**案 2** 季某, 女, 67 岁。2012 年 7 月就诊。患者 2012 年 3 月行上腹部 CTA 示: 胰腺体部占位, 考虑胰腺癌, 侵犯脾动静脉, 肠系膜上动脉。CA19-9: 177.6U/ml。胰腺肿块穿刺病理提示恶性肿瘤, 形态符合腺癌。2012 年 4 月~6 月行动脉介入术 1 次, 吉西他滨+奥沙利铂化疗 2 疗程, 治疗后患者腹痛有所缓解。但因出现Ⅳ度骨髓抑制及Ⅲ度消化道反应, 患者无法耐受后续化疗。前来就诊时患者纳差、口干, 腰背部及剑突下疼痛, 大便 2 日一行, 偏干, 舌红质干、苔少, 脉细。辨证湿热蕴结, 立法以清热解毒, 益气养阴。处方: 清胰化积汤加减, 药用: 半枝莲 30g, 白花蛇舌草 15g, 蛇六谷 30g, 绞股蓝 30g, 蜂房 15g, 浙贝母 15g, 生山楂 30g, 芦根 30g, 北沙参 15g, 生地 15g。2 周后复诊患者腹痛、便秘好转, 按原方将半枝莲逐渐加量, 3 个月后加至 90g, 复查 CA19-9 降至 121.8U/L。患者无腹泻等不适, 复查肝、肾功能均未见明显异常, 继续增加半枝莲至 100g, 2013 年 6 月复查 CA19-9 为 75.8U/L。目前患者仍继续服药中。

## 四、总结

中药剂量有时是临床获效的关键之一。实际临床中, 以大剂量用药提高疗效之验案不胜枚举。有用酸枣仁 120g 治疗失眠者[7], 有用附子 80g 治疗腹水臌胀症, 连服 1 个月, 顽疾即愈, 且未见任何毒副作用[8]。而寒凉药物大剂量应用方面在明、清及近代尤为突出。明代吴又可治温疫擅长使用超大剂量的大黄, 长时间服用可达半月之久, 借其通腑泻热之功, 使温毒之邪从大便而解。清代名医刘蔚楚所著《安斋证治丛录》中记载治温病, 每剂重用石膏八两（250g）, 并连服 18 剂共用石膏达 9 斤（4.5kg）。由于湿毒、热毒及湿热毒邪互结是胰腺癌发病病机的关键, 而半枝莲具有 "清热解毒, 利湿消肿, 活血止痛" 的功效, 这提示, 半枝莲可作为治疗胰腺癌之专药, 不必拘于是否为何种证型, 即使有虚证存在, 在辨病论治基础上, 但取其抗肿瘤之功, 可收佳效。在具体运用时, 刘教授采取的是循序渐进的措施, 一般初起剂量为 30g, 如患者无明显不适反应, 可逐渐增加, 每次增加量为 30~60g, 最大剂量加至 150g, 患者无明显不适反应。上两例病案中患者均有便秘及腹痛症状, 针对便秘症状运用半枝莲逐渐增加剂量, 收效后处方中半枝莲剂量不减, 或患者出现便溏等脾阳受损症状后, 将半枝莲剂量略减或酌情增加暖胃温阳之品。在随访过程中发现, 一部分患者确可长期耐受大剂量半枝莲应用, 而这些患者的肿瘤标志物 CA19-9 通常呈逐渐下降趋势。清胰化积方在临床的使用并不受患者所表现出的各种证型的影响, 但也可以发现, 临床仍有部分患者对清胰腺化积方治疗反应性较差。同样, 大剂量半枝莲的应用并非对所有患者都有良好的治疗效果并使 CA19-9 下降, 这其中可能的原因与机制目前还不清楚,提示我们不仅要进一步加强对胰腺癌本质病机的认识及半枝莲的进一步研究。

半枝莲中含有多种化合物，黄酮类和二萜类化合物成分是其主要的活性成分，这些活性成分具有抗肿瘤、抗氧化、抗菌等多种药理活性。实验证明，半枝莲中的有效成分具有诱导细胞凋亡[9]，抑制肿瘤血管生成[10]等作用。刘教授在胰腺癌治疗中大剂量运用半枝莲的经验或许可能为中医药研究者提供思路，促进对半枝莲在抗肿瘤治疗中的研究和开发。

## 参 考 文 献

[1] 程蔼隽，张新亮. 半枝莲治疗癌症患者便秘的体会. 河北中西医结合杂志，1998，7（9）：1467.

[2] 李佩文，郝迎旭，崔惠娟. 处方中应用大剂量半枝莲的毒性观察. 中医药学报，1987，（4）：36-37.

[3] 刘鲁明. 胰腺癌的中医病因病机与辨病论治. 中西医结合学报，2008，6（12）：1297-1299.

[4] 徐燕立，刘鲁明，陈灏，等. 刘鲁明教授治疗胰腺癌的学术思想和经验特色. 中华中医药学刊，2012，30（12）：2628-2630.

[5] 沈晔华，刘鲁明，孟志强，等. 清胰化积方为主综合治疗晚期胰腺癌 64 例生存分析. 中医杂志，2009，50（1）：39-42.

[6] 沈晔华，刘鲁明，朱晓燕，等. 清胰化积中药联合动脉灌注化疗及放疗治疗无法手术切除胰腺癌患者 41 例临床研究. 中医杂志，2010，51（12）：1093-1096.

[7] 金川，甄仲. 全小林运用大剂量酸枣仁治疗失眠经验举隅. 辽宁中医药杂志，2012，39（2）：343-344.

[8] 吴佩衡. 吴佩衡医案. 昆明：云南人民出版社，1997：54-56.

[9] Dai ZJ. Scutellaria barbate extract induces apoptosis of hepatoma H22 cells via the mitochondrial pathwayinvolving caspase-3. World Journal of Gastroenterology, 2008, 14（48）：7321-7328.

[10] 张妮娜，卜平，朱海杭，等. 半枝莲抑制肿瘤血管生成的作用及其机制研究. 癌症，2005，24（12）：1469.

（上接第 414 页）

[6] Ukleja A, Freeman KL, Gilbert K, et al. Standards for Nutrition Support：Adult Hospitalized Patients. Nutr Clin Pract, 2010, 25（4）：403-414.

[7] 叶国栋，朱明炜，崔红元，等. 老年腹部外科恶性肿瘤患者营养风险和营养不良（不足）状况的对比调查. 中华临床营养杂志，2011，19（6）：364-367.

[8] Duerr L. Determining gaps in a county-wide community nutrition education program for older adults. J Nutr Elder, 2004, 23（3）：85-97.

[9] Bernstein M, Luggen AS 著. 孙建琴，黄承钰，莫宝庆，等译. 老年营养学. 上海：复旦大学出版社，2012.

[10] Horstman AM, Sheffield-Moore M. Nutritional/metabolic response in older cancer patients. Nutrition, 2015 Apr, 31（4）：605-607.

[11] Deer RR, Volpi E. Protein intake and muscle function in older adults. Curr Opin Clin Nutr Metab Care, 2015 May, 18（3）：248-253.

[12] Paddon-Jones D, Leidy H. Dietary protein and muscle in older persons. Curr Opin Clin Nutr Metab Care, 2014 Jan, 17（1）：5-11.

[13] Kim J, Hurria A. Determining chemotherapy tolerance in older patients with cancer. J Natl Compr Canc Netw, 2013 Dec 1, 11（12）：1494-1502.

[14] Puts MT, Santos B, Hardt J, et al. An update on a systematic review of the use of geriatric assessment for older adults in oncology. Ann Oncol, 2014 Feb, 25（2）：307-315.

[15] Wolfe RR. The role of dietary protein in optimizing muscle mass, function and health outcomes in older individuals. Br J Nutr, 2012 Aug, 108 Suppl 2：S88-93.

（本文被评为中国老年学和老年医学学会 2016 年优秀论文）

# 鸦胆子油乳经血管介入治疗老年原发性肝癌的临床路径研究

曾普华[1] 潘敏求[1] 蒋益兰[1] 蔡美[1] 邓湘生[1]

潘博[1] 郜文辉[2] 叶书林[1] 付亚丽[1] 张湘荣[1]

1. 湖南省中医药研究院附属医院肿瘤诊疗中心 长沙 410006
2. 湖南中医药大学中医学院 长沙 410208

【摘要】**目的：**初步评价鸦胆子油乳经血管介入治疗老年原发性肝癌方案的有效性、安全性和临床路径（clinical pathway）的患者满意度和费用-疗效比。**方法：**将42例老年肝癌患者随机分为临床路径治疗组22例（试验组）和常规治疗组20例（对照组），比较两组疾病控制率（DCR）、体重、毒副反应、生活质量、住院时间、住院费用、患者满意度等指标。**结果：**（1）试验组和对照组疾病控制率（DCR）分别为86.4%和80.0%，差异无统计学意义（$P>0.05$）；（2）试验组和对照组体重稳定率分别为86.4%和60.0%（$P<0.05$）；（3）治疗后两组均出现不同程度的腹痛、腹胀、发热、骨髓抑制、肝功能损伤、恶心、呕吐等副反应，试验组毒副反应发生率均少于对照组（$P<0.05$）；（4）试验组和对照组KPS评分有效率分别为90.1%和70.0%（$P<0.05$）；试验组生活质量QOL改善优于对照组（$P<0.05$）；（5）试验组和对照组平均住院天数分别为（11.2±2.7）天和（15.3±5.1）天（$P<0.05$）；（6）试验组和对照组平均住院费用分别为（18020.1±4181.8）元和（22099.5±5056.6）元（$P<0.05$）；（7）试验组和对照组患者总满意度分别为81.8%和65.0%（$P<0.05$）。**结论：**中药鸦胆子油乳经血管介入治疗老年人肝癌临床路径为患者提供了优质服务，能稳定体重，减轻介入术后毒副反应，提高生活质量，减少介入术后住院天数和住院总费用，提高患者满意度，值得进一步推广应用。

【关键词】 原发性肝癌；鸦胆子油乳；血管介入；临床路径

在我国，老年肝癌患者亦是需要关注的一个特殊群体，他们中绝大多数确诊时即是中晚期，多合并肝病背景，肝储备功能差，基础病变较多，机体免疫功能低下，能耐受的综合治疗手段少[1]。近年来，中药介入治疗肝癌有了广泛的应用，主要手段包括辨证论治、成方成药口服、中药静脉注射等[2-4]。该方案经前期临床研究[5]证实：中药介入治疗临床疗效肯定，患者毒副反应轻，大大减少了介入术后住院天数和住院总费用，提高了患者满意度，适合于临床路径的开发研究。考虑到老年肝癌患者的特点，课题组开展了中药鸦胆子油乳联合栓塞经血管介入治疗老年人肝癌

作者邮箱：zph120@126.com

临床路径研究，现报道如下。

## 一、资料与方法

### （一）诊断标准

参照《临床诊疗指南·肿瘤分册》（中华医学会编著，北京：人民卫生出版社，2005）中原发性肝癌的诊断标准。

### （二）病例纳入标准

1. 所有病例均经 B 超、CT、MRI、AFP 及酶学或细针肝穿刺病理确诊；

2. 不能手术或患者拒绝手术的病例；

3. 肝功能 Child 分级 A～B 级；

4. 门静脉主干无癌栓、无显著门脉高压；

5. 无严重心、肺、肾及骨髓造血功能不全者；

6. 卡氏评分≥70 分；

7. 预计生存期 3 个月以上；

8. 签署知情同意书，愿意接受本治疗措施者。

### （三）临床资料

病例来源于湖南省中医药研究院附属医院肿瘤中心和湘雅医院介入科 2014 年 1 月～2015 年 7 月的老年原发性肝癌住院患者 42 例，分为试验组 22 例，对照组 20 例。试验组中：男 17 例、女 5 例，年龄 71～85 岁，平均年龄（71.5±5.7）岁，肝功能 Child-pugh A 级 15 例，B 级 7 例；临床分期：Ⅱ期 18 例，Ⅲa 期 4 例。对照组中：男 15 例、女 5 例，年龄 70.5～84 岁，平均年龄（70.8±6.5）岁，肝功能 Child-pugh A 级 14 例，B 级 6 例；临床分期：Ⅱ期 17 例，Ⅲa 期 3 例。两组患者性别、年龄、肝功能、临床分期等比较，差异均无统计学意义（$P > 0.05$），具有可比性。

### （四）治疗方法

1. 试验组（临床路径治疗组）

根据课题组拟定的中药介入治疗肝癌规范方案进行，实施临床路径管理。临床科主任和介入室负责人为总协调者，由主管医师和介入医师按规范化方案实施临床路径医嘱，主管护士根据医嘱方案安排每日检验检查项目、治疗、护理、健康教育项目（饮食结构、活动计划、生活方式、预防感染、并发症预防）和出院指导。由护士长按照质量考核标准进行路径反馈管理。

中药介入治疗方案包括鸦胆子油乳联合栓塞经血管介入治疗、辨证中药汤药（茵陈蒿汤加减）、中成药（肝复乐）和中药注射剂（复方苦参注射液），以及术后护肝、护胃等对症处理等。鸦胆子油乳联合栓塞经血管介入治疗方法：采用 Seldinger 法插管行肝动脉灌注，先注入经稀释后的鸦胆子油乳 30～60ml，然后将超液化碘化油 10～30ml 混悬液缓慢注入瘤体，待血流明显减慢停止栓塞，注入明胶海绵颗粒栓塞大血管，完毕后拔除导管，加压包扎止血。

2. 对照组（常规治疗组）

根据病情所需行常规肝动脉介入治疗的患者，按照常规治疗方式管理。常规肝动脉介入治疗方法：先注入经稀释后的吡柔比星 40～60mg、氟尿嘧啶 0.75～1g，后将丝裂霉素 6～12mg 和超液化碘化油 10～30ml 混悬液缓慢注入瘤体，待血流明显减慢停止栓塞，注入明胶海绵颗粒栓塞大血管，完毕后拔除导管，加压包扎止血。术后护肝、护胃及对症支持治疗。

### （五）观察项目

包括疾病控制率、体重、毒副反应方面、卡氏评分和 QOL 评分 [2010 年万崇华编《行为医学量表手册》肝癌患者生命质量测定量表（Quality of Life-Liver Cancer,

QOL-LC V2. 0）］、住院时间和住院费用、患者满意度等。

### （六）统计处理

检验水平 a = 0.05，用 SPSS 17.0 软件行统计学处理，计数资料用 $\chi^2$ 检验，等级资料采用 Ridit 分析，计量资料采用 $t$ 检验。

## 二、结果

### （一）疾病控制率

试验组 PR 9 例，SD 10 例，PD 3 例，疾病控制率（CR+PR+SD）86.4%；对照组 PR 7 例，SD 9 例，PD 4 例，疾病控制率 80.0%，差异无统计学意义（$P>0.05$）（见表1）。

### （二）体重变化

试验组体重增加者 8 例，稳定者 11 例，减少者 3 例，体重控制率（增加+稳定）86.4%；对照组体重增加者 3 例，稳定者 9 例，减少者 8 例，体重控制率 60.0%，差异有统计学意义（$P<0.05$）（见表2）。

表1　两组疾病控制率比较（%）

| 组别 | 例数 | 完全缓解（CR） | 部分缓解（PR） | 稳定（SD） | 进展（PD） | 疾病控制率（%）（CR+PR+SD） |
|------|------|------|------|------|------|------|
| 试验组 | 22 | 0 | 8 | 11 | 3 | 86.4* |
| 对照组 | 20 | 0 | 7 | 9 | 4 | 80.0 |

注：*两组控制率比较，$P>0.05$

表2　两组体重比较（例）

| 组别 | 例数 | 增加 | 稳定 | 减少 | 稳定率（%） |
|------|------|------|------|------|------|
| 试验组 | 22 | 8 | 11 | 3 | 86.4* |
| 对照组 | 20 | 3 | 9 | 8 | 60.0 |

注：*两组体重比较，$P<0.05$

### （三）毒副反应

治疗后试验组毒副反应发生率均小于对照组，差异有统计学意义（$P<0.05$）（见表3）。治疗后两组均未出现明显心电图异常，差异无统计学意义（$P>0.05$），（见表4）。

表3　两组毒副反应比较（例）

| 组别 | 例数 | 腹痛 | 发热 | 恶心呕吐 | 肝毒性 | 骨髓抑制 |
|------|------|------|------|------|------|------|
| 试验组 | 22 | 9（40.9%）* | 7（31.8%）* | 10（45.5%）* | 8（36.4%）* | 3（13.6%）* |
| 对照组 | 20 | 12（60.0%） | 10（50.0%） | 15（75.0%） | 13（65.0%） | 8（40.0%） |

注：*两组毒副反应比较，$P<0.05$

**表4　两组心电图比较（例）**

| 组别 | 例数 | 正常 | 异常 |
|------|------|------|------|
| 试验组 | 22 | 22* | 0 |
| 对照组 | 20 | 20 | 0 |

注：* 两组心电图比较，$P>0.05$

### （四）生活质量

1. 卡氏评分

试验组显效 3 例，有效 9 例，稳定 8 例，无效 2 例，有效率（显效＋有效＋稳定）为 90.1%，对照组显效 1 例，有效 5 例，稳定 8 例，无效 6 例，有效率为 70.0%，差异有统计学意义（$P<0.05$）（见表5）。

2. QOL 评分

两组治疗前后评分差值比较，差异有统计学意义（$P<0.01$）（见表6）。

**表5　两组 KPS 疗效比较（例）**

| 组别 | 例数 | 显效 | 有效 | 稳定 | 无效 | 有效率（%） |
|------|------|------|------|------|------|-----------|
| 试验组 | 22 | 3 | 9 | 8 | 2 | 90.1* |
| 对照组 | 20 | 1 | 5 | 8 | 6 | 70.0 |

注：* 两组 KPS 比较，$P<0.05$

**表6　两组 QOL 对比（$\bar{x}\pm s$，分）**

| 组别 | 例数 | 治疗前 | 治疗后 | 前后差值 |
|------|------|--------|--------|---------|
| 试验组 | 22 | 74.09±6.560 | 66.91±6.02 | 7.18±2.839 |
| 对照组 | 20 | 72.70±6.982▲ | 74.10±7.003▽ | -1.40±1.667◆ |

注：▲两组治疗前 QOL 比较，$P>0.05$；◆两组前后 QOL 差值比较：$P<0.01$

### （五）患者住院时间与住院费用

两组住院时间与住院费用比较，差异均有统计学意义（$P<0.05$）（见表7）。

**表7　两组住院时间、住院费用比较（$\bar{x}\pm s$）**

| 组别 | 例数 | 住院时间（天） | 住院费用（元） |
|------|------|---------------|---------------|
| 试验组 | 22 | 11.23+2.654 | 18020.13+4181.80 |
| 对照组 | 20 | 15.25+5.108▲ | 22099.54+5056.55▽ |

注：▲两组住院时间比较：$P<0.05$；▽两组住院费用比较：$P<0.05$

### （六）患者满意度

试验组满意 11 例，一般 7 例，不满意 4 例，总满意度（满意＋一般）为 81.8%，对照组满意 3 例，一般 10 例，不满意 7 例，总满意度为 65.0%，差异有统计学意义（$P<0.05$）（见表8）。

表8 两组满意度比较（%）

| 组别 | 例数 | 满意 | 一般 | 不满意 | 总满意度（%） |
|---|---|---|---|---|---|
| 试验组 | 22 | 11 | 7 | 4 | 81.8▲ |
| 对照组 | 20 | 3 | 10 | 7 | 65.0 |

注：▲两组住院满意度比较：$P<0.05$

## 三、讨论

随着人口老龄化的增长，老年肿瘤患者占新发肿瘤患者的比例呈上升趋势。据统计，未来20年该比例将达到70%[6]。老年原发性肝癌患者的治疗已成为肿瘤临床研究中的一个重要内容。《灵枢·天年》曰："五十岁，肝气始衰，肝叶始薄，胆汁始灭，目始不明。六十岁，心气始衰，苦忧悲，血气懈惰，故好卧。七十岁，脾气虚，皮肤枯。八十岁，肺气虚，魄离，故言善误。九十岁，肾气焦，四脏经脉空虚。百岁，五脏皆虚，神气皆去，形骸独具而终矣。"随着年龄的增长，脏腑气血日渐衰败，老年原发性肝癌患者除肿瘤本身引起的一些病变以外，还具有如下特点：（1）有多年肝病病史，肝储备功能差；（2）合并基础病多，治疗难度大[7]；（3）免疫功能低下，不耐攻伐，不良反应重[8]；（4）心理负担重，对生老病死的认识、病痛的折磨以及经济压力的考虑，多数老年患者普遍存在不同程度的心理障碍[9]。因此，老年原发性肝癌的诊治亟需个体化、规范化。

目前经肝动脉化疗灌注栓塞（Transcatheter arterial chemoembolization，TACE）为治疗不能手术切除的中晚期原发性肝癌的首选方法，因其存在的局限性和不良反应，远期疗效并不理想。中医药配合介入治疗具有明显的减毒增效作用，能改善肝储备功能，提高患者的生存质量，调节机体免疫功能，下调肝癌术后血管生成水平，从而发挥抗复发和转移作用，在一定程度上延缓术后病情发展，提高患者远期生存率[5]。研究表明[10]，在肝功能储备低下的背景下，化疗栓塞易致肝损伤，而鸦胆子油乳主要由油酸、亚油酸、硬脂酸及软脂酸、花生四烯酸等组成，其中鸦胆子油酸对癌组织有良好的亲和力和靶向性，因而具有良好的抗癌活性[11]。鸦胆子油具有抗癌、低毒、栓塞和留滞于肿瘤局部的突出特点，是肝癌介入治疗较为理想的微血管栓塞剂。本研究从疾病控制率、体重、毒副反应方面、卡氏评分和QOL评分、住院时间和住院费用，以及患者满意度等方面进行分析，表明鸦胆子油乳联合栓塞经血管介入治疗老年人肝癌临床疗效肯定。

临床路径是指医院内的一组成员（包括医师、护士，以及管理者等）根据某种疾病或手术制定的一种医护人员共同认可和遵守的诊疗模式。作为一种新的管理理念和模式，在维持、保证及改善医院的医疗质量，进行医疗质量的正确评价中临床路径发挥了重要的作用，其目的是减少患者康复延迟和资源浪费，提高服务质量，降低医疗成本[12]。本研究从试验组（临床路径治疗组）与对照组（常规治疗组）比较分析显示，鸦胆子油乳经血管介入治疗老年肝癌临床路径为患者提供了优质服务，能提高改善体重，减轻介入术后毒副反应，提高生活质量，减少介入术后住院天数和住院总费用，提高患者满意度，值得进一步推广应用。

（下转第398页）

# 癌痛中医外治法研究进展

张天博[1]　张培彤[2]

1. 北京中医药大学　北京　100029
2. 中国中医科学院广安门医院　北京　100053

【摘要】癌性疼痛是癌症患者最常见、且最难控制的症状，也是影响患者生活质量的重要因素。中医外治法泛指通过口服以外途径施治的疗法，治疗癌痛疗效确切、不良反应小，使用方便，应用广泛，具有很大优势。本文将近年中医外治法治疗癌痛的研究进展作一综述。

【关键词】　中医药；癌痛；外治法

癌性疼痛是癌症患者最常见、且最难控制的症状，也是影响患者生活质量的重要因素。现代医学治疗癌痛主要用 WHO 推荐的"三阶梯"疗法，但长期使用镇痛剂毒副作用大，依赖性强。中药内服对于吞咽功能丧失及拒药不受者仍存在一定的局限性。中医外治法控制癌痛，疗效确切，副反应轻。对正气已虚不耐攻伐、脾胃吸收功能减弱单靠内服药效果不佳，或不能服药的晚期癌痛患者更具优势。兹就近年来有关中医外治法治疗癌痛的研究进展综述如下。

## 一、病因病机

程海波等[1]认为，癌痛的病因不外乎六淫邪毒、七情内伤、饮食失调、正气亏虚。从司富春等[2]对既往发表文献资料的统计看，血瘀、湿热、阴虚、气滞、气虚、湿阻、寒凝为癌痛的常见病因。根据中医肿瘤医生多年的实践总结，癌痛病机大致分为虚实二类，实痛病机为"不通则痛"，虚痛病机属"不荣则痛"，临床上常表现为虚实相兼、虚实有所偏重的情况[1-3]。鲍艳举等[4]认为，气滞血瘀、经络不通是癌性疼痛的主要发病因素，其病理性质为本虚标实，以标实为主。

## 二、辨证立法

对癌痛的病因病机虽有基本共识，但在辨证分型上尚难一致。以瘀血阻滞、热毒蕴结、肝郁气滞、气滞血瘀、痰湿凝聚、气血亏虚、阳虚寒凝和阴虚内热为主要证型，治疗以活血祛瘀、行气补血、清热解毒、清热祛湿、温经散寒等治法为主[5]。也有医家依据各自临床经验持有侧重不同的看法，如魏强等[6]认为，应用酸味的药物既可活血化积散结，又能补益肝肾脾胃，发挥酸性收敛、顾护五脏正气的功能，有扶正祛邪双重作用。周岱翰[7]则将癌痛分为气滞血瘀型和气血亏损型，气滞血瘀型治以活血祛逐瘀汤合失笑散；气血亏损型治以补益气血，温经止痛，方用当归四逆汤加减取得较好疗效。

## 三、常用外治方法

### （一）敷贴法

此法使用最多，贴敷处多为病变局部或相关经络穴位。一般将药物制成传统的黑膏药，或熬成浸膏，或将药物研成细粉加入适量基质，选用米酒、醋、松节油、鸡蛋清、蜂蜜、猪胆汁或水调和成膏或糊，再辅以助透皮药剂外敷。

#### 1. 痛处外敷

此法对癌痛可收立竿见影功效，且止痛时间持续较长。孙颖[8]将60例住院癌痛患者随机分为治疗组和对照组，采用WHO疼痛疗效标准、结合NRS法双重评价中医外治癌痛疗效。治疗组疼痛缓解率及镇痛满意率分别为86.67%、83.33%，NRS评分平均下降4.9±2.07；对照组疼痛缓解率及镇痛满意率分别为60.00%、60.00%，NRS评分平均下降3.7±2.17，差异具有统计学意义（$P<0.05$）。治疗组平均少用阿片类药物17.83±4.30mg，对照组平均多用10.83±3.02mg（$P<0.05$）。易晓文[9]依照1991年第五届全国中医肿瘤专业委员会癌痛协作组制定的疗效标准，选择疼痛最明显部位外敷中药，以服用盐酸曲马多缓释片患者作对照。起效时间中药组0.51±0.42h，对照组1.34±0.36h（$P<0.05$）。程志生等[10]以天仙止痛方外敷治疗肝癌疼痛，达到完全缓解者，治疗组与采用单纯支持治疗的对照组分别为32例、15例，部分缓解分别为5例、8例，无效分别为5例、17例，总有效率分别为88.1%和57.5%，差异具有统计学意义（$P<0.01$）。

#### 2. 穴位外敷

通过经穴-内脏相关途径使药物起效，并借助经络的传导放大使药物发挥全身治疗作用。孙浩等[11]按照WHO疼痛分级诊断标准入组肝癌疼痛患者，随机将60例患者分为以肝舒贴穴位敷贴期门、日月、章门三穴的治疗组和以"三阶梯"止痛原则给药的西药组做对照进行疗效对比。在二组的各30例患者中，治疗组和对照组完全缓解分别为9例、5例，明显缓解者12例、6例，中度缓解者4例、10例，轻度缓解者3例、7例，无效各2例。两组止痛总有效率虽均为93.4%，但治疗组完全缓解率明显优于对照组（$P<0.05$），且不良反应低。袁明等[12]应用自制癌痛围腰带治疗肝癌癌性疼痛患者91例，对照组按常规口服滕克胶囊配合每日2次肌内注射强痛定注射液。治疗组和对照组显效率分别为83.87%、34.48%，总有效率分别为95.16%、79.30%（$P<0.05$）。癌痛围腰带不仅止痛确切，镇痛时间长，还能使缓解患者的不安、不眠、食欲缺乏、疲劳、情志不舒等症状，提高了患者的生存质量。张洁文[13]以子午流注开穴贴敷麝冰止痛膏控制原发性肝癌癌痛，研究者以分层随机的方法将120例轻度疼痛及中重度疼痛患者按1∶1比例随机分为治疗组和对照组。治疗组疼痛缓解总有效率高于对照组（$P<0.05$），24h睡眠总时间上升趋势优于对照组（$P<0.05$）。赵三梅[14]将脐部外敷独一味结合加深呼吸静息放松训练来缓解136例癌痛患者，治疗有效。

### （二）涂擦法

将中药煎成汤液制成膜剂或用适当的溶剂浸泡，取药液涂抹患处或特定部位治疗癌痛的方法。王卫东[15]将癌痛患者随机分为二组各46例，用乌冰止痛酊外涂肿块投射体表或疼痛部位。治疗组在癌痛一阶梯阶段仅用乌冰止痛酊外涂，第二、三阶梯阶段采用乌冰止痛酊与西药止痛剂联用，对照组采用 WHO "三阶梯" 止痛法。治疗组与对照组的总有效率分别为 86.95% 和 63.04%。俞珊等[16]使用通络散结酊治疗癌痛患者 40 例，总有效率 87.5%（35 例）、完全缓解（CR）率 50.0%（20 例）、部分缓解（PR）率 25.0%（10 例）、轻度缓解（MR）率 12.5%（5 例）、无效（NR）率 12.5%（4 例），Ⅲ级疼痛有效率 81.8%。王凡星等[17]对 40 例癌痛患者采用中药外涂方法进行治疗，1 个疗程后显效 24 例，有效 12 例，无效 4 例，总有效率达 90%。

### （三）穴位离子导入、注射及埋线法

古建立[18]观察化岩汤离子透入治疗骨癌疼痛 30 例，总有效率达 93.3%，治疗前后的 VRS 差值有显著性差异（$P < 0.05$）。杨莉等[19]采用大椎、足三里、三阴交、阿是穴穴位注射止痛剂治疗 72 例癌痛患者。治疗后患者疼痛 0 级 12 例，Ⅰ 级 43 例，Ⅱ 级 12 例，Ⅲ 级 5 例，疗效明显。林洁涛等[20]采用队列研究，按患者意愿将 60 例中、重度癌痛患者分入试验组（31 人）及对照组（29 人）。对照组以 "三阶梯" 止痛方法给药，试验组在 "三阶梯" 止痛方法基础上加穴位埋线。试验组总有效率大于对照组（35.5% *vs* 6.9%，$P = 0.0072$），且止痛药不良反应发生率较低（$P < 0.05$）。

### （四）拔火罐法

根据癌症的不同选取相应俞募穴、夹脊穴施拔罐术。肝癌痛取期门、章门、肝俞、胸 7 至 12 夹脊穴；肺癌痛取肺俞、膻中、中府、胸 1 至 3 夹脊穴；食管癌痛取膻中、胸 3 至 7 夹脊穴；胃癌痛取中脘、脾俞、胸 7 至 12 夹脊穴；乳腺癌痛取膻中、肩井、天宗、胸 3 至 7 夹脊穴；大肠癌痛取神阙、大肠俞、腰 3 至 5 夹脊穴；骨转移癌痛取肾俞、大杼、腰 1 至 5 夹脊穴；或取阿是穴。黄智芬等[21]将 60 例癌痛患者按数字表法随机分成两组，对照组口服丙氧氨酚片。治疗组总缓解率及平均止痛持续时间为 66.7% 和 5.06 小时，对照组为 43.3% 和 3.65 小时（$P < 0.05$）。

### （五）灸疗法

灸法可以单用，也可以与穴位刺激、穴位注射等联合运用。张国清等[22]采用耳穴压豆联合穴位灸法治疗曾用各种止痛药物效果欠佳的 64 例癌痛患者，其中重度疼痛 30 例，中度疼痛 23 例，轻度疼痛 11 例。以艾条灸大椎、关元、足三里、阿是穴，取耳穴神门、交感、皮质下、枕、压痛点压豆患者为治疗组，对照组患者按照常规口服吗啡缓释片。其中治疗组显效 18 例、有效 10 例、无效 5 例，总有效率 87.5%；对照组显效 9 例、有效 12 例，无效 11 例、总有效率 65.6%，二组差异具有统计学意义（$P < 0.05$）。赖洪康等[23]将 105 例癌痛患者随机分为温针灸组、西药组（"三阶梯" 止痛药）、针药结合组。温针灸选取主穴合谷、内关、支沟，胸部疼痛配丰隆、少府，胁肋疼痛配太冲、丘墟，腹部疼痛配足三里、三阴交。其中针药结合组效果最好，温针灸组完全缓解 8 例，明显缓解 13 例，部分缓解 12 例，无缓解 2 例，和西药组效果接近。温针灸组基本无毒副作用，而其余二组毒副作用明显增加。

### （六）灌肠法

灌肠法对于化疗并发严重胃肠道反应或肠道肿瘤、肠道梗阻、吞咽困难等原因无法口服给药时凸显出明显优势。张传霞等[24]采用增液汤加减（玄参 30g，麦冬 30g，生地黄 30g，生大黄 15g，火麻仁 15g，水煎 300ml，早晚各 150ml 保留灌肠 30 分钟，7 天为一疗程）治疗阴液亏虚的肠燥便秘 60 例，60 例患者中痊愈 58.33%（35 例），显效 16.66%（10 例），有效 10%（6 例），无效 15%（9 例），总有效率为 75%。陆明凤[25]采用灌肠法治疗癌痛

患者 47 例，口服美施康定片 30 mg，q12h，24 小时后加用镇痛散积液（鼠妇 150g，生马钱子 7.5g，生南星 50g，蜈蚣 10 条，蚤休、延胡索、黄芪、党参各 75g，乳香、没药各 30g）直肠内给药。治疗组应用镇痛散积液 2 天时美施康定片减量 1/3、4 天时再减量 1/3 为；对照组单用口服美施康定片 30mg，q12h。其中治疗组显效 23.4%（11 例），有效 59.6%（28 例），无效 17%（8 例），总有效率为 83%。对照组 47 人，显效 12.8%（6 例），有效 46.8%（22 例），无效 40.4%（19 例），总有效率为 59.6%。

### （七）喷雾法

喷雾法是将止痛药物制成喷雾剂，直接喷于患处的方法。李中心[26]针对癌痛患者，将使用癌痛灵喷雾剂的患者作为治疗组，以好得快喷雾剂为对照组治疗癌痛患者 150 例，治疗组显效者 61%，有效者 28%，无效者 11%，总有效率 89%。结果令人满意。

### （八）中药外敷与西药止痛药联合

外敷中药与西药止痛药有协同作用，还可减轻毒副作用。王院春等[27]用随机数字法将患者分为治疗组及对照组各 40 例，两组均发放足量阿片缓释药物。治疗组给乌香痛消膏，对照组予安慰剂。治疗前后 NRS 评分：治疗组分别为（7.80±1.522）和（2.925±1.228），对照组分别为（7.75±1.481）和（3.025±1.561），差异具有统计学意义（$P<0.05$）。全程吗啡耗量治疗组使用较少（$P<0.05$）。孙金芳等[28]用痛舒膏和硫酸吗啡缓释片联合与单纯服用硫酸吗啡缓释片患者对照，治疗组缓解癌痛有效率为 92.68%，对照组为 76.32%。杨中等[29]用自制药糊神阙穴贴敷与口服麻仁润肠丸对照观察二者缓解美施康定引起便秘的疗效。结果显示，神阙穴贴敷组的总有效率更优（71.9% vs 51.7%，$P<0.05$）。

## 四、常用外治药物

### （一）种类选择

外用中药治疗癌痛，常用芳香走窜、气味浓烈、穿透性强的药物，虫类、动物类、矿物类及有毒药物多用，补气养血类药物则较少。这与上述癌痛虚实夹杂，实证居多，虚证偏少的研究结论相吻合。虫类及动物药多为活血破血之品，具有不同程度抑杀癌细胞作用，包括全蝎、蜈蚣、干蟾皮、蟾酥、斑蝥、红娘子、九香虫、鼠妇、蛰虫、白花蛇、守宫、蜂房、炮山甲、水蛭、土鳖虫、地龙、鳖甲、五灵脂等。剧毒药虽不宜内服，但外治癌痛却很常见，包括雄黄、蟾酥、轻粉、铅丹、硇砂、朱砂、红娘子、生南星、生草乌、生川乌、生半夏、马钱子、黄药子、木鳖子等。董昌盛等[30]对癌痛外用药的分析发现，排在前 10 位的药物依次为冰片、乳香、没药、生川乌、蟾酥、血竭、莪术、延胡索、马钱子、红花。

### （二）部位应用

疼痛的部位和性质也会对外用药物的选择产生影响[31,32]，常常配合引经药引药直达病所。如胸膜间皮瘤或癌性胸腔积液产生的胸痛多选白芥子、薤白、荜拨、丹皮、牙皂、细辛、乌头等；肝癌、胆囊癌、贲门癌、食管下段癌引起的胁痛则选桃仁、青皮、柴胡、香附、佛手等；消化道癌、妇科肿瘤、腹腔转移瘤及腹盆腔恶性淋巴瘤引起的腹痛常用乌药、川椒、小茴香、三棱、荜澄茄、天南星等。晚期癌腹痛虚实夹杂者常见，属寒证者加高良姜、肉桂；有气滞者加枳壳、制香附；存在血瘀证可加川楝子、五灵脂等。

## （三）合用增效

外治方法常常借助中西促透皮药物促进外用药物的吸收和利用，此类药物有冰片、白酒、樟脑、麝香、薄荷、苏合油、松节油、苯甲酸钠、皮硝、陈醋、白醋等。其中麝香、苏合油、樟脑、白酒还具有行气活血的作用。

# 五、讨论

从综述的文献可以看出，中医外治法治疗癌痛效果肯定、毒副作用少，使用方便，可以单独应用，也可以与西医止痛疗法联合应用。其可定位于WHO"三阶梯"止痛方案的第一和第二阶梯用药阶段，也可作为第三阶梯联合用药的优选以减少阿片类药物的使用剂量。为进一步提高中医外治法治疗癌痛的疗效，其应用和研究仍存在一些需要改进的问题。

## （一）研究方法存在不足

外治癌痛已由原来单一疗效验证向与WHO推荐的"三阶梯"止痛疗法进行对比的方向发展，开展临床对照研究的数量有较大增加，但仍少有较大样本的随机对照研究，盲法研究几乎没有。已有的一些对照研究项目由于设计不够严谨，样本量小、且没有具体的样本量估算方法，使用对照药物不合理，实施过程中不能很好地依照既定试验设计施行，对患者的依从性缺乏规范等，导致所得研究结论难以重复，影响了中医外治癌痛效果的提高。

## （二）研究诊断和疗效判定标准采用不规范

统一规范的疼痛评估与疗效评价对有效的癌痛治疗十分重要。至少在一部分中医肿瘤临床医生中还没有十分规范的使用通用标准进行临床疼痛判定和疗效评价，有的甚至没有意识到应当使用这样的标准。有通用标准不采纳、自拟标准或对通用标

准随意改良的做法不利于研究成果间的对比和交流。

## （三）制剂需要进一步改良

外用中药镇痛研究多为自制的膏、散、水煎、酒泡及醋泡剂型，有效成分的利用率不高，也容易污染衣物。应借鉴现代药剂学的方法和技术对剂型加以改进。

总之，中医外治法拓宽了癌痛的治疗思路，让人们从传统的中药内服法中走出来，通过敷贴、涂擦、穴位离子导入、灸疗的方法增强癌痛的治疗效果。今后还需加强完善癌痛中医外治法的方法与疗效评定标准，从而更好地将其运用于临床。

## 参 考 文 献

[1] 程海波，吴勉华. 癌性疼痛的中医理论探讨. 中华中医药杂志，2008，23（1）：50-52.
[2] 司富春，李建省. 中医治疗癌痛证型方药分析. 中医学报，2010，25（4）：607-610.
[3] 付善灵，王华伟，李晓斌，等. 癌痛的临床证型方药分析. 实用中医内科杂志，2012，26（3）：1-4.
[4] 鲍艳举，花宝金，侯炜. 消癌止痛外用方治疗癌性疼痛的临床作用特点分析. 北京中医药，2010，9（2）：112-115.
[5] 王菊勇，许玲. 癌痛的中医药治疗. 中西医结合学报，2011，9（2）：129-134.
[6] 魏强，陈树泉，王兆香，等. 酸味三君子方治疗癌性疼痛临床观察. 河南中医，2005，25（12）：33-34.
[7] 周岱翰. 临床中医肿瘤学. 北京：人民卫生出版社，2003：70.
[8] 孙颖. 中医外治癌性疼痛的临床研究. 北京：北京中医药大学，2012.
[9] 易晓文. 中药外敷对原发性肝癌患者止痛作用的临床研究. 中医临床研究，2012，4（1）：30-31.
[10] 程志生，陈宇基. 天仙止痛方外敷治疗肝癌疼痛42例. 实用中医内科杂志，2009，23（9）：51-52.
[11] 孙浩，龚婕宁. 肝舒贴穴位敷贴治疗肝癌肝

区疼痛的临床观察. 湖北中医杂志, 2008, 30 (2)：32-33.

［12］袁明, 黄桂林, 边文贵, 等. 癌痛围腰带治疗肝癌癌性疼痛的临床观察. 四川中医, 2005, 2 (8)：49-50.

［13］张洁文. 子午流注开穴贴药控制原发性肝癌癌痛的疗效观察. 中医外治杂志, 2015, (2)：12-14.

［14］赵三梅. 脐部外敷藏药独一味并深呼吸静息放松训练缓解癌性疼痛. 中国临床康复, 2004, 8 (11)：20-21.

［15］王卫东. 乌冰止痛酊治疗癌性疼痛46例疗效观察. 医学创新研究, 2007, 4 (27)：136-137.

［16］俞珊, 魏品康, 秦志丰, 等. 通络散结酊外用治疗癌性疼痛40例. 中医杂志, 2006, 47 (6)：465-466.

［17］王凡星, 刘晓, 朱宏锦, 等. 以痛为腧中药外涂治疗癌性疼痛40例. 中医外治杂志, 2010, 19 (3)：32-33.

［18］古建立. 化岩液离子透入治疗骨转移癌疼痛30例. 陕西中医, 2004, 25 (6)：525-526.

［19］杨莉, 冀东英, 王素枝, 等. 穴位药物注射治疗癌性疼痛72例疗效观察. 山东医药, 2005, 29 (1)：69-70.

［20］林洁涛. 穴位埋线联合三阶梯止痛方法治疗中重度癌痛的临床研究. 广州：广州中医药大学, 2011.

［21］黄智芬, 黎汉忠, 张作军. 拔罐治疗癌性疼痛30例疗效观察. 上海针灸杂志, 2006, (8)：14.

［22］张国清, 赵江花. 耳穴压豆联合穴位灸法治疗晚期癌症疼痛64例. 中国中医药科技,

2012, 19 (3)：250.

［23］赖洪康, 黄海福, 范志勇. 温针灸治疗癌痛临床研究. 中国中医急症, 2011, 20 (10)：1579, 1586.

［24］张传霞, 任鲁颖. 中药灌肠法治疗阿片性便秘的临床观察. 光明中医, 2014, 29 (12)：2580-2581.

［25］陆明凤. 镇痛散积液直肠内给药治疗癌性疼痛的观察及护理. 护理与康复, 2008, 7 (4)：306-307.

［26］李中心. 癌痛灵喷雾剂治癌痛100例. 中国民间疗法, 2005, 13 (6)：19.

［27］王院春, 王希胜, 李仁廷, 等. 乌香痛消膏外治癌性疼痛40例. 山东中医杂志, 2014, 33 (3)：188-189.

［28］孙金芳, 芦连菊, 臧建华, 等. 痛舒膏外敷治疗癌性疼痛临床观察. 中国中医药信息杂志, 2006, 13 (1)：56.

［29］杨中, 王笑民, 徐咏梅, 等. 中药穴位贴敷对美施康定所致便秘的疗效观察. 北京中医药, 2008, 27 (5)：334-336.

［30］董昌盛, 王菊勇, 许玲, 等. 外治癌痛的中药药性分析. 中国实验方剂学杂志, 2012, 18 (12)：316-320.

［31］邓博, 贾立群, 李佩文. 中医药防治肿瘤化疗副反应临床研究概况. 北京中医药, 2009, 28 (6)：473-474.

［32］陈衍智, 李萍萍. 中医药在癌性疼痛治疗中的作用及应用. 中医药临床杂志, 2005, 17 (6)：529-530.

（本文被评为中国老年学和老年医学学会2016年优秀论文）

## ❖ 癌症康复与姑息医学 ❖

# 李萍萍：姑息治疗
# ——从撒拉纳克湖畔的墓志铭谈起

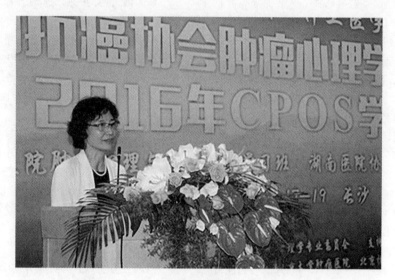

李萍萍教授

撒拉纳克湖是美国纽约州东北部的游览胜地。这里原是一座伐木小镇，1884 年该村设疗养院后，成为了著名的结核病户外治疗中心。这些改变，都源于特鲁多医生。

特鲁多医生 1873 年被诊断患了肺结核病，当时没有医治的药物，他只身来到撒拉纳克湖边休养。奇迹居然发生，他的病情逐渐改善，三年之后竟完全康复。1884 年，他在此建立起美国首座肺结核病疗养院。他的墓志铭"有时，去治愈；常常，去帮助；总是，去安慰"，也成为了许多医生的座右铭，尤其是姑息治疗的医务人员，可能体会和实践得更多。

> **我们能为她做什么？**
>
> 患者，女性，56 岁，患左下肢脂肪肉瘤
>
> 2004 年局部切除并放疗；2008 ~ 2010 年多次复发及放疗；2010 年行左下肢截肢术，术后左臀部转移，多次放疗肿物未能控制，发生多处转移。
>
> 就诊主诉：疼痛　纳差　乏力

像这样的患者，彻底治愈肿瘤是不太现实的。作为临床医生，我们还能为她做什么呢？

什么是姑息治疗？姑息关怀是一门临床学科。通过早期识别、积极评估、控制疼痛和治疗其他痛苦症状，包括躯体的、

社会心理的和心灵的困扰，来预防和缓解身心痛苦，从而改善面临威胁生命疾病的患者和他们的亲人的生命质量。

姑息治疗不是放弃，早期积极的介入不仅能够改善症状，而且可以改变某些疾病的预后。从病情诊断开始，姑息治疗就可以介入并贯穿全程，包括后来的死亡和对丧亲者的支持。调查统计发现，每年有4000万人需要姑息治疗，其中39%患心血管疾病，34%患癌症，10%患慢性肺病，6%感染艾滋病病毒/艾滋病，5%患糖尿病。

没有一个罹患危害生命疾病的个体，如癌症和艾滋病，应该活在或死于不必要的痛苦和折磨中。每个人都很重要，没有人应该被忽视，我们应该努力为所有人提供 palliative care。

姑息治疗有什么不同？患者和他们的家属所面临的并不仅是躯体痛苦，还有心理的、社会的和心灵的困扰。所有这些，都与疾病自身有着同等重要的地位。有时一方面的问题会使另一方面的问题加重，比如疼痛。只有我们强调一个人的整体性时，我们才能帮助全人。这被称为整体的/全人的关怀。

> 在人生的终了，我们不会因着我们的学位
> 或者是我赚得的金钱
> 或者是做了多少的大事被评断，
> 我们会被以下的真理评断
> 我饿了，你给我吃
> 我赤身漏体，你给我穿
> 我作客旅，你们留住我
> ——特蕾莎修女传

特蕾莎修女的这段话给了我们很多启示，我想，作为医生，在我们人生的最后，最终衡量我们价值和成就的，将是我们给了患者多大的帮助，而不是我们自己有多大的能力。

什么是灵性呢？我在台湾学习的时候，有很多感悟，一直试图去真正理解，最终我是从梁漱溟的一本书中得到了启发。

把道德和宗教归于灵性——无论什么社会，什么文化，对某一现象有共同的反应，"好恶相喻，痛痒相关"。

我们在临床中遇到一些患者，他们内心非常封闭，不愿意与人交往，但是当我们用爱去温暖他们的时候，他们可能用同样的方式去帮助别人，人性中善的一面就被挖掘出来。

> **整体的姑息关怀**
> 躯体的——症状（主诉）疼痛、咳嗽、疲乏
> 心理的——担忧、害怕、悲伤、愤怒
> 社会的——家庭成员的需求，饮食，工作，住房和社交相关的困扰
> 心灵的——有关生与死意义的问题，保持平静的需要

整体关怀模式包括以下方面：
躯体的——治疗，护理，处方药物
心理的——聆听，陪伴，心理辅导
社会的——经济支持，家庭成员支持
心灵的——祷告，心理辅导，宗教或礼仪

在资源有限的不同服务场所，从根本上改善关怀质量。姑息治疗需要团队，因为我们无法只靠自己的力量开展姑息关怀，我们需要姑息专业医生、护士、心理医生、社工、宗教人士、义工……

那么，姑息治疗如何提供整体关怀？姑息关怀与其他临床学科同等重要，可以被整合进入相关的临床项目，多学科项目的整合可以提供整体的关怀服务。姑息关怀应该是所有患生命有限疾患的病人应该

享受的一种医疗保健，而我们目前的制度，是否能保证？

姑息治疗从来不说"我们已经无能为力"！

我们不能根治无法治愈的疾病，但是我们可以控制由疾病引起的痛苦症状；

我们不能消除失去亲人的痛苦，但是我们可以陪伴在悲伤者身边，分担哀伤；

我们不知道所有的答案，但是我们可以聆听患者的倾诉。

> 人生不是一场物质的盛宴
>
> 而是一次灵魂的修炼
>
> 使它在谢幕之时
>
> 比开幕之初更为高尚
>
> 人生更大的挑战
>
> 是如何克服面对死亡的恐惧
>
> 以及
>
> 如果生命只剩 100 天了
>
> 我会怎么做？
>
> ——李开复《向死而生：我修的死亡学分》

努力去改变可以改变的事，今天，明天，每一天，都让我们去追寻那些可以帮助你得到良好治疗和尽可能丰富生活的希望吧。——Wendy S. Harpham

随着你慢慢长大和变老，你会发现，你有两只手，一只手用来帮助自己，另一只手用来帮助别人。——奥黛丽·赫本

[本文整理自北京大学肿瘤医院中西医结合科主任李萍萍教授 6 月 19 日在中国抗癌协会肿瘤心理学专业委员会（CPOS）2016 年学术年会"姑息治疗专场"的报告节选]

（记者：刘建欣，摄影：朱建华；来源：医脉通；发布时间：2016-07-08；下载自：中国临床肿瘤学会网站）

（上接第 389 页）

## 参 考 文 献

[1] 殷海涛，张皓，李晓林. 老年肿瘤患者的特点与药物治疗新趋势. 实用老年医学，2013，(1)：8-11.

[2] 郭鑫，陆定波. 抗癌消癥颗粒剂减少肝癌介入术后并发症的临床观察. 湖北中医杂志，2011，33（7）：42.

[3] 林宜圣，王芳军，鲁琳，等. 外敷双柏油膏在肝癌 TACE 术后肝区疼痛的疗效观察. 中医临床研究，2011，3（13）：21-22.

[4] 王斌，田华琴，梁贵文，等. 肝积方联合鸦胆子油乳介入治疗对中晚期原发性肝癌患者生活质量的影响. 中国中西结合杂志，2009，29（3）：257-260.

[5] 曾普华，郜文辉，潘敏求，等. 益气化瘀解毒方加减联合鸦胆子油乳经血管介入治疗中晚期原发性肝癌的临床研究. 辽宁中医杂志，2013，40（1）：18-21.

[6] 张国铎，钱晓萍，刘宝瑞. 老年肿瘤患者的内科治疗进展. 实用老年医学，2008，22（3）：224-228.

[7] 袁玲. 与老年肿瘤相关伴随疾病的诊断与治疗. 实用老年医学，2013，27（1）：4-5.

[8] 于正洪. 老年人肿瘤研究现状. 医学研究生报，2011，24（4）：337-339.

[9] 余真. 老年肝癌患者的心理护理. 中国肿瘤外科杂志，2013，5（4）：269-270.

[10] 王艳红，张哲，乐凡，等. 肝癌 TACE 中化疗和栓塞与肿瘤抑制和肝损伤关系的临床研究. 临床肝胆杂志，2008，24（4）：272-274.

[11] 石修璞，赵浩如. 鸦胆子油的研究进展. 西北药学杂志，2010，25（3）：240-242.

[12] 吴燕子，曹祝萍，马集云，等. 对临床路径应用中若干问题的探讨. 中国医院管理，2008，28（5）：23-24.

（本文被评为中国老年学和老年医学学会 2016 年优秀论文）

# 癌症幸存者问题在美国
# 公共卫生领域的重要性

毛　钧[1]* 孙凌云[2]

1. 美国纪念斯隆凯特琳肿瘤中心整合医学中心
（Chief，Integrative Medical Service of Memorial Sloan Kettering Cancer Center）
2. 中国中医科学院西苑医院肿瘤诊疗中心　北京　100091

【摘要】目前美国肿瘤发病率持续上升，并且随着肿瘤诊疗手段的提高，美国癌症幸存者数量同样呈快速上升趋势，成为影响美国整个社会的公共卫生领域问题。癌症幸存者对治疗后续康复随访、提高全面生活质量的需求，使得这一领域在美国不断发展壮大起来。美国60岁以上癌症幸存者比例达到70%，伴随有更多的治疗后续不良反应以及疼痛、精神压力、失眠等症状，因此老年肿瘤问题具有相当的重要性。美国医学学会等学术组织机构都提出了针对癌症幸存者的医疗保健模式及指导原则，其中包括预防癌症复发、改善症状、加强专科医师与家庭医生间沟通、改变生活方式、促进身心整体和谐等，并深入开展了众多研究以支持和扩展癌症幸存者领域的临床实践。

## 一、美国癌症幸存人群现状

2014年，在美国有160万人被诊断为癌症，预计2035年这一数字将上升到240万。从国际上来看，2012年共有1410万新发癌症患者，2035年预计将有2400万人发病。中国14亿人口占到世界总人口的1/5，可想而知，中国的老年肿瘤问题就是整个世界所面临的挑战。在美国，预计每2个男人中间就有一个被诊断为癌症，每3个女人中间将有2人面临癌症。故而，癌症是对于整个公共卫生领域的挑战，不仅是个人的问题，还将影响整个社会。

癌症幸存者是一个新兴的学科。1971年，美国仅有300万癌症幸存者，然而到2014年，美国共有1400万癌症幸存者。究其原因，是由于癌症早期诊断、早期治疗的实现，以及肿瘤医学的快速发展，使得罹患癌症并不是死亡通知，癌症患者在接受治疗后仍然能够有较长的生存期，成为一种慢性疾病。美国最为权威的医学组织——美国医学学会（Institute of Medicine）在2006年的一份报告中这样定义癌症幸存者：所有患者从确诊癌症的那一刻直到生命结束都属于癌症幸存者。然而这个广泛定义在科研领域具有一定的局限性，因此我们对癌症幸存者进行了狭义定义，即已经完成常规治疗如手术、放疗、化疗等，

基金项目：北京市科学技术委员会项目（No. D131100002213-006）
* 通信作者：Jun Mao MD MSCE maoj@ makcc. org

进入随访期（或内分泌治疗期）的癌症患者。在美国，许多癌症幸存者存在这样的呼声，他们认为在癌症治疗期间如手术、化疗期，他们得到了来自医院、医生很多的关怀和干预，但是在癌症治疗之后缺乏对其随访和康复建议，因此感到失落和迷茫。正是伴随着癌症患者的呼声，癌症幸存者这一领域在美国诞生并逐渐发展壮大起来。

在美国，癌症幸存者数量最为庞大的两个肿瘤类型分别是乳腺癌和前列腺癌。由于可能带来的误诊，我们已不建议对前列腺癌患者进行过度的诊断和治疗，因此图 1 中所展示的数字可能还将随之改变[1]。图 2 展示了不同年龄层的癌症幸存者，可以看到，60 岁以上的癌症幸存者占到了总数的 70%[1]。这也体现了老年肿瘤和老年肿瘤康复问题的重要性。不仅是在中国，在美国以及全球，这一问题都是严峻的挑战。

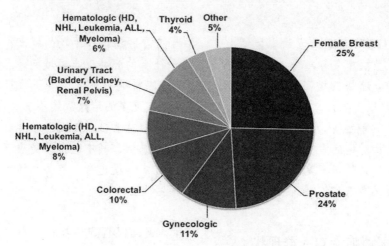

Siegel, R., C. DeSantis, et al. (2012). "Cancer treatment and survivorship statistics, 2012." CA: A Cancer Journal for Clinicians 62(4): 220-241.

图 1　美国癌症幸存者癌症类型分布

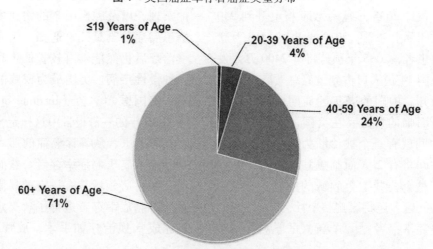

Siegel, R., C. DeSantis, et al. (2012). "Cancer treatment and survivorship statistics, 2012." CA: A Cancer Journal for Clinicians 62(4): 220-241.

图 2　美国癌症幸存者年龄分布

很多针对癌症的有效治疗手段，如手术、化疗、放疗，会带来一定的近期和远期不良反应。笔者在 2008 年利用美国疾控中心数据库对 3 万例癌症幸存者与非癌症患者的症状进行比较，研究发现，癌症幸存者较非癌症患者更容易出现疼痛、精神压力以及失眠等症状，且症状的发生与年龄层、合并症存在一定的关系[2]（图 3）。

## 二、美国针对癌症幸存者的医疗保健模式及指导原则

美国医学学会和国家研究委员会在 2006 年提出了针对癌症幸存者的医疗保健方法和指导原则。其中包括：

（1）预防癌症复发及新癌症的产生，预防远期不良反应；

（2）对癌症复发或新发癌症的监测；

（3）对医学和精神远期不良反应进行评估；

（4）对癌症及针对癌症的治疗所引起的症状、身心问题进行干预；

（5）专科医学与基层医疗保健之间的联系和协调[3]。

因此，癌症康复和针对癌症的辅助治疗、监测和干预是癌症幸存者领域中的重要问题。

笔者在 2009 年对乳腺癌幸存者展开调查，重点探索美国基层保健医生在为癌症幸存者提供支持性卫生保健服务方面的情况。研究结果显示，仅有 28.6% 的患者认为其肿瘤专科医生与家庭医生之间有足够的沟通，超过半数的患者对于其家庭医生能够为其提供癌症康复、改善肿瘤治疗不良反应方面的医疗服务没有信心。但是超过 70% 的患者对家庭医生对其身心和谐的

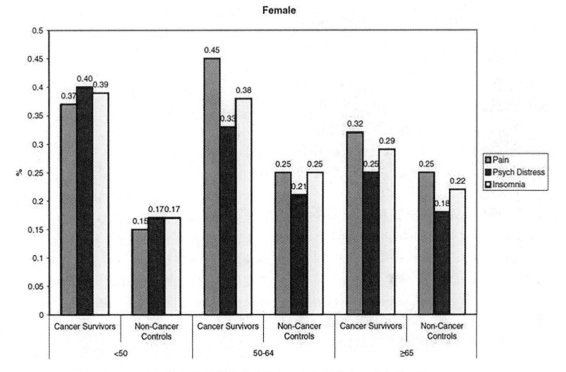

**图 3　不同年龄层中的癌症幸存者与非癌症人群症状比较**

调整，对生活、锻炼和饮食习惯的改变感到满意，可见家庭医生在美国患者的日常保健中起到了重要的作用[4]。因此，美国家庭医学学会和美国肿瘤医学学会正在努力开展合作，加强对家庭医生在癌症随访等方面的教育和培训。笔者也希望中国的医疗决策者和研究者能够更多地听取患者的诉求和呼声，进而更好的开展医疗服务，建立符合中国特点的康复体系。

美国宾夕法尼亚大学（笔者原单位）在全美最早开展癌症幸存者领域的临床和科研。宾大针对癌症幸存者提出了以下这些理念 A ~ F：

**A. 强调人的整体观（Addressing the whole person）**

每个癌症患者都伴随着身心、社会、家庭、文化等多方面的问题，需要用整体的思维去帮助癌症患者活得更好。同时，一些老年肿瘤或者晚期肿瘤是临床难以治愈的，因此我们治疗的目的不是治愈而是帮助他们如何更有效地面对这些疾病，消除疾病带来的痛苦。

**B. 建立信任和伙伴关系（Building trust and partnership）**

在美国，很多研究都表明，建立医患之间的信任是提高医疗疗效最重要的环节之一，同时，与护理人员、社会工作者共同帮助医患信任也是有效的方法。

**C. 医疗保健中的交流和协调（Communication and coordination of care）**

癌症患者往往对信息要求较为强烈，帮助他们通过互联网、课堂教学等方式获取肿瘤相关知识，以及通过电子病历、随访系统与医生交流，都能帮助实现这一需求，使癌症患者从被动接受信息转变为主动获取。

**D. 监测癌症复发和远期反应（Detecting cancer recurrence and late effects）**

目前相关研究仍然有局限，以乳腺癌为例，目前监测指南建议每月自我检查、每半年的体检等，但目前的指南仍属于专家共识级别的建议，缺乏循证医学依据。远期不良反应的监测包括心脏毒性、肺功能影响、骨骼等方面[5]。

**E. 增强对症状的改善（Enhancing symptom control）**

乏力、周围神经损伤、潮热、失眠、情绪问题、水肿等都是癌症幸存者常伴随的症状，但近10年来在上述方面的研究取得了突飞猛进的进展。如2013年发表在美国《临床肿瘤医学杂志》的一项印度研究结果显示，瑜伽能够改善癌症幸存者的睡眠质量。这提示，如果能够有社会团体帮助癌症患者积极参与这些简单有效的保健方式，那么癌症患者就不需要到大医院进行药物的治疗[6]。宾夕法尼亚大学的运动生理专家 Schmitz 教授在《新英格兰医学杂志》发表了一篇研究文章，结果表明，有效的肢体运动能够预防乳腺癌相关上肢水肿，这改变了乳腺癌上肢水肿患者不能大量活动这一传统观点[7]。

**F. 培养更健康的生活方式（Fostering a healthier life style）**

对于癌症幸存者来说，饮食、运动、戒烟、减重等生活方式的改善具有重要的作用。在美国有一些心理学家研究发现，其实患癌症有时对患者本身是个福音，因此患者由此领悟到需要调整自己的生活，对生活要采取积极的态度。因此，应该能够让广大医务工作者将肿瘤患者患癌的过程变成一种可以教育的时机（teachable moment），从而支持和鼓励癌症患者更好地生活。

## 三、补充替代医学（整合医学）在癌症幸存人群领域中的重要性

整合肿瘤医学（Integrative Oncology）

近年来在美国取得了快速的进展，仅针灸与肿瘤相关研究发表数量自 1950 年到 2012 年间增长了数十倍之多。其概念是通过整合包括针灸、身心医学、瑜伽、补充替代医学等在内的多种治疗手段，发展和促进基于循证医学的、整合的医疗保健服务，进而改善癌症患者的生活质量。整合肿瘤医学鼓励对基础及临床研究进行严谨的科学评价，同时提倡将基于循证医学的整合与补充替代治疗方法融入成为肿瘤标准治疗方案的一部分。笔者曾在 2011 年基于美国国家健康问卷调查数据库（NHIS，2007）对美国癌症幸存人群对补充替代医学（CAM）利用情况及态度进行了研究。研究共纳入 1471 例癌症幸存者，以及 21 922 例非肿瘤人群。结果显示，每 10 名癌症患者中有 6 人接受过传统和替代医学治疗，每 10 名个癌症患者中有 4 人在过去的 12 个月中接受过传统和替代医学治疗。同时，癌症幸存人群较非肿瘤人群更易接受补充替代医学治疗（65.0% *vs* 52.5%，*P*<0.001），且相比非肿瘤人群，癌症幸存人群更易相信补充替代医学能帮助他们提高整体健康、预防疾病（OR = 1.33，95%

CI：1.17~1.52）[8]。

多年来的研究已经逐渐显示出针灸在治疗肿瘤相关症状、改善癌症患者预后方面的独特疗效和优势。自 2009 年来，笔者开始对针灸干预瑞宁得类药物导致乳腺癌幸存者关节痛展开研究，随机对照临床试验表明，电针灸组较假针灸组在 8 周的治疗时间内未显现出改善疼痛的显著差异，然而停止治疗后 4 周即第 12 周时，电针灸组队疼痛的改善明显优于假针灸组[9]。笔者 2015 年最新发表在美国《临床肿瘤学杂志》的一项关于电针改善乳腺癌幸存者潮热症状的随机对照临床试验研究结果显示，电针灸比加巴喷丁具有更好的远期疗效[10]（图 4）。

作为美国整合肿瘤医学学会（Society for Integrative Oncology，SIO）现任主席，笔者真诚邀请中国相关领域的同行关注整合肿瘤医学的发展，积极参与到 SIO 这一国际学术团体中来，通过将现代医学与传统医学有机整合、深入研究，造福中、美乃至全球癌症患者，让他们早日康复、回归健康生活！

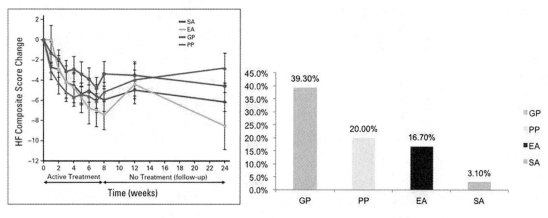

图 4 电针灸较加巴喷丁具有更好的针对乳腺癌幸存者潮热的远期疗效

（下转第 408 页）

# 英国医学对肿瘤康复的全面评估

李文卿

英国圣詹姆斯利兹大学教学医院
（St James Leeds University Teaching Hospital UK）

【摘要】健康和幸福的整体论是一种哲学。这一理论认为人有生理、社会、财经、心理和精神方面的生活，所有这一切都是紧密相连的，因此被视为一个整体。整体评估即需要考虑一个人全部方面的需求。英国医学对肿瘤康复全面评估正式启动于2007年，是英国诸多国家正式肿瘤指南和政策的基础与关键环节，现已成为每一个肿瘤患者康复治疗的一部分。通过适当和明智的评估决策，协助肿瘤团队针对患者的需要给予肿瘤患者制订更有效、有针对性、个性化的康复和治疗计划，从而提高患者的生活质量。这一全面评估将伴随肿瘤患者整个生命旅程，直至他们康复或生命结束。基于需求重要性的评估已被公认为是对于肿瘤患者身体、心理、社会、精神和经济支持以及他们的康复的重要指南。本文通过对英国医学对肿瘤康复全面评估的介绍，希望对刚刚起步的中国肿瘤康复事业有所借鉴。

【关键词】 肿瘤康复；全面评估

## 一、肿瘤患者的全面评估及其重要性

作为一种慢性疾病的过程，癌症的死亡率不仅往往出乎我们的意料，且经常会损害患者的生命力，给家庭、朋友、其他重要人、社区和其他社会资源造成精神和身体上的负担[1]。根据WHO 2014年关于癌症的报告[4]，癌症的发病率和死亡率是在世界范围内因疾病致死的主要原因之一。2012年，全球有1400万新发癌症和820万癌症相关死亡病例。在未来的2年里，这一数字预计将上升约70%。从全球范围来看，超过60%的新病例发生在亚洲、非洲和美国中部及南部，这些地区占世界癌症死亡人数的70%。2013年，WHO启动了"全球行动计划"，旨在预防和控制非传染性疾病，计划在2013~2020年减少25%的过早死亡率，包括因癌症导致的死亡，该计划还包括对癌症的预防、早期准确诊断、正确的治疗和姑息治疗。还特别指出，肿瘤患者的康复治疗是当前迫在眉睫的需要。肿瘤康复可以被定义为帮助肿瘤患者获得最大限度的身体、社会、心理和职业功能的恢复，以达到治疗目的的过程。在近40年来，许多国家已将肿瘤康复纳入肿瘤的治疗[5]，其中包括：心理社会支持、物理功能优化、职业辅导和社会功能优化结合康复的多学科方法。从20世纪70年代Diez等对肿瘤康复进行四种分类[6]，到80

E-mail：wenqing.li@nhs.net

年代有学者深入探讨在肿瘤康复中常见的问题[7]，再到2011年NCAT制定了对肿瘤患者的全面评估方法[8]，根据其需要而制订康复和治疗计划。

健康和幸福的整体论是一种哲学，这一理论认为人有生理、社会、经济、心理和精神方面的生活，所有这一切都是紧密相连的，因而被视为一个整体。全面综合评估也就是要考虑一个人的以上所有方面的整体需求评估。因此英国医学对肿瘤患者康复的全面评估包括身体、心理、社会、精神和经济5个方面。在执行评估时，评估者从以上5个方面施行主观评估，根据患者的需要可以运用涉及以上方面个别或综合的客观量表对患者进行评估，从而完成整体评估。事实上，这也就是肿瘤患者康复的5个重要途径。2007年，英国医学启动了对肿瘤患者的康复全面评估，现在这一评估体系已作为每一名癌症患者康复治疗的一部分，并列入英国国家正式肿瘤指南和政策。中国的肿瘤康复还处于起步阶段。本文将分5个部分介绍英国医学对肿瘤患者康复的全面评估，希望对制订中国的癌症康复指南和政策提供参考。

英国医学对肿瘤康复的全面评估始于2007年[9]，近年来，英国针对肿瘤的主要政策和指南包括以下几项。

（1）英国国家对成年肿瘤患者服务的临床指南：旨在提高肿瘤患者的支持和缓解症状[10]。

（2）英国卫生部的肿瘤改革战略[11]。

（3）英国各党派的议会报告中有关调查肿瘤患者的不平等问题[12]。

总之，英国医学对肿瘤康复的全面评估已列为国家肿瘤计划，成为每一位肿瘤者康复治疗不可缺少的一个重要部分。

全面主观和客观的评估，不仅能确定并对需要帮助的人群加以分类，还能启发肿瘤患者思考自己的需求，并通过提供他们的有用信息，帮助他们与医疗保健专业人士共同制订一个康复治疗计划，从而更好地满足这些个性化需求。同时在评估的过程中，潜在地给予被评估者"心理教育"，帮助他们从心理上认识事情的本质，引导他们意识到他们的关注是值得考虑的，使他们能够更充分地参与他们的康复当中去，从而能够实现自我健康管理，这有助于最大限度地减少疾病风险，避免任何紧急或计划外的住院。而且通过适当和明智的评估决策，能够协助肿瘤团队针对患者的需要给予肿瘤患者制订更有效、有针对性、个性化的康复治疗计划。通过迅速识别和解决肿瘤患者问题，可以改善患者的整个疾病过程和疾病的结果，从而提高患者的生活质量。

## 二、参与肿瘤评估人所需要的知识和技能

肿瘤评估人员应该是护士、医生和专职医疗人员。对肿瘤康复全面评估的过程被称为是人类真正的接触。这一过程要求以尊重、礼貌、开诚和善良的状态与患者交流。因此良好的沟通能力，特别是聆听技巧，是与肿瘤患者直接接触的任何医疗保健专业人士的一个关键要求。尤其在对肿瘤全面评估时尤其重要，因为谈话交流可能会涉及一些患者敏感的事宜，还会透露非常个人化或私下的细节。因此，要求承担评估的医务人员通过交流谈话和心理二级的训练。可以通过在线对话交流训练，还有一对一实践训练（演员参与）来培训。根据英国2011NICE指南[9]的心理4级分级，2级心理技能是所有进行评估人员的核心要求，如专科护士、医生和专职医疗人员，他们应精通心理困扰的筛选和心理教育和解决问题的技巧。如果患者正在接受

治疗，评估者应该很好地了解他们的当前情况和他们的治疗和护理的病史。因此评估者应具备医学、心理和交流的知识和技巧，还要了解帮助患者的有关信息资源。

评估人员根据肿瘤患者评估结果的需要，进而给予患者提供相关的建议。比如福利、社会关怀、就业、康复财务建议，如公民咨询局，心理支持，对精神需求的支持（如咨询服务和其他宗教领袖）患者互助组以及补充替代疗法。肿瘤评估者除了做全面的评估，还有权安排患者转诊，必要时可以将患者转诊到另一个服务机构，比如其他医疗专家、社会工作者、精神领袖、临床心理学家、专科护士、辅导员、康复专业等。

### 三、主观评价和主观评价前的准备

主观是指人的意识、精神；客观指人的意识以外的物质世界，或指认识以外的一切对象。主观评价是从个人的角度去评价，带有个人色彩，有时是片面的，甚至是武断的。而客观的测量是事实求的，是公正的。作为肿瘤康复全面评估者，为避免主观评估带有个人色彩，在评估开始前，需要：

（1）与团队讨论对患者的康复评估计划，使得团队每个人都理解全面评估的理念，以及为什么需要这样做；

（2）查看患者的康复病史，避免做重复工作；

（3）查看 IT 系统，是否支持你查看患者的病例，而且适应做你的评估记录和分析结果；

（4）根据肿瘤患者的康复史和评估计划，找出最好人选作为评估者；

（5）考虑合理安排时间，因为对患者的全面康复评估是从最初诊断开始，伴随整个治疗复诊，直至患者完全康复或终止

生命的全过程；

（6）决定使用哪种工具来支持这名患者的评估；

（7）取得多学科团队（MDT）支持。

评估交流对话本身是一种高影响力的干预，它应该具有治疗价值以及它自己的权利。因此康复计划应该表达患者的真实的需求（并且征得患者同意的康复计划），以满足他们的需要。还应确保提供足够的信息以避免其他人做重复工作，繁琐而耗时。虽然康复计划没有硬性的结构，但在评估患者的康复计划中至少应该包含：

（1）患者的姓名和辨别身份信息；

（2）评估日期和评估者的姓名；

（3）描述患者的关键问题所在或患者的需求；

（4）同意解决关键需要的方式（这里可能包括原有的康复和治疗）；

（5）记述患者已知道获得帮助的联系信息；

（6）特别要记录患者是否同意其评估信息与其他健康和社会护理人员分享。

### 四、支持客观测量过程的工具

使用评估测量工具可以是一个全面评估的重要组成部分，但需尽量保持主观和客观的一致性。有许多测量工具可以支持全面需求评估。英国国家肿瘤计划建议使用谢菲尔德的档案评估及转介服务（SPARC），痛苦测量（The Distress Thermometer）和 The Pepsi-Cola aide-memoire（百事可乐的备忘录）工具。但这些量表的使用不是必须的，可以根据肿瘤患者的需求评估者和团体自选评估测量工具。

#### （一）谢菲尔德的档案评估及转介服务（SPARC）

谢菲尔德的档案评估及转介服务，是英国谢菲尔德大学开发的唯一版本。用于

筛选普查，帮助重症患者的转诊，进一步诊断和特殊缓解症状的康复情况。SPARC包含 45 个问题，涉及 7 个领域的潜在患者需要。对于大多数问题，患者选则回答从 0~3："0：根本没有；1：一点；2：相当一点；3：非常"，以表示在过去的 1 个月里，使他们苦恼或困扰的症状或问题。往往在就诊和评估前邮寄给患者做自我评估。这种方法的优点是，能使评估谈话能更快速地关注最关心的问题。不过必须注意确保患者理解工具的目的，并且工具的语言和工具的报告都要求是可理解和可读的。

### （二）痛苦测量（The Distress Thermometer）

痛苦测量是由美国国家综合癌症网络（NCCN）开发的。在英国癌症网络有许多版本。图像的测量，患者被要求对他们的总痛苦水平，加上一个问题/关注的核对表，患者被要求选择并按轻重顺序表示，使用"温度计"来描述他们关注的程度。这个工具是自我评估工具，在第一次与患者面对面的谈话中，可以介绍"痛苦测量"给他们。会谈后邮寄给患者此测量，他们完成几个关键点用于下一次评估谈话。

### （三）百事可乐的备忘录（The Pepsi-Cola aide-memoire）

百事可乐的备忘录来自黄金标准框架始创，是对临终关怀支持系统的一个最佳方法。百事可乐的缩写作为一个地区原始备忘录，一种基于"百事可乐"的缩写（每一个项目首字母组成了 PEPSI-COLA），备忘录中的项目维度包括物理、情感、个性、社会支持、信息沟通、控制、下班时、带病生存、生活护理；基本覆盖了评估中考虑的所有问题。它还可以包括简短的信息资源和转诊途径。注意该工具仅是一个备忘录，并非出版物格式，患者不能自我完成。

## 五、肿瘤全面评估信息的分享和衡量评估的有效性

在被评估患者的同意之下，肿瘤全面评估信息可与患者的家庭医生、地区护士、社会关怀团队、医院专家、相关的康复团队、有关健康人员、临终关怀团队、社区姑息治疗团队、社会工作者，以及福利权益顾问等分享。而肿瘤全面评估的有效性往往通过统计分析肿瘤患者的问卷和反馈来评估。

## 六、小结

了解肿瘤患者重要需求的评估已被公认为是对于肿瘤患者身体、心理、社会、精神和金融的支持，以及他们的康复最有价值的指南。但肿瘤康复全面评估不是一次性的，这一人性化、个性化并与医疗团队和其他学科合作的全面评估应伴随肿瘤患者整个生命旅程，直至他们的康复或生命结束。肿瘤康复的全面评估自 2007 年已成为英国肿瘤患者康复不可缺少的部分，提高了肿瘤患者的生活质量。

中国肿瘤康复的全面评估可参考当前其他国家已成熟的经验和有关政策，根据中国人本身的身体素质、中国的文化、社会和经济环境而制订出具有中国特色的肿瘤全面评估的政策和具体实施条例。中国独特的中医药体系也将在肿瘤康复中起到重要作用，这一丰富的医学宝库不但能为中国的肿瘤患者服务，也为世界肿瘤患者的预防、治疗和康复服务。

### 参 考 文 献

[1] Garden FH, Grabois M, eds. Cancer rehabilitation. State of the Art Reviews Physical Medicine and Rehabilitation, 1994, 8 : 261 - 278, 297-320, 335-392.

[2] Mikkelsen T, Sondergaard J, Sokolowski I, et al. Cancer survivors' rehabilitation needs in a pri-

mary health care context. Fam Pract, 2009 Jun, 26（3）：221-230.

［3］Braumann C, Guenther N, Wendling P, et al. Multimodal perioperative rehabilitation in elective conventional resection of colonic cancer：results from the German Multicenter Quality Assurance Program 'Fast-Track Colon Ⅱ'. Dig Surg, 2009, 26（2）：123-129.

［4］WHO, 2014. World Cancer Report 2014.

［5］NCA, 1971. USA National Cancer Act 1971.

［6］Dietz JH. Rehabilitation Oncology. New York, NY：John Wiley & Sons, 1981.

［7］Lehmann JF, DeLisa JA, Warren CG, et al. Cancer rehabilitation：assessment of need, development, and evaluation of a model of care. Arch Phys Med Rehabil, 1978 Sep, 59（9）：410-419.

［8］NCAT, 2011. National Cancer ActionTeam（2011）. Holistic Needs Assessment for people with cancer：A practical guide for healthcare professionals.

［9］NICE, 2004. National Institute for Clinical Excellence（2004）. Guidance on cancer services：improving supportive and palliative care for adults with cancer. The manual. London：National Institute for Clinical Excellence.

［10］DH, 2007. Department of Health（2007）. Cancer Reform Strategy.

［11］PPG, 2009. All Party Parliamentary Group（2009）. Report of the All Party Parliamentary Group on Cancer's Inquiry into Inequalities in Cancer.

［12］DH, 2011. Department of Health（2011）Improving Outcomes：A Strategy for Cancer.

［13］NICE, 2011. A four-level model of psychological support for all patients with cancer and their families（The NICE Improving Outcomes Guidance 2011）.

（上接第 403 页）

# 参 考 文 献

［1］Siegel R, DeSantis C, et al. "Cancer treatment and survivorship statistics, 2012." CA：A Cancer Journal for Clinicians, 2012, 62（4）：220-241.

［2］Mao JJ, Armstrong K, Bowman MA, et al. Symptom burden among cancer survivors：impact of age and comorbidity. Journal of the American Board of Family Medicine, JABFM, 2007, 20（5）：434-443.

［3］Institute of Medicine & National Research Council, 2006

［4］Mao JJ, Bowman MA, Stricker CT, et al. Delivery of survivorship care by primary care physicians：the perspective of breast cancer patients. Journal of Clinical Oncology：Official Journal of the American Society of Clinical Oncology, 2009, 27（6）：933-938.

［5］Jacobs, Vaughn. Ann Intern Med. 2013.

［6］Mustian KM, Sprod LK, Janelsins M, et al. Multicenter, Randomized Controlled Trial of Yoga for Sleep Quality Among Cancer Survivors. JCO, 2013：3233-3241.

［7］Schmitz KH1, Ahmed RL, Troxel A, et al. Weight lifting in women with breast-cancer-related lymphedema. N Engl J Med, 2009, 361（7）：664-673.

［8］Mao JJ, Palmer CS, Healy KE, et al. Complementary and alternative medicine use among cancer survivors：a population-based study. J Cancer Surviv, 2011, 5：8-17.

［9］Mao JJ, Xie SX, Farrar JT, et al. A randomised trial of electro-acupuncture for arthralgia related to aromatase inhibitor use. Eur J Cancer, 2014, 50（2）：267-276.

［10］Mao JJ, Bowman MA, Xie SX, et al. Electro acupuncture Versus Gabapentin for Hot Flashes Among Breast Cancer Survivors：A randomized Placebo-Controlled Trial. Journal of Clinical Oncology：Official Journal of the American Society of Clinical Oncology, Nov 1, 2015：3615-3620.

# 更好的姑息治疗改善癌症患者的生活质量

近期，美国副总统约瑟夫·拜登发布了一项癌症"登月计划"的声明，使得大家再次关注于 21 世纪肿瘤治疗的目标。每年美国大约有 1.66 亿人被诊断为癌症。自从前总统尼克松发表了"癌症法案"后，癌症受到了广泛的关注。"抗癌之战"行动的框架是专注于加速科学进步以治疗癌症，但是很少关注治疗成本或癌症患者的生活质量及其后果。(JAMA. 2016 年 5 月 31 日在线版)

## 姑息治疗所关注的问题

肿瘤学家是众多关注于改善患者及其亲人生活质量的专家群体。越来越多的证据显示：他们不仅以癌症患者（接受抗肿瘤治疗和姑息治疗咨询）的更好的生活质量和功能状态为研究终点，还关注生存期。

疼痛、症状、严重疾病的压力以及预防紧急状况可能会导致不可避免的住院，但这样反而会帮助癌症患者完成治疗，并且活得更长。几项随机临床试验显示，与常规肿瘤治疗组相比，早期姑息治疗的加入可明显改善患者和家庭体验（生活质量、抑郁、生存）。更多强调和关注姑息治疗的整合带来了很大的临床获益。如果姑息治疗是一种抗肿瘤药物，那么它就相当于数十亿美元的天价药物。

姑息治疗与常规抗肿瘤治疗相结合已经被证实在其他方面也可获益。恶心和危及生命的感染阻碍了化疗的进行，而现在支持治疗的进步保证了化疗的正常进行，并提高了治疗的耐受性、依从性，以及患者的整体体验。患者通常可以避免一些侵入性、使其变得衰弱的治疗（如根治性乳房切除术），在改善癌症结果的同时还兼顾了美容和良好的情绪因素。

患者和患者权益保护者就长期合并症、财政危机、症状管理欠佳方面达成一致，即"患者的体验最重要"。无论疗效如何，关注肿瘤治疗的同时更加关注改善肿瘤治疗体验都是医生明显的、坚定的使命。这种使命的完成需要在临床实践中进行有策略的调查研究和对患者的姑息治疗进行科学性的探索。

## 两种姑息治疗简介

姑息治疗是专门针对严重疾病患者的治疗。尽管姑息治疗以一项服务、一个诊所或者一些医院人员为代表，包含着临终关怀的内容，但它是一门治疗的哲学，致力于改善患者及其家属的体验和生活质量（无论疗效如何）。姑息治疗将患者及其家属视为一个整体单元，最大限度地提高生活的质量和数量，它了解躯体、社会、财务、情感和灵性痛苦不仅影响患癌体验，还影响治疗效果。

临床医生主要通过两种方式提供姑息治疗：初级和中级/专业水平的服务。初级姑息治疗是一种基本的治疗，关注于质量需求，包括症状评估和管理，分享接下来会发生什么，沟通患者的优先权，提供持续性诊疗服务。这种类型的姑息治疗通常由肿瘤学家在抗肿瘤治疗开始时来实施。中级/专业水平服务是由接受过专门培训的姑息治疗专家来实施，与主管医生共同为患者提供额外的支持治疗。这两种服务对于肿瘤患者都是非常重要的，可以管理肿瘤及其治疗相关的不良反应，直到患者临终。

肿瘤治疗团队是大多数癌症患者初级姑息治疗的主要来源。当患者需求变得更加复杂或需要长时间处理时，肿瘤学家可以与姑息治疗专家共同合作。"管理第一，参考第二"反映了肿瘤学专业精神，"这是我们的工作"体现了临床谦虚的态度。

## 姑息治疗与癌症体验的关系

姑息治疗的增加是不是与肿瘤治疗背道而驰？通过同步实施姑息治疗这个新的改变，会不会造成混乱？答案是否定的！

这两种以患者为中心的治疗是相辅相成的，在关注治疗的同时也关注患者及其家属的体验。对于癌症体验有两条中心原则：（1）接受肿瘤治疗的患者必须学会与肿瘤和平相处；（2）无论治疗结果如何，罹患肿瘤对于癌症患者及其家属来说意味着生活是改变的。通过这种独特的体验给予患者及其家属支持时需要提高注意力，磨练技能以及为患者及其家属提供"额外的支持"（姑息治疗的先决条件）是有意义、有必要的。这并不是一个非此即彼的方法，患者应该在关注减轻癌症负担的同时，也关注通过姑息治疗改善的癌症症状。这个策略强调：应常规性地将姑息治疗与抗肿瘤治疗相整合，并促进其科学性与规模的发展。

## 四项策略保证姑息治疗的提供

癌症是令人害怕、令人崩溃、耗费精力的，抗肿瘤治疗是独立的、复杂的、让人心烦意乱的。由肿瘤学家和姑息治疗专家共同提供的姑息治疗可以改变这个现象。然而，想要顺利开展姑息治疗还需要4条策略。

1. 需要提高癌症患者对专业水平姑息治疗的可获得性

姑息治疗和临终关怀教育与培训法计划中指出，在制订解决姑息治疗医生短缺的计划时，应包括卫生保健人员额外的培训的路径。

2. 应该探索一个开放获取模式，使姑息治疗与抗肿瘤治疗能同时进行

例如：消除非此即彼的模式，医疗保险和医疗补助服务中心选择模型在允许患者接受抗肿瘤治疗的同时，还能选择临终关怀服务。在抗肿瘤治疗的同时给予高质量姑息治疗应该是当务之急，患者在任何时候都应该接受这两种服务。

3. 肿瘤学专家应该接受姑息治疗核心知识和技能的培训

近期研究显示：1/4的肿瘤学受训人员并没有接受初级姑息治疗的基本诊疗知识（如举行家庭会议、症状管理、怎样以及何时接受临终治疗）。在教育方面，应强调在医学教育中早期开始姑息治疗课程，进行相关知识（如有效阿片类药物滴定）和技能（如制订治疗决策）的培训。

4. 增加关于姑息治疗研究和探索的资助

美国国立卫生研究院提供的资助资金中仅有不足1%的资金用于姑息治疗的研究。改善癌症体验需要资助者的支持，以推动探索的开始。

对当下和未来的几代人而言，其诊疗中应强调预防和优化治疗，以将癌症相关的发病率和死亡率降到最低。同时还应记住两点必要的补充目标：当为不计其数的癌症患者提供治疗时，应改善所有患者的生活质量；没有同情心的治疗只是在杀死恶性肿瘤细胞，然而却忽略了患者本身。

（编译　薛璐　审校　刘巍）

（来源：《全球肿瘤快讯》2016年6月总163期）

❖ **老年肿瘤康复** ❖

# 老年肿瘤患者的营养治疗

庄荣源（综述） 刘天舒（审校）

复旦大学附属中山医院肿瘤内科 上海 200032

【摘要】 营养治疗已成为恶性肿瘤多学科综合治疗的重要组成部分。老年肿瘤患者的营养不良发生率高，应当受到足够的重视。营养不良的诊断包括营养风险筛查、营养评估和综合测定。老年肿瘤患者营养不良的治疗应当遵循五阶梯治疗原则，包括营养教育、口服营养补充、完全肠内营养、部分肠内营养+部分肠外营养和全肠外营养，同时兼顾老年肿瘤患者的特点，进行个体化的营养治疗，以提高抗肿瘤治疗的耐受性和患者的生活质量。

【关键词】 营养不良；治疗；老年；恶性肿瘤

随着恶性肿瘤治疗技术和治疗方法的不断进步，营养治疗已成为恶性肿瘤多学科综合治疗的重要组成部分。安全、及时、合理、有效的营养治疗能够提高抗肿瘤治疗的耐受性，提高肿瘤患者的生活质量。其中，老年肿瘤患者的营养治疗日益受到广泛关注。

根据世界卫生组织的标准，2000年，中国60岁以上的人口超过10%，进入了老龄化社会。预计到2020年，我国65岁以上老年人口将达1.67亿。恶性肿瘤是老年人的常见病，65岁以上老年患者约占全部肿瘤发病人数的50%。

老年肿瘤患者是一类特殊群体，营养不良的发生率显著高于普通人群。首先，随着年龄的增长，组织、器官功能逐渐衰退，摄食减少、吸收障碍、代谢紊乱是导致老年人营养不良的主要原因。老年肿瘤患者常存在胃肠动力减弱、胃液分泌减少、胃黏膜屏障受损、外分泌腺分泌减少，表现为消化不良、便秘、营养物质吸收障碍等胃肠功能紊乱。老年肿瘤患者常伴有胰岛素分泌受损、胰岛素清除率降低和胰岛素敏感性下降，导致糖尿病及糖耐量受损，影响营养物质的吸收和代谢。其次，恶性肿瘤，尤其是消化道肿瘤和中晚期肿瘤对机体的营养状况影响很大，而老年人正是消化道肿瘤和中晚期肿瘤的高发人群，更容易发生营养不良。肿瘤相关性营养不良是多种因素共同作用的结果，包括肿瘤对全身和局部的影响、宿主对肿瘤的反应等。

手术、化疗和放疗等抗肿瘤治疗也会出现各种不良反应和并发症，引起或加重营养不良。接受手术治疗的各类恶性肿瘤患者，由于疾病本身的影响，加上手术创伤和术后导致的消化功能不全或障碍，营养风险较高。老年腹部外科恶性肿瘤患者营养风险为30%左右，胰腺癌患者接近60%。化疗和放疗既可以通过抗肿瘤作用从根本上改善肿瘤患者的营养不良，又可能因其不良反应引起或加重患者的营养不良，两者之间存在密切联系。

老年肿瘤患者一旦出现营养不良，会进一步降低机体的免疫功能和应激能力，促进肿瘤的发生、发展。同时，营养不良降低抗肿瘤治疗的耐受性，显著降低抗肿瘤治疗的效果。营养不良的老年肿瘤患者合并症和并发症更多，严重影响患者的生活质量，增加肿瘤患者的死亡率。许多老年肿瘤患者在抗肿瘤治疗过程中并非死于原发肿瘤本身，而是死于器官功能衰竭或感染等并发症。安全、合理、有效的营养治疗有助于延缓和改善营养不良，提高抗肿瘤治疗的耐受性及其疗效，提高患者的生活质量，延长患者的生存期。营养治疗是恶性肿瘤综合治疗的重要组成部分，应当贯穿于老年肿瘤患者多学科综合治疗的始终。

肿瘤营养疗法（cancer nutrition therapy）是计划、实施、评价营养干预，以治疗肿瘤及其并发症或身体状况，从而改善肿瘤患者预后的过程。肿瘤营养疗法包括营养诊断（筛查和评估）、营养干预、疗效评估（包括随访）三个阶段。其中，营养干预的内容包括营养教育和人工营养（肠内营养和肠外营养）。

## 营养不良诊断的第一步是营养风险筛查（nutritional risk screening）

即在全部患者中快速识别需要营养支持的患者。营养风险是指现存的或潜在的、与营养因素相关的、导致患者出现不利临床结局的风险。中华医学会肠外肠内营养学分会（Chinese Society for Parenteral and Enteral Nutrition，CSPEN）推荐采用营养风险筛查量表（Nutritional Risk Screening，NRS）2002。NRS 2002 适用对象为成年住院患者，同时也兼顾了 70 岁以上的老年患者。NRS 2002 包括疾病严重程度评分（0~3 分）、营养受损状况评分（0~3 分）和年龄评分（0~1 分），其中年龄 70 岁以上者为 1 分。总分 ≥3 分表明营养风险的存在，需要制订营养支持计划，并且进一步行营养评估决定是否需要实施营养支持。

## 营养不良诊断的第二步是营养评估（nutritional assessment）

通过营养评估发现有无营养不良，并对营养不良进行分级，判断其严重程度。目前，国际上较为常用的是主观全面评定量表（Subjective Globe Assessment，SGA）、患者自评主观全面评定量表（Patient-Generated Subjective Globe Assessment，PG-SGA）和微型营养评定量表（Mini Nutritional Assessment，MNA）等。SGA 是美国肠外肠内营养学会（ASPEN）推荐的临床营养状况评估工具，内容包括详细的病史和身体评估参数，是目前临床营养评估的标准。PG-SGA 是在 SGA 的基础上修改而成的，专门为肿瘤患者设计的营养评估工具，得到美国营养师协会和中国抗癌协会肿瘤营养与支持治疗专业委员会推荐，用于肿瘤患者营养评估的首选方法。MNA 是专为老年人设计的营养筛查与营养评估工具，适合于 65 岁以上的老年人，主要用于社区居民，也可用于住院患者。

目前，尚无专门针对老年肿瘤患者的特异性营养评估工具，临床上可参照 SGA、PG-SGA 和 MNA 等营养状况评估工具进行综合评定，其中 PG-SGA 更适合用于老年肿瘤患者的营养评估。通过 PG-SGA 营养评估，可将肿瘤患者分为营养良好（0~1分）、可疑营养不良（2~3 分）、中度营养不良（4~8 分）和重度营养不良（≥9 分）等四类。营养良好的肿瘤患者不需要进行营养干预。可疑营养不良的肿瘤患者在抗肿瘤治疗（包括手术、化疗、放疗和免疫治疗等）同时应当进行营养教育（包括饮食指导、饮食调整和饮食咨询)。中度营养不良的肿瘤患者在抗肿瘤治疗时需要给予人工营养[肠内营养和(或)肠外营养]。重度营养不良的肿瘤患者应当暂缓抗肿瘤治疗,实施人工营养1~2周后再次进行营养评估,根据营养评估结果再决定后续治疗措施。

## 营养不良诊断的第三步是综合测定(comprehensive measurement)

综合测定的目的在于进一步明确营养不良的类型、营养不良的原因以及患者的代谢水平和器官功能。通过病史采集、体格检查、实验室检查和辅助检查等手段,对患者的应激程度、炎症反应、能耗水平、代谢状况、器官功能和心理状况等方面进行多维度分析。将营养不良分为有应激的和无应激的、有炎症反应的和无炎症反应的、高能耗型和低能耗型、无代谢紊乱的和有代谢紊乱的,从而指导营养不良的个体化综合治疗。

营养不良的治疗应当满足能量、蛋白质、液体和微量营养素的需要量,达到调节异常代谢、改善免疫功能、控制肿瘤、提高生活质量和延长生存期的目的。老年肿瘤患者营养不良的治疗同样应当遵循五阶梯治疗原则,包括营养教育、口服营养补充(oral nutritional supplements,ONS)、完全肠内营养(total enteral nutrition,TEN)、部分肠内营养(partial enteral nutrition,PEN)+部分肠外营养(partial parenteral nutrition,PPN)和全肠外营养(total parenteral nutrition,TPN)。

## 第一阶梯是饮食和营养教育

营养教育是通过改变人们的饮食行为达到改善营养状况的一种有计划的活动。营养教育是营养不良治疗的基础,适用于轻度营养不良患者。营养教育包括营养咨询、饮食指导和饮食调整。营养咨询是由营养师根据患者的营养需要和对影响营养摄入的问题进行分析和评估。目前临床主要应用的营养咨询方法是SOAP法,即主观询问(subjective inquiring)、客观检查(objective measurement)、评估(assessment)和营养治疗计划(plan),是国外较为流行的个体化营养咨询方法。能量需要量应当根据疾病情况、患者的基础代谢状况和生理指标情况等进行个体化评估,以确定适宜的目标能量。一般而言,有活动能力的患者每日需要能量25kcal/kg,只有在极少数严重应激状态下才需要30kcal/kg。老年人需要摄入更多的蛋白质,推荐的总蛋白质摄入量为1~1.5g/kg/d。

## 第二阶梯是饮食和口服营养补充(ONS)

口服营养补充是以特殊医学用途(配方)食品经口服途径摄入,补充日常饮食的不足。适用于饮食和营养教育不能达到目标需要量的营养不良患者。研究发现,每天通过ONS提供的能量大于400~600kcal才能更好地发挥ONS的作用。Philipson TJ等(2013年)报告了一项回顾性分析,发现ONS可以缩短住院天数、节省医疗费用,并且减少30天再入院风险。相较于管饲途径,ONS更接近于自然的进食过程,具有更好的依赖性。ONS可以是肠内营养剂、多元维生素和微量元素,以及鱼油、谷氨酰胺等药理性营养素。

## 第三阶梯是完全肠内营养(TEN)

完全肠内营养是指在完全没有进食的条件下,所有的营养素全部由肠内营养制剂提供。在饮食和口服营养补充不能满足目标需要量或完全不能进食的情况下，如头颈部恶性肿瘤或食管癌所致进食梗阻、吞咽困难等，完全肠内营养是理想选择。头颈部肿瘤患者放疗期间，短期可采用鼻饲的方式进行 EN 治疗，长期接受 EN 治疗则需要经皮内镜下胃或空肠造瘘术。对于术后需要长期接受 EN 治疗的胃肠道肿瘤手术患者，推荐采用胃造瘘或空肠造瘘的方式建立 EN 治疗途径。

## 第四阶梯是部分肠内营养（PEN）和部分肠外营养（PPN）

在 TEN 不能满足目标需要量的情况下，应当在肠内营养的基础上补充性增加肠外营养。总体而言，肿瘤患者处于高代谢状态，就老年肿瘤患者而言，无论是围术期，还是接受放、化疗时，适宜的能量摄入，能够维持患者的体重，避免瘦体组织的丢失，稳定代谢内环境，有利于临床结局的改善。此时，PEN 和 PPN 就显得更为重要，是更现实的选择。PEN 和 PPN 两者的比例取决于肠内营养的耐受性，肠内营养的耐受性越好，需要 PPN 提供的能量就越少，反之亦然。

## 第五阶梯是全肠外营养（TPN）

在消化道功能丧失或完全不能利用时，TPN 是维持患者生存的唯一途径。TPN 的适应证包括完全肠梗阻、急性腹膜炎、顽固性呕吐、重度腹泻、肠瘘、短肠综合征、严重吸收不良和急性胰腺炎等。此外，还应当考虑患者的实际营养状况，如 SGA 评分、老年营养风险指数（geriatric nutritional risk index，GNRI）等。重度营养不良或白蛋白< 25g/L 是实施全肠外营养的有力指征。肠外营养推荐经中心静脉导管以全合一（all in one，AIO）的方式输注，也就是将碳水化合物、脂肪乳剂、氨基酸、维生素、电解质及微量元素等按一定比例混合，提供每日所需的能量和各种营养物质。能量供给应从低水平（15~20 kcal/kg/d）开始，定期监测血生化指标，预防再喂养综合征和脂肪超载综合征的发生。

在老年肿瘤患者营养治疗日益受到广泛关注的今天，尚无专门针对老年肿瘤患者的营养治疗指南，现行的肿瘤营养治疗指南部分兼顾了老年肿瘤患者的需要，但是缺乏足够的循证医学证据。老年肿瘤患者是一个特殊的群体，营养不良发生率高，严重影响老年肿瘤患者抗肿瘤治疗的耐受性和他们的生活质量，严重威胁老年肿瘤患者的生命，应当受到足够的重视。应当积极开展和促进老年肿瘤患者营养支持治疗的科学研究，为老年肿瘤患者提供更为安全、合理、有效的营养支持治疗，提高老年肿瘤患者抗肿瘤治疗的耐受性，提高老年肿瘤患者的生活质量。

## 参 考 文 献

[1] 中国抗癌协会肿瘤营养与支持治疗专业委员会. 中国肿瘤营养治疗指南. 北京：人民卫生出版社，2015.

[2] 石汉平，赵青川，王昆华，等. 营养不良的三级诊断. 见：吴一龙，秦叔逵，马军，主编. 中国临床肿瘤学进展 2015. 北京：人民卫生出版社，2015. 499-503.

[3] 石汉平，许红霞，李苏宜，等. 中国抗癌协会肿瘤营养与支持治疗专业委员会. 营养不良的五阶梯治疗. 肿瘤代谢与营养电子杂志，2015，2（1）：29-33.

[4] CSCO 肿瘤营养治疗专家委员会. 恶性肿瘤患者的营养治疗专家共识. 临床肿瘤学杂志，2012，17（1）：59-73.

[5] Philipson TJ, Snider JT, Lakdawalla DN, et al. Impact of oral nutritional supplementation on hospital outcomes. Am J Managcare, 2013, 19 (2)：121-128.

（下转第 384 页）

# 老年肿瘤患者合并心血管疾病的康复与防治

王天娇　吴　瑾*　周红凤　刘　丹　张旭凤

哈尔滨医科大学附属肿瘤医院　哈尔滨　150086

【摘要】据统计，老年肿瘤患者中约有67%合并高血压、冠心病等心血管疾病。本文对老年肿瘤患者合并心血管疾病的现状做一阐述，并探讨其康复和防治策略，为治疗老年肿瘤合并心血管疾病、提高患者生存质量提供新思路。

【关键词】　老年肿瘤；心血管疾病；康复；防治

世界卫生组织关于老年人的定义为：60～74岁为年轻老人，75～89岁为老年人，90岁以上为非常老的老年人或长寿老年人。中华医学会老年学会根据我国实际情况将老年人年龄标准划分为60岁以上[1]。

据世界卫生组织统计，65～74岁总死亡人数中约有25%是肿瘤引起的，其中肺癌、胃癌占较大比例，其次为心血管系统疾病。心血管疾病是全球范围老年人死亡的主要原因，每年约有1200万老年人因心血管疾病而失去生命，这一数据将随着全球老龄人口的增加而急剧加重。因此，老龄人口和肿瘤、心血管病的防治成为WHO关注的十大问题之一[2,3]。

目前，我国人口老龄化已经进入快速发展期。在《中国老龄事业的发展》白皮书中提到"十二五"期末，全国老年人口将达到2.21亿，届时80岁及以上的高龄老人将达到2400万。因此，老年肿瘤防治事业需要肿瘤科医生为之付出更多的心血。

## 一、老年肿瘤的特征

据统计，恶性肿瘤最高发病率多见于55～70岁的人，其中65岁以上为高峰人群。在众多影响恶性肿瘤发病率因素中，年龄结构的变化对肿瘤发病率的变化有决定作用。研究发现，平均年龄每增加1岁，恶性肿瘤发病率上升约11.44/10万[4]。

老年人易患多发性恶性肿瘤，即一个人同时或先后患不同组织、器官的原发癌。据统计，多发性恶性肿瘤约占老年人肿瘤的10%，年龄越大，多发性肿瘤的比例越高。老年人无症状的潜伏肿瘤较多。年龄越大，潜伏性肿瘤越多，最常见的潜伏肿瘤有前列腺癌、肾癌、结肠癌、肺癌。老年人出现无症状潜伏肿瘤的原因是老年人的肿瘤发展缓慢，症状暴露前就死于心、脑血管疾病或其他老年性疾病。有些老年人患肿瘤，表面上无症状，实际上是被其他老年病所掩盖了而未能发现。老年肿瘤患者或是身体衰老虚弱，或是身患多种老

通信作者：吴瑾，E-mail：w.u_ jin@163.com

年疾病，往往表现出非特异肿瘤症状，如浑身无力、全身疼痛等，容易当作老年常见病而被忽视。多数老年性疾病的症状与肿瘤症状比较类似。不少老年人患肿瘤容易误诊为非肿瘤性老年常见病。如骨肿瘤可表现为关节疼痛和骨质疏松，易被误认为老年人退行性关节炎或风湿病；前列腺癌常有尿频、尿急、排尿困难、尿线变细、夜尿次数多等表现，类似老年性前列腺肥大；胃肠道肿瘤有消化不良、大便习惯改变等症状，类似胃肠道衰退的表现；肺癌早期症状为咳嗽和胸痛，更容易与慢性支气管炎、支气管扩张等肺部常见病混淆。老年人肿瘤转移率较低，即发现肿瘤时已经转移到身体其他部位的比较少。这与老年人肿瘤发展缓慢，肿瘤转移动力小有关[5~7]。

## 二、老年肿瘤合并心血管疾病的概况

### （一）老年肿瘤与心血管疾病的关系

2015 年，中国心血管报告中提到心血管疾病死亡高居我国城乡居民死亡原因首位，平均每 5 例死亡者中就有 2 例死于心血管疾病。2016 年，《循环》杂志发表《心血管疾病和肿瘤共有的危险因素》一文，系统论述了心血管疾病与肿瘤共有的危险因素及其相互关系。EPIC 研究考察健康生活方式与肿瘤发生的相关性，平均随访 7.8 年，结果显示，能同时满足 4 项健康生活方式者，发生慢性疾病的校正后危险比（HR）为 0.22，发生心肌梗死 HR 为 0.19，发生脑卒中 HR 为 0.50，发生肿瘤 HR 为 0.64。

Rasmussen-Torvik 等开展的一项研究考察了 AHA 制定的健康生活方式与肿瘤发生率的相关性，结果显示，肿瘤发生风险与遵循健康生活方式的指标下降呈负相关。

CCSS 研究显示，与健康兄弟姐妹相比，接受过化疗及放疗并生存超过 35 岁的儿童患者具 5 倍发生脑卒中和心肌梗死风险，血脂异常、糖尿病和肥胖会进一步增加该风险。多因素分析模型显示，同时接受过胸部放疗和蒽环类药物的患者，高血压是所有重要心血管事件风险增加的独立危险因素。

心血管疾病危险因素对肿瘤治疗的心脏毒性有很大影响。已有研究考察年龄、既往心功能不全、冠状动脉疾病、高血压、吸烟和肥胖等与蒽环类药物引起心脏毒性的相关性。接受曲妥珠单抗治疗患者，高血压可使心脏事件风险增加 1.89 倍，但并无统计学差异。当已存在心血管危险因素时，使用表皮生长因子受体抑制剂可能增加治疗相关毒性风险。这些药物会抑制心肌细胞分化、功能、修复，加重原有疾病，从而导致心脏和血管重塑[8]。

因此，控制心血管疾病危险因素可降肿瘤风险，心血管疾病风险影响肿瘤患者预后。同时 CVD 风险预测肿瘤治疗心脏毒性。心血管疾病与肿瘤具有许多共通的危险因素，控制这些危险因素具疾病预防效果，提示不同疾病可能存在相同的分子机制和作用网络。未来仍需进一步探讨心血管与肿瘤之间内在关联的机制，以更好地进行疾病预防、早期诊断和治疗。

### （二）老年肿瘤合并心血管病

老年肿瘤患者存在的心血管风险主要包括两个方面：原心血管基础疾病带来的风险；治疗手段直接或间接诱发导致的风险。

大量临床研究发现，老年肿瘤患者中，约有 67% 合并高血压、冠心病等心血管疾病，其中以老年肺癌患者最为常见。据统计，肺癌患者主要的死亡原因是心血管疾病而非肺癌本身。同时，有研究发现，老年乳腺癌患者 10 年及 25 年死于心血管疾病的风险率分别为 1.8% 和 11.6%。在老年男性肿瘤患者，心血管危险因素对结肠癌的发病和预后都存在一定的影响[9,10]。

### （三）老年肿瘤围术期合并心血管疾病

肿瘤患者处于血液高凝状态，术后高凝状态进一步增强。同时，老年患者多伴有动脉粥样硬化的病理基础，极易导致恶性心血管事件的发生。

老年肿瘤患者围术期出现心血管并发症的情况较为多见。王永南等（2007 年）探讨围术期高血压对胸部肿瘤患者术后心血管并发症的影响。回顾性分析行开胸手术治疗的胸部肿瘤患者 464 例的临床资料。将患者分为围术期高血压组和围术期非高血压组。分析这两组患者的术后心血管并发症。结果显示，围术期高血压患者组术后心血管并发症 54 例，发生率为 35.53%，其中心律失常 41 例，低血压 8 例，心力衰竭 3 例，心肌缺血 2 例。围术期非高血压患者组术后心血管并发症 53 例，发生率为 16.99%，其中心律失常 41 例，低血压 9 例，心力衰竭 2 例，心肌缺血 1 例。两组患者术后心血管并发症发生率的差异有统计学意义。提示围术期高血压明显增加了胸部肿瘤患者开胸术后心血管并发症的发生率。

研究发现，胃肠道恶性肿瘤术后心血管并发症的发生率较高。术前合并心血管系统疾病、手术时间超过 4 小时是围术期出现心血管并发症的高危因素。手术部位、体液丢失、围术期体液重新分配等因素也与其发生有关。

恶性肿瘤患者围术期发生的恶性心血管事件中，最常见为恶性心律失常，其次为高血压，甚至有时会出现急性心肌梗死甚至心源性猝死[11~14]。

### 三、老年肿瘤患者心血管疾病的防治及康复治疗

世界卫生组织对于老龄人口和肿瘤、心血管病的防治中指出老年人保健原则：足够的体力和脑力活动以减少功能性衰退，维持生活自理能力；通过社交有助维持个人的能力；避免不利于健康的生活方式；早期诊断和干预；注意合理的膳食[15]。

心血管并发症是老年胃肠肿瘤患者围术期常见的并发症，也是老年患者术后死亡的主要原因。因此，对老年肿瘤患者心血管疾病的防治与康复成为了肿瘤科医生的首要任务。研究证实，术前全面检查是防治心血管并发症的关键。同时，选择合适的麻醉和合理用药；术前对合并冠心病或心电图异常患者，积极改善心肌供血治疗；术前对合并高血压的患者，将血压控制至相对正常的范围内；缩短手术时间；适量扩容，降低血液黏稠度；应用 β 受体阻滞剂，可以降低冠心病患者非心脏手术围术期心血管并发症的发生率和病死率；对于确诊或可疑冠心病的胃肠肿瘤患者，术前用多巴酚丁胺负荷超声心动图检查，根据 DSE 是否诱发心肌缺血及缺血阈是否<60% 将患者分为低危、中危和高危人群，根据 DSE 的结果采取相应的预防[16]。

目前，化疗在老年肿瘤患者的治疗过程中占有很重要的位置，而老年肿瘤患者合并心血管疾病是临床常见而棘手的问题。化疗药物对心血管产生近期及远期不良反应对老年肿瘤患者的生存及预后有着非常重要的影响。因此，化疗药物在老年肿瘤患者的临床应用过程中如何能够最大限度地发挥抗肿瘤的特性，把心脏毒性反应降到最低是今后研究中的难题和热点。

综上，老年肿瘤患者合并心血管疾病，综合评估患者状态，制订合理干预方案成

为防治其的重点所在，并可以让老年肿瘤患者从中获益。

## 参 考 文 献

［1］ Johnson CB, Davis MK, Law A, et al. Shared Risk Factors for Cardiovascular Disease and Cancer: Implications for Preventive Health and Clinical Care in Oncology Patients. Can J Cardiol, 2016 Jul, 32（7）：900-907.

［2］ 龙梅, 武强, 蔡军. 老年住院病人死亡概况及心血管疾病分析. 解放军医学院学报, 2013, （1）：32-33.

［3］ Purnell TS, Calhoun EA, Golden SH, et al. Achieving Health Equity: Closing The Gaps In Health Care Disparities, Interventions, And Research. Health Aff（Millwood）, 2016 Aug 1, 35（8）：1410-1415.

［4］ Wallis CJ, Mahar AL, Satkunasivam R, et al. Cardiovascular and Skeletal-Related Events Following Localised Prostate Cancer Treatment: Role of Surgery, Radiotherapy and Androgen-Deprivation. Urology, 2016 Aug 5, pii：S0090-4295（16）30494-0.

［5］ 陈宇轩, 韩小宪, 陈书军. 老年口腔颌面部肿瘤 110 例手术治疗分析. 解放军医药杂志, 2013, （3）：53-56.

［6］ Hasin T, Gerber Y, Weston SA, et al. Heart Failure After Myocardial Infarction Is Associated With Increased Risk of Cancer. J Am Coll Cardiol, 2016 Jul 19, 68（3）：265-271.

［7］ 陈红斌. 老年糖尿病患者心血管事件与肿瘤发生风险的分析. 心血管康复医学杂志, 2015, （2）：143-145.

［8］ Koene RJ, Prizment AE, Blaes A, et al. Shared Risk Factors in Cardiovascular Disease and Cancer. Circulation, 2016, 133（11）：1104-1114.

［9］ 王海滨, 邹丽丽, 闵红星. 围手术期应用依托咪酯与异丙酚对老年肿瘤患者心、肾功能影响的比较. 中国生化药物杂志, 2015, （6）：105-107.

［10］ 李圣楠. 老年内科住院患者常见疾病分析. 中国老年学杂志, 2015, 15：4316-4318.

［11］ Wieshammer S, Dreyhaupt J, Müller D, et al. Limitations of N-Terminal Pro-B-Type Natriuretic Peptide in the Diagnosis of Heart Disease among Cancer Patients Who Present with Cardiac or Pulmonary Symptoms. Oncology, 2016, 90（3）：143-150.

［12］ 於建鹏, 唐菲. 合并心血管疾病老年肿瘤患者围手术期麻醉处理分析. 河北医药, 2015, 20：3147-3149.

［13］ Wung SF, Hepworth JT, Sparenga D, et al. Cardiovascular Disease Risk and Breast Cancer Outcomes: A Pilot Study. Oncol Nurs Forum, 2015 Sep, 42（5）：E330-338.

［14］ 孙般若, 成晓玲, 李春霖. 我院 1162 例老年男性住院患者死亡原因分析. 解放军医学院学报, 2014, （3）：217-220.

［15］ 王海燕, 马清, 王俊雄 . 449 例老年住院死亡患者的死因构成分析. 中国预防医学杂志, 2014, （3）：191-194.

［16］ Moyad MA. Preventing aggressive prostate cancer with proven cardiovascular disease preventive methods. Asian J Androl, 2015 Nov-Dec, 17（6）：874-877.

（本文被评为中国老年学和老年医学学会 2016 年优秀论文）

❖ 肿瘤流行病学 ❖

# 2013年中国恶性肿瘤发病和死亡分析

陈万青　郑荣寿　张思维　曾红梅　邹小农　赫　捷

国家癌症中心/中国医学科学院北京协和医学院肿瘤医院　北京　100021

【摘要】目的：根据2016年全国肿瘤登记中心收集的全国各登记处恶性肿瘤登记资料，估计我国2013年恶性肿瘤的发病与死亡情况。方法：按照全国肿瘤登记中心制定的审核方法和评价标准，对全国上报2013年肿瘤登记数据的347个登记处数据进行评估，255个登记处的数据符合标准。将入选的登记处按地区（城乡）、性别、年龄别，以及恶性肿瘤类型的发病率和死亡率分层，结合2013年全国人口数据，估计全国恶性肿瘤发病、死亡情况。标准人口以2000年全国人口普查的人口和Segi's标准人口结构为标准。结果：2013年纳入分析的255个登记处共覆盖登记人口226 494 490人（其中城市111 595 772人，农村114 898 718人）。病理诊断比例（MV%）为67.89%，只有死亡医学证明书比例（DCO%）为1.81%，死亡/发病比（M/I）为0.62。据估计，全国2013年新发恶性肿瘤病例约368.2万例，死亡病例222.9万例。全国恶性肿瘤发病率为270.59/10万（男性293.79/10万，女性246.21/10万），中国人口标化发病率为190.17/10万，世界人口标化发病率为186.15/10万，累积发病率（0~74岁）为21.60%。城市地区发病率为283.79/10万，中国人口标化发病率为193.53/10万；农村地区发病率为255.27/10万，中国人口标化发病率为185.42/10万。全国恶性肿瘤死亡率为163.83/10万（男性201.67/10万，女性124.06/10万），中国人口标化死亡率为109.95/10万，世界人口标化死亡率为108.94/10万，累积死亡率（0~74岁）为12.33%。城市地区死亡率为161.48/10万，中国人口标化死亡率为104.57/10万；农村地区死亡率为166.57/10万，中国人口标化死亡率为116.42/10万。肺癌、胃癌、肝癌、结直肠癌、女性乳腺癌、食管癌是我国主要的常见的恶性肿瘤，约占全部肿瘤新发病例的66%。肺癌、肝癌、胃癌、食管癌、结直肠癌是主要的肿瘤死因，约占全部肿瘤死亡病例的70%。结论：肿瘤登记作为肿瘤防治工作的基础，可为制订中长期肿瘤防治策略提供可靠依据。我国城乡地区肿瘤负担差异明显，应根据实际情况有重点地开展防治工作。

【关键词】肿瘤登记；恶性肿瘤；发病率；死亡率；中国

基金项目：科技基础工作专项（2014FY121100）；国家自然科学基金（81602931）

通信作者：赫捷，E-mail：prof.hejie@263.net

全国肿瘤登记中心每年收集、发布全国各肿瘤登记处的肿瘤登记数据，为全国及各省肿瘤防控策略的制订提供可靠数据。2008年，卫生部设立肿瘤登记项目，旨在扩大肿瘤登记覆盖范围，提高肿瘤登记质量，在全国逐步建立肿瘤监测系统。中国肿瘤登记年报制度自2006年开始实施以来，及时发布肿瘤登记地区的恶性肿瘤发病与死亡数据，并逐年完善，收录的数据从数量和质量上都在稳步提高。2016年收集全国各肿瘤登记地区2013年资料，全国肿瘤登记中心对数据进行了审核、整理和分析并发布主要结果。

## 一、资料与方法

### （一）资料来源与质量控制

全国肿瘤登记中心共收集到全国347个登记处提交的2013年肿瘤登记资料，登记处分布在32个省（自治区、直辖市），其中地级及以上城市126个，县和县级市221个。根据《中国肿瘤登记工作指导手册》[1]和国际癌症研究中心（IARC）/国际癌症登记协会（IACR）[2-4]对登记质量的有关要求，对上报数据进行审核与评价。通过病理诊断比例（MV%）、只有死亡医学证明书比例（DCO%）、死亡/发病比（M/I）等主要指标，评价资料的可靠性、完整性、有效性和时效性。最终，根据质量控制标准纳入255个登记处（其中地级及以上城市88个，县和县级市167个），覆盖人口共226 494 490人，其中男性114 860 339人，女性111 634 151人，占全国2013年年末人口数的16.65%。其中城市人口111 595 772人，占全国肿瘤登记地区人口数的49.27%，农村114 898 718人，占50.73%。255个登记处报告恶性肿瘤新发病例644 487例，死亡病例399 275例。255个肿瘤登记地区合计病理诊断比例

为67.89%，只有死亡医学证明书比例为1.81%，死亡/发病比为0.62（图1）。

### （二）统计学处理

对符合肿瘤登记质量控制标准的255个登记处数据进行汇总。按地级及以上城市为城市地区和县（县级市）为农村地区进行划分，根据国家统计局公布的第5次和第6次人口普查数据及发布的中国2000~2013年全国人口数，城乡比以及年龄构成，推导2013年全国人口数据。结合人口数据和登记处数据，估计2013年癌症发病和死亡情况。中国人口标化率（中标率）按照2000年全国普查的标准人口年龄构成进行计算，世界人口标化率（世标率）按照Segi's世界标准人口年龄构成进行计算。

## 二、结果

### （一）发病率

据估计，2013年全国新发病例数368.2万例（男性204.9万例，女性163.3万例），其中城市地区的新发病例数207.5万例，占56.35%，农村地区160.7万例，占43.65%。2013年全国恶性肿瘤发病率为270.59/10万（男性293.79/10万，女性246.21/10万），中标率190.17/10万，世标率186.15/10万，累积率（0~74岁）为21.60%。城市地区恶性肿瘤发病率为283.79/10万（男性299.49/10万，女性267.43/10万），中标率193.53/10万，世标率188.87/10万，累积率（0~74岁）为21.68%；农村地区发病率为255.27/10万（男性287.24/10万，女性221.34/10万），中标率185.42/10万，世标率182.35/10万，累积率（0~74岁）为21.45%。城市与农村相比，发病率、中标发病率、世标发病率、累积发病率均高于农村（表1）。

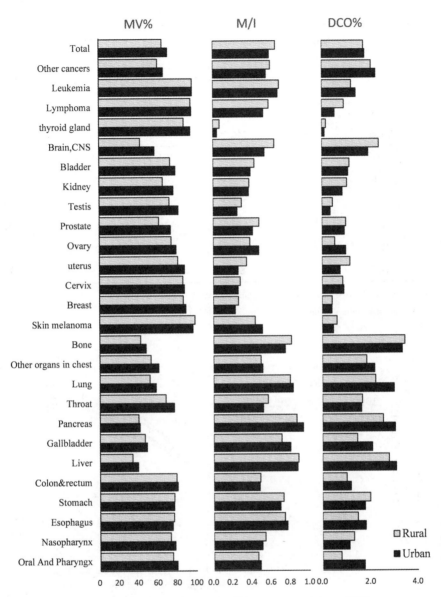

Figure 1　Quality evaluation for China cancer registers，2013

## （二）年龄别发病率

恶性肿瘤发病率在0~39岁组处于较低水平，40~岁以后开始快速升高，80~岁年龄组时达到高峰。总体而言，城乡年龄别发病率变化趋势相似，但农村地区无论男女恶性肿瘤发病率均相对较低，城乡男女性均于80~岁年龄组达到高峰，80~岁年龄组之后有所下降（图2）。

## （三）主要恶性肿瘤发病情况

全国恶性肿瘤发病第1位的是肺癌，每年新发病例约73.3万，按发病例数顺位，其次为胃癌、肝癌、结直肠癌和女性乳腺癌。男性发病第1位为肺癌，每年新发病例约48.9万，其次为胃癌、肝癌、结直肠癌和食管癌；女性发病第1位的为乳腺癌，每年新发病例约27.9万，其次为肺

Table 1　Cancer incidences in China，2013

| Areas | Gender | New cases (×10000) | Crude incidence (1/10⁵) | ASIRC (1/10⁵) | ASIRW (1/10⁵) | Cumulative rate 0~74 (%) |
|---|---|---|---|---|---|---|
| All areas | Both | 368.2 | 270.59 | 190.17 | 186.15 | 21.60 |
| | Male | 204.9 | 293.79 | 212.30 | 210.74 | 25.00 |
| | Female | 163.3 | 246.21 | 170.38 | 163.93 | 18.28 |
| Urban | Both | 207.5 | 283.79 | 193.53 | 188.87 | 21.68 |
| | Male | 111.8 | 299.49 | 209.81 | 207.91 | 24.48 |
| | Female | 95.7 | 267.43 | 179.95 | 172.54 | 19.06 |
| Rural | Both | 160.7 | 255.27 | 185.42 | 182.35 | 21.45 |
| | Male | 93.1 | 287.24 | 215.07 | 213.95 | 25.62 |
| | Female | 67.6 | 221.34 | 157.71 | 152.73 | 17.25 |

Note：ASIRC：age-standardized incidence rate by China population（2000）；

ASIRW：age-standardized incidence rate by world population.

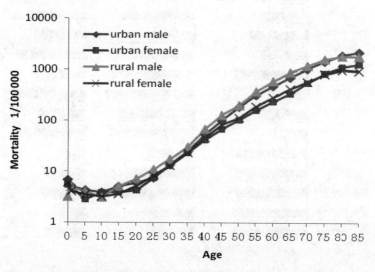

Figure 2　Age-specific cancer incidence rates in urban and rural areas，2013

癌、结直肠癌、胃癌和甲状腺癌。城市地区恶性肿瘤发病第 1 位的是肺癌，每年发病约 39.9 万，其次为结直肠癌、胃癌、女性乳腺癌和肝癌。城市男性恶性肿瘤发病第 1 位的是肺癌，其次为胃癌、肝癌、结直肠癌和食管癌；城市女性恶性肿瘤发病第 1 位的是乳腺癌，其次为肺癌、结直肠癌、甲状腺癌和胃癌。农村地区发病首位恶性肿瘤无论男女均为肺癌，每年发病约 33.4 万，农村男女合计的前 5 位依次为肺癌、胃癌、肝癌、食管癌和结直肠癌。农村男性发病前 5 位为肺癌、胃癌、肝癌、食管癌和结直肠癌；女性发病前 5 位为肺癌、乳腺癌、胃癌、食管癌和结直肠癌（表 2）。

Table 2 Top 10 cancer incidences in China by gender and areas, 2013

| All areas | | | | Urban | | | | Rural | | | |
|---|---|---|---|---|---|---|---|---|---|---|---|
| Sites | Cases | Rate | ASR | Sites | Cases | Rate | ASR | Sites | Cases | Rate | ASR |
| **Both** | | | | | | | | | | | |
| Lung | 73.3 | 53.86 | 36.09 | Lung | 39.9 | 54.53 | 35.48 | Lung | 33.4 | 53.08 | 36.83 |
| Stomach | 42.7 | 31.38 | 21.32 | Colorectum | 22.6 | 30.92 | 20.15 | Stomach | 22.4 | 35.54 | 24.89 |
| Liver | 36.2 | 26.63 | 18.15 | Stomach | 20.3 | 27.80 | 18.35 | Liver | 18.4 | 29.20 | 20.78 |
| Colorectum | 34.8 | 25.57 | 17.20 | Breast | 18.5 | 51.65 | 33.36 | Oesophagus | 17.9 | 28.44 | 19.78 |
| Breast | 27.9 | 42.02 | 28.42 | Liver | 17.9 | 24.42 | 16.04 | Colorectum | 12.2 | 19.35 | 13.60 |
| Oesophagus | 27.7 | 20.35 | 13.82 | Thyroid | 11.0 | 15.03 | 10.41 | Breast | 9.4 | 30.73 | 22.07 |
| Thyroid | 14.4 | 10.58 | 7.67 | Oesophagus | 9.8 | 13.38 | 8.86 | Cervix | 4.5 | 14.65 | 10.54 |
| Cervix | 10.1 | 15.17 | 10.30 | Cervix | 5.6 | 15.62 | 10.08 | Brain, CNS | 4.3 | 6.84 | 5.30 |
| Brain, CNS | 9.6 | 7.04 | 5.30 | Pancreas | 5.4 | 7.45 | 4.78 | Leukaemia | 3.4 | 5.46 | 4.81 |
| Pancreas | 8.8 | 6.50 | 4.31 | Brain, CNS | 5.3 | 7.22 | 5.30 | Thyroid | 3.4 | 5.41 | 4.15 |
| All sites | 368.2 | 270.59 | 186.15 | All sites | 207.5 | 283.79 | 188.87 | All sites | 160.7 | 255.27 | 182.35 |
| **Male** | | | | | | | | | | | |
| Lung | 48.9 | 70.10 | 49.62 | Lung | 26.4 | 70.75 | 48.58 | Lung | 22.5 | 69.35 | 50.88 |
| Stomach | 29.9 | 42.85 | 30.58 | Stomach | 14.2 | 37.93 | 26.28 | Stomach | 15.7 | 48.52 | 35.75 |
| Liver | 26.8 | 38.37 | 27.15 | Liver | 13.3 | 35.71 | 24.23 | Liver | 13.4 | 41.44 | 30.83 |
| Colorectum | 20.0 | 28.64 | 20.22 | Colorectum | 13.0 | 34.83 | 23.79 | Oesophagus | 12.3 | 37.91 | 27.91 |
| Oesophagus | 19.6 | 28.15 | 20.14 | Oesophagus | 7.3 | 19.67 | 13.67 | Colorectum | 7.0 | 21.50 | 15.88 |
| Prostate | 6.0 | 8.58 | 5.87 | Prostate | 4.4 | 11.79 | 7.92 | Brain, CNS | 2.2 | 6.71 | 5.37 |
| Bladder | 5.9 | 8.40 | 5.85 | Bladder | 3.7 | 9.89 | 6.66 | Bladder | 2.2 | 6.69 | 4.85 |
| Pancreas | 5.0 | 7.23 | 5.09 | Pancreas | 3.1 | 8.29 | 5.62 | Pancreas | 2.0 | 6.02 | 4.41 |
| Lymphoma | 4.7 | 6.76 | 5.03 | Kidney | 3.1 | 8.19 | 5.65 | Leukaemia | 1.9 | 6.00 | 5.41 |
| Brain, CNS | 4.6 | 6.66 | 5.20 | Lymphoma | 3.0 | 7.92 | 5.69 | Lymphoma | 1.8 | 5.43 | 4.25 |
| All sites | 204.9 | 293.79 | 210.74 | All sites | 111.8 | 299.49 | 207.91 | All sites | 93.1 | 287.24 | 213.95 |
| **Female** | | | | | | | | | | | |
| Breast | 27.9 | 42.02 | 28.42 | Breast | 18.5 | 51.65 | 33.36 | Lung | 10.9 | 35.81 | 23.36 |
| Lung | 24.4 | 36.78 | 23.18 | Lung | 13.5 | 37.61 | 23.04 | Breast | 9.4 | 30.73 | 22.07 |
| Colorectum | 14.8 | 22.34 | 14.31 | Colorectum | 9.6 | 26.84 | 16.67 | Stomach | 6.7 | 21.77 | 14.30 |
| Stomach | 12.8 | 19.33 | 12.35 | Thyroid | 8.2 | 22.94 | 15.80 | Oesophagus | 5.6 | 18.39 | 11.88 |
| Thyroid | 10.8 | 16.32 | 11.70 | Stomach | 6.2 | 17.25 | 10.74 | Colorectum | 5.2 | 17.08 | 11.42 |
| Cervix | 10.1 | 15.17 | 10.30 | Cervix | 5.6 | 15.62 | 10.08 | Liver | 5.0 | 16.21 | 10.76 |
| Liver | 9.5 | 14.29 | 9.15 | Liver | 4.5 | 12.65 | 7.84 | Cervix | 4.5 | 14.65 | 10.54 |

续　表

| All areas | | | | Urban | | | | Rural | | | |
|---|---|---|---|---|---|---|---|---|---|---|---|
| Sites | Cases | Rate | ASR | Sites | Cases | Rate | ASR | Sites | Cases | Rate | ASR |
| Oesophagus | 8.1 | 12.15 | 7.65 | Uterus | 3.7 | 10.21 | 6.68 | Thyroid | 2.6 | 8.56 | 6.46 |
| Uterus | 6.2 | 9.33 | 6.33 | Ovary | 3.0 | 8.50 | 5.79 | Uterus | 2.5 | 8.30 | 5.90 |
| Ovary | 5.0 | 7.53 | 5.32 | Brain, CNS | 2.8 | 7.83 | 5.54 | Brain, CNS | 2.1 | 6.98 | 5.23 |
| All sites | 163.3 | 246.21 | 163.93 | All sites | 95.7 | 267.43 | 172.54 | All sites | 67.6 | 221.34 | 152.73 |

Note：Cases：Number of new cases（×10000）；

　　　Rate：Incidence rate per 100 000 person years；

　　　ASR：Age-standardized incidence rate（China population, 2000）

## （四）死亡率

据估计，2013 年全国癌症死亡数 222.9 万例（男性 140.6 万例，女性 82.3 万例），其中城市地区的死亡病例数 118.1 万例，占 52.96%，农村地区 104.9 万例，占 47.04%。2013 年全国恶性肿瘤死亡率为 163.83/10 万（男性 201.67/10 万，女性 124.06/10 万），中标率 109.95/10 万，世标率 108.94/10 万，累积率（0~74 岁）为 12.33%。城市地区死亡率为 161.48/10 万（男性 197.16/10 万，女性 124.28/10 万），中标率 104.57/10 万，世标率 103.65/10 万，累积率（0~74 岁）为 11.44%。农村地区死亡率为 166.57/10 万（男性 206.86/10 万，女性 123.81/10 万），中标率 116.42/10 万，世标率 115.23/10 万，累积率（0~74 岁）为 13.38%。城市地区与农村地区相相比，城市地区死亡率、中标死亡率、世标死亡率和累积死亡率均低于农村（表 3）。

Table 3　Cancer mortalities in China, 2013

| Area | Gender | Deaths (×10000) | Crude mortality (1/10⁵) | ASMRC (1/10⁵) | ASMRW (1/10⁵) | Cumulative rate 0~74, (%) |
|---|---|---|---|---|---|---|
| All areas | Both | 222.9 | 163.83 | 109.95 | 108.94 | 12.33 |
| | Male | 140.6 | 201.67 | 143.08 | 142.39 | 16.22 |
| | Female | 82.3 | 124.06 | 78.57 | 77.37 | 8.46 |
| Urban | Both | 118.1 | 161.48 | 104.57 | 103.65 | 11.44 |
| | Male | 73.6 | 197.16 | 134.80 | 134.33 | 15.01 |
| | Female | 44.5 | 124.28 | 76.05 | 74.80 | 7.95 |
| Rural | Both | 104.9 | 166.57 | 116.42 | 115.23 | 13.38 |
| | Male | 67.0 | 206.86 | 152.93 | 151.87 | 17.65 |
| | Female | 37.8 | 123.81 | 81.59 | 80.43 | 9.06 |

Note：ASIRC：age-standardized incidence rate by China population（2000）；

　　　ASIRW：age-standardized incidence rate by world population.

（五）年龄别死亡率

恶性肿瘤年龄别死亡率在 45 岁以前处于较低水平，45~岁年龄组开始快速升高，80~岁年龄组左右达到高峰。总体而言，年龄别死亡率在多数年龄组上城市地区低于农村地区。其中，男性除 0~4 岁及 80 岁~年龄组外，城市地区均小于农村地区，女性年龄别死亡率城市地区与农村地区比较接近，随年龄呈交替上升趋势，到 75~岁年龄组之后，城市地区高于农村地区（图 3）。

（六）主要恶性肿瘤死亡情况

全国恶性肿瘤死亡第 1 位的是肺癌，每年死亡病例约 59.1 万，按死亡例数排序，其次为肝癌、胃癌、食管癌和结直肠癌。男性恶性肿瘤死亡第 1 位为肺癌，每年死亡病例约 40.2 万，其次为肝癌、胃癌、食管癌和结直肠癌；女性恶性肿瘤死亡第 1 位为肺癌，每年死亡病例约 18.9 万，其次为胃癌、肝癌、结直肠癌和乳腺癌。城市男、女及合计恶性肿瘤死亡第 1 位的均为肺癌，每年死亡约 32.4 万，男女合计前 5 位死亡依次为肺癌、肝癌、胃癌、结直肠癌和食管癌。城市男性恶性肿瘤死亡前 5 位依次为肺癌、肝癌、胃癌、结直肠癌和食管癌；女性恶性肿瘤死亡前 5 位依次为肺癌、结直肠癌、胃癌、乳腺癌和肝癌。农村地区恶性肿瘤死亡第 1 位的是肺癌，每年死亡约 26.6 万，其次为胃癌、肝癌、食管癌和结直肠癌。农村男性恶性肿瘤死亡第 1 位的是肺癌，其次为肝癌、胃癌、食管癌和结直肠癌；女性恶性肿瘤死亡第 1 位的是肺癌，其次为胃癌、肝癌、食管癌和结直肠癌（表 4）。

三、讨论

恶性肿瘤是严重威胁人类健康和社会发展的疾病。根据国际癌症研究中心发布的数据显示，2012 年全球癌症新发病例约 1409 万，死亡约 820 万[5]。近年来，恶性肿瘤发病率在全球范围内总体呈增长趋势，但美国近十几年来大多数恶性肿瘤发病率呈现下降趋势，只有少数恶性肿瘤如皮肤黑色素瘤、甲状腺癌呈上升趋势[6-8]；在全球 184 个国家和地区中，中国的恶性肿瘤发病总体而言位居中等偏上水平[9]，中国

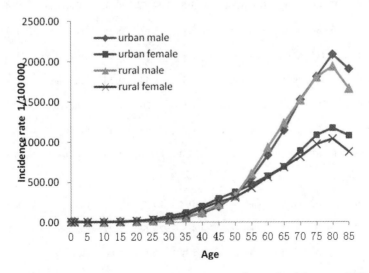

Figure 3　Age-specific cancer mortality rates in urban and rural areas，2013

**Table 4**　Top 10 cancer mortalities in China by gender and arers, 2013

| All areas | | | | Urban | | | | Rural | | | |
|---|---|---|---|---|---|---|---|---|---|---|---|
| Sites | Deaths | Rate | ASR | Sites | Deaths | Rate | ASR | Sites | Deaths | Rate | ASR |
| **Both** | | | | | | | | | | | |
| Lung | 59.1 | 43.41 | 28.41 | Lung | 32.4 | 44.38 | 28.09 | Lung | 26.6 | 42.27 | 28.77 |
| Liver | 31.6 | 23.22 | 15.65 | Liver | 15.4 | 21.03 | 13.62 | Stomach | 16.3 | 25.84 | 17.53 |
| Stomach | 30.1 | 22.13 | 14.54 | Stomach | 13.8 | 18.94 | 12.05 | Liver | 16.2 | 25.76 | 18.16 |
| Oesophagus | 20.6 | 15.17 | 9.98 | Colorectum | 10.5 | 14.41 | 8.93 | Oesophagus | 13.3 | 21.05 | 14.17 |
| Colorectum | 16.5 | 12.11 | 7.76 | Oesophagus | 7.4 | 10.12 | 6.49 | Colorectum | 5.9 | 9.45 | 6.33 |
| Pancreas | 8.0 | 5.85 | 3.83 | Pancreas | 5.0 | 6.88 | 4.35 | Pancreas | 2.9 | 4.65 | 3.17 |
| Breast | 6.5 | 9.74 | 6.34 | Breast | 4.0 | 11.19 | 6.96 | Brain, CNS | 2.7 | 4.36 | 3.32 |
| Brain, CNS | 5.5 | 4.05 | 3.02 | Leukaemia | 2.9 | 3.93 | 3.07 | Breast | 2.5 | 8.05 | 5.59 |
| Leukaemia | 5.2 | 3.86 | 3.11 | Brain, CNS | 2.8 | 3.78 | 2.78 | Leukaemia | 2.4 | 3.77 | 3.14 |
| Lymphoma | 4.3 | 3.18 | 2.19 | Lymphoma | 2.6 | 3.62 | 2.40 | Lymphoma | 1.7 | 2.68 | 1.94 |
| All sites | 222.9 | 163.83 | 108.94 | All sites | 118.1 | 161.48 | 103.65 | All sites | 104.9 | 166.57 | 115.23 |
| **Male** | | | | | | | | | | | |
| Lung | 40.2 | 57.64 | 40.30 | Lung | 22.0 | 59.03 | 39.97 | Lung | 18.2 | 56.03 | 40.63 |
| Liver | 23.4 | 33.54 | 23.64 | Liver | 11.4 | 30.68 | 20.69 | Liver | 11.9 | 36.83 | 27.30 |
| Stomach | 20.8 | 29.85 | 20.96 | Stomach | 9.5 | 25.58 | 17.39 | Stomach | 11.3 | 34.76 | 25.24 |
| Oesophagus | 14.5 | 20.86 | 14.71 | Colorectum | 6.0 | 16.07 | 10.74 | Oesophagus | 9.1 | 27.98 | 20.33 |
| Colorectum | 9.4 | 13.49 | 9.34 | Oesophagus | 5.5 | 14.67 | 10.02 | Colorectum | 3.4 | 10.53 | 7.62 |
| Pancreas | 4.5 | 6.48 | 4.55 | Pancreas | 2.8 | 7.62 | 5.15 | Pancreas | 1.7 | 5.18 | 3.78 |
| Brain, CNS | 3.1 | 4.41 | 3.42 | Prostate | 1.8 | 4.73 | 3.03 | Brain, CNS | 1.6 | 4.82 | 3.82 |
| Leukaemia | 3.0 | 4.35 | 3.59 | Leukaemia | 1.7 | 4.44 | 3.54 | Leukaemia | 1.4 | 4.25 | 3.62 |
| Lymphoma | 2.6 | 3.76 | 2.72 | Lymphoma | 1.6 | 4.26 | 2.97 | Lymphoma | 1.0 | 3.17 | 2.41 |
| Prostate | 2.5 | 3.62 | 2.42 | Brain, CNS | 1.5 | 4.05 | 3.10 | Bladder | 0.9 | 2.83 | 2.03 |
| All sites | 140.6 | 201.67 | 142.39 | All sites | 73.6 | 197.16 | 134.33 | All sites | 67.0 | 206.86 | 151.87 |
| **Female** | | | | | | | | | | | |
| Lung | 18.9 | 28.45 | 17.21 | Lung | 10.4 | 29.11 | 16.93 | Lung | 8.5 | 27.68 | 17.55 |
| Stomach | 9.3 | 14.03 | 8.47 | Colorectum | 4.5 | 12.68 | 7.27 | Stomach | 5.0 | 16.38 | 10.17 |
| Liver | 8.2 | 12.37 | 7.71 | Stomach | 4.3 | 12.02 | 7.06 | Liver | 4.3 | 14.00 | 9.10 |
| Colorectum | 7.1 | 10.67 | 6.32 | Breast | 4.0 | 11.19 | 6.96 | Oesophagus | 4.2 | 13.69 | 8.29 |

| All areas | | | | Urban | | | | Rural | | | |
|---|---|---|---|---|---|---|---|---|---|---|---|
| Sites | Deaths | Rate | ASR | Sites | Deaths | Rate | ASR | Sites | Deaths | Rate | ASR |
| Breast | 6.5 | 9.74 | 6.34 | Liver | 3.9 | 10.97 | 6.59 | Colorectum | 2.5 | 8.30 | 5.15 |
| Oesophagus | 6.1 | 9.20 | 5.44 | Pancreas | 2.2 | 6.10 | 3.57 | Breast | 2.5 | 8.05 | 5.59 |
| Pancreas | 3.4 | 5.18 | 3.12 | Oesophagus | 1.9 | 5.38 | 3.08 | Cervix | 1.3 | 4.14 | 2.87 |
| Cervix | 2.6 | 3.98 | 2.62 | Ovary | 1.4 | 3.87 | 2.47 | Pancreas | 1.2 | 4.09 | 2.58 |
| Brain, CNS | 2.4 | 3.67 | 2.61 | Cervix | 1.4 | 3.85 | 2.41 | Brain, CNS | 1.2 | 3.87 | 2.83 |
| Leukaemia | 2.2 | 3.34 | 2.65 | Brain, CNS | 1.3 | 3.49 | 2.45 | Leukaemia | 1.0 | 3.25 | 2.67 |
| All sites | 82.3 | 124.06 | 77.37 | All sites | 44.5 | 124.28 | 74.80 | All sites | 37.8 | 123.81 | 80.43 |

Note: Cases: Number of new cases (×10000);

Rate: Incidence rate per 100 000 person years;

ASR: Age-standardized mortality rate (China population, 2000)

恶性肿瘤发病约占全球恶性肿瘤发病的21.8%，部分恶性肿瘤如胃癌、肝癌、食管癌发病分别占全球比例较高，分别为的42.6%、50.5 和 49.0%[1]。

研究结果显示，2013 年全国恶性肿瘤发病率和死亡率与 2012 年水平基本持平[10]，新发病例约 368.2 万，0~74 岁累积发病率为 21.60%，男性和女性相比，恶性肿瘤发病相对较高。城乡不同地区肿瘤负担差异较为明显，发病率城市高于农村，而死亡率则是农村高于城市，一方面显示城乡不同癌谱构成的差异，同时也可能与农村地区医疗资源缺乏，诊治水平偏低，居民健康意识不足而导致恶性肿瘤患者患病相对偏晚期，所以生存率相对偏低[11]。从癌谱构成上看，上消化道肿瘤依然是我国农村居民较为常见、且主要的恶性肿瘤死亡原因；同时，肺癌、女性乳腺癌、结直肠癌等恶性肿瘤则呈现逐年上升趋势。城市地区癌谱构成呈现发达国家的癌谱，主要表现为肺癌、女性乳腺癌、结直肠癌等恶性肿瘤构成不断上升。此外，本研究结果显示，女性甲状腺癌发病估计约 10.8万，上升趋势明显，且位居女性癌症发病的第 5 位，且历史数据显示[12]，女性甲状腺癌发病近 10 年每年发病增幅接近 20%，上升势头较快，在未来的肿瘤防控中应该重点关注。此外，男性前列腺癌发病和上一年度相比上升也相对较快，位居男性恶性肿瘤发病的第 6 位，每年发病约 6 万人，也需要重点关注。

随着人口老龄化加剧，社会经济的发展，工业化、城市化进程加快，环境因素、生活方式的不断改变，我国癌谱也在发生巨大变化，肿瘤防控形势严峻。肿瘤登记工作作为肿瘤防治的基础，建立长期动态的监测，收集我国恶性肿瘤的发病、死亡及生存资料，将有利于未来肿瘤防控规划的制订和评估。我国目前恶性肿瘤防控面临城乡癌谱构成差异、不同性别及年龄别肿瘤发病构成差异明显等问题，因此，我国肿瘤防治工作需根据实际情况有不同的侧重，根据不同地区分别制订有效可行的防控策略。

**致谢：** 全国肿瘤登记中心对各登记处的全体工作人员在登记资料收集、整理、审核、查重、补漏、建立数据库等方面所做的努力表示诚挚的谢意。

## 参 考 文 献

［1］国家癌症中心. 中国肿瘤登记工作指导手册（2016）. 北京：人民卫生出版社, 2016, 59-75.

［2］Gurado MP, Edwards B, Shin HR, et al. Cancer incidence in five continents. Volume IX. Lyon：IARC, 2008：1-837.

［3］Bray F, Parkin DM. Evaluation of data quality in the cancer registry：principles and methods. Part I：comparability, validity and timeliness. Eur J Cancer, 2009, 45：747-755.

［4］Parkin DM, Bray F. Evaluation of data quality in the cancer registry：principles and methods. Part II：Completeness. Eur J Cancer, 2009, 45：756-764.

［5］International Agency for Research on Cancer. GLOBOCAN 2012：Estimated cancer incidence, mortality and prevalence worldwide in 2012 [EB/OL]. http://globocan. iarc fr/Default. aspx,2014-08-31.

［6］Siegel R, Ma J, Zou Z, et al. Cancer statistics, 2014. CA Cancer J Clin, 2014, 64：9-29.

［7］Siegel RL, Miller KD, Jemal A. Cancer statistics, 2015. CA Cancer J Clin, 2015, 65：5-29.

［8］Siegel RL, Miller KD, Jemal A. Cancer statistics, 2016. CA Cancer J Clin, 2016, 66：7-30.

［9］Torre LA, Bray F, Siegel RL, et al. Global cancer statistics, 2012. CA Cancer J Clin, 2015, 65：87-108.

［10］Chen W, Zheng R, Zuo T, et al. National cancer incidence and mortality in China, 2012. Chin J Cancer Res, 2016, 28：1-11.

［11］Zeng H, Zheng R, Guo Y, et al. Cancer survival in China, 2003 ~ 2005：a population-based study. Int J Cancer, 2015, 136：1921-1930.

［12］Chen W, Zheng R, Baade PD, et al. Cancer statistics in China, 2015. CA Cancer J Clin, 2016, 66：115-132.

［原载：中国肿瘤, 2017, 26 (1)：1-7.］

# 2013年中国老年人群恶性肿瘤发病和死亡分析

陈万青 郑荣寿 张思维 曾红梅 邹小农 赫 捷

国家癌症中心/中国医学科学院北京协和医学院肿瘤医院 北京 100021

【摘要】 目的：根据全国肿瘤登记中心收集的全国各肿瘤登记处的登记资料，估计全国2013年中国老年人群恶性肿瘤的发病和死亡情况。方法：选取2013年全国上报的质量符合数据质量控制要求的255个登记处（其中地级及以上城市88个，县和县级市167个）的肿瘤登记数据，结合2013年全国人口数据，估计全国2013年老年人群（≥60岁）恶性肿瘤的发病和死亡情况。中国人口标化率（简称中标率）采用2000年全国普查的标准人口年龄构成，世界人口标化率（简称世标率）采用Segi's世界标准人口年龄构成。结果：255个登记处共覆盖中老年人口37 407 728人，占全国老年人口的17.73%。估计全国2013年老年人群恶性肿瘤新发病例约217.10万例，占全人群恶性肿瘤的58.96%，发病率为1029.16/10万（男性1297.96/10万，女性777.18/10万），中标率为1019.25/10万。老年人群恶性肿瘤死亡约160.05万例，死亡率为758.72/10万（男性988.37/10万，女性543.44/10万），中标率为730.78/10万，占全人群恶性肿瘤死亡的71.80%。肺癌、胃癌、结直肠癌、肝癌和食管癌是我国老年人群主要的常见恶性肿瘤，约占老年人群恶性肿瘤新发病例的67.70%；同时，肺癌、肝癌、胃癌、食管癌和结直肠癌也是我国老年人群主要的肿瘤死因，约占全部肿瘤死亡病例的73.45%。结论：我国老年人群恶性肿瘤负担较大，城乡地区的老年人群的主要肿瘤发病死亡癌种相似，但癌谱构成及顺位差异明显，应加强老年人群恶性肿瘤防控，并根据实际情况有针对性地开展老年人群防治工作。

【关键词】 肿瘤；继发原发性；发病率；死亡率；老年人

全国肿瘤登记中心常规收集、发布全国肿瘤登记数据，为肿瘤防控策略的制订提供可靠数据支持。中国肿瘤登记年报制度自2006年开始实施以来，及时发布登记地区的恶性肿瘤发病和死亡数据，并逐年完善，收录的数据在数量和质量方面均在稳步提高。恶性肿瘤是老年性疾病，发病率在人群中随年龄上升而逐渐升高，尤其是老年人群的恶性肿瘤发病率相对较高。我国将≥60岁的公民定义为老年人，为及

时准确地了解我国老年人恶性肿瘤发病和死亡的流行现况，全国肿瘤登记中心利用收集的2013年全国肿瘤登记地区的数据，估计全国目前老年人群恶性肿瘤的发病和死亡情况。

## 一、资料来源

全国肿瘤登记中心共收集到全国上报的2013年符合全国肿瘤登记中心数据质量要求的255个登记处数据，提取≥60岁人

群的恶性肿瘤发病、死亡数据。根据《中国肿瘤登记工作指导手册》[1]和国际癌症研究中心/国际癌症登记协会[2-4]对登记质量的有关要求，审核与评价上报数据。根据质控标准纳入的 255 个登记处（其中地级及以上城市 88 个，县和县级市 167 个），≥60 岁人群覆盖 37 407 728 人，其中男性 18 056 966 人，女性 19 350 762 人，占

2013 年底≥60 岁全国老年人群的 17.73%。其中城市老年人 19 579 766 人，占 52.34%；农村老年人 17 827 962 人，占 47.66%。全国肿瘤登记地区 255 个登记处数据中，有病理诊断者占 67.89%，只有死亡证明书者占 1.81%，诊断不明者占 0.48%，死亡/发病比为 0.62，主要质控指标详见表 1。

表 1　2013 年中国 255 个肿瘤登记处的肿瘤登记数据主要质控指标

| 地区 | 性别 | M/I | MV (%) | DOC (%) | UB (%) |
|------|------|------|--------|---------|--------|
| 城市 | 男性 | 0.68 | 67.02 | 2.14 | 0.69 |
|      | 女性 | 0.49 | 74.52 | 1.58 | 0.57 |
|      | 合计 | 0.59 | 70.45 | 1.89 | 0.63 |
| 农村 | 男性 | 0.72 | 62.09 | 1.86 | 0.31 |
|      | 女性 | 0.56 | 68.95 | 1.51 | 0.31 |
|      | 合计 | 0.65 | 64.97 | 1.72 | 0.31 |
| 合计 | 男性 | 0.70 | 64.63 | 2.01 | 0.50 |
|      | 女性 | 0.52 | 72.03 | 1.55 | 0.45 |
|      | 合计 | 0.62 | 67.89 | 1.81 | 0.48 |

注：M/I：死亡发病比；MV：病理诊断；DCO：只有医学死亡证明书；UB：诊断不明

## 二、统计学方法

对符合肿瘤登记质量控制标准的 255 个登记处数据进行汇总，按地级及以上城市和县（县级市）划分城市和农村地区，根据国家统计局公布的第五次和第六次人口普查数据以及发布的 2000~2013 年中国人口数、城乡比和年龄构成，推导 2013 年全国人口数据。结合人口数据和登记处数据，估计全国 2013 年老年恶性肿瘤发病和死亡情况。中国人口标化率（简称中标率）采用 2000 年全国普查的标准人口年龄构成，世界人口标化率（简称世标率）采用 Segi's 世界标准人口年龄构成。本研究中，老年人年龄界定为≥60 岁。

## 三、发病率

估计 2013 年全国老年人群恶性肿瘤新发病例数为 217.10 万例（男性 132.48 万例，女性 84.62 万例），其中城市地区新发病例数为 118.44 万例，占 56.35%；农村地区新发病例数为 98.67 万例，占 43.65%。2013 年全国恶性肿瘤发病率为 1029.16/10 万（男性 1297.96/10 万，女性 777.18/10 万），中标率为 1019.25/10 万，世标率为 987.87/10 万，约占全部恶性肿瘤的 58.96%。城市地区恶性肿瘤发病率为 1040.33/10 万（男性 1291.06/10 万，女性 806.93/10 万），中标率为 1021.20/10 万，城市老年人群恶性肿瘤占全部恶性肿瘤的

57.08%。农村地区发病率为 1016.07/10 万（男性 1 305.99/10 万，女性 742.06/10 万），中标率为 1015.53/10 万，老年人群恶性肿瘤患者占全部恶性肿瘤患者的

61.39%。城市与农村老年人恶性肿瘤发病率接近，但城市老年女性的恶性肿瘤发病率相对较高（表 2）。

表 2　2013 年中国老年人群恶性肿瘤发病情况估计

| 地区 | 性别 | 发病人数<br>（万） | 发病率<br>（1/10⁵） | 构成比ᵃ<br>（%） | 中标率<br>（1/10⁵） | 世标率<br>（1/10⁵） |
|---|---|---|---|---|---|---|
| 城市 | 男性 | 70.86 | 1 291.06 | 63.41 | 1 281.91 | 1 237.81 |
| | 女性 | 47.57 | 806.93 | 49.70 | 782.73 | 760.45 |
| | 合计 | 118.44 | 1 040.33 | 57.08 | 1 021.20 | 988.33 |
| 农村 | 男性 | 61.62 | 1 305.99 | 66.19 | 1 316.85 | 1 276.44 |
| | 女性 | 37.05 | 742.06 | 54.79 | 732.16 | 713.32 |
| | 合计 | 98.67 | 1016.07 | 61.39 | 1015.53 | 985.91 |
| 全国 | 男性 | 132.48 | 1 297.96 | 64.67 | 1 299.20 | 1 256.90 |
| | 女性 | 84.62 | 777.18 | 51.81 | 759.94 | 739.15 |
| | 合计 | 217.10 | 1 029.16 | 58.96 | 1 019.25 | 987.87 |

注：a 老年人恶性肿瘤发病人数占全年龄组恶性肿瘤发病人数的比例

## 四、年龄别发病情况

恶性肿瘤发病率在低年龄组处于较低水平，约 30 岁以后开始快速升高，发病率在 80 岁年龄组时达到高峰，发病人数约在 60 岁年龄组达到高峰。老年人群男性年龄别发病率和发病数均高于女性，但 50 岁之前，女性发病相对较高（图 1）。

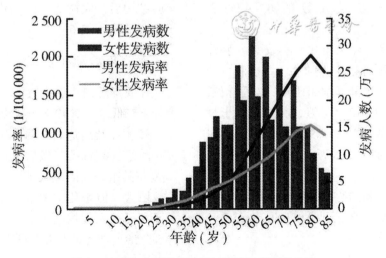

图 1　2013 年中国恶性肿瘤年龄别发病情况估计

## 五、主要恶性肿瘤发病情况

全国老年人群中，肺癌位居恶性肿瘤发病人数第 1 位，年新发病例约 53.08 万，其次为胃癌、结直肠癌、食管癌和肝癌，前 5 位恶性肿瘤发病人数约占老年人群恶性肿瘤发病人数的 67.70%。全国老年人群中，男性发病第 1 位为肺癌，年新发病例约 35.68 万，其次为胃癌、食管癌、肝癌和结直肠癌；女性发病第 1 位的仍为肺癌，年新发病例约 17.40 万，其次为结直肠癌、胃癌、乳腺癌和食管癌（表 3）。

城市地区老年人群中，肺癌位居男女恶性肿瘤发病人数第 1 位，年发病人数约 28.72 万，其中男性约 19.10 万，女性约 9.62 万。城市地区中，按发病人数排序，老年人群恶性肿瘤发病顺位依次为肺癌、结直肠癌、胃癌、肝癌和食管癌，老年男性恶性肿瘤发病顺位依次为肺癌、胃癌、结直肠癌、肝癌和食管癌，老年女性恶性肿瘤发病顺位依次为肺癌、结直肠癌、乳腺癌、胃癌和肝癌。城市地区老年男性和女性人群中前 5 位恶性肿瘤发病人数分别占老年男女性人群恶性肿瘤发病人数的 69.42% 和 60.49%（表 4）。

农村地区老年人群中，男女恶性肿瘤发病人数前 3 位依次为肺癌、胃癌和食管癌。农村地区老年人群中肺癌位居首位，年发病人数约为 24.37 万，其中老年男性人群发病人数约为 16.59 万，老年女性人群发病人数约为 7.78 万；农村地区老年人群中，发病前 5 位的主要包括肺癌、胃癌、食管癌、肝癌和结直肠癌，其约占老年男性、女性人群全部恶性肿瘤的 78.83% 和 64.30%（表 5）。

## 六、死亡情况

估计 2013 年全国老年人群因恶性肿瘤死亡约 160.05 万例，占全人群恶性肿瘤死亡的 71.80%（1 600 537/2 229 301），其中老年男性死亡 100.88 万，老年女性死亡 59.17 万。城市地区老年人群因恶性肿瘤死亡人数约 84.48 万，占城市地区全人群恶性肿瘤死亡的 71.56%（844 832/1 180 594），农村地区老年人群恶性肿瘤死亡约 75.57 万例，占农村地区全人群恶性肿瘤死亡的 72.06%（755 705/1 048 707）。

2013 年全国老年人群恶性肿瘤死亡率为 758.72/10 万（男性 988.37/10 万，女性 543.44/10 万），中标率为 730.78/10 万，世标率为 699.96/10 万。城市地区老年人群恶性肿瘤死亡率为 742.09/10 万（男性 955.24/10 万，女性 543.67/10 万），中标率为 699.66/10 万，世标率为 669.88/10 万。农村地区老年人群恶性肿瘤死亡率为 778.22/10 万（男性 1026.91/10 万，女性 543.18/10 万），中标率为 765.53/10 万，世标率为 733.21/10 万。城市地区与农村地区比较，城市地区死亡率相对较低，调整人口年龄结构后，农村地区的标化死亡率仍高于城市地区（表 6）。

## 七、年龄别死亡率

在低年龄组中，恶性肿瘤年龄别死亡率处于较低水平，40 岁年龄组开始快速升高，85 岁年龄组达到高峰。死亡人数在 60 岁年龄组达到峰值，然后保持平稳状态到 75 岁年龄组，高龄组人群的恶性肿瘤死亡人数回落，但是死亡率相对较高。男性死亡率和死亡人数均高于女性，且死亡率差异随年龄增加逐渐增大（图 2）。

表 3　2013 年中国老年人群前 10 位恶性肿瘤发病情况估计

| 顺位 | 男性 | | | | | 女性 | | | | | 合计 | | | | |
|---|---|---|---|---|---|---|---|---|---|---|---|---|---|---|---|
| | 恶性肿瘤类别 | 发病人数（万） | 发病率（1/10⁵） | 构成比[a]（%） | 世标率（1/10⁵） | 恶性肿瘤类别 | 发病人数（万） | 发病率（1/10⁵） | 构成比[a]（%） | 世标率（1/10⁵） | 恶性肿瘤类别 | 发病人数（万） | 发病率（1/10⁵） | 构成比[a]（%） | 世标率（1/10⁵） |
| 1 | 肺癌 | 35.68 | 349.58 | 26.93 | 337.38 | 肺癌 | 17.40 | 159.82 | 20.56 | 147.35 | 肺癌 | 53.08 | 251.64 | 24.45 | 239.03 |
| 2 | 胃癌 | 21.31 | 208.78 | 16.09 | 203.87 | 结直肠癌 | 9.85 | 90.43 | 11.64 | 84.57 | 胃癌 | 30.16 | 142.97 | 13.89 | 138.10 |
| 3 | 食管癌 | 14.35 | 140.61 | 10.83 | 138.22 | 胃癌 | 8.85 | 81.28 | 10.46 | 75.80 | 结直肠癌 | 23.02 | 109.11 | 10.60 | 103.65 |
| 4 | 肝癌 | 13.26 | 129.87 | 10.01 | 127.91 | 乳腺癌 | 7.99 | 73.42 | 9.45 | 75.86 | 食管癌 | 21.06 | 99.83 | 9.70 | 96.87 |
| 5 | 结直肠癌 | 13.17 | 129.03 | 9.94 | 124.26 | 食管癌 | 6.71 | 61.60 | 7.93 | 57.58 | 肝癌 | 19.67 | 93.24 | 9.06 | 90.40 |
| 6 | 前列腺癌 | 5.63 | 55.14 | 4.25 | 50.35 | 肝癌 | 6.41 | 58.90 | 7.58 | 54.71 | 乳腺癌 | 7.99 | 73.42 | 3.68 | 75.86 |
| 7 | 膀胱癌 | 4.31 | 42.23 | 3.25 | 39.66 | 胰腺癌 | 2.92 | 26.80 | 3.45 | 24.23 | 胰腺癌 | 6.46 | 30.61 | 2.97 | 28.56 |
| 8 | 胰腺癌 | 3.54 | 34.66 | 2.67 | 33.14 | 子宫颈 | 2.31 | 21.25 | 2.73 | 21.93 | 前列腺癌 | 5.63 | 55.14 | 2.59 | 50.35 |
| 9 | 淋巴瘤 | 2.62 | 25.71 | 1.98 | 24.96 | 脑瘤[b] | 2.23 | 20.50 | 2.64 | 20.20 | 膀胱癌 | 5.51 | 26.10 | 2.54 | 23.93 |
| 10 | 肾癌 | 2.27 | 22.20 | 1.71 | 21.71 | 子宫体癌 | 2.11 | 19.41 | 2.50 | 20.20 | 淋巴瘤 | 4.51 | 21.36 | 2.08 | 20.68 |
| 合计 | | 132.481 | 297.96 | 100.00 | 1 256.90 | 合计 | 84.62 | 777.18 | 100.00 | 739.15 | 合计 | 217.10 | 1 029.16 | 100.00 | 987.87 |

注：[a] 老年人群中，各类型恶性肿瘤发病人数占全部恶性肿瘤发病人数的比例；[b] 包括中枢神经系统良性肿瘤和恶性肿瘤

表4 2013年中国城市地区老年人群前10位恶性肿瘤发病情况估计

| 顺位 | 男性 | | | | | 女性 | | | | | 合计 | | | | |
|---|---|---|---|---|---|---|---|---|---|---|---|---|---|---|---|
| | 恶性肿瘤类别 | 发病人数(万) | 发病率(1/10^5) | 构成比^a(%) | 世标率(1/10^5) | 恶性肿瘤类别 | 发病人数(万) | 发病率(1/10^5) | 构成比^a(%) | 世标率(1/10^5) | 恶性肿瘤类别 | 发病人数(万) | 发病率(1/10^5) | 构成比^a(%) | 世标率(1/10^5) |
| 1 | 肺癌 | 19.10 | 347.93 | 26.95 | 332.79 | 肺癌 | 9.62 | 163.20 | 20.22 | 148.38 | 肺癌 | 28.72 | 252.26 | 24.25 | 236.95 |
| 2 | 胃癌 | 9.90 | 180.35 | 13.97 | 175.18 | 结直肠癌 | 6.48 | 109.96 | 13.63 | 101.65 | 结直肠癌 | 15.12 | 132.79 | 12.76 | 124.94 |
| 3 | 结直肠癌 | 8.63 | 157.32 | 12.19 | 150.24 | 乳腺癌 | 5.45 | 92.45 | 11.46 | 94.84 | 胃癌 | 14.02 | 123.14 | 11.84 | 117.98 |
| 4 | 肝癌 | 6.49 | 118.30 | 9.16 | 115.97 | 胃癌 | 4.12 | 69.88 | 8.66 | 64.49 | 肝癌 | 9.60 | 84.30 | 8.10 | 80.96 |
| 5 | 食管癌 | 5.07 | 92.40 | 7.16 | 90.63 | 肝癌 | 3.10 | 52.65 | 6.52 | 47.94 | 食管癌 | 7.14 | 62.73 | 6.03 | 60.46 |
| 6 | 前列腺癌 | 4.15 | 75.66 | 5.86 | 68.42 | 食管癌 | 2.07 | 35.12 | 4.35 | 31.99 | 乳腺癌 | 5.45 | 92.45 | 4.60 | 94.84 |
| 7 | 膀胱癌 | 2.69 | 48.97 | 3.79 | 45.37 | 胰腺癌 | 1.83 | 31.04 | 3.85 | 27.54 | 前列腺癌 | 4.15 | 75.66 | 3.51 | 68.42 |
| 8 | 胰腺癌 | 2.15 | 39.25 | 3.04 | 37.00 | 脑瘤^b | 1.28 | 21.69 | 2.69 | 21.21 | 胰腺癌 | 3.98 | 35.00 | 3.36 | 32.11 |
| 9 | 淋巴瘤 | 1.68 | 30.63 | 2.37 | 29.33 | 甲状腺 | 1.28 | 21.67 | 2.69 | 23.34 | 膀胱癌 | 3.48 | 30.56 | 2.94 | 27.65 |
| 10 | 肾癌 | 1.61 | 29.42 | 2.28 | 28.74 | 淋巴瘤 | 1.26 | 21.45 | 2.66 | 20.55 | 淋巴瘤 | 2.95 | 25.88 | 2.49 | 24.73 |
| | 合计 | 70.86 | 1291.06 | 100.00 | 1237.81 | 合计 | 47.57 | 806.93 | 100.00 | 760.45 | 合计 | 118.44 | 1040.33 | 100.00 | 988.33 |

注：a 老年人群中，各类型恶性肿瘤发病人数占全部恶性肿瘤发病人数的比例；b 包括中枢神经系统良性肿瘤和恶性肿瘤

表 5 2013 年中国农村地区老年人群前 10 位恶性肿瘤发病情况估计

| 顺位 | 男性 | | | | | 女性 | | | | | 合计 | | | | |
|---|---|---|---|---|---|---|---|---|---|---|---|---|---|---|---|
| | 恶性肿瘤类别 | 发病人数(万) | 发病率(1/10$^5$) | 构成比[a](%) | 世标率(1/10$^5$) | 恶性肿瘤类别 | 发病人数(万) | 发病率(1/10$^5$) | 构成比[a](%) | 世标率(1/10$^5$) | 恶性肿瘤类别 | 发病人数(万) | 发病率(1/10$^5$) | 构成比[a](%) | 世标率(1/10$^5$) |
| 1 | 肺癌 | 16.59 | 351.50 | 26.91 | 342.29 | 肺癌 | 7.78 | 155.84 | 21.00 | 145.92 | 肺癌 | 24.37 | 250.91 | 24.69 | 241.16 |
| 2 | 胃癌 | 11.41 | 241.84 | 18.52 | 236.92 | 胃癌 | 4.73 | 94.74 | 12.77 | 89.17 | 胃癌 | 16.14 | 166.21 | 16.36 | 161.54 |
| 3 | 食管癌 | 9.28 | 196.68 | 15.06 | 193.44 | 食管癌 | 4.64 | 92.88 | 12.52 | 87.82 | 食管癌 | 13.92 | 143.32 | 14.11 | 139.40 |
| 4 | 肝癌 | 6.76 | 143.33 | 10.97 | 141.60 | 结直肠癌 | 3.36 | 67.38 | 9.08 | 64.28 | 肝癌 | 10.07 | 103.72 | 10.21 | 101.30 |
| 5 | 结直肠 | 4.54 | 96.13 | 7.36 | 93.69 | 肝癌 | 3.31 | 66.28 | 8.93 | 62.56 | 结直肠癌 | 7.90 | 81.35 | 8.01 | 78.51 |
| 6 | 膀胱癌 | 1.62 | 34.38 | 2.63 | 32.87 | 乳腺癌 | 2.54 | 50.94 | 6.86 | 53.47 | 乳腺癌 | 2.54 | 50.94 | 2.58 | 53.47 |
| 7 | 前列腺癌 | 1.48 | 31.28 | 2.40 | 28.90 | 子宫颈 | 1.24 | 24.78 | 3.34 | 25.57 | 胰腺癌 | 2.47 | 25.46 | 2.51 | 24.29 |
| 8 | 胰腺癌 | 1.38 | 29.33 | 2.25 | 28.48 | 胰腺癌 | 1.09 | 21.80 | 2.94 | 20.23 | 膀胱癌 | 2.03 | 20.88 | 2.05 | 19.51 |
| 9 | 脑瘤[b] | 0.97 | 20.54 | 1.57 | 20.25 | 脑瘤[b] | 0.95 | 19.09 | 2.57 | 19.00 | 脑瘤[b] | 1.92 | 19.80 | 1.95 | 19.58 |
| 10 | 淋巴瘤 | 0.94 | 19.99 | 1.53 | 19.81 | 子宫体癌 | 0.87 | 17.52 | 2.36 | 18.15 | 淋巴瘤 | 1.56 | 16.06 | 1.58 | 15.90 |
| 合计 | | 61.62 | 1305.99 | 100.00 | 1276.44 | 合计 | 37.05 | 742.06 | 100.00 | 713.32 | 合计 | 98.67 | 1016.07 | 100.00 | 985.91 |

注: [a] 老年人群中，各类型恶性肿瘤发病人数占全部恶性肿瘤发病人数的比例； [b] 包括中枢神经系统良性肿瘤和恶性肿瘤

表6　2013 年中国老年人群恶性肿瘤死亡情况估计

| 地区 | 性别 | 死亡人数<br>（万） | 死亡率<br>（1/10⁵） | 构成比ᵃ<br>（%） | 中标率<br>（1/10⁵） | 世标率<br>（1/10⁵） |
|---|---|---|---|---|---|---|
| 城市 | 男性 | 52.43 | 955.24 | 71.26 | 926.51 | 889.70 |
|  | 女性 | 32.05 | 543.67 | 72.05 | 492.84 | 470.13 |
|  | 合计 | 84.48 | 742.09 | 71.56 | 699.66 | 669.88 |
| 农村 | 男性 | 48.45 | 1 026.91 | 72.27 | 1031.73 | 989.69 |
|  | 女性 | 27.12 | 543.18 | 71.70 | 517.57 | 495.44 |
|  | 合计 | 75.57 | 778.22 | 72.06 | 765.53 | 733.21 |
| 全国 | 男性 | 100.88 | 988.37 | 71.74 | 976.60 | 937.65 |
|  | 女性 | 59.17 | 543.44 | 71.89 | 504.61 | 482.17 |
|  | 合计 | 160.05 | 758.72 | 71.80 | 730.78 | 699.96 |

注：ᵃ 老年人群恶性肿瘤死亡人数占全年龄组恶性肿瘤死亡人数的比例

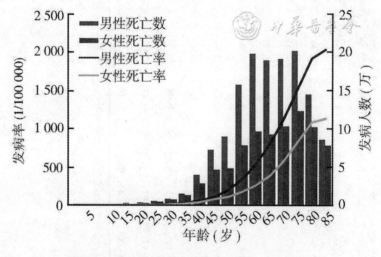

图2　2013 年中国恶性肿瘤年龄别死亡情况估计

## 八、主要恶性肿瘤死亡情况

肺癌位居全国老年人群恶性肿瘤死亡第 1 位，年死亡病例约 46.03 万，其中老年男性约 31.21 万，老年女性约 14.82 万。按死亡人数排序，死亡顺位依次为肺癌、胃癌、肝癌、食管癌和结直肠癌，老年人群前 5 位恶性肿瘤死亡人数约占全部老年恶性肿瘤死亡人数的 73.45%。男性死亡前 5 位顺位和男女合计顺位相同，老年男性人群前 5 位恶性肿瘤死亡人数约占全部老年男性恶性肿瘤死亡人数的 77.96%，老年女性人群死亡前 5 位依次为肺癌、胃癌、肝癌、结直肠癌和食管癌，前 5 位死亡人数约占全部老年女性死亡人数的 65.76%（表7）。

表7 2013年中国老年人群前10位恶性肿瘤死亡情况估计

| 顺位 | 男性 | | | | | 女性 | | | | | 合计 | | | | |
|---|---|---|---|---|---|---|---|---|---|---|---|---|---|---|---|
| | 肿瘤类别 | 死亡人数（万） | 死亡率（1/10^5） | 构成比[a]（%） | 世标率（1/10^5） | 肿瘤类别 | 死亡人数（万） | 死亡率（1/10^5） | 构成比[a]（%） | 世标率（1/10^5） | 肿瘤类别 | 死亡人数（万） | 死亡率（1/10^5） | 构成比[a]（%） | 世标率（1/10^5） |
| 1 | 肺癌 | 31.21 | 305.76 | 30.94 | 289.20 | 肺癌 | 14.82 | 136.08 | 25.04 | 119.87 | 肺癌 | 46.03 | 218.18 | 28.76 | 200.98 |
| 2 | 胃癌 | 16.35 | 160.16 | 16.20 | 152.00 | 胃癌 | 7.24 | 66.50 | 12.24 | 58.09 | 胃癌 | 23.59 | 111.82 | 14.74 | 103.24 |
| 3 | 肝癌 | 12.53 | 122.73 | 12.42 | 119.58 | 肝癌 | 5.90 | 54.22 | 9.98 | 49.05 | 肝癌 | 18.43 | 87.37 | 11.51 | 83.33 |
| 4 | 食管癌 | 11.41 | 111.78 | 11.31 | 107.06 | 结直肠癌 | 5.52 | 50.68 | 9.33 | 43.16 | 食管癌 | 16.84 | 79.83 | 10.52 | 74.22 |
| 5 | 结直肠癌 | 7.15 | 70.06 | 7.09 | 65.14 | 食管癌 | 5.43 | 49.88 | 9.18 | 43.51 | 结直肠癌 | 12.67 | 60.05 | 7.92 | 53.51 |
| 6 | 胰腺癌 | 3.33 | 32.64 | 3.30 | 31.07 | 乳腺癌 | 3.09 | 28.41 | 5.23 | 26.87 | 胰腺癌 | 6.12 | 29.叭 | 3.82 | 26.71 |
| 7 | 前列腺癌 | 2.42 | 23.67 | 2.39 | 21.13 | 胰腺癌 | 2.79 | 25.61 | 4.71 | 22.59 | 乳腺癌 | 3.09 | 28.41 | 1.93 | 26.87 |
| 8 | 膀胱癌 | 1.96 | 19.24 | 1.95 | 17.45 | 胆囊癌 | 1.64 | 15.11 | 2.78 | 12.98 | 胆囊癌 | 3.07 | 14.55 | 1.92 | 13.00 |
| 9 | 淋巴瘤 | 1.72 | 16.83 | 1.70 | 16.03 | 脑瘤[b] | 1.43 | 13.14 | 2.42 | 12.20 | 脑瘤[b] | 3.04 | 14.42 | 1.90 | 13.71 |
| 10 | 脑瘤[b] | 1.61 | 15.78 | 1.60 | 15.26 | 淋巴瘤 | 1.21 | 11.08 | 2.04 | 10.11 | 淋巴瘤 | 2.92 | 13.86 | 1.83 | 12.93 |
| | 合计 | 100.88 | 988.37 | 100.00 | 937.65 | 合计 | 59.17 | 543.44 | 100.00 | 482.17 | 合计 | 160.05 | 758.72 | 100.00 | 699.96 |

注：[a] 老年人群恶性肿瘤死亡人数占全老年人群恶性肿瘤死亡人数的比例；[b] 包括中枢神经系统良性肿瘤和恶性肿瘤

城市地区老年人群中,肺癌位居男女恶性肿瘤死亡人数第 1 位,每年死亡约 25.35 万,其中老年男性约 17.05 万,老年女性约 8.30 万。男女合计前 5 位死亡依次为肺癌、胃癌、肝癌、结直肠癌和食管癌。老年男性恶性肿瘤死亡前 5 位依次为肺癌、胃癌、肝癌、结直肠癌和食管癌,老年女性恶性肿瘤死亡前 5 位依次为肺癌、结直肠癌、胃癌、肝癌和乳腺癌。城市地区老年男、女性人群中,前 5 位恶性肿瘤死亡人数分别占老年男女性人群恶性肿瘤死亡人数的 74.57% 和 62.50%(表 8)。

农村地区老年人群中,肺癌位居恶性肿瘤死亡第 1 位,年死亡约 20.68 万,其次为胃癌、食管癌、肝癌和结直肠癌。前 5 位恶性肿瘤死亡人数约占全部农村地区老年人群恶性肿瘤死亡人数的 77.72%。农村地区老年男性恶性肿瘤死亡位居第 1 位是肺癌,约占 29.23%;其次为胃癌、食管癌、肝癌和结直肠癌,前 5 位恶性肿瘤死亡人数约占全部农村地区老年人男性恶性肿瘤死亡人数的 81.62%。农村地区老年女性恶性肿瘤死亡位居第 1 位是肺癌,约占 24.02%;其次为胃癌、食管癌、肝癌和结直肠癌,前 5 位恶性肿瘤死亡人数约占全部农村地区老年女性恶性肿瘤死亡人数的 70.75%(表 9)。

恶性肿瘤是严重威胁人类健康和社会发展的重大疾病。估计 2012 年全球恶性肿瘤新发病例约 1409 万,死亡约 820 万,≥ 60 岁人群恶性肿瘤发病和死亡分别占 71.3% 和 79.1%[5]。近年来,恶性肿瘤发病率在全球范围内总体呈增长趋势,丹麦、芬兰、瑞士、挪威等国家近 10 年恶性肿瘤发病呈缓慢上升趋势,每年增长幅度为 0.1%~0.3%[6]。近 10 年的恶性肿瘤死亡率呈现缓慢下降趋势,每年平均下降 0.5%~1.7%,男性下降幅度稍大于女

性[6-9]。日本近 10 年恶性肿瘤发病呈逐渐上升趋势[10],但胃癌、肝癌近 20 年发病处于下降趋势。美国近十几年来大多数恶性肿瘤发病率呈现下降趋势,但少数恶性肿瘤如皮肤黑色素瘤、肝癌、甲状腺癌呈上升趋势[11-13]。在全球 184 个国家和地区中,中国恶性肿瘤发病位居中等偏上水平[14],中国恶性肿瘤发病约占全球恶性肿瘤发病的 21.8%,胃癌、肝癌、食管癌发病分别占全球发病的 42.6%、50.5% 和 49.0%[5]。

恶性肿瘤发病随年龄的增加而上升,在 60 岁左右达到高峰,并进入平缓期,发病率在 80~84 岁年龄组达到高峰[15,16]。本研究结果显示,中国每年恶性肿瘤发病和死亡人群中,男性老年人群恶性肿瘤发病占 64.67%,死亡占 71.74%,女性老年人群恶性肿瘤发病占 51.81%,死亡占 71.89%。且近 10 年我国恶性肿瘤粗发病率呈持续快速上升趋势。目前,中国已进入老龄化社会,预计 2035 年中国老年人口的比例将超过 30%[17]。此外,老年人口高龄化趋势日益明显,≥80 岁高龄老人人口每年以 5% 的速度增加。随着人口老龄化加剧,社会经济的发展,工业化、城市化进程加快,环境因素、生活方式的不断改变,我国癌谱也在发生巨大变化,恶性肿瘤防控形势严峻。第 3 次死因调查数据显示,食管癌、胃癌和肝癌等消化系统恶性肿瘤的发病逐渐下降,而乳腺癌、结直肠癌、宫颈癌和甲状腺癌等恶性肿瘤呈持续上升态势[18]。

我国城乡不同地区肿瘤负担存在明显差异,城市地区人群发病率高于农村,而死亡率则是农村高于城市。其次城乡不同地区肿瘤的癌谱构成也显示出不同的特点,农村地区医疗资源缺乏,诊治水平偏低,居民健康意识不足,导致临床分期较晚,

表8 2013年中国城市地区老年人群前10位恶性肿瘤死亡情况估计

| 顺位 | 男性 | | | | | 女性 | | | | | 合计 | | | | |
|---|---|---|---|---|---|---|---|---|---|---|---|---|---|---|---|
| | 肿瘤类别 | 死亡人数(万) | 死亡率(1/10^5) | 构成比[a](%) | 世标率(1/10^5) | 肿瘤类别 | 死亡人数(万) | 死亡率(1/10^5) | 构成比[a](%) | 世标率(1/10^5) | 肿瘤类别 | 死亡人数(万) | 死亡率(1/10^5) | 构成比[a](%) | 世标率(1/10^5) |
| 1 | 肺癌 | 17.05 | 310.57 | 32.51 | 289.28 | 肺癌 | 8.30 | 140.82 | 25.90 | 120.50 | 肺癌 | 25.35 | 222.66 | 30.00 | 201.05 |
| 2 | 胃癌 | 7.41 | 134.92 | 14.12 | 125.98 | 结直肠癌 | 3.59 | 60.97 | 11.22 | 50.95 | 胃癌 | 10.62 | 93.28 | 12.57 | 84.46 |
| 3 | 肝癌 | 6.03 | 109.88 | 11.50 | 105.76 | 胃癌 | 3.21 | 54.51 | 10.03 | 46.48 | 肝癌 | 8.93 | 78.41 | 10.57 | 73.51 |
| 4 | 结直肠癌 | 4.61 | 83.93 | 8.79 | 76.65 | 肝癌 | 2.90 | 49.11 | 9.03 | 43.34 | 结直肠癌 | 8.20 | 72.04 | 9.71 | 63.10 |
| 5 | 食管癌 | 4.01 | 73.01 | 7.64 | 69.29 | 乳腺癌 | 2.03 | 34.40 | 6.33 | 31.75 | 食管癌 | 5.72 | 50.27 | 6.77 | 46.20 |
| 6 | 胰腺癌 | 2.07 | 37.66 | 3.94 | 35.27 | 胰腺癌 | 1.78 | 30.27 | 5.57 | 26.17 | 胰腺癌 | 3.85 | 33.83 | 4.56 | 30.58 |
| 7 | 前列腺癌 | 1.70 | 30.95 | 3.24 | 26.58 | 食管癌 | 1.72 | 29.09 | 5.35 | 24.72 | 乳腺癌 | 2.03 | 34.40 | 2.40 | 31.75 |
| 8 | 膀胱癌 | 1.17 | 21.23 | 2.22 | 18.50 | 胆囊癌 | 1.06 | 17.90 | 3.29 | 15.02 | 胆囊癌 | 1.94 | 17.02 | 2.29 | 14.85 |
| 9 | 淋巴瘤 | 1.07 | 19.57 | 2.05 | 18.23 | 淋巴瘤 | 0.77 | 13.14 | 2.42 | 11.62 | 淋巴瘤 | 1.85 | 16.24 | 2.19 | 14.76 |
| 10 | 白血病 | 0.89 | 16.26 | 1.70 | 15.00 | 脑瘤[b] | 0.76 | 12.96 | 2.38 | 11.66 | 前列腺癌 | 1.70 | 30.95 | 2. 叭 | 26.58 |
| | 合计 | 52.43 | 955.24 | 100.00 | 889.70 | 合计 | 32.05 | 543.67 | 100.00 | 470.13 | 合计 | 84.48 | 742.09 | 100.00 | 669.88 |

注: [a] 老年人群恶性肿瘤死亡人数占全老年人群恶性肿瘤死亡人数的比例; [b] 包括中枢神经系统良性肿瘤和恶性肿瘤

表9 2013年中国农村地区老年人群前10位恶性肿瘤死亡情况估计

| 顺位 | 男性 | | | | | 女性 | | | | | 合计 | | | | |
|---|---|---|---|---|---|---|---|---|---|---|---|---|---|---|---|
| | 肿瘤类别 | 死亡人数(万) | 死亡率(1/10^5) | 构成比[a](%) | 世标率(1/10^5) | 肿瘤类别 | 死亡人数(万) | 死亡率(1/10^5) | 构成比[a](%) | 世标率(1/10^5) | 肿瘤类别 | 死亡人数(万) | 死亡率(1/10^5) | 构成比[a](%) | 世标率(1/10^5) |
| 1 | 肺癌 | 14.16 | 300.17 | 29.23 | 288.13 | 肺癌 | 6.51 | 130.47 | 24.02 | 118.77 | 肺癌 | 20.68 | 212.93 | 27.36 | 200.32 |
| 2 | 胃癌 | 8.94 | 189.51 | 18.45 | 182.13 | 胃癌 | 4.03 | 80.66 | 14.85 | 71.85 | 胃癌 | 12.97 | 133.55 | 17.16 | 125.20 |
| 3 | 食管癌 | 7.40 | 156.88 | 15.28 | 151.38 | 食管癌 | 3.72 | 74.43 | 13.70 | 65.83 | 食管癌 | 11.12 | 114.49 | 14.71 | 107.22 |
| 4 | 肝癌 | 6.50 | 137.67 | 13.41 | 135.26 | 肝癌 | 3.01 | 60.25 | 11.09 | 55.70 | 肝癌 | 9.50 | 97.86 | 12.58 | 94.63 |
| 5 | 结直肠癌 | 2.54 | 53.92 | 5.25 | 51.18 | 结直肠癌 | 1.92 | 38.52 | 7.09 | 33.83 | 结直肠癌 | 4.47 | 46.00 | 5.91 | 41.98 |
| 6 | 胰腺癌 | 1.26 | 26.80 | 2.61 | 25.99 | 乳腺癌 | 1.07 | 21.34 | 3.93 | 21.02 | 胰腺癌 | 2.27 | 23.36 | 3.00 | 22.05 |
| 7 | 脑瘤[b] | 0.82 | 17.42 | 1.70 | 16.95 | 胰腺癌 | 1.00 | 20.11 | 3.70 | 18.29 | 脑瘤[b] | 1.49 | 15.34 | 1.97 | 14.82 |
| 8 | 膀胱癌 | 0.80 | 16.93 | 1.65 | 15.97 | 脑瘤[b] | 0.67 | 13.37 | 2.46 | 12.82 | 胆囊癌 | 1.13 | 11.66 | 1.50 | 10.75 |
| 9 | 前列腺癌 | 0.72 | 15.20 | 1.48 | 14.10 | 子宫颈 | 0.62 | 12.52 | 2.30 | 12.33 | 淋巴瘤 | 1.08 | 11.07 | 1.42 | 10.72 |
| 10 | 淋巴瘤 | 0.64 | 13.63 | 1.33 | 13.35 | 胆囊癌 | 0.59 | 11.81 | 2.17 | 10.54 | 白血病 | 1.07 | 11.03 | 1.42 | 10.68 |
| | 合计 | 48.45 | 1026.91 | 100.00 | 989.69 | 合计 | 27.12 | 543.18 | 100.00 | 495.44 | 合计 | 75.57 | 778.22 | 100.00 | 733.21 |

注: a 老年人群恶性肿瘤死亡人数占全年人群恶性肿瘤死亡人数的比例; b 包括中枢神经系统良性肿瘤和恶性肿瘤

预后不良，农村地区恶性肿瘤患者的生存率相对偏低[19]。我国肿瘤防治工作需根据不同地区分别制订可行、有效的策略，有的放矢地实施恶性肿瘤的防控工作。

**利益冲突**　　无。

## 参 考 文 献

[1] 国家癌症中心. 中国肿瘤登记工作指导手册 (2016). 北京：人民卫生出版社，2016：59-75.

[2] Cancer incidence in five continents. Volume Ⅳ. IARC SciPubl, 1982 (42)：1-807.

[3] Bray F, Parkin DM. Evaluation of data quality in the cancer registry：principles and methods. Part Ⅰ：comparability, validity and timeliness. Eur J Cancer, 2009, 45 (5)：747-755.

[4] Parkin DM, Bray F. Evaluation of data quality in the cancer registry：principles and methods Part Ⅱ. Completeness. Eur J Cancer, 2009, 45 (5)：756-764.

[5] International Agency for Research on Cancer. GLOBOCAN 2012：Estimated cancer incidence, mortality and prevalence worldwide in 2012 [EB/OL]. [2016-11-20]. http://globocan.iarc.fr.

[6] Ferlay J, Steliarova-Foucher E, Lortet-Tieulent J, et al. Cancer incidence and mortality patterns in Europe：estimates for 40 countries in 2012. Eur J Cancer, 2013, 49 (6)：1374-1403.

[7] Bosetti C, Bertuccio P, Malvezzi M, et al. Cancer mortality in Europe, 2005～2009, and an overview of trends since 1980. Ann Oncol, 2013, 24 (10)：2657-2671.

[8] Malvezzi M, Bertuccio P, Levi F, et al. European cancer mortality predictions for the year 2013. Ann Oncol, 2013, 24 (3)：792-800.

[9] Malvezzi M, Bertuccio P, Levi F, et al. European cancer mortality predictions for the year 2014. Ann Oncol, 2014, 25 (8)：1650-1656.

[10] Katanoda K, Matsuda T, Matsuda A, et al. An updated report of the trends in cancer incidence and mortality in Japan. Jpn J Clin Oncol, 2013, 43 (5)：492-507.

[11] Siegel R, Ma J, Zou Z, et al. Cancer statistics, 2014. CA Cancer J Clin, 2014, 64 (1)：9-29.

[12] Siegel RL, Miller KD, Jemal A. Cancer statistics, 2015. CA Cancer J Clin, 2015, 65 (1)：5-29.

[13] Siegel RL, Miller KD, Jemal A. Cancer statistics, 2016. CA Cancer J Clin, 2016, 66 (1)：7-30.

[14] Torre LA, Bray F, Siegel RL, et al. Global cancer statistics, 2012. CA Cancer J Clin, 2015, 65 (2)：87-108.

[15] Chen W, Zheng R, Zhang S, et al. Annual report on status of cancer in China, 2010. Chin J Cancer Res, 2014, 26 (1)：48-58.

[16] Chen W, Zheng R, Zeng H, et al. Annual report on status of cancer in China, 2011. Chin J Cancer Res, 2015, 27 (1)：2-12.

[17] Department of Economic and Social Affairs, United Nations Population Division. World population prospects, the 2015 revision, 2016 [EB/OL]. [2016-11-06]. https://esa.un.org/unpd/wpp/.

[18] 陈竺. 全国第三次死因回顾抽样调查报告. 北京：中国协和医科大学出版社，2008：18-29.

[19] Zeng H, Zheng R, GuoY, et al. Cancer survival in China, 2003～2005：a population-based study. Int J Cancer, 2015, 136 (8)：1921-1930.

[原载：中华肿瘤杂志，2017，39 (1)：60-66.]

# 竞争风险型数据统计分析理论研究进展

杨 召 王少明 梁 赫 乔友林 范金虎[Δ]

国家癌症中心/中国医学科学院肿瘤医院 北京 100021

在医学随访研究中，受试者在观察期间常常由于出现其他结局事件而阻碍目标结局事件的发生或改变目标结局事件发生的概率。例如，在人群原因别死亡率的研究中，目标结局事件为肿瘤相关死亡，但随访过程中常出现心脑血管相关死亡而阻止了肿瘤相关死亡事件的发生，即竞争风险（Competing risk）[1]。在此理论框架下可能出现：

（1）目标结局事件（Event of Interest）；

（2）竞争事件（Competing Event）；

（3）删失事件（Cersored）。

竞争风险在医学研究中十分普遍[2-5]，其最早可以追溯到 1760 年伯努利接种"疫苗"根除天花对人群死亡率的影响[6]。

本研究系统性的回顾竞争风险型数据的分析方法，主要从下面几个方面对其研究进展进行系统性的描述：

（1）竞争风险（Competing risk）的定义；

（2）常见竞争风险型数据分析方法的简介：原因别风险模型（Cause-specific hazard model）、累积风险模型（Subdistribution hazard model）、加性模型（Additive model）、基于虚拟观测的回归模型、混合模型（Mixture）和纵向模型（Vertical model）；

（3）竞争风险型数据统计分析的研究进展。

## 一、竞争风险型数据

在随访研究中，目标结局事件短时间内可能无法确定，因此为了评价研究因素对特定人群中目标结局事件的影响，所有受试者从基线开始随访，至发生目标结局事件（Event of interest）或试验结束。若随访期间未观察到受试者出现目标结局事件，则被定义为删失（Censored），如失访（Lost to follow-up），且在经典的生存分析中假设删失为"非信息性删失（Non-informative censored）"，即相同条件下受试者在某时刻发生删失事件的概率和发生结局事件的概率相等[7]。若随访期间受试者只出现目标结局事件，则可以通过经典的分析方法，如 K-M 法[8]进行分析（见图 1a）。若随访期间出现多个结局事件，则为竞争风险（Competing risk）[1]，其根据对目标结局事件的影响程度分为两类：

### （一）经典竞争风险（Classical competing risk）

经典的竞争风险，指随访期间受试者

Δ 通信作者：范金虎，E-mail：fanjh@ cicams. ac. cn

出现多种互斥结局事件，即某一结局事件的发生常阻止其他结局事件的发生（见图1b）。例如，在人群死亡研究中，若受试者出现肿瘤相关的死亡，则不会出现心脑血管疾病相关的死亡；反之亦然。

### （二）半式竞争风险（Semi-competing risk）

半式竞争风险，也叫状态转移风险，指随访期间受试者由于出现其他结局事件而导致目标结局事件出现的概率发生改变（见图1c）。例如，在乳腺癌预后研究中，若目标结局事件为死亡，则受试者可能会因为出现复发/转移而使其死亡的风险发生改变。

与经典的生存分析方法相同，竞争风险模型数据的分析主要从以下三个方面：

（1）时间效应：即目标结局事件的发病率如累计发病率（Cumulative incidence）或发病密度（Incidence densities）；

（2）干预效应：即不同干预措施对目标结局事件发病率的影响；

（3）存在混杂因素时，干预因素对目标结局事件的累计发病率的影响。

## 二、竞争风险型数据的常用统计分析方法

为了能够更加清晰明了地介绍下述常见竞争风险型数据的统计分析方法，做出以下假设：随访过程中会出现2个竞争事件（$J$，$J=1$ 提示发生结局事件1；$J=2$ 提示发生结局事件2），则该研究中所收集得到的竞争风险型数据为 $\{t_i, \varepsilon_i, \varepsilon_i * J, X_i\}$，其中：$t_i$ 为第 $i$ 名受试者的最短观察时间 $t_i = min (T_{iJ=1}, T_{iJ=2}, C_i)$；$\varepsilon_i$ 为第 $i$ 名受试者是否出现结局事件（$\varepsilon_i=1$，发生结局事件；$\varepsilon_i=0$，未发生结局事件）；$\varepsilon_i * J$ 为第 $i$ 名受试者发生结局事件的类型（$\varepsilon_i * J=1$，发生结局事件1；$\varepsilon_i * J=2$，发生结局事件2）；$X_i$ 为第 $i$ 名受试者协变量的状态。那么，受试者发生结局事件的风险函数（Hazard function）为 $\lambda (t)$；生存函数（Survival function）为 $S (t)$；累积发病率函数（Cumulative incidence function, CIF）为 $F (t)$。

在经典的生存分析中，统计学家将干预因素对目标结局事件发病率/死亡率的影

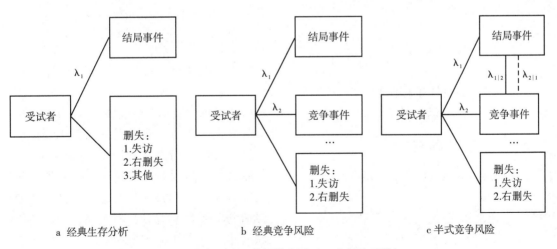

a 经典生存分析　　　　b 经典竞争风险　　　　c 半式竞争风险

**图1** 竞争风险型数据模式图（$\lambda_i$ 为风险函数）

响，通过 Kaplan-Meier 经验估计法转化为干预因素对目标结局事件发生风险的影响，即：将原始无效假设 $H_0$：$F_{(g=1)}(t) = F_{(g=2)}(t)$ 转化为 $H_0'$：$\lambda_{(g=1)}(t) = \lambda_{(g=2)}(t)$ 或 $H_0'$：$S_{(g=1)}(t) = S_{(g=2)}(t)$。但是，这种转化在竞争风险理论中却不是等价的[9]。下文将着重从风险函数、生存函数和累积发病率函数的角度着重介绍几种常见的竞争风险型数据分析方法：

### （一）风险函数为基础的分析方法

**1. 原因别风险模型（Cause-specific hazard model）**

原因别风险模型，作为 Cox 等比例风险模型的衍生模型，最早由 Prentice[10] 引进到竞争风险型数据的分析中，随后在争议中迅速发展并得到广泛的应用[1]。该理论直接将竞争结局事件定义为删失事件，然后依次对每个结局事件轮流拟合经典的 Cox 等比例风险模型。此时，$t$ 时刻发生目标结局事件 $j$ 风险函数 $\lambda_{jCS}(t)$ 为：

$$\lambda_j^{CS}(t) =$$
$$\lim_{\Delta t \to \infty} \left\{ \frac{Prob(t \leq T < t + \Delta t, J = j \mid T \geq t)}{\Delta t} \right\} =$$
$$\frac{f_j^*(t)}{S(t)} \approx \frac{d_{tj}}{n_t}$$

$$(Eq. 1-1)$$

则 $t$ 时刻的总体生存函数 $S^{CS}(t)$ 和 $t$ 时间内累计发病率函数 $F_{jCS}(t)$ 分别为：

$$S^{CS}(t) = Prob(T > t) =$$
$$\exp\left[ -\sum_{j=1}^{2} \int_0^t \lambda_j^{CS}(u)\, du \right]$$

$$(Eq. 1-2)$$

$$F_j^{CS}(t) = Prob(T < t) =$$
$$\int_0^t \lambda_j^{CS}(u) * S^{CS}(u)\, du$$

$$(Eq. 1-3)$$

其中，$f_{j*}(t) = Prob(T = t, J = j)$ 为目标结局事件 $j$ 发生的密度函数，$d_{tj}$ 和 $n_t$ 分别为 $t$ 时刻时结局事件 $j$ 的发生人数和 $t$ 时刻前的风险人数。

当存在干预因素时，该模型与经典分析方法一样需要做出以下假设：

（1）干预因素对目标结局事件的影响不随时间的变化而改变，即满足等比例风险假设（Proportional hazard assumption, PHA）；

（2）各结局事件之间的发生互不影响，即独立性。根据经典 Cox 等比例风险模型[7]的定义，则原因别风险模型即为：

$$\lambda_j^{CS}(t \mid X) =$$
$$\lambda^{CSj,0}(t) * exp(X^T * \beta_j), j = 1, 2$$
$$(Eq. 1-4)$$

则，针对结局事件 1 和结局事件 2 有：

$$\lambda_1^{CS}(t \mid X) =$$
$$\lambda^{CS1,0}(t) * exp(X^T * \beta_1)$$
$$(Eq. 1-5)$$

$$\lambda_2^{CS}(t \mid X) =$$
$$\lambda^{CS2,0}(t) * exp(X^T * \beta_2)$$
$$(Eq. 1-6)$$

为了能够直观形象的描述协变量与目标结局事件发生风险，$exp(\beta_j) = HR^{CS}$ 表示协变量每改变 1 个单位结局事件 $j$ 发生风险的变化。此时，该模型不能直接评价协变量对目标结局事件累计发病率影响，究其原因主要是因为：结局事件 1 的累计发病率函数 $F_1^{CS}(t)$ 不仅与结局事件 1 的原因别风险函数 $\lambda_1^{CS}(t)$ 有关系，而且与结局事件 2 的原因别风险函数 $\lambda_2^{CS}(t)$ 也有关系。当结局事件 1 的原因别风险函数 $\lambda_1^{CS}(t)$ 增加时，其累计发病率函数 $F_1^{CS}(t)$ 不一定增加；反之则亦然[9]。因此，原因别风险模型不能直接用来评价竞争风险型数据中目标结局事件的累计发病率；当利用 $HR^{CS}$ 描述协变量与目标结局事件发生风险之间的关联时，需谨慎下结果。此外，该模型中回归系数的估计采用部分似然函数（partial likelihood function）用最大似然估计方法得到，对模型的建设检验常采用似然比检验（maximum likelihood ratio test），其拟合过程可以借助标准统计分析软件包如 SAS、R 或 SPSS 实现。当存在时依性协变量时，该模型和 Cox 模型一样可以拓展为时依性协变量的原因别风险模型（Time-dependent cause-specific hazard model），具体理论介绍详见[11]。

2. 累积风险模型（Subdistribution hazard model）

考虑到原因别风险模型存在前提假设严格且不能直接估计竞争风险型数据中目标结局事件累积发病率等缺点，Fine 和 Cray[12] 提出利用累积风险模型直接估计协变量对目标结局事件累积发病率的影响。该理论充分考虑了竞争风险事件对目标结局事件的影响，其定义 $t$ 时刻目标结局事件 $j$ 的风险函数 $\lambda_{jSD}(t)$ 为：

$$\lambda_j^{SD}(t) =$$
$$\lim_{\Delta t \to \infty} \left\{ \frac{Prob(t \leq T < t + \Delta t, J = j \mid T \geq t \cup (T < t \cap j \neq J))}{\Delta t} \right\}$$
$$= \frac{f_j^*(t)}{1 - F_j^*(t)} \approx \frac{d_{tj}}{n_t^*}$$
$$(Eq. 2-1)$$

则，$t$ 时间内目标结局时间 $j$ 的累积风险函数 $F_{jSD}(t)$ 与经典生存分析相同：

$$F_j^{SD}(t) = Prob(T < t, J = j) =$$
$$1 - S_j^{SD}(t) = 1 - \exp\left(-\int_0^t \lambda_j^{SD}(u)\, du\right)$$
$$(Eq. 2-2)$$

当存在干预因素或协变量时，该模型也需要满足等比例风险假设和非信息性删失。此时，累积风险模型为：

$$\lambda_j^{SD}(t \mid X) =$$
$$\lambda^{SDj,0}(t) * \exp(X^T * \varphi_j), j = 1, 2$$
$$(Eq. 2-3)$$

当风险数据集 $n_{t*}$ 中存在非失访型右删失事件时，Fine 和 Gray 推荐使用 IPCW（Inverse probability of censor weighting）的方法对风险数据集进行修正，以期获得协变量对目标结局事件累计发病率的无偏估计[12]。此外，该模型中回归系数的估计与检验与原因别风险模型相同，且其拟合过程可以借助 SAS 统计分析软件 9.4 以上版本中 Proc PHReg 过程步或 R 软件中 "cmprsk" 包实现。

3. 加性模型（Additive model）

在经典的竞争风险理论假设：结局事件之间的发生是互斥事件。Klein[13] 参照 Aalen 加性模型提出各结局事件之间的累计发病率具有可加性，则在累积风险模型中，定义 $t$ 时间内结局事件 $j=\{1, 2\}$ 的累计发病率［详见公式（Eq. 2-2）］分别为：

结局事件 1：
$$F_1^{SD}(t) = Prob(T < t, j = 1) =$$
$$1 - \exp\left(-\int_0^t \lambda_1^{SD}(u)\, du\right)$$
$$(Eq. 3-1)$$

结局事件 2：
$$F_2^{SD}(t) = Prob(T < t, j = 2) =$$
$$1 - \exp\left(-\int_0^t \lambda_2^{SD}(u)\, du\right)$$
$$(Eq. 3-2)$$

根据加性模型理论，结局事件 $j=\{1,$

2） 在 $t$ 时间内的累积发病率函数为：

结局事件

$$j = \{1,2\}: F^{SDj = \{1,2\}}(t) =$$
$$F_1^{SD}(t) + F_2^{SD}(t) = 1 - S^{SD}(t)$$

$$\text{(Eq. 3-3)}$$

当存在协变量时根据累积风险模型理论将公式（Eq. 2-3）代入（Eq. 3-1）：

$$F_j^{SD}(t \mid X) = F^{SDj,0}(t) + \beta'_j g(t)$$

$$\text{(Eq. 3-4)}$$

式中，$g$（·）为转换函数。若进一步将公式（Eq. 3-5）代入（Eq. 3-3）：

$$1 - S^{SD}(t) =$$
$$F^{SD1,0}(t) + \beta'_1 g(t) + F^{SD2,0}(t) + \varphi'_j g(t)$$

$$\text{(Eq. 3-5)}$$

此时，在公式（Eq. 3-5）中出现了悖论，即在 t = 0 时刻，公式两侧是不相等的。但是，该加性模型同时将各个竞争事件纳入同一个模型中进行研究，可以直观的比较协变量同时对多个结局事件的影响。该模型多采用偏似然估计法（partial likelihood approach）进行拟合，且可以在 R 中 "survival" 软件包实现。此外，实际应用中研究者更注重协变量对目标结局事件远期的影响[1]。

## （二）虚拟观测（Pseudo-observations）为基础的分析方法

Andersen[14,15]认为，竞争风险本质上为多状态模型的一种特殊形式，其将原因别风险看作为转移风险，并引入潜在失效时间的分析方法。其主要思想是构造虚拟观测替换删失个案，然后通过广义线性模型拟合协变量对目标结局事件的影响。该理论定义 $t$ 时间内目标结局事件 $j$ 累计发病率函数为 $F_{jPO}(t)$：

$$F_j^{PO}(t) =$$
$$\int_0^t \prod_{T_i < u} (1 - \frac{\sum_{j=1}^{2} dd_j(T_i)}{N(T_i)}) \frac{dd_j(u)}{N(u)}$$

$$\text{(Eq. 4-1)}$$

若假设随访期间有 $i = \{1, 2, \cdots, n\}$ 个删失观测，随访时间点为 $\tau_t = \{\tau_1, \tau_2, \cdots, \tau_T\}$，则虚拟观测定义为：

$$\theta_{it} =$$
$$nF_j^{PO}(\tau_t) - (n-1)F_j\ PO(i)(\tau_t), i =$$
$$1, 2, \ldots, n; \tau = \tau_1, \tau_2, \ldots, \tau_t$$

$$\text{(Eq. 4-2)}$$

其中，$\theta_{it}$ 为 $\tau_t$ 时刻第 $i$ 个删失的虚拟观测值，$F_j$（$\tau_t$）和 $F_{j(i)}$（$\tau_t$）则分别为 $\tau_t$ 时间内结局事件 $j$ 的累积发病率函数、剔除删失事件 $i$ 之后 $\tau_t$ 时间内结局事件 $j$ 的累积发病率函数。当不存在删失事件时，可以按照经典广义线性模型的方式分析各个协变量对目标结局事件的影响。定义 $g$（·）为连接函数为 $logit$ 函数，则在协变量 $X$ 存在情况下，虚拟观测是否发生结局事件的拟合过程即为多元 Logistic 回归分析的过程：

$$g(\theta_{it}) = \alpha_t + \gamma^T X_i = \beta^T X_{it}$$

$$\text{(Eq. 4-3)}$$

此时，针对各协变量对结局事件影响的解释与 Logistic 回归分析相同。此外，Klein 等[16]发表了基于该理论的 SAS 和 R 统计分析代码，通过案例研究证实该模型的拟合结果与累积风险模型的拟合效果相近。

## （三）联合分布函数为基础的分析方法

考虑到竞争风险型数据包含多结局事件及其对应的观测时间，前者构成结局事件的分布函数，后者构成观测时间的分布函数。Larson 和 Dinse[17] 提出利用联合分布 $P(J,T)$ 的来拟合目标结局事件 $P(J)$ 的边际分布及其观测时间 $P(T\mid J)$ 的条件分布，即混合模型（Mixture model）：

$$P(T,J) = P(J) * P(T\mid J), J = 1,2$$
$$(Eq. 5\text{-}1)$$

该联合分布函数要求随访已经结束，且需要利用 EM（Expectation-Maximization）法修复删失观测，最后通过广义线性模型进行估计。鉴于混合模型理论过于复杂且要求研究已经完成，Nicolaie 等[18] 提出使用观测时间分布 $P(T)$ 和观察期内结局事件 $J$ 的条件分布 $P(J\mid T)$ 拟合联合分布 $P(T,J)$，即纵向模型（Vertical model）：

$$P(T,J) = P(T) * P(J\mid T)$$
$$(Eq. 5\text{-}2)$$

该理论定义结局事件 $J$ 发生的条件概率 $P(J=j\mid T=t)$ 为相对原因别风险（Relative cause-specific hazards，csRH），则在上述原因别风险模型的基础上 csRH（t）可描述为：

$$csRH_j(t) = \frac{\lambda_j^{CS}(t)}{\sum_j^2 \lambda^{CSj=1}(t)} =$$
$$P(J=j\mid T=t)$$
$$(Eq. 5\text{-}3)$$

值得注意的是，csRH 与风险比（Hzarad ratio，HR）是相同的，其也要求删失为非信息性删失即：

$$csRH_j(t) =$$
$$P(J=j\mid T=t) = P(J=j\mid T=t, C\geq t) =$$
$$P(J=j\mid T=t, T\leq t)$$
$$(Eq. 5\text{-}4)$$

式中，$P(J=j\mid T=t, C\geq t)$ 和 $P$

$(J=j\mid T=t, T\leq t)$ 分别表示 $t$ 时刻受试者发生右删失和左删失的概率。若假设任意结局事件发生的时间为 $\tau_t = \{\tau_1, \tau_2, \cdots, \tau_T$，根据公式（$Eq.1-1$）和公式（$Eq. 5\text{-}3$）$csRH_j(\tau_t)$ 可以表达为：

$$csRH_j(\tau_T) =$$
$$\frac{d_{tj}}{n_t} / \frac{\sum_{j=1}^2 d_{ij}}{n_t} = \frac{d_{tj}}{d_t}$$
$$(Eq. 5\text{-}5)$$

若假定 $csRH_j(\tau_t)$ 为连续连续变量，则需要引入平滑函数 $B(\tau_t)$ 拟合每个时间点的 $csRH_j(\tau_t)$，此时通过多元 Logistic 模型建立 $csRH_j(\tau_t)$ 和 $B(\tau_t)$ 之间的关联，即为：

$$csRH_j(t) = \frac{\exp(\beta_j^T B(t))}{\sum_{j=1}^2 \exp(\beta_j^T B(t))}$$
$$(Eq. 5\text{-}6)$$

此外，在原因别风险模型的理论框架下，建立 $csRH_j(\tau_t)$ 与结局事件 $j$ 在 $t$ 时间内累计发病率 $F_{jVM}(t)$ 的关系如下：

$$F_j^{VM}(t) =$$
$$\int_0^t csRH_j(u) \cdot$$
$$\sum_j^2 \lambda^{CSj=1}(u)\exp(-\sum_{j=1}^2 \lambda_j^{CS}(u))d(u) =$$
$$\int_0^t csRH_j(u)f(u)du$$
$$(Eq. 5\text{-}7)$$

式中，$f$ 为全部结局事件发生时间的密度函数。此时，$csRH_j(t)$ 可以描述为全部结局时间的分布密度函数在累计发病率函数中的比例。当存在协变量是该模型可以进一步拓展，但其拟合过程较为复杂，因此不再详述[18]。

## 三、竞争风险型数据统计分析研究进展及其应用

纵观竞争风险型数据统计分析发展史，我们不难发现，竞争风险的本质是将删失事件进行更细致的归类和处理，其主要的理论分析框架仍为生存分析。然而，传统的生存分析，没有充分的认识到竞争事件对目标结局事件的影响或直接将竞争事件视为删失事件，导致结局事件的风险函数 $\lambda(t)$ 出现有偏估计，继而引起生存函数 $S(t)$ 和累积发病率函数 $F(t)$ 出现有偏估计。现有竞争风险型数据分析方法，在考虑竞争事件的同时，直接研究干预因素对目标结局事件发生率的影响，改变了经典生存分析中将目标结局事件发生率的研究转换为发生风险研究的思路，更加直观、真实的评价干预对目标结局事件发生率的应用。但是，复杂的理论研究基础导致其缺少标准的统计分析软件包，进而阻碍了其在实际研究中的应用。值得庆幸的是，近年来国内越来越多的研究也开始关注竞争风险型数据的分析[19,20]。

### 参 考 文 献

[1] Lau B, Cole SR, Gange SJ. Competing risk regression models for epidemiologic data. Am J Epidemiol, 2009, 170：244-256.

[2] Austin PC, Lee DS, Fine JP. Introduction to the Analysis of Survival Data in the Presence of Competing Risks. Circulation, 2016, 133：601-609.

[3] de Glas NA, Kiderlen M, Vandenbroucke JP, et al. Performing Survival Analyses in the Presence of Competing Risks：A Clinical Example in Older Breast Cancer Patients. J Natl Cancer Inst, 2016, 108.

[4] Suri RM, Clavel MA, Schaff HV, et al. Effect of Recurrent Mitral Regurgitation Following Degenerative Mitral Valve Repair：Long-Term Analysis of Competing Outcomes. J Am Coll Cardiol, 2016, 67：488-498.

[5] Ryser MD, Worni M, Turner EL, et al. Outcomes of Active Surveillance for Ductal Carcinoma in Situ：A Computational Risk Analysis. J Natl Cancer Inst, 2016, 108.

[6] Chiang CL. Competing risks in mortality analysis. Annu Rev Public Health, 1991, 12：281-307.

[7] David CR. Regression models and life tables (with discussion). Journal of the Royal Statistical Society, 1972, 34：187-220.

[8] Kaplan EL, Meier P. Nonparametric estimation from incomplete observations. Journal of the American Statistical Association, 1958, 53：457-481.

[9] Gray RJ. A class of K-sample tests for comparing the cumulative incidence of a competing risk. The Annals of Statistics, 1988：1141-1154.

[10] Prentice RL, Kalbfleisch JD, Peterson AV Jr., et al. The analysis of failure times in the presence of competing risks. Biometrics, 1978, 34：541-554.

[11] Sun Y, Hyun S, Gilbert P. Testing and estimation of time-varying cause-specific hazard ratios with covariate adjustment. Biometrics, 2008, 64：1070-1079.

[12] Fine JP, Gray RJ. A proportional hazards model for the subdistribution of a competing risk. Journal of the American Statistical Association, 1999, 94：496-509.

[13] Klein JP. Modelling competing risks in cancer studies. Stat Med, 2006, 25：1015-1034.

[14] Andersen PK, Abildstrom SZ, Rosthøj S. Competing risks as a multi-state model. Statistical Methods in Medical Research, 2002, 11：203-215.

[15] Andersen PK, Klein JP, Rosthøj S. Generalised linear models for correlated pseudo-observations, with applications to multi-state models. Biometrika, 2003, 90：15-27.

（下转第 377 页）

❖ **肿瘤相关政策与标准** ❖

# 中共中央 国务院印发《"健康中国 2030" 规划纲要》

中华人民共和国国家卫生和计划生育委员会 2016-10-25

近日，中共中央、国务院印发了《"健康中国 2030"规划纲要》，并发出通知，要求各地区各部门结合实际认真贯彻落实。

（来源：新华社北京 10 月 25 日电）

## 健康中国 2030 年规划纲要

### （肿瘤相关部分节选）

**第三篇　优化健康服务**

**第七章　强化覆盖全民的公共卫生服务**

**第一节　防治重大疾病**

实施慢性病综合防控战略，加强国家慢性病综合防控示范区建设。强化慢性病筛查和早期发现，针对高发地区重点癌症开展早诊早治工作，推动癌症、脑卒中、冠心病等慢性病的机会性筛查。基本实现高血压、糖尿病患者管理干预全覆盖，逐步将符合条件的癌症、脑卒中等重大慢性病早诊早治适宜技术纳入诊疗常规。加强学生近视、肥胖等常见病防治。到 2030 年，实现全人群、全生命周期的慢性病健康管理，**总体癌症 5 年生存率提高 15%**。加强口腔卫生，12 岁儿童患龋率控制在 25% 以内。

## 相关链接

### 专家解读《"健康中国 2030"规划纲要》

#### ——2030 年人均预期寿命达到 79 岁

中共中央、国务院近日印发《"健康中国 2030"规划纲要》。到 2030 年，我国主要健康指标进入高收入国家行列，人均预期寿命较 2015 年的 76.34 岁继续增长，达到 79 岁。

（来源：《第一财经日报》2016-10-26）

# 国务院印发《"十三五"卫生与健康规划》

　　新华社北京 1 月 10 日电 经李克强总理签批，国务院日前印发《"十三五"卫生与健康规划》（以下简称《规划》）。《规划》提出，到 2020 年，覆盖城乡居民的基本医疗卫生制度基本建立，实现人人享有基本医疗卫生服务，人均预期寿命在 2015 年基础上提高 1 岁，超过 77.3 岁。

## "十三五"卫生与健康规划

### （肿瘤相关部分节选）

　　为推进健康中国建设，根据《中华人民共和国国民经济和社会发展第十三个五年规划纲要》和《"健康中国 2030"规划纲要》，编制本规划。

## 二、指导思想和发展目标

主要发展指标

| 领域 | 主要指标 | 单位 | 2020 年 | 2015 年 | 指标性质 |
|---|---|---|---|---|---|
| 健康水平 | 人均预期寿命 | 岁 | >77.3 | 76.34 | 预期性 |
| | 孕产妇死亡率 | /10 万 | <18 | 20.1 | 预期性 |
| | 婴儿死亡率 | ‰ | <7.5 | 8.1 | 预期性 |
| | 5 岁以下儿童死亡率 | ‰ | <9.5 | 10.7 | 预期性 |
| 疾病防控 | 居民健康素养水平 | % | >20 | 10 | 预期性 |
| | 以乡（镇、街道）为单位适龄儿童免疫规划疫苗接种率 | % | >90 | >90 | 约束性 |
| | 肺结核发病率 | /10 万 | <58 | 63.4 | 预期性 |
| | 因心脑血管疾病、**癌症**、慢性呼吸系统疾病和糖尿病导致的过早死亡率 | % | 比 2015 年降低 10% | 18.5 | 预期性 |

## 三、主要任务

### （一）加强重大疾病防治

　　实施慢性病综合防控。完善政府主导的慢性病综合防控协调机制，优化防控策略，建立以基层为重点的慢性病防控体系，加强国家综合防控示范区建设，覆盖全国 15% 以上的县

（市、区）。加强脑卒中等慢性病的筛查和早期发现，**针对高发地区重点癌种开展早诊早治工作，早诊率达到55%，提高5年生存率。**全面实施35岁以上人群首诊测血压，逐步开展血压血糖升高、血脂异常、超重肥胖等慢性病高危人群的患病风险评估和干预指导，将口腔健康检查和肺功能检测纳入常规体检。高血压和糖尿病患者健康管理人数分别达到1亿人和3500万人。健全死因监测、肿瘤登记报告和慢性病与营养监测制度。加强伤害预防和干预。

## （三）加强妇幼卫生保健和生育服务

保障妇幼健康。向孕产妇提供生育全过程的基本医疗保健服务，进一步提高孕产妇、新生儿危急重症救治能力，有效降低孕产妇死亡率和婴儿死亡率。加强高危孕产妇专案管理，预防艾滋病、梅毒、乙肝母婴传播，保障母婴安全。大力倡导婚检，继续实施免费孕前优生健康检查，落实出生缺陷三级预防措施，建立覆盖城乡，涵盖孕前、孕期、新生儿各阶段的出生缺陷防治服务制度，有效减少出生缺陷的发生。加大妇女常见病防治力度，妇女常见病定期筛查率达到80%以上，**逐步扩大妇女"两癌"检查项目覆盖范围，提高宫颈癌和乳腺癌的早诊早治率。**

## （七）提升医疗服务水平

加强临床服务能力建设。加强对临床专科建设发展的规划引导和支持，提升临床专科整体服务能力与水平。加强临床重点专科建设，以发展优质医疗资源为目标，建设一批高水平临床专科，**重点支持肿瘤、心脑血管、儿科、精神、感染、妇产等薄弱领域重点专科诊疗能力提升，发挥其示范、引领、带动和辐射作用，促进医疗服务体系协调发展。**

## （十）加快健康产业发展

大力发展社会办医。鼓励社会力量兴办健康服务业，按照每千常住人口不低于1.5张床位为社会力量办医预留规划空间，同步预留诊疗科目设置和大型医用设备配置空间。个体诊所设置不受规划布局限制。优先支持举办非营利性医疗机构，推进非营利性民营医院和公立医院同等待遇。放宽社会力量举办医疗机构的服务领域要求，支持社会力量以多种形式参与健康服务。发展专业性医院管理集团，推动社会力量办医疗机构上水平发展。**鼓励社会力量发展儿科、精神科、老年病、长期护理、口腔保健、康复、安宁疗护等资源稀缺及满足多元需求的服务。**

创新发展药品、医疗器械等产业。鼓励创新药和临床急需品种上市。在加强行业规范的基础上，**推动基因检测、细胞治疗等新技术的发展。**

## （十一）加强卫生计生服务体系建设

优化医疗卫生服务体系。统筹规划区域卫生资源，按照军民融合发展战略将军队医院纳入驻地有关规划，优化医疗卫生机构布局，推动京津冀医疗卫生协同发展，促进医疗资源向中西部地区倾斜、向基层和农村流动，缩小区域之间基本医疗卫生服务的差距。强基层、补短板，提高妇幼健康、公共卫生、**肿瘤、精神、产科、儿科、康复、护理等急需领域医疗服务能力。构建整合型医疗卫生服务体系，提高资源使用效率，避免重复建设。**

## （十四）加强医学科技创新体系建设

全面推进卫生与健康科技创新。**围绕恶性肿瘤、心脑血管等重大疾病及罕见病等健康问题和健康产业发展需求，加强医学科学前沿基础研究、关键技术研发、成果转移转化、医药产品开发和适宜技术推广。**

# 解读《疾病控制基本数据集 第 22 部分：宫颈癌筛查登记》

中华人民共和国国家卫生和计划生育委员会 2016-12-23

　　本标准旨在为宫颈癌筛查登记业务数据提供一套术语规范、定义明确、语义语境无歧义的基本数据集标准，以规范相关业务工作的基本信息内容，实现信息在收集、存储、发布、交换等应用中的一致性和可比性，保证信息的有效交换、统计和共享。本标准适用于疾病预防控制机构、提供医疗服务的医疗机构及相关卫生行政部门进行相关业务数据采集、传输、存储等工作。

　　标准研制过程中通过查阅文献、现况调查和多次专题调研，对宫颈癌筛查登记工作进行了业务需求分析，收集、梳理了包括《农村妇女"两癌"检查项目管理方案》《中国癌症筛查及早诊早治指南》《子宫颈癌早诊早治项目技术方案》《宫颈癌综合防治基本指南》（世界卫生组织）《中央财政转移支付子宫颈癌早诊早治项目用表》（共计 8 张）《子宫颈癌筛查参考用表》《宫颈涂片筛查跟踪样表》等在内的相关业务表单和报表，在充分考虑信息采集、传输和存储的实际需要，平衡全国各地业务水平的基础上，对其中的记录项及值域进行了徵选和标化，整理、归纳和确定了数据集标准的核心内容。遵循《GB/T 1.1-2009 标准化工作导则 第 1 部分：标准的结构和编写》《WS/T 303-2009 卫生信息数据元标准化规则》《WS/T 304-2009 卫生信息数据模式描述指南》《WS/T 305-2009 卫生信息数据集元数据规范》《WS/T 306-2009 卫生信息数据集分类与编码规则》《WS 370-2012 卫生信息基本数据集编制规范》等标准文档。

　　本标准归总了宫颈癌筛查登记过程中必需、基本的数据元，在全国范围内具备普遍适用性。与同期研制的其他各基本数据集标准进行了统一和规范，数据元的命名、结构和定义以及代码都与其他卫生信息基本数据集标准保持了高度的一致性。

# 解读《疾病控制基本数据集 第 23 部分：大肠癌筛查登记》

中华人民共和国国家卫生和计划生育委员会 2016-12-23

　　本标准旨在为大肠癌筛查登记业务数据提供一套术语规范、定义明确、语义语境无歧义的基本数据集标准，以规范相关业务工作的基本信息内容，实现信息在收集、存储、发布、交换等应用中的一致性和可比性，保证信息的有效交换、统计和共享。本标准适用于疾病预防控制机构、提供相关服务的医疗机构及相关卫生行政部门进行相关业务数据采集、传输、存储等工作。

标准研制过程中通过查阅文献、现况调查和多次专题调研，对大肠癌筛查登记工作进行了业务需求分析，收集、梳理了包括大肠癌早诊早治基本信息调查表、大肠癌早诊早治健康问卷评估表、大肠癌早诊早治肠镜检查及病理登记表、大肠癌早诊早治癌前期病变及癌症患者登记表、行为危险因素监测调查表等在内的 5 张相关业务表单和报表，在充分考虑信息采集、传输和存储的实际需要，平衡全国各地业务水平的基础上，对其中的记录项及值域进行了徵选和标化，整理、归纳和确定了数据集标准的核心内容。遵循《GB/T 1.1-2009 标准化工作导则 第 1 部分：标准的结构和编写》《WS/T 303-2009 卫生信息数据元标准化规则》《WS/T 304-2009 卫生信息数据模式描述指南》《WS/T 305-2009 卫生信息数据集元数据规范》《WS/T 306-2009 卫生信息数据集分类与编码规则》《WS 370-2012 卫生信息基本数据集编制规范》等标准文档。

本标准归总了大肠癌筛查登记过程中必需、基本的数据元，在全国范围内具备普遍适用性。与同期研制的其他各基本数据集标准进行了统一和规范，数据元的命名、结构和定义以及代码都与其他卫生信息基本数据集标准保持了高度的一致性。

## 相关链接

## 关于发布《远程医疗信息系统基本功能规范》等 7 项卫生行业标准的通告

中华人民共和国国家卫生和计划生育委员会 2016-12-23

国卫通〔2016〕21 号

现发布《远程医疗信息系统基本功能规范》等 7 项卫生行业标准，其编号和名称如下：

### 一、推荐性卫生行业标准

WS/T 529-2016 远程医疗信息系统基本功能规范

### 二、强制性卫生行业标准

WS 375.18-2016 疾病控制基本数据集 第 18 部分：疑似预防接种异常反应报告

WS 375.19-2016 疾病控制基本数据集 第 19 部分：疫苗管理

WS 375.20-2016 疾病控制基本数据集 第 20 部分：脑卒中登记报告

WS 375.21-2016 疾病控制基本数据集 第 21 部分：脑卒中病人管理

WS 375.22-2016 疾病控制基本数据集 第 22 部分：宫颈癌筛查登记

WS 375.23-2016 疾病控制基本数据集 第 23 部分：大肠癌筛查登记

上述标准自 2017 年 6 月 1 日起施行。

特此通告。

国家卫生计生委

2016 年 12 月 13 日

❖ **肿瘤诊疗规范与指南** ❖

# 关于加强肿瘤规范化诊疗管理工作的通知

中华人民共和国国家卫生和计划生育委员会 2016-03-22
国卫办医发〔2016〕7 号

各省、自治区、直辖市卫生计生委、中医药管理局，新疆生产建设兵团卫生局：

为落实深化医药卫生体制改革要求和国家卫生计生委、国家发展改革委等 16 部门联合印发的《中国癌症防治三年行动计划（2015-2017 年）》，进一步提高肿瘤诊疗规范化水平，保障肿瘤诊疗质量与安全，维护人民群众健康权益，现就加强肿瘤规范化诊疗管理工作提出以下要求：

## 一、提高肿瘤诊疗能力

### （一）加强肿瘤及相关学科建设

各地要加强医疗机构肿瘤科、内科、外科、妇科等相关科室的能力建设，使科室布局、人员配备、技术水平、质量管理、规章制度等与开展的肿瘤诊疗工作相适应。要落实相关法律法规、规章和规定，对放疗科、病理科、检验科、药学部门、放射科、影像科、核医学科等相关学科加强规范管理，为保证诊疗质量提供技术支撑。

### （二）加强肿瘤诊疗人才培训

各地要重视肿瘤诊疗相关人才的培训，组织开展肿瘤筛查、诊断、手术、化疗、放疗、介入等诊疗技术的人员培训，使其掌握各种诊疗技术的适应证和诊疗规范。将肿瘤诊疗纳入住院医师规范化培训和医务人员继续教育，提高肿瘤规范化诊疗能力。加强中医药人才培训，提高肿瘤中医药诊疗水平。

### （三）加强肿瘤紧缺人才队伍建设

通过制订和实施人才培养计划、建立分配激励机制等措施，改善相关人才紧缺状况。要大力培养与培训病理医师、病理技师，提高病理诊断能力和质量；加强肿瘤专科临床药师培训，增强抗肿瘤药物和辅助用药的审方、点评、调剂能力，指导临床用药；加强肿瘤护理人才培养，为患者提供优质护理服务；开展放疗医师、放疗技师和医学物理人员培训，保证放疗质量。

### （四）鼓励开展肿瘤防治科学研究

鼓励有条件的医疗机构开展肿瘤防治科学研究，应用并推广使用安全有效的防治技术。国家将进一步加大对重要肿瘤防治技术和药物研发的支持，规划建设重要肿瘤防治科研基地。

## 二、规范肿瘤诊疗行为

### (五) 落实肿瘤诊疗规范和临床路径

医疗机构要严格落实肿瘤相关诊疗规范和临床路径，实施规范化诊疗。要根据患者基本情况、肿瘤病理分型、分期、分子生物学特征以及既往治疗等情况，合理选择手术、化疗、放疗、生物靶向治疗、中医药等治疗方式。国家卫生计生委、国家中医药管理局将继续组织研究、制订、修订常见肿瘤的诊疗规范和临床路径，指导各地贯彻实施。

### (六) 控制抗肿瘤药物和辅助用药品种品规数量

医疗机构要严格控制本机构抗肿瘤药物和辅助用药的品种数量，同一通用名称药物品种，其品规数量要作出限定。优先选用《国家基本药物目录》和《国家基本医疗保险、工伤保险和生育保险药品目录》和新农合药品目录收录及国家谈判的药品。要明确抗肿瘤药物和辅助用药的分类使用原则、使用比例，不断降低辅助用药的使用比例。

### (七) 定期开展用药监测与评价

医疗机构要定期收集、整理本机构及临床各科室抗肿瘤药物和辅助用药使用情况，评估药物使用合理性。二级以上医院要组织制订抗肿瘤药物和辅助用药临床应用专项评价方案，明确评价指标。每半年开展一次专项评价。大力倡导采用信息化手段，加强抗肿瘤药物和辅助用药临床应用监测与评价。

### (八) 落实处方点评及公示制度

二级以上医院要组织医学、药学、医疗管理等多学科，对抗肿瘤药物和辅助用药处方（医嘱）实施抽查点评。对用药适应证、用法、用量、疗程、配伍禁忌或者不良相互作用等情况进行点评和公示。对点评中发现的问题，要进行跟踪管理和干预，将点评结果作为科室和医务人员处方权授予及绩效考核的重要依据。

## 三、优化肿瘤诊疗模式

### (九) 推行"单病种、多学科"诊疗模式

将个体化医学、精准医学理念融入肿瘤的诊疗。针对病情复杂的患者，三级医院和肿瘤专科医院要积极推行"单病种、多学科"诊疗，组织肿瘤科、内科、外科、放疗、病理、药学、影像、检验、核医学等相关学科进行会诊、病例讨论或联合查房，制订科学、适宜的诊疗方案。中医医院要创新中医药与现代技术相结合的中医肿瘤诊疗模式，综合、有机运用多种中医药技术和现代技术，提高临床疗效。

### (十) 丰富肿瘤诊疗服务内涵

要落实《进一步改善医疗服务行动计划》，着力做好患者的康复指导、疼痛管理、长期护理和营养、心理支持。继续推进癌痛规范化治疗示范病房建设，提高肿瘤患者生存质量。重视对肿瘤晚期患者的管理，开展姑息治疗和临终关怀。加强肿瘤患者的健康教育和适时随访，结合随访结果，及时改进服务。

### (十一) 关注患者的心理和社会需求

结合医学模式转变，医疗机构和医务人员要关心、爱护肿瘤患者，了解患者心理需求

和变化，做好宣教、解释和沟通。鼓励有条件的医疗机构开展医务社会工作和志愿者服务，为有需求的患者链接社会资源提供帮助。

## 四、建立科学管理方式

### （十二）推进肿瘤全过程管理

各地要加强康复医院、护理院、临终关怀机构建设，与上级医院对接，建立长期对口合作关系，实现双向转诊、急慢分治。鼓励上级医院出具诊疗方案，在康复医院、护理院、临终关怀机构实施治疗。逐步构建从诊疗到康复、从医院到社区，对肿瘤的全过程管理模式。

### （十三）加强肿瘤登记报告和监测

各省级卫生计生行政部门、中医药管理部门要健全肿瘤登记报告制度，逐步掌握辖区内恶性肿瘤发病和死亡情况。医疗机构要建立肿瘤病例信息监测体系，收集肿瘤临床诊治及预后信息，科学指导规范化诊疗。对个案肿瘤病例信息采取管理和技术上的安全措施，保护患者隐私和信息安全。

### （十四）切实落实相关保障制度

各地要认真学习落实城乡居民大病保险、重特大疾病医疗救助等制度，使符合条件的贫困肿瘤患者享受相应的医疗保障，最大限度减轻患者医疗支出负担，缓解因病致贫、因病返贫。

各级卫生计生行政部门、中医药管理部门要高度重视肿瘤诊疗管理工作，发挥肿瘤质控中心的作用，积极组织开展相关培训，加强质量控制和督导检查，不断提高医疗机构肿瘤诊疗水平。国家卫生计生委、国家中医药管理局将适时组织对地方卫生计生行政部门、中医药管理部门和医疗机构的督导检查，并适时遴选肿瘤规范化诊疗示范医院。

国家卫生计生委办公厅　国家中医药管理局办公室<br>2016 年 3 月 1 日

相关链接 1

# 《关于加强肿瘤规范化诊疗管理工作的通知》解读

中华人民共和国国家卫生和计划生育委员会 2016-03-22

2015 年，国家卫生计生委、发展改革委等 16 个部门联合印发了《中国癌症防治三年行动计划（2015-2017 年）》，明确了防治目标，并提出了 10 项主要措施，切实加强癌症防治工作。为落实《行动计划》关于提高癌症诊疗水平的任务要求，2016 年 3 月，国家卫生计生委办公厅、国家中医药管理局办公室联合印发了《关于加强肿瘤规范化诊疗管理工作的通知》，对加强肿瘤规范化诊疗管理提出了 4 个方面的工作要求。主要包括：

## 一、提高肿瘤诊疗能力

要求各地加强医疗机构肿瘤科及相关学科建设；开展肿瘤诊疗相关人才的培训，将肿瘤诊疗纳入住院医师规范化培训和医务人员继续教育；改善病理、药学、护理、放疗等相关人才紧缺状况；鼓励开展肿瘤防治科学研究。

## 二、规范肿瘤诊疗行为

落实肿瘤诊疗规范和临床路径，实施规范化诊疗；控制抗肿瘤药物和辅助用药品种品规数量，不断降低辅助用药的使用比例；定期开展抗肿瘤药物和辅助用药监测与评价；落实处方点评及公示制度。

## 三、优化肿瘤诊疗模式

将个体化医学、精准医学理念融入肿瘤的诊疗，推行"单病种、多学科"诊疗模式；丰富肿瘤诊疗服务内涵，做好患者的康复指导、疼痛管理、长期护理和营养、心理支持；关注患者的心理和社会需求。

## 四、建立科学管理方式

加强康复医院、护理院、临终关怀机构与上级医院的对接，逐步构建从诊疗到康复、从医院到社区，对肿瘤的全过程管理模式；加强肿瘤登记报告和监测；落实城乡居民大病保险、重特大疾病医疗救助等制度，缓解肿瘤患者因病致贫、因病返贫。

国家卫生计生委、国家中医药管理局将适时组织对地方卫生计生行政部门、中医药管理部门和医疗机构的督导检查，并适时遴选肿瘤规范化诊疗示范医院。

## 相关链接 2

# 全球肿瘤快讯：关于加强肿瘤规范化诊疗管理工作的通知

3 月 22 日，由国家卫生计生委办公厅和国家中医药管理局办公室联合印发发布《关于加强肿瘤规范化诊疗管理工作的通知》。《通知》提出，医疗机构要明确抗肿瘤药物和辅助用药的分类使用原则、使用比例，不断降低辅助用药的使用比例。三级医院和肿瘤专科医院要积极推行"单病种、多学科"诊疗。对肿瘤晚期患者开展姑息治疗和临终关怀。

据了解，2015 年，国家卫生计生委、发展改革委等 16 个部门联合印发了《中国癌症防治三年行动计划（2015-2017 年）》，提出了 10 项主要措施。此次《通知》的发布，正是对《行动计划》的细化要求。

国家卫生计生委发布《关于加强肿瘤规范化诊疗管理工作的通知》，在近年来动作频频的肿瘤诊疗管理方面又加了重要一码。《通知》在肿瘤规范化诊疗管理上有何亮点？对于完成《通知》要求，专家们又有哪些建议？小新君日前采访了几位肿瘤诊疗和相关管理领域的专家。

### 肿瘤规范化诊疗还需再约

国家癌症中心副主任、中国医学科学院肿瘤医院副院长石远凯介绍，随着中国社会人口老龄化的加剧和生活方式的改变，肿瘤已经成为威胁我国人口健康最主要的慢性非传染性疾病之一。

石远凯说，目前我国共有 140 多家肿瘤专科医院，绝大多数三甲医院也都设有肿瘤诊疗中心。最近 10 年来，肿瘤规范化诊疗在我国得到前所未有的重视，原国家卫生部于 2010 年起编写并颁布了中国常见恶性肿瘤诊疗规范，之后又在全国组织创建针对晚期癌症患者规范化姑息治疗的癌症疼痛规范化示范病房，这些都使我国的肿瘤规范化治疗整体水平得到了显著提高。

中山大学附属肿瘤医院院长徐瑞华说，多年来，我国肿瘤疾病临床诊疗中，治疗过度和治疗不足同时存在。由于缺乏肿瘤专科医生准入机制等原因，我国各级医院间肿瘤诊疗水平差别很大，患者在不同医院就诊，生存率有很大差距。他说，近年来，通过加强管理，我国的肿瘤规范化诊疗水平有了巨大提升，而要进一步加强肿瘤规范化诊疗管理，还需要卫生行政主管部门出台引领性规定，对临床行为进行再约束。

"以前，我国出台的肿瘤诊疗规范和指南多是针对某一个病种或某项技术。而此次国家卫生计生委印发的通知，强调对肿瘤紧缺人才的培养、构建'多学科、单病种'诊疗模式、开展姑息治疗和临终关怀等内容。这些内容贴近临床前沿，要求更具体，也更方便临床执行，对提高肿瘤的规范化诊疗水平具有重要意义。"中国抗癌协会癌症康复与姑息治疗专业委员会主任委员、上海长征医院肿瘤科主任医师王杰军说。

## 肿瘤诊治应做好"分级诊疗"

《通知》提出，应推进肿瘤全过程管理，加强康复医院、护理院、临终关怀机构与上级医院对接，实现双向转诊、急慢分治。

"肿瘤诊疗应该遵循'分级诊疗'的原则。"王杰军说，对肿瘤患者的诊断和治疗非常强调时效，把握最初的诊疗时机很关键。因此，基层医院应该在发现疑似患者后立即将其转诊到大医院，由大医院明确肿瘤患者的早期诊断、制订诊疗决策，此后的治疗、康复和监测复发/转移等工作再放到基层去做。

徐瑞华说，目前许多省级肿瘤医院承担了当地肿瘤诊疗中心的角色，肿瘤的"分级诊疗"就是要鼓励这些医院的大夫应更多地接诊肿瘤患者，由他们制订诊疗方案，再让患者回到当地医院去执行和实施。等需要改变诊疗决策时，再回到专科肿瘤医院听取专家建议。"专科肿瘤医院应发挥自身学科优势，多做研发，多参加临床研究，开发新的诊疗手段。只有更好地发挥各级医院的作用，才能进一步提高肿瘤诊疗体系服务社会的效率。"

## 提升肿瘤治疗核心竞争力

《通知》提出，应在三级医院和专科肿瘤医院推行"单病种、多学科"（MDT）诊疗模式。据了解，MDT 模式源于 20 世纪 90 年代，最早由美国提出，即多个科室专家通过定期会诊形式，制订适合患者的最佳治疗方案。在欧美等国家，MDT 模式已成常态。2007 年，英国国家医疗服务体系甚至还做了立法，规定每一位癌症患者都需经过 MDT 综合治疗。

"肿瘤是一大类复杂的疾病，每一个肿瘤的诊断和治疗都有别于其他肿瘤，需要根据疾病发生的器官、病理类型和分子亚型、肿瘤分期、患者的机体状态进行综合评估，制订针对于每一个患者的个体化治疗策略。"石远凯说，"单病种、多学科"诊疗是国际上公认的肿瘤诊疗标准体系和模式，这一诊疗体系可以使患者获得最好的治疗效果，同时有效控制肿瘤治疗给患者带来的毒副反应。

"'单病种、多学科'诊疗模式能够让病情复杂的肿瘤患者得到更多获益。它是肿瘤专科医院医疗质量的最重要抓手，是一家医院的核心竞争力所在。"徐瑞华说，中山大学附属肿瘤医院从 1997 年开始，每周会利用一个下午时间，组织内科、放疗和影像科等多个相关科室，针对某一类肿瘤疾病的复杂患者开展诊疗方案讨论，在优化、具体化患者诊疗决策的同时，也能提高年轻医生对疾病的认识和治疗水平。

徐瑞华说，肿瘤专科医生人才梯队的不完备，是阻碍肿瘤 MDT 模式有效运转的主要难题。此外，要想更好地确定肿瘤综合治疗方案，还需提升影像诊断、组织和细胞病理、分子病理等学科水平。"只有具备了相应的健全科室和实用人才，大家才能从各自专业出发，对某一疾病阐述认识，并通过思想碰撞，确定最佳诊疗方案。此外，医院还要加强管理，指定专门人员、专门时间并进行监督管理，才能把这一好机制变成实实在在的日常诊疗行为。"

## 建立姑息治疗学科和诊疗体系

"目前，获得好的生存时间和改善生活质量已经成为肿瘤治疗的终点。而在我国的肿瘤治疗现状中，我们对抗肿瘤治疗很重视，但对肿瘤患者的生活质量关注不足。"王杰军说，此次通知提出要发展肿瘤姑息治疗和临终关怀，强调做好康复指导、疼痛管理、长期护理和营养、心理支持，这是肿瘤规范化诊疗理念的一大进步。

王杰军说，有很多姑息治疗的问题影响我国肿瘤患者的生活质量，如疼痛、焦虑、抑郁、疲劳、恶病质、贫血等。而由于姑息治疗相关政策覆盖不足、舆论引导欠缺、社会关注度低、公众对姑息治疗概念理解偏移等因素，我国肿瘤疾病姑息治疗发展还处在起步阶段。

"在我国，针对恶性肿瘤患者的姑息诊疗学科体系尚不完善。目前肿瘤科医师对恶性肿瘤姑息治疗的理解往往是碎片化的，缺乏系统的培训和教育，以至于病人出现了有关姑息治疗的需求时，不知所措，不能完全满足病人的需求。"王杰军建议，应该尽快完善我国肿瘤姑息治疗的学科体系，从教学培训和临床实践彻底改变我国肿瘤治疗的现状，让一批专家能够专注于这个专业，提高我国肿瘤治疗的水平。

王杰军说，事实上，姑息治疗在肿瘤治疗初始期就应该介入，并且伴随疾病诊治全过程，甚至在某些阶段应该成为主要治疗手段，直至患者尊严辞世及后期居丧期服务。因此，对于肿瘤患者及家属的姑息和死亡教育甚为重要。他建议，要利用各种方式开展科学普及教育，让社会对癌痛、对吗啡类等药物建立正确的认识；希望能由政府主管部门参与或指导，在国家层面的媒体和科普平台推出一些有影响力的教育项目。

## 用药管理应更加细化

《通知》还要求医疗机构严格控制本机构抗肿瘤药物和辅助用药的品种数量，明确抗肿瘤药物和辅助用药的分类使用原则、使用比例，不断降低辅助用药的使用比例。

据了解，肿瘤在治疗过程中不可避免地会产生一些近、远期毒副反应，如何合理应用抗肿瘤辅助用药将这些毒副反应降至最低程度，增加患者的耐受性，从而促进临床化疗方案的顺利进行、提高治疗效果和改善患者的生存质量，值得探讨。采访中，一些专家坦承，抗肿瘤辅助用药管理面临挑战。徐瑞华说，目前我国缺少辅助用药的清晰定义，对其使用也缺乏明确的规定和指南，医院只能通过经验进行管理。"比如，我们医院结合实际情况，规定肿瘤患者用药当中，中成药、免疫制剂最多只能用一种，这在一定程度上对辅助用药使用是一种约束。"

中国医学科学院肿瘤医院药剂科主任李国辉说，在抗肿瘤辅助用药管理中，还应更多的发挥临床药师的作用，让其参与到肿瘤治疗团队中，和医生一起为病人提供最优的治疗方案，并加强医嘱审核。"目前在三级医院中，肿瘤专科临床药师还没有实现全覆盖，平均下来每家医院不足 1 名临床药师，应充实药师团队，提升队伍能力，让其在合理用药中发挥更大作用。"

（来源：《全球肿瘤快讯》2016 年 3 月　总第 157 期）

# 关于印发乳腺癌和甲状腺癌分级诊疗技术方案的通知

国卫办医函〔2016〕1446 号

各省、自治区、直辖市卫生计生委、中医药管理局，新疆生产建设兵团卫生局：

为贯彻落实全国卫生与健康大会精神，按照《国务院办公厅关于推进分级诊疗制度建设的指导意见》（国办发〔2015〕70 号）有关要求，指导各地做好慢性疾病分级诊疗试点工作，国家卫生计生委和国家中医药管理局共同组织制定了乳腺癌和甲状腺癌分级诊疗服务技术方案，现印发给你们（可从国家卫生计生委医政医管栏目、国家中医药管理局政府网站通知公告栏目下载），请参照执行。

各省级卫生计生行政部门、中医药管理部门要加强对分级诊疗试点工作的组织领导，有关工作进展情况及成效、问题及时报国家卫生计生委和国家中医药管理局。

附件：1. 乳腺癌和甲状腺癌分级诊疗重点任务及服务流程图

2. 乳腺癌分级诊疗服务技术方案

3. 甲状腺癌分级诊疗服务技术方案

国家卫生计生委办公厅　国家中医药管理局办公室<br>2016 年 12 月 29 日

国家卫生计生委联系人：医政医管局 胡瑞荣、王毅

电话：010-68791885

传真：010-68792963

邮箱：bmaylzyc@ 163. com

国家中医药管理局联系人：孟庆彬

电话：010-59957680

传真：010-59957684

邮箱：yizhengsiyichu@ 126. com

附件 1

# 乳腺癌和甲状腺癌分级诊疗重点
# 任务及服务流程图

## 一、建立患者分级诊疗健康档案

根据乳腺癌和甲状腺癌患病率、发病率、就诊率和分级诊疗技术方案，确定适合分级诊疗服务模式的患者数量，评估病情和基本情况。加强信息系统建设，为适合分级诊疗患者建立联通二级及以上医院和基层医疗卫生机构的电子健康档案（含疾病专病信息）。

## 二、明确不同级别医疗机构的功能定位

基层医疗卫生机构负责为诊断明确、病情稳定的疾病稳定期患者、康复期患者提供康复、护理服务。按照疾病诊疗指南、规范，配合上级医院做好患者随访和病情观察工作，落实上级医院制定的相关治疗方案；建立健康档案和专病档案，做好信息报告工作；实施患者年度常规体检和定期体检，有条件的可以开展并发症筛查；开展患者随访、基本治疗及康复治疗；开展健康教育，指导患者自我健康管理；实施双向转诊。

二级及以上医院负责疾病临床诊断，按照疾病诊疗指南、规范制定个体化、规范化的治疗方案；实施患者年度专科体检，并发症筛查；指导、实施双向转诊；定期对基层医疗卫生机构医疗质量和医疗效果进行评估。其中，有能力的二级医院可负责诊断较明确、难度与风险较低的乳腺癌、甲状腺癌病例的诊疗工作，在保障医疗质量与安全的基础上，开展适宜的手术和放化疗技术，并根据自身技术能力提供诊疗服务或转诊，对基层医疗卫生机构进行技术指导和业务培训。三级医院负责疑难复杂、高难度、高风险的乳腺癌、甲状腺癌患者诊疗工作，对二级医院、基层医疗卫生机构进行技术指导和业务培训。

## 三、建立团队签约服务模式

签约团队至少包括二级及以上医院专科医师（含相关专业中医类医师，下同）、基层医疗卫生机构全科医生（含中医类医师，下同）和社区护士等。签约服务以患者医疗需求为导向，将二级及以上医院与基层医疗卫生机构、专科与全科、健康管理与疾病诊疗服务紧密结合，充分发挥中医药在慢性病预防、诊疗、健康管理等方面的作用。有条件的试点地区，可以在签约团队中增加临床营养师、心理咨询师等人员。结合全科医生制度建设，推广以专科医师、全科医生为核心的团队签约服务。全科医生代表服务团队与患者签约，将公共卫生服务与日常医疗服务相结合，以患者为中心，按照签约服务内容，与专科医师、其他相关人员共同提供综合、连续、动态的健康管理、疾病诊疗等服务。

## 四、明确分级诊疗服务流程

### （一）基层医疗卫生机构服务流程

为诊断明确、病情稳定的疾病稳定期患者、康复期患者提供服务。

签约服务流程：接诊患者并进行初步诊断或接诊下转患者进行病情评估→在诊疗能力范围内的，为患者制定诊疗服务方案→判断是否能够纳入分级诊疗服务→对可以纳入分级诊疗服务的，经患者知情同意后签约→建立专病档案→按签约内容开展病情随访、接续性治疗、体检、健康管理。

上转患者流程：全科医生判断患者符合转诊标准→转诊前与患者和（或）家属充分沟通→根据患者病情确定上转医院层级→联系二级及以上医院→二级及以上医院专科医师确定患者确需上转→全科医生开具转诊单、通过信息平台与上转医院共享患者相关信息→将患者上转至二级及以上医院。

### （二）二级及以上医院服务流程

为乳腺癌、甲状腺癌患者提供手术和放化疗服务。

初诊患者流程：接诊患者并进行诊断→制定治疗方案→给予患者积极治疗（手术和放化疗）→患者病情稳定，判断是否能够纳入分级诊疗服务→可以纳入分级诊疗服务的患者转至基层就诊→定期派专科医师到基层医疗卫生机构巡诊、出诊，对分级诊疗服务质量进行评估。

接诊上转患者及下转流程：接诊患者并进行诊断→制定治疗方案（手术和放化疗）→患者经治疗稳定、符合下转标准→转诊前与患者和（或）家属充分沟通→联系基层医疗卫生机构→专科医生开具转诊单、通过信息平台与下转医院共享患者相关信息→将患者下转至基层医疗卫生机构。

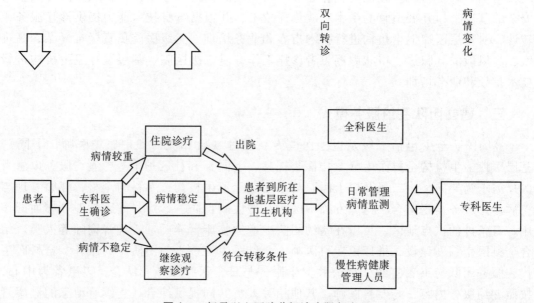

图 1　二级及以上医院分级诊疗服务流程

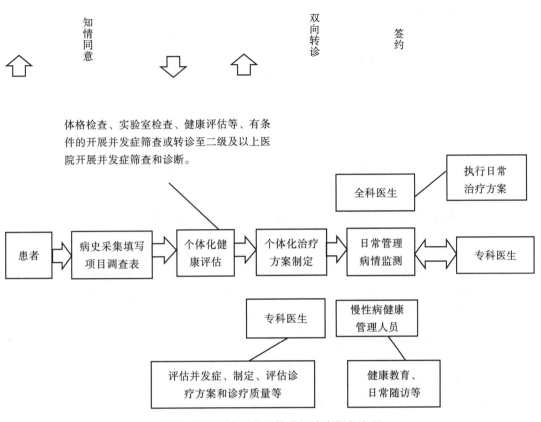

**图2 基层医疗卫生机构分级诊疗服务流程**

# 附件2

# 乳腺癌分级诊疗服务技术方案

乳腺癌是女性发病率第一位的恶性肿瘤，全世界每年新诊断乳腺癌患者约140万例，死亡50万人。随着医学不断发展，过去10年全世界乳腺癌发病率每年增长3%，但乳腺癌患者的生存率却提升了20%。实践证明，对乳腺癌患者早发现、早诊断、中西医结合、规范治疗，可有效改善预后。

## 一、我国乳腺癌的现状

### （一）发病率

2015年国家癌症中心统计数据显示，2011年我国乳腺癌发病率为37.86/10万，城市女性乳腺癌发病率为46.74/10万（恶性肿瘤发病率第一位），农村女性为28.43/10万

（恶性肿瘤发病率第二位）。

### （二）生存率与死亡率

据现有资料统计，2014 年，我国城市、农村女性乳腺癌患者 5 年生存率分别为 77.8%、55.9%。《中国乳腺疾病调查报告》显示，2003 年~2009 年，我国城市乳腺癌的死亡率增长了 38.9%，其中有 84% 的乳腺癌患者不重视早期检查和治疗，延误了治疗时机。

### （三）乳腺癌患者情况

早期乳腺癌患者的 5 年生存率可达 90%，而晚期乳腺癌则不足 40%。建立乳腺癌分级诊治体系，完善乳腺癌筛查和早期诊断措施，重视患者治疗后康复，促其早日回归家庭和社会。

## 二、乳腺癌分级诊疗服务目标、路径与双向转诊标准

### （一）目标

充分发挥团队服务的作用，通过普及乳腺癌防治知识、提高乳腺癌早期诊断比例、规范乳腺癌诊断治疗方法、发挥中医药在乳腺癌防治方面的作用、强化乳腺癌治疗患者的终身管理等方法，提高乳腺癌患者生存率，改善乳腺癌患者生活质量。

### （二）路径

见图 1。

### （三）双向转诊标准

1. 上转至二级及以上医院的标准

（1）社区初诊的乳腺疾病患者，如有以下情况之一：

①临床和影像学检查提示为良性乳腺病变，有手术指证的、治疗较为复杂的，或需要和恶性疾病相鉴别；

②临床和影像学检查提示为乳腺疾病，无法判断良恶性；

③临床和影像学检查提示为恶性乳腺疾病。

（2）在社区随访的乳腺癌患者，如有以下情况之一：

①术后换药患者，出现病情变化；

②术前或术后化疗患者，出现严重并发症；

③术后放疗患者，出现严重并发症；

④术后内分泌治疗的患者，出现严重并发症；

⑤怀疑肿瘤复发/转移；

⑥其他无法处理的情况。

（3）如有以下情况之一：

①患者有中医药治疗需求，但基层医疗卫生机构不能提供者；

②经中医综合治疗 2~4 周后，症状未明显改善者。

2. 上转至三级肿瘤专科或综合医院的标准

（1）乳腺肿物临床检查高度怀疑乳腺癌；

（2）乳头血性溢液；

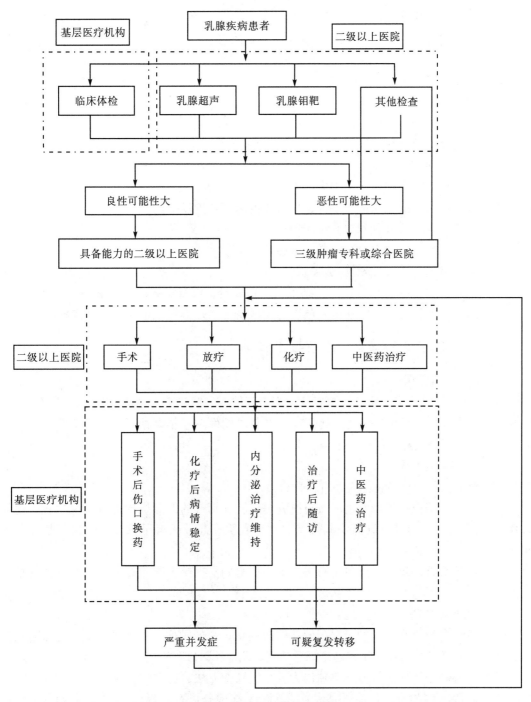

图 1 乳腺癌分级诊疗路径

（3）超声或者钼靶检查 BI-RADS 分级ⅣB 以上；

（4）乳腺癌治疗期间出现严重并发症；

（5）怀疑肿瘤复发/转移；

（6）治疗期间疾病进展，需要调整治疗方案；

（7）经中医综合治疗 2~4 周后，症状未明显改善者；

（8）其他无法处理的情况。

3. 三级医院治疗后，下转至二级医院的标准

（1）手术后伤口换药。

（2）伤口或者肿瘤破溃、需要长期换药的患者。

（3）乳腺癌患者治疗后康复。

（4）治疗后随访。

（5）化疗用药间隔期内，出现中度以下毒副反应的。

（6）内分泌治疗或靶向治疗期内，出现中度以下毒副反应的。

（7）放疗后胸壁或者乳腺皮肤反应。

（8）其他病情较轻，需要住院观察的患者。

4. 下转至基层医疗卫生机构的标准

（1）治疗（手术、放疗、化疗）结束，病情稳定，没有疾病危重征象。

（2）经中医药治疗，病情稳定，已确定中医辨证治疗方案或中成药治疗方案者。

## 三、乳腺癌患者的筛查、诊断与评估

### （一）乳腺癌筛查

参照 2013 年中国抗癌协会乳腺癌诊治指南开展。乳腺癌筛查是通过有效、简便、经济的乳腺检查措施，对无症状妇女开展筛查，以期早期发现、早期诊断及早期治疗，其最终目的是要降低人群乳腺癌的死亡率。

1. 乳腺癌筛查分类

乳腺癌筛查分为机会性筛查和群体普查。

（1）机会性筛查：指妇女主动或自愿到提供乳腺筛查的医疗机构进行相关检查。建议妇女 40 周岁开始定期进行乳腺疾病筛查，对于乳腺癌高危人群可将筛查起始年龄提前到 20 周岁。

（2）群体普查：指社区或单位有组织地为适龄妇女提供乳腺筛查。群体普查暂无推荐年龄。

2. 乳腺癌筛查项目

（1）乳腺自我检查：有助于提高妇女的防癌意识。鼓励妇女掌握每月 1 次乳腺自我检查的方法，建议绝经前妇女于月经来潮后 7~10 天行乳腺自我检查。

（2）乳腺临床体检：一般不单独作为乳腺癌筛查方法，通常与乳腺 X 线等联合使用。

（3）乳腺 X 线检查：目前研究认为，乳腺 X 线检查可有效降低 40 岁以上妇女乳腺癌死亡率，尤其对 40 岁以上亚洲妇女准确性较高。建议每侧乳房常规行头足轴（CC）位和侧斜（MLO）位摄片，并经由专业放射科医师独立阅片。鉴于乳腺 X 线对年轻致密乳腺组织穿透力差，一般不建议对 40 岁以下，无明确乳腺癌高危因素或临床体检未发现异常的妇女进行乳腺 X 线检查。

（4）乳腺超声检查：通常作为乳腺癌筛查的辅助手段，与乳腺X线检查作为乳腺联合检查项目，或者作为乳腺X线检查BI-RADS 0级者的补充检查项目。

（5）乳腺磁共振（MRI）检查：可作为乳腺临床体检、乳腺X线或乳腺超声检查发现的疑似病例的补充检查措施。

3. 妇女年龄与乳腺癌筛查

| 年　龄 | 乳腺癌筛查建议 |
| --- | --- |
| 20~39周岁 | 不推荐对非高危人群进行乳腺筛查 |
| 40~49周岁 | 适合机会性筛查。<br>建议每年1次乳腺X线检查。推荐与临床体检联合进行。对致密型乳腺，推荐与B超检查联合进行。 |
| 50~69周岁 | 适合机会性筛查和人群普查。<br>建议每1~2年进行1次乳腺X线检查。推荐与临床体检联合进行。对致密型乳腺，推荐与B超检查联合进行。 |
| ≥70周岁 | 适合机会性筛查。<br>建议每2年1次乳腺X线检查。推荐与临床体检联合进行。对致密型乳腺，推荐与B超检查联合进行。 |

4. 乳腺癌高危人群的筛查

（1）符合以下情形之一者，即为乳腺癌高危人群：

①有明显的乳腺癌遗传倾向。

②既往有乳腺导管、小叶中重度不典型增生或小叶原位癌患者。

③既往有胸部放疗史的患者。

（2）建议对乳腺癌高危人群提前开展筛查（40岁前），推荐每半年1次。进行乳腺临床体检、B超、乳腺X线检查，必要时可行乳腺MRI检查。

**（二）乳腺癌诊断**

1. 病史采集

（1）病史：发病年龄，乳腺肿物情况，伴随症状，就医与治疗情况。

（2）既往史：了解有无高血压、冠心病、糖尿病、甲状腺疾病等病史。

（3）个人史：月经初潮与绝经情况，妊娠与母乳喂养情况，生活方式，已婚女性注意询问避孕药使用情况。

（4）家族史：询问高血压、糖尿病、冠心病、脑卒中及其发病年龄等家族史。

（5）社会心理因素：了解家庭、工作、个人心理、文化程度等社会心理因素。

2. 体格检查

（1）乳腺检查：明确肿物的位置、大小、活动度、乳头溢液，以及淋巴结情况。

（2）生命体征：明确体温、脉搏、呼吸、血压情况。

（3）体格检查：其他体格检查项目。

3. 实验室检查

根据患者病情需要及医疗机构实际情况，科学选择相应的检查项目。

4. 靶器官损害表现

（1）乳腺：乳腺肿物、乳头溢液等。

（2）周围淋巴结：淋巴结肿大、粘连等。

乳腺癌主要表现为乳房占位性病变和（或）无症状、体征的乳腺钙化灶，以及晚期病例远处转移病灶。结合患者病史、体格检查、影像学检查，最终确诊依据活检组织病理或细胞病理诊断。对于乳腺癌的诊断包括原发病灶的病理诊断、区域淋巴结和远处转移灶的检查。

**（三）乳腺癌超声检查与评估**

1. 检查设备

彩色多普勒超声仪实时线阵高频探头，探头频率为 7.5~10MHz，有条件的可用 10~15MHz。乳腺组织过厚或有假体的，可适当降低探头频率。

2. 检查方法

检查前无特殊准备，有乳头溢液者不要挤出液体。患者取仰卧或侧卧位，患侧手臂尽量上抬外展，充分暴露乳房及腋下，以乳头为中心，对乳头、乳晕及乳房外上、外下、内上、内下 4 个象限进行放射状扫查，并检查腋下淋巴结情况。

3. 评估方法

参照美国放射学会 BI-RADS 分级，结合我国实际，制定以下分级标准：

（1）不完全评估：

0 级：需要其他影像学检查（如乳腺 X 线检查或 MRI 等）进一步评估。

乳腺超声作为初次检查项目时，下列情况需要进行其他检查：超声检查显示乳腺内有明显病灶，但其超声特征不能明确判断，必须联合乳腺 X 线检查或 MRI 以明确；有阳性体征，如乳腺肿块、浆液性溢液或乳头溢血，以及乳腺癌术后、放疗后疤痕需要明确是否复发等，超声检查无异常发现，必须联合乳腺 X 线检查或 MRI 进行评估。

（2）完全评估：

1 级：阴性。临床上无阳性体征，超声影像未见异常（如无肿块、无结构扭曲、无皮肤增厚、无微钙化等）。

2 级：良性病灶。基本排除恶性病变。如单纯囊肿、乳腺假体、脂肪瘤、乳腺内淋巴结、良性病灶术后多次复查无变化等。根据年龄及临床表现可 6~12 个月随诊。

3 级：可能良性病灶。包括新发现的纤维腺瘤、囊性腺病、瘤样增生结节、未扪及的多发复杂囊肿或簇状囊肿、病理明确的乳腺炎症、恶性病变的术后早期随访等。建议短期内（3~6 个月）复查，进一步行其他检查。

4 级：可疑的恶性病灶。超声显示不完全符合良性病变或有恶性特征，恶性可能性为 3%~94%。建议进行组织病理学检查，如细针抽吸细胞学检查、空芯针穿刺活检、手术活检，提供细胞学或组织病理学诊断。

目前 4 级可分为 4A、4B 及 4C 级。4A 级病变倾向于良性，如不能确定的纤维腺瘤与乳腺炎症、有乳头溢液或溢血的导管内病灶等，恶性可能性为 3%~30%；4B 级病变倾向于恶性，恶性可能性为 31%~60%；4C 级病变恶性可能性较高，为 61%~94%。

5 级：高度恶性可能。超声显示恶性特征明显，恶性可能性>95%。应积极明确诊断并治疗。

6 级：经活检证实为恶性。超声检查用于未经治疗病灶的影像学评价，监测活检前后、手术前后、新辅助化疗前后病灶影像学变化。

### （四）中医诊断与分型

对应用中医药治疗的患者，应遵循"四诊合参"的原则，重点进行病史、症状与体征、舌脉诊等综合信息采集。中医常见辨证分型如下：

1. 肝郁气滞证：乳房肿块，质地较硬，肤色不变，忧郁不舒，心烦纳差，胸闷肋痛，舌苔黄，脉弦。

2. 脾虚痰湿证：乳房结块，质硬不平，腋下有核，面色萎黄，神疲乏力，胸闷脘胀，大便微溏，纳食不香，舌质暗淡，苔白微腻，脉滑而细。

3. 瘀毒内阻证：乳中有块，质地坚硬，灼热疼痛，肤色紫暗，界限不清，烦闷易怒，头痛寐差，面红目赤，便干尿黄，舌质紫暗或有瘀斑，苔黄厚燥，脉沉而涩。

4. 气血双亏证：乳中有块，高低不平，似如堆粟，先腐后溃，出血则臭，面色㿠白，头晕目眩，心悸气短，腰腿酸软，自汗、盗汗，夜寐不安，舌质淡苔白，脉沉细。

## 五、乳腺癌的治疗

乳腺原位癌、早期浸润性癌首选手术治疗。乳腺癌的术前全身治疗（化疗、内分泌治疗、靶向治疗、中医药治疗）、手术治疗和术后辅助治疗（化疗、放疗、内分泌治疗、靶向治疗、中医药治疗）应在二级以上医院进行。疑难病例应当由三级医院专科进行评估并制定治疗方案。

晚期乳腺癌患者应该转至三级医院专科制定治疗方案，三级医院或有条件的二级医院进行治疗和管理。

六、乳腺癌患者治疗后的管理

### （一）Ⅰ~Ⅲ期乳腺癌患者的管理

1. 治疗后定期随访：患者定期前往实施手术或放化疗的医疗机构进行。在初始治疗后 5 年内，应每 4~6 个月随访 1 次，5 年后每年随访 1 次。随访时进行常规体检。每年应进行 1 次乳腺 X 线摄片检查。

2. 鉴于绝经后患者应用他莫昔芬有引发子宫内膜癌的风险，建议子宫完整的女性患者在接受他莫昔芬治疗时，应每年接受妇科检查，并重视任何阴道少量出血，及时进行检查明确。

3. Ⅰ~Ⅲ期乳腺癌患者治疗后病情稳定的，可转至下级医疗机构随诊。一旦怀疑肿瘤复发、转移或出现子宫内膜癌，应当转至三级医院专科就诊。

### （二）复发或转移性乳腺癌患者的管理

1. 医师根据患者病情（症状、体力状态和体检等），结合检查检验和影像学检查结果等，评估治疗方案疗效和毒副反应。

2. 建议使用 RECIST 标准评估病灶的进展情况。

3. 出现肿瘤复发或转移的患者，应当转至三级医院进行再次治疗；经治疗后患者病情稳定，可转至二级医院维持治疗。

### （三）中医健康管理

1. 体质辨识与干预。

2. 辨证施膳：根据中医辨证或体质辨识和食物性味归经给予膳食指导。

3. 情志调理：为患者辨证选择不同的音乐和恰当的娱乐方式等，调畅情志，愉悦心情。

4. 运动调养：指导患者合理开展太极拳、八段锦、五禽戏等运动。

## 附件 3

# 甲状腺癌分级诊疗服务技术方案

甲状腺癌是常见的肿瘤性疾病，发病率近年呈现较快上升趋势，多数患者经规范治疗预后良好。实践证明，尽早发现并积极治疗甲状腺癌患者，并为其建立健康档案、定期随访、综合管理，可显著改善患者的预后，有效降低疾病负担。

## 一、我国甲状腺癌的现状

### （一）患病率

目前缺乏权威数据。不完全统计显示，我国甲状腺结节患病率约为 18.6%，甲状腺癌病例占甲状腺结节病例总数的 5% 左右。据此估算，2010 年，全国有甲状腺结节患者约 2.5 亿人（包括患病但没有就诊的患者），其中甲状腺癌患者约 1250 万。

### （二）生存率

甲状腺癌预后良好，经规范治疗患者 10 年生存率可达 90%。除甲状腺未分化癌外，其他病理类型的甲状腺癌患者生存期均较长。

### （三）甲状腺癌患者情况

多数甲状腺癌患者需要外科治疗。在二级及以上医院治疗的甲状腺癌患者中适合分级诊疗基层管理的患者占 70%~80%。

## 二、甲状腺癌分级诊疗服务目标、路径与双向转诊标准

### （一）目标

充分发挥团队服务的作用，指导患者合理就医和规范治疗，发挥中医药在甲状腺癌防治方面的作用，尽早发现、诊断并治疗甲状腺癌患者，提高患者生存率和生存质量。

### （二）路径

见下图。

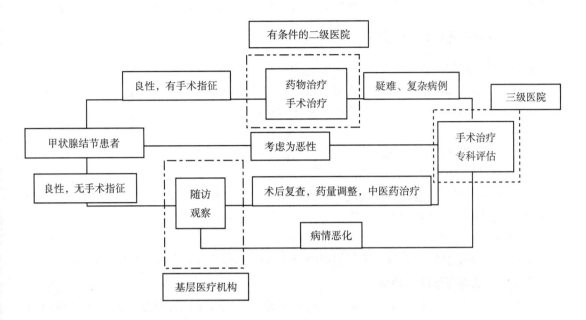

## （三）双向转诊标准

1. 上转至二级及以上医院的标准

（1）社区初诊的甲状腺结节患者，如有以下情况之一：

①结节较大，触诊结节下极位于胸骨切迹以下，考虑胸骨后甲状腺肿物者；

②结节较大，患者有吞咽不适、呼吸不畅等症状，或推压气管偏向对侧者；

③结节质地较硬者，或与周围组织有粘连；

④出现声音嘶哑者；

⑤高度可疑为甲状腺癌，需要进一步明确诊断，或者确诊为甲状腺癌，需要手术治疗；

⑥有甲状腺癌家族；

⑦幼年时期有明确电离辐射接触史；

⑧合并有甲状腺功能亢进或者甲状腺功能减退症状。

（2）在社区随访的甲状腺结节患者，如有以下情况之一：

①结节增长速度较快，或与周围组织粘连；

②新近出现声音嘶哑、吞咽不适、呼吸不畅；

③高度可疑为甲状腺癌，需要进一步明确诊断，或者确诊为甲状腺癌，需要手术治疗；

④甲状腺癌手术或核素治疗后定期随访患者，需要调整甲状腺素等药物的；

⑤甲状腺癌积极外科或核素治疗后，出现可疑肿瘤复发或转移的；

⑥其他需要上级医疗机构处理的情形。

（3）如有以下情况之一：

①患者有中医药治疗需求，但基层医疗卫生机构不能提供者；

②经中医综合治疗 2~4 周后，症状未明显改善者。

2. 下转至基层医疗卫生机构的标准

诊断明确，专科治疗结束（外科手术、核素治疗等）或者内科治疗方案确定，或者中医辨证治疗方案或中成药治疗方案确定，病情稳定的患者可下转至基层医疗卫生机构。

### 三、甲状腺癌患者的筛查、诊断与评估

（一）甲状腺癌筛查

主要以颈部触诊为主，重点检查甲状腺。对触诊发现甲状腺结节的患者进行颈部彩超检查。不建议使用颈部超声检查对普通人群进行筛查。

1. 定期筛查

健康成人定期检查甲状腺超声、甲状腺功能。

2. 机会性筛查

健康体检、本人或他人偶然发现甲状腺结节者；在单位医务室、医院等日常诊疗过程中检测发现甲状腺结节者。

3. 重点人群筛查

有幼年电离辐射接触史者，甲状腺癌家族史者或者直系亲属中有甲状腺癌患者。

（二）甲状腺癌诊断与评估

根据患者病史、症状、体征、颈部肿物查体情况，结合甲状腺功能检查、甲状腺超声检查表现，依靠病理学检查明确诊断。推荐超声引导下细针穿刺细胞学检查。细胞学结果建议按照 Bethesda 系统报告。对于细胞学检查结果为可疑恶性肿瘤或甲状腺癌的应根据病情行手术治疗。甲状腺癌的最终诊断由术后石蜡病理检查确诊。

1. 病史采集

（1）病史：发病年龄（时间）、症状（颈部肿物、是否伴有声音嘶哑、吞咽不畅、呼吸困难、面色潮红、腹泻等）。

（2）既往史：了解有无幼年接触电离辐射史。有无其他内分泌疾病史（肾上腺结节、垂体瘤等病史）。有无心脏病、高血压、糖尿病等慢性疾病史。

（3）个人史：生活方式（饮食、酒、烟等）。女性需采集月经婚育史。

（4）家族史：询问有无甲状腺疾病家族史。有无肿瘤家族史。

（5）社会心理因素：了解家庭、工作、个人心理、文化程度等社会心理因素。

2. 体格检查

（1）体温、心率、心律、脉搏、血压、身高、体重。

（2）颈前部、侧部及锁骨上淋巴结触诊。

（3）有无突眼、手抖、胫前水肿等。

3. 实验室检查

根据患者病情需要及医疗机构实际情况，科学选择相应的检查项目，具体分为基本项目，推荐项目和选择项目。

（1）基本项目：甲状腺功能五项（TT3、TT4、FT3、FT4、TSH）。

（2）推荐项目：血常规、尿常规、血生化（电解质、钙、磷）、甲状腺球蛋白（TG）、甲状腺球蛋白抗体（TG-Ab）。

（3）选择项目：甲状腺过氧化酶抗体（TPO-Ab）、降钙素（Ct）、癌胚抗原（CEA）（怀疑甲状腺髓样癌者必须检查），个别患者需要 RET 基因检测。

4. 影像学检查和细胞学检查

根据患者病情选择。

（1）基本项目：颈部彩超。

（2）推荐项目：颈胸部增强 CT（怀疑胸骨后甲状腺肿物或怀疑甲状腺癌伴颈部淋巴结转移）、超声引导下细针穿刺细胞学检查（FNA-C）。

（3）选择项目：颈部核磁共振（对于碘造影剂过敏者）、BRAFV600E 突变检测。

5. 甲状腺癌术前评估

主要评估患者手术适应证和禁忌证。术前检查项目分为基本项目和推荐项目。

（1）基本项目：血常规、血型、生化、凝血功能、感染性疾病筛查、甲状腺功能全项、心电图、X 线胸片（或胸部 CT）、颈部超声检查。

（2）推荐项目：尿常规、便常规、超声心动图，怀疑有颈部淋巴结转移的应检查颈胸部增强 CT 或增强 MRI（碘造影剂过敏者）。

6. 甲状腺癌术后评估

分化型甲状腺癌术后患者，建议结合美国甲状腺学会《甲状腺结节与分化型甲状腺癌诊疗指南》进行病情评估和危险分层，以判断术后是否需要行核素治疗，并确定内分泌治疗方案。

### （三）中医诊断与分型

对应用中医药治疗的患者，应遵循"四诊合参"的原则，重点进行病史、症状与体征、舌脉诊等综合信息采集。中医常见辨证分型如下：

1. 气郁痰结证：瘿瘤坚硬，推之不移，胀痛或压痛，胸闷憋气，呼吸困难，吞咽梗痛，舌质淡，苔薄，脉弦滑。

2. 痰瘀互结证：瘿瘤增大或成片结块，疼痛，质地坚硬，咳喘痰多，声音嘶哑，胸闷胸痛，大便艰涩，舌苔薄白或白腻，舌质紫暗或瘀斑瘀点，脉弦滑或细涩。

3. 痰毒热结证：颈部肿块凹凸不平，迅速增大，灼热疼痛，连及头项，声音嘶哑，吞咽不适，呼吸困难，咳吐黄痰，大便干结，小便短赤，舌质绛，苔黄燥，脉弦滑。

4. 气阴两虚证：颈部肿块，心悸气短，乏力，自汗盗汗，精神弱，口干舌燥，五心烦热，头晕目眩，纳呆食少，舌质红，苔少，脉沉细无力。

## 四、甲状腺癌患者的治疗

1. 甲状腺乳头状癌、滤泡癌和髓样癌，首选手术治疗。转诊至三级医院或具备能力的二级医院完成手术。术后按危险分层决定是否行核素（$^{131}$I）治疗。手术后进行内分泌治疗（使用甲状腺素制剂等药物治疗）、中医药治疗。术后随访可转诊至下级医院。

2. 考虑为未分化癌的病例，由三级以上医院专科医师评估手术指征并制定治疗方案。

## 五、甲状腺癌患者的管理

### （一）甲状腺癌患者术后复查

在为患者实施手术或核素治疗的二级以上医院进行。

1. 甲状腺癌患者手术后通常需要长期服用甲状腺素制剂行内分泌治疗，部分合并甲状旁腺功能减退的患者需要联合使用维生素 D、钙制剂。患者需终生定期复查。术后 3 年内，每 3~6 个月复查 1 次。如果患者病情稳定，3 年后可每 6~12 个月复查 1 次。

2. 复查项目：主要是行颈部超声和甲状腺功能检查。建议每年至少评估 1 次肺部情况（X 线胸片或胸部 CT）。对于分化型甲状腺癌行全甲状腺切除患者，应检查甲状腺球蛋白（TG）。对于甲状腺髓样癌患者，应检查降钙素（Ct）和癌胚抗原（CEA）。

### （二）并发症及合并症的检查

甲状腺癌患者术后常见合并症包括喉返神经损伤、甲状旁腺功能减退等。随访时应评估患者的发音情况、有无手足发麻、手足搐搦情况等。甲状腺癌患者行颈部淋巴结清扫术后常见颈部感觉减退、颈面部水肿、肩部运动障碍等。

甲状腺功能亢进患者可出现心脏、眼部等靶器官损害表现。甲状腺功能减退患者可出现发育迟缓、月经稀发等。

基层医疗机构医师应认真评估病情，及时转诊。二级以上医疗机构医师应按照病情给予相应治疗和处理。

### （三）中医健康管理

1. 体质辨识与干预。

2. 辨证施膳：根据中医辨证或体质辨识和食物性味归经给予膳食指导。

3. 情志调理：为患者辨证选择不同的音乐和恰当的娱乐方式等，调畅情志，愉悦心情。

4. 运动调养：指导患者合理开展太极拳、八段锦、五禽戏等运动。

（上接第 656 页）

今年本市在全国范围内率先并首次发布了四类主要慢性病早死概率。去年全市 30 岁至 70 岁（不含 70 岁）户籍居民恶性肿瘤、心血管疾病、糖尿病、慢性呼吸系统疾病四类主要慢性非传染性疾病的早死概率为 11.11%。

这个数据意味着，现在一个 30 岁的人在其 70 岁生日之前死于这四类慢性病之中任意一类疾病的概率是 11.11%。这个指标是世界卫生组织推荐作为评价国家慢性病控制水平的重要指标。与世界卫生组织公布的 194 个国家 2012 年结果相比，北京市该指标位居第二十位，接近瑞士、日本、韩国、澳大利亚等发达国家的水平（<15%）。

## 四、市民期望寿命达 81.95 岁

截至 2015 年底，北京市常住人口为 2170.5 万人。2015 年北京市户籍居民平均期望寿命为 81.95 岁，比 2014 年上升 0.14 岁，比 2010 年（"十一五"末）上升了 1.14 岁。户籍孕产妇死亡率为 8.69/10 万，比 2010 年下降 28.4%。北京市户籍人口婴儿死亡率为 2.42‰，比 2010 年下降 26.4%；户籍人口 5 岁以下儿童死亡率为 3.02‰，比 2010 年下降 27.4%。提前实现了北京市政府颁布实施的《健康北京"十二五"发展建设规划》目标，这些基本健康指标与发达国家水平接近。

（注：本书转载时略有删减）

（北京晨报记者 徐晶晶，来源：《北京晨报》2016 年 6 月 30 日）

❖ 肿瘤科研新动态 ❖

# 2016 年中国肿瘤临床试验蓝皮书

本蓝皮书纳入统计的肿瘤试验全部来源于 CDE 临床试验登记网站（http://www.china-drugtrials.org.cn/eap/main），时间以登记网站上"首次公示信息日期"作为统计时间节点，有些试验可能早就结束，但首次公示信息日期是 2016 年，则纳入统计；有些试验如果招募的是健康受试者，则不在统计范围以内。

## 一、2016 年中国肿瘤临床试验涉及多少个瘤种？涉及多少个药物？

2016 年中国肿瘤临床试验涉及了 53 个瘤种（瘤种之间会有重叠），比较常见的肿瘤中都有开展试验，但妇科肿瘤极少，只有卵巢癌、输卵管癌和宫颈鳞癌各 1 项（见表 1）。

从表 1 可以看出，如果不考虑实体瘤（一般 I 期试验不限制具体瘤种，任何晚期实体瘤可以入组，除了进行剂量探索外，还进行瘤种探索），试验数量最多的前五个瘤种是非小细胞肺癌、乳腺癌、黑色素瘤、胃癌或胃食管结合部腺癌和肝细胞癌；黑色素瘤能排在第四，令人吃惊，毕竟这个瘤种在中国发病率并不高。

相关试验药物排名和试验数量是一致的。

表 1　瘤种分布

| 排名 | 瘤 种 | 试验数量 | 药物数量 | 排名 | 瘤 种 | 试验数量 | 药物数量 |
|---|---|---|---|---|---|---|---|
| 1 | 实体瘤 | 30 | 30 | 11 | 结直肠癌 | 3 | 3 |
| 2 | 非小细胞肺癌 | 29 | 24 | 15 | 非霍奇金淋巴瘤 | 2 | 2 |
| 3 | 乳腺癌 | 19 | 14 | 15 | 甲状腺癌 | 2 | 2 |
| 4 | 黑色素瘤 | 7 | 7 | 15 | 慢性髓系白血病 | 2 | 2 |
| 5 | 胃癌或胃食管结合部腺癌 | 7 | 6 | 15 | 脑胶质瘤 | 2 | 2 |
| 6 | 肝细胞癌 | 6 | 6 | 15 | 肾癌 | 2 | 1 |
| 6 | 食管癌 | 6 | 6 | 15 | 套细胞淋巴瘤 | 2 | 2 |
| 8 | 多发性骨髓瘤 | 5 | 5 | 15 | 胃肠道实体瘤 | 2 | 2 |
| 9 | 前列腺癌 | 5 | 4 | 15 | 胰腺神经内分泌瘤 | 2 | 2 |
| 10 | 弥漫性大 B 细胞淋巴瘤 | 4 | 4 | 23 | Barrett 食管、食管癌 | 1 | 1 |
| 11 | B 细胞淋巴瘤 | 3 | 3 | 23 | B 细胞非霍奇金淋巴瘤 | 1 | 1 |
| 11 | 鼻咽癌 | 3 | 3 | 23 | CD30 阳性霍奇金淋巴瘤（HL） | 1 | 1 |
| 11 | 急性髓系白血病 | 3 | 3 | 23 | HER-2 阳性晚期恶性实体瘤 | 1 | 1 |

续　表

| 排名 | 瘤 种 | 试验数量 | 药物数量 | 排名 | 瘤 种 | 试验数量 | 药物数量 |
|------|--------|----------|----------|------|--------|----------|----------|
| 23 | 成熟 B 细胞肿瘤 | 1 | 1 | 23 | 泌尿系统肿瘤晚期恶性肿瘤 | 1 | 1 |
| 23 | 胆道癌 | 1 | 1 | 23 | 膀胱癌 | 1 | 1 |
| 23 | 胆管癌 | 1 | 1 | 23 | 皮肤 T 细胞淋巴瘤 | 1 | 1 |
| 23 | 惰性 B 细胞非霍奇金淋巴瘤 | 1 | 1 | 23 | 输卵管癌 | 1 | 1 |
| 23 | 非胰腺神经内分泌瘤 | 1 | 1 | 23 | 头颈部鳞癌 | 1 | 1 |
| 23 | 肺肉瘤样癌 | 1 | 1 | 23 | 外周 T/NK 细胞淋巴瘤 | 1 | 1 |
| 23 | 腹膜癌 | 1 | 1 | 23 | 外周 T 细胞淋巴瘤 | 1 | 1 |
| 23 | 宫颈鳞癌 | 1 | 1 | 23 | 系统性间变性大细胞淋巴瘤（sALCL） | 1 | 1 |
| 23 | 霍奇金淋巴瘤 | 1 | 1 | 23 | 小淋巴细胞淋巴瘤 | 1 | 1 |
| 23 | 淋巴瘤 | 1 | 1 | 23 | 小细胞肺癌 | 1 | 1 |
| 23 | 卵巢癌 | 1 | 1 | 23 | 血液肿瘤 | 1 | 1 |
| 23 | 滤泡淋巴瘤 | 1 | 1 | 23 | 胰腺癌 | 1 | 1 |
| 23 | 慢性粒细胞白血病 | 1 | 1 | 23 | 皮肤癌 | 1 | 1 |
| 23 | 慢性淋巴细胞白血病 | 1 | 1 | | | | |

## 二、2016 年中国肿瘤临床试验有多少家牵头医院？

一家医院能牵头多少个项目某种程度上也反映了该医院的实力和影响力，临床试验是科研的一部分（见表 2、表 3）。

表 2　牵头医院分布

| 排名 | 医院名称 | 试验数量 | 排名 | 医院名称 | 试验数量 |
|------|----------|----------|------|----------|----------|
| 1 | 中国医学科学院肿瘤医院 | 27 | 11 | 上海瑞金医院 | 3 |
| 2 | 北京大学肿瘤医院 | 18 | 11 | 上海长海医院 | 3 |
| 3 | 307 医院 | 16 | 13 | 北京大学人民医院 | 2 |
| 4 | 中山大学肿瘤防治中心 | 14 | 13 | 北京世纪坛医院 | 2 |
| 5 | 复旦大学附属肿瘤医院 | 9 | 13 | 北京协和医院 | 2 |
| 6 | 广东省人民医院 | 8 | 13 | 吉林大学第一医院 | 2 |
| 7 | 上海市肺科医院 | 7 | 13 | 吉林省肿瘤医院 | 2 |
| 8 | 中国医学科学院血液病医院 | 6 | 13 | 江苏省人民医院 | 2 |
| 9 | 南京八一医院 | 5 | 13 | 四川大学华西医院 | 2 |
| 9 | 上海市胸科医院 | 5 | 20 | Cedars-Sinai Medical Center | 1 |

| 排名 | 医院名称 | 试验数量 | 排名 | 医院名称 | 试验数量 |
|------|----------|----------|------|----------|----------|
| 20 | University of California San Francisco Helen Diller Family Comprehensive Cancer Center | 1 | 20 | 上海市第六人民医院 | 1 |
| | | | 20 | 上海市第一人民医院 | 1 |
| 20 | Weston Park Hospital | 1 | 20 | 上海长征医院 | 1 |
| 20 | 北京朝阳医院 | 1 | 20 | 浙江大学医学院附属第二医院 | 1 |
| 20 | 北京大学第三医院 | 1 | 20 | 中国人民解放军陆军总医院 | 1 |
| 20 | 河北医科大学第四医院 | 1 | 20 | 中山大学附属第一医院 | 1 |

备注：（1）很多Ⅰ期试验只有1家医院，本蓝皮书也默认为牵头医院；

（2）有3家医院为国外医院，根据推测有3个试验在中国没有牵头医院，一般国际多中心项目在中国会有1家牵头医院。

2016年中国肿瘤临床试验共有31家医院作为牵头医院，中国医学科学院肿瘤医院以牵头27项研究遥遥领先，"北上广"其他3家肿瘤专科医院：北京大学肿瘤医院、中山大学肿瘤防治中心和复旦大学附属肿瘤医院位列第二、第四和第五；307医院以牵头16项研究位列第三，令人吃惊，但307医院只有两位主要研究者，分别是徐建明牵头10项，江泽飞牵头6项。

**表3　牵头医院所涉及地域分布**

| 地区分布 | 百分比 | 试验数量 | 地区分布 | 百分比 | 试验数量 |
|----------|--------|----------|----------|--------|----------|
| 北京 | 41% | 70 | 天津 | 4% | 6 |
| 上海 | 18% | 30 | 吉林 | 2% | 4 |
| 部队 | 15% | 26 | 四川 | 1% | 2 |
| 广东 | 13% | 23 | 浙江 | 1% | 1 |
| 江苏 | 4% | 7 | 河北 | 1% | 1 |

全国GDP排名第三位的山东未能有牵头医院，部队医院仍然是中国肿瘤临床试验的中坚。

### 三、2016年中国肿瘤临床试验共有70位主要研究者

见表4、表5。

表 4　主要研究者分布 1

| 排名 | 主要研究者 | 试验数量 | 所在医院 |
| --- | --- | --- | --- |
| 1 | 石远凯 | 13 | 中国医学科学院肿瘤医院 |
| 2 | 徐建明 | 10 | 307 医院 |
| 2 | 朱军 | 10 | 北京大学肿瘤医院 |
| 4 | 沈琳 | 9 | 北京大学肿瘤医院 |
| 4 | 吴一龙 | 9 | 广东省人民医院 |
| 6 | 郭军 | 8 | 北京大学肿瘤医院 |
| 6 | 徐兵河 | 8 | 中国医学科学院肿瘤医院 |
| 8 | 张力 | 7 | 中山大学肿瘤防治中心 |
| 8 | 周彩存 | 7 | 上海市肺科医院 |
| 10 | 江泽飞 | 6 | 307 医院 |
| 10 | 徐瑞华 | 6 | 中山大学肿瘤防治中心 |
| 10 | 秦叔逵 | 6 | 南京八一医院 |
| 13 | 胡夕春 | 4 | 复旦大学附属肿瘤医院 |
| 13 | 邱录贵 | 4 | 中国医学科学院血液病医院 |
| 15 | 叶定伟 | 3 | 复旦大学附属肿瘤医院 |
| 16 | 程颖 | 2 | 吉林省肿瘤医院 |
| 16 | 丁艳华 | 2 | 吉林大学第一医院 |
| 16 | 韩宝惠 | 2 | 上海市胸科医院 |
| 16 | 陆舜 | 2 | 上海市胸科医院 |
| 16 | 孙颖浩 | 2 | 上海长海医院 |
| 16 | 李进 | 2 | 复旦大学附属肿瘤医院 |
| 16 | 郭小毛 | 2 | 复旦大学附属肿瘤医院 |
| 23 | Howard Sandler | 1 | Cedars-Sinai Medical Center |
| 23 | Hope S. Rugo | 1 | University of California San Francisco Helen Diller Family Comprehensive Cancer Center |
| 23 | Robert Coleman | 1 | Weston Park Hospital |
| 23 | 毕锋 | 1 | 四川大学华西医院 |
| 23 | 曹军宁 | 1 | 复旦大学附属肿瘤医院 |
| 23 | 陈革 | 1 | 北京协和医院 |
| 23 | 陈敏华 | 1 | 北京大学肿瘤医院 |
| 23 | 陈文明 | 1 | 北京朝阳医院 |
| 23 | 高玉环 | 1 | 河北医科大学第四医院 |
| 23 | 迟志宏 | 1 | 北京大学肿瘤医院 |
| 23 | 侯健 | 1 | 上海长征医院 |
| 23 | 黄慧强 | 1 | 中山大学肿瘤防治中心 |
| 23 | 赫捷 | 1 | 中国医学科学院肿瘤医院 |

| 排名 | 主要研究者 | 试验数量 | 所在医院 |
|---|---|---|---|
| 23 | 黄镜 | 1 | 中国医学科学院肿瘤医院 |
| 23 | 黄晓军 | 1 | 北京大学人民医院 |
| 23 | 景红梅 | 1 | 北京大学第三医院 |
| 23 | 李军民 | 1 | 上海瑞金医院 |
| 23 | 李文斌 | 1 | 北京世纪坛医院 |
| 23 | 李兆申 | 1 | 上海长海医院 |
| 23 | 林岩松 | 1 | 北京协和医院 |
| 23 | 刘凌翔 | 1 | 江苏省人民医院 |
| 23 | 邵凤 | 1 | 江苏省人民医院 |
| 23 | 刘霆 | 1 | 四川大学华西医院 |
| 23 | 糜坚青 | 1 | 上海瑞金医院 |
| 23 | 齐军元 | 1 | 中国医学科学院血液病医院 |
| 23 | 邵志敏 | 1 | 复旦大学附属肿瘤医院 |
| 23 | 沈志祥 | 1 | 上海瑞金医院 |
| 23 | 包丽华 | 1 | 江苏省人民医院 |
| 23 | 束永前 | 1 | 江苏省人民医院 |
| 23 | 欧宁 | 1 | 江苏省人民医院 |
| 23 | 王贵齐 | 1 | 中国医学科学院肿瘤医院 |
| 23 | 王建祥 | 1 | 中国医学科学院血液病医院 |
| 23 | 王洁 | 1 | 中国医学科学院肿瘤医院 |
| 23 | 王金万 | 1 | 中国医学科学院肿瘤医院 |
| 23 | 周爱萍 | 1 | 中国医学科学院肿瘤医院 |
| 23 | 王凯 | 1 | 浙江大学医学院附属第二医院 |
| 23 | 楼洪刚 | 1 | 浙江大学医学院附属第二医院 |
| 23 | 王理伟 | 1 | 上海市第一人民医院 |
| 23 | 王树森 | 1 | 中山大学肿瘤防治中心 |
| 23 | 吴令英 | 1 | 中国医学科学院肿瘤医院 |
| 23 | 周清 | 1 | 广东省人民医院 |
| 23 | 李宇红 | 1 | 中山大学肿瘤防治中心 |
| 23 | 杨衿记 | 1 | 广东省人民医院 |
| 23 | 杨申淼 | 1 | 北京大学人民医院 |
| 23 | 姚阳 | 1 | 上海市第六人民医院 |
| 23 | 依荷芭丽·迟 | 1 | 中国医学科学院肿瘤医院 |
| 23 | 殷晓煜 | 1 | 中山大学附属第一医院 |
| 23 | 于忠和 | 1 | 中国人民解放军陆军总医院 |

表5 某种程度上代表了医院学科发展的平衡性以及影响力的分布。

### 四、2016 年中国肿瘤临床试验涉及的化药/生物药/中药试验数量

从表6 比较清晰的看到，2016 年中国一共开展了157 项肿瘤临床试验（其他表格的统计中由于有重复计算，不是很准确），化学药物和生物药物差不多是 3∶1。

**表5　主要研究者分布2**

| 医　院 | 贡献主要研究者数量 |
| --- | --- |
| 中国医学科学院肿瘤医院 | 10 |
| 复旦大学附属肿瘤医院 | 6 |
| 北京大学肿瘤医院 | 5 |
| 中山大学肿瘤防治中心 | 5 |

**表6　试验药物分布**

| | 试验数量 | 百分比 |
| --- | --- | --- |
| 化学药物 | 116 | 73.9% |
| 生物药 | 40 | 25.5% |
| 中药 | 1 | 0.6% |
| 合计 | 157 | |

### 五、2016 年中国肿瘤临床试验涉及的申办方

见表7。

**表7　申办方分布**

| 排名 | 申办方 | 试验数量 | 排名 | 申办方 | 试验数量 |
| --- | --- | --- | --- | --- | --- |
| 1 | 江苏恒瑞医药股份有限公司 | 14 | 13 | 百泰生物药业有限公司 | 3 |
| 2 | 罗氏（中国）投资有限公司 ※ | 8 | 13 | 杭州艾森医药研究有限公司 | 3 |
| 3 | 上海君实生物医药科技有限公司 | 7 | 13 | 卡南吉医药科技（上海）有限公司 | 3 |
| 4 | 苏州泽璟生物制药有限公司 | 6 | 13 | 浙江海正药业股份有限公司 | 3 |
| 5 | 西安杨森制药有限公司 ※ | 5 | 13 | 中国科学院上海药物研究所 | 3 |
| 5 | 和记黄埔医药（上海）有限公司 | 5 | 22 | AB 科学公司 ※ | 2 |
| 5 | 默沙东研发（中国）有限公司 ※ | 5 | 22 | 广州博济医药生物技术股份有限公司 | 2 |
| 5 | 信达生物制药（苏州）有限公司 | 5 | 22 | 百泰生物药业有限公司 | 2 |
| 5 | 石药集团中奇制药技术（石家庄）有限公司 | 5 | 22 | 北京浦润奥生物科技有限责任公司 | 2 |
| 10 | 百济神州（北京）生物科技有限公司 | 4 | 22 | 广东东阳光药业有限公司 | 2 |
| 10 | 贝达药业股份有限公司 | 4 | 22 | 杭州华东医药集团新药研究院有限公司 | 2 |
| 10 | 江苏正大天晴药业股份有限公司 | 4 | 22 | 苏州迈泰生物技术有限公司 | 2 |
| 13 | 阿斯利康投资（中国）有限公司 ※ | 3 | 22 | 美国礼来亚洲公司上海代表处 ※ | 2 |
| 13 | 拜耳医药保健有限公司 ※ | 3 | 22 | 深圳微芯生物科技有限责任公司 | 2 |
| 13 | 百时美施贵宝（中国）投资有限公司 ※ | 3 | 22 | 杭州泰格医药科技股份有限公司 | 2 |
| 13 | 北京诺华制药有限公司 ※ | 3 | 22 | 正大天晴药业集团股份有限公司 | 2 |

| 排名 | 申办方 | 试验数量 | 排名 | 申办方 | 试验数量 |
|---|---|---|---|---|---|
| 22 | 北京赛林泰医药技术有限公司 | 2 | 33 | 英创远达（北京）生物医药科技有限公司 | 1 |
| 33 | 沈阳药科大学 | 1 | 33 | 南京爱德程宁欣药物研发有限公司 | 1 |
| 33 | 沈阳鑫泰格尔医药科技开发有限公司 | 1 | 33 | 南京圣和药业股份有限公司 | 1 |
| 33 | 本溪经济开发区康迈斯医药有限公司 | 1 | 33 | 南京卓泰医药科技有限公司 | 1 |
| 33 | BeyondSpring Pharmaceuticals, Inc. ※ | 1 | 33 | 齐鲁制药有限公司 | 1 |
| 33 | 大连万春生物技术有限公司 | 1 | 33 | 青龙高科技股份有限公司 | 1 |
| 33 | 新基医药信息咨询（上海）有限公司 | 1 | 33 | 山东轩竹医药科技有限公司 | 1 |
| 33 | 北京阿克赛诺医药研发咨询有限公司 | 1 | 33 | 上海艾力斯医药科技有限公司 | 1 |
| 33 | Onyx Pharmaceuticals, Inc. /DSM Pharmaceuticals, Inc. (DPI) ※ | 1 | 33 | 上海复旦张江生物医药股份有限公司 | 1 |
| | | | 33 | 上海海抗中医药科技发展有限公司 | 1 |
| 33 | 武田药品（中国）有限公司 ※ | 1 | 33 | 上海津曼特生物科技有限公司 | 1 |
| 33 | 安徽省天康药业有限公司 | 1 | 33 | 神州细胞工程有限公司 | 1 |
| 33 | 勃林格殷格翰（中国）投资有限公司 ※ | 1 | 33 | 沈阳鑫泰格尔医药科技开发有限公司 | 1 |
| 33 | 安斯泰来制药（中国）有限公司 ※ | 1 | 33 | 本溪经济开发区康迈斯医药有限公司 | 1 |
| 33 | Plexxikon Inc. /Catalent Pharma Solutions ※ | 1 | 33 | 四川大学 | 1 |
| 33 | 北京华世天富生物医药科技有限公司 | 1 | 33 | 四川九章生物化工科技发展有限公司 | 1 |
| 33 | 北京康辰药业股份有限公司 | 1 | 33 | 苏州开拓药业有限公司 | 1 |
| 33 | 北京浦润奥生物科技有限责任公司 | 1 | 33 | 苏州思坦维生物技术有限责任公司 | 1 |
| 33 | 成都康弘生物科技有限公司 | 1 | 33 | 美国福源集团 ※ | 1 |
| 33 | 福建省龙华药业有限责任公司 | 1 | 33 | 天津溥瀛生物技术有限公司 | 1 |
| 33 | 福州大学 | 1 | 33 | 北京未名福源基因药物研究中心有限公司 | 1 |
| 33 | 国药一心制药有限公司 | 1 | 33 | 北京美福源生物医药科技有限公司 | 1 |
| 33 | 哈尔滨誉衡药业股份有限公司 | 1 | 33 | 烟台荣昌生物工程有限公司 | 1 |
| 33 | 北京美迪康信医药科技有限公司 | 1 | 33 | 扬子江药业集团有限公司 | 1 |
| 33 | 嘉和生物药业有限公司 | 1 | 33 | 兆科药业（合肥）有限公司 | 1 |
| 33 | 江苏太平洋美诺克生物药业有限公司 | 1 | 33 | 意大利 Sigma-Tau 制药集团 ※ | 1 |
| 33 | 中国人民解放军第四军医大学 | 1 | 33 | 德国 Haupt 制药公司 ※ | 1 |
| 33 | 江苏泰康生物医药有限公司 | 1 | 33 | 浙江导明医药科技有限公司 | 1 |
| 33 | 泰州贝今生物技术有限公司 | 1 | 33 | 杭州容立医药科技有限公司 | 1 |
| 33 | 江苏先声药业有限公司 | 1 | 33 | 重庆复创医药研究有限公司 | 1 |
| 33 | 上海迪诺医药科技有限公司 | 1 | 33 | 江苏万邦生化医药股份有限公司 | 1 |
| 33 | 江西青峰药业有限公司 | 1 | 33 | 南京爱德程医药科技有限公司 | 1 |
| 33 | 美国波士顿生物技术公司 ※ | 1 | 合计 | | 187 |
| 33 | 北京强新生物科技有限公司 | 1 | | | |

※ 为外资申办方（注：将原文表8 "外资申办方分布"并入表7）

　　从表 7 可以看出，恒瑞医药以 14 项研究位列 2016 年中国肿瘤临床试验第一，罗氏紧随其后，但位列外资申办方第一。2016 年共有 97 家申办方，其中 19 家外资申办方（没有进一步核实数据），国内企业共申报了 148 项研究，外资企业申报了 44 项研究。

### 六、2016 年中国肿瘤临床试验涉及国内试验/国际多中心的数量

　　见表 9。

表 9　国内试验/国际多中心分布

|  | 试验数量 | 百分比 |
|---|---|---|
| 国内试验 | 125 | 79.6% |
| 国际多中心 | 32 | 20.4% |
| 合计 | 157 | |

　　国内试验（包括一些外资申办方做的桥接试验）和国际多中心几乎是 4：1。

### 七、2016 年中国肿瘤临床试验涉及的试验分期

　　见表 10。

表 10　试验分期

| 分期 | 试验数量 | 百分比 | 分期 | 试验数量 | 百分比 |
|---|---|---|---|---|---|
| Ⅰ 期 | 82 | 52.2% | Ⅳ 期 | 3 | 1.9% |
| Ⅰ/Ⅱ 期 | 4 | 2.5% | 真实世界研究 | 1 | 0.6% |
| Ⅱ 期 | 17 | 10.8% | 未知分期 | 1 | 0.6% |
| Ⅱ/Ⅲ 期 | 2 | 1.3% | 合计 | 157 | |
| Ⅲ 期 | 47 | 29.9% | | | |

　　Ⅰ 期试验超过 50%，说明 2016 年（可能也包括 2015 年年底）新进入临床试验的项目大大增加。

（转载自：临床试验招募信息）

　　【编者注】本书对本文中存在的个别疏漏进行了订正。

# 我国抗癌新药普那布林开展中美澳Ⅲ期临床试验取得进展

## 孙燕院士寄语：

2016 年科技创新及两院院士大会上，习近平主席提到在"十二五"期间我们有两个自主

研发的抗肿瘤药（阿帕替尼和西达本胺）进入市场。"十三五"我们就一定要有更多的新药通过临床验证走出来。所以我们的任务既光荣又艰辛，需要大家团结协作才能完成。我们高兴地看到：通过全国同道的努力和开展大协作，安罗替尼、艾维替尼和奥希替尼都已经取得骄人的初步成果。普那布林是我们第一个我国自主研发的抗癌药由中、美、澳三国同时开展的Ⅲ期多中心临床试验。我期待同道们共同努力在 2017 年高质量迅速完成我们的入组任务，争取成为"十三五"的重要创新成果之一。不辜负时代和党中央对我们的期望！

### 普那布林：拥有全球专利布局的 1.1 类抗肿瘤新药

普那布林是万春药业有限公司自主研发的拥有全球专利布局的 1.1 类抗肿瘤新药，是从天然海藻中发现的全新小分子化合物，具有多方面的抗肿瘤活性（彩图 1，见 714 页）：

（1）有免疫增强机制，通过促进树突状细胞成熟活化，激活肿瘤抗原特异性 T 细胞反应，放大抗肿瘤免疫反应，与免疫检查点抑制剂合用在有免疫系统的动物模型 MC38 上有增效作用，且增效有统计学意义；

（2）直接激活 JNK 信号通路，促使肿瘤细胞凋亡；

（3）通过抑制微管蛋白聚合，使肿瘤血管的内皮细胞肿胀，堵塞血管从而抑制肿瘤血流量，达到"饿"死肿瘤的目的。

### Ⅱ期临床研究：显示普那布林疗效和安全性

目前，普那布林已完成两项Ⅰa、Ⅰb、Ⅱ期临床研究，还有 3 项临床研究正在进行中。Ⅱ期临床研究显示了普那布林治疗非小细胞肺癌的疗效和安全性。治疗肺部有可测量病灶的非小细胞肺癌患者，普那布林联合多西他赛较多西他赛单药，总生存（11.3 个月 *vs* 6.7 个月）和无进展生存（3.7 个月 *vs* 2.9 个月）均有优势，有效率提高近 1 倍（18.3% *vs* 10.5%）（图 2）。获得部分缓解患者中，普那布林联合多西他赛组的总生存期为 19.2 个月，较多西他赛单药组（6.2 个月）显著延长。这些数据与当前热门的 PD-1 和 PD-L1 免疫治疗研究报道的疗效相当。

安全性数据显示，普那布林+多西他赛组较多西他赛单药组的 4 级中性粒细胞减少症的发生率更低（$P<0.0001$），同时表现出良好的安全性（较 G-CSF 及其类似物，骨痛更加轻微），未出现血液学或实验室参数任何有临床意义的不良改变（图 3）。

### 国际多中心Ⅲ期临床研究：结果可期

普那布林与多西他赛合用治疗晚期非小细胞肺癌的国际多中心Ⅲ期临床试验，于 2013 年获美国 FDA 新药临床试验（IND）批准，2015 年获我国 CFDA 批准，2016 年 6 月在澳大利亚获批。

该研究在美国、中国和澳大利亚正在同时进行，研究计划入组 550 例患者。FDA 批准 75%的患者来自中国，即中国计划入组 440 例，美国和澳大利亚计划入组 110 例。

该国际多中心Ⅲ期临床研究由中国医学科学院肿瘤医院孙燕院士和石远凯副院长与上海交通大学附属上海市胸科医院韩宝惠副院长分别担任中国总 PI 和 coPI，来自全国 22 家临床研究中心的研究专家组成研究团队，目前已有 18 家开始入组患者，计划 2017 年完成

## 在可测肺病灶中有良好疗效

### 效应长久，总生存期延长4.6个月

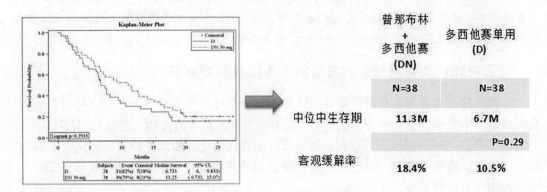

|  | 普那布林<br>+<br>多西他赛<br>(DN) | 多西他赛单用<br>(D) |
| --- | --- | --- |
|  | N=38 | N=38 |
| 中位中生存期 | 11.3M | 6.7M |
|  |  | P=0.29 |
| 客观缓解率 | 18.4% | 10.5% |

*2期临床试验于2011年8月完成

图2　普那布林+多西他赛治疗非小细胞肺癌Ⅱ期临床数据：疗效

## 中性粒细胞减少症的显著缓解

### 安全性 (意向性人群，20 + 30 mg 组)

| 不良事件 | 普那布林<br>+多西他赛<br>（n=90） | 多西他赛<br>(n=73) |
| --- | --- | --- |
| G-CSF的使用* | 10% | 30% |
| 败血症 | 0% | 3.6% |
| 严重感染 | 0% | 3.6% |
| 由于毒性，降低多西他赛剂量 | 6.7% | 19.2% |

\* 用于治疗中性粒细胞减少症。只可用于多西他赛使用24小时后。部分患者可能已经表现出一些症状。

## 普那布林意向性人群，20+30 mg/m²组 - 严重中性粒细胞减少症

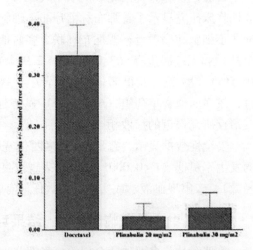

4级中性线粒细胞减少症：ANC < 0.5 x 10⁹cells/L

图3　普那布林+多西他赛治疗非小细胞肺癌Ⅱ期临床数据：安全性

全部440例患者入组。

　　该临床研究结果非常值得期待，根据 FDA 和 CFDA 相关注册要求，临床试验完成后可同时满足美国和中国的上市申请。

**其他适应证临床研究：同步进行**

FDA 已批准普那布林另外两个适应证的 IND 申请：

（1）普那布林联合 PD-1 抑制剂纳武单抗，治疗晚期非小细胞肺癌的 I／II 期临床研究已经在美国入组患者；

（2）普那布林预防化疗引起的白细胞降低症的国际多中心 II／III 期注册临床研究已经在美国启动，中国的临床试验申请也已开始。

此外，普那布林和多西他赛联合治疗 K-ras 突变的非小细胞肺癌和联合放疗治疗脑转移等多项临床前研究已基本完成。普那布林作用机制方面的研究也取得显著进展。

普那布林在全球 35 个国家进行了专利保护，万春药业拥有普那布林在全球所有专利权。

（来源：《全球肿瘤快讯》2017 年 1 月 总 176 期）

# 阿帕替尼治疗晚期胃癌的 III 期研究

近期 JCO 杂志发表了秦叔逵教授和李进教授牵头的阿帕替尼治疗晚期胃癌的 III 期研究。这是一项关于阿帕替尼二线以后治疗转移性胃/GEJ 癌患者的多中心随机双盲安慰剂对照 III 期试验。该研究显示与安慰剂相比，阿帕替尼单药能将中位总生存延长 1.8 个月，中位无进展生存延长 0.8 个月，且不良事件可控。

据一项来自于中国 32 个中心的 III 期临床试验显示，小分子酪氨酸激酶抑制剂（TKI）阿帕替尼单药治疗化疗难治性胃癌/胃食管结合部（GEJ）癌能够将中位总生存（OS）改善 1.8 个月，死亡风险比（HR）为 0.709。

此外，最常见的 3/4 级不良事件——手足综合征、蛋白尿、高血压——也较为温和、可逆转，并且对于这类大量经治的患者来说也是易于管理的。因为这类患者在他们所接受的二线及以上化疗中，都发生过不可耐受的不良事件或疾病进展。

研究作者在文章中写道："研究结果显示，对于接受过二线及以上化疗的转移性胃癌患者，阿帕替尼可作为一种新型的治疗方案"。他们同时指出，这是第一项在 III 期临床阶段显示该药治疗胃癌具有生存获益的研究。

阿帕替尼是一种与血管内皮生长因子受体 2（VEGFR-2）选择性结合的抑制剂，基于此项随机双盲安慰剂对照的 III 期试验，中国食品药品监督管理总局于 2014 年 10 月批准其用于二线后治疗转移性胃/GEJ 癌。从全球角度来讲，胃癌是世界范围内男性第三大癌症相关死因，而中国的胃癌患者几乎占到全球胃癌患者总数的一半。

研究于 2011 年 1 月~2012 年 11 月间共入组了 267 位 18~70 岁的患者，随机每天 1 次给予 850mg 阿帕替尼（阿帕替尼组，$n=176$）或安慰剂（对照组，$n=91$）。研究的主要终点是 OS 和无进展生存（PFS）。阿帕替尼组平均接受 2.9 周期治疗（每周期 28 天），72% 患者接受了 2 周期或以上治疗。安慰剂组平均接受 1.89 周期治疗，58% 患者接受了 2 周期或以上治疗（$P=0.0028$）。

### 研究结果要点

（1）阿帕替尼显著改善了中位 OS：阿帕替尼组 *vs* 对照组分别为 6.5 个月（95%CI：4.8~7.6）*vs* 4.7 个月（95%CI：3.6~5.4），HR = 0.709（95%CI：0.537~0.937，*P* = 0.0156）。

（2）阿帕替尼显著改善了中位 PFS：阿帕替尼组 *vs* 对照组分别为 2.6 个月（95%CI：2.0~2.9）*vs* 1.8 个月（95%CI：1.4~1.9），HR = 0.444（95%CI：0.331~0.595，*P* < 0.001）

（3）最终数据分析时总共发生了 83.9% 的生存事件，224 位患者死亡（阿帕替尼组 83.0% *vs* 安慰剂组 85.7%）。

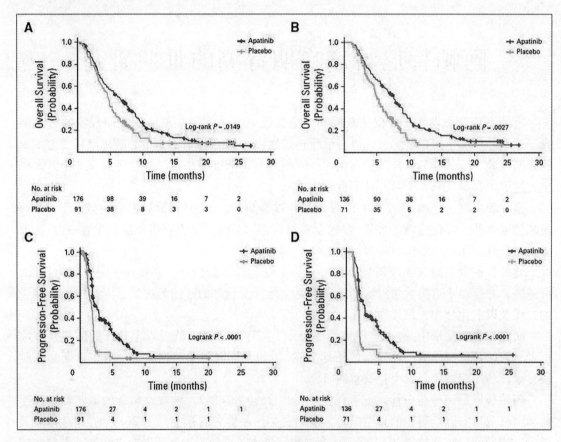

OS 及 PFS 数据

A、C：全分析集（FAS）；B、D：符合方案集（PPS）

该研究与较早的一项Ⅱ期研究的结果相一致，该Ⅱ期研究中，阿帕替尼组平均总生存 4.8 个月，比安慰剂组长 2.3 个月。研究人员指出，目前包括阿帕替尼治疗的数据在内的现有数据显示，抗血管生成策略在胃癌治疗领域是具有治疗活性的。尽管目前尚未确定

VEGF 靶向治疗具有特别的重要作用，但是目前包括贝伐单抗和雷莫芦单抗在内的后线治疗Ⅲ期试验均得到了阳性结果。

但是目前在抗血管生成药物领域的研究显示，阿帕替尼似乎是最具有希望的单药治疗药物，研究作者写道。

研究人员同时指出目前仍需要找到具有良好的证实作用的生物标志物，以确定哪些患者最有可能在血管生成抑制剂方案中获益。一项阿帕替尼治疗乳腺癌患者的研究显示，高血压及磷酸化 VEGFR-2 高表达是疗效的潜在生物标志物。

研究来自于：Randomized, Double-Blind, Placebo-Controlled Phase Ⅲ Trial of Apatinib in Patients With Chemotherapy-Refractory Advanced or Metastatic Adenocarcinoma of the Stomach or Gastroesophageal Junction. J Clin Oncol, 2016 Feb 16, ［Epub ahead of print］ PMID：26884585

原文编译自：Apatinib Shines in Gastric Cancer Trial-Novel VEGF inhibitor reduced short-term risk of death by 30%. Medpagetoday, February 17, 2016.

（来源：医脉通 2016-02-23）

# Lancet Oncology：徐兵河教授最新研究成果发布

2017 年 2 月 10 日，国际著名肿瘤学期刊《Lancet Oncology 》在线发表中国医学科学院肿瘤医院徐兵河教授牵头完成的一项前瞻性多中心随机分组临床试验结果。本研究结果曾应邀在 2016 年 ASCO 会议上做大会口头报告，《Lancet Oncology》将本研究作为此次会议的重要临床进展予以报道并特邀在该杂志发表。

对于包含蒽环和紫杉类药物多线治疗后失败的晚期乳腺癌患者，目前尚无标准治疗，一般推荐用卡培他滨单药治疗。

优替帝（Utidelone）是一种基因工程埃坡霉素类似物，由徐兵河教授主持完成的Ⅰ、Ⅱ期临床试验结果已经显示其对乳腺癌令人鼓舞的治疗活性。在此基础上，徐教授牵头组织全国 26 家医院开展了一项开放标签优效性Ⅲ期多中心随机临床试验，比较了 Utidelone 加卡培他滨和单用卡培他滨在转移性乳腺癌患者中的疗效和安全性。

入组患者为曾用蒽环和紫杉类药方案治疗后失败的晚期乳腺癌患者，按照 2：1 比例随机分入 Utidelone +卡培他滨和单用卡培他滨组。主要研究终点是无进展生存期（PFS）。自 2014 年 8 月至 2015 年 12 月，共入组 405 例。其中，试验组 270 例患者接受 Utidelone 加卡培他滨治疗，对照组 135 例患者接受卡培他滨单药治疗。

结果显示，经中心评估的中位 PFS 试验组为 8.44 个月，对照组为 4.27 个月（HR = 0.46，95%CI：0.36～0.59，$P < 0.0001$）。此外，次要研究终点中，客观缓解率分别为 40.4%和 21.5%（$P = 0.0002$），临床获益率分别为 53.9% 和 26.0%（$P < 0.0001$）。总生存事件数尚未达到，但初步分析结果显示了试验组优于对照组的明显趋势。

最常见的 3 级不良事件是外周神经毒性，试验组和对照组的发生率分别为 23%与<1%。

手足综合征是卡培他滨组最常见的 3 级不良事件，发生率8%。未发生明显的骨髓抑制。

这一研究结果表明，对既往经多程治疗后进展的乳腺癌患者，Utidelone 联合卡培他滨方案疗效显著，为晚期乳腺癌患者提供了一个有效治疗方案，该方案能够明显延长患者的无进展生存期，并有改善总生存的明显趋势。

（编译　韩　晶）

（来源：《全球肿瘤快讯》2017 年 2 月　总 177~178 期）

# 曲妥珠单抗治疗后进展的 HER-2
# 过度表达转移性乳腺癌的
# 随机Ⅲ期临床试验研究

2016 年 1 月 25 日，著名国际肿瘤学期刊《Lancet Oncology》（IF 24.69）在线发表了我院内科徐兵河教授作为通信作者的一项国际多中心临床研究结果，同时配发了乳腺癌专家、美国 Dana-Farber 肿瘤研究所 Krop 教授的评论。该研究比较了 HER-2 阳性乳腺癌患者在辅助或一线曲妥珠单抗治疗进展后，阿法替尼+长春瑞滨与曲妥珠单抗+长春瑞滨的效果。结果显示，接受阿法替尼治疗患者的无进展生存期（PFS）与曲妥珠单抗相似，但总生存期（OS）明显较曲妥珠单抗短。也就是说，曲妥珠单抗治疗后进展的患者，继续使用曲妥珠单抗联合长春瑞滨的疗效反而优于改用阿法替尼联合长春瑞滨的疗效。

这个结果很出人意料，对此结果的解释是，曲妥珠单抗除了能够抑制 HER-2 信号通路以外，还能够影响免疫系统，特别是具有激活抗体依赖细胞介导的细胞毒作用的能力，这种免疫相关的机制可能是它在多线治疗后继续使用仍有效的原因之一。今后的研究应当关注于改变治疗策略，考虑 TKI 与其他药物联用，或者用于特定适应证，同时需要深入研究 HER-2 阳性乳腺癌的生物学机制和耐药机制。

[原标题：Lancet Oncology：阿法替尼联合长春瑞滨与曲妥珠单抗联合长春瑞滨用于既往接受过一个曲妥珠单抗方案治疗后进展的 HER2 过度表达转移性乳腺癌的对比研究（LUX-Breast 1）：一项开放标签、随机 3 期临床试验]

（作者：内科李　俏）

（来源：中国医学科学院肿瘤医院网站，发布时间：2016-02-01）

# 尚永丰院士承担的国家重点基础
# 研究发展计划验收获优

近日，科技部发布了国家重点基础研究发展计划（含重大科学研究计划）2015 年结题项目验收结果。北京大学基础医学院尚永丰院士作为首席科学家的国家重点基础研究发展计划项目——恶性肿瘤发生、发展的细胞表观遗传机制（2011CB504200），以"优秀"成绩通过项目结题验收。

该项目以恶性肿瘤为研究对象，面向表观遗传学研究的国际前沿，围绕表观遗传学领域的核心科学问题，从 DNA 甲基化、组蛋白修饰、非编码 RNA 三个不同角度，分析肿瘤发生、发展及侵袭转移中表观遗传学改变，研究其之间的相互作用关系及分子调控机理，同时对肿瘤转移过程中非常重要的现象——"上皮-间质转换"的细胞重编程机制，以及肿瘤微环境对转移的作用进行了探讨，对肿瘤发生、发展及侵袭转移的分子调控网络进行了系统研究。

项目 5 年执行期间，共发表 SCI 论文 166 篇，总影响因子 1107 分，其中影响因子 20 分以上 4 篇（4 篇 Cancer Cell），10 分以上 27 篇，5～10 分的 66 篇；获得授权的发明专利 19 项；4 名青年骨干获得国家自然科学基金优秀青年项目资助。

验收专家组认为：该项目很好地完成了预定的研究计划，取得了非常好的效果，在恶性肿瘤发生、发展的表观遗传学调控的机制研究、恶性肿瘤的诊断、分子分型、药物靶点及临床应用等方面做出了多项开拓性的研究工作，部分研究已经达到国际先进水平，为进一步开展肿瘤精准医疗奠定了科学基础。

（北京大学医学部科研处）

（来源：北京大学医学部新闻网，发布日期：2016-11-16）

# 北京大学基础医学院赵颖、朱卫国等 Cell 子刊发表自噬研究成果

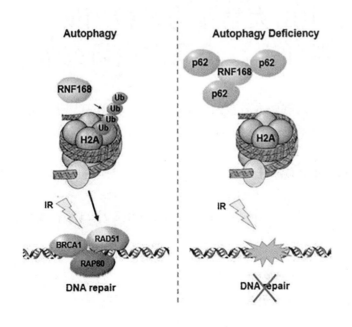

近日，北京大学基础医学院生化与分子生物学系赵颖副教授和朱卫国教授作为共同通讯作者、硕士研究生王亚楠作为第一作者在《Molecular Cell》在线发表论文"Autophagy Regulates Chromatin Ubiquitination in DNA Damage Response through Elimination of SQSTM1/p62"，阐述细胞自自噬与表观遗传和 DNA 损伤的关系。

自噬作为细胞生存的一种机制在清除损伤、衰老细胞器等生理过程中发挥重要作用，对细胞内稳态维持具有重要的意义。目前已在许多种疾病中发现细胞自噬过程的损伤或缺失。虽然自噬是在细胞质内发生的过程，但自噬的缺失会增加基因组的不稳定性并导致相关疾病发生，目前对于这一病理现象仍缺乏足够了解。

该研究发现，自噬通过去除 p62/SQSTM1 调控 DNA 损伤反应中的染色质泛素化。p62/SQSTM1 是一种作用于选择性自噬的多功能蛋白，除了作为自噬受体外，其本身也是自噬的选择性底物之一。本文揭示，自噬丧失与 DNA 损伤后组蛋白 H2A 泛素化相关联，而此关联依赖于 p62/SQSTM1 蛋白。在自噬缺陷细胞中累积的 p62/SQSTM1 直接结合并抑制对组蛋白 H2A 泛素化和 DNA 损伤反应至关重要的 E3 连接酶核 RNF168，后者因此无法招募 BRCA1、RAP80 和 Rad51 等 DNA 修复蛋白到 DNA 双链断裂（DSBs）位点，从而抑制了 DSBs 修复。此外，定位于细胞核的 p62 增加了肿瘤细胞在体内外对放射的敏感度。这些研究结果表明，自噬缺陷诱导的 p62 累积抑制组蛋白泛素化，并阐明了自噬与 DNA 损伤反应的复杂关系。

该项研究获科技部 973 计划、国家自然科学基金优青项目、国家自然科学基金创新研究群体项目及北大-清华生命科学联合中心基金资助。

论文链接：http://www.cell.com/molecular-cell/fulltext/S1097-2765(16)30190-3

（基础医学院科研办公室）

（来源：北京大学医学部新闻网，发布日期：2016-07-04）

# 中山大学张力教授团队在《柳叶刀》主刊发表研究成果

中山大学附属肿瘤医院张力教授团队的研究在《柳叶刀》主刊在线发表，2016 年 6 月，张力教授在美国临床肿瘤学会（ASCO）年会上对该研究结果进行了口头报告，日前研究获《柳叶刀》杂志特别快速通道发表。

研究结果显示，相比氟尿嘧啶联合顺铂（FP）方案，吉西他滨联合顺铂（GP）方案可显著改善复发/转移鼻咽癌患者的无进展生存和客观缓解率。GP 方案有望成为复发或转移性鼻咽癌标准的一线治疗方案。（the Lancet. 2016 年 8 月 23 日在线）

## 研究详情

该研究（GEM20110714 研究）是全球首个评价复发或转移性鼻咽癌一线化疗方案的随机、对照Ⅲ期临床研究，在张力教授的主导下，全国 22 家中心通力协作，共入组了 362 例复发或转移性的鼻咽癌患者，按 1∶1 的比例随机分入吉西他滨联合顺铂治疗组（GP 组）或氟尿嘧啶联合顺铂对照组（FP 组）。

结果显示，相比 FP 组，GP 组患者的中位无进展生存期（PFS）显著延长（7.0 个月 vs 5.6 个月，HR = 0.55，$P<0.0001$），疾病进展或死亡风险降低 45%；客观缓解率有显著提高（64.1% vs 42.0%，$P<0.0001$）；GP 组和 FP 组患者的中位总体生存期（OS）分别为 29.1 个月和 20.1 个月（HR = 0.62，$P=0.0025$）。

不良反应方面：GP 组和 FP 组分别有 180 例和 173 例患者被纳入安全性分析；两组患者总的不良反应发生率相似，GP 组的不良反应主要表现为 3~4 级白细胞减少、中性粒细胞减少和血小板减少，而 FP 组主要表现为口腔黏膜炎。

### 研究意义

鼻咽癌是东南亚及华南地区常见的恶性肿瘤。在欧洲、美洲、大洋洲和拉丁美洲国家较少，但在我国则是一种常见的恶性肿瘤。且分布具有明显的地区性差异，广东、广西、福建、湖南、江西的发病率最高，其中又以广东的发病率为首。

早期和局部晚期鼻咽癌的标准治疗方案是放、化疗，但绝大多数患者最终出现远处转移。约 15% 的鼻咽癌患者初诊时就有远处转移。复发或转移性鼻咽癌患者的预后非常差，中位生存时间仅为 20 个月左右。由于缺乏高质量的临床研究，复发或转移性鼻咽癌至今尚无标准的化疗方案。

张力教授指出，晚期鼻咽癌一线治疗时，临床上缺乏像一线治疗晚期肺癌那样能推荐的含铂两药方案作为标准治疗的循证医学证据，因此我们设计了这项 Ⅲ 期随机临床研究，这是第一项晚期鼻咽癌一线治疗的头对头比较研究。

新加坡国立癌症中心 Melvin LK Chua 教授和香港中文大学 Anthony TC 教授在同期述评中高度肯定了该研究结果，认为这项研究将改变鼻咽癌的临床实践，为晚期鼻咽癌的治疗提供新证据。吉西他滨联合顺铂可能作为复发或转移性鼻咽癌的标准一线化疗方案写入国际指南。

张力教授的此项研究填补了复发或转移性鼻咽癌治疗领域一直缺乏高水平研究支持的空白。据悉，该项研究在 ASCO 年会上进行口头报告，入选 Best of ASCO，获《柳叶刀》特审通道审稿并发表（10+10 特别快速通道，接收文章 10 个工作日，发表文章 10 个工作日），充分体现了国际顶级刊物对该研究结果的认可；也标志着我国在鼻咽癌临床研究上进入了世界领先水平。

（编译 王利军）

（来源:《全球肿瘤快讯》2016 年 8 月 总 167 期）

# 中山大学附属肿瘤医院马骏教授团队
# 研究出一种提高鼻咽癌治疗效果的新方法

中山大学附属肿瘤医院马骏教授团队牵头四川大学华西医院、佛山市第一人民医院、华中科技大学同济医院等 10 个临床研究中心共同开展了一项三药联合化疗方案（多西他赛+顺铂+5-氟尿嘧啶，简称 TPF）治疗局部晚期鼻咽癌的大型前瞻性 III 期临床试验（研究号 NCT01245959），首次证实该方法有效。研究结果于近日在全球顶级肿瘤专业杂志《柳叶刀肿瘤》在线发表（2015 年影响因子 26.5 分）。

中国的鼻咽癌发病率居世界之冠，据世界卫生组织统计，全球 40%的鼻咽癌发生在中国，其中以广东最多，因此鼻咽癌也被称为"广东瘤"，以中山大学附属肿瘤医院统计数据为例，2015 年全年收治新发鼻咽癌病例达 4703 例。由于鼻咽癌发病部位隐蔽，初次到医院就诊的患者中 70%以上已经伴有周围颅骨侵犯和颈部淋巴结转移，治疗效果差。如何提高这部分局部区域晚期患者的治疗效果，一直以来都是全世界学者的研究重点。

早在 2006 年，在中山大学 5010 临床研究项目的支持下，马骏教授团队就发现国际指南推荐的同期放化疗后给予强化的 3 个疗程的辅助化疗（双药方案顺铂+5-氟尿嘧啶，简称 PF）不适于中国人，不能提高疗效反而增加了患者的痛苦和经济负担，研究成果于 2012 年发表于《柳叶刀肿瘤》。"一石激起千层浪"，文章发表当年，欧洲指南就迅速做出回应，采纳了该研究结果。次年美国指南也做出了相应修订，开始全球推广应用。

然而，上一研究只是成功"减毒"，却未能"增效"。马骏教授团队再接再厉，继续迈开提高疗效的研究步伐。通过仔细分析发现，传统治疗策略未能"增效"的原因有两点，一个是放疗后，患者身体条件难以承受 3 个疗程的化疗；二是使用传统的双药，没有使用新药，有效率不高。对此，2010 年，马骏教授团队再次联合国内 10 家肿瘤治疗中心，开始探索在放疗前使用新的化疗方案。这种治疗方案在鼻咽癌最常用的 PF 双药基础上，加用新型的化疗药物——多西他赛（T），组成 TPF 方案。

研究自 2011 年 3 月至 2013 年 8 月共纳入了 480 名病理确诊为非角化型鼻咽癌的 T3~4N1M0/TxN2~3M0 患者（第 7 版 UICC/AJCC 分期）。结果发现，TPF 诱导化疗联合同期放化疗将 3 年无瘤生存率从 72%提高到 80%（$P=0.034$），3 年总生存率从 86%提高到 92%（$P=0.029$），3 年无远处转移生存率从 83%提高到 90%（$P=0.031$）。从不良反应上来看，TPF 诱导化疗组的不良反应主要表现为 3~4 度中性粒细胞下降、白细胞下降、腹泻及口腔黏膜炎，但目前这些都有药物可以控制，并在医保目录内。

该研究是近 10 年来在优化局部晚期鼻咽癌化疗方案的试验中，唯一的可同时降低远处转移率并提高患者总生存率的 III 期临床试验，极大地推动了局部区域晚期鼻咽癌放化综合治疗的进展。TPF 诱导化疗序贯同期放化疗有望被国际指南采纳，成为局部区域晚期鼻咽癌的标准治疗方案。

美国芝加哥大学 Michael T Spiotto 教授在《柳叶刀肿瘤》发表同期述评，认为本研究的成功有如下几个要点：

◎受益人群的精准选择：相对于其他几项类似的研究，本研究中排除了局部区域晚期患者中无区域淋巴结转移（T3~4N0）的这一低远处转移风险的亚组，更精准的聚焦于高远处转移风险的人群，避免了"过度治疗"。

◎有效方案的精准选择：传统的 PF 方案是有效的，但是强度仍不够，多西他赛是一种紫杉烷类抗癌植物药，与 PF 联合（TPF 方案）具有协同作用。研究显示 TPF 较 PF 诱导化疗可以显著提高其他头颈部肿瘤患者的总生存率。本研究选择了 TPF 这一有效的诱导化疗方案是患者生存获益的关键因素。

◎参与单位通力协作完成的大样本Ⅲ期临床研究：来自 8 个省份 10 所肿瘤治疗中心（中山大学附属肿瘤医院、四川大学华西医院、佛山市第一人民医院、华中科技大学同济医院、北京大学肿瘤医院、浙江省肿瘤医院、江西省肿瘤医院、广西医科大学附属肿瘤医院、复旦大学附属肿瘤医院、哈尔滨医科大学附属第三医院）的 480 例病例，严谨的数据，使得诱导化疗的效果得以体现。

◎严谨规范的研究实施：严格遵循国际 CONSORT 标准（临床试验报告的统一标准）的 22 项要求，逐一对照地设计、实施、以及报告此项临床试验，使得本研究的质量得到明显提高。

院所在 1964 年成立之初，即将"广东瘤"——鼻咽癌这一严重危害华南地区人民健康的恶性肿瘤锁定为研究与攻克的对象，一代代学人薪火相传，不畏艰辛，求索不止，在基础和临床研究方面步步前行，在鼻咽癌的发病风险预测、预防方面取得了显著成效，推动鼻咽癌临床诊疗进入个体化精准诊疗时代。

（来源：《全球肿瘤快讯》2016 年 10 月　总 170~171 期）

# 中国科大发明抗肿瘤微型"纳米航母"

中国科学技术大学生命科学学院和医学中心王均教授课题组与美国 Emory 大学聂书明教授课题组合作，发明了一种微型"纳米航母"药物递送体系，他们将纳米颗粒设计的三级火箭制导式"顺铂炸弹"运载化疗药物至肿瘤组织，到达肿瘤时爆炸发挥作用，并在荷瘤小鼠模型上取得了良好的抗癌效果。（Proc Natl Acad Sci USA. 2016 年 3 月 28 日在线版）

医生使用铂类药物来治疗多种肿瘤的历史已长达数十年，但该类药物的肾毒性、神经系统毒性和耳毒性也限制了其疗效的发挥。虽然已经有临床研究采用了相似的方法来运送铂类药物，但此类研究结果尚未在人体上进行测试。

纳米药物递送系统将具有活性的药物分子递送到实体瘤肿瘤细胞的过程中，面临复杂的生物环境以及多重生物屏障。小分子化疗药物或者小尺寸药物载体（<10nm）在血液循环中容易被肾过滤快速清除；合适尺寸和表面特性的药物载体（如 100nm）能延长药物血液循环，并有效从肿瘤病理状态下不完整的血管中溢出，但却难以扩散到整个肿瘤组织，无法有效接触肿瘤细胞，导致药物递送的失败。

王均教授课题组与聂书明教授课题组利用一个较大尺度的纳米载体（约 90nm）运载多个小尺度纳米载体（约 5nm），并将药物携带在小尺度载体上，形成复合的多级药物输送体系。在其进入血液后，复合结构的纳米载体能够延长药物在血液中的循环时间，并从肿瘤血管中溢出，进入到肿瘤组织；紧接着连接大—小尺度载体的化学键断裂，释放出小尺度载体进一步扩散到整个肿瘤组织，有效将抗癌药物输送到肿瘤细胞。

研究工作共同第一作者为王均教授课题组博士研究生李洪军、都小姣博士和聂书明教授课题组杜金志博士。

研究者指出，该研究中的三级输送系统能够改善药物的渗透方式，使药物能更多地渗入肿瘤细胞内，并通过变换粒子大小的特性实现在肿瘤细胞内特异性释放药物的目的。

此外，这种设计的纳米粒子能够增强铂类药物在肿瘤组织中的蓄积效应。在给胰腺癌荷瘤小鼠模型分别提供了相同剂量的单纯铂类药物和用 pH 敏感性纳米粒子包裹的铂类药物后，发现后者在肿瘤组织内的药物蓄积浓度增高了 7 倍。这也提示可通过纳米粒子来输送更小剂量的铂类药物，从而降低肿瘤治疗过程中的药物不良反应。

据研究者报道，该纳米粒子在 2 例铂类耐受的肺癌荷瘤小鼠模型和侵袭性转移乳腺癌荷瘤小鼠模型中都表现出了疗效。在肺癌模型中，单纯铂类药物仅能产生 10% 的生长抑制效应，而同样剂量的纳米粒子药物却能产生 95% 的生长抑制效应。

在转移乳腺癌模型中，纳米粒子药物治疗小鼠的生存期延长了数周；具体而言，单纯铂类药物治疗的小鼠仅幸存了 37 天，接受纳米粒子药物治疗的小鼠中有 50% 都幸存了 54 天。研究者认为，该方法或许适用于不同类型的恶性肿瘤。

（编译　丁小倩）

（来源:《全球肿瘤快讯》2016 年 4 月　总 158 期）

# 复旦大学发现基因活性调控新机制
# 癌症或有新疗法

癌症治疗将出现新的方式。2016 年 4 月 7 日，复旦大学生物医学研究院透露，蓝斐实验室和施扬-石雨江实验室合作发现基因活性调控新机制。在癌细胞中，染色质中的增强子就像癌基因的"开关"，一旦失控会过度强化附近癌基因的活性，导致细胞异常甚至癌变。研究同时发现，出现在该区域的蛋白质 RACK7 和去甲基化酶 KDM5C 可以限制此类增强子的活性，使基因表达保持在正常范围，从而抑制癌变。复旦大学生物医学研究院蓝斐昨天透露，已经和肿瘤医院联手对乳腺癌患者进行研究，结果发现恶性程度越高，增强子的活性越强。

DNA 上携带着遗传信息的片段，通常被称为基因。在漫长的进化过程中，DNA 序列发生着缓慢的变异以适应着环境的变化。作为遗传物质载体的染色质上还有另一种物质——组蛋白。组蛋白缠绕着 DNA 链，支撑和保护着 DNA。它们在稳固基因组的同时，也调控着基因的表达：通过改变相关因子的活性来改变 DNA 信号的释放，控制遗传数据库的输出，进而调控生物体的外在性状。

蓝斐教授笑言："以前只知道组蛋白甲基化是基因组上的'标签'，'标签'可'贴'上也可以'撕'去，但是很多'标签'的具体功能并不清楚。通过这些年的积累，已经知道越来越多的'标签'是在做什么，还知道是哪些因子在什么情况下在'贴'和'撕'它们。"

专家们发现，很多癌症病例中存在 RACK7 和 KDM5C 突变现象，无法对增强子活性进行限制，使得本应保持低活性的基因异常活化。蓝斐解释，组蛋白甲基化是一种普遍而关键的修饰形式，它的功能就像是为 DNA "贴标签"，来告诉基因组一段段特定的 DNA 序列如何编码、有什么作用。此次研究的对象——发生在组蛋白 H3 第 4 位赖氨酸（H3K4）上的甲基化，就是用来标记该区段 DNA 活性的。该赖氨酸可出现多种甲基化状态，一般认为其高甲基化态（H3K4me3）出现在基因的起始区，而低甲基化态（H3K4me1）则标记着增强子区。增强子虽然本身不是基因，但是对附近基因活性调节至关重要，增强子失控可直接导致附近基因活性失控。

复旦大学的这项研究意外的发现，H3K4me3 也能发生在增强子区，标记着增强子的过度活化状态，并增强附近的癌基因活性和细胞转移能力，易造成癌变。研究组顺藤摸瓜，找到了一种名为 RACK7 的蛋白质，它可以吸引名为 KDM5C 的组蛋白去甲基化酶，将原本的高甲基化状态转化成低甲基化状态，使周围的基因表达保持在正常范围，从而阻止细胞癌变。

实际上，由于改变增强子活性比改变基因序列更容易实现，因此具备极大的应用前景。

（来源：《新闻晨报》，2016-04-08）

# 李立明教授团队揭示人群健康风险新因素

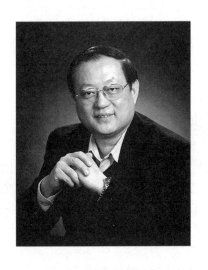

近期，北京大学公共卫生学院李立明教授团队与牛津大学合作连续在三大国际高水平医学杂志发表人群健康风险研究论文，在国内外产生重大影响。

2016 年 4 月，在《新英格兰医学杂志》（New England Medical Journal，NEMJ）发表研究论文 "Fresh Fruit Consumption and Major Cardiovascular Disease in China"（链接：http://www.nejm.org/doi/full/10.1056/NEJMoa1501451）。文章利用中国慢性病前瞻性研究（China Kadoorie Biobank，CKB）资料，发现与很少吃新鲜水果的人相比，经常吃新鲜水果的人罹患心脏病和脑卒中的风险明显降低。每天摄入 100 克新鲜水果可以使心血管病的死亡风险降低约 1/3。

2015 年 10 月，在《柳叶刀》（The Lancet）杂志发表论文 "Contrasting male and female trends in tobacco-attributed mortality in China：evidence from successive nationwide prospective cohort studies"（链接：http://www.sciencedirect.com/science/article/pii/S0140673615003402）。文章将 CKB 队列与 1991 年 22 万全国男性队列比较不同性别烟草危害的时间变化趋势。在这两个相隔 15 年的队列中，男性归因于烟草的死亡风险比增加了近 1 倍。尤其是城市男性在 20 岁之前开始吸烟者死亡风险增加 1 倍，其死于慢性阻塞性肺疾病、肺癌、缺血性脑卒中和缺血性心脏病的风险也显著增加，而自愿戒烟超过 10 年者中未发现额外的死亡风险。而女性在此期间吸烟率显著下降（从 10% 下降到 1%），由烟草导致的超额死亡率也明显下降。

该团队在 2015 年 8 月《英国医学杂志》（BMJ）上发表论文 "Consumption of spicy foods and total and cause specific mortality：population based cohort study"（链接：http://www.bmj.com/content/351/bmj.h3942.long），研究发现，常吃辣食者（6~7 天/周）的总死亡风险降低了 14%，其死于肿瘤、缺血性心脏病和呼吸系统疾病的风险也降低。该研究引起研究者和媒体的广泛关注，被评为 2015 年度最受关注的百篇热点研究论文之一。

CKB 项目是中英国际合作建立和维持的一项前瞻性队列研究，它覆盖了我国 5 个城市（哈尔滨、青岛、苏州、柳州和海口）和 5 个农村（浙江、河南、湖南、四川和甘肃）项目点，依靠当地疾控队伍支持和合作，完成了 51 万余人的基线调查、重复调查和长期随访。该项目是中国唯一的一项超大规模自然人群队列，同时也是全球三项规模达 50 万、且建立有生物样本库的人群前瞻性队列之一。项目主要探讨环境、个体生活方式、体格和生化指标、遗传等众多因素对复杂慢性病发生、发展的影响。随着 CKB 项目的发展，它已经成为生产本土化、高质量病因学证据的重要来源，将作为制订重大慢性病防治策略和疾病指南的基础。尤其在大数据时代，基于 CKB 项目的超大规模人群队列是将生物医学科研成果应用于疾病预测、预防、精准医疗的必要途径，是预防医学、基础医学和临床医学研究的核心能力支撑，未来医学科技创新的重要基础平台，也是转化医学的重要组成部分。

（北京大学公共卫生学院）

（来源：北京大学医学部新闻网，发布日期：2016-04-19）

相关链接

## 关于"辣食摄入与死亡风险"的研究
## 成为 2015 年最受关注的百篇热点研究论文之一

在英国 Altmetric 公司最新发布的 2015 年最具社会影响力的百篇热点研究论文中（链接：http://www.altmetric.com/top100/2015/#），由北京大学公共卫生学院李立明教授团队与哈佛大学、中国医学科学院和牛津大学学者共同完成，吕筠教授为第一作者的研究论文 "Consumption of spicy foods and total and cause specific mortality：population based cohort study"（《辣食摄入与总死亡和死因别死亡：人群队列研究》，链接 http://www.bmj.com/content/351/bmj.h3942.long）排名第 26 名。

该项研究利用覆盖我国 10 个地区、51 万余人的中国慢性病前瞻性研究（China Kadoorie Biobank，CKB）项目，发现常吃辣食者的总死亡风险及死于肿瘤、缺血性心脏病和呼吸系统疾病的风险降低。该项研究得到了国家自然科学基金（项目号 81390541、81390544）的资助。

Altmetric 是一个新兴的评价学术论文价值的指标，它综合考虑了科技成果在正规媒体上被报道、在社交网站上被分享、在政策文件中被提及的情况。今年全球最受关注的 100 篇论文来自 34 份学术刊物，涉及 1840 名作者。

（公共卫生学院）

（来源：北京大学医学部新闻网，发布日期：2016-01-04）

# 单倍体造血干细胞移植"北京方案"
# 受到全球细胞研究与治疗专家高度关注

2016 年 11 月 11 日~13 日，中国研究型医学会及亚洲细胞治疗组织联合举办了第七届亚洲细胞治疗组织及中国研究型医院学会细胞研究与治疗专业委员会第一次学术会议，来自全球细胞治疗、血液病、再生医学等方向的 500 位专家齐聚北京，对细胞治疗的最新前沿技术进展，以及细胞治疗规范标准进行了深入探讨和交流。会上，北京大学人民医院血液科黄晓军团队开创的单倍体造血干细胞移植"北京方案"再受高度关注。

细胞治疗的专业性强、横跨学科较广，本次会议上，多位中国著名学者介绍了我国在细胞治疗领域引领全球的最新进展。

据中国研究型医院学会细胞研究与治疗专业委员会主任委员、北京大学血液病研究所所长黄晓军教授介绍，近年来我国在多项细胞治疗技术上取得世界领先：首次将"精准医学"模式引入降低造血干细胞治疗"排异"；首次通过修复干细胞赖以生存的"土壤"来修复"植入不良"，促进干细胞这颗"生命种子"在体内茁壮成长，逐步形成了综合的临床治疗体系，即单倍体造血干细胞移植"北京方案"。"北京方案"的确立与推广使所有恶性血液病患者都能从自己父母或子女身上找到治疗用的干细胞，白血病 5 年无病生存率由化疗时代的 20%~40% 提高到 68%~74%，而 2015~2016 年欧美主要移植中心如 M. D. Anderson、John Hopkins、欧洲骨髓移植组织（EBMT）在国际顶级学术期刊上报告的生存率仍停留在 40%左右。因此"北京方案"实现了对发达国家的持续技术输出，在法国、意大利、以色列、日本、韩国等作为临床常规应用，国际血液学期刊《Blood》指出，"北京方案"已占据全球单倍体造血干细胞移植半壁江山。作为我国具有自主产权的细胞治疗技术的综合应用成果，"北京方案"受到全球细胞研究与治疗领域学者专家的高度关注。

会上，前任亚太免疫学会主席、中国医学科学院院长曹雪涛院士报告指出，识别肿瘤细胞改造好"新家"再"搬家"的过程，可以找到靶向肿瘤转移的新细胞治疗策略；中国生物医学工程学会副理事长顾晓松院士介绍，利用"壳聚糖神经管"和骨髓细胞可以再造受损的神经；解放军总医院付小兵院士介绍了创伤修复中的细胞治疗策略；北京大学肿瘤医院朱军教授将 CAR-T 细胞治疗引入难治复发淋巴瘤；南方医科大学南方医院刘启发教授介绍了间充质干细胞（MSCs）治疗造血干细胞移植合并症；来自欧美的细胞治疗学家也带来了细胞治疗的国际前沿，如前欧洲血液学会主席、荷兰莱顿大学血液与免疫治疗中心主任 Willem E. Fibbe 教授介绍了其在间充质干细胞（MSCs）的标准化制备和临床应用方面的进展。

本次大会上，全球细胞治疗领域的权威专家聚集一堂，带来一场细胞治疗专业领域高水平的学术盛宴，搭建起我国细胞研究及治疗技术领域交流与发展的平台，对于推动该领域规范健康发展具有里程碑意义。期待未来 5~10 年，细胞治疗有望在我国克服恶性肿瘤和再生器官的种种难题，造福更多患者。

（北京大学人民医院　赵翔宇）

（来源：北京大学医学部新闻网，发布日期：2016-11-17）

# 肾癌预后监测和靶向治疗的新型表观标记物：5-羟甲基胞嘧啶

　　近日，北京大学第一医院周利群教授课题组与中科院北京基因组研究所慈维敏教授课题组、刘江教授课题组合作，在单碱基水平探究了5-甲基胞嘧啶（5-mC）和5-羟甲基胞嘧啶（5-hmC）在透明肾细胞癌（clear cell Renal Cell Carcinoma，ccRCC）中的重编程模式和规律，发现了5hmC作为肾癌潜在的预后标记物以及5hmC在肾癌发生中可能的驱动作用及其分子机制，寻找到一种潜在的肾癌治疗新策略。该研究结果"Loss of 5-hydroxymethyl-cytosine is linked to gene body hypermethylation in kidney cancer"于2015年12月18日在线发表在《Cell Research》杂志（IF 12.413）上。北京大学第一医院博士生郭中强、北京基因组研究所的陈科和张靖为该论文的共同第一作者。该项研究得到重大基础研究项目（2015CB856200）和国家自然科学基金（91231112、81372746、81101940）的支持。

　　ccRCC是肾癌中最常见的亚型，90%以上的ccRCC患者中VHL抑癌基因是失活的，但在小鼠实验中却发现该基因的缺失并未能引起ccRCC形成，这意味着还存在其他致瘤机制。以往的研究发现，与肾癌发生/发展、患者总体生存率，以及预后相关的基因突变主要集中在表观调控因子上，意味着表观遗传变异对肾癌的发生/发展起到了重要的作用。长期以来由于技术的限制，以前研究观察到的全基因组甲基化修饰包含了5mC和5hmC两部分修饰的总和，并不知道它们各自真实的修饰水平、相互调控关系及其生物学意义。

　　研究团队通过质谱方法发现与以往研究结果的不同——同癌旁组织相比，肾癌样品中5mC的总体水平并没有显著变化，而5hmC在全基因组上的修饰则在几乎所有的肿瘤患者中呈现一致的显著下调。采用原发肿瘤组织芯片、免疫组化染色分析分析5hmC和5mC的动态规律并同临床信息关联，发现几乎所有ccRCC样本中5hmC的水平都降低了，5hmC水平还可以作为独立因子预测患者的总体生存期：5hmC水平越低，患者的生存期越短。研究团队进一步通过整合BS-Seq和Tet氧化辅助的重亚硫酸盐测序结果，克服了以往大多数研究只关注启动子区域的甲基化状态，以及广泛使用的重亚硫酸盐测序BS-Seq方法不能区分5mC和5hmC等局限，获得了单碱基分辨率的5mC真实的修饰水平以及5hmC全基因组图谱。清晰阐明了基因体区（gene body）存在着广泛的超甲基化；并且证实了肾癌发生过程中5hmC重编程被抑制，导致肾癌细胞中存在广泛的基因体区超甲基化。进一步研究还发现，基因体区的甲基化修饰同一些基因的沉默有显著关联。他们推测，5mC或5hmC在基因体区的改变可能是通过类似mRNA剪切的方式来调控基因表达的，但其功能还需深入研究。他们通过在裸鼠模型中回调5hmC水平，发现可以减慢肿瘤细胞的侵袭性，

（下转第514页）

### ❖ 国际肿瘤大会上的中国声音 ❖

【编者按】2016 年 6 月 3 日~7 日，美国临床肿瘤学会（ASCO）年会在芝加哥隆重召开。ASCO 年会是世界上水平最高的临床肿瘤学会议之一，本届会议可谓盛况空前，举世瞩目。今年 ASCO 主题为"集中智慧，攻克癌症"。美国副总统拜登在大会上报告了"美国抗癌的登月计划"。全球共有 5 万肿瘤界学者参加，中国以中国临床肿瘤学会（CSCO）为代表的医生共有 800 人参会，并在大会、主题会、专题会及墙报进行交流，中国学者已融入了 ASCO 年会中。

# 2016 年美国临床肿瘤学会（ASCO）年会特别报道——来自中国的声音

## 埃博霉素类似物 Utidelone 能否为患者另辟蹊径？

由中国医学科学院肿瘤医院徐兵河教授主持的埃博霉素类似物 Utidelone（UTD1）治疗接受过蒽环、紫杉类药物治疗的转移性乳腺癌的Ⅲ期多中心临床研究结果在本次大会进行了口头报告，这是在本次大会中乳腺癌方面唯一的一篇中国学者的口头报告。（摘要号1004）

Utidelone（UTD1）是应用基因工程方法合成的埃博霉素类似物，该药最大的特点是几乎没有骨髓移植毒性，神经毒性也较轻。本次试验纳入了 405 例既往接受过蒽环和紫杉治疗的转移性乳腺癌患者，按 2∶1 随机分组：对照组单用卡培他滨（1250mg/m² 口服，每日 2 次，第 1~14 天），试验组使用卡培他滨（1000mg/m² 口服，每日 2 次，第 1~14 天）联合 UTD1（30mg/m²，静脉注射，第 1~5 天），治疗周期中位数分别为 5 周期和 6 周期。

试验组和对照组的 ORR 为 38.1% *vs* 25.9%（$P=0.014$）；CRR 为 44.6% *vs* 32.8%（$P=0.025$）；中位 PFS 为 8.28 个月 *vs* 4.73 个月（$P<0.001$）；中位 OS（早期分析）为 16.13 个月 *vs* 11.60 个月（$HR=0.60$，$P=0.019$）。

根据年龄、既往化疗方案，受体及 HER-2 状态等进行分层分析，可见 UTD1 联合卡培他滨在各个亚组均能获得 PFS 获益。安全性方面，UTD1 联合卡培他滨的肝肾毒性低、血液学毒性低，未显著加重骨髓毒性。主要的 3/4 级不良事件有外周神经毒性（试验组 18.0%，对照组 0.8%）、手足综合征（试验组 11.3%，对照组 6.8%）。

该研究的试验对象全部为多线治疗失败的转移性乳腺癌患者，试验组 38.1% 的客观有效率充分证明了该药的有效性，无疑为经蒽环、紫杉类药物治疗失败的转移性乳腺癌患者的治疗提供了新的途径。

### 研究者说

这项研究是中国第一项被这个会议收录为口头摘要报告的乳腺癌研究。对于乳腺癌，国外的研究已经开展得非常成熟，因此这项研究的入选也具有很重要的意义。

徐兵河教授指出，近几年来，靶向药物研发热度持续高涨，而肿瘤内科传统化学治疗药物逐渐被冷落。主要原因是开发一个新的化疗药物要较开发一个靶向药物难，因为并没有确切的作用靶点；同时，化疗药物相对较低的经济利润也是影响其开发的一个原因。但是，化疗药物作为乳腺癌乃至所有肿瘤治疗的基础药物，仍然需要得到更多的关注。不容忽视的是，许多分子靶向药物特别是单抗类药物，通常要在联合化疗或内分泌治疗时才能获得较为满意的效果。目前，化疗药物不仅存在种类不多的问题，而且还受到缺乏耐药后有效挽救药物的困扰。

徐教授指出，化疗药物中，紫杉类药物是一类作用于微管类的药物，但这类药物容易产生耐药性，因此另一类埃博霉素类药物开始被研发。这一大类的药物中，真正上市的只有美国施贵宝公司的伊沙匹隆（ixabepilone），我作为中国区的主要研究者（PI）参加了该药的国际多中心临床研究。虽然 ixabepilone 在美国已经上市，但在欧洲和中国却迟迟没有上市，主要的原因则是该药联合卡培他滨治疗 MBC 与卡培他滨单药治疗相比，虽能延长 MBC 患者的无进展生存，但至少 2/3 的患者出现了 3~4 级的血液学毒性和神经毒性。即使患者的 PFS 获得很短的延长（2~3 个月），但由于承受的治疗毒性太大，因此我们并不认为 ixabepilone 能使患者真正意义上获益。

该研究显示，对于经紫杉类和蒽环类化疗药物治疗失败的 MBC 患者，UTD1 提供了一个新的治疗方案，有可能改变 MBC 患者治疗的临床实践。虽然目前没有与同类药物进行头对头的研究，但是至少在疗效上相似，且毒性要轻。

（编译　胡南林　审校　袁　芃）

# EGFR TKI 耐药后 cMET 靶向药物治疗研究

中国临床肿瘤学会（CSCO）理事长、广东省人民医院吴一龙教授带领的国际多中心团队开展了一项单臂、开放标签的Ⅰb/Ⅱ临床研究，评估了 cMET 靶向药物 INC280 联合吉非替尼治疗 EGFR TKI 治疗进展的 cMET+非小细胞肺癌（NSCLC）患者的安全性和疗效。（摘要号 9020）

对于伴随 EGFR 基因突变的 NSCLC 患者，大多数在经过 EGFR 酪氨酸激酶抑制剂（TKI）治疗后会出现耐药，而癌细胞 cMET 扩增是获得性耐药的原因之一，占 15%~25%。INC280 是一种高选择性口服小分子 cMET 抑制剂，在 cMET 阳性 NSCLC 患者中与 EGFR TKI 联合使用显现出一定的临床效用。

患者主要入组标准：年龄≥18 岁，EGFR+（外显子 19 Del 或外显子 21 L858R 突变，无 T790M 突变），曾接受过 EGFR TKI 治疗并有可测量的临床获益，耐药后 cMET+（免疫组化 3+，或免疫组化 2+且基因拷贝数［GCN］≥5）ECOG PS≤2，期望寿命≥3 个月。

截至 2015 年 9 月，该研究Ⅱ期扩大试验共纳入 83 例患者。Ⅱ期推荐剂量（RP2D）为 INC280 400mg（bid）+吉非替尼 250mg（qd）。主要研究终点是 INC280 联合吉非替尼的总体临床效用，次要终点是治疗方案安全性、耐受性和时间依赖的临床效用。

结果显示，83 例入组肺癌患者中，66 例（80%）曾接受 EGFR TKI 单药或联合治疗，42 例（51%）中断了治疗，多数（34%）是因为疾病进展。在 65 例可评估肺癌患者中，治疗后 12 例获得部分缓解（ORR＝18%），40 例疾病稳定（SD＝62%），疾病控制（ORR＋SD）率为 80%。

在 53 例 IHC 3＋或 IHC 2＋且 GCN≥5 的肺癌患者中，10 例获得部分缓解（ORR＝19%）；在 23 例 GCN≥6 的肺癌患者中，7 例获得部分缓解（ORR＝30%）。最常见的不良反应依次为低蛋白血症（29%）、周围性水肿（27%）、食欲减退（23%）。最常见的 3~4 级不良反应为淀粉酶升高（7%）。

该研究提示，对于 EGFR TKI 耐药的 cMET＋NSCLC 患者，ICN280 400mg（bid）联合吉非替尼治疗具有较好的耐受性，并表现出一定的临床疗效。cMET 基因拷贝数高的患者可能临床获益更大。

（编译 丁 欣）

# 郭军教授点评黑色素瘤领域进展

本次会议上关于黑色素瘤的口头报告一共有 9 项研究，其中 3 项是关于黑色素瘤靶向治疗的研究，有 4 项是关于黑色素瘤免疫治疗的研究，剩下的 2 项分别是关于葡萄膜黑色素瘤和皮肤 Merkel 细胞瘤。

今年黑色素瘤领域不像往年那样有多个突破性进展，但由于黑色素瘤是当前如火如荼的免疫治疗第一个尝试的肿瘤，因而也是第一个拿出出色的 2 年或 3 年生存数据的肿瘤。

会上公布的黑色素瘤靶向治疗和免疫治疗研究结果都是既往几项大型临床研究的更新数据，有 2 年、3 年以上的随访数据公布，无论是靶向治疗还是免疫治疗，2 年、3 年生存率都达到 50% 以上；过去，晚期黑色素瘤的平均生存期只有 6 个月，而现在 3 年生存率达到 50% 以上。

## 免疫治疗

黑色素瘤在肿瘤的靶向治疗和免疫治疗研究方面，一直走在前列，现在又是首个获得免疫治疗 3 年以上生存数据的瘤种。最大的震惊是，3 年与 2 年的生存曲线基本持平，意味着在第 3 年中很少有患者去世，大多数患者还在治疗中，平均总生存期、无进展生存期还未达到。这样的结果在化疗时代是无法想象的。

### 开展亚洲常见类型研究

欧美小样本研究结果提示，对于白种人来说的低发病率黑色素瘤亚型（如肢端、黏膜、葡萄膜黑色素瘤等），免疫治疗效果明显不如皮肤黑色素瘤，原因尚不清楚。而这些西方人少见的黑色素瘤类型正是亚洲人群中的最常见类型，所以，作为中国研究者，我们应该肩负重担，开展亚洲常见类型黑色素瘤的免疫治疗研究，找到适合患者的免疫治疗方案，为亚洲患者带来生存的获益。

### 靶向治疗

郭教授指出，在靶向治疗方面，Keith Flaherty 教授报告了 COMBI-d 研究的 3 年随访数据。值得注意的是，400 余例患者中有 45 例出现 CDKN2A 缺失，有 CDKN2A 缺失患者的靶向治疗效果较无缺失的患者差，与我们今年在本次年会上以壁报讨论形式发布的一项研究的结果非常吻合。对于亚洲肢端黑色素瘤患者，CDKN2A 缺失是常见情况，该研究结果的公布也激励我们将来进一步开展临床研究，去证实 CDK 抑制剂联合其他靶向治疗药物对于肢端黑色素瘤（特别是 CDKN2A 缺失）患者有望带来生存益处的假设。

## 国人鼻咽癌研究成果有望改变临床实践

在 6 月 5 日上午的头颈部肿瘤专场，中山大学肿瘤防治中心内科张力教授作了题为 "Gemcitabine plus cisplatin（GP）versus 5-FU plus cisplatin（FP）as first-line treatment for recurrent or metastatic nasopharyngealcarcinoma（NPC）：Results from a phase Ⅲ study GEM20110714" 的大会报告（Oral Presentation）。这是迄今全球首个在 ASCO 大会上报告的晚期鼻咽癌临床研究，其影响力可见一斑。

### 复发转移性鼻咽癌缺乏标准化疗方案

鼻咽癌是东南亚及中国南方地区常见的肿瘤。对于早期和局部晚期的鼻咽癌患者，标准的治疗方案是同期放化疗，并且有多项大型临床试验提供证据支持。鼻咽癌治疗失败的原因绝大多数是远处转移，其预后非常差，是目前限制鼻咽癌诊治提高的重要障碍。

由于缺乏高质量的临床研究，复发或转移性鼻咽癌的化疗至今没有标准，多数凭经验方案，如最常用的 5-FU 联合顺铂方案。但 5-FU 治疗存在明显的弊端，5-FU 治疗持续静脉灌注，患者治疗依从性较差，并且有静脉感染和血栓形成的风险，另外还可能引起口腔黏膜炎，严重影响患者的生活质量。张力教授主导的 GEM20110714 试验有望改变这一现状。

### 张力教授领衔开展 GEM20110714 研究

GEM20110714 研究是一项全球首次评价复发或转移性鼻咽癌一线化疗方案的随机、对照的大型Ⅲ期临床研究，张力教授是该试验的主要研究者（PI）。从 2012 年 2 月~2015 年 10 月，全国 22 家中心参与这项研究。

研究共纳入 362 例初诊转移或根治性放化疗复发的鼻咽癌患者，按 1∶1 随机分为吉西他滨联合顺铂组（GP 组）或 5-FU 联合顺铂组（FP 组）。

结果显示，相比 FP 组，GP 组中位无进展生存（PFS）期明显延长（7.0 个月 vs 5.6 个月，$P<0.001$），疾病进展风险下降了 45%。治疗组的客观有效率显著优于对照组（64.1% vs 42.0%，$P<0.001$），疾病控制率方面两组没有明显差异，瀑布图则显示 GP 组的肿瘤靶病灶缩小程度明显大于 FP 组。

同时，会场上张力教授还公布了初步的生存数据。结果提示，相比 FP 组，GP 组的中位总体生存期（OS）显著延长（29.1 个月 *vs* 20.1 个月，*P* = 0.002），死亡风险下降了38%，我们期待该研究进一步的生存随访结果。

在不良反应方面，两组总的发生率是相似的，但在不良反应导致治疗停止方面，FP 组的发生率明显高于 GP 组（8.1% *vs* 3.3%，*P* = 0.006）。两组的毒性谱略有不同；GP 组的不良反应主要表现为 3~4 级白细胞下降和血小板下降，而 FP 组主要表现为口腔黏膜炎。

这是迄今为止关于复发或转移性鼻咽癌患者一线化疗方案的最大临床研究。张力教授所主导的该项研究将确立吉西他滨联合顺铂作为复发或转移性鼻咽癌的标准一线治疗方案。

### 张力教授在大会上的多项研究成果

一年一度的 ASCO 年会汇聚了全球临床肿瘤学的各路精英，被公认为全球最重要的肿瘤学术会议。今年 ASCO 年头颈部肿瘤专题的大会发言部分共选出 8 个本年度最重要的临床研究。

张力教授本次受邀发言代表着我国鼻咽癌临床研究处于世界先进水平。利用中国特有的癌种，自主设计大型临床试验，中国研究者将研究结果在世界舞台上展示，值得骄傲！

值得注意的是，这是张力教授继 2012 年 INFORM 研究登上 ASCO 讲台后的第二次登台，并且是跨界研究。张力教授课题组今年在 ASCO 除了这篇口头报告以外，另外还有 3 个壁报（poster）入选，其中一项还获得 Conquer Cancer Foundation Merit Award 奖。

（中山大学肿瘤防治中心 洪少东）

# 国人鼻咽癌放疗联合尼妥珠单抗研究

本届大会头颈部肿瘤口头报告专场，复旦大学附属肿瘤医院/上海市质子重离子医院孔琳教授就局部中晚期鼻咽癌放射治疗同期联合化疗对比联合尼妥珠单抗的疗效作了报告。

该项 II 期研究，入组了 155 例 III ~ IVA/B 期的鼻咽癌患者在多西他赛/顺铂/5-FU 诱导化疗（ICT）后，随机分配到继以放疗（70Gy/35 次）同期使联合顺铂（40mg/m² /周）化疗组或同期联合尼妥珠单抗（200mg/周×8 周）治疗组。主要研究终点为放疗 90 天内的急性毒性反应。

研究结果显示，放疗同期联合尼妥珠单抗组和联合顺铂化疗组的 OS 率（93.5% *vs* 94.8%）和 PFS 率（79.8% *vs* 83.5%）相近，而同期联合尼妥珠单抗组 3~4 级消化道毒性反应发生率（4.2% *vs* 33.7%）、2~4 级血液毒性反应（9.7% *vs* 59.0%）远低于顺铂化疗组。

### 研究者说

鼻咽癌是中国的一种常见肿瘤，放射治疗是它的主要治疗方法，与化疗联合后患者生存率可达到 90% 左右。在生存率比较高的情况下，降低鼻咽癌患者的急性毒副反应可进一步提高患者治疗的整体获益。

此项研究是在诱导化疗以后同期放化疗，用尼妥珠单抗代替同期化疗药物，评估尼妥珠单抗+放疗是否可以降低既往标准治疗同期放化疗的毒性反应。目的为用尼妥珠单抗代替同期化疗，期望其疗效不低于化疗，但毒性反应有所降低。如果按照非劣效研究设计需要大量的患者来参与到研究中。

孔琳教授指出，鼻咽癌的综合治疗策略在改进，放疗技术在进步，中国现在有了质子重离子放射技术，这对于鼻咽癌患者将是有所获益的。我们现在做了一些重离子放射治疗鼻咽癌的工作，从前期随访 3 个月的 21 例患者数据中，目前还没有发现 1 例出现鼻咽黏膜坏死的严重毒副反应，所以估计用重离子放射治疗复发的鼻咽癌，可能在降低放射毒副反应时，疗效也会有所提高。让我们期待这个治疗技术的一个更长期的结果。

# 国人软组织肉瘤安罗替尼研究

软组织肉瘤的标准治疗方法是化疗，而化疗失败后目前尚无标准治疗。中国医学科学院肿瘤医院依荷芭丽·迟教授会上报告了探讨安罗替尼用于化疗失败后的软组织肉瘤疗效和安全性的单臂多中心 II 期研究。

该研究入组 166 例软组织肉瘤患者：滑膜肉瘤 47 例、平滑肌肉瘤 26 例、纤维肉瘤 18 例、恶性纤维组织细胞瘤 19 例、腺泡状软组织肉瘤 13 例、脂肪肉瘤 13 例和其他，安罗替尼治疗剂量为 12mg/d，持续用药 2 周、停药 1 周，3 周为一个治疗周期，主要研究终点为 12 周的无进展生存率。

结果显示，整体客观缓解率为 11.45%，12 周的无进展生存率为 57.23%。其中腺泡状软组织肉瘤这一组织学类型获益最显著。

## 研究者说

软组织肉瘤约占成人肿瘤的 1%，安罗替尼为软组织肉瘤化疗失败后提供了新的治疗选择。腺泡状软组织肉瘤是软组织肉瘤中较为少见的一类组织类型，仅占软组织肉瘤的 1% 以内。

腺泡状软组织肉瘤的特点为血管丰富、高血供，而安罗替尼则是抗新生血管形成作用较强的药物，因此应用时可见显著获益。而其他国外研究也提示这类抗血管形成药物对腺泡状软组织肉瘤有效。

安罗替尼用于腺泡状软组织肉瘤同样也会出现靶向药物较常见的耐药问题。既往研究发现，在不同软组织肉瘤亚型中耐药性的出现时间也各有不同。无论是国外还是国内，对滑膜肉瘤的研究都会在同一研究中纳入不同类型的多发肿瘤，未来 III 期临床研究将分为两部分，对于疗效较好的腺泡状软组织肉瘤以及更有针对性的多发软组织肉瘤进行临床对照研究，也希望后续研究能获得更好的结果。

（来源：《全球肿瘤快讯》2016 年 6 月　总 162 期）

【结语】一年一度的 ASCO 年会虽然落幕了，但是临床肿瘤学的进步不会停止不断前进的步伐。相信通过全球肿瘤学界的不断努力，一定会有更新的药物和更新的治疗策略不断涌现，早日实现人类攻克肿瘤的伟大梦想。

# 2016 ASCO乳腺癌热点综述：
# 新药物、新标志物

黄 焰

军事医学科学院附属307医院 北京 100071

2016年ASCO学术委员会共呈现了2600篇文献，其中乳腺癌报告220余篇被采录，20余篇分别在HER-2/ER和Triple-Negative/Cytotoxics/Local Therapy主题会议上口头报告，另有20篇壁报进入了大会讨论。

本届大会可谓信息量巨大，精彩纷呈。正如乳腺癌专题会议的主题"乳腺癌治疗未来的方向是新药物、新标志物"，本届会议给人印象突出的是，在精准医疗时代的今天，以基因组学新标志物引领针对不同信号通道的新药创制在乳腺癌各个亚型中纷纷涌现，已形成进一步降低乳腺癌死亡率的突破口。现以入选大会口头报告和大会壁报讨论的相关新药研究为主略作综述，与各位同道分享。

针对不同生长信号通道靶点的靶向治疗依然是乳腺癌的主攻方向，新型免疫治疗在乳腺癌尚不尽人意。与往年靶向治疗在HER-2阳性乳腺癌一枝独秀相比，本届则是在各个亚型全面开花。

## HER-2阳性乳腺癌方面

KRISTINE研究（摘要号500）是一项针对T-DM1设计的开放标签的Ⅲ期研究，与奠定T-DM1对晚期HER-2阳性乳腺癌有显著疗效的EMILIA研究不同，本项研究是HER-2阳性早期乳腺癌新辅助治疗中T-DM1与帕妥珠单抗联合对比多西他赛+卡铂+曲妥珠单抗+帕妥珠单抗的联合，前者获得了44.4%的PCR，虽然低于含化疗的后者（55.7%），但安全性和生活质量显著优越，本研究是强效低毒的靶向药物能否取代化疗的有益尝试。

NSABP protocol B-41公布了拉帕替尼纳入HER-2阳性可手术乳腺癌患者新辅助治疗方案的5年结果（摘要号501），AC→WP（每周紫杉醇）+TL（曲妥珠单抗+拉帕替尼）组的pCR、RFI和OS优于AC→WP+T组（次之）和AC→WP+L组（最差），但3个治疗组间并无统计学差异。同时pCR与临床结果改善有关，ER（-）患者群体的改善效果最明显。随机Ⅲ期试验Heritage研究（摘要号LBA503）比较了曲妥珠单抗及其生物类似药MYL-1401O在一线治疗晚期HER-2阳性乳腺癌患者方面的有效性和安全性，24周时MYL-1401O组的总缓解率ORR为69.6%，曲妥珠单抗组的ORR为64%，差异符合等效标准，安全性分析两组也一致。由于这个生物类似药更为经济，可能使更多的患者受益。

## HR（+）乳腺癌方面

PALOMA-2研究（摘要号507）引人注目，这是一项随机、双盲、安慰剂对照的Ⅲ期验证研究，666 例绝经后未经治疗的 HR（+）/HER-2（-）晚期乳腺癌入组，CDK4/6 抑制剂 Palbociclib 联合来曲唑与单用来曲唑相比疗效显著，中位 PFS 为 24.8 个月 vs 14.5 个月，完美验证了辉瑞公司的 Palbociclib 对 ER（+）晚期乳癌的显著疗效。

在名为 MONARCH1 的单臂 II 期研究中（摘要号 510），来自礼来公司的另一个 CDK4/6 抑制剂 Abemaciclib 单药用于已经过内分泌或化疗后进展的晚期 HR（+）乳腺癌。结果显示，患者的中位 PFS 为 5.7 个月，耐受性良好。在一项开放、单臂 II 期研究中（摘要号 520），PI3K 抑制剂 Taselisib（GDC-0032）联合氟维司群治疗 HR（+）进展期乳腺癌，发现对 PI3K 突变者的治疗反应优于野生型 PI3K 患者，其 III 期研究正在进行中。来自 PALOMA-3 研究中关于 Palbociclib 联合或不联合氟维司群+卵巢抑制治疗绝经前内分泌治疗后进展的晚期乳腺癌的研究结果显示（摘要号 524），PAL+F 与安慰剂+F 相比，中位 PFS 分别为 9.5 个月和 5.6 个月（HR=0.50，95%CI：0.29~0.87，$P$=0.006），临床获益率分别是 69% vs 44%（OR=2.84，$P$=0.01），该项结果对内分泌耐药的晚期绝经前 HR（+）乳腺癌带来了福音。

## 三阴性乳腺癌方面

新的希望正在出现。6 月 3 日下午，在全体人员主题大会上公布了一项抗 Trop-2-SN-38 抗体耦联药物 Sacituzumab govitecan（IMMU-132）针对复发或难治性三阴性乳腺癌的单臂开放标签 II 期临床试验结果（摘要号 LBA509），该抗体药物靶向针对与活性代谢产物 SN-38 结合的 Trop-2（Trop-2 在超过 90% 的 TNBC 患者中均有表达），结果显示，62 人曾接受至少 2 种以上治疗无效的患者，IMMU-132 治疗 21 天周期后，其中位 PFS 为 5.6 个月，中位 OS 为 12.3 个月，毒副作用轻。该药因前期治疗 TNBC 患者获得了 31% 的缓解率而获得美国 FDA 突破性认证，其 III 期临床试验正在准备中。对于措手无策的难治性三阴性乳腺癌而言，这或许是未来的一个希望。

一项针对转移性三阴性乳腺癌的 I b 期前沿研究（摘要号 1009）评估了 Atezolizumab（atezo，MPDL3280A）这种抑制 PD-L1 与 PD-1 和 B7.1 连接的人源化抗体联合白蛋白型紫杉醇治疗晚期三阴性乳腺癌的安全性。结果显示，耐受性好，其 III 期试验正在进行中。

CX-839-001（摘要号 1011）是一项正在进行的 CB-839 联合紫杉醇治疗三阴性乳腺癌的 I 期试验，结果显示耐受性良好。CB-839 是一种谷氨酰胺酶抑制剂，TNBC 大多高表达这种酶。

## 其他新药临床试验结果

徐兵河教授领衔的一项新化疗药随机 III 期临床试验在本届大会上进行了口头报告（摘要号 1004），这是首个获得 ASCO 大会发言的中国乳腺癌研究报告。该研究比较了埃博霉素类似物 Utidelone 联合卡培他滨或单用卡培他滨治疗曾用蒽环类药物和紫杉烷类药物的转移性乳腺癌的疗效和安全性。结果显示，Utidelone 联合卡培他滨可明显改善 PFS 及 ORR，安全性可控，Utidelone 较之其他埃博霉素如伊沙匹隆有更低的毒性。令人鼓舞的是，该项临床试验的成果有助于提升来自华昊中天的国产新药 Utidelone（UTD1）的临床应用并使部分转移性乳腺癌患者获益。

中国台湾的医生口头报告了一项 OPT-822/OPT-821 主动免疫治疗转移性乳腺癌的随机、双盲、安慰剂对照的 Ⅱ／Ⅲ 期临床试验结果（摘要号 1003），349 例转移性乳腺癌随机分组，治疗组 168 例接受第 1、2、3、5、9、13、17、25 和 37 周注射至病情进展，结果 PFS 和 OS 均无差异，但发现有 50%治疗期间 Globo H 对 OPT-822/OPT-821 有特异 IgG 反应的患者的 PFS 和 OS 获得有意义的改善，针对这个亚组将设计一项 Ⅲ 期临床试验进一步研究。

一项 ont-380（一种中枢神经渗透 TKI）联合 T-DM1 治疗 HER-2（+）转移性乳腺癌脑转移患者的 Ⅰ b 研究（摘要号 513），初步结果显示对中枢神经有持续反应者有望改善 PFS 和 ORR。

两项外周血检测 ERS1 突变与内分泌耐药相关性的研究在大会上进行了口头报告，获得广泛关注。Florian Clatot 的研究报告了行 AI 治疗的转移性乳腺癌患者循环 ESR1 突变的预后和预测价值（摘要号 511），这项单中心的回顾性研究分析了 144 例 AI 一线治疗 HR（+）转移性乳腺癌并用微滴式 PCR（droplet digital PCR）进行 ERS1 突变检测，结果发现 30.6%的患者存在至少 1 个 ERS1 突变，AI 治疗期间的循环 ERS1 突变是 HR（+）转移性乳癌独立的预后因子。Nicholas C. Turner 则报告了 Palbociclib 联合氟维司群治疗转移性乳腺癌与循环肿瘤 DNA 中 ERS1 突变的关系（摘要号 512），在 395 例血浆样品中，ERS1 突变率为 26.8%，并与 PFS 有一定关系，显示 ERS1 突变是内分泌耐药的一个重要因素。

## 结语

美国贝勒医学院 C. Kent Osborne 教授因 40 余年来致力于乳腺癌内分泌治疗与耐药性研究，荣获 2016 年的 Gianni Bonadonna Breast Cancer Award。作为美国最权威的内分泌治疗与抗性研究的专家，他的学术主要成就是：最早提出生长因子（如 EGF 等）和膜受体 erbB2，以及它们与雌激素受体相互作用是引起内分泌治疗抗性的原因，由此引起一系列新的治疗方法。很多乳腺癌患者因接受了内分泌治疗而过上正常人的生活，但另一些患者则存在原发或继发的耐药性。

在 ASCO 6 月 4 日全体人员大会上题为《雌激素受体与生长因子受体的交联：内分泌治疗耐药与新的对策》的获奖演讲中，Osborne 教授指出，对这些耐药机制的研究有助于改善患者的生存。非常欣慰 Osborne 教授获奖，15 年前在 Baylor 医学院短期学习时有幸结识这位工作执着、平易近人的教授。他在内分泌抗性及相关生长因子通路方面长达 40 余年的潜心研究为正在来临的相关靶向新药的催生奠定了基础。

（原载：《全球肿瘤快讯》2016 年 6 月　总 163 期

——节选自："2016 年美国临床肿瘤学会年会深度报道"栏目）

# 第十七届世界肺癌大会（WCLC）报道

【编者按】由国际肺癌研究学会（IASLC）主办的世界肺癌大会（WCLC）是肺癌治疗和研究领域的重要盛会。2016 年 WCLC 在美丽的音乐之都奥地利维也纳举行。

IASLC 主席 David Carbone 教授及本次大会主席 Robert Pirker 教授共同主持开幕式。Pirker 教授指出，考虑到近年来肺癌领域不断取得的突破，IASLC 决定与时俱进，将全球会议改为每年召开，以便更好地梳理最新进展，并规划和展望未来研究方向。

本届大会主题为"积极预防，准确诊断，先进疗护（Active Prevention，Accurate Diagnosis，Advanced Care）"。希望通过这一主题，将临床医生、研究者、护士、卫生技术人员、政府官员、企业、健康促进组织及患者团结在一起，汇集成更加强大的力量，共同抗击肺癌，降低其全球负担。

本次大会的学术报告内容覆盖肺癌的预防、早期筛查、诊断及治疗进展等各个方面，值得关注的热点包括：控烟、肺癌早期筛查、第 8 版 TNM 分期、肺癌的分子检测、新型靶向治疗、免疫检查点抑制剂及可能对临床实践产生变革性影响的 III 期试验结果，包括 4 项重磅研究：AURA3 研究、BRAIN 研究、ASCEND-4 研究、GALAXY-2 研究，及数项免疫研究 KEYNOTE-024 研究、OAK 研究等。

## China day 发现东方：精准医学的东西方异同

大会第一天，由 IASLC、中国临床肿瘤学会（CSCO）和中国肺癌联盟共同主办的 China day（中国日）圆满收官。中国日主题专场已正式保留为世界肺癌大会的主题活动之一。今年的中国日主题为"发现东方：精准医学的东西方异同"，大咖云集，会场爆满。

吴一龙教授指出，回想策划这一专场的一年多时间，真的是苦尽甘来。主题的确定就汇集了 IASLC 高层领导的智慧，之后是讲者的选择，反复推敲，最终邀请了世界级领袖 Paul Bunn 和荷兰的顶级教授 Rolfo，中国专家更侧重青年一代，但演讲集中在最热门的早期发现、液体活检和早期临床试验。胡洁教授、周清教授和陆舜教授不负众望，演讲出彩。根据大会评选论文的标准，匿名评选出 3 个口头报告和 11 个壁报讨论，集中在肺癌的生物标志物上。台湾大学医学院杨志新教授和广东省肺癌研究所张绪超教授，做了精彩的评述。

吴一龙教授指出，今年的 WCLC，中国参会超过 300 名，位居全球各国的第四位。IASLC 的 CEO Hirsh 教授说，"中国对全球肺癌的贡献越来越大！"明年横滨 WCLC 的 China Day，我们将再次携手亮相，路永远在前方。

# 吴一龙教授报告在全球肺癌界掀起一场强大的头脑风暴

吴一龙教授报告的 BRAIN 研究结果显示，一线治疗的 EGFR 突变的脑转移 NSCLC 患者中，接受埃克替尼治疗患者的颅内无进展生存期（iPFS）是接受全脑放疗（WBI）联合标准化化疗患者的 2 倍以上，分别为 10 个月及 4.8 个月。（摘要号 PR03.03）

## 研究详情

2012 年 12 月~2015 年 6 月，吴教授等自 17 个中心共纳入 176 例至少存在 3 处脑转移灶的、EGFR 敏感突变的晚期 NSCLC 患者。中位年龄为 58 岁，其中 32% 患者为男性，87% 患者的 PS 评分为 1 分，96.8% 的患者为腺癌，16.5% 的患者存在颅内转移症状。70.9% 的患者为非吸烟者。基因突变分析提示，52.9% 的患者为 19 外显子突变，42.4% 的患者存在 21 外显子（L858R）突变，4.7% 的患者存在不典型突变。

患者被随机分为埃克替尼组（85 例）及 WBI 联合化疗组（91 例）。WBI 的剂量为 30Gy/3Gy，分割 10 次，联合同步或贯序化疗 4~6 个周期。埃克替尼的剂量为口服 125mg tid，直至疾病进展。对于研究者发现疾病进展后仍可通过埃克替尼临床获益的患者，继续接受埃克替尼治疗。允许 WBI 组患者交叉至埃克替尼组。主要研究终点为 iPFS，次要研究终点包括无进展生存期（PFS），及客观有缓解（ORR）。

结果显示，埃克替尼相较 WBI 联合化疗，可以显著提高中位 iPFS，分别为 10 个月及 4.8 个月（HR=0.56，95%CI：0.36~0.90；$P=0.014$）。埃克替尼组及 WBI 联合化疗组患者的中位 PFS 分别为 6.8 个月及 3.4 个月（HR=0.44，95%CI：0.31~0.63；$P<0.001$）；颅内 ORR 分别为 67.1% 及 40.9%（$P<0.001$），总 ORR 分别为 55.0% 及 11.1%（$P<0.001$）。埃克替尼组及 WBI 联合化疗组患者总的疾病控制率（DCR）分别为 78.8% 及 54.8%，率差为 24 个百分点（$P=0.001$）；颅内 DCR 分别为 84.7% 及 67.3%，率差为 17.5 个百分点（$P=0.014$）。

两组患者的中位总生存期未见显著性差异，分别为 18.0 个月及 20.5 个月（HR=0.93，$P=0.734$）。

埃克替尼具有较高的耐受性，只有 7 例（8.2%）患者出现了 3 级及以上的不良反应事件，而在 WBI 联合化疗组，这一数字为 28 例（26.2%）。埃克替尼组最常见的不良反应为肝转氨酶升高和皮疹，WBI 联合化疗组的则为血液系统毒性作用。

## 研究者说

吴一龙教授坦言：站在世界肺癌大会的全体大会讲台上，向全世界公布我们中国人自己独立设计、CTONG 兄弟姐妹们同心协力完成的研究，真真地觉得自豪。回顾过去 5 年的努力，我的体会是，眼界要有前瞻性，然后沉下心来踏踏实实做好每一件事，我们就有可能改变和书写属于我们自己的历史！

BRAIN 研究起源于 2006 年，那时 EGFR-TKIs 的效果刚开始被承认，EGFR-TKIs 改善了 NSCLC 患者的生存，我们发现脑转移的患者越来越多。脑转移的治疗非常棘手，传统的标准治疗是全脑放疗（WBRT），鉴于全脑放疗对患者神经系统有一定损害。我们开始考虑能不能用 TKI 挑战全脑放疗呢？

为了探索 TKI 取代全脑放疗是否有合理性，我们启动了 II 期 CTONG0803 研究，结果显示，对于 EGFR 突变阳性 NSCLC 脑转移患者，单药使用厄洛替尼治疗脑转移病灶的有效率很不错，患者的中位生存时间数据也非常好。因此我们决定开展 TKI 挑战全脑放疗的 III 期临床试验 BRAIN 研究（CTONG 1201）。

我们在 2011 年设计 BRAIN 研究的方案时，受到许多质疑，但我们坚持下来了。5 年后的今天，还没有别的研究能超越 BRAIN 研究的设计。研究设立了独特的评价指标，要探索的问题是，在脑转移病灶的控制方面，EGFR-TKIs 是否优于全脑放疗。因此主要研究终点是 iPFS。次要终点有 PFS、脑转移缓解率、患者认知功能、总生存及安全性。

结果显示，对有突变的肺癌脑转移患者，埃克替尼优于全脑放疗，这是改变临床实践的研究。更为可贵的是，最后的风险比和无进展生存结果与设计方案相差无几，非常难能可贵！预估的准确才保障了这个临床试验结果被大家接受。

会上评论专家波兰 Medical University of Gdansk 的放疗专家 Jacek Jassem 教授指出，BRAIN 研究是可能改变临床实践的研究。在非小细胞肺癌脑转移瘤的治疗中，全脑放疗扮演的角色越来越不重要，有效性较低，而毒副作用众所周知。研究者们正在针对其他疗法展开研究。BRAIN 研究的设计简单明了，患者被随机分入标准治疗组（全脑放疗±化疗）和试验组（埃克替尼）。研究显示，埃克替尼治疗 EGFR 突变 NSCLC 脑转移患者有惊人疗效，该研究是对 EGFR-TKIs 治疗脑转移疗效的进一步确认。中国自主创新药物埃克替尼主导的 BRAIN 研究未来可能会改变 EGFR 突变肺癌脑转移患者的治疗策略。

（编译：赵大川，来源：《全球肿瘤快讯》2016 年 12 月　总 174 期）

# Osimertinib 有望成为 T790M 突变 NSCLC 患者的"标准治疗"

对于携带 EGFR T790M 突变的 NSCLC 患者，现在出现了全新的标准治疗方案。美国 M. D. Anderson 癌症中心 Vassiliki A. Papadimitrakopoulou 报告的 AURA3 试验显示，针对一线 EGFR-TKI 治疗后出现疾病进展的 T790M 阳性突变晚期非小细胞肺癌（NSCLC）患者，Osimertinib（奥希替尼）相较化疗提高了 5.7 个月的中位无进展生存期（PFS）。（摘要号 PL03.03；N Engl J Med. 2016 年 12 月 6 日在线版）

Osimertinib 在 2016 年早些时间在欧洲被允许用以治疗 EGFR T790M 突变的局部晚期或转移的 NSCLC。该突变存在于 40% 亚裔和 15% 西方患者。在 2015 年 11 月，该药也基于同样的原因通过了美国的审核。相关专家在第 17 届世界肺癌大会上评述道，第三代 EGFR-TKI Osimertinib 目前已成为 NSCLC 患者以及既往 EGFR 抑制剂治疗而获得耐药患者的标准治疗方案。

## 研究细节

AURA3 研究是一项随机、开标签的 III 期临床研究，共纳入 419 例在接受一线 EGFR-

TKI 治疗后出现疾病进展的 T790M 阳性突变晚期 NSCLC 患者。患者按 2 : 1 的比例被随机分为口服 Osimertinib（80mg qd）组（279 例）或静脉输注培美曲赛（500mg/m²）+卡铂（AUC 5）或顺铂（75mg/m²）组（140 例），化疗共进行 6 个周期，每周期历时 3 周。

口服 Osimertinib 和标准方案化疗组患者的中位年龄分别为 62 岁及 63 岁，女性患者分别占 62% 及 69%，亚裔人种分别占 65% 及 66%。

试验中 Osimertinib 组中有 33% 的患者以及化疗组中有 36% 的患者存在中枢神经系统转移。其中绝大部分患者（96%）既往只接受过一种方案的抗癌治疗。

Osimertinib 组患者的中位 PFS 显著长于化疗组的，分别为 10.1 个月及 4.4 个月（HR=0.30，P<0.001）。

Osimertinib 组患者的客观缓解率也显著高于化疗组，分别为 71% 及 31%（OR=5.39，P<0.001），客观缓解持续时间平均值分别为 9.7 个月及 4.1 个月。

当研究者关注于存在中枢神经系统转移的患者时，Osimertinib 组与化疗组患者的中位 PFS 分别为 8.5 个月及 4.2 个月（HR=0.32）。在无中枢神经系统转移的患者中，其中位 PFS 分别为 10.8 个月及 5.6 个月（HR=0.40）。

最为关键的是，Osimertinib 与亚裔及非亚裔患者的生存获益存在显著性关系，HR 分别为 0.32 及 0.48。既往研究也提示，Osimertinib 同时也与 EGFR 19 外显子缺失突变以及 L858R 突变患者的生存获益存在显著性关系，HR 分别为 0.34 及 0.46。

香港中文大学莫树锦教授在文章中报道，Osimertinib 组患者 3 级及以上不良反应发生率相较化疗组更低，分别为 23% 及 47%。因试验药物不良反应导致的治疗终止率也更低，分别为 7% 及 10%。

Osimertinib 最常见的不良反应为腹泻（41%）、皮疹（34%）及皮肤干燥（23%），而化疗组最常见的则为恶心（49%）、便秘（35%）及贫血（30%）。

## 研究者说

吴一龙教授指出，AURA 研究，要的就是一种灵气、一种气场。AURA3 研究就是这样的横扫千军如卷席：EGFR 突变治疗失败的 T790M 患者，减少化疗 70% 的失败危险，生存超过化疗的 2 倍多，达到了令人满意的 10 个月！遥想当年我和 Tony 还有美国的 Vali 教授一起策划这个研究时，保守的估计风险比在 60% 就可以了，但我们将原来的看总生存改为看疾病进展，并允许交叉治疗确是神来之笔，AZD9291 确定无疑是这类患者的标准治疗了。会上我同期报告的血浆检测结果，也建立了这样一种模式：如果一线靶向治疗失败，先做简单的血浆检测，如果阳性，即可进入治疗，如果阴性，才考虑比较复杂的组织活检。从检测到治疗，我们的研究画出了可操作性极强的路线图，如果不是这样，以苛刻闻名的《新英格兰医学杂志》，怎么会在短短的 2 个月内就完成初审、两轮的外部同行审稿、编辑、校对和同步在线发表呢！这也创造了高水平杂志发表的速度了。

## 述评

目前的 AURA3 研究基于既往的 AURA 研究的延伸以及 AURA2 研究。这些研究提示 Osimertinib 无论一线治疗局部晚期或转移的 NSCLC 或是二线治疗 NSCLC 均是高效的。

　　Papadimitrakopoulou 认为，这一研究结果是令人激动的，这是第一次证明 Osimertinib 优于三代 EGFR-TKI 标准化疗方案的试验；该药的 PFS 令人印象深刻，无论在亚裔还是非亚裔患者中，其 HR 均小于 0.5，且在治疗前均进行了敏感性检测；对于存在 CNS 转移的患者，其有更高的获益，其 HR 为 0.32，而无 CNS 转移的患者，其 HR 为 0.4。Papadimitrakopoulou 建议，因其优秀的总 PFS 以及在 CNS 转移患者中的表现，医生们应该称其为患者的标准治疗方案；不过，患者只有接受肿瘤活检或液体活检确定其 T790M 突变情况后，才能确定是否可以获益。

　　日本近畿大学医学部 Tetsuya Mitsudomi 同意 Papadimitrakopoulou 的看法。但其同时指出最近日本的一篇文章内容提出只有 50% 的患者进行了突变检测，所以进行 EGFR 突变检测并非易事，这凸显了液体活检的重要性，医生们也应该鼓励进行液体活检。

　　Mitsudomi 也对未来的研究进行了展望，例如，如何选择最佳的 EGFR-TKI 使用顺序，以应对 Osimertinib 获得性耐药。因为就算 Osimertinib 的疗效出人意料，肿瘤细胞最终还是会产生耐药。

　　本研究的一个重要方面在于，患者接受了液体活检检测其血浆 ctDNA 的 T790M 突变。研究团队表示，AURA3 试验证实血清样本 ctDNA EGFR T790M 突变的检测是可行的，但考虑到血清 ctDNA T790M 检测较高的假阴性率，对于接受一线 EGFR-TKI 治疗后疾病进展的而血清检测阴性的患者，建议进行活检。

（编译：赵大川，来源：《全球肿瘤快讯》2016 年 12 月　总 174 期）

# EGFR 通路的研究与治疗：走向成熟

## ——来自 2016WCLC 的报道

浙江省肿瘤医院胸部内科　范　云　徐晓玲

　　表皮生长因子受体（EGFR）通路作为肺癌精准治疗的典范，其研究与治疗已日趋成熟。2016 年世界肺癌大会（WCLC）上有关 EGFR 通路的研究主要聚焦在第三代 EGFR 酪氨酸激酶抑制剂（TKI）的研发及脑转移的治疗上；其中最耀眼的两项研究均由中国人主导，在全体大会上做主题报告，引起全球肿瘤专家的广泛关注。本文对本次大会 EGFR 通路相关的主要研究报告进行梳理和概括。

### 一代、二代 EGFR TKI 的治疗

　　吉非替尼自 2003 年上市以来，已经在全球范围应用了 10 余年。一项来自美国的研究评价了晚期肺癌患者临床试验外长期服用吉非替尼的疗效和安全性。此项回顾性研究涵盖 137 个临床试验点，共纳入 191 例患者，这些患者接受吉非替尼治疗的中位时间为 11.1 年，其中 75 例（39%）患者仍在继续治疗，仅 5% 的患者因为药物相关的不良反应（AE）而停药。研究者 Fred Hirsch 教授指出："这批患者是临床试验外已经从口服吉非替尼中获益的患者。结果表明，继续服用吉非替尼，大部分患者能够从中获益，明显延长生存且耐受性良好。"本研究再次证明吉非替尼在晚期肺癌患者中的应用价值。

　　日本研究者报告了一项研究，1660 例 EGFR 突变患者，其中 61.5% 接受了 EGFR TKI

治疗，中位生存时间为 29.7 个月（95%CI：28.1~31.4）。Keunchil Park 教授汇报了 LUX-Lung 7 研究的更新结果，在这项对比阿法替尼和吉非替尼一线治疗具有 EGFR 敏感突变的晚期肺癌患者的研究中，阿法替尼与吉非替尼相比，能够显著改善患者的无进展生存期（PFS：HR = 0.74，95%CI：0.57~0.95）和 ORR（73% *vs* 57%）。然而，令人遗憾的是，这些获益并未转化成总生存期（OS）的延长（HR = 0.86，95%CI：0.66~1.12）。总体而言，阿法替尼耐受性良好，减量后并未影响其疗效。但是，尽管阿法替尼组有部分患者进行了减量，3 级及以上的不良反应发生率仍明显高于吉非替尼组（31% *vs* 19.5%）。从以上研究结果来看，在 EGFR 敏感突变患者中，一代、二代 EGFR TKI 的疗效基本平分秋色，长期应用仍有较好的耐受性。

## 三代 EGFR TKI 的应用

作为 AURA 系列研究之一，AURA3 研究是一项Ⅲ期、开放性、随机对照研究，入组 419 例经一代、二代 EGFR TKI 治疗失败的 T790M 突变阳性患者。结果显示：与化疗组相比，奥希替尼显著延长患者的中位 PFS（10.1 个月 *vs* 4.4 个月；HR = 0.3，95%CI：0.23~0.41，P<0.001），显著提高了 ORR（71% *vs* 31%；OR = 5.39，95%CI：3.47~8.48，P<0.001）；具有良好的安全性。该结果进一步证实：在一代 EGFR-TKI 治疗进展后 T790M 阳性的晚期 NSCLC 中，奥希替尼相对于培美曲塞联合铂类化疗显示出更加卓越的临床疗效。

针对东亚人群的 AURA17 研究，入组 166 例经一代 EGFR TKI 治疗失败、T790M 突变阳性的晚期 NSCLC 患者，奥希替尼治疗的 ORR 为 60%，疾病控制率（DCR）为 88%，中位 PFS 未达到。从单臂研究到Ⅲ期随机临床试验，从西方人群到东亚患者，AURA 系列研究均证明奥希替尼是 T790M 突变耐药患者的最佳治疗选择。

## EGFR 患者的中枢神经系统转移

NSCLC 脑转移发生率为 30%~41%，EGFR 突变患者更易发生脑转移。TKI 药物可穿过血脑屏障，控制部分脑转移患者，在临床上已被广泛应用，但缺乏相应的大样本的随机对照研究。在本次全体大会上，吴一龙教授报告了 BRAIN 研究（CTONG 1201）的结果，显示对于合并脑转移的 EGFR 突变型晚期 NSCLC 患者，埃克替尼在 iPFS、PFS 和 ORR 上均优于全脑放疗联合化疗。该研究为全球首项比较 TKI 与全脑放疗（WBI）+化疗在 EGFR 突变患者中作用的研究，肯定了埃克替尼的疗效，有望改变此类患者的临床实践。

加拿大 Glenwood Goss 教授报告了两项Ⅱ期研究（AURA extension 和 AURA2）的汇总分析。该研究证实奥希替尼（80 mg/d）对 T790M 突变阳性且合并脑转移的患者表现出较好的疗效，颅内病灶的缓解率为 54%，DCR 达 92%。

软脑膜转移是 NSCLC 的少见并发症，治疗手段匮乏，预后极差。EGFR 突变阳性患者的软脑膜转移发生率明显高于野生型患者，约为 9%；尤其是在 EGFR TKI 治疗过程中更易出现脑膜转移。针对这种临床现象，我们团队开展了一项有关脑膜转移机制的探索性研究，在本次大会做了口头报告。研究结果显示：脑脊液标本与原发肿瘤标本在 EGFR 突变上存在高度的一致性；有意思的是，在所有患者的脑脊液标本中均未检测到 T790M 突变。

第二个发现是 PI3K 通路的基因异常可能是 NSCLC 出现脑膜转移的危险因素。第三个发现是脑脊液标本的基因表达谱与原发肿瘤之间存在非常明显的差异性，反映了肿瘤的基因变异及克隆进化。第四个发现是细胞周期调节和 DNA 损伤修复通路在脑膜转移的形成中可能起到一定的作用。此外，Yano 教授的研究成果显示 MET 基因拷贝数的增加可能与吉非替尼治疗过程中出现软脑膜转移有关。

## EGFR 耐药突变与耐药机制

以往的研究显示，EGFR 20 外显子插入突变（20ins）的晚期 NSCLC 患者对 EGFR TKI 治疗不敏感。美国 Riess 教授通过对 14 483 例连续石蜡标本肺癌切片进行全基因组检测分析，发现 263 例（1.8%）存在 EGFR 20ins，占 EGFR 变异的 12%。在这些病例中，EGFR 扩增的患者占 22%（57/263）。因此，研究者探索通过 EGFR 通路双阻滞（奥希替尼联合 EGFR 单抗）的方法来治疗 EGFR 20ins 患者，并在裸鼠模型中得到验证。我们期待这项研究能快速转化成临床试验。

西班牙 Rafael Rosell 教授首次报道：吉非替尼通过 Scr 可诱导激活 YAP1-NOTCH 信号通路，从而参与 STAT3 的激活；而 STAT3 的激活是吉非替尼耐药的已知机制之一。因此，研究者认为可同时靶向 STAT3、Src 和 EGFR 通路，迅速抑制肿瘤细胞生长。EGFR 下游通路激活是 EGFR TKI 产生耐药的重要机制，联合多靶点阻滞下游通路，是未来的研究方向。

## 结语

总之，第三代 EGFR TKI 奥希替尼的疗效得到了全方位的肯定。针对 EGFR 突变脑转移患者的 BRAIN 研究，肯定了埃克替尼的临床疗效，这项 III 期、随机对照研究势必会对以后的临床实践产生深远影响。有关 EGFR 通路的研究正逐渐深入，三代 TKI 的耐药机制、液态活检及肿瘤的异质性将成为今后的研究热点。

（来源：《全球肿瘤快讯》2016 年 12 月总 174 期）

（上接第 498 页）
抑制肿瘤生长。

研究团队的发现不但清晰阐明了肾癌发生过程中 5mC 真实重编程规律，并阐明了 5hmC 重编程参与肾癌特异的 DNA 甲基化图谱形成。结合临床数据发现，5hmC 水平降低而非 5mC 水平降低是肾癌更敏感的预后表观标记物，而裸鼠实验中 5hmC 的回调抑制了肿瘤的生长也说明了 5hmC 在肾癌中的重编程不是一种伴随现象，更有可能是一种驱动力。该研究通过探索肾癌中 5mC 和 5hmC 的重编程的动态变化和规律，暗示 5hmC 可以作为肾癌预后监测的新的表观遗传标记物和靶向治疗的靶点。

文章链接：http://www.nature.com/cr/journal/vaop/ncurrent/full/cr2015150a.html

（北京大学第一医院　刘　瑾）

（来源：北京大学医学部新闻网，发布日期：2016-01-07）

❖ **热点与争鸣** ❖

# 空气污染致肺癌患者生存时间缩短

空气污染与肺癌发病的关系已得到广泛关注，空气污染对肺癌疾病进展、对已罹患肺癌的人群的生存的影响如何，有研究进行了探讨。研究发现，空气污染是"阴魂不散"的，是缩短肺癌（尤其是肺腺癌）患者生存期的。（Thorax，2016 年 8 月 4 日在线版）

该研究共纳入 1988~2009 年 352 053 例新诊断肺癌患者，评估患者从诊断到随访结束期间居住环境空气中污染物浓度，用 Cox 比例风险回归模型分析空气污染暴露与患者整体死亡率、地区和肿瘤不同组织学类型的关系。

污染物浓度测量：空气动力学当量直径 ≤10 微米（PM10）和 2.5 微米（PM2.5）的颗粒物、二氧化氮（$NO_2$）、臭氧（$O_3$）的浓度，数据来源于美国国家环保局的空气质量监测站。同时计算患者住址离最近公路的距离，估量交通污染物浓度。

53% 的患者诊断时为晚期肺癌，研究结束时共 324 266 例患者（92.1%）死亡。校正包括肿瘤组织学在内的多个混杂因素后，污染物 $NO_2$、$O_3$、PM10、PM2.5 与肺癌分级风险比率分别为 1.30（95%CI：1.28~1.32），1.04（95%CI：1.02~1.05），1.26（95%CI：1.25~1.28）和 1.38（95%CI：1.35~1.41）。

结果表明，污染物（$NO_2$、PM10、PM2.5）高浓度与肺癌患者生存期缩短有关，尤其是早期肺癌，并使患者死亡风险增加。污染物浓度对肺癌患者的影响因肺癌分级、肿瘤组织学类型的不同而不同。其中以早期非小细胞肺癌，尤其是腺癌，受污染物影响最大。

空气污染在我国各地普遍存在，污染物对健康与疾病的影响的认识有待加深和普及。此前几乎无研究证实空气污染对肺癌患者生存时间有影响。该大样本研究证实，空气污染物（PM10、PM2.5 和 $NO_2$）缩短肺癌患者的生存期，尤其是早期腺癌患者。因此，降低环境中污染物浓度，减少肺癌患者的污染物接触，或也可成为改善肺癌患者生存的有效策略。

（编译 王新颖）

（来源：《全球肿瘤快讯》2016 年 8 月 总 166 期）

# NIH 专家质疑手机辐射与肿瘤发生关系研究

美国国立卫生研究院（NIH）的专家开始质疑一项已被广泛报道的、利用大鼠探索手机辐射与肿瘤发生关系的研究。这项由联邦政府毒理学项目（NTP）部门发布的研究声称，在雄性大鼠身上发现脑胶质瘤和良性心脏神经鞘瘤与手机辐射有关。（Wall Street J. 2016 年 5 月 27 日在线版）

这项耗资 2500 万美元的研究可称得上是评估手机对健康的影响的最大最全面项目之一，其完整结果将于 2017 年公布。NTP 在对部分研究成果的总结报道中指出："鉴于移动电话在全球以及不同年龄人群间的广泛使用，即便辐射对肿瘤发病率的增长仅有非常小的促进作用，其也会对公众健康造成深远影响。"

**研究存在的不足**

然而，NIH 专家很快就指出了该项研究显而易见的缺陷：例如，尽管研究让大鼠自胚胎时就接受高剂量的手机辐射，并持续了 2 年时间，但也仅有 2%～3% 的雄性大鼠发生了肿瘤，雌性大鼠则根本没有，NIH 专家认为这很奇怪。同样不寻常的还有那些没有暴露在辐射下的大鼠，其死亡率反而高于暴露组。此外，NIH 专家还注意到，非暴露组大鼠的肿瘤发生率与预期的正常群体肿瘤发生率也并不一致。

基于这些发现，NIH 相关人员 Michael Lauer 评议道："我不能接受作者的结论，我认为这项研究非常不到位，根据为数不多的阳性结果只会得出假阳性结论。"暴露组大鼠更高的生存率"让我更加怀疑作者的结论。"

**暂无证据提示手机辐射增加肿瘤风险**

NIH 在早些时候监督该项目时也表明"在之前的一些基于大规模人群的观察性研究中，也没有发现使用手机与肿瘤发病风险增加之间有明确联系。"

许多研究都已发现在手机与不良健康效应间并没有关联。例如，澳大利亚最新公布的一项研究显示，自手机普及使用的近 30 年来，脑肿瘤的发生率并没有增加，其他国家也有类似研究公布。

**研究结果对未来的影响**

但也有其他人相信这项新研究成果有其可取之处。NTP 的 Ron Melnick 最近分析了该研究之后表示，人们宣称手机对健康没有风险的论调可以结束了。而该研究对美国联邦通讯委员会（FCC）有关手机安全性条款的影响也未可知。该机构发言人称："在这个问题上，科学依据总是会影响 FCC 的规则制定。我们会继续跟踪来自国家健康与安全性专家们的所有建议，并决定是否需要修订现有政策。"

（编译　丁小倩）

（来源：《全球肿瘤快讯》2016 年 6 月　总 162 期）

# 基因检测究竟是医疗算命还是精准治疗？

几年前，美国女星安吉丽娜·朱莉通过基因检测发现自己患乳腺癌的概率高达 87%，并选择了切除乳腺，从此基因检测进入了公众的视线。

近年来，我国基因检测企业不断地出现，但是因为市场管理的混乱，2014 年，我国叫停了一部分基因检测服务，而在 2016 年 3 月，我国公布了第一批基因检测技术应用示范中心试点单位，并预计在 2 年内建立 30 个基因检测技术应用示范中心。在经历了一波三折之后，基因检测将何去何从？它究竟是医疗算命还是精准治疗呢？

**基因检测究竟能做什么?**

基因检测对于大部分人来说是既熟悉又陌生的词汇,尽管明星效应让基因检测逐渐走入了大众视线,但基因检测究竟能做什么? 对很多人来说仍然是个未知数。

基因检测应用较多的领域就是遗传病的检测,即通过检测突变基因来预测未来患上疾病的可能性,从而改善生活环境和习惯,避免或延缓疾病的发生。

GenomeMe 的创始人 Mohammed Javad Tabesh 说:"基因检测是个很有趣的东西,它具有很大的潜力,目的之一就是预防疾病。现在我们有了医疗保障体系,通常只会在生病的时候才想到去看医生,然而这就是问题所在,基因检测就是让你预防疾病的发生,当你患病的时候,将影响降到最低。"

除了预防疾病,基因检测在精准用药方面也发挥着重要作用。同样一种药物,不同的人服用后有不同的反应,通过基因检测的方法就可以解决这样的问题,从而避免用药的浪费或用药错误带来的不良反应。

目前,基因测序在生殖、遗传病、肿瘤的个性化治疗及复杂慢性病中起着关键的作用。数据显示,近 3 年来,我国共有 20 万孕妇接受了产前基因检测,未来 2~3 年都将保持 20%~25% 的年复合增长率,未来 5 年的市场规模将达到百亿级。

**基因测序并不能一测就灵,医疗算命商品要谨慎**

目前已经有 1000 多种疾病可以通过基因检测的方式进行诊断,例如乳腺癌的检测准确率已经达到了 50%~80%,一些非遗传性肿瘤,如肺癌、胃癌等的检测准确率也能达到 30%~40%,不过由于一些疾病的突变基因还未被找到,因此基因检测还不能做到一测就灵或包测百病的效果。

尽管现在基因检测还未做到包测百病的效果,但仍有一些专家将基因测序的效果夸大,甚至将基因检测做营销的噱头,市面上往往就出现了不少打着基因检测的旗号实则更像医疗算命的商品。

有相关从业者表示:"天赋基因和肥胖基因就好比科学算命的产品一样投入到市场,我们不能说这是完全准确的检测,因为它只能大致反映中国的一种遗传现象,而且这种基因检测没有一个大数据来支撑,所以我们更不能说基因检测能确定一个孩子将来是运动员或钢琴家。"

**基因检测在中国才跨出一小步**

继人类基因组计划后,2015 年美国宣布了精准医疗计划,今年中国也将精准医疗纳入了"十三五"规划中,计划从 2016 年开始投入 30 亿~40 亿元来构建精准医疗系统。基因检测作为精准医疗的重要手段,也终于开始步入正轨。

但作为基因检测发展比较早的国家,例如美国早在 20 年前就已经将基因检测运用到了癌症的治疗当中。

目前,美国有一千多家医疗器械机构开展基因测序,每年大概有 800 万人进行基因检测。研究表明,目前有 300 多种基因突变与癌症相关,美国根据基因突变研制出的靶向药物已达到 30 多种,而这项服务在中国才刚刚开始,如今美国已经上市的最新癌症靶向药物超过 100 种,但国内上市的却不到 50 种。此外,美国目前针对遗传基因检测的开支为 50 亿美元,预计到 2021 年可达到 150 亿~250 亿美元。

虽然我国的基因检测手段已经逐渐成熟，但基因检测所需要的数据库还处在起步阶段，这就使得检测结果的读取显得非常困难。业内人士指出，目前我国都在使用国外的数据库，例如较前沿的美国的 NCBI（美国国家生物技术信息中心），如今日本也开始建自己的数据库，因而我国也要抓紧对数据库的建设。毕竟我们黄种人的基因跟白种人不一样，如果将测序结果与中国人自己的数据相比较，那么结果可能会更精准。

### 中国需要更加完善的监管模式

基因检测的确在改变着我们的健康管理模式，但是行业的发展，还需要更完善的监管模式。

根据去年的一份调查报告显示，我国有 70% 左右的基因检测公司没有相应的临床资质，不少公司过度夸大了基因检测的功能，公司素质参差不齐，有的公司没有什么仪器，采用与大学合作开展研究项目的方式，得出报告；有的公司拥有仪器，却未拥有亚洲人基因数据，用的是欧洲人的基因数据做判断，这种状况让人担忧。而目前，我国还没有建立起完善的基因检测公司的技术标准及市场准入标准，一些公司强行开展并不成熟的项目。

随着基因检测的层出不穷，各类产品也让人眼花缭乱，普遍来说，价格仍然偏高，像安吉丽娜·朱莉那样的基因检测至少要花三千美元以上。由于各机构检测成本的差异和各中介的利润影响，癌症全基因检测在价格上差异很大，同样的癌症全基因检测定价最高可达六七万，低则在一万五千元左右。

患者吴先生在接受采访时对此表示，"基因检测的价格对普通工薪阶层来说还是比较贵的，从非专业的角度来看，我们很难判断某家公司的好与坏，所以我希望有相关的政府部门或监管单位来帮我们把关。"

（来源：国医网，日期：2016-07-29）

# 小苏打治癌："饿死"癌细胞的说法科学吗？

中新网北京 9 月 27 日电（邱宇）近期，一则"小苏打饿死癌细胞"的新闻引发热议。

浙江大学医学院附属第二医院放射介入科医生晁明和浙江大学肿瘤研究所教授胡汛团队今年 8 月在著名国际学术杂志《eLife》上发表了一项研究，针对 40 位晚期肝癌患者尝试用碳酸氢钠（俗称小苏打）治疗癌症的新疗法，有效率达 100%。

对此，北京大学肿瘤医院党委书记、大内科主任朱军和中国医学科学院肿瘤医院内科主任徐兵河接受中新网记者电话采访，对一些争议性问题做出解读。

### 小苏打有多大作用？——"好比在一盘菜中添加了佐料"

介入治疗是中晚期肝癌的常规疗法。据朱军介绍，通俗地讲，该方法是从血管中插入一根导管，把药物打入肝的病灶中。栓塞剂是可以选用的药物之一，能阻断血液供应，让病灶坏死。

新的研究方法名为 TILA-TACE（靶向肿瘤内乳酸阴离子和氢离子的动脉插管化疗栓塞

术），在介入治疗的基础上注射小苏打，去除癌细胞里面乳酸分解出的氢离子，使癌细胞更少地利用葡萄糖，从而加速癌细胞死亡。

小苏打发挥了多大作用？徐兵河说，新疗法在原有方法的基础上做了改进，"好比在一盘菜上添加了佐料，让菜更为可口。"

他认为，在研究肝癌治疗方法时，进行类似的探索非常好、也很有必要，但不能过于拔高探索的结果。

**喝碱性水有利于健康？——"喝碱性水不能预防肿瘤"**

"用小苏打治疗肿瘤"的消息被媒体报道后，有人认为喝苏打水等碱性水可以改变酸性体质，有利于健康。

对此，朱军表示，所谓用小苏打来治疗肿瘤，是采用介入的方法进行注射治疗，并非饮用含有小苏打的水。

"喝碱性水、吃碱性食物不能预防肿瘤，"他说，身体本身会做出精细的调整，处在最合适的状态，通过一般的饮食很难改变身体的酸碱环境。应均衡饮食，而不是偏酸或偏碱，否则可能造成酸中毒、碱中毒。

**小苏打饿死癌细胞？——"说法不科学、有误导作用"**

"小苏打饿死癌细胞"被多家媒体提上标题，朱军指出，这种说法不科学、不严谨，甚至有误导作用。

他说，饿死肿瘤细胞的说法在几十年前就出现了，最早针对栓塞血管或阻塞血管，认为只要断绝血液供应，就能"饿死"肿瘤细胞。该说法得到一定的理论证实，也出现一些新药，在临床上有所应用，但并没有彻底改变肿瘤治疗、带来巨大突破。

"新的研究方法与饿死肿瘤细胞没有直接关系，"朱军说，它是在介入治疗的基础上注射苏打水，降低癌细胞利用葡萄糖的可能，从而有助于癌细胞死亡，并非一般概念上的"饿死"，更不是防止癌症患者吃有营养的东西。

**临床治疗效果如何？——"样本量太小、需大规模随机临床试验"**

新研究方法的疗效是很多人关心的问题。

徐兵河表示，新的研究方法在原来的基础上做了改进，改进后疗效可能会好，也可能不好，这需要大规模、随机分组的临床研究进行验证。

"从样本量来看，几十例的样本量太小，在样本选择上可能受到人为因素的干扰，产生偏差。"徐兵河说。

另外，他说，研究团队只进行了单中心试验，还没有进行多中心临床试验。多中心临床试验是由多个医院的研究者按同一方案进行的试验，其数据的说服力远高于单中心试验。

朱军指出，从媒体报道来看，研究团队并没有进行随机对照试验。所谓随机对照，就是选择同样符合条件的两组患者并使用同样的方法治疗，唯一的区别在于一组使用了小苏打，另一组没有，然后观察其差别。

"正如研究团队所说，还需要更严格的、大样本的随机对照临床试验，来鉴定其临床疗效。"朱军说。

**有无大规模推广的可能？——"方法的使用并不困难，关键是疗效"**

新的研究方法能否大规模推广，给肝癌患者带来福音呢？

"如果大家真的能接受，其实这一方法的使用并不困难，"朱军说，举一个简单的例子，通过管子向气球里注射液体，可以选择糖水、牛奶，也可以注射橘子汁观察变化。但问题的关键是，是否能证明加了橘子汁或苏打水，其效果就会得到改善？

"真正困难的地方还是证明其疗效，"他说。

**肝癌治疗费用是否会大幅降低？——"一般情况下不会减少费用"**

小苏打是一种非常便宜的药物，有人期待肝癌治疗的费用或能大幅降低。

徐兵河指出，新的治疗方法是在原有治疗方案的基础上进行的，增加了小苏打，一般情况下不会减少费用。当然，如果通过这种方法提高疗效，减少重复治疗的次数，有可能减少医疗费用。

"如果增加了苏打水之后能提高治愈率，当然是革命性的变化，"朱军强调，问题的关键并不是方法有多便宜，而且添加小苏打后能否真正提高疗效。

**能否适用于其他癌症？——"该原理对大部分实体肿瘤有普遍意义"**

新的研究主要针对原发性肝细胞肝癌治疗，对于其他癌症是否有适用性？

浙江大学医学院附属第二医院放射介入教授晁明在接受媒体采访时说，这个原理对大部分实体肿瘤是有普遍意义的。虽然研究的初步结果让人鼓舞，但还需要更多深入的研究，一项研究有它的边际效应，随着推进才能实现在其他癌种的应用。

朱军说，介入治疗在很多实体肿瘤中都可以用到。如果能证明除了肝癌，小苏打对其他肿瘤也有效果，将非常有意义，当然，这需要进一步的临床试验。

**如何科学地看待癌症？——"晚期患者可以尝试新方法"**

癌症尚未被彻底攻克，徐兵河认为，在治疗癌症时要相信科学。

第一要早发现、早治疗，尤其是 40 岁以上人群或有家族病史的人群，每年都要进行健康体检，很多肿瘤在早期可以治愈，比如淋巴瘤等。

第二，确诊肿瘤后，不要相信所谓能根治的偏方，而应选择正规医院治疗，对于乳腺癌等有些肿瘤而言，即使是二、三期病人的治疗效果也非常好。

第三，定期去医院检查，根据医生的建议服用必要的药物。

徐兵河说，如果是晚期癌症病人，可以尝试一些新药品、新方法，参与临床研究，有些病人能通过这种方法延长生存期，但必须选择正规的、国家批准的医疗机构，而不是盲目相信一些所谓的灵丹妙药。

（来源：中国新闻网 2016 年 09 月 27 日，原标题：媒体八问小苏打治癌：
"饿死"癌细胞的说法科学吗？）

❖ **人物专访** ❖

# 刘端祺：医者的角色与艺术

吴 琪

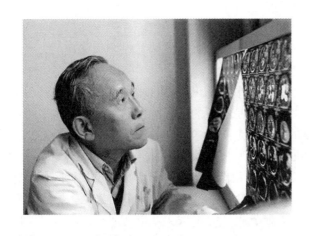

72 岁的刘端祺是关注死亡较多的医生之一，从 20 多岁在艰苦的西北地区行医，到 1997 年着手创立北京军区总医院肿瘤科，他和同事们送走过各式各样的病人。他说行医越久，自己对医学局限性的认识越深刻，常常能触摸到医学的边界。

作为多年的"死亡阅读者"，刘端祺慢慢领悟到，死亡是一种伟大的平等，死亡也是一个伟大的教师。死亡不是医学无奈的失败，而是人们回归生命本源的自然过程。

和许多年纪渐长的医生一样，刘端祺不再像年轻时那样，对医疗技术的进步孜孜以求。他开始理解，为什么前辈医学家们以及他的许多老师，晚年不约而同地更愿意进行医学本源的探讨和医学人文的思考。他们不断提醒年轻的同行，不要陷入匠人思维，而忘记抽离出来体味医学的最终目的——如何体面地照顾人的生老病死。无论是医者还是病患，既然能喜悦地迎接生，也可以从容地应对死。他渐渐成为这个理念的传播者：医术总有无能为力之时，而观念和情感可以让人们在医技的绝处，学会优雅地转身。

## 出诊的艺术

3 月 14 日早晨，北京的倒春寒行将结束，太阳一大早就出来烘烤，仍然穿着羽绒服的人们开始感觉到暖意。街上活动的人变得多了，刘端祺的诊室外也比天冷时热闹。从早上 8 点开始，他穿着白大褂坐在诊室里，神色舒缓地等待着病人进来。顶着一头白发，刘端祺喜欢笑，一笑眼睛就眯缝起来，抿着的嘴角往上拉出一根弧线，让旁人也感到放松。

退休后，刘端祺只有每周一上午在北京军区总医院出门诊，5 天前我获得了他的同意，可以观摩今天的门诊。这位老教授给我和摄影记者准备了两把木凳，靠近门边的一角，这样我们既可以清清楚楚看到他的表情，又不会看到病人的正脸。他与我们约法三章，不要拍摄病人的正脸，也不要记录他们的名字，不要让病人和家属感到任何的不舒适。几乎每进来一个病人，他都会告知有记者在场，以尊重他们的知情权。

一个上午过得很快，刘端祺看了十几个病人，待病人家属出去后，刘端祺对我说，医学是个求真求实的学科，医生一定不要在自己不精通的领域说"过头话"。

从诊室出来后，老教授问我："你发现没有，我一张处方也没开。"确实，除了给那个30出头的小伙子开了一些体检单，他只是给一些外地病人写了些治疗和用药的建议，让他们回居住地治疗。刘端祺说，他的病人大多数辗转就医，已经进行过许多治疗，多数人钱花得差不多了，经济状况不好是普遍情况，作为专家门诊，病人经常不是冲着开药来找他的。很多癌症终末期病人治疗遇到了瓶颈，希望他能够给出建议；另外，他近年来一直在推广缓和姑息医疗的理念。"年纪越大的医生，对于治疗反而越慎重。病人不只是器官的组合，我们要注重他们的整体感受，除了关注病人的躯体，也要兼顾他们的生活状态、经济状况、心理活动等。我完全可以给终末期病人开上一堆药物治疗，但是如果病人的抗癌治疗已经无效，这样折腾着离世，并不值得提倡。"

## 医学介入下的死亡

刘端祺说，到了他这个年纪的老医生们，几乎都认识到，自己做得再好，也只是带领一个团队建立起一个手工作坊，能救治的病人总是有限的。老医生们在意识到医学的局限后，更希望在反思中寻找医学真正的目的，避免走向技术至上的极端。这种对医学"尽信书不如无书"的态度，也是他在漫长的职业生涯中慢慢领悟到的。

大学毕业后，23岁的刘端祺在河西走廊和甘肃南部的藏、回等少数民族地区行医整整10年。那是"文革"期间，抱着"人定胜天"的思想和对知识分子的偏见，忌讳说癌症是"不治之症"，转而用"难治之症""疑难杂症"的说法。甘肃南部条件艰苦，缺医少药，刘端祺和同事们既要做阑尾切除手术，也要接生、接骨头、做眼科手术。下基层的时候，他发现在甘肃临夏农村，天气一转暖就流行中毒性痢疾，孩子一拨拨地死亡，有时候几乎家家传出呼天抢地的哭声。他们在调查后发现，农民们堆肥后将粪肥四处撒落施肥，调皮的孩子们玩耍时将粪肥带得到处都是，传播了疾病。还有的农村妇女为了干农活方便，用布带将婴儿牢牢捆在身上，结果造成孩子下肢坏死。"我那个时候就深深意识到，医学绝对不是医生单方面的事情，它与老百姓的文化程度、认知、观念习俗紧密相关。"

刘端祺在这些地方经历了不少病人的离去，经常服务于临终患者。他既目睹过弥漫着超度逝者灵魂诵经声的藏传佛教拉卜楞寺里的死亡，也目睹过穆斯林静穆的葬礼，很少看到亲人悲痛的哭嚎。"我惊异地看到，不同民族乃至同一民族的不同群体，对生命的逝去竟然有着如此巨大的差异，很受震撼。"一开始，他琢磨是不是这些地方条件艰苦，自然的力量太过强大，人们对生老病死变得麻木。但当他看到丈夫对患病妻子、父母对患病孩子极为深厚细腻的爱，又意识到先前的判断不对。他觉得是不同的生死观，使当地人在亲人活着时十分珍惜，在亲人去世后又不会过于哀凄和牵挂。他认为除了宗教信仰外，边疆人们的生活条件离自然更近，也更愿意服从生老病死的自然规律，更重视"活在当下"。

1978年，刘端祺考取了"文革"后第一批研究生，重回母校第四军医大学学习，重点研究胃癌的诊疗。他毕业后在北京当了消化内科的大夫，从而接触到大量的消化道癌病人。当时医学的思路是，把抢救意外死亡的心肺复苏常规和护理模式"移植"到临终处置。死亡来临时，医生关注着病人躯体是否维持酸碱平衡，呼吸机是否正常运作，盯着生命指征的监测，最后病人在各种插管和抢救仪器中离世，连和亲人道别的机会都没有。医生们不自觉地沉浸在技术升级带来的"进步"中，忘却了死亡本应是一场凝重悲情、温馨而又私密的亲人间的道别。

刘端祺眼见着医学对付肿瘤的办法多了起来，从放疗、化疗到各种药物，可是一个老同学在离世前给他发来邮件说："自从得了肿瘤，我的人格尊严丧失殆尽，没有了性别，没有了长幼，没有了自尊，在医护的眼里，我就是一个能够喘气的瘤子。"病人的生命得到了延长，但是各种治疗手段的严重副反应，让一些病人埋怨，治疗延长的是受罪的时间，最终还是得痛苦离世。

呼吸机似乎也成了抢救病人的标准配置。刘端祺说，20世纪60年代呼吸机出现时，被看作医学上的一个巨大进步。呼吸机对于严重的心脏病、溺水、雷击、一氧化碳中毒等病人特别有用，只要病人的主要脏器没有严重损毁，呼吸机可以让这些病人活过来，完全恢复健康。

当时他和同学们在医院里实习，最经常的一个工作就是"捏皮球"。因为早期的呼吸机得手工操作，双手握着一个篮球般大小的皮球，通过挤压皮球来带动病人的呼吸。有时候一晚上就得几个人轮着捏皮球，"那时候呼吸机体现的是救死扶伤，这是医学的本来目的"。但是二三十年之后，先进的自动呼吸机被大量地用在了临终病人身上。医生在患者的躯体功能已经衰竭时，需要切开病人的气管插上呼吸机。有些临终病人其实已经脑死亡，但插上呼吸机可以好几年不断气，可是这个人实际上跟植物人已经没有区别了。

刘端祺感叹："患者的生死被控制在了一台机器的电源插销里。临终的病床上演着机器秀、技术秀、医学秀，病人已与大白鼠无异，医学介入下的死亡被异化了。"

年轻时的记忆会时时出现在刘端祺的脑海里，边远少数民族地区的人民比大城市的人离医学更远，可是那儿人们对死亡的顺从和豁达，在医疗器械泛滥的年代里，反而显得更加珍贵。眼见逝者成了医院规范作业流水线上的物件，刘端祺隐隐觉得医学正在背离救死扶伤的初衷。"我看到太多终末期患者的家庭，不仅人财两空，离世的人走得很痛苦，活着的人也受到非常大的心理创伤。"

刘端祺的感受其实也是不少同行的经验。20世纪的医学，在生物探索与服务方面已经做了太多的努力，但是社会与公众非但不感激反而抱怨，责难越来越强烈，医学正陷入一个怪圈。1977年，美国精神病学和内科教授乔治·恩格尔在《科学》杂志上呼吁，应该刷新医学模式，从生物医学模式转向"生物-心理-社会"医学模式。刘端祺也成为国内缓和姑息医疗的提倡者。"技术治疗方面，我们往往在病人身上做得太多了，而不是太少了；但是对病人的情感和精神上的关注，又远远不够。"

1984年中国抗癌协会成立时，39岁的刘端祺是最年轻的成员，后来又担任了北京癌症康复与姑息治疗专业委员会主任委员。那时，关注肿瘤康复与姑息的人还不多，"姑息治疗"这个词，听上去显得太没劲了，更何况又紧接着关联到死亡。医生很容易陷入技术思维，得把切下来的瘤子拿给病人、家属、领导、媒体看，他们愿意拿CT/MRI/PET-CT证明一下，病人的病灶确实小了、没了。这样带来一种看上去"立竿见影"的社会效益和经济效益，以此找到医学和医生存在的价值。

刘端祺说，有时候他在医院里碰见外科医生，说起某个病人，外科医生才惊觉："那个手术病人跑到你们肿瘤科去了啊。"外科医生做完手术后，病人出院，他们往往认为病人恢复了。但是殊不知，等到病人再次发病，很可能就住到肿瘤科病房去了。"我不是说外科医生不好，他们非常辛苦，也非常敬业。但是我们目前的医学思路，把病人的疾病给片段化了，每个科室只看到疾病的一个表现或一个阶段，难以把病人当一个动态的整体来对待。"

刘端祺虽然倡导姑息治疗，但在推广他的理念时，没有表现出过度的热情，而是有一种万物化于无形的轻巧和自然。在1997年创建北京军区总医院肿瘤科时，刘端祺没有给科室购置呼吸机。科室里的医生们意识到呼吸机的非人道主义，即使家属要求，也会耐心讲解，为什么最好不要给癌症的终末期病人使用。刘端祺认为，康复姑息和临终关怀已不再是单纯的技术问题，而是一个"医学为了什么""为了谁"的根本问题。康复姑息、临终关怀事关肿瘤患者的"优生"，也关系到"优逝"，送人临终和迎接新生命一样，都可以是全家人分享正面意义体验的机会，并非只有悲伤、痛苦和失落。对于科室里的终末期病人，他会告诉家属和病人，减轻痛苦并改善生活质量，应该比单纯延长生命时间更重要。所以他们非常重视用吗啡常规缓解终末期患者的呼吸困难，对终末期缺氧患者不做气管切开，重视糖皮质激素的广泛应用，对"食欲不振"终末期肿瘤病人不进行所谓营养支持治疗，满足病人及其家属灵性的需求。

临床治疗癌症这些年后，刘端祺更加感受到预防癌症的重要性。"太多病人将一生大部分的诊疗费花在了人生的最后一年，这一年里又以临终一周的花费最大。可是预防癌症花费1元钱，就能抵消治疗费用里的99元。"

刘端祺给我讲述了史书上记载的一个故事。扁鹊一家三兄弟都行医，扁鹊对魏王说过：长兄医术最高，能防范疫病；二哥医术次之，能治初起之疾；而自己居末位，只能治疗病笃之病。"作为当时的医学大家，扁鹊的这番话应当不完全是自谦之词。他的兄长能够防范疾病、治疗初始之病，可是历史上没有留下名声。扁鹊这样治疗重症的容易被人们看作'神医'。疾病的预防工作，不显山不露水，没有多少惊心动魄的场面，连医生自己都觉得'不过瘾'。"

由于不重视早期的防治，刘端祺说，我国的肿瘤防治出现了不合理的"枣核"形局面：两头"尖"——轻预防，轻晚期临终关怀；中间臃肿——为数不多的肿瘤专科医生精力和资金投入的主要服务对象，多数是送上门的住院患者，而且是生存期有限的中晚期患者。中国的贫困家庭有41%是因病致贫的，而癌症中有70%是肺癌、乳腺癌和消化系统癌症。刘端祺认为，医疗主管部门应该把现有闲置的医疗资源集中起来，在全国试点专病医院，针对发病率特别高的癌症，凡是符合一定诊断标准的，专病医院集中起来免费治疗。"这样能促进针对这些多发癌症的治疗和科研突飞猛进，实际上能节省大量的医疗资源和国家资金投入。"

## 医生的气质与角色

刘端祺和老伴都是医生，但是唯一的儿子没有学医。我们聊到这点时，刘端祺脱口而出："我儿子不具备医生的气质，他从小喜欢下棋，逻辑思维好，喜欢摆弄的是电脑和工程器械类的东西，更适合当工程师。"医生的气质？我感到这是一个有意思的说法，便问老教授："那您觉得医生有什么样的气质呢？"

　　刘端祺说：第一，医生要有悲悯心，这种悲悯可以是天生的，也可以是后天培养的。第二，医生要耐心细致。第三，医生应该是好脾气，不能颐指气使。医学很大程度上是门沟通的学问。第四，医生要敢于担当，要善断。他强调，医生除了科学精神，同时需要具有人文精神，医学是一门对人要求非常高的学科，医生也是比一般职业要求更高的职业。

　　"我上医学院的时候，老师们基本上是20世纪三四十年代毕业的医学生。老师们回忆说，那时候医学院严格执行'宽进严出'的准则，学生的淘汰率相当高。"有一个老师说，他们开学的时候有30多人，最后能够毕业的只有12人。一方面是当时国家不安定，医学院读书课业繁重，非常辛苦，得结核病的学生不少。另外考试标准非常严格，差一分都不能毕业。那些没有顺利毕业的学生，只能当医生助理，或者是做做开药店方面的工作。中医的学徒出师也非常艰难，帮师傅做家务活三年、在药店打杂三年、抄方子三年，最后能出师的也不过十之一二。"美国的医学教育也跟一般学科不一样，学生本科毕业后才能学医，我越来越觉得这种制度有道理，学哲学的、学历史的、学音乐的、学工程的大学毕业生都可以再去学医，这时候的医学生20出头了，又具备了四年综合大学里的修养，可谓身心都成熟了。他们如果选择学医，对于医生应该具备的利他主义、人文修养，有了更明确的认知。"

　　在优秀的医生眼里，病人是一个现实存在的、活生生的人，而非一个病灶、一个瘤子。刘端祺说，医生要做到"目中有瘤，心中有人"。哪怕瘤子已经全身转移，医生应该首先关注的还是这个病人，从内心同情这个不幸被肿瘤所侵袭的人，包括病人对自己所患疾病的心理感受。他的肉身正在经受病痛的折磨，他有着与健康人不同的精神需求，而不能把他看成是一个瘤子的载体。医生的素养是病人能看见、能感受到的。刘端祺说："从医生对病人的态度、交换的眼神、言谈举止、举手投足、治疗方案的确定都体现出医者的素质。病人对不同的医生常有不同的感受，不同医生的治疗理念，完全可能造成患者几乎完全不同的结局。在力所能及的条件下，医生应该保障病人充分而又适当的诊疗；在力所不及的情况下，也要努力去温暖他们的心灵。"

　　行医40多年后，刘端祺说，年纪越大的医生越容易偏向于保守，决策的速度也更慢。老医生不仅看到了每一个方案的积极方面，也会看到它们各自的弊端。这样的好处是老医生能把方案给病人讲得特别清楚，但从不好的方面来说，也给病人和家属设置了更多的顾虑。治疗并不是简单地照方抓药，这就像大厨之间的区别一样，同样的食材，同样的调味料，也得"见人下菜碟"。

　　前些年，他也曾醉心于循证医学，但是循证医学讲究的是概率，按照对大多数人有效的方式来制定准则，他注意到，循证医学是一种不完美的存在。现在他更关注"循效"，即病人是不是得到了医学上的实惠，取得了实实在在的疗效。这种理念将医生和病人一一对应起来。"医生就是你，病人就是他，不管通常的经验是什么，我们就关注你这个具体的医生怎么治好这个具体病人的病。"刘端祺认为在遵循基本医疗规范的前提下，医生个人仍有比较大的施展空间。"医学的难处在这儿，医学的魅力也在这儿。"

　　作为医生，刘端祺经常会接到朋友的各种咨询和求助。一天中午我们一起在医院食堂吃饭时，刘端祺接到了一个朋友的电话。听了朋友的讲述，他对朋友说："你这样看病的方式是错误的。你父亲的病，30岁以上的医生就能治，治疗方案早在医学界形成共识了，用不着去找老名医。如果是疑难杂症，老前辈给点拨几句，可能让主治大夫茅塞顿开，可你父亲这病真用不着。不过，如果你们找名医是为了在心理上安慰病人，那就是另外一回事了，那就是需要配合的表演了。"

　　刘端祺说，治病这么多年来，他见识过各种各样的病人，大多数求医者不知道怎样做一个合格的病人，这也与医生没有对患者进行充分的教育有关。刘端祺花了很多工夫，告诉病人应该怎样看病。"比如乳腺癌的病人，现在很多人存活期能有十几年。医生就应该跟病人交代清楚，你的存活期比较长，在肿瘤治疗过程中可以规划一下，看病人怎么分配资源合适。乳腺癌治疗初期花费比较大，中间可能不怎么需要花钱，万一复发的话大概是多少费用，这样能指导病人根据自己的情况来规划如何抗癌。我跟病人聊过之后，病人往往说：我都得癌症好几年了，这是第一次有医生跟我说这些。"

　　肿瘤患者的治疗过程比较漫长，选择也不唯一，所以医生与病人各自的角色非常重要。肿瘤治疗应该谁做主？刘端祺说，最好在医生的主导下，医患双方不断沟通，共同协商，共同选择明智方案。不同的病情在不同的阶段，应对的方法是不一样的。早期肿瘤除个别例外，多数患者应当选择手术，无论是哪种早期癌症，手术的治愈率都很高。

　　所以对于早期肿瘤患者，医生需要做的是准确明白地向患者告知这一喜讯，要非常坚定地向患者说清楚：这个早癌病灶的切除手术"相当于阑尾切除"，癌症已经治愈，复发概率较小，无需再做治疗。这样避免患者拖延病情，也能避免他们被癌症的诊断吓蒙而治疗过度。

　　而对中晚期肿瘤的治疗，医患双方如何在病程每个时间段都能相互沟通，做出明智的选择，难度则要大许多。这一方面是医患双方信息不对称，另外中晚期肿瘤的治疗是一个漫长艰辛、跌宕起伏的复杂过程，在肿瘤诊疗全程，期望医生与患者的沟通一蹴而就的想法是不切实际的。刘端祺说，不少中晚期肿瘤患者都有可能面临抗癌治疗终于失效，进入"最佳支持治疗"和实施临终关怀的阶段。而医生如何向患者告知残酷的事实，无论在中国还是西方，从来都不是一个轻松的话题。所以医生和家属需要在适当的时候、由适当的人、用适当的语言，向患者进行必要的"临终教育"。

　　做医生这一行，让刘端祺有很多机会看到真实的人性。"人性千姿百态，有时候会出现我们特别不能理解的事情，但这也是人性的一个侧面吧。"刘端祺前段时间收了一个晚期乳腺癌的病人住院，老太太60出头，家里是北京郊区的，养育了4个儿子和1个女儿。"我上午刚给她办好入院，4个儿子来了，小儿子跟老太太住在一起，最孝顺，最想给妈妈治病，可他是个地道农民，拿不出钱。老大也想给妈妈治病，可是每说一句话都瞅一眼老婆，这个大儿媳每句话的意思都是不愿出钱。我实在生气了，对大儿媳说：'你出去吧，我和你老公谈！'我也只能说到这一步了。最后结局是几个儿子谁都不出钱，下午老太太就出院了。本来如果好好治疗的话，她还可能多存活几年的。"刘端祺说，做医生年头久了，他已经学会了自我疏通情绪，但老太太的遭遇让他沮丧了半天。"虽然强调医生要与病人共情，可是对于人家的家务事，我们又不能过多干预。我只能自我宽慰说，我也没有资格指责别人，如果我处于人家那种经济状况，也许只能如此吧。"

　　在肿瘤病人漫长的治疗过程中，有些时候，家属与病人的治疗意见会不一致。医生需要分别跟家属和病人沟通，但是又不能让病人知道这种矛盾。"我们绝不能说：你们是一家的，病人和家属吵清楚了再给我一个治疗决定吧。病人已经疾病缠身，几乎所有的痛苦和矛盾都得由他来承受，如果我们还把压力加到病人身上，病情肯定加重。所以我们有时候会代表病人的意愿和利益去与家属沟通，做到不将矛盾带给病人。有些病人出院后才知道我们对他的保护，非常感激。也有病人一直不知道实情，那这个秘密也就随他带进了棺材里。"刘端祺说，他并不主张"视病人如亲人"，医生与病人的距离如果过于接近，就会失去自己的职业角色。"我主张视病人如病人，带着医生的职业水准和深切的情感来对待他们。"

## 如何做个合格的病人？

几乎每个人都有上医院的经历，但是不一定每个人都"会看病"。在刘端祺眼里，如何做病人也是门学问，他觉得合格的病人最好做到下边这几点。

### （一）要真实地说出自己的情况

有些病人会歪曲自己的病情，"一下子就把医生带到沟里去了"。这种不真实，有时候是因为病人的虚荣心，比如一开口就说自己经济上不错，有什么好药尽管开。可是等医生开好药方，病人又会吞吞吐吐、犹犹豫豫，实际上是觉得这些药自己承受不起。有些病人主观上没有故意作假，但是在认知观上出现很多误区，自己都分不清哪些是本人真实的感受，哪些是通过其他渠道听来的消息。

### （二）好病人不要抱怨

刘端祺说，他见过很多乳腺癌病人抱怨丈夫对自己不够好，说"他要真关心我，我能得这病？"男病人就容易抱怨领导不好，认为领导给的压力让自己得了病。"可是如果一个病人来看病，开口就抱怨社会、抱怨家庭、抱怨工作，全是负能量，对自己的病情肯定不好，把医生当作负面情绪的倾倒箱，对治疗也并没有益处。"

### （三）建议病人不要以互联网上的信息为治病的标准

有时候刘端祺会碰到病人说："您说的怎么和百度上说的不一样啊。"刘端祺会"幽一下默"说："我姓刘，不姓百，据我了解，姓百的度医生并没有受过专门的医学训练。"刘端祺说，他这样解释既表明了自己的态度，又不会和病人发生冲突。

### （四）病人应该知道如何对待看病资料

"有的病人把十几年来看病的材料全部带着，拉个小推车，一大摞片子，我看得有十几斤重。可是到了医生面前，手忙脚乱，什么都送上来，医生也头晕。"刘端祺说，看病资料最好拿"两头"，把最早期的片子和最近的片子带好就可以了。另外带好初期的诊断报告、病理报告、手术记录，如果还能说清楚前期治疗的简要思路，这就是非常不错的病人了。他见过的最"优秀"的病人，职业往往是会计、统计员、教师、秘书等，她们将自己每一次的化验单据、检查结果、医生意见等做成表格，下一次看病的时候医生一目了然。病情呈现出清晰的全局状况，医生更容易对症治疗。

（原载：三联生活周刊2016第879期，来源：医者医界2016-06-17，本书略有删节）

# 秦叔逵教授：精准医疗，大数据，免疫治疗之我观

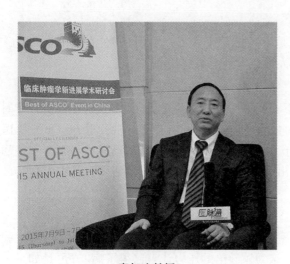

秦叔逵教授

"2015 年临床新进展学术研讨会暨 Best of ASCO Event in China（BOA）"会议于 7 月 10 日~11 日在杭州召开。医脉通有幸在会议期间采访到解放军南京八一医院副院长秦叔逵教授，秦教授对精准医疗和大数据、免疫治疗在肝癌进展，以及免疫治疗未来应用阐述了自己的看法。

**医脉通：**今年 ASCO 大会主题是"创新与启发，将数据转化为知识"，近来，精准医疗、大数据也日渐成为肿瘤领域的时髦词汇，作为肿瘤领域内权威的医生，您是如何解读这些词汇的？

**秦教授：**首先，"精准医学"目前非常热门，也是非常时髦的一个词汇。但是，我个人认为"精准医学"这个词汇不是最新，2011 年，美国就有专家提出这个概念，而奥巴马在去年国情咨文里再次提到这个问题，现在科学界已有不同声音，它只是医学的一个概念，不必把它炒的过热，这是我个人看法。其次，这不是一个新的名词，这么多年我们一直在提倡个体化治疗，它也属于精准医学的范畴。所谓精准医学包含了三方面内容，第一，是分子生物学、分子免疫学，特别是基因科学的进步；第二，进入大数据时代后，很多的时候要积累起来看趋势，进行分析；第三，新的一些媒体，特别是移动医疗，自多媒体时代的到来。这些问题在过去的个体化靶向治疗领域都谈到，今天的精准医疗只不过是一个新的概念，这个概念还待于时间的检验。未来，不是每一个病人都能够做到精准医学，把每个病人的基因分析都进行分析，这只是一种理想状态。姑且不谈钱的问题，不谈有没有足够多的药物。所以，之于对这个问题，我个人认为，国内肿瘤界有一点跟风。美国人去讲精准医疗代表的只是他的观点，奥巴马提出这个词，也是他的秘书，或者专家指引的。通过这个词汇的提出，可以引导政府支持他，同时创造市场。美国做很多事情，商业化非常明显。比如当年的基因测序，已经给创造了成千上万，乃至多少亿的商业利润，精准医学这个问题这是如此。

当然，我不反对精准医学，不要说今天，过去也要谈精准。对所有病人的治疗都是一样的吗？所有阶段的治疗都一样吗？也不尽如此。我个人认为，精准医学可能要继承发

扬。一开始我们提倡一个经验医学时代，第二个是医学实践，或者试验学时代，第三个进入循证医学时代，未来到了，会有精准医学或个体化医学，还需要有个时间的过程。

**医脉通：**最近免疫治疗在黑色素瘤和其他肿瘤方面，得到了比较好的结果，能否请您介绍一下，在肝癌方面有哪些免疫治疗的热点研究？

**秦教授：**免疫治疗是今年 ASCO 大会的一个热门主题，这个问题早在几年前就引起了注意，新一代免疫治疗与过去传统的免疫治疗有很大的不同，包括 CTLA-4 单抗、checkpoint 抑制剂、cART 技术等。今天上午 Tony Mok 教授报告中，免疫治疗的内容也讲很好，抗 PD-1、抗 PD-L1 单抗、checkpoint 抑制剂只是免疫的一小部分，不要把它当做全部。免疫治疗在经历了一百多年历史后，给我们带来了新的希望，我们完全靠化疗、靶向治疗，或者其他治疗解决不了的问题，可能最终还要靠调动积极的免疫治疗来处理。所以这方面非常热门，最主要是在黑色素瘤方面出现很大的进步，已经批准了两类药物，一类是 CTLA-4 单抗伊匹单抗，另一个是抗 PD-1 单抗 pembrolizumab。

在胃肠道肿瘤已经有了一些研究，下午将报告关于胃癌抗 PD-1 的一个小样本临床研究（Abstract 4001），有 30 多例的结果。另外在肝癌方面，报告了一个 I 期临床研究，是一个 200 例的研究，现在才做到 40 例，这个早期报告已经看到了苗头，在 40 多例可以评价的患者当中，有 2 例达到了 CR，还有 6 例 PR，展现了曙光。因此未来在消化道肿瘤，包括胃癌、肠癌、肝癌等，免疫治疗可能会发挥重要的作用，占有一席之地。

对这个问题，我们的医生应该给予高度重视，紧跟形势好好的学习。而我所知道有关的临床研究，不久将在国内开展，既有国外公司，也有民族制药企业一些新的 checkpoint 抑制剂和免疫治疗的制剂，将陆续开展临床研究。

**医脉通：**根据其目前的发展趋势，免疫治疗未来是否有可能在各线都能得以应用？

**秦教授：**目前免疫治疗也不全是在其他疗法无效时采用，黑色素瘤就将免疫治疗用在一线中。这个现象是我们过去的观念认为什么都不行了，最后拿免疫治疗作为安慰治疗，实际上证明是不对的。对于不同的瘤种、不同的患者、同一患者的不同阶段，我们要根据具体情况来实施治疗策略。我始终认为，在当前肿瘤是一个非常复杂的疾病，有多因素、多基因、多阶段的问题，不可能是某一种治疗手段能够解决的，所以我们还是要提倡多学科合作，多种治疗方法，多种治疗药物有计划合理的综合使用。免疫治疗也是如此，我们可能会根据患者的具体情况，究竟是在早期、中期，还是晚期应用，是由病情决定的。其次，免疫治疗的各项应用还要根据临床试验的结果，不能盲目使用。总之，我个人认为，免疫治疗绝不是肿瘤患者的最后一根救命稻草，也不应该在所有治疗都无效时才想到免疫治疗，这是不对的。

**医脉通：**谢谢秦教授的精彩讲解。

（来源：医脉通 2015-08-03）

❖ **大事记、工作总结** ❖

# 中国癌症基金会 2016 年大事记

1. 2 月 2 日，中国癌症基金会七届理事会换届会议暨七届一次理事会在北京举行。何鲁丽主席出席并发表讲话，六届理事长彭玉做六届理事会工作报告。参加会议的理事投票选举出七届理事会，赵平同志当选七届理事会理事长，姚晓曦同志当选七届理事会副理事长兼秘书长。七届理事会副理事长王明荣和七届理事会监事王丹向六届理事长彭玉及六届理事兼常务副秘书长余瑶琴颁发了突出贡献奖。（图 1-1~图 1-6）

2. 3 月 8 日，第十一届"为了姐妹们的健康与幸福"大型三八公益活动在全国 31 个城市同时举办。本次公益活动的启动仪式在陕西省肿瘤医院和内蒙古自治区鄂尔多斯市妇幼保健院两个主会场举行。中国癌症基金会副理事长兼秘书长姚晓曦出席西安主会场活动并致辞。（图 2）

3. 3 月 19 日~20 日，由中国癌症基金会主办的第六届中国肺癌个体化治疗大会在北京召开，会上举行了《中国晚期原发性肺癌诊治专家共识（2016 版）》全国巡讲启动仪式。（图 3-1、3-2）

4. 4 月 17 日，第十一届抗癌京剧票友演唱会在北京长安大剧院举办。同时举办了爱心义卖活动。（图 4-1~图 4-3）

5. 4 月 23 日，中国癌症基金会和中国医学科学院肿瘤医院共同举办 2016 年肿瘤防治宣传周大型活动。（图 5）

6. 4 月 23 日~25 日，第十四次全国宫颈癌协作组工作会议暨中国子宫颈癌防治研究进展学术会议在北京召开。（图 6-1、6-2，另见专版彩图）

7. 4 月 25 日，2016 放疗新技术高峰论坛暨国家肿瘤规范化诊治质控中心放疗治疗质控委员会成立大会在北京召开。（图 7）

8. 5 月 5 日~7 日，首届中国肺癌精准诊疗论坛暨第四届中国国家癌症中心年会在北京召开。（图 8）

9. 5 月 18 日，中国癌症基金会与北京远程金卫肿瘤医院管理公司举行"万名医生肿瘤学培训专项基金"签约仪式。9 月 9 日、10 月 28 日和 11 月 24 日，中国癌症基金会主办的"万名医生肿瘤学公益培训项目"分别在湖南长沙、江苏盐城、广西南宁开班。（图 9-1~图 9-3）

10. 6 月 14 日，华夏幸福基业股份有限公司向中国癌症基金会廊坊乳腺康复中心捐赠 30 万元人民币。（图 10）

11. 6 月 24 日~26 日，由中央财政支持社会组织参与社会服务项目中国癌症基金会西部地区安宁疗护培训班在四川南充举行。同时，进行了南充地区老年贫困肿瘤患者救助项目。（图 11）

12. 7 月 8 日~10 日，第十届中国肿瘤内科大会和第五届中国肿瘤医师大会在北京国

家会议中心召开。（彩图见专版）

13. 7 月 30 日~31 日，第七届理事会第二次会议在包头举行。（图 12-1~图 12-3）

14. 8 月 19 日~20 日，第三届乳腺癌个体化治疗大会在北京举行。（彩图见专版）

15. 9 月 3 日，2016 年中国慢性病大会肿瘤预防与控制专业委员会分会在北京召开，中国癌症基金会副理事长兼秘书长姚晓曦、副理事长王明荣出席致辞。（图 13-1、13-2）

16. 9 月 10 日，2016 年第十八届北京希望马拉松义跑活动在京举行，中国癌症基金会副理事长兼秘书长姚晓曦出席活动。（图 14）

17. 9 月 24 日~25 日，第三届海峡两岸控烟与肺癌防治研讨会在北京召开，中国癌症基金会理事长赵平出席致辞。（图 15-1、15-2）

18. 11 月 11 日，"2016 年中央财政支持社会组织参与社会服务项目——中国癌症基金会西部地区县域医生肿瘤学培训班"在四川省南充市开班。（图 16）

（以上图片见卷首彩页）

# 中国医学科学院肿瘤医院 肿瘤研究所 2016 年大事记

1. 1 月 15 日~16 日，2016 年院所工作会在悦知楼二层报告厅举行，28 个临床科室、22 个职能处室和 18 个科研课题组对 2015 年工作进行回顾和总结，分析了取得的成绩和存在的不足，并进行绩效考评及表彰。（图 1）

2. 1 月 12 日，在悦知楼举办第四届七次职工代表大会。132 名正式代表、各科（处）室负责人、党总支和支部书记、工会干部参会。职代会进行了 2015 年医院工作报告、财务工作报告和提案工作报告。（图 2）

3. 4 月 15 日~23 日，举行"2016 年肿瘤防治宣传周"系列活动。内容包括中国癌症防控高峰对话、百名专家现场咨询、防癌咨询及体检、健康大讲堂、网络媒体健康互动等，共 5000 余人次参与了为期一周的活动。（图 3）

4. 4 月 29 日，中国共产党中国医学科学院肿瘤医院第二次代表大会在阶梯教室召开，赫捷同志当选中共中国医学科学院肿瘤医院第二届委员会书记，付凤环同志当选为副书记兼纪委书记。（图 4）

5. 5 月 6 日~7 日，首届中国精准诊疗论坛暨第四届中国国家癌症中心年会在京举行，会议主要探讨肺癌精准医疗的最新进展、研究热点和发展趋势，以促进中国肺癌多学科诊疗、跨学科交流以及多中心的实质性合作。赫捷院士担任大会主席，超千名国内胸部肿瘤专家参加会议。（图 5）

6. 6 月 29 日，"中文版癌症综合信息库网站"正式上线。此项目是国家癌症中心与美国国家癌症中心战略合作之一，为中国医生和公众获取癌症诊疗信息提供了新途径。（图 6）

7. 9 月 10 日，"第十八届北京希望马拉松——为癌症患者及癌症防治研究募捐义跑活动"在北京朝阳公园万人广场举行，组织了义跑、爱心捐款、科普园区等活动，社会各界5000余人参加。北京希望马拉松首次跑出北京，在长沙、重庆、石家庄同时举办。（图7）

8. 9月29日，第四届中韩癌症防控研讨会在韩国癌症中心举办，主题为"肺癌、乳腺癌和前列腺癌的防治进展"。赫捷院士和韩国国家癌症中心主任担任会议主席。（图8）

（以上图片见卷首彩页）

# 全国肿瘤防治研究办公室 2016 年度工作总结

2016 年，全国肿瘤防治研究办公室在国家卫生计生委的领导下，国家癌症中心/中国医学科学院肿瘤医院/肿瘤研究所的大力支持和全体员工的努力下，各项工作顺利平稳开展，取得了一定的成绩。现将主要工作情况总结如下：

## 一、主要业务工作

### （一）宣传和推广《肿瘤登记管理办法》

自 2015 年国家卫生计生委、国家中医药管理局印发《肿瘤登记管理办法》后，我国的肿瘤登记工作有了法规保障，对我国肿瘤登记工作具有里程碑式的意义，并对肿瘤登记工作的开展起到了重大作用。全国肿瘤登记中心通过会议、网络等各种途径和渠道进行了宣传和推广工作，积极落实《办法》，推动我国肿瘤登记工作的开展。

### （二）2016 年肿瘤登记项目点建设

自 2008 年肿瘤随访登记项目纳入卫生部"医改重大项目"以来，截至目前已经覆盖中国大陆全部 31 个省（自治区、直辖市）以及新疆生产建设兵团。到 2014 年，登记处总数达 308 个，登记覆盖人口达 3.0 亿。2016 年，国家财政没有新增拨款，国家级登记处保持在 308 个，但提交 2015 年肿瘤登记数据的登记处已经达到 416 个，登记覆盖人口约 3.4 亿。

### （三）2015 年全国肿瘤登记项目工作报告

2016 年 1 月 19 日，全国肿瘤防治研究办公室/全国肿瘤登记中心要求上报 2015 年度恶性肿瘤登记数据，截至 2016 年 2 月 28 日，按项目要求应上报数据的登记处为 308 个，实际上报登记处共计 416 个，覆盖中国大陆全部 31 个省份，均完整上报了肿瘤发病、死亡和人口资料，包括山东、安徽、江苏、河南淮河流域早诊早治项目点 22 个，和其他非肿瘤登记项目点。其中地级以上城市 150 个，县和县级市 266 个。登记覆盖人口 341 158 098 人，其中男性 175 575 325 人，女性 165 582 773 人。全国肿瘤登记中心对 2015 年肿瘤登记工作进行了总结，并编写出版了《中国肿瘤随访登记工作报告 2015》。

### （四）编辑撰写《2016 年中国肿瘤登记年报》

2016 年 5 月 30 日，国家癌症中心首次发文（癌症中心便函 2016 第 3 号），要求上报 2013 年的肿瘤登记数据，应报数据的包括：252 个肿瘤登记处点和 27 个淮河点项目点。截至 2016 年 8 月 15 日，绝大部分省（区、市）按要求提交了数据，全国肿瘤登记中心对上报的全国各登记处数据进行审核、分析与反馈，对不合格数据要求修改后再次上报，经过多次审核与反馈，于 2016 年 10 月中旬，全部完成了登记处数据的整理、汇总与分析工作。

全国 347 个肿瘤登记地区提交了 2013 年肿瘤登记资料，其中 259 个登记地区为国家肿瘤随访登记项目点，27 个为淮河流域癌症早诊早治项目点，61 个为其他项目点。登记地区分布在全国 31 个省（自治区、直辖市）以及新疆生产建设兵团，其中地级以上城市 126 个，县和县级市 221 个。登记地区 2013 年登记覆盖人口 287 284 044 人（其中城市地区 142 283 814 人，农村地区 145 000 230 人），占 2013 年全国年末人口数的 21.11%。共计报告癌症新发病例数 774 358 例，报告癌症死亡病例 461 432 例。全国肿瘤登记中心肿瘤登记专家组和《中国肿瘤登记年报》编委会，根据《年报》的数据入选标准，对登记地区进行质量评价。收录了 255 个肿瘤登记地区数据入选《年报》。目前正在编辑撰写《2015 中国肿瘤登记年报》，并完成相关论文报告撰写。

为保证《年报》能够顺利出版，国家癌症中心于 2016 年 9 月 13 日，向国家卫生计生委疾病预防控制局和宣传司提出"关于出版《中国肿瘤登记年报》的请示"（中心办字〔2016〕19 号）。根据国家卫生计生委办公厅《关于印发卫生计生重大信息发布管理办法的通知》（国卫办宣传函〔2015〕341 号）要求，特申请出版 2013~2016 年中国肿瘤登记年报。

### （五）"肿瘤登记网报系统"正式上线

为健全我国肿瘤登记信息系统，掌握我国恶性肿瘤的流行状况与疾病负担，建立统一的国家级肿瘤数据库，提高数据的有效利用率。全国肿瘤登记中心与国家卫生计生委科学技术研究所合作，共同开发"肿瘤登记网报系统"，目前已经于 2016 年 6 月 20 日上线，已经为多数全国肿瘤登记处使用。

### （六）重新修订的《中国肿瘤登记工作指导手册》出版发行

全国肿瘤登记中心组织有关专家编写的《中国肿瘤登记工作指导手册》（2016 版），已经于 2016 年 5 月由人民卫生出版社正式出版发行。目前已经发行 8000 余册，并得到全国肿瘤登记工作者广泛好评。

### （七）肿瘤登记培训班

2016 年 6 月 24 日~25 日，为贯彻落实《肿瘤登记管理办法》，做好肿瘤随访登记工作，提高各省份肿瘤随访登记数据质量，国家卫生和计划生育委员会疾病预防控制局在江苏南京举办肿瘤登记培训班。本次培训班由国家癌症中心/全国肿瘤登记中心承办。来自全国 31 个省（自治区、直辖市）和新疆生产建设兵团的省级肿瘤登记中心、部分肿瘤登记处和有关专家、相关人员共计 117 人参加会议。本次培训班同时为国家级继续教育基地项目，授予 4 个学分。国家卫计委疾控处吴良友处长就本次会议的目的、意义及今后肿瘤登记工作的重点发表讲话，强调肿瘤登记是肿瘤防控的基础，可以为肿瘤防控提供科学的数据。《肿瘤登记管理办法》为肿瘤登记工作提供了法规保障，让肿瘤登记工作从项目形式转变为常规工作，目前已经在部分省份如江苏、山东等全部开展。同时为进一步提高肿瘤登记数据的质量，对下一步工作提出了要求。

培训班围绕 2015 年肿瘤登记工作进展、2015 年中国肿瘤登记年报数据审核情况汇报及初步结果、IARC/IACR《五大洲发病率》第 XI 卷数据提交情况汇报及评价指标与流程和数据提交要求、"全国肿瘤登记平台"使用方法、肿瘤登记 TNM 分期、ICD10 与 ICDO3 编码方法与规则、随访及生存分析方法与数据要求以及生存分析软件等 8 个方面进行了汇报和讨论。会议期间肿瘤登记专家组会议就《2016 年中国肿瘤登记年报》《中国癌症发病与死亡 2008~2012》数据审核、选点以及相关编写工作，数据质控指标、癌症疾病负担等内容进行讨论。

### （八）2016 年中国肿瘤随访登记专家研讨会

本次专家研讨会于 2016 年 8 月 17 日，在浙江省癌症中心新乔迁的会议室举办，参加此次研讨会的有全国肿瘤防治研究办公室陈万青副主任等 14 人。与会专家针对今年上报的 2013 年数据审核结果及汇总数据进行了充分的评估，对被评价为 D 级的登记处逐一进行讨论，个性化评价，谨慎的筛选，全国 31 个省份均有肿瘤登记处数据被收入，陕西省和贵州省则第一次有肿瘤登记处的数据被收入到《中国肿瘤登记年报》之中，可喜可贺。专家组在原《年报》数据标准基础上，对明年的《年报》提出了更加严格的纳入标准，明确了考核标准及纳入原则。由于数据庞大且时间紧迫，各位专家献言献策，达成共识，为《中国肿瘤登记年报 2016》打下坚实基础，与会专家也迫切希望今年年报能早日出版。

### （九）淮河流域癌症早诊早治项目工作

2015 年度项目工作中，淮河流域地区参与健康因素调查和高危因素评估人数合计为 28.98 万例，对高危人群合计完成临床筛查人数为 56 534 例，任务完成率为 105.9%，其中参与肝癌筛查人数为 23 576 例，食管癌筛查人数为 20 113 例，胃癌筛查人数为 12 845 例。检出原位癌及癌症病例合计为 337 例，其中早期癌人数 238 例，已治疗人数 314 例，合计人群检出率为 0.6%，早诊率为 70.6%，治疗率为 93.2%。所有筛查癌种中，食管癌的筛查检出率和早诊率最高。山东省和安徽省的检出率最高，分别为 0.73% 和 0.72%。项目过程中，我们还对阳性病例人群进行及时跟踪随访，对癌前病变重点人群进行二次复查，完成随访/复查 2131 人次。同时对近 400 例家庭贫困患者进行了资金补助，合计拨付补助款 18 万元。

2016 年度淮河流域癌症早诊早治项目启动会和培训会于 2016 年 7 月在山东肥城召开。之后各省分别组织了 2016 年度项目的组织和动员工作。2015~2016 年期间，全国肿瘤防治研究办公室陈万青、曾红梅等赴江苏射阳、江苏盐都、河南罗山、安徽灵璧、安徽颍东等项目点亲自进行技术培训和现场指导，对项目过程中发现的技术问题及时给予解决。各项目点根据方案要求，积极开展人群高危因素调查评估，临床筛查、实验室检测、重点人群复查、癌症人群治疗支持等各环节工作。

在 2016 年的项目工作中，部分项目点积极开展胃-肝联合筛查、食管-胃联合筛查项目，以提高项目的检出率。今年江苏还新增一个项目点参与癌症早诊早治工作。部分项目点如河南罗山、山东滕州、安徽埇桥等采用平板电脑进行高危因素评估和录入，以提高项目数据录入的及时性和准确性。与此同时，今年的工作我们依旧重点强调高危人群、尤其是癌前病变患者的二次复查工作和既往阳性病例的随访工作，对高危人群进行健康宣教和管理。预计 2016 年度工作将于 2017 年 3 月完成。

### （十）承担完成卫生计生委 2 项委托科研项目

受国家卫生计生委疾病预防控制局委托，承担"全国甲状腺癌流行现况及危险因素研究"课题，于 8 月完成研究报告。

承担国家卫生计生委统计信息中心委托课题"中国恶性肿瘤疾病负担（DALY）初步测算"，于 11 月完成研究报告并顺利通过评审。

**（十一）2016 年卫生行业专项**

2016 年度，公益性行业科研专项"上消化道癌筛查的前瞻性评价研究"项目取得了阶段性工作进展和成果。

在上消化道癌高发区河南林州市、河北磁县和甘肃武威；非高发区江苏射阳、河南罗山、哈尔滨、长沙市合计完成 155 445 例人群流行病学调查资料的收集和前瞻性随机对照队列的建立，合计入组的村/社区数 379 个。对 28 026 例队列人群进行了幽门螺杆菌感染检测，整体阳性率为 45.59%。已经对 30 276 例筛查对象进行了内镜前血液四项检查，完成了 40 499 例人群的内镜筛查，对 29 454 人进行了病理活检，内镜取活检人数百分比为 72.73%。合计检出阳性病例（原位癌和癌）618 例，其中早期病例 529 例。阳性检出率为 1.53%，早诊率 85.60%。

我们于 2016 年 1 月和 9 月分别在北京和河南林州召开了项目阶段性总结会。并于 2016 年 3 月和 9 月召开了卫生经济学评价专家研讨会、卫生经济学评价技术培训会，目前各项目点已全面开展队列人群的随访复查工作及卫生经济学评价工作。陈万青、曾红梅、魏文强等还亲自赴甘肃兰州、河南林州、河北磁县、哈尔滨等各项目点开展项目督导。

**（十二）预算编制**

1. 编制国家卫计委慢病项目"肿瘤随访登记""淮河流域癌症早诊早治"2016 年经费预算，实际到位经费 5996 万元；编写 2017~2018 年项目经费预算报告，申请经费 16 198 万元。

2. 国家癌症中心肿瘤监测系统建设（一期）项目预算 3094 万元。

3. 协助参与并协助相关科室申请、编制国家精准项目、慢病项目、创新项目等经费预算 8033 万元。

科室 2016 年获得经费：

1. 中央转移支付项目经费：5996 万元。

2. 国拨资金"公益性行业科研专项"：505 万元。

3. 国家科技基础专项：296 万元。

4. 各类科研基金：313.8 万元，包括：

（1）国家重点研发计划重大慢性非传染性疾病防控研究：148.8 万；

（2）国家自然科学基金面上项目 1 项：54 万；

（3）国家自然科学基金青年项目：18 万；

（4）协和青年基金 1 项：10 万；

（5）中央级公益性科研院所基本科研业务费项目 2 项：9 万和 30 万；

（6）北京市优秀人才培养资助项目基金 1 项：4 万；

（7）中国医学科学院医学与健康科技创新工程项目 1 项：40 万；

（8）卫生计生委疾控局地病处委托项目 1 项：10 万；

（9）卫生计生委统计信息中心委托项目 1 项：10 万。

## 二、科研情况

2016 年，全国肿瘤防治研究办公室主持进行的科研课题共计 14 项，合计科研经费 3140.6 万元，其中国家级课题 7 项，其他级别课题 7 项。2016 年度新获得各级科研项目合计 8 项，新获得科研经费合计约 314 万元，其中国家级项目 3 项。2016 年新获得科研项目包括：

（1）国家重点研发计划重大慢性非传染性疾病防控研究课题 1 项；
（2）国家自然科学基金青年项目 1 项；
（3）国家自然科学基金面上项目 1 项；
（4）协和青年基金 1 项；
（5）中央级公益性科研院所基本科研业务费项目 2 项；
（6）北京市优秀人才培养资助项目基金 1 项；
（7）中国医学科学院医学与健康科技创新工程项目 1 项。

**各项目名称及主持人**

（1）《中国癌症地图集》编制——陈万青；
（2）2006~2010 北京市妇女乳腺癌全人群高精度相对生存率分析——陈万青；
（3）幽门螺杆菌感染——七个多态位点的交互作用和不同胃黏膜病变的关系——曾红梅；
（4）林县营养干预试验随访队列人群营养膳食回顾调查——王少明；
（5）血浆长链非编码 RNA 与早期胃癌及癌前病变的关系——曾红梅；
（6）中国省级肺癌发病死亡的时空间模型估计——郑荣寿；
（7）病毒性肝炎相关肝癌标本保藏及相关数据库共享技术平台——陈万青；
（8）人群为基础的食管中重度不典型增生病变进展的前瞻性队列研究——郑荣寿；
（9）中国人口老龄化对癌症流行趋势及负担影响的研究——郑荣寿；
（10）人口老龄化对京津冀地区癌症流行趋势及负担影响的研究——郑荣寿；
（11）人群为基础的高精度肿瘤监测体系构建——曾红梅；
（12）大气细颗粒物长期暴露对我国胰腺癌发生及死亡影响的时空分析——曾红梅（与中国医学科学院基础医学研究所合作课题）；
（13）人群为基础的胃癌及癌前病变血浆长链非编码 RNA 标志物研究——曾红梅；
（14）叶酸、半胱氨酸代谢通路中重要记性小分子血清学水平与食管癌发病风险的队列研究——王少明。

本办公室利用自身工作优势，今年进一步加强了对我国肿瘤登记数据的分析和利用，提高工作人员的业务水平和科研能力。截至 2016 年 11 月，本办公室合计发表论文 26 篇，其中 SCI 论文 12 篇，合计影响因子 209.833 分。

### 参 考 文 献

[1] Chen W, Zheng R, Baade PD, et al. Cancer statistics in china, 2015, CA Cancer J Clin, 2016, 66 (2)：115-132.

［2］Zhou M, Wang H, Zhu J, Chen W, et al. Cause-specific mortality for 240 causes in china during 1990~2013: A systematic subnational analysis for the global burden of disease study 2013. Lancet, 2016, 387 (10015): 251-272.

［3］Chen W, Zheng R, Zuo T, et al. National cancer incidence and mortality in china, 2012. Chin J Cancer Res, 2016, 28 (1): 1-11.

［4］Guo Y, Zeng H, Zheng R, et al. The association between lung cancer incidence and ambient air pollution in china: A spatiotemporal analysis. Environ Res, 2016, 144 (Pt A): 60-65.

［5］Pang C, Guan Y, Li H, et al. Urologic cancer in china. Jpn J Clin Oncol, 2016, 46 (6): 497-501.

［6］Tang LL, Chen WQ, Xue WQ, et al. Global trends in incidence and mortality of nasopharyngeal carcinoma. Cancer Lett, 2016, 374 (1): 22-30.

［7］Xia C, Kahn C, Wang J, et al. Temporal trends in geographical variation in breast cancer mortality in china, 1973~2005: An analysis of nationwide surveys on cause of death. Int J Environ Res Public Health, 2016, 13 (10).

［8］Yang T, Zeng H, Chen W, et al. Helicobacter pylori infection, h19 and linc00152 expression in serum and risk of gastric cancer in a chinese population. Cancer Epidemiol, 2016, 44: 147-153.

［9］Zeng H, Zheng R, Zhang S, et al. Esophageal cancer statistics in china, 2011: Estimates based on 177 cancer registries. Thorac Cancer, 2016, 7 (2): 232-237.

［10］Zheng R, Zeng H, Zhang S, et al. National estimates of cancer prevalence in china, 2011. Cancer Lett, 2016, 370 (1): 33-38.

［11］Zheng R, Zeng H, Zuo T, et al. Lung cancer incidence and mortality in china, 2011. Thorac Cancer, 2016, 7 (1): 94-99.

［12］Chen W, Zheng R, Zeng H, et al. The incidence and mortality of major cancers in china, 2012. Chin J Cancer, 2016, 35 (1): 73.

［13］陈万青. 中国癌症现状和趋势. 中华医学信息导报, 2016, (12).

［14］陈万青, 梁智恒, 岑惠珊, 等. 中国肿瘤登记现况及发展. 中国医学前沿杂志 (电子版), 2016, 8 (7).

［15］段纪俊, 严亚琼, 杨念念, 等. 中国恶性肿瘤发病与死亡的国际比较分析. 中国医学前沿杂志 (电子版), 2016, 8 (7).

［16］王庆生, 陈万青. 癌症防治策略的探索与分析. 中国医学前沿杂志 (电子版), 2016, 8 (7).

［17］魏矿荣, 梁智恒, 岑惠珊, 等. 肿瘤登记大数据的建立及应用. 中国医学前沿杂志 (电子版), 2016, 8 (7).

［18］张爽爽, 夏庆民, 郑荣寿, 等. 中国 2010 年卵巢癌发病与死亡分析. 中国肿瘤, 2016, 25 (3): 169-173.

［19］张思维, 郑荣寿, 左婷婷, 等. 中国食管癌死亡状况和生存分析. 中华肿瘤杂志, 2016, 38 (9).

［20］周海平, 李水富, 张延红, 等. 癌症预防经济状况分析. 实用肿瘤学杂志, 2016, 30 (3).

［21］周脉耕, 陈万青. 开展肿瘤疾病负担研究, 推动肿瘤防治科学决策. 中华流行病学杂志, 2016, 37 (6).

［22］左婷婷, 陈万青. 中国乳腺癌全人群生存率分析研究进展. 中国肿瘤临床, 2016, 43 (14).

［23］左婷婷, 郑荣寿, 曾红梅, 等. 中国食管癌发病状况与趋势分析. 中华肿瘤杂志, 2016, 38 (9).

［24］夏昌发, 陈万青. 地理空间分析技术在肿瘤流行病学研究中的应用. 肿瘤防治研究, 2016, 43 (9): 814-818.

［25］陈万青. 从肿瘤登记数据看中国恶性肿瘤的发病特点和趋势. 中华健康管理学杂志, 2016, 10 (4).

[26] 高菲，腾菲，贾漫漫，王挺，陈元立，付凤环，邹小农. 医院后勤保障员知晓《北京市控制吸烟协
　　 会条例》和烟草危害的调查. 中国肿瘤，2016，25（5）：361–365.

## 三、控烟工作

1. 2月26日，在重庆北碚区举办第一期肿瘤预防与控制基层骨干培训班，培训医务人员123名。

2. 4月23日，参加"肿瘤防治宣传周"的工作，设计和制作20块控烟宣传展板；联合中国控制吸烟协会、中国疾病预防控制中心控烟办公室和中日友好医院的专家，进行现场控烟咨询113人次，免费测量CO含量75人次；培训20名志愿者在现场来访者中进行"控烟与肿瘤预防知识"的调查，回收调查问卷398份。

3. 8月14日，在内蒙古海拉尔市召开中华预防医学会肿瘤预防与控制专业委员会常委工作会。

4. 9月3日，组织召开2016年全国慢性病大会肿瘤预防与控制分会。

5. 9月6日，在延安举办第一期肿瘤预防与控制基层骨干培训班，培训医务人员65名。

6. 9月24日~26日，在北京举办第11届亚太地区控烟大会肺癌专题暨第三届海峡两岸控烟与肺癌防治研讨会，累计参会人数400余名，以"控烟与肿瘤防控"专题培训基层医务人员29人。

7. 4月~9月，筹备成立首届中国控制吸烟协会控烟与肺癌防治专业委员会。该委员会于9月24日在北京成立。

8. 9月10日，负责希望马拉松义跑中的控烟宣传活动。

9. 日常巡查院内禁烟区，1月~10月累计巡查448场次，巡查结果提交到院早会公布。

10. 接受和配合朝阳区卫生监督所对我院数次控烟举报调查。

## 四、教学

今年我办公室共培养4名硕士研究生。陈万青参与协和医学院肿瘤流行病学与预防课程；陈万青、王少明参与协和医学院肿瘤流行病学与临床试验方法课程2016年教学任务。受邀全国各省肿瘤培训，陈万青、张思维、郑荣寿、曾红梅多次参与授课。

## 五、交流合作

参加国家癌症中心举办的多次国际学术会议，并作主题报告。多次受邀参加国内外学术会议。

## 六、获奖

主办的《中国肿瘤杂志》荣获中国百种杰出学术期刊，名列74位。2015年根据中国科技核心期刊分类体系的细分调整，自然科学领域共设立112个学科分类，遴选过程中，择优选择各学科类别中最重要的期刊作为杰出学术期刊，同时考虑到不同学科的性质和期刊规模，最终评选出2015年中国百种杰出学术期刊100种。

2016年4月，陈万青获四川省科学技术进步一等奖，排名第3。

2016 年 10 月，陈万青获中国医学科学院 2015~2016 年度"青年创新奖"。

2 篇论文入选"2016 年中国百篇最具影响国际学术论文"；

1 篇论文入选"中国百篇最具影响国内学术论文"；

2 篇论文被评为"领跑者 5000 中国精品科技期刊顶尖学术论文"。

## 七、社会公益

参加 4 月举办等"肿瘤防治宣传周"活动，制作展板，戒烟咨询，健康警示上烟包活动并参加志愿者活动。

参加"希望马拉松义跑"活动。

## 八、科普宣传

**邹小农**：健康界、搜狐健康、肿瘤医学论坛、中国人口报、中国日报网、健康时报网；

**陈万青**：搜狐健康、大河网、CCTV 2 次、医学界、健康界、丁香园、医师报等采访。

## 九、学术任职

**陈万青**：《中国肿瘤》杂志编辑部主任；

中国卫生信息学会理事；

中华预防医学会慢性病预防与控制分会常委、肿瘤学组副组长；

中华预防医学会肿瘤预防与控制专业委员会委员、副秘书长；

中华预防医学会健康传播分会常委；

中华预防医学会健康保险专业委员会委员；

中国控制吸烟协会肺癌防治控烟专业委员会副主任委员；

亚洲肿瘤登记联盟常委；

中国医师协会肿瘤防治规范化培训工作委员会副主任委员；

中国医师协会肿瘤医师分会肿瘤远程医疗联盟副主任委员；

中国抗癌协会肿瘤流行病学专业委员会常委；

中华预防医学会健康风险评估与控制专业委员会委员；

北京乳腺病防治学会转化医学专业委员会常委；

北京市中医肿瘤防治办公室管理委员会委员；

中国疾病负担研究专家委员会委员；

中国戒烟联盟常务理事；

《Journal of Epidemiology》副主编；

《Asian Pacific journal of cancer prevention》副主编；

《Chinese Journal of Cancer Research》副主编；

《中国肿瘤》副主编；

《中国肺癌杂志》《实用肿瘤学》《肿瘤学》《Thoracic Cancer》《the Journal of Thoracic Disease》《Chinese Journal of Cancer》《Journal of Tumor》《肝癌电子杂志》编委。

**邹小农**：癌症基金会控烟与肺癌防治工作部副主任；

中国控制吸烟协会理事。

**曾红梅**:《Annals of Translational Medicine》杂志肿瘤流行病学专栏编辑;

AME 出版集团学委会委员;

北京乳腺病防治学会健康管理专业委员会常务委员。

# 中国临床肿瘤学会（CSCO）2016 年大事记

CSCO 在 2016 年度更加强调创新的重要性，秉承"团结、协作、务实、创新"的根本宗旨，开展了形式多样、丰富多彩的学术活动，在国内外临床肿瘤学界影响深远。现就具体内容详述汇报如下：

## 一、以国际视角推动中国临床肿瘤学术创新

### （一）第十九届学术年会

第十九届全国临床肿瘤学大会暨 2016 年 CSCO 学术年会于 2016 年 9 月 21 日～25 日在厦门国际会议中心隆重召开（彩图 1，见卷首彩页，下同），大会围绕"精细管理，精准医治"的主题，开展了 500 多个主题或专题报告讲座，59 个中文专场、9 个英文专场、69 场学术早餐会和卫星会，共交流科研论文 1200 余篇，吸引了来自美国、英国、日本、韩国、俄罗斯、德国、法国、意大利、爱尔兰等国家的 200 余名专家、2 万多名国内参会代表，以及 150 多家临床肿瘤学相关的企事业单位和学术组织踊跃参加，得到了广大 CSCO 会员和国家有关部门的充分肯定。

继续举办全英语交流的国际专场（International Session），促进中国学者与国际知名专家的交流和互动，推动中国临床研究的国际化。大会期间，CSCO 与美国临床肿瘤学会（ASCO）（彩图 2）、欧洲肿瘤内科学会（ESMO）、国际肺癌研究会（IASLC）、日本肿瘤内科学会（JSMO）和国际淋巴瘤学会等重要学术组织合作，分别以乳腺癌、结直肠癌、肺癌、胃癌为主题召开一系列的专题学术论坛。CSCO 专家和口头交流医师都用英语流畅表达自己的研究成果，不仅与国际著名专家面对面学术交流，更重要的是，国际专场的成功延续代表了中国临床肿瘤学的发展已然比肩国际水平。并成功举办第四届 FACO 会议，吸引了 100 余名日本和韩国的医师踊跃参会，全场采用英文讲座和交流。评出壁报交流论文 60 篇。

备受瞩目的全体大会（Plenary Session）安排在会议的第二天下午，会前 15 分钟就已经座无虚席。这是经过精心准备的凝聚了 CSCO 一年来核心学术成就的最重要的盛会，CSCO 副理事长赫捷院士荣获年度成就大奖（彩图 3：全国肿瘤防治研究办公室副主任陈万青教授代表赫捷院士领奖），另有 20 篇文章荣获优秀论文奖，隆重的颁奖典礼令获奖医师倍感荣幸，也激励了在座参会代表开拓创新的研究热情！此外，全体大会安排了 3 个大会报告，几乎都是首次向全球公布最新研究数据。

本届大会还创新性开展了特色专场，例如："论文撰写投稿与发表专场"，特邀《Lancet》《BMJ》等国际知名杂志肿瘤专刊的主编面授机宜，有效推进中国肿瘤医师的研究和写作水平；与 AACR、SITC、CAHON 联合举办肿瘤免疫专场；与 STO 合作举办"大数据时代"学术专场；与 USCACA 合作举办"抗癌药物研发的未来"学术专场。

大会还吸引了俄罗斯国家医学研究放疗中心 Andrey Kaprin 院长及其助手 Pavel Konovalchuk 教授参会，并给予了高度好评，并迫切希望与 CSCO 开展进一步的合作。STO、AACR、APCC、ESMO 也继续预定展示场地进行精心布置，加强了推广和交流。2016 年获得亚洲青年医师旅行基金的共有 20 人，这 20 名医师获邀全程参与 CSCO 会议，参会医师感觉受益匪浅。

本届会议召开之前，厦门遭受到了 50 年一遇的 17 级"莫兰蒂"台风袭击，许多会议物料被雨水浸泡，但丝毫不减参会代表的学习热情，给予了很大的理解和支持。会议为期三天，始终保持着严谨的学术气氛和高昂的学习热情，会场始终呈现出"场场爆满""站座难求"的局面，会议安排和内容获得与会代表的极高评价，取得了圆满成功，谨此对做出积极贡献的各位专家、全力赞助和参与的企事业单位、辛苦服务大会的志愿者们，表示最诚挚的敬意和感谢！

（二）Best of ASCO 会议

本年度 Best of ASCO 会议于 2016 年 6 月 23 日~26 日在杭州召开（彩图 4）。会议沿袭历年惯例，全版引进 ASCO 年会的精华论文摘要和幻灯片，邀请了 50 余名 ASCO 和 CSCO 专家对精选出的 37 篇重要报告逐一解读，内容涵盖头颈肿瘤、血液系统肿瘤、消化系统肿瘤、乳腺癌、恶性黑色素瘤、妇科肿瘤、肺癌、泌尿系肿瘤等领域。会议期间，江苏遇到龙卷风，很多航班因此长时间延误甚至取消，部分授课专家和参会代表无法按时参会，尽管遇到这么多困难和波折，丝毫不减 1400 余名参会代表的学习热情。

会议继续通过互联网现场直播会议讲座，受众医师达 3000 余人。虽然会议仅在杭州一个城市举行，最大限度地推动了知识传播速度和范围。

（三）CSCO 指南发布

制订 CSCO 恶性肿瘤临床诊治指南的工作，很早之前就已经提出，目前一级学会已经成立，在理事长工作会议上，经讨论一致同意启动这方面的工作。定于每年 4 月第三个周末召开 CSCO 指南大会，指南撰写、修订闭门会议（每年 4 月与常务理事会一起召开），指南发布大会在指南闭门会议的第二天召开。指南的编写需要严谨，有代表性，实用性强，要兼顾发达地区和欠发达地区，指南更新周期为一年，以表格和文字描述相结合的方式体现指南内容。

2016 年 4 月 23 日，CSCO 首先发布了《中国临床肿瘤学会（CSCO）原发性肺癌诊疗指南 2015. V1》（彩图 5），为我国首部依托 CSCO 发布的、内容详尽、切实可行的肺癌诊疗指南，能有效地规范我国肺癌诊断和治疗，通过对该《指南》的推广和使用，有望推动中国肺癌诊断和治疗的发展，提高我国肺癌诊疗水平，延长肺癌患者生存时间并提高肺癌患者生活质量，为我国的抗肿瘤事业贡献力量。（彩图 6）

（四）专家讲学活动

根据 2016 年继续教育工作计划，先后在杭州、宜昌、新疆、长春、郑州、贵阳、济南、包头、绵阳和福州组织举办了 CSCO 临床肿瘤规范化诊治学习班，3300 余名医务工作者参加了学习和交流。CSCO 专家团 90 人次参加了讲学，他们不辞辛劳，飞赴祖国的东西南北，给当地临床肿瘤学工作者尤其是中西部地区的基层医生，带去了肿瘤规范化诊治的理念和宝贵的实践经验，受到了各地同道的欢迎。

CSCO 继续教育部于 2015 年开设了专题学术研讨会，对学习班进行了有效补充和扩展。2016 年先后在武汉、郑州、西安、西宁、长沙、沈阳和南宁举办了"结直肠癌肝转移的多学科治疗""食管癌多学科治疗""乳腺癌内分泌治疗""肺鳞癌化疗方案的选择与优化"和"局部晚期非小细胞肺癌多学科治疗"5 个专题共 7 站学术研讨会。CSCO 专家 50人次参加了研讨会，超过 400 名肿瘤专业医师参加了活动。每一站研讨会都邀请了 CSCO知名专家莅临，为参会医生解惑答疑，分享多学科、规范化治疗的临床经验。青年委员会专家不仅为研讨会提供了病例，还以他们的切身体会引导大家对多学科合作进行学术思考。研讨会受到举办地及周边地区同道们的热烈欢迎，各站活动报名人数都超过了计划，大家普遍反映研讨会形式好，能与国内的知名专家面对面交流，收获非常大。

### （五）组织 CSCO 青年医师团赴新加坡参加 ESMO 亚洲大会

ESMO 于 2016 年 12 月 16 日~19 日在新加坡 Suntec 国际会议中心举办了第二届 ESMO亚洲会议（ESMO ASIA 2016），诚邀 CSCO 参与加盟，并给 CSCO 中青年会员提供了极大优惠，25 位 CSCO 推荐的 40 岁以下会员可以获得 ESMO 免注册费和食宿费以及 500 美元的交通补贴。CSCO 办公室派出 2 名工作人员前往与会，通过展台展示、文化墙展示和宣传页发放的形式积极推广 CSCO 和学术年会。（彩图 7）

### （六）CSCO 系列学术论坛蓬勃发展

1. CSCO 第三届恶性淋巴瘤高峰论坛

由 CSCO 主办、苏州大学附属第一医院协办的第三届苏州恶性淋巴瘤高峰论坛于 2016年 3 月 26 日在苏州成功召开，会议邀请到国内外恶性淋巴瘤基础与临床著名专家到会交流，专题涵盖了临床、病理、流式、分子遗传学等各个领域，共同关注淋巴瘤诊治领域最新进展，为参会代表提供高水平交流平台，吸引了 400 余名医师前来参会。

2. CSCO2016 北京淋巴瘤国际研讨会

会议于 2016 年 4 月 8 日~10 日在北京成功召开，本次会议的宗旨是"务实"，旨在为临床实践提供实际的解决办法，推动广大临床医师应用规范化的诊治思路解决临床问题。会议邀请到国内外淋巴瘤临床、病理、基础研究领域的著名专家、学者，就淋巴瘤的规范化诊治及研究新进展等方面进行专题报告和讨论交流。会议分为多个专场，包括转化医学研究专场、淋巴瘤病理学专场、T 细胞淋巴瘤及霍奇金淋巴瘤临床专场、B 细胞淋巴瘤专场、临床应用研究专场、淋巴瘤特别专场，以及北京大学肿瘤医院淋巴瘤 MDT 讨论会。每位讲者演讲结束后，都会有 5~10 分钟的提问时间，与会的医生、研究者们踊跃提问，与讲者进行热烈的交流互动。吸引了来自全国各地的 400 余名医师前来参会。

3. CSCO 第七届上海国际肺癌论坛

由上海交通大学附属胸科医院和中国临床肿瘤学会（CSCO）、中国抗癌协会肺癌专业委员会联合主办的第七届上海国际肺癌论坛于 2016 年 4 月 1 日~2 日在上海成功召开，本次大会的主题是"聚焦精准医疗，畅谈肺癌诊治进展"，云集了海内外诸多顶尖专家参会，吸引来自国内外肺部肿瘤学领域的专家学者近 900 人参加大会。诸多顶尖专家带来了肺癌临床诊治及研究领域最新进展、成果、观念，聚焦于肺癌的早期诊断、肺癌生物学研究以及多学科综合治疗。

4. CSCO 乳腺癌高峰论坛

4 月 7 日~8 日，由 CSCO 主办、军事医学科学院附属 307 医院承办的"第九届 CSCO 乳腺癌高峰论坛"在北京召开。会议围绕主题"精准医学 全程管理"进行更深入的探讨，本次会议秉承"国际水平、中国特色、学习吸收、创新提高"的宗旨，共同探讨 2016 乳腺癌领域的热点问题，来自全国各地乳腺癌领域 1000 多名临床医生参加此次盛会。本次乳腺癌高峰论坛主要分为精准医学、新药研发、精准化疗、学科合作等板块，每一个板块都邀请了多位在乳腺癌研究方面有重大发现的专家进行报告。本次乳腺癌高峰论坛促进了前沿技术与临床方面等交流互动，对于乳腺癌专业学科发展发挥了巨大的推动作用。

5. CSCO2016 华山医院肝胆肿瘤国际论坛

论坛于 2016 年 6 月 17 日~19 日在上海成功召开，本次会议主题是"肝胆肿瘤外科的精准技术与理念"。大会设有"院士与大师论坛"，将特邀多名院士、国内肝胆肿瘤届领军人物，以及来自日本、韩国等国的多位国际知名专家，分别就肝胆肿瘤外科领域的前沿理论与技术动态进行专题交流；同时进行"中青年腹腔镜下肝胆肿瘤手术的技术大赛"，吸引了 300 余名医师前来参会。

6. CSCO 长白肿瘤高峰论坛

7 月 15 日~17 日在长春成功召开了"CSCO——长白肿瘤高峰论坛"，论坛吸引了国内千余名肿瘤医生参会。邀请了国内外肺癌、胃肠道肿瘤、乳腺癌、妇科肿瘤、淋巴瘤、肿瘤姑息治疗等领域近 50 位专家莅临，分享精准诊疗的最新动态，提高全国肿瘤专科医师的临床水平，推动我国肿瘤精准化医疗思路的拓展。吸引了来自全国各地的近千名同行参加会议聆听学习。"CSCO 肿瘤高峰论坛"已经在长春成功举办了 10 届。10 年间，每次"肿瘤论坛"系列学术会议的举办，都为东北地区的肿瘤医生搭建了学习交流的平台，使与会专家及学者及时了解了肿瘤防治领域的新技术、新进展和新信息。

7. 2016CSCO-浙江大学西湖学术论坛会议

会议于 2016 年 9 月 17 日~18 日在杭州市召开，本次论坛旨在进一步促进国际、国内开展临床肿瘤学领域的学术交流与合作，提倡规范化综合治疗，积极推动学科发展。本次论坛就目前关于白血病、骨髓增生异常综合征、淋巴瘤、多发性骨髓瘤等血液肿瘤的发病机制、诊断与治疗等热点及前沿研究进展进行深入探讨，特别邀请国内、外知名的专家学者进行精彩的学术报告，同时举办一系列的专题学术论坛，力求全面、准确地反映临床肿瘤学领域的新观念、新知识和新技术。本次论坛将有近 300 名来自全国各地的医院、科研所的核心专家、普通医生和研究生参加。

8. CSCO2016 第三届北京黑色素瘤国际研讨会

10 月 22 日，由北京大学肿瘤医院和 CSCO 黑色素瘤专家委员会主办的 2016 北京黑色素瘤国际研讨会在北京成功举办，本次大会是继 2012、2014 年北京黑色素瘤国际研讨会成功举办之后又一次黑色素瘤领域的饕餮盛宴，近 30 位黑色素瘤领域国际级顶尖专家，包括国际黑色素瘤基因组学奠基人、黑色素瘤免疫靶向治疗研究的领军者、全球黑色素瘤辅助治疗的奠基人和美国、希腊、德国、法国、澳大利亚、新加坡、中国台湾等国家和地区的专家们齐聚一堂，与国内肿瘤科医生共同探讨黑色素瘤治疗中的热点和焦点话题。来自全国各地的 600 余位医学同道前来参会。大会首次设立亚洲黑色素瘤常见的肢端和黏膜黑色素瘤专场，来自悉尼大学、哥伦比亚大学、美国安德森癌症中心、北京大学肿瘤医院等多家黑色素瘤中心的专家就肢端、黏膜黑色素瘤的流行病学、基因组学、靶向治疗、免疫治疗等最新进展进行了广泛、深入的探讨。

9. CSCO 消化肿瘤高峰论坛

由中国临床肿瘤学会、北京市希思科临床肿瘤学研究基金会主办，军事医学科学院附属医院承办的"2016 CSCO 消化肿瘤高峰论坛"于 2016 年 10 月 15 日～16 日在北京亮马河会议中心举行。CSCO 消化肿瘤高峰论坛已经历 3 届，参与论坛的人数逐年增多，今年有来自全国各地的 600 余位医学同道前来参会。本届会议继续秉承"专业与学术并重，基础与临床结合"的会议主旨，对消化系统领域常见瘤种的临床治疗和转化医学研究热点展开学术研讨。本次会议邀请到国内外多位知名专家担纲主持或进行专题报告。在为期一天半的会议中，设立胃癌、肠癌和神经内分泌肿瘤专场，从不同瘤种的专属生物学行为、分子水平研究和临床实践经验等系列问题上进行深入剖析和讨论，实现多维度的思想碰撞。

10. CSCO 胰腺癌论坛

11 月 11 日～13 日，第一届中国胰腺肿瘤大会暨第六届胰腺癌上海论坛（SHPCS）—2016 年中国临床肿瘤学会（CSCO）胰腺癌专家委员会学术年会在上海国际会议中心顺利召开，约 500 位胰腺癌临床诊治与基础研究领域的同道参会。本次大会共有超过 90 名专家在会上进行了精彩的学术讲座和经验分享。大会还专设了青年论坛、MDT 专场、精准医学专场和临床治疗新技术专场。会议以"基于诊疗共识，探寻精准之路"为目标，围绕"创新与转化，整合与协同"的大会主题，大会从精准医疗的宏观战略、个性化药物、耐药机制、联合用药策略，肿瘤代谢方面的突破性进展，国家生物医学大数据，胰腺癌流行病学状况及防治展望，胰腺癌外科治疗、放疗、药物治疗的热点、难点及胰腺癌精准诊治的现状与对策等方面，全面、深入地介绍目前领域内最高端、最前沿的精准医疗理念，立足于我国国情，探讨将先进理念准确应用于临床的可能。

11. CSCO 东方肿瘤精准医学论坛

12 月 17 日～18 日，由 CSCO 主办、同济大学附属东方医院承办的"2016 CSCO—东方肿瘤精准医学论坛暨《CSCO 结直肠癌诊疗指南》发布会"在上海成功举办。本着"前沿、创新"的会议宗旨，促进肿瘤治疗国际化的发展，宣传肿瘤个体化、精准医学治疗理念，力争为推动肿瘤科学技术发展贡献一份力量和智慧。本次肿瘤精准医学论坛特邀知名讲者，针对乳腺癌、肺癌和胃肠肿瘤设有 3 个专场，对最新治疗进展进行报告和探讨，吸引 500 余名医生参会。会议期间，还发布了《CSCO 结直肠癌诊疗指南》，该《指南》分为结直肠癌治疗总则、结直肠癌的诊断原则、结直肠癌的治疗原则、直肠癌的治疗原则，以及遗传性结直肠癌的筛查和基因诊断原则共五大部分。各部分推荐内容以基本策略和可选策略进行划分，基本策略最基本的要求，必须考虑高级证据级别和可及性。可选策略是高级选择，对不同地区不同级别医疗单位的补充选择。

12. 2016 CSCO 上海陆家嘴国际肛肠外科周

2016 年 12 月 9 日～11 日，在上海成功召开"CSCO 上海陆家嘴国际肛肠外科周"，本次会议聚焦于大肠癌的综合诊治最新进展，邀请国内外知名专家担任大会讲者，来自全国各地的 800 余位医学同道前来参会。会议由结直肠癌微创手术技巧、直肠肛周良性疾病、盆底疾病、晚期结直肠癌综合治疗等不同板块组成，还有青年医师手术视频展播。与会专家从解剖、临床、影像、手术等不同层面展示了结直肠疾病的最新进展，为广大学员提供了一场内容丰富的学术盛宴。

## 二、专家委员会

### （一）神经内分泌肿瘤专家委员会

2016 年，在委员会各位专家的积极配合下，由徐建明教授、梁后杰教授、楼文晖教授、秦叔逵教授执笔，包括内科、外科及病理科等不同领域的多位专家精心修改，在委员会的大力推进、各位专家们的积极配合下，《CSCO 中国胃肠胰神经内分泌肿瘤专家共识》（第二版）最终定稿，并刊登在 2016 年 11 月的《临床肿瘤学杂志》上。第二版《共识》不仅囊括了近两年在国际上具有影响力的大型临床研究，聚焦了最新的研究热点，更新了 2016 年 ENETS 新版指南的内容，并且着重添加了遗传性神经内分泌瘤的相关内容。第二版《共识》在 CSCO 消化肿瘤高峰论坛的神经内分泌肿瘤专场上进行了首次发布。

此外，在今年的 CSCO 年会上，神经内分泌肿瘤专场也别出心裁，精心设计了在日常临床工作中容易混淆的题目，由内科及外科的专家作为正反方组织进行辩论，让基层医生对相关内容有了更加深刻和全面的认识。

本年度继续在全国各地相继开展了多次神经内分泌肿瘤的学术交流，在《共识》发布 1 月后即在杭州开展了新版《共识》巡讲，在全国肿瘤界刮起了一阵学习神经内分泌肿瘤的热潮。

2016 年 10 月 15 日，成功举办了 CSCO 神经内分泌肿瘤专家委员会全体会议。和记黄埔公司的索凡替尼目前已顺利开始进行Ⅲ期针对神经内分泌肿瘤的临床研究。另外，舒尼替尼的上市后非干预性研究入组已过半，明年有望获得国人应用舒尼替尼的有效性以及安全性的相关数据；依维莫司的上市后研究已于今年顺利完成；兰瑞肽治疗神经内分泌肿瘤的临床研究也有望于明年全面展开。CSCO 神经内分泌肿瘤基金支持下的胃肠胰神经内分泌肿瘤的基础与临床研究正在逐步展开，目前部分研究已取得初步成果。

### （二）胃肠间质瘤专家委员会

2016 年 10 月 14 日，在北京召开专委会核心成员对《GIST 诊治中国专家共识》进行修订意见研讨会，参会人员包括专委会主委沈琳教授与其他各专业领域的专委会成员梁小波教授、叶颖江教授、曹晖教授、何裕隆教授、张波教授、吴欣教授、张信华教授和李健教授，依据国际 GIST 诊治进展、国内共识面临的问题、国内 GIST 临床诊疗实践进行讨论，并确定了共识更新要点。11 月，专委会秘书处将整理后的共识更新要点通过邮件方式发送给专委会全体委员，目前投票意见正在回收中。拟于 2017 年 1 月完成共识更新要点的讨论意见投票整理工作，并依据讨论结果确定最终的修改要点，并确定主要执笔人进行要点更新，新版共识预计在 2017 年上半年正式发布；协助承办北京大学肿瘤医院 GIST/NET 培训班；全力支持 2016 年中国胃癌大会 GIST 两个分会场工作；支持 2017 年国际胃癌大会投稿工作，目前专委会成员已投稿 GIST 相关研究报告 30 余篇。

### （三）肝癌专家委员会

2016 年 5 月 21 日，在上海召开了 CSCO 肝癌专家委员会工作会议，讨论规范组织建设、加强业务活动和调整委员会成员等事宜。5 月 22 日，与团体会员赛诺菲公司医学部联合举办"第三届 CSCO-赛诺菲肝癌治疗高峰论坛"，邀请国际、国内知名专家进行精彩的专题报告和学术研讨。在全国多地举办区域性 HCC 高峰论坛，宣传、推广 HCC 规范化诊治及进展。由秦叔逵教授牵头的科技部重大专项"肿瘤个体化治疗药物疗效和安全性预测及其评价体系的建立与应用研究"，已经进入网上注册阶段。其中肝癌部分将建立 200 例左右的 PDX 模型，为肝癌的发生、发展及系统治疗探明方向。由复旦大学附属中山医院樊嘉教授牵头的《原发性肝癌诊疗规范》修订更新工作已经完成。由秦叔逵教授担任中国 PI 的肝癌研究"RESORCE"结果在线发表于《Lancet》（2016-12-05）。国内多中心"肝癌数据登记系统"项目已经通过中心伦理，正在启动中。

临床研究项目正在如期进行中，包括：

（1）在亚洲肝功能 Child-Pugh A 级、MET+晚期肝细胞癌受试者中评价 MSC2156119J 单药对比索拉非尼的疗效、安全性和药代动力学的一项多中心、随机、Ⅰb/Ⅱ期试验；

（2）一项评价 nivolumab 对比索拉非尼一线治疗晚期肝细胞癌患者的疗效与安全性的随机、多中心、Ⅲ期临床试验；

（3）甲苯磺酸多纳非尼片一线治疗晚期肝细胞癌的开放、随机、平行对照、多中心Ⅱ/Ⅲ期临床研究；

（4）PD-1 抗体 SHR-1210 在既往经过治疗的晚期肝细胞癌（HCC）患者中的随机、平行对照、多中心Ⅱ/Ⅲ期临床研究；

（5）K001 治疗晚期肝细胞癌（HCC）的随机、双盲、阳性药平行对照、多中心临床研究；

（6）甲磺酸阿帕替尼片二线治疗晚期肝细胞癌患者的随机双盲、平行对照、多中心Ⅲ期临床研究；

（7）一项 INC280 口服给药用于成人晚期肝癌患者的Ⅱ期、开放性、单臂、多中心研究；

（8）比较 Lenvatinib（E7080）与索拉非尼在不可切除的肝细胞癌受试者中用作一线治疗的有效性与安全性的一项多中心、随机、开放性、Ⅲ期临床试验；

（9）阿可拉定治疗晚期肝细胞癌患者的开放、单臂Ⅱ期临床研究；

（10）有关 Regorafenib 用于接受过索拉非尼治疗的肝细胞癌患者的一项随机、双盲、安慰剂对照、多中心、Ⅲ期研究；

（11）阿可拉定二线治疗晚期肝细胞癌患者的开放、单臂Ⅱ期临床研究；

（12）奥沙利铂（乐沙定）/5-氟尿嘧啶为主的方案系统化疗用于不适合根治性手术切除及局部治疗的中国局部晚期或转移性肝细胞癌患者的前瞻性、多中心、登记研究。

### （四）肿瘤光动力治疗专家委员会

1. 肿瘤光动力治疗规范化建设方面

2016 年，在委员层面做了大量"肿瘤光动力治疗（PDT）规范化"工作，前任主任委员顾瑛教授和罗荣城教授做了大量工作，这对下一步工作的开展将会起到很好的推动作用。顾瑛教授于2015年当选中国工程院院士，对推动我国激光医学与肿瘤PDT的发展发挥了极其重要的作用。编写了肿瘤光动力专业培训教材，培训基层肿瘤PDT医务人员，逐步建立和确定我国的肿瘤PDT的规范和流程。《肿瘤光动力治疗学》和《实用临床光动力治疗手册》已完成初稿，预计2017年上半年由科学出版社正式出版。

2. PDT技术的推广与应用方面

在CSCO学术年会上同期举办第五届国际肿瘤光动力治疗高峰论坛，邀请了美国和台湾知名PDT专家来厦门进行交流，肿瘤PDT专家委员会的专家也在论坛上进行专题演讲，进一步扩大了肿瘤PDT在国内的影响力。各委员单位在国内大力开展肿瘤荧光诊断与光动力治疗的学术推广活动，在郑州、北京、石家庄、洛阳、福州、广州、厦门、青岛等地开展了形式多样的专题讲座。积极参加中国医师协会主办的肿瘤微创治疗培训班，为来自全国的学员授课。

3. PDT课题研究

2016年，福建福州大学研发的国产光敏剂福大赛因已经完成Ⅰ期临床研究，正在筹备启动Ⅱ期临床研究；目前，深圳中兴扬帆的血卟啉醚酯正在进行Ⅱ期临床研究；海正药业的HPPH光敏剂Ⅰ的临床研究由陆军总医院刘慧龙教授担任主要研究者；重庆华鼎公司目前计划在全国范围内正式开展喜泊分Ⅳ期临床研究。以上这些国产光敏剂的研发，对推动肿瘤PDT具有很大战略意义。

4. 组织专家积极参加国际学术交流

"肿瘤光动力治疗专业网站www.cscopdt.com"与英国《光诊断与光动力治疗》杂志已经结成联谊关系，该杂志所有的英文摘要都由我们的PDT专业人员翻译成中文免费发布在我们的网站上。积极推荐国内专家为该杂志投稿并获得发表，另一方面加强与国际PDT学术组织的合作交流，从而扩大了我国肿瘤PDT在国际学术界的影响力。

**（五）恶性黑色素瘤专家委员会**

2016年10月，举办了CSCO第三届北京国际黑色素瘤研讨会，来自全球包括东南亚23位顶尖的黑色素瘤专家和全国各地的700多位专家共聚一堂，畅谈并讨论了国内外黑色素瘤诊治的重大进展，特别是新开辟的关于亚洲黑色素瘤重要亚型——肢端和黏膜黑色素瘤专场，受到了专家和与会者的一致好评。

2016年5月12日，在北京市成立了北京市院际间黑色素瘤MDT研讨会，由北京大学肿瘤医院、北京大学第一医院、301医院、304医院、积水潭医院、同仁医院和北京大学口腔医院等形成了首届多学科联盟，以疑难病例讨论为主，真正解决临床问题，下一步计划将该模式在全国推广。

在CSCO年会上成功举办了CSCO临床肿瘤年会黑色素瘤专场，邀请到美国《Ann Oncol》主编，前任ASCO执行副主席、AJCC分期黑色素瘤分会主席Charles M. Balch和美国肿瘤外科学会候任主席、NCCN指南编写组主席Daniel Coit教授等知名专家带来最新的国际前沿，并加强了国内外学者的交流。

在2016年的ASCO会议上，获得了专题讨论的机会；在全球黑色素瘤会议（SMR），有大会发言和海报展示；在ESMO亚洲会议上，担任主席和讲者，对中青年医生的培养起到了极大的推进作用。在CSCO黑色素瘤专家委员会成员单位中进行多项临床多中心临床研究，如最新的 PD-1 单抗的多中心临床研究，BRAF 抑制剂联合 MEK 抑制剂的多中心临床研究，CKIT 抑制剂的多中心临床研究；还有一些对亚洲特殊黑色素瘤亚型的治疗研究，如晚期黏膜黑色素瘤一线治疗的 II 期临床研究。

### （六）肿瘤营养治疗专家委员会

2016 年 6 月 24 日，在杭州召开的委员会工作会议期间启动了《恶性肿瘤患者营养治疗专家共识》（试行版）的修订，专家委员会成员为分为营养评估、手术、放疗、化疗、营养不良恶病质、营养配方等工作组对近 5 年的基础及临床研究进行重新收集与整理。2016 年 9 月 23 日，CSCO 年会期间进行了第二次工作会议，通过热烈讨论，产生了《恶性肿瘤患者营养治疗专家共识》修订版的初稿，对原版共识进行了大量的文献更新，并提出了新的推荐性意见，拟在 2017 年完成修订。

2016 年 6 月 24 日，在杭州的第一次工作会议期间召开了换届筹备会议；2016 年 9 月 23 日，第二次工作会议进行了换届选举，选举了 19 名新增委员及 1 名新增秘书。新增的委员会成员立即投入到了专委会后续的《恶性肿瘤患者营养治疗专家共识》修订和 ESPEN 指南翻译工作中。

成功举办 CSCO 年会肿瘤营养分会场即海峡两岸肿瘤营养论坛，邀请了海峡两岸专家就恶性肿瘤的营养治疗进行广泛探讨及经验分享，结合自身临床实践知识和经验，系统阐述了肿瘤营养治疗理论技能及新进展，多角度对肿瘤营养问题做了深入剖析，会场座无虚席，与会专家讨论积极，气氛热烈。

2016 年，加强了与 ESPEN 等国际及国内肿瘤营养学会的合作交流，对此邀请 2016 年版 ESPEN 指南的第一作者 Jann Arends 教授及主要执笔者 Alessandro Laviano 教授来华授课及交流，合作开展 ESPEN 3L 培训（ESPEN Life Long Learning Programme）。并受 ESPEN 主席 Van Gossum 教授及 Jann Arends 教授的邀请对 2016 版 ESPEN 指南《ESPEN guidelines on nutrition in cancer patients》进行认可校对和翻译。

与 CPAI 肿瘤营养学院等合作推广并规范晚期恶性肿瘤患者的营养治疗，2016 年继续在全国各地开展共识解读推广的城市会，不仅面向一二线城市的肿瘤科临床医师，并向中小城市扩展。城市巡讲会反响热烈，受众覆盖 20 家大中小医院的千余名临床肿瘤学医务工作者。为《医师报》《中国医学论坛报》等刊物组稿，倡导合理营养。如潘宏铭教授的"《2016 美国营养与饮食学会成人肿瘤营养循证指南》解读"等，为进一步在我国推广科学、积极、合理的肿瘤患者营养管理做出贡献。参与制定《恶性肿瘤患者膳食指导》的工作。

### （七）小细胞肺癌专家委员会

2016 年 7 月 15 日~17 日，成功召开了 CSCO 长白肿瘤高峰论坛，邀请了国内外肺癌、胃肠道肿瘤、乳腺癌、妇科肿瘤、淋巴瘤、肿瘤姑息治疗等领域近 50 位专家莅临分享学术观点，吸引了来自全国各地的近千名同行参加会议聆听学习。在 2016 年 CSCO 学术年会上，CSCO 小细胞肺癌专家委员会的成员们纷纷走上讲台，传播小细胞肺癌治疗领域的规范和前沿。

2016 年"ESR-15-11224"项目在 33 家中心顺利启动，共入组 2637 例受试者，该项目计划于 2017 年 2 月完成全部病例的入组，并尽快完成统计分析，并将结果发表。2016 年度"一类抗肿瘤新药洛铂Ⅳ期临床研究"项目顺利完成入组任务,其中洛铂小细胞项目共入组 1200 例受试者,老年洛铂项目完成 100 例受试者的入组,目前该项目的所有受试者均结束治疗,试验进入随访阶段。下一步工作将并加强本试验的质量监控。小细胞肺癌临床研究项目——IP 爬坡试验(CTONG-1402)进展顺利,目前已入组 21 例受试者,其中吉林省肿瘤医院 18 例受试者、广东省人民医院 3 例受试者,CPT-11 剂量已爬坡至 $90mg/m^2$。小细胞肺癌的录入平台依托于中国胸部肿瘤研究协作组的肺癌患者信息系统,目前已有 22 家成员单位医院参与,吉林省肿瘤医院在 2016 年度共录入 SCLC 病例 120 例,通过建立中国小细胞肺癌数据库录入平台,将为今后小细胞肺癌的流行病学、基础及临床研究提供平台。一项在中国小细胞肺癌受试者中开展的无干预生物标志物研究于 2016 年 9 月率先在吉林省肿瘤医院启动,该项研究拟通过分离初诊和二线治疗的小细胞肺癌患者外周血的 CTC 细胞,并对其进行分子生物学分析,进而对比 CTC 和肿瘤组织分子生物学特征,并分析和预后(ORR、PFS、OS)的相关性,进一步验证小细胞肺癌治疗前后外周血中 CTC 的计数及其对预后的相关性,并对小细胞肺癌患者外周血的 ctDNA 进行分子生物学分析。2016 年小细胞肺癌也开展了免疫治疗的新探索,Nivolumab 二线治疗复发耐药后实体瘤的研究,在程颖主任的牵头下,在全国逐渐开展。此外,Atezolizumab 等新型免疫制剂在小细胞肺癌项目中的应用研究也将逐渐在程颖主任的带头下陆续在全国展开,将为 SCLC 的精准治疗带来新的希望。不断开展系列小细胞肺癌基础及临床转化性研究,正在开展小细胞肺癌有关肿瘤微环境的重要影响因素如髓样抑制细胞(MDSCs)、循环内皮祖细胞和免疫 checkpoints(PD-1、PD-L1、CTLA-4)在小细胞肺癌早期诊断及预后的研究,另外对于替代性液态生物标本包括循环肿瘤细胞和游离肿瘤 DNA 的研究也正在进行中,相关研究结果将进一步揭示小细胞肺癌的发病机制及潜在靶点。

编撰《恶性肿瘤 TNM 分期速查手册》,收纳了最权威的和国内常用的恶性肿瘤分期标准(以 TNM 分期为主,也应涵盖特有病种的分期,如 SCLC 的美国退伍军人分期、肝癌的巴塞罗那分期、淋巴瘤的 Annbror-Cotswald 分期等),该手册于 2016 年 5 月出版。

### (八)血管靶向治疗专家委员会

2016 年 6 月 10 日,在北京召开年度工作会议,此次会议全体委员讨论通过新申请加入了 7 位委员,并就"抗肿瘤血管靶向治疗专家共识"的撰写展开热烈的讨论。6 月 11 日,召开 2016 CSCO 抗肿瘤血管靶向治疗国际论坛,国内外专家以抗肿瘤血管靶向治疗"研究新进展"和"循证回顾"为主题,围绕包括非小细胞肺癌(NSCLC)、黑色素瘤等在内的多种恶性肿瘤的抗肿瘤血管靶向治疗进行了深入讲解与分享,以期把抗肿瘤血管靶向治疗推向一个新的高度。CSCO 年会期间成功举办抗肿瘤血管靶向治疗专场,邀请国内知名专家进行精彩的学术演讲和交流,从基础到临床,一起分享肿瘤血管靶向治疗研究领域的最新成果,共同探讨肿瘤血管靶向治疗的最新进展和热点话题。

11 月 27 日,在南京召开了 2016 年度"CSCO-先声抗肿瘤血管靶向治疗科研基金"专家评审会(第三期基金评审会)。所有符合要求的研究申请书经过匿名评估、热烈讨论和无记名投票,评审委员会共遴选出 12 份研究项目申请书。

微信平台——"血管靶向"围绕血管靶向治疗主题,更加快捷方便的传播血管靶向新进展,每周更新 2~3 次,每次 3~5 条,目前活跃用户已超过 3000 人。《肿瘤抗血管生成治疗时讯》为血管靶向学习教材，目前已发行第 12 期。

（九）胰腺癌专家委员会

2016 年 9 月 1 日，召开《胰腺癌综合诊治中国专家共识》更新和修订讨论会，邀请了全国各地从事胰腺癌诊治的专家参会共同讨论修订，目前继续征询意见，近期将发布出版。就《胰腺癌综合诊治中国专家共识》在组织了 3 场全国巡讲，分别在武汉、哈尔滨、郑州举行，累计 800 余人次参加。

11 月 11 日~13 日，在上海举办 CSCO 胰腺癌论坛，会议以"基于诊疗共识，探寻精准之路"为目标，围绕"创新与转化，整合与协同"的主题，大会从精准医疗的宏观战略、个性化药物、耐药机制、联合用药策略、肿瘤代谢方面的突破性进展，国家生物医学大数据，胰腺癌流行病学状况及防治展望，胰腺癌外科治疗、放疗、药物治疗的热点、难点及胰腺癌精准诊治的现状与对策等方面，全面、深入地介绍目前领域内最高端、最前沿的精准医疗理念，立足于我国国情，探讨将先进理念准确应用于临床的可能。吸引了 500 余名胰腺肿瘤临床诊治与基础研究领域的同道参会。

策划举办 CSCO 年会胰腺癌专场，胰腺癌资深专家从外科、内科、影像学诊断、个体化综合治疗及分子靶向等各方面做了精彩演讲，随着胰腺癌患者生存期逐渐延长，更提出了胰腺癌患者全程管理的概念，尤其强调首次治疗对患者疾病缓解、生活质量改善、生存期延长的重要性。会场座无虚席，与会代表积极参与听讲、积极讨论。

秦叔逵教授牵头的"尼妥珠单抗联合吉西他滨对比安慰剂联合吉西他滨治疗 K-ras 野生型局部晚期或转移性胰腺癌的前瞻性、随机对照、双盲、多中心的注册临床研究"已在全国正式开展；"K001 单药治疗晚期胰腺癌的累积性耐受性 I 期临床研究"，已完成入组爬坡，共入组 12 例，已完成最后的安全性随访；"二线以上晚期胰腺癌患者中比较 K001 联合最佳支持治疗（BSC）与安慰剂联合最佳支持治疗的随机、双盲、安慰剂对照、多中心 II ~ III 期临床研究"，已通过伦理审核，开始募集患者；"K001 联合吉西他滨对比安慰剂联合吉西他滨治疗胰腺癌的前瞻性、随机对照、双盲、多中心 II 期临床研究"，已通过伦理审核。

（十）肉瘤专家委员会

召开 CSCO 肉瘤专家委员会主委扩大会，重点沟通制订 2017 年《CSCO 肉瘤专场》的内容。2016 年 6 月，在武汉开展了第九届《CSCO 骨与软组织肉瘤临床诊疗共识》全国巡讲，在该地区广泛征求各临床机构在临床实践中的意见，对原有共识提出修改意见，为即将开展的《经典型骨肉瘤临床诊断治疗指南》和《肢体软组织肉瘤临床诊断治疗指南》撰写工作做了细致的准备工作。以于世英教授为代表的各位讲师精心准备，将临床工作中的热点问题一一作了讲解，重点强调临床规范，受到武汉地区参会人员欢迎，受益颇深，参会人员多达 150 人。

组织多次多学科讨论会，主要参与医院涵盖了北京大学肿瘤医院、中国医学科学院肿瘤医院、北京积水潭医院、北京大学人民医院和 301 医院等多家，以临床病例为主的多学科讨论，活跃学术交流气氛，鼓励青年医师精心准备经典病例，在讨论过程中不断提高肉瘤专业的多学科协作的认识。

成功召开 CSCO 年会肉瘤专场，本次会场参加人员踊跃，内容丰富，4 个专题报告。

2016 年 9 月，CSCO 肉瘤专家委员会组织全体委员讨论落实《CSCO 骨及软组织肉瘤诊疗指南 2016. v1》的撰写工作，在会议中，专家们各抒己见，充分讨论，达成《指南》成文的要点要求，使之符合临床需求。

**（十一）肾癌专家委员会**

2016 年，继续推广《中国肾癌诊治指南》2015 版，开展指南巡讲工作，巡讲的方针坚持为"规范、合作、提高"，在哈尔滨、长沙、武汉三站的 CSCO 肾癌指南巡讲，不仅扩大了 CSCO 专家委员会的影响力，而且将 CSCO 肾癌指南的规范化理念传播出去，特别是在国内原有 CUA 指南基础上，体现了肿瘤内科诊疗思维，推动了肾癌的综合治疗理念。

2016 年度 CSCO 大会期间，CSCO 肾癌专家委员会牵头举办了第八届 CSCO 泌尿肿瘤论坛以及第二届 CSCO 泌尿肿瘤继续教育专场，泌尿肿瘤在 CSCO 大家庭的地位逐渐在提高，众多肿瘤内科医师慢慢了解并参与到泌尿肿瘤的治疗中去，而泌尿外科医师也有越来越多参与到 CSCO 中来，提高肿瘤内科方面的知识，这对于整体提高泌尿肿瘤学科发展对有较好的推动作用。

2015 年，联合北京大学肿瘤医院、复旦大学肿瘤医院、北京大学第一医院泌尿外科开展了多中心晚期肾癌一线治疗的多中心回顾性分析，回顾性总结我国晚期肾癌靶向治疗的疗效以及预后因素，总结了中国患者的靶向治疗特点，相应结果分别于 2016 年度 ASCO-GU 大会作为壁报展示，并将其成果发表于《BMC Cancer》杂志。

## 三、中国临床肿瘤学科学基金

本年度中国临床肿瘤学科学基金评审会议于 7 月 17 日在长春召开，评选出年会优秀论文 20 篇和重量级奖项——CSCO 年度成就奖。

（上接第 683 页）

顾晋教授介绍了我国结直肠癌的诊疗现状，分享了对于结直肠癌患者术前评估手段的临床心得。通过分享 4 例病例，顾晋教授介绍了对于经腹会阴直肠切除术后发生腺癌的患者的临床困境并分享了治疗经验。在报告最后，顾晋教授向与会者介绍了国内结直肠癌领域的多学科协作（MDT）现状并指出，MDT 对于完善患者评估、疾病管理及改善患者预后具有积极作用，希望我们能进一步推动其在国内的发展，提高患者的治疗获益。

来自中国大陆和中国香港、日本、韩国的大肠癌专家分别就大肠癌的发病、新技术、新方法等前沿问题进行了深入的交流。除了众多专家学者的精彩演讲，大会也展开了激烈有趣而又精彩的讨论。来自三个国家的优秀中青年专家在会场上积极参与，用流利的英语汇报并与各国专家展开讨论，展现了年轻一代结直肠外科医师的风采。毋庸置疑，本次大会将对推进我国大肠癌精准医疗的进步，促进国际及国内学术交流、分享经验做出巨大贡献。

（首钢医院《中国医学论坛报》，来源：北京大学医学部新闻网）

❖ **肿瘤会议纪要、信息** ❖

# 第十届中国肿瘤内科大会暨第五届
# 中国肿瘤医师大会今日开幕

*肿瘤医学论坛*

2016 年 7 月 8 日，由中国癌症基金会、中国医师协会肿瘤医师分会和中国抗癌协会肿瘤临床化疗专业委员会主办，中国医学科学院肿瘤医院承办的第十届中国肿瘤内科大会（The 10th Chinese Symposium on Medical Oncology，CSMO）和第五届中国肿瘤医师大会（The 5th Annual Meeting of Chinese Society for Clinical Oncologists，CACO）于北京国家会议中心正式开幕。

石远凯教授主持大会开幕式。中国工程院院士樊代明教授、中国科学院院士赫捷教授、国家食品药品监督管理总局药品评审中心主任许嘉齐教授、中国癌症基金会理事长赵平教授、中国抗癌协会副理事长兼秘书长王瑛教授、中国医师协会副会长齐学进教授、中国工程院院士杨胜利教授、中国工程院院士程书钧教授、中国工程院院士于金明教授、中国工程院院士孙燕教授、中国肿瘤内科大会主席管忠震教授等多位肿瘤领域专家学者及与会同道共同参加了本次会议。

本次会议主题是："聚焦精准癌症医疗，完善肿瘤诊疗体系"。

**中国癌症基金会理事长赵平教授致辞：**转眼间，中国肿瘤内科大会已经成功召开了九届，作为中国唯一的肿瘤内科专业学术会议，大会已成为中国癌症基金会主办的肿瘤内科最高水平、最大规模的会议，是我国肿瘤医师交流和教育的重要平台。在此我想讲一讲学术交流的意义，学术交流是肿瘤临床进步的火车头，因此，我们强调，没有最近十年会议的牵引，中国肿瘤防控不会有辉煌的今天。中国癌症基金会支持肿瘤防治研究，支持学术交流，中国癌症基金会愿与造福民众的各界力量携手共进，群策群力，推动我国肿瘤学事业专业化、人文化的进程，挽救更多肿瘤患者的生命。"革命尚未成功，同志还需努力"，希望大家在本次会议上积极交流，努力学习，提高肿瘤诊治能力。预祝本次大会圆满成功！

**中国抗癌协会副理事长兼秘书长王瑛教授致辞：**中国肿瘤内科大会已发展成为规模大、水平高的学术会议，中国抗癌协会作为中国肿瘤领域的一级学会，肩负着促进肿瘤学科的繁荣和发展，促进防癌抗癌知识的普及和推广，促进肿瘤科技人才的成长和提高，促进中国抗癌事业的发展，为早日攻克癌症做出贡献的重大使命。以石远凯教授为主任委员的肿瘤临床化疗专业委员会是涉及范围最广、发展速度最快的专业委员会之一，由于他出色的表现和卓越的成绩，2015 年度被评为中国抗癌协会优秀专业委员会。本次会议的主题是"聚焦精准癌症医疗，完善肿瘤诊疗体系"，相信大家在本次大会上收获满满。

**中国医师协会副会长齐学进教授致辞：**肿瘤已成为严重影响人们健康的重大疾病，肿瘤内科是一门迅速发展的学科，由中国医师协会肿瘤学分会主办的第五届中国肿瘤医师大会显示了肿瘤学分会在提高肿瘤专业水平，人文关怀方面做出的重要贡献。会议议程深入探讨各病种的规范化处理，希望各位参会同道都能够获益，满载而归。预祝本届大会圆满成功。

**中国科学院院士赫捷教授致辞：** 十年来，中国肿瘤内科大会已成为活跃在中国肿瘤内科较高的学术交流平台，我相信，参加本次大会的与会同道也一定能从中获益，学到最先进前沿的知识，祝大家身体健康，预祝本次大会圆满成功。

**国家食品药品监督管理总局药品评审中心主任许嘉齐教授致辞：** 肿瘤内科实现了两个飞跃，一个飞跃是从过去肿瘤内科的研究是个体，现在肿瘤内科实现了科学化、系统化和规范化大兵团作战，这个飞跃是国家的发展、也是我们肿瘤内科的发展；第二个飞跃是从国内走向国际，实现了与国际接轨。这两个飞跃带给患者的利益，带给我们科学的进步不可限量。让我们共同坚守为患者服务的医学信仰，不忘初心，继续前进，为我国肿瘤内科发展再创佳绩！

**中国肿瘤内科大会主席管忠震教授致辞：** 十年前，我们在北京举行了首次中国肿瘤内科大会，弹指一挥间，中国肿瘤内科已走过了十年。十年来我国肿瘤内科专业的队伍快速的成长，我们已经拥有了一大批肿瘤内科专家，特别是涌现了一大批经过专业培训的优秀的年轻专家，奋战在战胜癌症的伟大事业中，而且这支队伍一直不断地学习，不断地交流进步，学无止境，对攻克癌症的探索永不停息，预祝本次大会取得圆满成功，祝大家在交流中汲取新的知识，得到新的启发，共同进步，为提高我国肿瘤内科学术水平做出贡献！

**中国工程院院士孙燕教授致辞：** 中国的肿瘤内科开始于20世纪50年代，1959年在中国医学科学院肿瘤医院的前身北京日坛医院建立了我国第一个肿瘤内科专业科室。虽然当时设备十分简陋、肿瘤内科知识水平和经验都相当有限，我们克服重重困难，使这一新兴的学科从无到有、从小到大，不断发展。十年前召开了第一次中国肿瘤内科大会，一转眼十年过去了，我国肿瘤内科专业的队伍得到了快速的成长。很高兴今天能够这么多的老一辈专家、院士参加此次会议，我期盼我们能够传承、创新、团结、协作，为我国肿瘤学事业贡献力量！

**石远凯教授：** 今年是中国肿瘤内科大会的第十届，也是中国肿瘤医师大会的第五届，雄关漫道真如铁，而今迈步从头越。我们将不忘初心，继续前行！

（肿瘤医学论坛特约记者发来的报道）

相关链接

# 高屋建瓴，聚焦癌症诊疗新理念
## ——第10届中国肿瘤内科大会开幕报道

肿瘤瞭望

2016年7月8日~10日，第10届中国肿瘤内科大会（CSMO）暨第5届中国肿瘤医师大会（CACO）在北京国家会议中心隆重召开。本次会议由中国癌症基金会、中国医师协会肿瘤医师分会和中国抗癌协会肿瘤临床化疗专业委员会主办，中国医学科学院肿瘤医院承办。本次会议主题：聚焦精准癌症医疗，完善肿瘤诊疗体系。上千位来自全国各地肿瘤领域的专家、学者齐聚一堂，共襄盛举，100多位专家在大会上做精彩的学术报告，为我国肿瘤内科同仁们提供了一个良好的学术交流和合作的平台。

　　中国医学科学院肿瘤医院副院长石远凯教授主持了开幕式，赵平教授、王瑛教授、齐学进教授、赫捷院士、许嘉齐教授、管忠震教授、孙燕院士分别致辞。

　　中山大学肿瘤医院姜文奇教授、江苏省肿瘤医院冯继锋教授和天津医科大学附属肿瘤医院巴一教授担任上午大会报告的主持。

　　**中国工程院院士、第四军医大学西京消化病医院院长樊代明**发表了题为"HIM 走向医学发展新时代"的精彩报告。樊院士在报告中指出，医学经历了从经验医学到科学医学再到整合医学的进程。新时代卫生服务经历了一系列的变迁，我们应该转变医学理念。整合医学（HIM）的含义为：整体观（Holistic），即天人合一，注重疾病发生、发展和治疗的整体过程；整合观（Intergrative），整合哲学、信息学、社会学、科学知识，以交联的形象思维看待疾病的防治；医学观（Medicine），正视科学和医学的关系，医学不等同于科学。樊院士重申，在医学发展的新时代，我们应该从数据和证据走向事实，从认识和共识重回经验，从技术和艺术回归医术。

　　**中国工程院院士丁健教授**的讲题为"精准医学和个体化药物"，丁院士指出，靶向治疗是个体化治疗的重要部分，面临反应率有限、耐药等治疗困境。他从 C-MET 激酶抑制剂个体化药物 SCC244 的研发过程入手，阐述了生物标志物对于预测有效性和监控疗效的重要价值。丁院士在他的研究中发现，MET 扩增与 MET ex14 突变是 C-MET 激酶抑制剂的敏感标志物，而 C-myc 的水平可以用来指征疗效，甄别原发性耐药以及监控获得性耐药的发生。搭建激酶疗效监控标志物平台，根据生物标志物指导激酶抑制剂的临床用药，是未来个体化药物研发的重要方向。

　　**中国工程院院士杨胜利教授**发表了题为"大数据到智慧医学"的重要报告，杨教授认为，"大数据"是指需要新处理模式才能具有更强的决策力、洞察发现力和流程优化能力的海量、高增长率和多样化的信息资产。医学影像数据正是这样一类超过正常处理范围和大小，迫使用户采用非传统处理方式的数据集。医学影像归档和通信系统（PACS）是放射学、影像医学、数字化图像技术、计算机技术及通信技术的结合。它将医学图像资料转化为数字形式，并通过高速计算设备及通讯网络完成对图像信息的采集、存储、管理、处理及传输等功能，有效管理和充分利用医学影像。它可以从多种影像设备或数字化设备中采集图像、在医院内各科室之间快速传输图像数据、远程传输图像及诊断报告。随着现代经济社会的进步，老百姓对生活品质的要求越来越高，愈加重视健康状况，庞大的需求和有限的优质医疗资源之间形成了矛盾。通过建立区域影像信息服务平台，患者在任何医院拍摄的影像资料，都可以在其他医院调阅到，通过远程医疗会诊平台，市民可以在家门口的基层医疗卫生机构享受到三甲医院专家的诊疗服务，这有助于解决看病难、看病贵的问题。总之，智慧医疗正为我们描绘一幅美妙的图景：人们的身上佩戴着收集身体健康数据的传感器，数据通过无线网络传输到超级计算机医生的"大脑"里，计算机医生对每个人的历史健康数据—包括就医记录、电子病历和医学影像—进行挖掘、对比和分析，对异常的身体健康数据发出警告，提醒人们注意，并向急救中心自动发出警报。

　　**中国工程院院士周宏灏教授**探讨了基因组时代的个体化医学新模式，即应用基因、蛋白质、环境等信息预防、诊断和治疗疾病的医学模式。个体化医学中，遗传变异是核心，分子检测是必需。基因组学主要有两部分内容：药物基因组学和疾病基因组学。周院士表示，个体基因的遗传差异决定了代谢酶、转运体和受体的变异，继而影响药物的剂量和安全性。临床中普遍的标准剂量可能并不合适，而应根据药物相关基因型的不同调整药物的剂量，而达到标准的血药浓度。

中国工程院院士、山东省肿瘤医院院长于金明教授阐述了放射肿瘤学的新进展。于院士从精准治疗、免疫治疗和远隔效应三个方面入手，详述了肿瘤放疗的最新进展和研究。他指出，肿瘤的形成是一个连续的过程，是由于基因水平的改变诱发了肿瘤细胞的生成，继而导致了功能学和解剖学的改变。肿瘤的治疗需要个体化精准医学与整合医学，而精准肿瘤学的关键是明确肿瘤的分子机制、分子间相互作用以及肿瘤的微环境等。另一方面，肿瘤也是一种非常复杂的基因网络疾病，涉及多个信号通路的激活和改变，单一阻断某一驱动基因可能导致其他旁路基因的激活，造成失效或耐药等问题，需要我们进行宏观的把控。于院士重申了肺癌治疗的新原则，即个体化、最少化和简单化。个体化即从分子水平上给予个体化精准诊治，其中个体化早查早诊早治是提高疗效关键，通过 10 年的努力，美国肺癌死亡率已经降低 20%。再者根据分子水平异质性采用针对性治疗，解决患者没药可用或有药没用的问题。最少化原则是指解决过度治疗和漏诊的问题，即找出需治疗人群中少数不需要治疗者以及找出不需治疗人群中的少数需要治疗者。简单化是指用最简单技术解决复杂问题，即如 2014 ASCO 提出的治疗原则：The less is more，正如《孙子兵法·谋攻篇》提出的："不战而屈人之兵"，以小代价获取大胜利。

（来源：《肿瘤瞭望》编辑部）

# 第十九届全国临床肿瘤学大会暨 2016 年 CSCO 学术年会完美落幕

由中国临床肿瘤学会（CSCO）、北京市希思科临床肿瘤学研究基金会共同主办的第十九届全国临床肿瘤学大会暨 2016 年 CSCO 学术年会于 9 月 21 日~25 日在厦门国际会议中心隆重召开。

本届年会秉承"精细管理，精准医治"的主题，得到了广大 CSCO 会员的支持和国家有关部门的充分肯定，大会共安排了 59 个中文专场、9 个英文专场、68 场学术早餐会和卫星会，500 多个主题或专题报告讲座，论文交流 1200 多篇，吸引了 2 万多名参会代表和 150 多家肿瘤学相关的企事业单位和学术组织参加。每天的会议都可以同时满足国际、国内专家和基层医师不同的学习与交流的需求。

## 国际专场的前瞻性和引导性

参加本次年会的国际来宾包括美国临床肿瘤学会（ASCO）、欧洲肿瘤内科学会（ESMO）、国际肺癌研究学会（IASLC）、美国癌症研究学会（AACR）、美国外科肿瘤学会（SSO）、日本肿瘤内科学会（JSMO）等全球知名的肿瘤领域学会的领导人，以及诸多在肿瘤学各领域卓有建树的专家学者，共百余位。

提前一年开始准备各国际专场的内容，并通过与上述全球知名的各大肿瘤学会进行充分协商和讨论来确定各国际专场的前瞻性和引导性的议题。

CSCO-AACR 专场以"免疫治疗"为主题，但并不拘泥于目前大热的程序性死亡分子-1（PD-1）、程序性死亡受体-1（PD-L1）研究，而是前瞻地讨论了免疫治疗未来的几大发展方向，展现学者们的长远眼光，也为研究者指导方向。

国际淋巴瘤专场，则以中国为主，国际为辅，携手国际淋巴瘤联盟及领域内的顶级专家，如嵌合抗原受体 T 细胞（CAR-T）发明者、美国宾夕法尼亚大学的琼（Carl H. June）教授等，共同探讨符合我国国情的规范化淋巴瘤防治策略。

CSCO-ESMO 专场中，来自欧洲的专家分享领域内最新进展，并带来有关维持治疗方面的 ESMO 共识，而中国专家也将我国目前的研究成果进行展示。在沟通交流中互相促进。

CSCO-JSMO-KACO 联合专场中，中国学者携手日本和韩国学者，学习日、韩在胃癌研究中先进成果的同时，展现我国研究特色，去芜存菁，取长补短，共同探索抗击胃癌的有效手段。

CSCO-CAHON-SITC 联合专场中，我国学者携手国外专家，回顾免疫检查点抑制剂的革命性进展和临床应用，并进一步探索 CAR-T 的应用，将基础研究转化为临床获益，共同为国际临床肿瘤学的发展做出贡献。

高质量的国际专场，不但为国内外本领域重要学者同台交流、互通有无、建立合作提供平台，同时也为参会者创造了及时高效学习国际前沿进展的机会。

## 亚洲临床肿瘤学联盟（FACO）再次"登陆"CSCO 年会

FACO 由来自中国临床肿瘤学会（CSCO）、日本临床肿瘤学会（JSCO）和韩国临床肿瘤学会（KACO）的三方肿瘤学者共同创立，每年的年会由三国轮值。作为区域极具影响力的肿瘤学术组织，联盟从创建之初即着眼于恶性肿瘤对于全球健康的挑战，并致力于推进亚洲高发肿瘤的临床研究，促进各方学术观点的争鸣和交流，推广新技术的应用。

### 精准医学的内容丰富

与往年 CSCO 年会相比，本次年会设计了很多关于精准治疗的讨论。不但涉及了精准药物治疗和精准放疗，还包括了近年来在肿瘤研究和治疗领域非常热门的分子诊断的内容，着重探讨了二代测序和液体活检这两项高精尖的分子诊断技术以及在具体肿瘤中的实际应用。此外，精准医学的另一项内容是大数据，不但涵盖了如何进行医学大数据的管理、分析和运用，还介绍了肿瘤科医生如何正确地运用大数据来进行精准医学的研究。

### 最新临床研究的比重增加

最新临床研究结果的公布是国际上高水准学术大会的重要标志，近年来，已有越来越多的最新原创性临床研究结果在 CSCO 年会上公布。

在本次年会全体大会中安排了 3 个大会报告，几乎都是首次向全球公布最新研究数据。例如，上海胸科医院陆舜教授报告的是东亚 ALK（+）NSCLC 患者脑转移治疗研究的全新数据；广东省人民医院吴一龙教授报告的是从未在国际上公布的 ROS1（+）NSCLC 中国患者的研究数据。

### 继续教育专场推进临床规范化治疗

CSCO 在继续教育方面有着悠久的历史和丰富的经验，除了年会，每年还开展百余场继续教育项目，以缩小我国现存的医疗差距，帮助基层医师了解临床最新动态，掌握指南实施要点，以期能让所有患者享受到高质量的医疗服务。

在本届年会继续教育专场中，肺癌各领域专家对于 CSCO 首部推出的治疗规范——CSCO 肺癌临床治疗指南的解读对与会者大有助益。该指南荟萃了国际指南精华，以我国国情为基础，是在我国目前特有的诊疗模式下实用性极高的临床指南。

年会中对 CSCO 乳腺癌临床治疗指南的解读，摆脱了对国际指南的盲从，从我国实际国情（中国患者独有的人种、经济社会特征）出发，避免了国外指南由于"水土不服"造成的不利，实用性强，可及性高，充分体现了 CSCO 专家不忘初心，与临床基层医生一起携手同行。

### 观点争鸣：直面争议，各方发声

除了针对临床问题给予规范化治疗建议，本次年会在各瘤种的专场中所设置的"观点争鸣"或"专家辩论"环节，集结困扰临床医生的热点问题，邀请不同领域的中青年专家，各据一方，有理有据展开激辩。辩论双方情绪高昂，场下的听众也积极投入、反响热烈。在争鸣和辩论双方观点的陈述与辩驳中，真相越辩越明，与会的听众也从中收获良多。

### MDT 专场：知行合一，以患者为中心

肿瘤治疗一大特点是，一种治疗"单打独斗"往往难以取胜，多学科联合治疗才是"王道"。今年的 CSCO 年会对多学科联合诊疗（MDT）模式非常重视，根据不同瘤种均设有 MDT 专场。我国目前的 MDT 合作已从临床（内科治疗、外科治疗、放射治疗等）扩展到了影像和病理，今年，更进一步把营养支持治疗也融合其中。本次年会的 MDT 专场中，国内一些率先开展 MDT 并取得了卓越成果的医师团队，均受邀进行经验分享，既有深度，又保持活泼，帮助与会者学会将年会中学习到的研究进展和指南知识，通过 MDT 模式，有效地应用于实践之中，将实验台的发现落实到临床实处。而国际团队的参与，则帮助我国学习国外经验，将心理支持和其他各方面的社会支持都包含进 MDT，使患者最大程度获益。

在 9 月 23 日的全体大会上，为了表彰 CSCO 会员在临床研究方面所做出的贡献，大会组委会颁发了"CSCO 年度成就奖"及"CSCO 优秀论文奖"。"CSCO 年度成就奖"自2014 年设立以来，每年在全国范围内评选出 1 位当年度在临床研究方面取得重大成果的专家。2016 年，经过推荐和评选，CSCO 副理事长、国家癌症中心主任、中国医学科学院肿瘤医院院长赫捷院士获得本年度"CSCO 年度成就奖"。2016 年度 CSCO 优秀论文奖包括：中国临床肿瘤学科学基金优秀论文奖一等奖 1 篇，二等奖 2 篇，三等奖 7 篇，共计 10 篇论文；2016 年"CSCO-丽珠"中药临床肿瘤学基金优秀论文奖 10 篇论文。

本届大会内容丰富多彩，形式生动活泼，是一场真正意义上的高层次、高水平和高质

量的国际肿瘤学盛会。

（来源：CSCO 网站）

相关报道 1

# ［CSCO2016］全体大会：历史在脚下 明日更辉煌

刘建欣

9 月 23 日下午，第十九届全国临床肿瘤学大会暨 2016 年 CSCO 学术年会全体大会在厦门隆重举行，今年 CSCO 大会共吸引来自世界和亚洲各国家和地区的 200 余名学者及全国各地的临床肿瘤医生 2 万余人。肿瘤转化研究学会（STO）创始人 Martin J. Murphy、美国临床肿瘤学会前任主席（ASCO）Peter Yu、国际肺癌研究协会主席（IASLC）David Carbone、日本肿瘤内科学会（JSMO）主席 Atsushi Ohtsu、欧洲临床肿瘤学会（ESMO）医学总监 Jean-Yves Douillard、肿瘤外科学会（SSO）前任主席 Charles M. Balch 等国际重量级嘉宾悉数到场。

## 主席致词

**CSCO 名誉主席孙燕院士：**每年参加 CSCO 年会，每次站在这个讲台上，我都是心潮澎湃，感慨万千。明年就是 CSCO 成立 20 周年了，请各位观看我们组织的献礼片——中国临床肿瘤学发展的纪实《时间的记忆》，重温肿瘤学的历史。19 年"风雨兼程"，CSCO 从小到大，由弱至强，从 1997 年 4 月 30 日在北京饭店成立的、不足百人的学术团体，逐步成长，如今已经成为中国临床肿瘤学发展的"领航人"，为领域的发展做出了许多积极的贡献。每年的年会已经成为可以与 ASCO、ESMO 规模媲美的学术盛会。这一切离不开 CSCO 三代临床肿瘤工作者的共同努力，也要感谢国家各部门的大力支持和关怀帮助。

去年，CSCO 正式升级为"一级学会"，我们更要把握这个"再创业"的契机，百尺竿头，更进一步。秉承"团结、协作、务实"这一从创建之初就确立的学会宗旨，把握、推进学会核心工作：积极开展临床肿瘤学继续教育；推动国内外学术交流；促进协调多中心协作研究；提倡多学科合作，推动规范化诊断治疗的进步；开展肿瘤防治宣传教育。

我国临床肿瘤学最重要的传统就是多学科综合治疗，强调团队精神和以患者为中心。我从医已 60 余载，越来越体会到，为了更好地为患者服务，我们需要不断学习充实自己。一个人要做好一件事情，需要很多人的帮助，如何正确把自己放在一个团队里完成所承担的任务，是一个毕生需要学习的课题。

**CSCO 理事长吴一龙教授：**我站在这里，突然想起一个礼拜前，也就是 9 月 16 号早上。一听到厦门刮台风的消息，我的心就紧了，后来从电视上看到台风的威力，我的心就差不多梗死了。（笑）但是在党和政府的领导下，恢复的非常快，我们的先头部队到了厦门之后告诉我一切正常，我就恢复过来了。（笑）

所以我站在这里，非常高兴，也非常地欢迎，欢迎来自美国、法国、意大利、俄罗斯、日本和韩国的大约 200 位国际讲者，欢迎我们 CSCO 的全体会员。两万多名会员齐聚厦门，这是何等壮观的景象！

我要感谢那些"盗版的会员"，为了参会，有些人自己打印了代表证来参加我们的 CSCO 大会，这证明我们的吸引力是非常非常大的。所以虽然他们"盗版"，我仍然是高兴的！

我也要感谢 CSCO 全体的理事、常务理事、副理事长们，正是你们的工作，使得 CSCO 能够像历史的车轮一样，滚滚向前。

我也非常欢迎、感谢全体会员、媒体朋友们，正是你们的支持，使得我们的 CSCO 从弱小走到了强大，没有你们，CSCO 不会有今天。

全员的热情参与正是 CSCO 向前的动力，欢迎大家继续沿着这条路来给 CSCO 添砖加瓦。CSCO 时间的记忆，有老一辈辛勤的劳动和汗水，也有在座每个人的一份功劳。

在过去的一年，我们的学术研究已经走向了一个新的台阶，我们在 ASCO 的投稿量位列全球第二，仅在美国之后。我们的成长，我们的力量，我们的未来，我们所有的一切，是我们每一个人共同创造的。

我记得有句话说，历史就在你的脚下。今天，我们每个人走过的一段路，其实就是在记录我们的历史，记录我们的今天。我希望明年此时，当我们蓦然回首时，会对自己说，"我留下了历史，这一段是我们大家书写的。"那时候我们的 CSCO 就更加辉煌了，谢谢大家。

## 颁奖典礼

为了表彰 CSCO 会员在临床研究方面所做出的贡献，从 2014 年起，设立 CSCO 年度成就奖。每年在全国范围内评选出一位在临床研究方面取得重大成果的专家。2016 年，经过推荐和评选，CSCO 副理事长、国家癌症中心主任、中国医学科学院肿瘤医院院长赫捷院士获得 2016 年 CSCO 年度成就奖。

赫捷院士、全国肿瘤登记中心陈万青教授等于 2016 年 1 月 25 日在《CA Cancer J Clin》杂志上发表了一项重要调查登记研究，作者的数据来源于 2009~2011 年间的 72 个地方的、基于人群的癌症登记处的数据，代表了占全国人口 6.5% 的人群。这些数据被用来估计 2015 年癌症新发病例和死亡人数。其中 22 个登记处的数据被用于趋势分析（2000~2011）。这项结合了中国国情的肿瘤流行病学调查，对指导今后诊断、治疗、科研，以及未来的肿瘤政策的制订都有很大帮助。

（来源：医脉通）

相关报道 2
# ［CSCO2016］首日新闻发布会 吴一龙教授揭秘专场设置变化

程聪聪

2016 年 9 月 22 日，2016 年 CSCO 学术年会首场新闻发布会在厦门国际会议中心召开。本次新闻发布会由复旦大学附属肿瘤医院郭晔教授主持，CSCO 理事长、广东省人民医院吴一龙教授，CSCO 副理事、北京大学国际医院梁军教授，CSCO 副理事、中山大学附属肿瘤医院徐瑞华教授，军事医学科学医院江泽飞教授，广东省人民医院周清教授共同出席了本次发布会。

新闻发布会伊始，吴一龙教授发表讲话：按照以往，CSCO 大会每天 8：00 都会召开新闻发布会——总结昨日亮点与今日重点关注，本次新闻发布会的主要宗旨就是借助媒体的力量将 CSCO 的理念传播推广出去。发布会传递的信息代表的是 CSCO 的官方观点，以此来保证媒体所发布新闻的规范性和权威性，同时可避免往届会议因多家媒体采访不同专家信息混乱而可能对参会者形成的误导，帮助所有参会者都能精准地掌握前沿研究方向和临床治疗规范。

此后，梁军教授、徐瑞华教授、江泽飞教授、周清教授分别发表了讲话。

梁军教授指出，此次 CSCO 大会规模空前。共有 100 多位国外知名专家出席——包括来自韩国、日本、东南亚地区的参会代表，突破了往届 CSCO 国外专家参会的记录。大会的内容无论从前沿性与尖端性还是普及性都将很好的展现出来，相信本次参会的国内外朋友都将不虚此行。

徐瑞华教授强调，CSCO 走到今天，毋庸置疑已经是一个国际化会议。本次大会与 ASCO（美国临床肿瘤学会）、ESMO（欧洲肿瘤内科学会）等一系列的国际化组织都有联合专场，充分展现了 CSCO 的国际魅力，国内鲜少有如此能真正走上国际化的盛会，凸显了其国际影响。同时本次会议有更多教育专场，非常贴近临床实际，定能为国内医生有很大的学术提升起到帮助。

江泽飞教授指出，CSCO 作为中国医生的一个年度盛宴，从以前的学术传递到如今实现了原创，在吴一龙理事长的倡导下，也在做 CSCO 几个肿瘤变种的规范化指南。他特意提到一个问题：为何在指南数量如此繁多的情况下 CSCO 仍要去做指南呢？这就好比一个城市，一直在变化过程中，大家需要有一个更简单、方便易懂的地图，相信我们与 CSCO 一定会做好，会受到大家欢迎的。

周清教授则提到，希望媒体朋友们能在关注学术内容的同时，更多的关注医学人文方面的内容。

## 专场亮点

在首场发布会上，吴一龙教授还对此次 CSCO 大会的专场亮点进行了介绍。

1. 连续三天的国际专场

此次 CSCO 大会召开的每一天都会有不同领域的国际专场。这些国际专场都是经过长达一年的准备，每一位讲者都是国际上顶级的专家，相信一定会给中国的肿瘤领域带来非常前沿的进展方向。5 场国际专场，2 个专场，1 个淋巴瘤专场，亚太地区联盟专场，都是值得我们关注的，都是最前沿的，"高大上"的。

2. 精准治疗与精准管理专场

此次 CSCO 大会连续设计了很多关于精准治疗的讨论，比如今天上下午有个大数据（专场），大数据是精准医疗的一个大部分，是值得关注的，精准医疗离不开很多创新的药物。

明天早上有个非常好的专场，与美国美洲医学会联办的关于新药研发的问题，这些新药几乎都处于褴褛阶段，刚刚进入临床，希望能通过这样的前瞻性研究给大家以引导。

3. President 专场

明天下午大会专场，今年有两个会场以 President 来命名，一个是今天上午的专场，一个是明天下午的全体大会，凡是以 President 命名的会场都是特别重要的，明日下午的专场除了要颁发年度成就奖之外，还将呈现 CSCO 历史上少见的原创性研究，明天下午的 3 个原创性研究以及 3 位讲者对原创性研究的评述，非常值得大家关注。

## 媒体提问环节

医脉通提问：您好！我对比了去年与今年的 CSCO 大会日程，发现有一些专场去年没有设置而今年有设置，比如甲状腺癌专场；有一些则是去年有今年没有的，比如去年的 ALKmoa 专场、转化性研究论坛，还有 mTOR 的靶向治疗论坛，这些变化是基于什么样的考虑？

**吴一龙教授**：这个问题提的非常好，这位媒体朋友非常细心的在关注这些问题，其实我们在每年的大会之后，都会召开一个科学委员会会议讨论，特别是最后经过理事长、秘书长的会议，讨论下一年的专场设计，这些设计，第一我们有看到：我们可能有新的 Data（数据），如果我们有新的 Data（数据），我们会把这个专场安排进去，比如说像你提到的 mTOR，还有前两年比较热的，这两条通路的话它不可能每年都有爆炸性的消息，因此我们会把这些东西提上来，有新的结果我们就会他们设置成新的专场来讲。以后我们会陆续推出一些新的通路来做新的安排，去年有个 ALK 的专场，今年的 ALK 专场我们改了，因为今年 ALK 这条通道里面我们可以看到，中国做出了非常创新的研究，因此今年我们将这个专场换了一个名字：来自中国的最强音，大部分都是我们中国自己做出来的研究，这些变化都是根据我们具体情况来做出的调整。

**媒体提问**：今年 CSCO 的日程每天下午除了 23 号下午是全体大会，其他时间每天下午都有一个继续教育的专场，每一个专场都涉及肿瘤学其中一个领域，我想问一下对于这个的设计，是否是对基层医生的一个精心设计与安排？

**吴一龙教授**：今年的 CSCO 大会特色一个是高大上，另一个是接地气。为什么要特意提出接地气呢？因为我们有统计，每年来参加 CSCO 大会的很多是我们基层的医生，他们可能一年只能出来参加这一次会议，所以我们一定要安排一些接地气的会议，因此，大家可以看到，我们在继续教育专场里面专门安排了一些观点的争议，几乎几个大的瘤种观点争鸣，就是在临床学提炼出来的问题，这个问题有不同的看法，我们把它放出来，安排不同专家在不同角度"争鸣"，我们希望能通过不同案例的争鸣，能给我们基层医生提供更好的借鉴，这就是我们的继续教育专场所涉及的。

**媒体提问**：今年 CSCO 与国际上的"level"有何区别？

**吴一龙教授**：CSCO 与各个协会合作，大概依照几个方面来遵循国际"潮流"，第一，会议主题，CSCO 每个专场做什么内容，是最需要思考的问题。比如，今年与美国癌症研究协会（AACR）联合举办的会议——以"免疫治疗"为主题，在最初设计的时候，很显然最热门的是 PD-1 checkpoint inhibiter—免疫检查点抑制剂，经过讨论最终确定会议的主调"超出" PD-1、PD-L1 这个范围，而 focus 在 biomarker 上，如何更好的选择病例。目的是为大家提供一些更前沿的知识，讨论下一步的免疫治疗会出现什么。第二"level"具有中国特色，不是说越多人来参会就是越好的机会。CSCO 某个专题的挑选标准是按照在国际上的国外协会与中国协会中，是哪些人做了实实在在具体的研究工作。但从 CSCO 这几个协会的人员投入来看，都是专业领域非常强的专家，"level"也是蛮高的。

（来源：医脉通）

相关报道3

# ［CSCO2016］9 月 23 日新闻发布会纪实

杨　磊

2016 年 9 月 23 日上午 8 点，第十九届全国临床肿瘤学大会暨 2016 年 CSCO 学术年会第二场新闻发布会在新闻中心如期举行。本场发布会由 CSCO 副秘书长郭军教授主持，解放军八一医院秦叔逵教授、哈尔滨血液病肿瘤研究所马军教授、中国医学科学院肿瘤医院赫捷院士和王绿化教授等四位 CSCO 副理事长共同介绍了大会第一天和当天的学术亮点，并回答媒体提问，主要内容如下：

**秦叔逵**：非常强调国际合作，是本次大会非常重要的一个亮点。CSCO 一直与国际上一些著名的肿瘤相关学会都有着密切的联系。昨天上午的几场联合论坛、国际专场都是全英文，而且场场爆满。今天的一大亮点是下午的全体大会，而全体大会很重要的一个亮点，就是赫捷院士的一篇重要文章，提前和大家透露，赫捷院士已被选为今年 CSCO 大会年度成就奖。

赫捷院士的这篇文章，是建国以来所有自然科学杂志中发表的文章中 SCI 影响因子最高的——去年 144.8，今年 130 多，这也是我国首次在国际著名杂志《CA》（A Cancer Journal for Clinicians）上发表的文章。这是一项结合了中国国情的临床流行病学调查，对中国癌症发病的情况做了很好的调查和登记，数据非常有效，对指导今后诊断、治疗、科研，以及未来的肿瘤政策的制定都有很大帮助。这不仅是赫捷院士团队的光荣，也是中国医学科学院肿瘤医院和 CSCO 整个学会的光荣。

**赫捷**：这篇文章已经发表了将近 7 个月，中国的疾病登记、大数据统计已经位列世界先进水平，在近期的全国卫生与健康大会上，党中央、国务院高度重视人群健康数据的统计、登记制度，其中包括肿瘤的登记和统计。目前，全国有 249 个肿瘤登记点，覆盖人口将近 3 亿，统计数据和收集过程都得到了全世界的认可。这对于大数据统计、肿瘤防治政策制订、肿瘤的规范化治疗、指南标准的制订都有至关重要的作用。这次会议也做了一些关于肿瘤防治和肿瘤登记制度的介绍，希望肿瘤的登记和预防工作得到进一步的发展、提高。

**马军**：我主要从事血液和淋巴系统恶性肿瘤的研究工作。最近淋巴瘤成为了一个热门话题，所以昨天我们和国际淋巴瘤联盟主席等国外专家共同探讨了中国的淋巴瘤预防和治疗工作。因为过去我们不了解中国的淋巴瘤发病率是多少，我们从赫捷院士发表的文章中看到，2012 年，中国恶性淋巴瘤发病率大约是 6.1/10 万，现在是 6.9/10 万，主要见于老年性疾病。白血病发病率仅次于恶性淋巴瘤，白血病和淋巴瘤的死亡率排在全部肿瘤的第六位。

昨天国际淋巴瘤专场会议进行了一整天，共有 20 多个报告，而且这次美国奥巴马和拜登的"登月计划"及精准医学的制定者也来了，他是今年的诺贝尔奖被提名者，有 8 年的免疫治疗经验。他昨天报告，CAR-T 免疫疗法已经可以使这些复发/难治性白血病和白细胞淋巴瘤患者获得约88%的无复发长期生存。昨天一位澳大利亚学者报道的一种特殊药物已经在中国获批，我们正在做中国的研究。该药可使急性复发性淋巴瘤和复发的急性淋巴白血病患者获得38%的无复发长期生存，这是一个非常爆炸的消息。

恶性淋巴瘤研究的进展非常快，淋巴瘤已经从一种罕见病成为了非常普遍和常见的疾病，每年的发病率为5%甚至更高。中国的淋巴瘤治疗起步才10年，是个新学科，所以CSCO已经连续5年和国际淋巴瘤治疗学会合作。在将来，如何规范化治疗淋巴瘤、实现精准治疗和个体化治疗是一个非常大的问题。所以我们在考虑如何与国际接轨，现在国内的新创药非常少，好在今年国内已经发明了西达苯胺，该药也受到了国外学者的重视。所以在淋巴瘤和白血病防治方面，我们面临的任务非常艰巨，因为发病的人群在逐渐增大，基数也比较多，如何预防和治疗此类疾病是今后研究的关键。今年的CSCO大会聚集了1200多位血液病和淋巴瘤专家，研究未来5年的预防和治疗计划，我们也将出台很多的路径和指南，来指导全国的淋巴瘤和白血病领域的医生和科研人员做好临床和研究工作。

**王绿化**：CSCO大会的影响力越来越大，覆盖面越来越广。我主要从事放射治疗的工作。现在肿瘤治疗的三个主要手段就是外科、内科与放射治疗，但由于放疗技术的限制，其普及不像药物治疗那么快。因此最近3年我们也在关注放疗新技术的推广和普及，今年的CSCO年会有放疗专场。昨天的放疗专场是一个比较中型的会场，全天都很火爆。虽然现在很多国内基层医院肿瘤科往往是将放射治疗、内科治疗结合在一起，参加的中国放疗会议比较少，综合性会议比较多。希望通过CSCO这个平台，把放射治疗进行推广，使大家了解放射治疗以后可以更好的应用综合治疗。实际上本次会议会对各种肿瘤放射治疗指征和最新进展向大家进行介绍，希望大家能通过了解放射治疗的进步，做好综合治疗，提高肿瘤的治愈率，提高患者的生活质量。

**郭军**：在昨天的CSCO大会中，我印象特别深的是鼓励原创。过去大家只是愿意听一些大牌专家做报告，一到口头报告的时候大部分人都走了，但是昨天我们看到，所有的会场都是爆满，每一个年轻的医生上去做口头报告的时候，大家依然在认真的听。今天的大会也将有原创型大会报告，鼓励中国原创。鼓励中国肿瘤临床研究将是CSCO未来的一个方向。

**秦叔逵**：CSCO今年的主题有两个，第一是精细管理，第二是精准医治。精准医治的内容我们谈的更多，但是我现在还是想谈谈精细管理。为什么提出精细管理？不仅是对于我们的会员，对于一个医院、一个科室，也是对我们学会提出更高的任务。CSCO从去年正式成为国家一级学会，更需要加强内部的管理和做好服务。

作为一个民间学会，第一要遵纪守法，第二要讲规矩，我们也是一样，在制定一系列的规矩。今年会议有许多好的地方，也有一些薄弱环节，比如今年日程出来的时间相对前几届有些晚。对此，CSCO的管理层和办公室的工作人员，在未来将抓紧制订新的规章制度，避免以后再出现这种情况。

吴一龙理事长在接任CSCO理事长以后提出，我们要发扬国际化、学术化、民主化，现在国际化、学术化我们目前做的还不错，民主化还有待加强，需要更广泛的征求意见，集思广益，大家共同为CSCO奉献和服务。

最后还有一个补充，就是我们在政府会议上增补了理事，很快公布。我们经过常务理事推荐、两轮的网上投票，以及政府的通过，又为CSCO增加了新鲜血液。另一方面，我们有 9 个二级学会被批准，增加新的理事和二级学会对 CSCO 未来的发展有很大帮助。

**王绿化：**精细管理，不仅是对于疾病，也是对于 CSCO 这样的学术组织。我们会不断借鉴国际和国内学术组织的管理办法，制订严格的规章制度，在制度下发展，从学术上和组织上能变得更好。这需要全体会员尤其是常务理事们的参与，一方面是参与这种组织活动，另一方面是很好的监督。如果大家有好的建议和意见，也可以向 CSCO 办公室提出来，我们会根据情况予以采纳或者是借鉴。谢谢大家。

**郭军：**如果媒体朋友没有其他问题，我想请各位副理事长再简单说几句。

**赫捷：**CSCO 大会进行了两天，大家已经可以看到，这个大会开成了一个团结的大会，胜利的大会；应该说这个大会办的是团结、紧张、严肃。

**马军：**非常感谢媒体朋友，因为我们已经走了 19 年，明年就是 20 年。我们才刚刚从婴幼儿长成了少年，还有很长的时间要走。也希望媒体朋友支持我们，把 CSCO 办成一个国际性学会，这是我的祝愿。

**秦叔逵：**还是回归我们的主题，精准、精细管理、精准医治。精准医治，这是一个方向，是个愿景，我们有很漫长的路要走，是我们努力的一个目标。精细管理，不仅对我们会员单位，对我们 CSCO 也需要讲规矩，讲遵纪守法，讲管理，在会后我们将进一步研究、落实。

**王绿化：**我们对 CSCO 学会的发展壮大有美好的愿景，希望今后我们的学会能借鉴国外的先进经验，根据我们国内的具体情况，做中国特色的临床肿瘤学会。

（来源：医脉通）

相关报道 4
# ［CSCO2016］大数据：肿瘤医生的顾虑和盼望
刘建欣

2016 年 9 月 22 日下午，"肿瘤医生与大数据"专场在第十九届全国临床肿瘤学大会暨 2016 年 CSCO 学术年会如期举行，近千名参会代表将会场围得水泄不通。

CSCO 名誉主席孙燕院士在开场发言中强调，肿瘤医生应正确理解大数据，无论从事临床工作还是科学研究，都应该保持严谨的学风，注重每一个数据的质量，医疗机构之间应加强协作。"大数据必须是货真价实的，必须是可靠的，期盼大数据为我们解决很多弄不清的问题，给我们可信的结论。精准医学时代，临床上做任何决策都必须有根据，精准诊断既要前进又要十分谦虚。"

解放军 307 医院江泽飞教授带来了题为"精准时代的临床决策：大数据与小随机"的精彩报告，幽默、睿智的讲课引起了阵阵掌声。"大数据是真实数据和随机研究的结合，两者互相补充。如果没有科学系统的数据分析，大数据系统就会出问题。"江泽飞教授呼吁，有关疾病治疗的真实世界研究，一定要改变那些该用未用、该停未停的治疗现状。大数据能够促进新型医疗发展，但我们不应该只用 $P$ 值来告慰那些 OS 很短的对照组患者。

大数据共享陷入困境，是该专场重点讨论的议题，与会专家一致认为，当前我国大数据面临的问题，其实是政府、公司、医疗机构之间共享平台互信的问题，只有人类团结合作才能实现精准医疗。

美国马里兰病理分析研究中心刘安根教授的报告是"大数据时代下的样本质量管理"，

样本管理是临床转化研究过程中的重要问题，刘安根教授提示，医生必须在开始临床研究之前充分了解样本的个性，建立正确的处理方法，只有规范的采集才能使研究结果有意义，才能对临床实践产生可靠的影响。

CSCO 理事长、广东省人民医院吴一龙教授在该专场宣布了"精准医疗联盟——CSCO 临床数据专家委员会"正式成立的消息，该联盟的成立，正是学术组织牵头解决我国临床肿瘤医学数据共享困境的有益尝试。吴一龙教授强调，工作组是开放的，前期会在一部分癌种进行推广。数据库目前开放使用，不久将推出详细的分享准则。

新屿信息创始人王学兴分享了"从单课题数据到单病种数据的跨越"，他提到在精准医疗背景下，小随机与大数据将会并行于肿瘤临床研究中。临床数据专家委员会的成立，使临床一线医生能够关注数据标准并参与更多的研究。罗氏药品临床研发亚太中心萧燕博士带来了"真实世界数据在临床实践中的应用与意义"的报告。

该专场最后的环节设置为圆桌讨论，中国医科大学附属第一医院刘云鹏教授、浙江大学医学院附属第一医院方维佳教授、上海交通大学医学院附属仁济医院陆劲松教授、河北医科大学第四附属医院赵群教授、中国医学科学院肿瘤医院李树婷教授和新屿信息科技王学兴，共同就中国普通临床医生如何在自己的岗位上建立和使用大数据、大数据共享困境等问题展开了交流。

（来源：医脉通）

相关报道 5

# ［CSCO2016］秦叔逵：CSCO 会员摄影作品展致辞实录

一年一度的"2016 年 CSCO 会员摄影作品展"在第十九届全国临床肿瘤学大会暨 2016 年 CSCO 学术年会上成功开幕，本次摄影展共展出了近百位 CSCO 会员的百余幅作品，吸引了来自各地的学者驻足参观并参与投票。摄影展上展出的作品，多方位、多角度地展现肿瘤临床工作者在学习、工作和生活中的精彩动人的瞬间。9 月 22 日上午，秦叔逵院长来到作品展区，为展区揭幕并致辞。

**主持人：** 欢迎各位 CSCO 的领导来参观我们的摄影展，摄影展是一种人文名片，体现了我们的医生、专家对大自然的热爱，对生命的热爱与关注。所以我们今天有请 CSCO 基金会主席秦叔逵院长给我们做一个揭幕的致辞。

**秦叔逵院长：** 谢谢，谢谢各位媒体朋友，我和李进秘书长代表 CSCO，也代表 CSCO 基金会来参加本次摄影展的揭牌。其实这样的活动已经办了好几年了，我们的目的是，因为我们是一个专业学术组织，但我们不仅要工作、还要生活，医生首先要自己生活质量好，才能够使患者生活质量进一步提高。

当然我们今年的主题是患者教育，就是因为我们最终的目的，不论你是做临床诊断治疗还是研究的机构，都是为我们的患者服务，我跟李秘书长聊过，我们做的诊断治疗水平提高，我们做的研究的进步，最终如果患者不能理解、不能接受的话，一切都是零，所以在医患之间沟通，怎么样做好科普宣传是非常重要的一个领域。

当然另一方面，我们医生不仅要为工作、还要为生活，所以我非常感谢一些企业人员作为我们的团体会员，对这样的公益性事业的支持，同时也为我们对这次会议带来的亮点和丰富了我们的业余文化生活和会议的周边，大家可以休息参观，等会儿请各位媒体朋友也去看看我们的作品，也知道我们的会员，这些医生有很多的才能，多才多艺。谢谢大家支持！

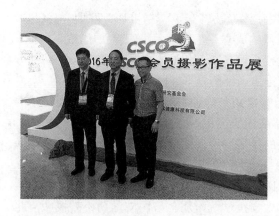 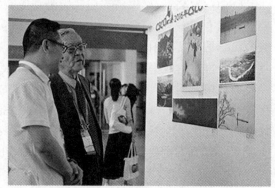

孙燕院士参观本届摄影展（来源：中国网）

　　摄影展揭幕仪式现场，十余多家医学媒体、医药企业齐聚，仪式结束后他们共同参观了本次摄影展，并给出一致好评，希望这样的作品展能够越来越丰富，共同为患者教育事业做出贡献。值得一提的是，以患者教育为主要内容的摄影、摄像作品，成为本届摄影展不同于以往的一大亮点，现场展出的《名医微课》系列视频，受到了参观者的一致好评，该系列视频邀请到来自全国肿瘤领域的三甲医院一线医生，以每期一个重点的形式，解答患者最关注的问题，通过视频的形式，解决了以往医生对患者在治疗前存在的反复、重复讲解的问题，提高了医患双方的沟通效率。除此以往，现场展示的一些原创科普漫画、动画，也让人眼前一亮。

（综合：医脉通 于梦佳、中国网的相关报道）

# 第九届中国肿瘤学术大会暨第十五届
# 海峡两岸肿瘤学术大会在武汉隆重召开

　　江城十月谪仙远，桂花馥郁当胜梅。第九届中国肿瘤学术大会暨第十五届海峡两岸肿瘤学术大会于 2016 年 10 月 13 日~15 日在武汉东湖盛大开幕。本届大会由中国抗癌协会、中华医学会肿瘤学分会主办，国际抗癌联盟（UICC）协办，湖北省肿瘤医院、湖北省抗癌协会承办。

　　大会主题为"科学严谨、规范精准、携手共创肿瘤防治新纪元"，传达的理念是："科学严谨"是前提，"规范精准"是基础，"开创肿瘤防治新纪元"是目标。大会共设立 1 个中外院士论坛、3 个主题会场、28 个专题分会场，邀请国内外院士、知名专家学者举行大会主题演讲 72 人次，专题分会场演讲 482 人次，来自全国各省（自治区、直辖市）的

7500 名位肿瘤医学界精英参会。本届大会共收到征文 2290 篇，其中 400 余篇参加了电子壁报交流，1600 篇收录大会论文汇编。大会紧紧围绕主题，就肿瘤领域基础研究、预防、诊断、治疗、康复护理等各个方面进行了广泛而深入的研讨，交流了肿瘤精准医疗、肿瘤整合医学、肿瘤规范化诊治技术、肿瘤转化医学等肿瘤防治领域新观点、新技术、新方法的前沿进展。专家云集、交流形式新颖，内容丰富多彩，为所有与会者带来多维的、立体的、全新的视角与理念，为国内外肿瘤学者提供了一个高层次、跨学科、前瞻性的学术交流平台。

## ●开幕式

大会开幕式由湖北省肿瘤医院党委书记胡仁崇教授主持，大会执行主席、湖北省肿瘤医院魏少忠院长，大会主席、中国抗癌协会理事长郝希山院士，世界卫生组织健康发展中心主任野崎慎仁朗教授，湖北省卫生计生委杨云彦主任，湖北省曹广晶副省长分别致辞。我国著名肿瘤专家樊代明院士、于金明院士、丁健院士、林东昕院士、陈孝平院士，中国抗癌协会副理事长唐步坚教授、蒋国梁教授、高国兰教授、张岂凡教授、秘书长王瑛教授，以及台北医学大学台北癌症中心彭汪嘉康教授、前国际抗癌联盟主席 Franco Cavalli 教授、美国 M. D. 安德森癌症中心 Stephen M Hahn 教授和洪明奇教授、美国莫菲特癌症中心 Alan F. List 教授等国内外权威专家学者，与来自我国各省（自治区、直辖市）及台湾地区，美国、英国、加拿大共 5000 余名代表出席会议。

大会执行主席魏少忠院长在致辞中提到，本届大会得到湖北省委、省政府的高度重视，得到省卫生计生委的大力支持，得到中国抗癌协会的悉心指导，也得到全国肿瘤医学界同仁的鼎力相助，本届大会一定会为进一步打造好 CCO 这个学术精品积累经验！

郝希山理事长代表主办单位向国内外嘉宾和参会代表表示热烈的欢迎。他向大家介绍了中国肿瘤学术大会的发展历史和本次会议的概况，指出中国肿瘤学术大会是中国学术界高水平的学术盛会，代表了中国肿瘤学最新发展前沿和最新进展。我们要广泛开展学术交流，不断提高肿瘤防治水平，为人类战胜癌症做出应有的贡献。

湖北省卫生计生委杨云彦主任在致辞中谈到，本次中国肿瘤学术大会在湖北召开，将进一步推动省内肿瘤医学发展和临床研究进步，对促进湖北省医疗事业发展起到重要的推动作用。

湖北省曹广晶副省长指出，中国肿瘤学术大会被誉为肿瘤学界的奥林匹克，具有十分重要的影响力。本次会议在武汉召开，必将进一步提升湖北省医疗卫生水平，推动卫生事业发展。

开幕式上还为前国际抗癌联盟主席、南瑞士肿瘤研究院院长 Franco Cavalli 教授颁发了"国际合作突出贡献奖"，以表彰他为我国癌症防控事业做出的重要贡献。

## ●中国抗癌协会科技奖颁奖

10 月 14 日，大会开幕式上隆重举行了 2015 年度中国抗癌协会科技奖颁奖仪式，授予一等奖 5 项，二等奖 10 项，三等奖 17 项（含特定地区 3 项）。作为分会场之一，举行"中国抗癌协会科技奖推广会"，邀请了多位中国抗癌协会科技奖一等奖获得者，分享肿瘤医学重大科技创新和项目申报经验，并邀请科技奖评审专家从专家角度解读成果评审要点。会议系统总结和交流了肿瘤医学重大科技创新的成功经验，对推动获奖技术推广和应用，激励广大肿瘤医学科技工作者积极投身肿瘤医学科技创新具有重要意义。

## ●中国肿瘤青年科学家奖颁奖

大会开幕式后举行了第一届中国肿瘤青年科学家奖颁奖仪式。该奖是中国抗癌协会设立并组织实施，面向全国广大青年肿瘤科技工作者的奖项，旨在表彰奖励在肿瘤医疗、科研、教育岗位勇于创新，做出突出成就的青年科技人才。该奖项每两年评选一次。郝继辉等10人获得第一届"中国肿瘤青年科学家奖"荣誉称号。

## ●中外院士论坛及大会主题会场

本届大会的亮点之一是首次开设了中外院士论坛，邀请樊代明、彭汪嘉康（中国台湾）、Franco Cavalli（瑞士）、Alan F. List（美国）、Stephen M Hahn（美国）等中外院士进行精彩演讲，与会代表有幸零距离一睹学术大家的风采。各位院士介绍了整合医学、精准医疗、分子靶向治疗等肿瘤领域前沿学术成果，分享了他们在科研及临床工作中的体会与思考，与权威大家的零距离交流获得了广大与会代表的热烈欢迎。

大会设立肿瘤外科、肿瘤内科、肿瘤基础研究3个大会主题会场，36位中外知名学者专家登台演讲。肿瘤外科专场邀请于金明、周清华、魏少忠、李强、樊嘉、张金坚（台湾）等专家，就肺癌个体化精准外科治疗、肺癌精准治疗、肝癌外科治疗进展、结直肠癌外科治疗进展等领域进行了深入探讨和交流；肿瘤内科专场邀请石远凯、王平、徐瑞华、蒋国梁、沈琳、江泽飞、Julie M. Vose（美国）、Jaffer A. Ajani（美国）等专家，就肺癌放射治疗、大肠癌精准治疗、质子重离子治疗技术、胃癌药物治疗、乳腺癌精准治疗进展等话题展开精彩讨论交流；肿瘤基础研究专场邀请林东昕、陈志南、张宁、钦伦秀、陈万青、俞松良（台湾）、Mien-chie Hung（美国）、野崎慎仁朗（日本）等国内外专家，就循环肿瘤细胞（CTC）检测、液体活检等新技术、新方法在肿瘤精准医学中的应用进行了精彩演讲和交流。

以上三个主题会场集中展示了国内外肿瘤医学基础与临床研究中的新动态、新发展、新成果，国内外权威专家的精彩演讲为与会人员奉献了一道学术盛宴。

## ●专题分会场

本届大会由32个中国抗癌协会所属专业委员会牵头组织了28场专题分会场（其中8个专委会承办4个分会场），专题演讲共482人次。与会专家热烈交流了肺癌、乳腺癌、胃癌、肝癌/胆道肿瘤、头颈肿瘤/甲状腺肿瘤、大肠癌、食管癌、小儿肿瘤、神经肿瘤、肉瘤、妇科肿瘤、血液肿瘤等常见病种的基础研究和临床诊疗的前沿进展，分享了各自的临床经验和思考；同时，通过设立分会场的形式，专题讨论了肿瘤放化疗、抗癌药物、微创及介入治疗、内镜治疗、生物治疗、肿瘤营养、核医学、肿瘤心理、肿瘤护理、肿瘤康复、镇痛与麻醉等常见治疗手段的新理念、新技术、新方法，交流了肿瘤病理、肿瘤转移（标志物）、流行病、肿瘤病因学等领域的相关研究进展。

总之，专题分会场作为本届大会最重要的学术交流版块，全面、系统介绍了当前国内外肿瘤防治的前沿技术、最有价值的学术研究，肿瘤防治的新观念、新进展和新资讯，围绕肿瘤的基础研究、预防、诊断、治疗、康复等各个领域，为我们呈现了一幅肿瘤防治学术交流的全息盛况。

## ●第十五届海峡两岸肿瘤学术会议

由中国抗癌协会与台湾临床肿瘤医学会共同举办的第十五届海峡两岸肿瘤学术会议于10月14日成功召开。本届会议围绕"科学严谨、规范精准、携手共创肿瘤防治新纪元"的主题，邀请了海峡两岸多位知名院士、专家出席并做了精彩的学术报告。台湾大学台北癌症中心彭汪嘉康院士、美国M. D.安德森肿瘤中心副院长洪明奇教授（美籍台湾人）、台安医院张金坚教授、台湾大学医学院俞松良教授等应邀做学术报告，与大陆同道进行了深入而热烈的讨论交流。此次会议对促进海峡两岸在癌症预防、诊断、治疗、康复领域的交流与合作，规范两岸肿瘤诊疗共识有重要作用，为今后进一步加强海峡两岸的学术交流与合作奠定了良好的基础。

## ●中国抗癌协会太极抗癌科学基金青年优秀论文演讲及颁奖仪式

本届大会共收到投稿1835篇，其中青年优秀论文投稿759篇。本届大会首次设立"青年优秀论文讲演专场"，邀请在前期评审中成绩排名前30位的青年优秀论文作者现场演讲，这是本届会议的一大亮点。根据得分，最终评出获奖论文60篇，其中一等奖5名、二等奖10名、三等奖14名，优秀奖31名，并在闭幕式上举行了盛大的颁奖仪式，以激励青年优秀科技工作者在今后的工作中再接再厉，在肿瘤基础研究和临床工作中取得更大的成绩。

## ●闭幕式

10月15日下午，大会胜利落下帷幕。闭幕式由中国抗癌协会秘书长王瑛教授主持。湖北省抗癌协会秘书长吴新红教授做大会总结，他指出，本届大会有6大亮点：首次开设中外院士论坛；首次以电子壁报形式进行学术交流；首次举行中国抗癌协会太极抗癌科学基金青年优秀论文演讲专场；32个中国抗癌协会所属专业委员会组织了28场专题分会场，学术交流范围广、规模大；同期组织大型公益活动"同一天一起行——悦享健康为她而行"；中外专家联合开展内镜精细检查和内镜下治疗的直播，让与会代表看到了癌症预防的光明前景。

大会主席、中国抗癌协会理事长郝希山院士致闭幕词。他指出，本届大会有几个特点：一是规模大，与会人员多、交流论文多、专业分会场多，交流范围涉及肿瘤基础与临床的各个领域；二是水平高，国内外肿瘤领域的院士、权威专家云集，400余场的学术讲座亮点纷呈；三是年轻人才辈出，本次大会首次举办中国肿瘤青年科学家奖的颁奖活动，首次从700多篇大会青年论文投稿中遴选出优秀者，举办青年优秀论文演讲，活动中我们发现青年肿瘤专家人才辈出，这预示着我们的肿瘤防治事业拥有欣欣向荣的美好明天；四是与国际接轨，首次采用电子壁报形式使得多达400多篇论文得以展示和交流；五是会议的组织、筹备工作到位，会议环境优雅、舒适，28 个分会场安排合理、组织有序、服务周到。为表达对承办单位会务工作的感谢，郝希山理事长代表中国抗癌协会向承办方代表魏少忠院长颁发感谢状。

最后，举行了下届大会承办方交旗仪式。第十届中国肿瘤学术大会将于 2018 年在辽宁沈阳举行。

### ●媒体见面会

10 月 14 日下午，媒体见面会在东湖国际会议中心举行。大会主席郝希山院士、台北中央研究院彭汪嘉康院士、大会执行主席魏少忠教授、中国抗癌协会秘书长王瑛教授、湖北省抗癌协会秘书长吴新红教授出席。各位专家就我国癌症防控现状和策略、中国抗癌协会在我国抗癌事业中的贡献、海峡两岸学术交流合作现状、中国肿瘤学术大会对促进癌症防治研究的作用等话题回答了媒体提问。央视网、《健康报》、湖北省电视台、《楚天都市报》《湖北日报》等数十家主流媒体对大会进行了宣传报道。

（稿源：中国抗癌协会，2016-10-21）

链接

# 中国抗癌协会科技奖推广会在武汉召开

2016 年 10 月 14 日，中国抗癌协会在湖北武汉举办科技奖推广会。本次会议作为第九届中国肿瘤学术大会的 28 个分会场之一，由中国抗癌协会主办，景峰药业－大连华立金港有限公司承办。中国抗癌协会王瑛秘书长，景峰药业－大连华立金港有限公司简卫光总经理、刘敏莉副总经理，中国抗癌协会科技奖顾问门国良处长等领导出席启动仪式，会议由中国抗癌协会科技奖励工作办公室赵文华主任主持。

王瑛教授首先致辞，她指出，创新是引领发展的第一动力，党和国家将实施创新驱动战略提升到事关"两个一百年"奋斗目标和实现中国梦的全局高度。科技奖励对促进人才成长具有重要意义，希望广大肿瘤科技工作者要向获奖项目学习，严谨求实，认真积累，勇攀科技高峰。

2015 年度中国抗癌协会科技奖授奖项目共 32 项。授予"细胞周期调控异常在肿瘤发生发展中的作用和分子机制研究"等 5 项成果中国抗癌协会科技奖一等奖，授予"异基因造血干细胞移植中相关并发症防治系列研究"等 10 项成果获中国抗癌协会科技奖二等奖，授予"肿瘤免疫相关基因的研究"等 14 项成果中国抗癌协会科技奖三等奖，授予"叶酸对 DNA 甲基化的调控及其在宫颈癌变进展中的作用"等 3 项成果中国抗癌协会科技奖特定地区三等奖。

会议邀请 2015 中国抗癌协会科技奖一等奖获得者、天津医科大学肿瘤医院副院长陈可欣教授介绍了"常见恶性肿瘤分子流行病学研究"项目；2013 年度中国抗癌协会一等奖、2015 年度国家科技进步一等奖获奖得者中国医学科学院肿瘤医院副院长石远凯教授介绍了"自体造血干细胞移植治疗恶性实体瘤的临床与实验研究"项目；2009 年度中国抗癌协会科技奖一等奖"胶质瘤血管生成的细胞与分子机制研究"项目，由协会直接推荐，荣获2012 年度国家科技进步一等奖项目团队的第三军医大学西南医院余时沧教授介绍了他们项目总结的经验；曾获国家自然科学奖、科技进步奖和多项省部级奖励，多项奖励及国家自然基金的评审专家，复旦大学附属华山医院普外科主任钦伦秀教授做了"科技成果的评审要点及指南"的报告；中国抗癌协会科技奖励工作办公室主任赵文华做"中国抗癌协会科技奖介绍及申报要点"的报告；中国抗癌协会科技奖顾问门国良最后做了会议总结发言。

本次会议是中国抗癌协会首次举办的科技奖推广会，会议认真总结了肿瘤医学重大科技创新的成功经验，增进了交流，对推动获奖技术推广和应用，激励广大肿瘤医学科技工作者积极投身肿瘤医学科技创新具有重要意义。

（稿源：中国抗癌协会 2016-10-19）

# 肿瘤大咖齐聚皋城探讨肿瘤防治
## ——第三届中国大别山肿瘤高峰论坛在安徽六安市举办

安徽省六安市人民医院 崔应江

随着生存环境和生活习性的改变，以及人口老龄化等原因，在不良外部环境和一些不利因素的作用下，当前癌症发病率、死亡率呈持续增长趋势。肿瘤的病因复杂，在遗传、表观遗传、细胞、组织等层面具有诸多异常，给肿瘤防治带来挑战。医务人员在肿瘤的防治和研究方面取得不断进步。除免疫治疗外，靶向治疗、微创治疗、分子诊疗等方法给肿瘤临床治疗和科学研究带来新的曙光。

2016 年 11 月 19 日，由中华冷冻治疗学会安徽省协作委员会、中国生物医学工程学会肿瘤靶向治疗安徽省协作委员会、六安市医学会共同主办，六安市人民医院承办的"第三届中国大别山肿瘤高峰论坛"在六安市曙光铂尊大酒店举办。来自省内外肿瘤学界的医务人员就肿瘤学领域理论上的新突破和技术上的新进展，以及肿瘤防治前沿热点话题进行学术研讨和交流，共促区域内肿瘤防治工作科学化、规范化发展。

本届论坛邀请到了中华冷冻治疗学会和中国生物医学工程学会靶向治疗技术委员会主任委员张积仁教授、《中国肿瘤临床年鉴》执行主编张立峰编审、安徽省医学会肿瘤学会主任委员陈振东教授、安徽省抗癌协会理事长刘爱国教授、安徽省肿瘤放疗和精确放疗学会副主任委员孔令玲教授、广州军区武汉总医院易峰涛教授等国内知名专家莅临参加。六安市卫计委主任吴广进、六安市人民医院院长吴宗胜出席论坛开幕式并讲话。开幕式由六安市人民医院党委委员吕波主持。

吴广进主任在讲话中代表六安市卫计委对论坛的顺利举办表示祝贺，并对论坛推动区域内肿瘤规范化治疗和诊疗技术的提高给予肯定，同时以医改的角度就如何构建三级医疗体系、推动分级诊疗、加强学科交流提出要求。

吴宗胜院长在致辞中表示，肿瘤高峰论坛作为一个具有延续性、学术性、互动性的交流平台，其影响力已逐渐被省内外同仁所认可。通过此次学术活动，对推动区域内肿瘤学科的内涵建设和诊治能力提高将起到积极的促进作用。

此次论坛围绕"肿瘤的综合治疗、微创靶向治疗及肿瘤质量控制"主题进行学术探讨，邀请国内知名肿瘤学专家教授分别就肿瘤靶向治疗、肿瘤微创治疗等专题，分享相关的新理念、新技术、新进展。同时还就肿瘤慢病绿色预防医疗体系建设、肿瘤防控现状、肿瘤质量控制等方面进行交流。

为与会者作精彩演讲的专家和学术报告的题目分别为：南方医科大学附属珠江医院张积仁教授"慢病绿色预防医疗体系"；安徽医科大学第二附属医院陈振东教授"肿瘤靶向治疗中的陷阱"；安徽济民肿瘤医院刘爱国教授"中国肿瘤防控现状"；安徽医科大学第一附属医院孔令玲教授"放疗在肿瘤治疗中的地位"；广州军区武汉总医院易峰涛教授"氩氦刀冷冻消融动物实验研究"；中国生物医学工程学会靶向治疗安徽省协作委员会主任委员、六安市人民医院肿瘤科主任赵勇"肿瘤临床诊治若干体会及六安肿瘤质控浅析"；中华冷冻治疗学会安徽省协作委员会主任委员、六安市人民医院肿瘤科首席专家宋华志教授"肿瘤微创治疗的现状"。

来自中国癌症基金会的张立峰编审以"中国最新癌症统计数据"为题，向大家介绍了中国内地最新（2015 年）的恶性肿瘤发病率、死亡率、患病率、生存率情况，以及儿童期癌症流行病学数据。并讲解了即将在中国内地上市的人乳头瘤病毒疫苗（即宫颈癌疫苗）的相关知识。

在论坛期间，来自六安市癌症康复协会艺术团一群热爱生命的抗癌"勇士"为与会代表献上了一场精彩纷呈的艺术表演。他们以音乐和舞蹈为纽带，把快乐、希望和关爱带给每个人，他们积极乐观的心态和与病魔不懈抗争的精神深深地感染着在场的每一个人，同时也向人们传递癌症是可防、可控、可治的信号。

中国大别山肿瘤高峰论坛创办于 2014 年，每年举办一届，已相继在六安、合肥成功举办两届。作为肿瘤专业学术和人文交流平台，肿瘤高峰论坛由中华冷冻治疗学会安徽省协作委员会和中国生物医学工程学会靶向治疗安徽省协作委员会发起创立，成为汇聚大别山区域（安徽、河南、湖北）肿瘤防治医务人员交流分享肿瘤诊治经验的顶级专业论坛，在推动肿瘤规范化诊疗，促进鄂、豫、皖三地的肿瘤学领域交流，展示肿瘤综合治疗和靶向治疗的新进展，提高肿瘤治疗技术等方面发挥着重要作用。

（来源：六安市人民医院网站，宣传处整理发布，发布日期：2016-11-21）

# "关爱·规范·融合"
# ——中国老年学和老年医学学会肿瘤康复分会 2016 年年会报道

2016 年正值中国老年学和老年医学学会成立 30 周年，10 月 29 日~30 日，在北京国家会议中心隆重召开纪念大会暨 2016 年学术年会。中国老年学和老年医学学会肿瘤康复分会（CSGOR）应邀在此次大会上主办肿瘤康复 CSGOR 论坛，并同期召开 CSGOR 2016 年年会暨恶性肿瘤康复医学进展高级研讨班。今年年会的主题词是"规范治疗，精准康复"，即针对肿瘤患者后续康复治疗缺位的现状，融合创新思路，根据患者的生理及疾病特点，合理制订肿瘤全程康复治疗方案，从而达到延长肿瘤患者生存期、改善生活质量的目的。

10 月 29 日下午，由 CSGOR 承办的中国老年学和老年医学学会成立 30 周年综合学术年会 CSGOR 分论坛：肿瘤全程康复——"关爱·规范·融合"的主题论坛在北京国家会议中心举行。论坛的 6 位讲者及讲授的题目分别是：杨宇飞教授"肿瘤康复的医学概述"、刘鲁明教授"中医药在肿瘤康复中的新机遇"、李萍萍教授"肿瘤症状管理在康复中的作用和意义"、吴瑾教授"卵巢癌的全程康复策略"、唐丽丽教授"肿瘤的心理康复"、洪专教授"晚期肺癌精准医学转化性研究进展"。主题演讲既有对于国内肿瘤康复现状、中医药功能定位、肿瘤症状控制的宏观阐述，又有针对不同癌种、不同领域的具体探讨。与会人员纷纷表示，这是一场学术的饕餮盛宴，获益匪浅。

在随后召开常委扩大会议上，CSGOR 总干事薛冬总结了学会成立一周年的工作，审议通过了 CSGOR16 位新晋委员名单。会上，CSGOR 主任委员杨宇飞宣读了总会关于对 CSGOR 成立精准医学专业委员会，以及聘任洪专教授为主任委员的批复文件并颁发聘书、授牌。最后，杨宇飞对学会今后工作的发展与大家交流了想法。

洪专教授主持了精准医学专业委员会的成立仪式。本次 CSGOR 主题论坛吸引了众多的专家、教授莅临，与会人员纷纷表示，我们的肿瘤康复分会朝气蓬勃，是一个求真、务实的学会，愿意为中国的老年肿瘤康复事业贡献力量。

10 月 30 日，在北京蟹岛会议中心 CSGOR 恶性肿瘤康复医学进展高级研讨班开班。6 位讲者讲授的题目分别是：欧江华"欧洲乳腺癌的康复研究"、黄镜"上消化道肿瘤的康复治疗"、陈俊强"鼻咽癌放疗全程康复管理"、仓顺东"肿瘤运动与物理康复方法"、刘天舒"结直肠癌的特殊康复问题"、张培彤"肺癌的中医康复策略"。教授们精彩的课程在 300 余位学员中反响热烈。研讨班举办的青年医师和护理两个论坛也得到了大家的好评。

本届会议形式新颖，为国内外老年肿瘤康复学专家、肿瘤护理专家、肿瘤群体组织代表和相关企业着力打造层次高、影响广泛的学术交流、研究、培训及宣传供需平台，吸引了来自全国各地的医学同道近 400 人参会，并有来自医药企业的代表，媒体界的代表以及北京抗癌乐园、北京癌症康复会等群众组织两百余人到场。

与去年一样，本届年会再次举行了"肿瘤康复，共襄义举"义购、义卖活动。北京抗癌乐园的部分患者朋友参加了年会的志愿者活动，这一系列的活动极大地鼓舞了患者朋友们的信心，也开创了肿瘤康复的新模式。

# Best of ASCO—2016 临床肿瘤学新进展学术研讨会盛大开幕

2016 年 6 月 24 日～25 日，2016 年临床肿瘤学新进展学术研讨会——Best of ASCO Event in China 2016 于杭州盛大召开。今年 BOA 大会秉承往届会议传播肿瘤学前沿知识的宗旨，通过专题汇报、专家评述以及讨论，将 2016ASCO 年会收录的重要研究与参会专家学者共同分享。

中国临床肿瘤学会秘书长，同济大学附属天佑医院副院长李进教授主持大会开幕式，向在座参加本次会议的肿瘤学界同道表示欢迎，同时向遭受龙卷风袭击的江苏同胞表示了诚挚的慰问。

中国临床肿瘤学会理事长、广东省人民医院副院长吴一龙教授发表了热情洋溢的开幕致辞，他指出，Best of ASCO 是中国临床肿瘤学会和美国临床肿瘤学会联手创办的一个传播全球最先进临床肿瘤学知识的盛会，也是国内唯一一个直接由 ASCO 授权，能够以 ASCO 品牌开展的学术会议。临床肿瘤学这几年发生了非常大的变化，这些变化潜移默化地影响着我们的临床实践。目前临床肿瘤学在以下几个方面快速发展，第一就是精准医学越来越多地应用到临床实践当中；第二就是更加注重患者治疗的价值，"最好"不等于"最佳"；第三就是关注国家和地区间发展不平衡，如何为我们的病人提供更具普世性的治疗是一项巨大的挑战。

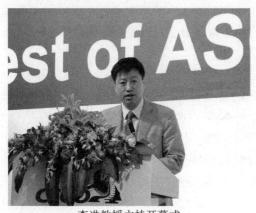
李进教授主持开幕式

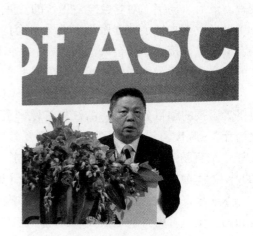
吴一龙教授致开幕词

## 从 ASCO 到 BOA，从 BOA 到 CSCO

开幕式结束后，医脉通有幸邀请到吴一龙教授接受采访，谈到即将在今年 9 月召开的 CSCO 年会时，吴教授表示：ASCO 年会在世界上产生了巨大的影响，很多研究都将在后续的不同会议中得以传播，中国 BOA 的设立初衷也是为无法亲身参加 ASCO 大会的国内肿瘤学同道带来最新的研究成果。但是，对于 CSCO 大会，我们必须办出自己的特点，不能照搬 ASCO 的模式。考虑到 CSCO 主要的面向人群，这几年最主要的特点还是以继续教育为主，而不是以发布最新临床数据为主。另一方面，CSCO 更关注中国患者的特点，如何缩小肿瘤治疗的地区差异是我们最为关心的。

本次 BOA 大会几乎囊括了所有恶性肿瘤的最新进展，为期 2 天的会议共下设头颈肿瘤、骨髓瘤、淋巴瘤、肝胆胰肿瘤、胃癌、乳腺癌、黑色素瘤、妇科肿瘤、肺癌、大肠癌、泌尿系统肿瘤共 11 场专题报告，将为不同肿瘤专业的参会代表带来一场前沿知识的盛宴。在 ASCO 年会后举办中国专场学术研讨，不仅对国内肿瘤诊治理念的更新有一定的促进作用，同时也有助于国内外临床肿瘤学交流。BOA 后，属于我们中国临床肿瘤学自己的盛会 2016CSCO 大会更令人期待。

（来源：医脉通，2016-06-24）

相关链接

## 2016 年 Best of ASCO 中国会议胜利闭幕

中国临床肿瘤学会（CSCO）和美国临床肿瘤学会（ASCO）再次联手，于 2016 年 6 月 23 日~26 日成功举办 2016 年临床肿瘤学新进展学术研讨会暨 Best of ASCO Event in China。

2016 年 ASCO 年会的主题是"集思广益：以患者为中心的未来医疗服务和研究（Collective Wisdom：The Future of Patient-Centered Care and Research）"。本次会议的学术委员会紧密围绕这一主题，邀请了 50 余名 ASCO 和 CSCO 专家对精选出的 37 篇重要报告逐一解读，并进行深度专题评述和最新进展分析。不仅汇报了 ASCO 年会上发表的最新共识和研究结论，而且就临床研究本身的优缺点进行了深入剖析，指明了未来肿瘤临床工作的研究方向，内容涵盖头颈肿瘤、血液系统肿瘤、消化系统肿瘤、乳腺癌、恶性黑色素瘤、妇科肿瘤、肺癌、泌尿系肿瘤等领域。虽然在会议期间，江苏遇到龙卷风，很多航班因此长时间延误甚至取消，部分授课专家和参会代表无法按时参会，尽管遇到这么多困难和波折，丝毫不减参会代表的学习热情。本次会议吸引了 1400 余名医师参会，成为 Best of ASCO 在全球的最大分会场，充分发挥了 BOA 会议推广最新治疗进展的精神极致。

本次会议继续通过互联网现场直播会议讲座，为不能来现场参会的医师提供了便捷的听课方式，据不完全统计，透过网络直播学习本次会议内容的受众医师达 3000 余人，最大限度地推动了知识传播速度和范围，获得大家的一致好评。

谨此，向为本次会议做出积极努力、付出大量辛苦的与会专家、翻译专家以及全力协助组织参会代表的团体会员单位表示衷心的感谢并致以崇高的敬意！

（来源：中国临床肿瘤学会网站）

# 第三届中国老年医学与科技创新大会
# 在"中国医药城"泰州开幕

本报讯（记者 任艺 张雨）"少年强则国强，老年安则社会安。"4 月 15 日，第三届中国老年医学与科技创新大会暨中国老年健康与养老产业博览会在江苏泰州"中国医药城"盛大召开。超过 5000 名与会者共赴盛会。

"社会老龄化得到党和政府高度关注，也是健康中国建设的重要组成部分，要做好这项工作需要全社会的共同努力。"国家卫计委原副主任刘谦在开幕式上表示，中国老年医学与科技创新大会的召开正是贯彻落实国家有关工作部署，相信老年医学将会有大作为，将发挥越来越重要的作用。

"老年医学事业任重而道远。"中国老年医学学会会长范利在大会致辞中表示，从中国老年医学学会成立至今，已建立 27 个分支机构，凝聚上万名老年医学医务工作者，一起为老年医学奋斗。"我们的目标是扎扎实实为老年人群服务，使老有所养、老有所医、老有所为、老有所乐更加普遍，从一点一滴开始，凝聚社会力量，为老年事业的发展不负众望，不辱使命，共同打造具有中国特色的中国老年医学品牌。"

天增岁月人增寿，衰老是每个人都无法回避的现实。当今中国社会加速进入"银发时代"，老年医疗问题考验着数亿中国家庭。"我国是老年产业潜力最大的国家，数量庞大的老年人将在养老、医疗、康复等方面产生巨大需求。"中国健康产业促进会惠小兵理事长表示，老年医学的研究和发展对"健康中国"事业有举足轻重的意义，随着社会的发展以及人口老年化的加速，老年医学必将成为医学领域重要的分支。

为表彰、奖励在老年医学学科建设与发展中做出突出贡献的集体和个人，弘扬老年医学工作者对老年人和老年患者服务的大爱精神，中国老年医学学会和北京医学奖励基金会共同设立了"老年医学奖"。首届"老年医学奖"评选结果在会上揭晓。（编者注：详见以下"链接"）

作为此次大会的一大亮点，由中国老年医学学会、中央军委后勤保障部卫生局和人民卫生出版社共同编写的《中国老年医疗照护》首发仪式在开幕式上举行。这套国家级规划教材，结合我国国情详尽介绍了以老年综合评估为指导的具体照护技术和方法，具有权威性、现实性、实用性。

施氏国际投资集团董事长施乃康为泰州人民医院、北京老年医院等 10 家基层医疗机构捐赠 2000 套教材。

此次大会设有主题论坛 25 个，16 名院士、知名专家为大会做特邀报告，近 400 名专家学者在各主题论坛作专业学术报告。同时举办的"中国老年健康与养老产业博览会"，更是为老年医学产、学、研合作共赢平台的建设，提供了智力支持。

本届大会由中国老年医学学会、泰州市人民政府和中国科技产业化促进会联合主办，自始至终得到了泰州市人民政府、医药高新区、中国医药城领导的高度重视，泰州市委书记曲福田、泰州市高新园区党工委书记陆春云、泰州市委常委政法委书记张余松、泰州市副市长范玲到场祝贺，开幕式由中国老年医学学会副会长兼秘书长陆军、副会长曾强共同主持。

（来源：《医师报》2017-04-15）

相关报道

# 第三届中国老年医学与科技创新大会开幕

本报讯（记者 潘荣进）昨天上午，第三届中国老年医学与科技创新大会暨中国老年健康与养老产业博览会在"中国医药城"开幕。市委书记曲福田致辞。国家卫计委原副主任刘谦、中国老年医学学会会长范利、中国科技产业化促进会理事长惠小兵分别讲话。市委常委、医药高新区党工委书记陆春云专题推介中国医药城。中国老年医学学会副会长曾强主持开幕式。

本届大会由中国老年医学学会与市人民政府、中国科技产业化促进会联合主办，主题为"聚焦老年医疗、康复与照护"。会议期间有来自中国大陆、台湾、香港、澳门等地的10多位知名院士、专家，围绕"聚焦'两岸四地'老年医疗、康复与照护创新与发展"主题作精彩报告。同时，中国老年医学学会27个分支机构共承办25个学术论坛，约400位专家学者将给大家带来精彩的专业学术报告。

曲福田在致辞中说，关注老年人健康问题，做好老年人保健工作，有利于老年人身体素质提高，有利于社会家庭美满幸福，有利于促进和谐稳定和经济发展，是事关千家万户、事关百姓民生、事关人人幸福的大事好事。我们将把老年健康产业作为中国医药城发展的重要方向，大力引进相关的科研团队和重大项目。热忱期盼与会的专家、学者、企业家为中国医药城发展老年健康产业出谋划策，把第一流的科研团队、专利技术和产业项目带到开放创新的泰州、带到迅速崛起的中国医药城，在泰州投资兴业、共创大业。我们将秉承热情周到的"店小二"精神，为创新创业者提供全方位服务。

刘谦指出，随着我国经济社会的快速发展，人们的生活方式不断变化，对生命健康的要求越来越高，老年医学也必将变得越来越重要。无论是政府还是医学界，一个共同努力的目标就是要建立一个更加健全的社会保障体系、更加完善的养老服务体系、更加全面的健康支持体系。中国老年医学学会在泰州召开中国老年医学与科技创新大会，正是贯彻落实国家有关部署的实际行动，必将为中国老年医学研究与服务做出积极贡献。

"本届大会不仅是老年医学界的学术盛会，更搭建了老年医学工作者与养老产业工作者相互交流、共促发展的合作平台。"范利表示，老年医学事业发展任重而道远，中国老年医学学会将在坚持强化国内外学术交流和老年医学教育人才培训工作的基础上，继续开展老年医学学术研究、老年医疗照护培训和互联网+医养结合示范基地推广，促进老年医学成果转化及产业发展。

惠小兵认为，我国将进入深度老龄化阶段，是老龄产业潜力最大的国家，老龄产业也是我国未来体量最大的新经济，具有非常大的发展潜力。专业机构应发挥专业优势、人才优势，以"大健康"理念作为指导，围绕养老产业在老年医学研究、科技创新、产业促进、资金投入等方面进行融合发展、创新发展，为中国老年医学科技创新和养老产业发展作出新的贡献。

原解放军总后勤部卫生部部长张立平，中国工程院副院长樊代明院士，市委常委、秘书长、政法委书记张余松，副市长范玲，市政府党组成员、医药高新区管委会主任吴跃及有关嘉宾出席开幕式。

（来源：《泰州日报》2017-04-16）

链接

## 中国老年医学学会　北京医学奖励基金会
## 关于表彰首届"老年医学奖"获奖单位和个人的决定

中国老年医学学会和北京医学奖励基金会立足于表彰、奖励在老年医学学科建设与发展中做出突出贡献的集体和个人，弘扬老年医学工作者对老年人和老年患者服务的大爱精神，共同发起设立"老年医学奖"。

"老年医学奖"每两年评选一次，设终身成就奖、杰出贡献奖、卓越团队奖、科技创新奖。

　　首届"老年医学奖"评选工作自 2016 年 8 月 27 日，评审委员会和组织委员会秉承公开、公平、公正的原则，严格执行"两审三公示"制度，评选出终身成就奖 1 名、杰出贡献奖 9 名、卓越团队奖 5 个、科技创新奖 2 名，共计 17 名（个）获奖者（获奖名单见附件）。

　　特此决定给予表彰鼓励。

　　"老年医学奖"获奖者是中国老年医学工作者的杰出代表，我们宣传他们的事迹，展示他们的风采，营造全社会都来关注老年医学事业的良好氛围，激励老年医学工作者向身边的榜样学习，为"健康中国"做出贡献。

中国老年医学学会　北京医学奖励基金会<br>2017 年 3 月 31 日

附件

# 首届"老年医学奖"获奖单位或个人

**终身成就奖**

张立平　　　原解放军总后勤部卫生部部长

**杰出贡献奖**

李　静　　　首都医科大学宣武医院心脏科

张韬玉　　　黑龙江省老年医学研究所

王志会　　　中国疾病预防控制中心慢性非传染性疾病预防控制中心

刘学军　　　山西医科大学第一医院老年病科

刘光慧　　　中国科学院生物物理研究所

李兴勇　　　甘肃省第三人民医院

张铭志　　　汕头国际眼科中心

陈　树　　　四川省人民医院

刘卫平　　　内蒙古自治区人民医院

**卓越团队奖**

解放军总医院老年护理团队

北京老年医院

四川大学华西医院临床营养科

浙江大学医学院附属第一医院老年病科

北京积水潭医院老年髋部骨折治疗团队

**科技创新奖**

卢学春　　　解放军总医院老年血液科

张家平　　　第三军医大学西南医院烧伤研究所

# 科技创新奖获奖者简介——卢学春

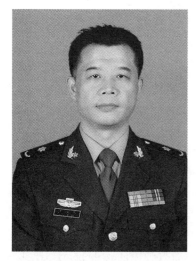
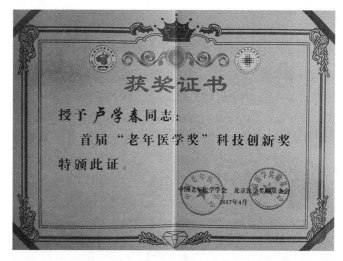

卢学春，1970 年出生，吉林磐石人，博士学历，现任中国人民解放军总医院老年血液科主任医师、副教授、硕士生导师，科室副主任。中国老年医学学会血液病分会常委、基础与转化医学分会常委兼副总干事。

## 主要事迹

致力于老年血液病的临床与基础研究。率先提出"疾病大数据阴阳五行观"创新学术思想，建立了疾病-药物多组学大数据临床生物信息学方法，并创新了 3 种老年血液病治疗方案：老年骨髓增生异常综合征的"依硫磷酸联合造血因子方案"、老年再生障碍性贫血的"含祛脂向分化药物联合方案"和老年恶性血液肿瘤的"超低剂量表观遗传药物联合免疫治疗技术体系"。为老年医学搭建了大数据应用研究平台。

牵头与全国多家老年医学研究机构合作开展研究，培养研究生 18 名，获得国家新药发明和实用新型专利各 1 项，共发表论文 69 篇，获得国家科技进步二等奖、北京市科技进步二等奖各 1 项。主译《临床生物信息学》《血液病药物临床研究》等译著 3 部，副主编《老年血液病学》等专著 2 部，参编《再生障碍性贫血》《老年医学》（本科生数字化教材）《老年医学高级教程》等专著 5 部。研究成果 3 次被《中国肿瘤临床年鉴》收录（2012、2014、2015 年）。荣立三等功 1 次，并被评为"军队干部保健工作先进个人"。

# 中国肿瘤防控研讨会召开

2016 年 12 月 12 日上午，"中国肿瘤防控研讨会"在北京河南大厦隆重召开，本次研讨会由中国癌症基金会和中华预防医学会主办，中华预防医学会肿瘤预防与控制专业委员会和北京大学药学院承办，深圳福山生物科技有限公司支持。会议邀请了肿瘤临床、慢病管理、流行病统计、营养学、环境与健康等领域的 90 余名专家、教授和学者，以预防肿瘤发病、减少癌症危险因素为目标，寻找更经济、安全、有效的预防手段，以"综合防控，精准降险"为主题。从肿瘤预防及控制肿瘤化学预防、慢性病防控健康促进等方面，发挥各自所在专业领域的优势，共同研讨将医学研究成果转化到肿瘤预防与控制实践中，促进公共卫生与临床医学在肿瘤预防与控制领域的成果推广，推进我国肿瘤防控工作的持续发展。

原卫生部副部长、中国癌症基金会原理事长彭玉和原卫生部副部长王陇德院士出席会议。中国癌症基金会理事长、中华预防医学会肿瘤预防与控制专业委员会主任委员赵平教授和中华预防医学会常务副会长兼秘书长杨维中教授先后在开幕式致辞。王陇德院士、北京大学药学院药物化学系王夔院士、国家食品安全评估中心陈君石院士、中国医学科学院肿瘤医院黎钧耀教授、复旦大学公共卫生学院俞顺章教授、北京大学公共卫生学院马冠生教授、北京大学余四旺教授、中国疾病预防控制中心慢病处吴静教授、中南大学曹亚教授在会上作专题发言。

王陇德院士介绍了脑卒中防治经验，希望依此为经验，推广到肿瘤的防治。陈君石院士强调"健康中国 2030"计划，更是重点突出预防为主的理念。黎钧耀教授从分子预防角度提出了对癌症分子预防和早期发现研究进展和未来发展方向，呼吁加强完善政府领导、部门协作、动员社会、企业等全民参与的防治工作机制，并加大肿瘤防治的投入。曹亚教授分享了癌症预防前基因组学的前沿研究成果，强调精准预防的重要性，同时也提出了肿瘤精准预防所面临的挑战和思考。俞顺章教授以肝癌为例，从黄曲霉毒素污染的玉米、地表饮水污染和肝炎感染三方面详细阐述了肝癌预防是如何从传统、循证医学发展到精准医学的。马冠生教授从公共卫生角度提出了大众可以通过改善身体活动、控制体重、合理膳食模式和食物种类搭配达到预防癌症的作用。余四旺教授介绍了肿瘤化学预防如何从基础研究成果转化为应用的迫切需求。吴静教授则建议通过预防与治疗结合，来降低癌症的发生和发展，达到肿瘤防控的目的。

最后，深圳福山生物科技有限公司李晓龙博士针对癌症化学预防提出了研发靶向食品的理念，通过全食物组方产品降低多种癌症的发病风险，并以西兰花的研究转化为例，介绍了靶向食品是如何从研究转化为应用的。

目前我国卫生行政部门宣布慢性病导致的死亡已经占到我国总死亡原因的 85%，导致的疾病负担已占总疾病负担的 70%，是群众因病致贫返贫的重要原因。《2012 年中国肿瘤登记年报》显示我国每年新发肿瘤病例已达 312 万，死亡人数超过 200 万，且发病率和死亡率均呈持续上升趋势。尽快实施预防和控制肿瘤的有效策略和措施，既是人民群众的迫切要求，也是医疗卫生工作的重要使命。

肿瘤是由环境多因素作用、细胞多基因突变、社会决定因素长期影响和经历多阶段演变而引起的，是 200 多种不同病变组成的一大类疾病。由于肿瘤的潜伏期较长，为采取有效措施消除、拦截、延缓和逆转致癌过程提供了宝贵机会和现实可能。"治未病"是中国传统医学一直倡导的原则，也是符合当代预防医学的重要理念。"综合防控，精准降险"是本次研讨会的主题。其中，综合防控强调集各领域各专业的力量及社会资源开展肿瘤防控；精准降险则主张精确、准确将预防医学成果有效运用于降低人民群众的患病风险。科学认识慢性病，精准预防肿瘤。肿瘤预防从传统、循证进入精准医学时代。

（来源：搜狐公众平台 健康中医 2016-12-13）

# 北京大学肿瘤医院建院四十周年学术巡礼暨恶性肿瘤发病机制及转化研究学术论坛召开

2016年12月28日~29日，召开了北京大学肿瘤医院建院40周年学术巡礼暨北京大学恶性肿瘤发病机制及转化研究学术论坛。

12月28日上午为科研管理论坛。国家卫计委医药卫生科技发展中心、北京市科委生物医药处、北京市卫计委科教处、北京市医管局、北京大学科研部的领导，我院季加孚、郭军、沈琳、苏向前、潘凯枫、宋玉琴、邓大君等领导、专家和科研骨干共80余人参加了本次论坛。论坛由潘凯枫副院长主持。季加孚院长致开幕词，潘凯枫副院长介绍了我院医疗、科研的基本情况，然后，出席论坛的各级领导专家就"科技体制改革、科技成果转移转化"以及各相关部门课题的申报分别做了精彩报告。

12月29日上午为学术论坛。中科院生物物理研究所陈润生院士、清华大学医学院程京院士、军事医学科学院生物医学分析中心张学敏院士，我院领导、专家和科研骨干200余人参加了论坛。潘凯枫副院长汇报了我院建院40年以来的科研工作，着重介绍了近5年的科研成果。陈润生院士就"大数据与精准医学"、程京院士就"面向精准做转化"、张学敏院士就"肿瘤发生与干预"分别做了精彩报告。季院长和朱书记分别向3位院士颁发了"北京大学肿瘤研究中心学术顾问聘书"。

12月29日下午为重点实验室年会。北京大学常务副校长柯杨教授，北京大学基础医学院尹玉新教授、邓宏魁教授、张宏权教授、张宇博士出席会议，我院领导、专家和科研骨干共150余人参加了本次会议。柯杨教授饱含深情地回顾了我院建院40年的发展历程，以及在肿瘤相关科学研究、人才队伍建设等方面取得的成绩，希望我院重点实验室在各位PI的共同努力下获得更好的发展。然后，尹玉新教授、柯杨教授、邓大君教授、郭军教授、宋玉琴主任医师、邓宏魁教授、张志谦教授、张宏权教授、张宇博士、解云涛教授、吴健民研究员分别做了精彩报告。

一天半的学术论坛精彩纷呈，吸引了430余人次参会，是肿瘤学研究领域的一次饕餮盛宴。祝福我院在未来发展中，借国家科技体制改革的东风，锐意创新，趁势而上！

（作者：科研处 孔双蕾，来源：北京大学肿瘤医院网站）

# "万名医生肿瘤学培训专项基金签约仪式"在京举行

2016年5月18日，中国癌症基金会与北京远程金卫肿瘤医院管理公司"万名医生肿瘤学培训专项基金"签约仪式在中国癌症基金会举行。中国癌症基金会理事长赵平教授和捐赠方代表——北京远程视界集团董事长韩春善先生在合作协议书上签字并就该项目的具体实施细节交换了意见，同时成立了该项基金的管理委员会。

"万名医生肿瘤学培训专项基金"是一项旨在提高基层医生肿瘤学规范化诊疗能力的公益项目，计划在 5 年时间内，捐赠人民币 2000 万元，用于至少 1 万名基层医生的肿瘤学培训。赵平理事长指出，该项基金的成立，紧紧契合了当前"医改强基层"的政策精神，对加强基层医生肿瘤学规范化培训，进一步提高肿瘤诊疗规范化水平，保障肿瘤诊疗质量与安全，维护人民群众的健康权益，是非常必要和及时的，对于中国肿瘤防治事业的发展具有重要意义。赵平理事长还代表基金会向捐赠方表示了诚挚的谢意，希望通过双方的共同努力把这件惠及民众、福泽社会的公益项目做好。

北京远程视界集团成立于 2012 年，是目前国内规模最大的专注专科特色远程医疗联合体 O2O 平台。集团董事长韩春善先生说，企业在注重经济效益的同时，一定要责无旁贷地承担起应尽的社会责任，非常感谢中国癌症基金会对我国远程医疗、互联网医疗及基层肿瘤防治事业的大力支持，希望通过"万名医生肿瘤学培训公益基金"这个项目，为基层医院的肿瘤防治能力和医生诊治能力的提升作出互联网医疗企业应有的贡献。

"万名医生肿瘤学培训专项基金"将在中国癌症基金会管理委员会的监督和指导下开展一系列活动，秉承中国癌症基金会的一贯宗旨，遵守国家法律、法规和中国癌症基金会各项内部管理制度，为提升基层医院医生规范化肿瘤诊疗能力，促进中国癌症防治事业的发展做出不懈的努力。

（来源：中国癌症基金会网站）

# 光明网："万名医生肿瘤学公益培训项目"在湖南率先启动

2016 年 9 月 9 日，由中国癌症基金会主办，湖南省卫生和计划生育委员会医政医管处、湖南省肿瘤医院、中南大学湘雅医学院附属肿瘤医院共同承办的"万名医生肿瘤学公益培训项目"全国首站肿瘤规范化诊疗培训班在湖南长沙热烈开班。中国癌症基金会理事长赵平、湖南省卫生计生委主任张健、副主任龙开超，湖南省卫生计生委副巡视员、湖南省肿瘤医院（中南大学湘雅医学院附属肿瘤医院）院长刘湘国、副院长梁剑平等出席开班仪式。

本期培训班为期 3 天（9 月 9 日~11日），培训内容包括临床肿瘤学内、外科与

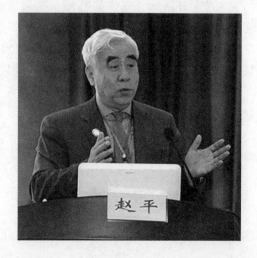

肿瘤放射治疗的基本理论、治疗方法及高发恶性肿瘤规范化诊断与治疗方法介绍等临床肿瘤学规范化诊疗知识。由中国癌症基金会理事长赵平教授及来自湖南省肿瘤医院、中南大学湘雅医学院附属肿瘤医院的资深临床专家担任培训讲师。赵平教授以"肿瘤学及肿瘤外科历史及现状"为题做了专题授课；湖南省肿瘤医院刘湘国院长以"中国肿瘤流行病学现状"为题做了专题授课。

来自湖南省各县（市）级医院的肿瘤科以及与肿瘤诊治相关的胸外科、普外科、泌尿外科、内科、病理科、检验科等临床科室的高年住院医、主治医生以及副主任医生约500人参加培训。

2016年5月12日，国家卫计委出台《关于印发县医院医疗服务能力基本标准和推荐标准的通知》（国卫办医发〔2016〕12号），从医疗技术水平、医疗服务、设备设施等方面，明确了县医院医疗服务能力基本标准和推荐标准。其中，在肿瘤防治方面，县级医院在全国肿瘤防控体系及防控战略中的作用凸显。恶性肿瘤的诊断与治疗无论在技术水平，还是在设备档次方面都比其他疾病要求更高、难度更大。治疗过度或者治疗不足，都可能给病人造成致命的伤害。如何提升县级医院诊治恶性肿瘤的能力，关键在于切实提升县级医院医生诊治恶性肿瘤的水平。

"万名医生肿瘤学培训项目"是一项旨在提高基层医生肿瘤学规范化诊疗能力的公益工程。远程视界集团北京远程金卫肿瘤医院管理有限公司践行社会责任，向中国癌症基金会捐助2000万元，设立"万名医生肿瘤学培训专项基金"，旨在普及县域医生肿瘤规范化诊疗知识，该项目得到国家卫计委领导的关心和高度重视。

据统计，湖南共有122个县（市、区），在"十三五"期间，完成30~50个县的90%患者留在县里诊疗的目标，从根本上解决老百姓看病难问题。目前肿瘤已是威胁老百姓健康的重大疾病，也是转出率最高的疾病。在目前省级肿瘤医院做大做精的基础上，充分发挥省级肿瘤医院的龙头作用，加强县域医生的肿瘤规范诊疗培训，提升县级医院肿瘤规范化诊疗能力，把县级医院做强，基层做实，建湖南省整体肿瘤防治体系，造福三湘四水。

（来源：央视网）

# 搜狐网：中国癌症基金会万名医生肿瘤学培训在盐城开班

2016年10月28日，由中国癌症基金会主办，盐城市第二人民（肿瘤）医院承办的"万名医生肿瘤学公益培训项目"暨盐城市肿瘤规范化诊疗培训班在盐城市热烈开班。开班仪式由盐城市卫计委医政医管处处长朱发兵主持，盐城市政协副主席孙长春，中国癌症基金会副秘书长周纯武教授，盐城市第二人民（肿瘤）医院副院长王正、刘宏等出席开班仪式。这是中国癌症基金会"万名医生肿瘤学公益培训项目"在湖南长沙举办首期培训班后，继续在江苏省落地开班。盐城市成为江苏省培训项目的前站。

本期培训班为期三天（10月28日~30日），培训内容包括临床肿瘤学内、外科与肿瘤放射治疗的基本理论、治疗方法及高发恶性肿瘤规范化诊断与治疗方法介绍等临床肿瘤学规范化诊疗知识。由中国癌症基金会副秘书长周纯武教授及来自中国医学科学院肿瘤医院、中南大学湘雅医学院附属肿瘤医院、江苏省人民医院、南京军区总医院等20位资深临床专家担任培训讲师，来自盐城市各县（市）级医院的肿瘤科，以及与肿瘤诊治相关的胸外科、普外科、泌尿外科、内科、病理科、检验科等临床科室医务人员260人参加培训。

本次培训班是一次高水准、高效率的学术交流大会，各位授课专家精心准备，从不同的角度对肿瘤规范化治疗进行了多方位、深层次的授课和交流，将对盐城市医务人员的医疗技术和理念的发展都有着很深远的影响，乃至对整个盐城地区肿瘤防治工作都起到积极作用。

中国癌症基金会"万名医生肿瘤学公益培训项目"是一项旨在提高基层医生肿瘤学规范化诊疗能力的公益工程，在5年时间内，由远程视界集团北京远程金卫肿瘤医院管理有限公司向中国癌症基金会捐助2000万元人民币，用于万名基层医生肿瘤学培训。我国要实现健康中国战略，医改强调"强基层、保基本"，而基层确实是需求最迫切和最明确的。该项公益工程，紧紧契合当前医改"强基层"的政策精神，对加强基层医生肿瘤学规范化培训，进一步提高肿瘤诊疗规范化水平，保障肿瘤诊疗质量与安全，维护人民群众健康权益，是非常必要的，也是非常及时的，对肿瘤防治事业具有重要意义。

据悉，北京远程视界集团在获得自身稳健发展的同时，始终坚持践行企业社会责任，关注公益慈善领域，把公益行为纳入企业的长期发展战略。迄今为止，集团通过与中国残疾人福利基金会、中国健康促进基金会、中国肝炎防治基金会、中国下一代教育基金会、中华国际医学交流基金会、全国卫生产业企业管理协会、北京远程光明公益基金会、中国癌症基金会等机构携手，根据习总书记提出的"实事求是、因地制宜、分类指导、精准扶贫"的重要指示对扶贫对象实施精确识别、精确帮扶、精确管理，累计支持社会公益事业捐赠公益资金达1.5亿元。

（来源：搜狐网，2016-11-16）

# 搜狐网：中国癌症基金会万名医生肿瘤学培训在南充开班

2016年11月11日，由中国癌症基金会主办，南充市卫生和计划生育委员会承办，南充市中心医院肿瘤防治中心协办的"2016年中央财政支持社会组织参与社会服务项目——中国癌症基金会西部地区县域医生肿瘤学培训班"在南充市热烈开班。大会由南充市卫计委医政科科长杨志鸢主持，南充市卫计委医管办主任张贤良，中国癌症基金会副理事长兼秘书长姚晓曦，中国癌症基金会"万名医生肿瘤学培训项目"办公室主任刘亚玲，重庆市肿瘤防治办公室主任周琦，南充市中心医院副院长母其文等出席开班仪式。这是中国癌症基金会"万名医生肿瘤学公益培训项目"在全国巡回培训的第三站。

本期培训班为期三天（11月11日~13日）。培训内容包括临床肿瘤学内、外科与肿瘤放射治疗的基本理论、治疗方法及高发恶性肿瘤规范化诊断与治疗方法介绍等临床肿瘤学规范化诊疗知识。培训讲师团由中国医学科学院肿瘤医院、中南大学湘雅医学院附属肿瘤医院和重庆市肿瘤医院等资深临床专家构成。来自南充市各县（市）级医院的肿瘤科，以及与肿瘤诊治相关的胸外科、普外科、泌尿外科、内科、病理科、检验科等临床科室医务人员280人参加培训。

本次培训班是一次高水准、高效率的学术交流大会，各位授课专家精心准备，从不同的角度对肿瘤规范化治疗进行了多方位、深层次的授课和交流，将对南充市医务人员的医疗技术和理念的发展都有着很深远的影响，乃至对整个南充地区肿瘤防治工作都起到积极作用。

南充培训会议除了进行常规的肿瘤诊疗规范化培训课程外，还举行了南充癌症姑息镇痛治疗科病房晚期老年肿瘤患者或晚期贫困肿瘤患者治疗的救助公益活动。

（来源：搜狐网，2016-11-18）

# 新华网：中国癌症基金会万名医生肿瘤学公益培训项目在广西开班

2016年11月24日~27日，由中国癌症基金会主办，广西卫生和计划生育委员会、广西医科大学附属肿瘤医院共同承办的"万名医生肿瘤学公益培训项目"广西站在南宁开班。来自广西县级医疗机构的400余名从事肿瘤防治及肿瘤相关学科的医生参加了为期3天的培训。

广西医科大学党委书记仇小强、中国癌症基金会副秘书长赵全年、广西壮族自治区卫生计生委科教处处长谢裕安、肿瘤医院院长黎乐群等在开班仪式中分别代表各自单位对举办高质量的培训班进行了介绍和致辞。

"万名医生肿瘤学公益培训项目"是中国癌症基金会利用远程视界集团北京远程金卫肿瘤医院管理有限公司捐助的经费，计划利用5年的时间，完成全国各地至少1万名基层医生的肿瘤规范化诊治培训。该项目自今年9月启动以来，广西是全国第四个省份、也是第一个开展培训项目的少数民族自治区。本次培训得到广西卫生计生委、广西医科大学附属肿瘤医院高度重视，精心组织，认真落实。由中国癌症基金会向培训学员提供免费培训、免费教材、免费食宿，并邀请到国内知名专家前来授课。本次培训班的18位授课专家分别来自中国医学科学院肿瘤医院、北京大学肿瘤医院、江苏省人民医院和广西医科大学附属肿瘤医院。专家们立足自身专业特长，精心准备，利用多媒体及视频教学，从不同角度全面而细致讲述各类肿瘤规范化诊断及防治知识，培训内容包含临床肿瘤学概论、肿瘤的治疗方法及高发恶性肿瘤规范化诊断与治疗方法等临床肿瘤学规范化诊疗知识。

在培训期间，中国癌症基金会副秘书长赵全年和广西医科大学附属肿瘤医院副院长韦长元均表示，恶性肿瘤已是目前威胁老百姓健康的重大疾病，是因病致贫、因病返贫的主要原因；举办培训班的目的是把肿瘤预防的关口前移、重心下沉，加强县域医生的肿瘤规范诊疗培训，提升县级医院肿瘤规范化诊疗能力，把基层做实，充分发挥省级肿瘤医院的龙头作用，强化与夯实广西整体肿瘤防治体系和实力。希望经过系统培训后基层医务工作者的肿瘤诊疗理论及技术水平得到进一步提高，学以致用，更希望每一个培训学员在今后肿瘤防治工作能够做到、做好5个"100"，即（1）向100个周边的人宣传从生活行为上做好肿瘤的一级预防，远离致癌因素；（2）向100个肿瘤高危人群做好指导、干预和追踪工作；（3）做好100个怀疑癌症病人到上级医院或肿瘤专科进行确诊；（4）确诊为癌症的患者，100%可能达到规范、合理、科学的个体化治疗；（5）指导和支持100个晚期癌症患者的康复活动，提高更有生活质量的生存期。如能做到这样的要求，其产生的效应可明显预防肿瘤的发生，提高肿瘤的早期诊断率和延长晚期癌症患者有生活质量的生存期。

（来源：新华网，2016-12-06）

# CSCO2016 临床肿瘤规范化诊治学习班（乌鲁木齐站）圆满落幕

2016年7月9日~10日，CSCO2016临床肿瘤规范化诊治学习班（乌鲁木齐站）在新疆维吾尔自治区人民医院成功举办。此次学习班旨在进一步提高当地肿瘤专科医师的临床水平，积极推广循证医学和GCP的应用发展，学习掌握新知识、新技术，推动肿瘤诊疗的标准化、规范化、专业化和个体化。学习班知名专家云集，内容精彩纷呈。天山南北20多个地州、市、县及新疆生产建设兵团和自治区共计30余家医院的肿瘤科主任、医生前来参会，人数300余人，会场人气高涨，座无虚席。

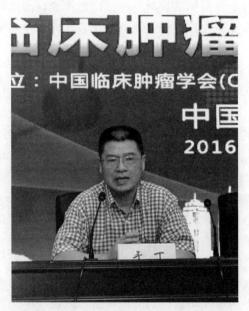

CSCO 基金会副理事长、湖北省肿瘤
医院肿瘤内科首席专家于丁教授致辞

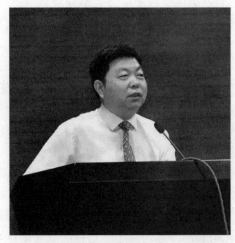

CSCO 理事、南京八一医院全军肿瘤
中心肿瘤内三科主任华海清教授授课

此次学习班由中国临床肿瘤学会（CSCO）主办，新疆维吾尔自治区人民医院肿瘤科承办。参会者分享了最新的肿瘤治疗前沿学术观点及临床经验，并与专家积极地进行了互动，解决了许多临床中遇到的问题。

7月10日下午，会议圆满落幕。学习班良好的学习气氛给CSCO讲者团的专家们留下了深刻的印象，他们表示，今后将会更多地加强内地与新疆肿瘤领域的广泛交流和合作，共同为提高新疆地区肿瘤诊治水平而努力。

此次学习班辐射面较广，专家阵容强大，讲课内容丰富，是一次成功的肿瘤学术盛会。参会医生感谢CSCO举办这样的活动，对专家的学术讲座赞叹不已，对学习班给与了一致好评。他们还纷纷表示收获颇丰，回去以后要组织科室人员认真学习讨论，为新疆肿瘤患者提供更加标准化、规范化、专业化和个体化的治疗。

（来源：中国临床肿瘤学会网站）

# CSCO临床肿瘤规范化诊治学习班在郑州胜利召开

2016年7月23日～24日，CSCO临床肿瘤规范化诊治学习班在郑州市紫荆山宾馆举行。学习班由中国临床肿瘤学会（CSCO）主办，河南省肿瘤医院承办，江苏省恒瑞医药股份有限公司独家协办。

在大会主席马智勇教授的主持下，承办方代表王成增院长、CSCO讲者团代表徐兵河教授、协办方代表马须春总监依次致辞。CSCO讲者团一行11人就多种常见实体瘤的规范化治疗做了精彩讲演。

在乳腺癌板块中，徐兵河教授着重从精准治疗的角度探讨了三阴性乳腺癌的治疗策略，他提出三阴性乳腺癌是一类异质性疾病，治疗需要"量体裁衣"，需要发现有效人群，践行精准治疗。同时关注东西方患者的差异，积极开展中国的临床研究。随后孙新臣教授通过多项重要的临床研究，从放疗专业角度展示了关于早期乳腺癌局部治疗策略的思考。

在姑息治疗板块中，王杰军教授高屋建瓴，剖析了肿瘤姑息治疗的重要性及中国姑息治疗尤其是止痛治疗的现状。王教授强调了姑息治疗对于肿瘤治疗的重要性，认为姑息治疗应该贯穿癌症治疗的始终，早期姑息治疗可显著延长患者的生存。

在胃肠肿瘤板块中，沈琳教授通过几个临床实例阐述了晚期结直肠癌MDT和全程管理的重要性。她认为药物治疗在晚期CRC的MDT和全程管理中扮演着关键的角色，尤其体现在转化治疗中。张小田教授承续了沈琳教授的议题，探讨了全程管理和MDT对于晚期胃癌OS延长的重要意义。章真教授主要从放疗专业的角度强调了局部进展期直肠癌围术期的规范化治疗。梁后杰教授的议题为结肠癌的术后辅助化疗，他从术后辅助化疗的适用人群、术后辅助化疗的方案选择、局部化疗是否有效、辅助化疗的最佳治疗周期、分子靶向治疗在辅助治疗中的使用几个方面展开了讲解。

在肺癌板块中，王洁教授从脑转移的靶向药物治疗、靶向药物的耐药问题、液体活检、CTC 和 ctDNA 的应用等方面总结了近期非小细胞肺癌分子靶向治疗的新进展。随后，钟文昭教授从第八版肺癌 TNM 分期和 2015 WHO 肺癌病理分类的变化，解读了肺癌的精准分类对治疗策略的影响。

王理伟教授以《胰腺癌综合诊治中国专家共识》为蓝本，从患者体能状态的评估、影像学检查、病理诊断、辅助化疗、晚期患者的姑息化疗以及局部晚期患者放化疗等角度，全面介绍了胰腺癌的综合诊治全程管理。

黄慧强教授通过具体病例讲述了 NKT 淋巴瘤治疗策略的优化，他指出，NKT 细胞淋巴瘤在当前是一种比较特殊的恶性肿瘤，在没有靶向药物支持的情况下，化疗和放疗应用得当，也可以让患者的生存得到明显提高。

参会代表学习热情高涨，讨论气氛热烈，近 400 名河南的同道参加了学习班，会场座无虚席。值得一提的是，学习班期间正赶上郑州 38℃ 的高温天气，但会场空调制冷状况欠佳，室内温度逼近 33℃，讲课专家挥汗如雨，不得已只能加设了电风扇。即使在这样的艰苦条件下，CSCO 的专家们依然从容授课，大会主席马智勇教授呼吁全体参会代表为我们敬业的专家送出了雷鸣般的掌声。

（来源：中国临床肿瘤学会网站）

# CSCO 临床肿瘤规范化诊治学习班在贵阳举行

2016 年 8 月 5 日~7 日，由中国临床肿瘤学会（CSCO）主办、贵州省抗癌协会和贵州省肿瘤医院承办、江苏恒瑞医药股份有限公司独家协办的 CSCO 临床肿瘤规范化诊治学习班在贵阳市隆重举行。主办方代表马军副理事长、CSCO 专家团代表朱军教授、承办方代表金风教授和协办方代表梅明友经理分别致辞，表达了他们对临床肿瘤规范化治疗学习班的美好祝福。共有 180 多名当地医生参加了学习班。

CSCO 委派了马军、朱军、蔡三军、王理伟、张俊、陆劲松、傅小龙、卢铀、傅剑华和刘波等国内知名肿瘤学专家出席本次学习班，他们分别就"淋巴瘤治疗的现状""PET-CT 在淋巴瘤诊治中的作用""大肠癌的规范化治疗策略""胰腺癌综合诊治中国专家共识""晚期直结肠癌药物治疗""乳腺癌辅助治疗进展""放疗在 EGFR 有敏感突变晚期非小细胞肺癌全程管理中的作用""放疗在非

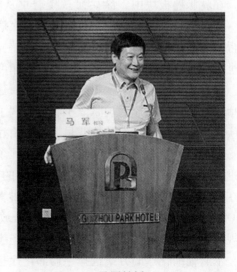

马军教授

小细胞肺癌综合治疗中的现状与问题""食管癌的分期治疗"和"癌性疼痛的规范化治疗"等课题进行了讲解和解读,并和参会医生进行了交流和探讨。

贵阳站活动是 2016 CSCO 系列继续教育学习班中的一站,接下来还将在济南、包头、绵阳和福州等地举办,欢迎广大 CSCO 会员和临床肿瘤学界的同道积极参与。

(来源:CSCO 网站)

# 2016 CSCO—东方肿瘤精准医学论坛隆重召开

2016 年 12 月 17 日~18 日,由中国临床肿瘤学会(CSCO)和北京市希思科临床肿瘤学研究基金会共同主办,同济大学附属东方医院承办的"2016 CSCO—东方肿瘤精准医学论坛暨《CSCO 结直肠癌诊疗指南》发布会"在上海隆重召开。

"前沿,创新"的是本届论坛的宗旨,为促进肿瘤治疗国际化的发展,宣传肿瘤个体化、精准医学治疗理念搭建了良好的平台。我国著名肿瘤学家、复旦大学肿瘤医院终身教授沈镇宙教授和哈尔滨血液病肿瘤研究所所长马军教授作为本届会议荣誉主席出席了大会。

17 日上午,CSCO 秘书长、同济大学附属东方医院肿瘤医学部李进教授主持肿瘤精准医学论坛开幕式。李进教授对所有到场的参会专家学者表示感谢,感谢他们对 CSCO—东方肿瘤精准医学论坛的支持。

CSCO 副理事长、CSCO 基金会理事长、南京八一医院副院长秦叔逵教授致开幕词。秦叔逵教授首先代表 CSCO 和 CSCO 基金会,欢迎各位专家参加本次论坛和指南发布会。在随后的演讲中,秦教授介绍了本次会议的主题,并肯定了同济大学附属东方医院为筹备会议付出的辛勤努力。本次会议主题非常鲜明,涵盖胃肠肿瘤、肺癌、乳腺癌的最新治疗进展,相信参会者会不虚此行。

同济大学附属东方医院院长、中华医学会灾难医学委员会主任委员刘中民教授代表承办方致欢迎辞。谈到肿瘤精准医学,刘院长表示,精准医学不单单是病人的治疗,而应从整个国民经济的承受能力来考虑,未来将为国家的医疗进步提供巨大的推动力。

对于东方医院而言,近几年的发展日新月异。不仅有像中国科学院院士陈义汉教授这样的顶级专家,同时也

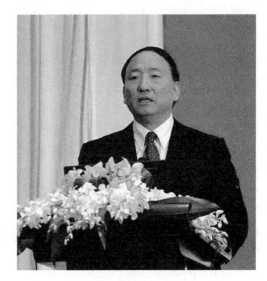

秦叔逵教授

承担了多项国家重大课题。在肿瘤研究中，东方医院同样具有较强的科研实力，而李进教授的加盟则大大促进了东方医院临床肿瘤学的发展。

会议还邀请到众多国内外知名专家，包括美国肯塔基大学医学院 Murray Korc 教授、德国汉诺威大学医学院 Arndt Vogel 教授、上海胸科医院副院长韩宝惠教授、北京大学肿瘤医院副院长沈琳教授、中国医学科学院肿瘤医院徐兵河教授、解放军 307 医院徐建明教授、中山大学附属肿瘤医院陈功教授等。

开幕式结束后，Murray Korc 教授聚焦胰腺癌精准治疗，以 "Update on targeted precision medicine in pancreatic cancer" 为题，揭开了精彩的学术讲座的序幕。

（作者：孙静芳，来源：医脉通，自 CSCO 网站下载）

# 规范诊疗、把握前沿
## ——2016 解放军总医院肿瘤学继续教育培训班顺利召开

由北京乳腺病防治学会、中国研究型医院学会共同主办，中国人民解放军总医院肿瘤内科承办的国家级继续医学教育项目——第三届解放军总医院肿瘤学继续教育培训班 2016 年 11 月 4 日~6 日在解放军总医院隆重召开。

解放军总医院肿瘤内科主任胡毅教授主持大会开幕式，对参加本次会议的专家学者表示欢迎，并带来了解放军总医院任国荃院长对会议的关怀和祝愿。胡毅教授提到，解放军总医院肿瘤学继续教育培训班每年一度，前来学习交流的同道越来越多，继续教育的内容也越来越多丰富。

出席本次会议的嘉宾包括中国工程院程书钧院士，解放军总医院肿瘤中心主任焦顺昌教授、内科临床部马良主任、医务部陈景元主任，北京乳腺病防治学会会长张鹊先生。

在大会致辞中，医务部陈景元主任向各位专家的到来表示热烈的欢迎。指出，恶性肿瘤的基础、临床研究突飞猛进，各种新的理念、新的方法、新的技术层出不穷。治疗传统不断更新，治疗模式不断优化，但规范化的治疗仍然是当今肿瘤治疗的基础。解放军总医院肿瘤内科是国内综合性医院中规模最大的专科之一，在恶性肿瘤规范化治疗，多学科协作及个体化治疗方面位居前列。本次培训班是国家级继续教育项目，也是解放军总医院连续第三年开展的年度肿瘤学盛会。

本次大会邀请到中国工程院院士、中国医学科学院肿瘤医院程书钧教授，北京大学肿瘤医院副院长沈琳教授，上海肺科医院副院长周彩存教授，中国医学科学院肿瘤医院徐兵河教授、王洁教授和解放军总医院肿瘤中心焦顺昌教授在内的多位国内知名专家教授授课，吸引了全国 400 余名代表参加。

在大会开场寄语中，程书钧院士从肿瘤基因组和个体化治疗，肿瘤预防战略——癌前病变，以及肿瘤和宿主三个方面，深入浅出地阐释了肿瘤学研究目前所取得的突破和存在的问题，拓展了现场参会人员对肿瘤的认识和理解。

在上午的消化肿瘤专场中，中国医学科学院肿瘤医院内科黄镜教授为现场参会医生带来了"食管癌诊断和治疗原则"专题报告。介绍了晚期食管癌药物治疗进展，强调了鳞癌、腺癌和胃食管结合部腺癌三种病理类型的治疗异同。报告内容紧扣继续教育主题，同时也融入了中国医学科学院肿瘤医院在食管癌领域的前沿探索成果。

华中科技大学附属协和医院肿瘤中心腹部肿瘤科主任张涛教授为大家带来了题为"大肠癌辅助诊断和治疗原则"的报告。张涛教授立足诊疗规范，强调了传统治疗在靶向和免疫治疗时代的意义，从大肠癌不同分期，系统全面地回顾了辅助治疗的发展和临床选择。

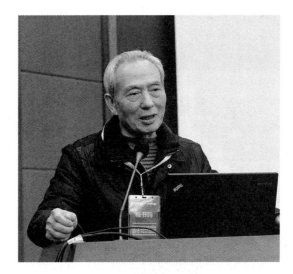

程书钧院士

作为肿瘤多学科诊疗的一部分，解放军总医院在消化道恶性肿瘤的诊断方面具有很强的学科优势，放射诊断科的肿瘤多学科联合会诊专家常瑞萍教授以"腹部 CT 和 MRI 的影像学诊断及鉴别诊断"为题，采用真实的疑难病例影像学图片，生动形象地为在座的临床专业医生讲解了不同腹部肿瘤，尤其是少见肿瘤的诊断和鉴别诊断。

介入治疗是原发性肝癌的重要治疗手段之一，解放军总医院介入放射科刘凤永教授以"原发性肝癌的介入治疗"为题，为在座的参会医生清晰地讲解了 DSA 的概念范围，重点阐述不同介入治疗手段在临床中的应用，以详实的肝癌根治性治疗临床实例为大家展现了介入治疗的魅力。

近两年，免疫治疗成为肿瘤领域的最大热门。解放军总医院肿瘤内科白莉教授在消化道肿瘤专场上做了"结直肠癌免疫治疗的临床应用思考"的报告。白莉教授回顾了免疫治疗的发展历程，分析了免疫检查点相关治疗的优势和问题，围绕如何提高结直肠癌免疫治疗疗效这一临床问题，从联合治疗和有效人群筛选两个方面进行了详细的阐述，给免疫治疗热带来了一些冷静、务实的思考。

胃癌是我国最常见的消化道恶性肿瘤之一，解放军总医院肿瘤内科刘哲峰教授在消化道专场中为参会人员带来了"胃癌诊断和治疗原则"的报告。虽然对比其他瘤肿，胃癌的发展有些滞后。但夯实基础才能登高望远，刘哲峰教授以最新的数据和深入的分析，为大家讲授了胃癌诊疗规范路径。

放疗对于直肠癌的治疗具有重要意义，解放军总医院放射治疗科冯林春教授在本次继续教育培训班上报告了"直肠癌放射治疗决策"。他以直肠癌三大诊疗模式——手术、化疗、放疗的发展历程为引子，详细分析了直肠癌新辅助放疗、术中放疗和术后辅助放疗的临床实践。

本次解放军总医院肿瘤学继续教育培训班为期3天，除了消化道肿瘤专场外，还有软组织肉瘤、乳腺癌、肺癌、泌尿及生殖系统肿瘤等内容。会议现场气氛热烈，授课专家的讲授内容以临床实践为出发点，使来自全国多家医疗中心的参会学员获益匪浅。

（作者：孙静芳，来源：医脉通，自 CSCO 网站下载）

# 第三届肿瘤微创介入治疗多学科与靶向治疗论坛在京举办

2016年12月17日，第三届肿瘤微创介入治疗多学科与靶向治疗论坛在北京裕龙国际酒店开幕。中国工程院院士詹启敏、我院党委书记朱军、副院长潘凯枫等出席了开幕式，来自国内外肿瘤界400余名参会代表参加了会议。

本次会议设"肝转移癌与转化治疗及科研论坛专场""肝癌靶向、消融、栓塞综合治疗专场""粒子植入、肝癌及脊柱顾转移癌疼痛综合治疗专场""肿瘤介入护理专场"4个分会场，90多位国内外专家在各分会场对肿瘤介入医学的现状和发展热点进行了深入探讨。

本次会议召开期间，"中国抗癌协会肿瘤介入学专业委员会肝转移癌与转化治疗专家委员会"成立，我院介入科主任朱旭当选为主任委员。该委员会的成立，把国内从事肝转移癌治疗研究的专家集合在了一起，将推动共同制定肝转移癌介入治疗的规范指南，为肝转移癌的精准治疗作出努力。

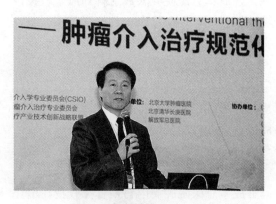

詹启敏院士

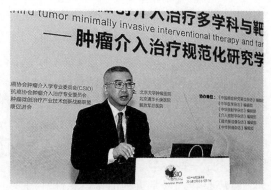

朱军教授

本次大会开展了数字减影血管造影机（DSA）引导下介入微创治疗恶性肿瘤的脊柱骨转移瘤，通过球囊扩张、注入骨水泥进行椎体后凸成形术的方法的临床技术培训班，使这一微创技术在临床得到更加广泛的应用和推广。

（作者：介入科 张宏志，来源：北京大学肿瘤医院网站）

# CSCO "食管癌多学科治疗"专题学术研讨会在郑州举办

旨在推动食管癌多学科治疗的进程、充分发挥综合治疗作用的 CSCO "食管癌多学科治疗"专题学术研讨会，2016 年 5 月 14 日上午在郑州成功举办，来自河南、河北、山西、江苏、福建、广东、湖北和云南等地的 50 余位胸外、放疗、肿瘤内科专业的专家和医生，参加了本次研讨会。

研讨会由浙江省肿瘤医院毛伟敏教授、中国医学科学院肿瘤医院黄镜教授和郑州大学附属第一医院樊青霞教授担任导师，中山大学附属肿瘤医院杨弘、中国医学科学院肿瘤医院门玉和郑州大学第一附属医院王峰三位青年讲者，分别就"边缘性可切除食管癌的多学科治疗""放疗在可切除食管癌治疗中的作用"和"晚期食管癌路在何方"三个题目做了引导性发言，并与大家分享了典型病例。

与会者针对食管癌的多学科治疗和引导性发言观点，展开了 4 个小时热烈而深入的讨论，无论是赞同观点还是意见不一，抑或是提出新的思路或探求，都充满着互相学习、共同进步的正能量。3 位导师的精辟点评和总结，不仅为与会医生们解答了临床实践中疑惑，规范了食管癌诊治行为，也让大家明确了今后努力的方向。

导师们最后指出：中国是食管癌大国，对食管癌的讨论远未结束，希望以后能对这个中国特色的癌种进行更多的思考和探讨，踏踏实实地做好临床和研究工作，在世界食管癌治疗的学术舞台上发出中国的声音。

参会医生在会后纷纷表示，研讨会切合临床需求，交流深入，收获很大，期待 CSCO 能多举办类似的研讨活动，给临床治疗以更多的指导和示范。

本次研讨会由中国临床肿瘤学会（CSCO）主办、郑州大学第一附属医院承办，CSCO 团体会员江苏先声药业有限公司对研讨会给予了积极协助，谨此对各方表示衷心的感谢。

（来源：中国临床肿瘤学会网站）

# 第十一届全国胃癌学术会议在北京召开

2016 年 5 月 13 日~15 日，由中国抗癌协会胃癌专业委员会（CGCA）、北京大学肿瘤医院主办的"第十一届全国胃癌学术会议（CGCC2016）暨第四届阳光长城肿瘤学术会议"在北京国家会议中心举行。

中国工程院资深院士孙燕教授，北京大学医学部主任詹启敏院士，第四军医大学第一附属医院消化内科主任、西京消化病医院常务副院长吴开春教授等国内学术"大咖"，以及韩国 Sung Hoon Noh 教授、Han-Kwang Yang 教授，日本 Takeshi Sano 教授，美国斯坦福大学医学院 James Ford 教授等国外胃癌领域顶级专家学者汇聚一堂，与来自世界各地的 2000 余位代表共享此次学术盛宴。

中国抗癌协会胃癌专业委员会主任委员、北京大学肿瘤医院院长季加孚教授任大会主席，他在致开幕辞时指出，本届会议延续"规范·融合·创新"这一主题，旨在进一步提高中国胃癌规范化诊疗水平、推动多学科协作、促进转化医学的发展，并将在加强国际间交流与合作方面做出更多有益的尝试。孙燕院士、詹启敏院士、中国抗癌协会秘书长王瑛教授分别为大会开幕致辞。

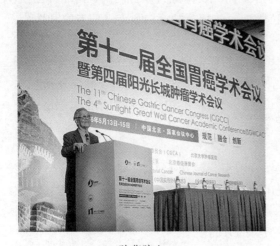
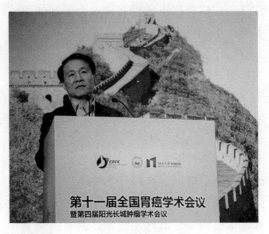

孙燕院士　　　　　　　　　　　　　詹启敏院士

本届会议意在通过对"规范·融合·创新"这一主题的持续关注和交流，为未来的中国肿瘤防治工作带来值得期待的进步和成果。全国胃癌学术会议自 2012 年起改为每年一届，已成为中国乃至亚太胃癌学界一年一度的品牌盛会，促进了胃癌防治各领域同道们的广泛交流与共同进步。2013 年 6 月 20 日，在意大利维罗纳举行的第十届世界胃癌大会上，由季加孚教授率领的北京大学肿瘤医院团队经过激烈竞争，使我国成功获得 2017 年第十二届世界胃癌大会的主办权，这也意味着世界胃癌大会将首次在中国举行。今年的 CGCC2016 作为明年盛会的预演，受到了国内外专家学者的极大关注。

自 2013 年起，依托北京大学肿瘤医院的力量，全国胃癌学术会议同期举办阳光长城肿瘤学术会议，融入更多学科和专业，为全国乃至国际同道及时分享学术思想和科研成果提供了更广阔的学术交流平台。

今年的全国胃癌学术会议一如既往地以积极推进肿瘤规范化诊治经验和技术、努力促进学科间协作与融合、鼓励肿瘤防治创新产品和技术的推广与应用为宗旨，汇聚国内外权威专家的智慧与分享，为与会者献上一场专业领域的饕餮盛宴；通过更多学者的参与，将先进的规范化诊治理念普及到基层，惠及更多百姓；同时，中青年学者们通过这个平台，得到更好的成长与发展。

（来源：北京大学肿瘤医院网站）

# 2016 第二届胃肠道肿瘤多学科
# 综合诊治高峰论坛拉开帷幕

2016 年 7 月 23 日，第二届胃肠道肿瘤多学科综合诊治高峰论坛在福州召开，北京大学肿瘤医院季加孚教授、日本自治医科大学附属医院北山丈二教授、上海交通大学附属瑞金医院朱正纲教授、中山大学附属第一医院何裕隆教授、天津医科大学附属肿瘤医院梁寒教授、福建省肿瘤医院应敏刚教授等国内外知名专家莅临现场！在大会执行主席陈路川教授的主持和宣布下，第二届胃肠道肿瘤多学科综合诊治高峰论坛正式拉开帷幕！

**专题报告**

在"胃癌的影像学诊断"专场环节，季加孚教授为与会代表带来了报告"胃癌 MDT 治疗进展"，应敏刚教授做了"胃癌 MDT 组织构架及实施"的学术报告，唐磊教授报告了"胃癌精准 CT、MRI 评估"，施宏教授带来报告"胃癌精准的超声内镜检查"，章英剑教授带来报告"PET-CT 在胃癌中的应用"。

在"进展期胃癌的内外科诊治经验"专题中，何裕隆教授带来报告"精准胃癌外科进展"，陈路川教授带来报告"2000 例进展期胃癌的外科诊治经验探讨"，陈建思教授带来报告"胃癌术后腹腔并发症的诊断与处理"，于吉人教授带来报告"胃癌围手术期治疗"，李国立教授带来报告"胃癌术前化疗与营养支持"，姜可伟教授带来报告"胃癌的全程管理"，孟翔凌教授带来报告"胃癌诊治中若干个问题探讨"，吴君心教授带来报告"进展期胃癌的术前及术后放疗"。

在"进展期胃癌腹膜转移的治疗"专题中，北山丈二教授带来报告"日本进展期胃癌腹膜转移治疗规范"，梁寒教授带来报告"局部进展期胃癌肠系膜上淋巴结清扫的临床意义"，朱正纲教授带来报告"进展期胃癌腹膜转移的外科干预"，陈奕贵教授带来报告"胃癌腹膜转移的分期与治疗"。

在"胃肠道肿瘤手术技巧、术后并发症处理及快速康复理念"专题中，王亚农教授带来报告"胃癌术后消化道重建"，沈坤堂教授带来报告"胃癌术后吻合口瘘的处理"，程向东教授带来报告"现阶段胃癌联合脏器切除的再认识"，江志伟教授带来报告"加速康复外科与外科创新"，李洁教授带来报告"从临床病例看 NET 诊治"。

**手术直播**

术者：北京大学肿瘤医院季加孚院长、福建省肿瘤医院陈路川主任。

**闭幕式**

陈路川教授致闭幕词：2016 年第二届全国胃癌多学科综合诊治高峰论坛暨胃癌多学科规范化治疗学习班历时 2 天，顺利完成各项议程，即将落下帷幕。本次论坛暨学习班有幸邀请到国内外在胃癌多学科诊治及研究领域享有盛誉的知名专家、学者与会进行专题演讲，共有来自国内外近 600 名胃癌领域医学同仁莅临参会。27 位专家发表了主题报告，4 个 MDT 团队带来病例讨论，2 场手术视频演示，学术观点虽然有异，但兼容并蓄、和而不同，学术探讨异彩纷呈。我仅代表本次大会会务组的全体成员，向所有参会的各位专家、各位同仁表示衷心的感谢。

再次感谢——每一位主持嘉宾的智慧与力量；

最后，让我们跟随照片共同回顾一起走过的 2015！

再忆——和每一位专家代表一起度过的 2016！

畅想——属于每一位胃肠道肿瘤多学科综合诊治高峰论坛人的 2017！

（医悦汇/医甸园记者从会议现场发回的报道，来源：肿瘤频道 2016-07-25）

# 《CSCO 结直肠癌诊疗指南》 首次发布

2016 年 12 月 17 日～18 日，由中国临床肿瘤学会（CSCO）和北京市希思科临床肿瘤学研究基金会共同主办，同济大学附属东方医院承办的 "2016 CSCO—东方肿瘤精准医学论坛暨《CSCO 结直肠癌诊疗指南》发布会" 在上海举办。18 日上午，《CSCO 结直肠癌诊疗指南》发布会正式开幕。

CSCO 秘书长、同济大学附属东方医院肿瘤医学部李进教授主持开幕式。结直肠癌是世界上最常见的恶性肿瘤之一，每年约有 60 万人死于该病。他表示，为了帮助广大基层的医务工作者提高对结直肠癌的诊治能力，规范诊疗行为，CSCO 于 2016 年决定，在全国范围内制订主要恶性肿瘤的诊治指南，本次结直肠癌诊疗指南的发布具有重要意义。

CSCO 副理事长、CSCO 基金会理事长、南京八一医院副院长秦叔逵教授在开幕词中提到，CSCO 建立的五大任务之一，就是推动多学科合作，多种治疗方法和药物的综合合理治疗，因此规范临床诊疗行为非常重要。多年前，CSCO 就有制订自己的共识、指南的愿望，但鉴于当时缺乏国内多中心临床研究，同时在指南制订方面经验不足，引进了 NCCN、ESMO 等机构颁布的指南，起到了一些引领示范的作用。

但是，国外的指南存在水土不服的问题，尤其是 NCCN 指南。更新的快，但是太快，影响了学术公正性。后续 CSCO 开展了一些指南的探索工作，比如在黑色素瘤、肾癌领域等，但仍不够系统。因此 2016 年初，CSCO 决定系统地制订自己的共识、指南。

本次《CSCO 结直肠癌诊疗指南》（以下简称《指南》）是由同济大学东方医院李进教授、浙江大学肿瘤研究所所长张苏展教授、复旦大学附属肿瘤医院蔡三军教授作为组长牵头制定，凝聚了国内多位一线肿瘤专家的心血和奉献。

李进教授介绍，《指南》的制定广泛征求了其他小组以外的专家意见，前后几易其稿。尤其是中山大学附属肿瘤医院的陈功教授，在《指南》的制定过程中付出大量的时间和精力。随后，陈功教授对《指南》的修订工作进行了简要的介绍。

本次《指南》初稿制定历时 8 个月，18 位专家参与其中，形成 5 大章节共 2.4 万字，参考了 120 篇国内外文献。为了提高指南的直观性，便于广大医生阅读和理解，《指南》避免了 NCCN 和 ESMO "长篇大论" 式的文字堆砌，最大程度地将文字描述简化为表格。

为了进一步提高适用性，《指南》初稿将邀请自三甲医院到基层医院的 100 位医生参与使用，结合临床实际工作，积极听取他们的意见和建议。

《CSCO 结直肠癌诊疗指南》的发布是恶性肿瘤诊疗走向规范的重要一步，期待在不久的将来，会有更多 CSCO 系列诊疗指南出炉，为一线临床医生提供真正符合中国国情的临床诊疗参考。

（作者：孙静芳，来源：医脉通，自 CSCO 网站下载）

# 2016 年 CSCO "结直肠癌肝转移多学科治疗" 专题学术研讨会首站在武汉成功举办

5 月 8 日，由中国临床肿瘤学会（CSCO）主办、华中科技大学同济医学院附属同济医院承办的 2016 年 CSCO "结直肠癌肝转移多学科治疗专题学术研讨会" 首站在武汉成功举办。在既往的多瘤种讲课为主的 CSCO 继续教育学习班开展形式基础上，2016 年，为了进一步满足有多年临床感悟及长期临床实践中的疑虑和困惑的较高年资医师，希望得到直接指导的需求，开设了专题性研讨会。会议采取交流观点为主，讨论病例为重的形式，以提高学习的实战性。

会议由同济医院肿瘤内科袁响林教授主持，开场由于世英教授代表承办方致辞，北京大学肿瘤医院沈琳教授代表 CSCO 专家代表团致辞。

接着通过来自于 CSCO 青年委员会的三位青年才俊：华中科技大学同济医学院附属同济医院邱红教授、北京大学第一医院吴涛教授和中山大学附属肿瘤医院李斌奎教授精彩的引导性发言和病例介绍，回顾典型案例的诊疗过程，使与会者进一步了解了 MDT 多学科综合诊疗模式的意义，对肿瘤的规范治疗起到了很好的促进作用，对提高晚期恶性肿瘤的诊治水平以及规范化具有推动作用。

在激烈的小组讨论和发言后，最后由三位导师：浙江大学医学院附属第二医院张苏展教授、北京大学肿瘤医院沈琳教授、复旦肿瘤医院章真教授进行最终的重量级点评。整个会议讨论热烈，学习氛围浓厚，讨论小组踊跃发言表达观点及进行提问，来自于病理科、介入科的医生也积极从各自学科的角度提出各自的观点，导师们的精彩点评不时博得阵阵掌声，也引发对规范化诊疗更多及更深入的思考。

来自于湖北武汉和湖北周边的 50 多位医生同仁参加了此次学术研讨会。在为患者提供全面评估的基础上，讨论如何更好地整合各科专家资源，得出最优诊治方案，最大程度地为患者提供合理、有效、便捷的医疗服务。

此次学术研讨会会的成功举办，有利于推动 MDT 的普及应用，促进各临床科室在肿瘤疾病诊断、治疗等方面协作。到会的专家们纷纷表示，各科间的进一步会诊、交流，将有利于患者综合治疗的发展，必将造福更多的肿瘤患者。

本站学术研讨亦得到了 CSCO 团体会员南京正大天晴制药有限公司的积极协助，在此表示感谢。

（来源：中国临床肿瘤学会网站）

# 中国临床肿瘤学会携默克启动
# "CSCO-默克结直肠癌防治项目"

2016 年 7 月 3 日，TAILOR 研究新闻发布会在浙江绍兴隆重召开，主要研究者与国内结直肠癌领域的专家分享了中国 TAILOR 关键性Ⅲ期临床研究结果。该研究结果在全球首次确证西妥昔单抗联合 FOLFOX 能够为中国的 RAS 野生型转移性结直肠癌患者带来显著的生存获益，疾病缓解率达到 61.1%，疾病进展风险显著降低 31%，死亡风险降低 24%。7 月 2 日，默克在西班牙巴塞罗那举行的第 18 届世界胃肠癌大会（WCGC）上发布了中国关键性Ⅲ期临床研究的完整报告。

南京八一医院副院长秦叔逵教授是此项 TAILOR 研究的主要研究者，他说："全国 26 家研究中心的精诚合作，使本研究最终获得成功，为全球结直肠癌领域的发展做出了重要贡献。如果被批准，西妥昔单抗联合 FOLFOX 将为转移性结直肠癌（mCRC）患者提供新的一线治疗方案，中国患者会得到这一迫切需要的治疗。"上海同济大学附属天佑医院副院长李进教授表示：TAILOR 研究是首次由中国研究者开展的转移性结直肠癌Ⅲ期临床研究，其研究结果显示西妥昔单抗联合 FOLFOX 一线应用效果良好，不良反应可控，如能尽快获批，这种治疗方案将可以改善更多患者的预后，延长他们的生命。

"TAILOR 研究对转移性结直肠癌（mCRC）患者带来的获益使我们深受鼓舞，我们承诺将继续加大力度支持更多新的抗肿瘤药物的研发，使更多患者从中获益，"默克中国生物制药业务肿瘤事业部负责人余文慧女士进一步指出，"默克长期秉承对社会和患者的高度责任感和使命感，此次与 CSCO 合作的"CSCO-默克结直肠癌防治项目"就是对这一承诺的最好印证。

"CSCO-默克中国结直肠癌防治项目"启动会也在同期隆重举行。目前结直肠癌发病率在中国恶性肿瘤中位列第四，且近年来呈上升趋势。但由于疾病知晓率较低，导致患者早期诊断率低，治疗现状不容乐观。CSCO 与默克将通过广泛长期的公众宣传、患者关爱以及学术领域的交流与促进，提高公众对疾病的认知、推动改善相关领域治疗现状，做到早诊早治、精准治疗，延长患者生命，改善患者生活质量。

西妥昔单抗是默克治疗结直肠癌的唯一靶向药物，上市

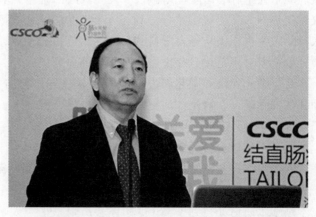

TAILOR 研究主要研究者、南京八一医院秦叔逵教授

10 年来，已在中国救治了数万名患者的生命。全球范围内，在超过 90 个国家获得上市许可。全球已有超过 442 000 名转移性结直肠癌患者接受了西妥昔单抗治疗。

## 相关介绍

### （一）TAILOR 研究

TAILOR 是一项比较西妥昔单抗联合 FOLFOX-4 与单独使用 FOLFOX-4 一线治疗中国 RAS 野生型转移性结直肠癌（mCRC）患者的开放、随机、对照的多中心Ⅲ期临床研究。所有随机研究对象的治疗将继续直至确证疾病进展或不可耐受的毒性反应。该研究共有 393 名 RAS 野生型转移性结直肠癌（mCRC）患者参与随机分组。临床研究的主要终点是无进展生存期。次要终点包括：总生存期、最佳总缓解率、治疗失败时间以及肝转移灶根治性手术率。

### （二）转移性结直肠癌（mCRC）

大约半数的转移性结直肠癌患者为 RAS 野生型肿瘤患者，半数为 RAS 突变肿瘤。转移性结直肠癌患者 RAS 突变状态的研究结果已经显示，抗 EGFR 单克隆抗体，例如西妥昔单抗，可以改善 RAS 野生型转移性结直肠癌患者的治疗效果。结直肠癌是全球第三大常见癌症，预计每年新增病例 136 万多例。每年约有 69.4 万人死于结直肠癌，占全部癌症死亡人数的 8.5%，是第四大常见癌症死亡病因。在世界发达地区，大约 55% 的结直肠癌患者被诊断出来，其中男性的发病率和死亡率远高于女性。

### （三）西妥昔单抗

西妥昔单抗是一种高活性的 IgG1 单克隆抗体靶向表皮生长因子受体（EGFR）。作为单克隆抗体，西妥昔单抗的作用方式不同于标准的非选择性化疗，因为它特别以表皮生长因子受体为靶点，并与其结合。这种结合抑制受体的活化和随后的信号转导途径，从而降低肿瘤细胞对正常组织的入侵和肿瘤向新部位扩散的速度。也有人认为它能抑制肿瘤细胞对化疗和放疗造成的破坏的修复能力，抑制肿瘤内部新血管的形成，这似乎能整体抑制肿瘤的生长。西妥昔单最常见的不良反应是出现与好的治疗反应相应的痤疮样皮疹。在使用西妥昔单抗治疗期间约有 5% 的患者可能出现过敏反应，这其中有一半为严重过敏反应。西妥昔单抗已经在全球 90 多个国家获得了用于治疗结直肠癌和头颈鳞状细胞癌（SCCHN）的上市许可。西妥昔单抗在中国还未被批准用于 RAS 野生型转移性结直肠癌一线治疗的适应证。1998 年，默克获得礼来公司（Eli Lilly and Company）全资子公司 ImClone LLC 的批准，在美国和加拿大以外地区销售西妥昔单抗。默克一直致力于推动肿瘤治疗的进步，目前正专注于在某些重要领域研究新疗法。

### （四）CSCO-默克结直肠癌防治项目

为了提高大众对结直肠癌的防控意识、普及科学知识、了解先进的治疗方式，由中国临床肿瘤学会（CSCO）主办、默克支持的中国首个结直肠癌防治项目——"肠久关爱行动有我"CSCO-默克结直肠癌防治项目于 2016 年 7 月 3 日在浙江绍兴正式启动。该项目将由 CSCO 与行业中的顶尖专家协同默克一道，通过公众宣传、患者关爱、疾病教育等多种活动对结直肠癌的防治内容进行宣传，旨在提高公众对结直肠癌疾病的认知，做到早诊早治，推动改善结直肠癌领域治疗现状，延长患者生命和生活质量，使患者和公众从中获益。

## （五）CSCO

中国临床肿瘤学会（CSCO）成立于1997年，是由临床肿瘤专业工作者和有关的企事业单位自愿组成的全国性专业学术团体，目前已成为国内外有关领域内最为活跃和具有广泛影响力的学术组织，致力于为我国临床肿瘤学事业做出积极贡献。每年一度的CSCO学术年会已经成为集中反映我国临床肿瘤学界最高学术水准和最新实践进展的平台。

（来源：凤凰健康，2016-07-07）

# 第一届中国胰腺肿瘤大会暨第六届胰腺癌上海论坛——2016年CSCO胰腺癌专家委员会学术年会召开

2016年11月11日～13日，第一届中国胰腺肿瘤大会暨第六届胰腺癌上海论坛（SHPCS）——2016年中国临床肿瘤学会（CSCO）胰腺癌专家委员会学术年会在上海国际会议中心顺利召开，约500位胰腺癌临床诊治与基础研究领域的同道参会。

大会开幕式于11月12日上午举行。开幕式上首次发布了"中国胰腺肿瘤大会宣传片"。片中回顾了SHPCS和CSCO胰腺癌论坛从2010年至2015年的历程，2015年CSCO正式成为国家一级学会，CSCO胰腺癌专家委员会成为二级单位。第一届中国胰腺肿瘤大会暨第六届SHPCS、2016 CSCO胰腺癌论坛的召开——正是承接着既往的光荣历史，继往开来，再创辉煌。

**大会执行主席、CSCO胰腺癌专家委员会主任委员、上海交通大学医学院附属仁济医院肿瘤科主任王理伟教授**介绍，本次大会由CSCO、CSCO胰腺癌专家委员会、上海市医学会肿瘤专科分会主办，上海交通大学附属仁济医院及上海交通大学附属第一人民医院承办，协办单位包括：上海市肿瘤研究所、上海交通大学胰腺癌诊治中心、上海市胰腺疾病重点实验室、上海市疾病预防控制中心。会议以**"基于诊疗共识，探寻精准之路"**为目标，围绕**"创新与转化，整合与协同"**的大会主题，大会从精准医疗的宏观战略，个性化药物、耐药机制、联合用药策略，肿瘤代谢方面的突破性进展，国家生物医学大数据，胰腺癌流行病学状况及防治展望，胰腺癌外科治疗、放疗、药物治疗的热点、难点及胰腺癌精准诊治的现状与对策等方面，全面、深入地介绍目前领域内最高端、最前沿的精准医疗理念，立足于我国国情，探讨将先进理念准确应用于临床的可能。

**大会主持人、上海市卫计委科技教育处处长张勘教授**介绍，此次大会为国内外胰腺癌领域内的顶级专家交流研究心得、分享临床经验，共同探讨领域内的新方法、新理念、新路径提供了高质量的平台，希望通过大会，能为提高胰腺癌患者生存，改善临床诊疗水平有所助益；最终，希望我们能实现以精准医疗为手段出击号称"癌中之王"的胰腺癌，并取得胜利。

**上海交通大学医学院附属仁济医院院长李卫平教授**在发言中对所有与会专家学者表示

感谢，对所有参会者表示欢迎。李教授指出，胰腺癌近年来的发病率及危害在不断增大，但由于其独特的疾病特点，临床诊治的难度非常大，也因此，胰腺癌被称作"癌中之王"。在这样的背景下，本次大会满足了胰腺癌临床亟待突破的需求，为胰腺癌研究学者及临床医生共同聚焦疾病诊疗、预后判断提供了很好的机会，希望能以此共同推进胰腺癌诊治的进步。

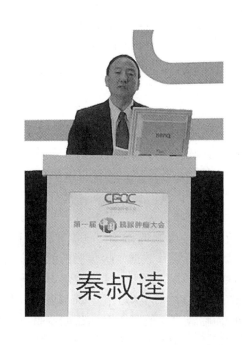

**CSCO 副理事长、北京市希思科临床肿瘤学研究基金会理事长、解放军第八一医院副院长秦叔逵教授**代表 CSCO 对各界的支持和帮助表示感谢。秦教授介绍，近年来胰腺癌发病率增加明显，但因其起病隐匿，临床治疗难度大，因此死亡率几乎与发病率相等且居高不下，造成的损失及危害很大。而中国患者在胰腺癌的病因学及生物学特征方面具有较为不同于欧美人群的特点，在临床诊治方面并不适合于完全照搬欧美经验。因此，我们需要结合全球前沿的研究进展并立足于我国国情，摸索出适合于我国患者的有效精准治疗。秦教授在发言中，对于王理伟教授等专家学者多年来呕心沥血，为推动我国胰腺癌诊疗水平所作出的贡献给予了高度赞扬，并寄望将来，我国的胰腺癌诊疗能获得突破性进展，帮助患者最大程度的获益。另外，秦教授也将 12 日下午进行的**"胰腺癌综合诊治中国专家共识——CSCO 共识讨论"**作为大会亮点进行推荐，希望能以此推动我国胰腺癌诊治的规范化和精准化发展。

随后，主持人张勘教授宣布了此次大会评选出的获奖论文。

## 学术报告撷英

**中国工程院院士、上海交通大学医学院附属仁济医院肿瘤研究所名誉所长顾健人院士**在报告中介绍了精准医学的发展历史、核心要素及最终目标。顾院士指出，精准医学在现阶段仍是一个前瞻性的目标，具体应该如何实施并实现，仍在探索之中，并无明确的答案。因此，顾院士表示，临床对于精准医学应以严谨、认真、审慎的态度摸索，千万不可盲目把精准医学作为一个潮流概念去盲目地追求，那样必定只会得不偿失。同时，顾院士强调，要实现精准医学，首先得实现精准诊断，只有在此基础上，才能真正实现精准治疗，切不可舍本逐末。

顾院士介绍，胰腺癌与精准医学的结合刚刚起步。目前已发现了部分与胰腺癌相关的基因突变（K-ras、TP53 等）；在将胰腺癌根据基因组学进行分子分型方面也取得了不少进展（根据染色体结构变异可分为稳定型、分散型、不稳定型、局部重排型；或根据表达的基因分为鳞状型、胰腺祖细胞型、免疫型、内外分泌分化异常型）；另外，对于胰腺癌疾病的演化也有了一定的了解。而对于胰腺癌如何与精准医疗结合，使患者收益，目前大部分都是未知的，仍需要继续摸索。

**中国工程院院士、中科院上海药物所丁健院士**介绍，目前肿瘤分子靶向治疗在临床取得了巨大成就，但与此同时，肿瘤靶向药物也面临着重重困境，包括：①临床响应率有限；②获得性耐药容易发生；③原发性耐药广泛存在。究其原因，这些问题的发生与肿瘤的高度异质性及压力选择性介导的生物系统的重编程相关。针对这些问题，丁院士提出针对肿瘤细胞及肿瘤微环境的可进行——"基于疾病分子分型的普惠新药研发的个性化药物"和"耐药机制与联合用药策略"。希望通过这些工作，能解决以下核心科学问题：①与治疗相关的复杂性疾病分子分型；②患者个性化差异与药物耐药机理；③药物分层特征与个性化用药模式；④针对新靶标的新分子发现和确认。在报告最后，丁院士为与会者强调了精准医疗的核心内容（见右图）。

**王理伟教授**做了以"胰腺癌精准诊治的现状与对策"为题的报告。王教授指出，根据2015年癌症统计数据，胰腺癌的死亡率在所有恶性肿瘤中占第6位，且仍在逐渐上升，预计到2030年，将升至第二位。而胰腺癌的临床诊治则面临着"三低"［早期诊断率低、药物有效率低、5年生存率低（仅 5%~7%）］的困境。在此情况下，精准医学则可能帮助临床在胰腺癌的研究和诊治方面获得进展。王教授同

| 永恒的主题（6R） |
| --- |
| Right Targets |
| Right Molecules |
| Right Biomarkers |
| Right Patients |
| Right Combination |
| Right Dosing & Schedule |

时也指出，要将精准医学与胰腺癌结合，真正发挥作用，必须正确理解精准医学的内涵并循序渐进的进行。

王教授也对近年来胰腺癌精准医学转化研究进展（包括胰腺癌病情演进及恶性转化过程的了解、分子分型方面的进步、12条核心信号通路的发现）进行了全面深刻的介绍。王教授同时也分享了自己近期的研究进展及 CSCO 胰腺癌专家委员会的主要工作内容，以此对为与会者提供启示和帮助。在报告的最后，王教授展望了未来的胰腺癌精准医疗模式。

此外，美国 M. D. Anderson 肿瘤中心 Zhimin Lv 教授、上海生物信息技术研究中心李亦学教授、江苏省人民医院苗毅教授、北京协和医院张太平教授、中国人民解放军空军总医院夏廷毅教授、北京大学第一医院杨尹默教授、复旦大学附属肿瘤医院蒋国梁教授、上海市疾控中心郑莹教授和中国医科大附属第一医院刘云鹏教授等，分别从胰腺癌的发生发展机制、防治、药物治疗、外科治疗和放疗等角度，做了精彩报告。

本次大会共有90多名专家在会上进行了精彩的学术讲座和经验分享。大会还专设了青年论坛、MDT 专场、精准医学专场和临床治疗新技术专场。与会嘉宾也与参会人员展开了激烈有趣而又精彩的讨论，将全场气氛推至高潮。

2016年11月13日中午，大会顺利闭幕。相信本次大会将对推进我国胰腺癌精准医疗的进步，促进国内学术交流、分享经验做出巨大贡献。明年还将继续举办第二届"中国胰腺肿瘤大会"。

（作者：唐雷 叶译楚，来源：CSCO 网站）

# 中国抗癌协会胰腺癌专业
# 委员会年会在上海举行

2016 年 7 月 15 日~16 日，第十届中国抗癌协会胰腺癌专业委员会年会暨第三届上海胰腺肿瘤论坛在上海绿地会议中心圆满举行。本次会议是由中国抗癌协会胰腺癌专业委员会（PCCA）主办，上海市抗癌协会（SACA）协办，复旦大学附属肿瘤医院（FUSCC）、复旦大学胰腺肿瘤研究所（PCI）承办的一次高规格的学术会议。会议主题为"精准规范，协作共赢"。

PCCA 2016 年会共设有 3 个分会场，本次大会汇集了 500 多名参会专家参会，250 余篇优秀研究论文、20 余个优秀手术视频在大会期间精彩呈现。本次会议在胰腺癌个体化和精准治疗、胰腺癌外科治疗进展、胰腺癌内科治疗进展、胰腺微创治疗进展及手术展示、胰腺肿瘤多学科综合治疗、胰腺神经内分泌肿瘤（NET）及其他少见肿瘤诊疗进展、胰腺肿瘤基础与转化研究等方向都有比较全面的介绍。

开幕式由 PCCA 2016 年会执行主席、复旦大学胰腺肿瘤研究所所长/复旦大学附属肿瘤医院胰腺外科主任虞先濬教授主持。大会主席倪泉兴教授做了精彩的演讲：这次会议意义很大，给了国内胰腺肿瘤领域的专家学者畅所欲言、促进交流的机会。近年来，随着胰腺肿瘤发病率的不断升高和病死率的居高不下，越来越受到国内外学者的广泛重视，胰腺肿瘤的基础研究和临床研究不断深入，作为东道主，我们会倾力办好这次会议，使之成为我国胰腺肿瘤领域内专业性强、影响力大、涉及面广的学术交流平台！复旦大学附属肿瘤医院党委副书记顾文英女士代表承办单位讲话，感谢各位专家的远道而来。北京协和医院吴文铭教授宣读了中华医学会外科学分会胰腺学组组长赵玉沛院士发来的贺电，欢迎广大专家共襄盛会。

各会场的主题分别围绕胰腺肿瘤的外科诊疗进展、胰腺肿瘤的内科诊疗进展、胰腺神经内分泌肿瘤、胰腺肿瘤的基础研究进展、胰腺肿瘤的微创治疗以及胰腺手术经验交流和视频分享等展开。

今年 A 会场的大咖云集，在胰腺癌的早期诊断和治疗探索以及外科技术方面专家们探讨得相当激烈，大家畅所欲言，学术讨论热情不减。上海仁济医院王理伟教授详细解读了胰腺癌药物治疗从基础到临床的新策略；复旦大学肿瘤医院虞先濬教授精彩阐释了胰腺癌分子分型和个体化精准治疗，利用分子生物学进行人群筛选，可以让更多患者获得手术机会，预示了个体化精准治疗将会是今后胰腺肿瘤治疗的新趋势；北京大学第一医院杨尹默教授带来了胰腺癌局部解剖和淋巴结清扫的思考；四川大学华西医院刘续宝教授探讨了选择和实施全胰切除与胰腺癌的个性思考；上海仁济医院王坚教授仔细剖析了 Beger 手术的得与失；北京大学肿瘤医院沈琳教授总结概括了近年来胰腺癌化疗的方案和临床试验研究，并展示了其团队靶向治疗和免疫治疗的最新研究。北京协和医院的外科专家张太平教授详细阐释了胰腺癌早期诊断和标准化治疗的经验和研究成果，同时他预言，microRNA 将会是下一个类似 CA-199 可以早期预警胰腺癌的肿瘤标志物。中国医科大学附属第一医院刘云鹏教授引用了国外胰腺学组的近期研究数据和最新指南，进一步揭示了胰腺癌的本质架构，并引发了胰腺癌的现状思考和对未来的展望。

B 会场的胰腺癌基础与转化性研究和微创手术专场吸引了广大参会专家的眼球。武汉协和医院王春友教授权威解读了胰腺癌的炎癌转化治疗；哈医大一附院孙备教授则深入探讨了胰腺癌肿瘤微环境研究进展及临床转化前景；复旦大学肿瘤医院蒋国梁教授作了胰腺癌质子重离子放射治疗的精彩报告；中山大学肿瘤医院李升平教授详细解读了胰腺癌微创综合治疗的定位和探索；中国医学科学院肿瘤医院王成锋教授作了胰腺癌术中放疗的精彩报告；复旦大学华山医院傅德良教授详细探讨了全胰腺切除术；浙江省人民医院牟一平教授、上海华东医院王巍教授、武汉同济医院秦仁义教授和福建协和医院黄鹤光教授分别展示讲解了腹腔镜胰腺手术的精彩视频；北京协和医院吴文铭教授、上海瑞金医院沈柏用教授和中国解放军总医院刘荣教授展示了最新机器人胰腺经典手术视频。由于技术的进步，更多的学者把目光聚焦到了微创手术技术发展上，达到更加准确、精细的操作，进而更大程度地减少手术创伤。

C 会场的胰腺神经内分泌肿瘤专场和青年医师研究成果展示也是本次大会的一个亮点。中山大学附属第一医院陈洁教授深入解析了 pNET 术前转化和术后内科治疗的最新进展；上海长征医院邵成浩教授带来了晚期 pNET 外科治疗策略的思考；复旦大学肿瘤医院朱彪教授仔细讲解了胰腺重症患者营养支持的注意事项；本次的 pNET 青年医师挑战赛无疑是本次会议的亮点，首次开创先河，为青年医师搭建了展示平台，秀出自己的真才实学，并可得到权威专家的悉心指点。此次挑战赛分为上下两场，由虞先濬教授和陈洁教授担任评委，每场各宣读一份疑难病例，由 5 位青年医师组成的青年团现场讨论诊断和处理对策，并接受台下导师团的提问和挑战。青年医师和导师团的挑战现场激烈，掀起了一轮又一轮的头脑风暴。此次挑战赛的反响强烈，受到了与会专家的一致褒扬。

本次会议展示了国内胰腺肿瘤领域的颇多亮点，例如北京大学肿瘤医院靶向治疗和免疫治疗的最新研究、瑞金医院展示的胰腺肿瘤的机器人手术治疗的成功经验、复旦大学肿瘤医院的胰腺肿瘤个体化精准治疗、中山大学附属第一医院的胰腺神经内分泌肿瘤的多学科诊疗、北京协和医院发起的国内多中心临床研究发现 microRNA 可以早期预警胰腺癌的最新发现等。

本次会议充分展示了胰腺肿瘤研究领域近几年来的研究进展，通过此次盛会，为国内广大胰腺领域专家尤其是青年医师搭建了交流协作的桥梁，加强了国内胰腺学界的沟通与交流。

作为国内胰腺肿瘤领域的大型学术盛会，本届大会群贤毕至、少长咸集。布置精美的下沉式会场，浓郁活跃的学术氛围都让与会专家们留下了深刻的印象，吸引各地的胰腺肿瘤方面的专家们互叙经验，一展风采，共谋胰腺肿瘤事业发展，真正意义上地诠释了本届大会的主题：精准规范，协作共赢！

（稿源：中国抗癌协会）

# 第十四次全国子宫颈癌协作组工作会议 暨中国子宫颈癌防治研究进展 学术研讨会在京举行

2016年4月22日~24日，由中国癌症基金会、中国医学科学院肿瘤医院主办的"第十四次全国子宫颈癌协作组工作会议暨中国子宫颈癌防治研究进展学术研讨会"在中国国家癌症中心/中国医学科学院肿瘤医院会议中心召开。

中国癌症基金会原理事长、原卫生部副部长彭玉女士，中国癌症基金会理事长、全国宫颈癌协作组组长赵平教授，原卫生部副部长曹泽毅教授，北京协和医院郎景和院士，中国癌症基金会副理事长兼秘书长姚晓曦女士、副秘书长乔友林教授，北京大学医学部魏丽惠教授，以及全国子宫颈癌协作组成员和来自国内外子宫颈癌防治领域的专家300余人参加了会议。

在开幕式上，彭玉女士、赵平理事长和曹泽毅教授分别致欢迎辞，希望协作组成员进一步加强交流合作，继续推进中国子宫颈癌防治事业的发展。随后，乔友林教授向大会报告了2015年度子宫颈癌协作组工作情况以及2016年工作计划；赵平教授介绍了中国癌症态势及防控战略研究，指出中国的癌症防治任重道远；姚晓曦副理事长兼秘书长总结了2016年全国三八公益活动，对承办活动的陕西省肿瘤医院、内蒙古鄂尔多斯市妇幼保健院等全国40所省市级医院，以及杭州德同生物技术有限公司等13个协办单位进行了表彰，彭玉女士、郎景和院士、曹泽毅教授、乔友林教授等为获奖单位颁发了奖杯和证书。

大会邀请子宫颈癌及HPV相关领域的国内外知名专家报告了子宫颈癌的筛查、预防以及HPV疫苗研究和应用进展，并与参会代表进行了热烈的讨论和交流。

会议得到了罗氏诊断产品（上海）有限公司、美国豪洛捷公司、凯杰企业管理（上海）有限公司、上海透景生命科技股份有限公司、上海之江生物科技股份有限公司、杭州德同生物技术有限公司、飞利浦金科威（深圳）实业有限公司、深圳市理邦精密仪器股份有限公司、浙江迪安诊断技术股份有限公司、湖南圣湘生物科技有限公司、老牛基金、乳腺健康专项基金、雅芳爱心专项基金、碧迪医疗器械（上海）有限公司的支持。

（来源：中国癌症基金会网站）

# 北京大学人民医院主办第二届 CSCCP 会议 暨第十三届全国子宫颈癌前病变及 子宫颈癌热点研讨会

5月的北京繁花似锦，春意盎然。由北京大学人民医院、北京大学医学部妇产科学系、中国优生科学协会阴道镜和宫颈病理学分会（CSCCP）、《中国妇产科临床杂志》社主办，全国卫生产业企业管理协会妇幼健康产业分会、中华医学会北京分会、中国医师协会北京妇产科分会协办的第二届中国优生科学协会阴道镜和宫颈病理学（Chinese Society for Colposcopy and Cervical Pathology，CSCCP）会议暨第十三届全国子宫颈癌前病变及子宫颈癌热点研讨会于 2016 年 5 月 19 日~22 日在北京昆泰酒店隆重召开。

5 月 19 日下午，大会召开 2016' CSCCP 工作会议。中国优生科学协会副会长苟文丽教授，CSCCP 名誉主任委员、中华医学会妇产科分会前主任委员曹泽毅教授，CSCCP 主任委员、北京大学人民医院魏丽惠教授，CSCCP 副主任委员谢幸、孔北华、乔友林、沈丹华、隋龙、郄明蓉、薛凤霞、张淑兰、周琦教授等，以及常务委员、委员等两百余位专家教授参加了本次工作会议。

在工作会议上，魏丽惠教授报告了 CSCCP 2015 年工作总结及 2016 年工作计划。CSCCP 是由妇产科、病理科、基础以及流行病学等多学科专家组成。通过 CSCCP 这一平台，多学科共同协作进行宣教、培训、展开相关研究；了解中国宫颈癌现状，共同参与宫颈癌的防治工作；规范下生殖道疾病的诊断与治疗并予以推广，指导临床实践；目标在于提供优质的医疗服务，改善女性健康，共同促进宫颈癌发病率和死亡率的降低。

在此次会议之前，专家们曾于 2015 年 8 月 20 日召开 CSCCP 妇产科专家沙龙；2015 年 8 月 15 日召开 CSCCP 病理科专家讨论会；2015 年 9 月 25 日召开 CSCCP 高峰论坛；2016 年 3 月 16 日召开 CSCCP 专家圆桌会议；2016 年 3 月 27 日召开 CSCCP 病理科专家共识（草案）研讨会。经过多次集中讨论，《中国子宫颈癌筛查及异常管理相关问题专家共识（草案）》终于在此次会议上与大家见面。魏丽惠教授对该共识（草案）进行了说明。由于国内相关的循证医学证据不足，本共识主要参考美国、欧洲和 WHO 的有关材料，结合中国国情实际，提出建议。

关于 CSCCP 宫颈病理学组工作，CSCCP 副主任委员沈丹华教授提到关于建立从国家到地方的宫颈细胞及组织细胞病理学培训体系，设立师资标准，举办国家级高级培训班，培训专业讲师，逐步扩充讲师库，建立区域性培训中心并逐步扩充培训地点，并撰写宫颈细胞及组织病理学医师培训教材等相关内容。

随后，CSCCP 秘书长李静然教授介绍了关于 CSCCP 加入国际子宫颈病理和阴道镜联盟（International Federation of Cervical Pathology and Colposcopy，IFCPC）的相关事宜。IFCPC 于 1972 年 11 月在阿根廷成立，目前有 40 个成员国。经中国优生科学协会同意，CSCCP 已向 IFCPC 提交书面申请加入该国际联盟。国际子宫颈病理和阴道镜联盟回函同意 CSCCP 的加入。此次，IFCPC 现任主席 Walter Prendiville 教授亲自到会，详细介绍了 IFCPC 的职能和架构。IFCPC 是一个联盟组织，主要目的是激励基础研究、促进临床诊疗的标准化，组织召开国际性会议，加强和促进地区间交流，上一届会议在伦敦召开，2017 年 IFCPC 会议将在美国奥兰多举行。Walter Prendiville 教授表示，IFCPC 希望建立一个全球性网络，在世界范围内开展子宫颈病理和阴道镜方面的培训和质量控制。来自美国匹兹堡大学的赵澄泉教授用风趣幽默的语言介绍了 CSCCP 和 IFCPC 的关系，同时祝贺 CSCCP 发展越来越好。CSCCP 加入该联盟，表示 CSCCP 将立足中国，走向世界。

在工作会议同时，举行了《现代阴道镜学》第 3 版首发仪式。北京大学医学出版社赵莳总编辑对 CSCCP 组织专家翻译的美国阴道镜和宫颈病理学会（American Society for Colposcopy and Cervical Pathology，ASCCP）的旗舰书——第 3 版《MODERN COLPOSCOPY》的中文版《现代阴道镜学》的面世表示祝贺。该书是魏丽惠教授以及众多 CSCCP 专家学者和出版社的同道们夜以继日、加班加点，在短短 6 个月内完成全部版权申请、翻译、审校、编辑和出版工作。通过大家共同努力，创造了医学出版界的一个奇迹。赵莳总编辑希望该书能够为妇产科专业人士提供更多的帮助。在新书首发会的最后，魏丽惠教授代表 CSCCP 向 ASCCP 赠送荣誉证书，对 ASCCP 推动阴道镜和宫颈病理学的国际交流以及对 CSCCP 的支持表示衷心感谢。ASCCP 主席 Richard S. Guido 教授也发表了热情洋溢的致辞，对 CSCCP 成立第一年取得的成绩表示衷心的祝贺，并希望 ASCCP 和 CSCCP 进一步加强合作，共同促进世界阴道镜和宫颈病理学整体水平的提升。

5 月 19 日下午，工作会议召开的同时，两个分会场分别开展了阴道镜培训和细胞病理学的培训课程。5 月 20 日晚，分别进行了甲基化专题讨论和细胞病理的病例讨论，会场学习氛围浓厚、虚无坐席。

5 月 20 日~22 日进行了第二届 CSCCP 暨第十三届全国子宫颈癌前病变及子宫颈癌热点研讨会，开幕式在本届大会执行主席、北京大学人民医院王建六副院长的主持下拉开了序幕。王副院长隆重介绍了出席此次会议的各位国内外专家和参会的政府领导，并对全国妇产科及细胞病理专家的到来表示热烈的欢迎和衷心的感谢。随后，本届大会主席魏丽惠教授、中国优生科学协会副会长苟文丽教授、中国医师协会妇产科分会会长郎景和院士分别致辞，并预祝本届大会圆满成功。

本次会议聚焦宫颈癌防治概况、细胞组织病理学进展、阴道镜专场、宫颈癌筛查及治疗等 5 个方面内容进行精彩的专题讲座。研讨会邀请了国内外上百位知名专家就上述领域热点问题进行精彩学术讲座、手术视频展播及专家解惑点评。参会人员 1600 多人，讲座内容引人入胜，精彩纷呈。最为吸引人的是三大学术焦点辩论：中国宫颈癌筛查更适合什么方法（HPV/细胞学/HPV 联合细胞学）；阴道镜下异常部位取材 PK 随机四象限活检；单纯 HPV 感染是否需要治疗。14 位中青年委员分别对上述问题进行论述，在场的国内专家也针对上述问题进行了精彩而激烈的辩论，三大争议话题将会议推向高潮。此外，会议还选出 12 篇论文进行大会发言、9 篇论文进行壁报展示，同时评选出"凯杰"杯妇产科中青年优秀论文 9 篇，并举行颁奖仪式，将会议气氛再推高潮。

此次会议的另一亮点为 5 月 21 日晚间 ASCCP 在国内举办的首次培训。ASCCP 前任主席 Darragh 教授、ASCCP 现任主席 Guido 教授，分别就 HPV 检测的意义、宫颈癌筛查指南、HPV 疫苗的应用进行了详细、生动的介绍。晚场的授课学习氛围丝毫未减、学员学习热情高涨，提问不断，原计划的 2 个小时培训延长到 3 个小时。

在 5 月 22 日 CSCCP 会议闭幕式上，大会主席、北京大学人民医院魏丽惠教授对此次大会进行了总结发言。CSCCP 会议去年的主题是"从世界到中国"，今年的主题是"推进宫颈癌防治的规范化"，明年会继续推行规范化培训。CSCCP 将以会员身份加入到 IFCPC。魏教授特别感谢来自国内外专家、学者的精彩演讲，全国各地学员的积极参与和支持以及主办单位北京大学人民医院妇产科及病理科医生在学术上给予的大力支持，同时也感谢全国各地学员的积极参与和支持，同时也感谢国际友人给予的多方建议以及会务组全体成员的努力。CSCCP 未来将携手为中国宫颈癌防治工作的发展、为妇女健康水平的提高而努力。

（北京大学人民医院 李明珠 赵昀，来源：北京大学医学部新闻网）

# 第三届乳腺癌个体化治疗大会在京隆重召开

　　乳腺癌的发病率高居全球女性恶性肿瘤之首，对乳腺癌的预防、诊断和治疗是刻不容缓的重要任务。目前，乳腺癌相关基础与临床研究发展的着重点在于个体化、精准化的发展。秉承"防治乳癌，量体裁衣"的主题，由中国癌症基金会、中国抗癌协会乳腺癌专业委员会、北京乳腺病防治学会共同主办，国家癌症中心/中国医学科学院肿瘤医院协办的"第三届乳腺癌个体化治疗大会（3rd Conference of Personalized Medicine in Breast Cancer, COMB）"，于 2016 年 8 月 19 日~21 日在北京国际会议中心隆重召开。北京乳腺病防治学会理事长、中国医学科学院肿瘤医院内科主任徐兵河教授担任大会执行主席。

　　会议开幕式由中国医学科学院肿瘤医院内科袁芃教授主持，大会执行主席徐兵河教授宣布大会开幕并致词；中国医学科学院肿瘤医院副院长王明荣教授、中国癌症基金会姚晓曦副理事长分别致开幕辞。出席本次大会开幕式的领导和嘉宾还有：北京乳腺病防治学会张鹊秘书长，中国工程院院士、北京大学医学部主任、中国医学科学院肿瘤医院分子肿瘤学国家重点实验室主任詹启敏院士，中国工程院院士、中国医学科学院肿瘤研究所病因及癌变研究室主任林东昕院士，全国肿瘤防治研究办公室/全国肿瘤登记中心副主任陈万青教授等。

　　国内外乳腺癌学界的院士与著名专家、临床肿瘤学家、分子生物学家和肿瘤流行病学家莅临此次大会，带来了精彩的学术报告；与此同时，来自国内外的乳腺专科医生参加会议，在临床诊疗、当下科研热点和未来发展方向方面充分交流意见。本届大会交流内容广泛，从流行病学、诊疗方式、基础科研、转化性研究等方面，全面覆盖乳腺癌相关内容，并针对转化性研究的现状与未来进行探讨和交流，共分为基础前沿专场、名家视角专场、精准治疗下的机遇与挑战专场、晚期乳腺癌专家共识专场、全程管理专场、ASCO 进展专场、聚焦中国专场几大板块。

　　上海肿瘤医院外科名誉主任沈镇宙教授，江苏省人民医院院长唐金海教授，北京乳腺病防治学会专家顾问委员会委员、中国医学科学院肿瘤医院放疗科余子豪教授，复旦大学肿瘤医院乳腺外科吴炅教授，北京乳腺病防治学会宣传与发展工作委员会主任、解放军 307 医院乳腺肿瘤内科主任江泽飞教授，北京乳腺病防治学会肿瘤免疫治疗专委会副主任委员、解放军总医院乳腺疾病中心王建东教授分别共同主持了"精准医疗下的机遇与挑战"学术活动。

　　在此次大会上，詹启敏院士作了"精准治疗的现状及展望"的专题报告；林东昕院士介绍了基因组遗传变异与癌症风险；山东省肿瘤医院院长于金明院士介绍了乳腺癌个体化放疗的进展；陈万青教授介绍了中国乳腺癌流行现状；欧洲乳腺癌专业学会（EUSOMA）

主任、南瑞士肿瘤研究所（IOSI）临床主任 Olivia Pagani 作了 "How To Best Manage Adjuvant Endocrine Therapy in Young Women" 的专题讲座；梅奥医学中心内科肿瘤部顾问 Matthew Philip Goetz 教授作了 "Tamoxifen, CYP2D6, and Endoxifen Current Status and Future Directions" 的专题报告；北京乳腺病防治学会外科专委会侯任主任委员、中国医学科学院肿瘤医院乳腺外科主任王翔教授介绍了早期乳腺癌保乳手术联合术中放疗的进展；北京乳腺病防治学会内科专委会常务委员袁芃教授作了 "SERM 类依从性报告"；北京乳腺病防治学会内科专委会常务委员、中国医学科学院肿瘤医院内科李青教授介绍了乳腺癌内分泌治疗进展……以及多位专家学者作出的精彩演讲。

另外，北京乳腺病防治学会内科专委会副主任委员、中国医学科学院肿瘤医院内科张频教授等 4 位专家分别介绍了《晚期乳腺癌专家共识》中的各篇。

另据徐兵河主任介绍，近几年国际乳腺癌研究领域已经出现了不少"中国声音"：圣安东尼奥乳腺癌会议上已经有 3 位中国专家上台演讲；今年的美国临床肿瘤学会（ASCO）年会上，出现了中国的研究报告和大会演讲；由来自全球 48 位权威专家组成的 St Gallen 共识专家团，其中有 3 位中国专家参加了共识的制定；晚期乳腺癌的国际专家共识和指南制订也有几位中国专家参与；此外，在今年的欧洲乳腺癌大会上，中国抗癌协会乳腺癌专委会还和欧洲乳腺癌组织一起主办了中欧乳腺癌联合论坛。中国乳腺癌的基础研究和临床研究水平的巨大进步已经得到了国际上的认可，这与全国乳腺癌领域专家学者的努力是分不开的。

（综合：北京乳腺病防治学会、文汇网、肿瘤资讯等的会议报道）

# 2016 北京乳腺癌高峰论坛会议报道

"2016 北京乳腺癌高峰论坛"于 2016 年 4 月 8 日~9 日在北京成功召开。本次大会在中国临床肿瘤学会（CSCO）的指导下，依旧秉承"国际水平、中国特色、学习吸收、创新提高"的会议宗旨，以"精准指导、全程管理"为主题，围绕这一主题从"精准医学、新药研发、精确化疗、学科合作、专家共识、名家视角、热点解析及临床实践"等方面分别进行了专场报告和讨论，邀请了国内众多肿瘤领域知名专家及学术精英，从不同角度和维度对当前国内外乳腺癌前沿且极具价值的学术热点问题，乳腺癌防治、筛查、指南更新，诊断与治疗方面的新观念、新进展和新资讯等，为与会者进行全面介绍和解读，对促进国内学术交流，分享经验做出了巨大贡献。来自全国各地千余名临床医生参加了此次盛会。

在"名家视角"环节中，由山东省肿瘤医院于金明院士和中国医学科学院曹雪涛院士分别以"肿瘤个体化精准放疗的现状与未来"和"肿瘤特异性免疫治疗研究进展"的精彩报告为开篇。中国医学科学院肿瘤医院徐兵河教授和复旦大学肿瘤医院邵志敏教授做了题为"中国晚期乳腺癌诊治专家共识（2016 更新要点）"和"中国乳腺癌的临床研究进展"的主题报告。

会议还分别安排了上海市疾病预防控制中心郑莹教授、复旦大学肿瘤医院吴炅教授和北京大学第一医院刘荫华教授分别从"乳腺癌全程管理：发病风险评估的研究与挑战""乳腺外科医生眼中的精准手术"和"2016 乳腺癌 NCCN 指南更新要点解读"方面进行了报告。大会主席江泽飞教授也从"精准医学：新理念与临床进展"方面为我们带来了新的理念。

徐兵河教授和江泽飞教授等专家组成员对"2016 中国晚期乳腺癌诊治专家共识"进行了精彩讨论。

在"精准医学"专场中，天津市肿瘤医院付丽教授、中山大学孙逸仙纪念医院宋尔卫教授、国家纳米科学中心胡志远教授、国家人类基因组北方研究中心周玉娟博士、Foundation Medicine 的王凯教授分别针对肿瘤浸润淋巴细胞、免疫耐受、循环肿瘤细胞（CTC）纳米检测技术、二代测序（NGS）和肿瘤基因组测序技术进展等与大家临床实践息息相关的内容进行了介绍。

"新药研发"是今年的一个新模块，分为主题发言和专场讨论两种形式。在主题发言环节上，会议邀请到国家食品药品监督管理总局药品审评中心高晨燕教授、军事医学科学院附属医院江泽飞教授和黑龙江省肿瘤医院张清媛教授担任主持，并邀请国家食品药品监督管理总局药品审评中心陈晓媛博士针对评审政策与药物研发的市场关系、北京大学肿瘤医院沈琳教授针对抗 HER-2 药物研发的临床需求两个方面分别展开进行介绍。

在"专场讨论"环节，会议邀请了十余位从事研发领域的科学家、基础研究人员及高管，围绕"精准医学时代抗肿瘤药物研发的困境和出路"进行讨论，话题包括目前抗HER-2 治疗是否满足临床需求、问题在哪、如何解决、如何设计好的临床研究、目前的研发的热点是否符合临床需求等。

在"精确化疗"环节，众多专家就"BCIRG006 研究对临床实践的影响"展开了激烈而又精彩的学术 PK。

在"学科合作"环节中，北京积水潭医院牛晓辉教授分享了"骨转移手术干预的合理时机和方式"的精彩报告。"临床实践"环节中，来自青岛、大连、北京等地的专家学者展开了病例讨论，将全场气氛推向高潮。

本次大会既延续了去年热议的精准医学话题，也开辟了新药研发，学术 PK 等新环节，从不同的角度全面展示了乳腺癌领域近年来的一些热点和进展。

"北京乳腺癌高峰论坛"是"CSCO 乳腺癌高峰论坛"的延续，至今已走过 9 个春秋，已经成为国内肿瘤领域最有影响力的学术盛会之一，为领域内的医生提供了学习、吸收、创新、提高的平台，相信未来"北京乳腺癌高峰论坛"将在推动乳腺癌专业学科发展中起到更为重要的作用！

（来源：中国临床肿瘤学会网站）

# 第十四届全国乳腺癌会议暨第十一届
# 上海国际乳腺癌论坛盛大开幕

2016 年 10 月 21 日，第十四届全国乳腺癌会议暨第十一届上海国际乳腺癌论坛在上海世博中心盛大开幕，本届大会由中国抗癌协会乳腺癌专业委员会、中国医学科学院肿瘤医院、复旦大学附属肿瘤医院、上海市抗癌协会共同主办，复旦大学附属肿瘤医院邵志敏教授、中国医学科学院徐兵河教授担任会议主席。上海市卫计委主任邬惊雷教授、中国抗癌协会副理事长、北京大学医学部主任詹启敏院士，复旦大学附属肿瘤医院院长郭小毛教授出席大会开幕式、副院长吴炅教授主持开幕式。

### 开拓创新、国际领先

本届会议继续秉承"精、进、新"的优良传统和一贯宗旨，致力于呈现乳腺癌领域的最新进展，邀请国际顶尖学者主题演讲及国内一流专家传递乳腺癌最新共识，并给年轻学者建立呈现自己前沿研究成果的国际性舞台。

大会邀请了乳腺癌领域突破性药物——曲妥珠单抗的发明者——美国加利福尼亚大学洛杉矶分校（UCLA）的 Dennis J Slamon 教授莅临论坛并做主题演讲。Dennis J Slamon 是国际知名的学者，因发现了 HER-2 基因并研发了改变 HER-2 阳性乳腺癌患者命运的曲妥珠单抗而闻名于世。此外，晚期乳腺癌内分泌治疗领域极为重磅的 FALCON 试验的主要研究者（PI）——英国诺丁汉大学 John Robertson 教授、乳腺癌内分泌治疗耐药领域研究发表卓越研究成果的美国 Carlos L. Arteaga 教授等"国际大牌"都来到上海国际乳腺癌论坛，为中国的乳腺癌专业人士呈现一场为期两天的学术盛宴。

与此同时，包括中国医学科学院肿瘤医院徐兵河教授等在内的国内知名教授将围绕乳腺癌精准治疗的理念给大家带来更广阔的临床与科研视野。基于单病种全程管理的精准医疗探索是今年论坛的一大亮点与热点，会议将探讨和分享在精准医疗时代下乳腺癌诊治的新思维和新技术。

### 全程管理、护理先行

乳腺癌，因其需要长期的内分泌治疗及复发/转移以后长期的维持治疗等而成为一种"慢性病"，因此，密切的观察和随访实现全程管理不仅有利于患者的康复，而且还可节约大量的医疗资源。2015 年 10 月，复旦大学附属肿瘤医院乳腺癌全程管理模式在上海国际乳腺癌论坛上和大家见面，经过一年来推广和应用，该模式的运转发挥了巨大的作用，有效地帮助患者做好健康管理工作。本次会议将总结一年以来全程管理的卓越成效。

乳腺关爱、护理先行，乳腺癌护理已经成为患者提高生存治疗的关键因素。基于这一理念，2016 年的大会不但融合了乳腺外科、内科、病理、影像等诸多传统领域的最新成果，还历史性的设立了乳腺癌护理分会场——"用心照护，用爱分享"上海乳腺癌护理论坛，开创了乳腺癌全程管理模式的新典范。

本次护理论坛的设立，旨在从专业的角度指导、帮助、探索乳腺专科护士在全程管理中的模式，促进乳腺癌患者的症状管理和身心康复。本次护理论坛邀请了国内外乳腺癌护理康复领域的专家，对乳腺癌护理康复领域的专科问题展开交流。共同探讨乳腺癌的专科护理和全程照护模式，共同专注乳腺癌患者的症状管理和以循证为基础的康复教育。

### 更新理念、满载而归

本届大会上，每一位注册参会的代表都将收到两本重量级学术书刊：由中国乳腺癌领域元老沈镇宙教授和乳腺癌领域领军人物邵志敏教授主编的《乳腺癌：基础与临床的转化》，邵志敏教授、余科达教授主编的《精准医学时代的乳腺肿瘤学》，向与会代表介绍乳腺癌领域最新热点问题。此外，论坛还专门打造了"SIBCS 信息平台"（微信号 CBCC-SIBCS）和《国际乳腺癌论坛》这一内部交流刊物，第一时间向乳腺癌领域专家传递学术资讯。

（来源：复旦大学附属肿瘤医院网站）

# CSCO "乳腺癌内分泌治疗" 专题学术 研讨会在西安举办

旨在推动乳腺癌规范化治疗进程的 CSCO "乳腺癌内分泌治疗" 专题学术研讨会，于 2016 年 6 月 18 日上午在西安成功举办，来自陕西、青海、宁夏、甘肃和内蒙等地的 40 余位乳腺内科和放疗专业的专家和医生，参加了本次研讨会。

研讨会由第四军医大学附属唐都医院张贺龙教授担任主席，军事医学科学院附属医院江泽飞教授和湖北省肿瘤医院于丁教授担任学术导师，天津医科大学肿瘤医院郝春芳、南京军区南京总医院管晓翔和西安交通大学一附院杨谨三位青年讲者，应邀出席并做了引导性发言，同时与大家分享了典型病例。

参会医生在会后纷纷表示，研讨会学术内容丰富，现场讨论氛围热烈，导师点评精辟犀利，给了大家很多的示范和指导，对今后的临床实践有较大的启发，受益匪浅，非常期待 CSCO 能多举办类似的活动。

两位导师最后指出：乳腺癌的治疗依赖于不同个体的分子亚型，而其中激素受体阳性的患者占 60% 以上，如何在最适宜的时间对这部分患者进行最合理的治疗，直接关系到患者的预后。乳腺癌治疗，并不是治疗越多

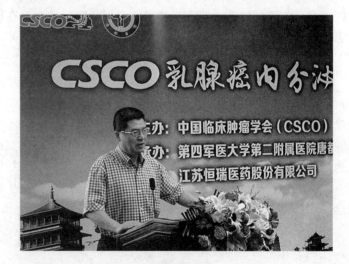

于丁教授

越好、越贵越好、越新越好，而应当根据患者的具体情况，进行个体化的规范化治疗，才能最大限度地减少肿瘤复发转移，提高生存率，改善生活质量。

本次研讨会由中国临床肿瘤学会（CSCO）主办、第四军医大学附属唐都医院承办，江苏恒瑞医药股份有限公司对研讨会给予了大力支持与协助，谨此对各方表示衷心的感谢。

（CSCO 办公室，来源：中国临床肿瘤学会网站）

# 北京黑色素瘤国际研讨会成功举办
## ——黑色素瘤的国际盛会 亚洲患者的健康福音

2016 年 10 月 22 日~23 日，一场黑色素瘤国际盛会——由北京大学肿瘤医院和 CSCO 黑色素瘤专家委员会主办的"2016 北京黑色素瘤国际研讨会"成功举办，来自全国各地的 600 余位医学同道前来参会。本次大会首次设立亚洲黑色素瘤常见的肢端和黏膜黑色素瘤专场。

北京大学肿瘤医院医疗副院长、肾癌黑色素瘤内科主任郭军教授和美国麻省总医院癌症中心 Keith Flaherty 教授共同担任大会主席，中国工程院孙燕院士、詹

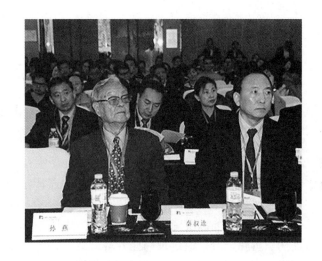

启敏院士，CSCO 副理事长秦叔逵教授出席会议并致辞。

本次大会是继 2012、2014 年北京黑色素瘤国际研讨会成功举办之后又一次黑色素瘤领域的饕餮盛宴，近 30 位黑色素瘤领域国际顶尖专家，包括国际黑色素瘤基因组学奠基人、黑色素瘤免疫靶向治疗研究的领军者、全球黑色素瘤辅助治疗的奠基人和美国、希腊、德国、法国、澳大利亚、新加坡、中国台湾等地的专家们齐聚一堂，与中国内地肿瘤科医生共同探讨黑色素瘤治疗中的热点和焦点话题。

黑色素瘤是恶性程度最高、发病率增长最迅速的肿瘤之一。近年来，黑色素瘤的临床治疗方面取得了数次突破性进展，黑色素瘤已经成为所有恶性肿瘤当中治疗模式变化最快的恶性肿瘤。晚期黑色素瘤患者的 1 年生存率从 20 世纪 90 年代的 25%~35% 延长到了如今的 75%，个体化靶向治疗和免疫治疗是其中最关键的突破点。

本次中方大会主席郭军教授介绍说："PD-1 单抗无疑是近两年来各大实体肿瘤中的明星药物，黑色素瘤在所有实体瘤中对免疫治疗最为敏感、疗效也最好。然而这些经验都来自于西方白种人，亚洲黑色素瘤与西方白种人黑色素瘤发病特点存在较大差异，亚洲黑色素瘤以肢端和黏膜亚型为主，约占 70%；而高加索人（白种人）这两种类型分别只占 5% 与 1%。寻求肢端与黏膜黑色素瘤的治疗模式对于亚洲黑色素瘤患者尤为重要。"

本次大会的最大亮点是首次设立了肢端和黏膜黑色素瘤专场，来自悉尼大学、哥伦比亚大学、美国 M. D. 安德森癌症中心、北京大学肿瘤医院等多家黑色素瘤中心的专家就肢端、黏膜黑色素瘤的流行病学、基因组学、靶向治疗、免疫治疗等最新进展进行了广泛、

深入的探讨，参会者纷纷表示受益匪浅。

近年来，我国学者在黑色素瘤研究方面也有重要收获，包括对 c-kit 突变黑色素瘤的个体化靶向治疗、黏膜黑色素瘤辅助治疗、达卡巴嗪联合血管内皮抑素治疗晚期黑色素瘤、CDK、mTOR、GNAQ/11 等中国黑色素瘤患者潜在靶点的发现。郭军教授介绍，这些研究进步使我国黑色素瘤学者与国外同行能够开展"双向交流"，有了能跟别人分享的经验和体会，亚洲的基础研究、临床试验结果被 NCCN 等国外重要指南所引用，用于指导临床实践。

（北京大学肿瘤医院 连 斌，稿源：北京大学医学部新闻网）

# 北京大学肿瘤医院举办首届
# 癌症遗传咨询培训班

2016 年 5 月 28 日～29 日，由中国抗癌协会主办，联合北京大学肿瘤医院家族遗传性肿瘤研究中心、北京协和医学院基础学院医学遗传学系、北京乳腺病防治学会健康管理专业委员会、北京泛生子基因科技有限公司共同举办的首届"癌症遗传咨询培训班"，在承办单位北京大学肿瘤医院隆重举办。北京大学医学部主任詹启敏院士和中国医学科学院肿瘤医院林东昕院士分别通过视频向开幕式致贺词，北京大学肿瘤医院季加孚院长出席开幕式并致开幕词，中国抗癌协会副秘书长刘端祺教授、北京乳腺病防治学会张鹃秘书长、中国医学科学院北京协和医院基础研究所张学教授、美国杜克大学闫海教授参加开幕式并分别致词。本次培训班由北京大学肿瘤医院家族遗传性肿瘤研究中心主任解云涛教授主持并宣布培训班开幕。

在为期两天的时间里，中国医学科学院肿瘤医院林东昕院士，北京大学肿瘤医院解云涛教授、贾淑芹教授、冷家骅教授，协和医院张学教授、刘雅萍教授，陆军总医院盛剑秋教授等国内一流肿瘤遗传学及临床医学专家担任授课老师，为学员们进行了肿瘤流行病学、肿瘤遗传学、癌症遗传综合征，以及乳腺癌、结直肠癌、胃癌的遗传性风险评估、遗传咨询、临床诊断及临床干预等诸多方面内容的精彩授课。

本次培训旨在提高我国临床医生癌症遗传咨询水平，推动国内建立完善的"专业培训—资质认证—临床应用"遗传咨询体系，从而推动我国癌症的早诊早治，切实实现癌症的精准预防和精准诊疗。

（北京大学肿瘤医院 王伦，来源：北京大学医学部新闻网）

# 四川省抗癌协会召开川南片区名老
# 中医肿瘤治疗座谈会

中医药是伟大宝库，应当努力发掘加以提高。四川省抗癌协会为进一步发挥中医药在肿瘤防治中的作用，发掘并抢救名老中医治疗肿瘤的宝贵经验及经方验方，配合国家中医药发展战略规划及医改的顺利实施，2016 年 4 月 23 日，由四川省抗癌协会传统医学专委会主办，西南医科大学附属中医医院承办的"川南地区名老中医肿瘤治疗经方验方座谈会"在西南医科大学附属中医医院举行。四川省抗癌协会传统医学专委会主任委员杨祖贻主任主持召开本次会议，来自川南地区的 10 余名中医专家参加了此次会议。会上，华西医院中西医结合科张瑞明教授、张颖副教授，成都中医药大学由凤鸣教授，宜宾市第二人民院贾钰铭主任，西南医科大学附属医院文庆莲博士，西南医科大学附属中医医院庄诚教授、廖大忠副教授、杨忠明教授、钟红卫教授等专家向与会人员分享了自己的经方验方，为《医方贯珠——川派中医肿瘤思辨录》的编撰做了前期准备工作。

2016 年 4 月 24 日上午，由四川省抗癌协会传统医学专委会西南医科大学附属中医医院承办的"中医药联合靶向治疗肺癌学术研讨会"在泸州市恒悦酒店举办。来自 10 余家医院，50 多位医生同仁参加了本次会议。首先，四川省抗癌协会传统医学专委会杨祖贻主任致开幕辞，她介绍，为整合中西医专家资源，通过中西医结合治疗肺癌让患者得到最优诊治方案，实现患者利益最大化，患者生存及生活质量的提高，充分体现以患者为中心的服务理念，中西医结合治疗肺癌模式的建立，带给了患者更好的治疗效果及就医体验。接下来，杨祖贻主任医师、西南医科大学附属中医医院廖大忠副教授分别作了题为"突变状态未知的晚期 NSCLC 患者治疗策略——插入治疗""靶向治疗耐药后的中医药治疗"的讲座。随后，四川省肿瘤医院赵彪医师、宜宾市第二人民医院张其兰副教授、西南医科大学附属医院丁瑞麟医师、西南医科大学附属中医医院刘福蓉主治医师、乐山市中医医院魏丽群主治中医师分别分享了靶向药物治疗典型病例，肿瘤内科、呼吸内科、胸外科等多学科专家提出针对性见解，现场学术气氛浓郁，中西医充分交流，多学科探讨，取得了圆满成功。本次研讨会的成功举办将极大推动中西医结合治疗肺癌模式的开展，让更多肺癌患者获益。

(四川省抗癌协会传统医学专委会，来源：中国抗癌协会网站)

# 第四届全国肿瘤营养与支持治疗学术会议在京召开

4 月 7 日~11 日，为期 5 天的 2016 中国国际肿瘤营养学论坛、第四届全国肿瘤营养与支持治疗学术会议、第二届海峡两岸肿瘤营养高峰论坛、第一届中国国际精准肿瘤营养学术会议在北京朗丽兹西山花园酒店盛大召开。本次大会由中国抗癌协会肿瘤营养与支持治疗专业委员会主办，中国科学院北京转化医学研究院/航空总医院承办，亚太肿瘤研究基金会、《医学参考报》社、北京康爱营养医学研究院、《肿瘤代谢与营养电子杂志》编辑部、《医学参考报-营养学频道》编辑部和中国医师协会放射肿瘤治疗医师分会等单位协办。本次大会专家云集，盛况空前，来自中国（包括台湾）、美国、日本、加拿大、欧洲的 160 余位专家学者在大会中进行了主题报告。会议开设 1 个主会场、26 个分会场，1000

余位来自全国各地的医护人员、营养学工作者及研究人员前来注册参会，本次会议还吸引了来自加拿大、澳大利亚、日本、意大利、中国台湾和香港等地的相关人员参加会议。

在 4 月 9 日的开幕式上，中国抗癌协会副理事长、中国工程院副院长樊代明院士，中国抗癌协会副理事长、中国科学院北京转化医学研究院/航空总医院院长高国兰教授分别致辞，高度评价肿瘤营养治疗在肿瘤患者综合治疗中的基础地位，高度赞扬中国抗癌协会肿瘤营养与支持治疗专业委员会的卓越贡献。组委会主席、中国抗癌协会肿瘤营养与支持治疗专业委员会主任委员石汉平教授做了热情洋溢、感人至深的致辞"人间四月天"。在开幕式上，还举行了新书发布会，大力推荐由石汉平教授等专家编写的《蛋白质临床应用》及《临床营养操作规程》两部专著。随后，中国抗癌协会肿瘤营养与支持治疗专业委员会举行了"全国规范化肿瘤营养治疗示范病房"授牌仪式及盛大的颁奖典礼，奖项包括全国肿瘤营养先进单位、"全国常见恶性肿瘤营养状态与临床结局相关性研究"突出贡献奖、中国抗癌协会肿瘤营养与支持治疗专业委员会先进集体、杰出贡献奖、全国肿瘤营养先进个人、第四届全国肿瘤营养青年学者辩论赛团体奖、第四届全国青年肿瘤营养辩论赛最佳辩手奖、第四届全国肿瘤营养优秀论文、第四届全国肿瘤营养青年演讲比赛优胜奖、特别友谊奖。

本次会议的主题是 From care to cure，樊代明院士以"走向医学发展新时代"为主题开启了大会主会场的演讲。在主会场的基础上，大会设立了全国肿瘤营养青年学者演讲比赛、辩论赛、优秀论文评比，肿瘤免疫营养专场、营养通路专场、肿瘤营养药学专场、肿瘤营养科普专场、肿瘤代谢专场、肿瘤外科营养专场、肿瘤放疗营养专场、肿瘤化疗营养专场、肿瘤营养护理专场、中西医结合肿瘤营养专场、肿瘤膳食营养专场、肿瘤支持治疗专场等分会场。本次会议还特别举办了第一届中国国际精准肿

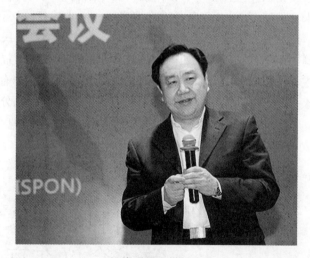

樊代明院士做报告

瘤营养学术会议。每个分会场的与会嘉宾都发表了精彩的演讲，现场观众气氛热烈、座无虚席。会议还举办了为期一天的目标营养疗法（GNT）培训班，百余名医护人员前来认真学习，并在培训结束后通过测试领取培训证书。此外，本次会议在学术交流的基础上，还在解放军总医院、航空总医院设立两个分会场，为前来听会的 300 百余名肿瘤患者及家属进行营养宣教和现场答疑。

此次大会是肿瘤营养学与支持治疗领域的一次学术盛会，获得了医学界广泛关注。与会专家纷纷表示，此次会议的成功召开对于推动我国肿瘤营养乃至临床营养的研究和应用

发展意义重大。新华社、健康界、《生命时报》等 10 余家媒体对本次大会进行了深度报道。

（稿源：肿瘤营养与支持治疗专业委员会，中国抗癌协会网站）

# 全国第 30 次肿瘤目标营养疗法
# 培训班（GNT）在北京举办

2016 年 1 月 10 日，由中国抗癌协会肿瘤营养与支持治疗专业委员会主办、中国科学院北京转化医学研究院/航空总医院承办、亚太肿瘤研究基金会协办的"全国规范化肿瘤营养培训项目——肿瘤目标营养疗法培训班（GNT）"北京站第三次培训在航空总医院顺利召开。

中国科学院北京转化医学研究院/航空总医院院长高国兰教授参加开幕式并致开幕词。高院长强调了在以石汉平教授为代表的一批有志之士的领导下，在中国抗癌协会肿瘤营养与支持治疗专委会的大力推动下，肿瘤营养疗法已经发展成为肿瘤综合治疗的重要组成部分。航空总医院建立了规范化肿瘤营养治疗示范病房，贯彻执行肿瘤目标营养疗法，真正落实肿瘤营养三级诊断以及五阶梯治疗，以期建立切实有效的规范化肿瘤营养治疗体系，最终达到提高患者生活质量，延长患者生存时间的目标。高院长很高兴航空总医院能够承办全国第 30 场，2016 年北京第 1 场 GNT 培训班，希望参会同道能从培训中获益，并预祝会议圆满成功。

开幕式之后，北京医院内分泌科主任兼营养科主任孙明晓教授主持了上午的 GNT 培训课程。首先由石汉平教授介绍了肿瘤目标营养疗法，并就"能量代谢与营养需求"做了精彩演讲，深入浅出生动易懂；第二军医大学缪明永教授对"肿瘤代谢与调节"进行了专业详尽的分析讲解；北京世纪坛医院李素云教授结合自己在肿瘤营养探索的经验，分享了"肿瘤营养治疗通则"；第三军医大学许红霞教授带领与会人员一起学习了 PG-SGA 的规范操作；北京友谊医院洪忠新主任在膳食营养治疗有十数年的经验，他的"肠内营养"结合了食疗相关内容，生动有趣，是中西医结合的"肠内营养"。上午场结束前，北京大学肿瘤医院方玉主任在带领大家做了一套热身操之后，进入了火热的食管癌病例讨论中，大家围绕整个肿瘤营养治疗过程中遇到的问题进行了探讨。

下午的培训课程由清华长庚医院临床营养科主任杨勤兵教授主持。孙明晓教授结合她本人在临床上的丰富经验，在讲解"肠外营养"的过程中，分享了很多精彩病例及代表性文献。中国医学科学院肿瘤医院丛明华教授将"肿瘤营养相关症状治疗"讲得生动有趣，使听众获益匪浅。北京大学人民医院柳鹏教授分享了"肿瘤恶液质"定义、病理生理、筛查评估、诊断与分期以及治疗。解放军总医院刘英华教授，分享了胃癌病例，与方玉教授分享的食管癌病例呼应，进一步详细解释了肿瘤目标营养疗法的三级诊断及五阶梯治疗。许红霞教授再次登台，分享了"肌肉减少症"的概念、治疗及指南的相关推荐意见。最后压轴出场的是石汉平教授，他风趣幽默，从外科医生变身科普专家，"肿瘤患者家庭营养与康复指导"的分享，生动活泼，通俗易懂，为此次 GNT 一天的培训课程画上了完美的句号。

本次培训班共有 180 位学员参与，来自北京各大医院的临床营养科、内科、外科、重症、肿瘤科等，各学员认真听取了课程，并积极参与到课程的讨论中，通过培训后考试，均获得了培训证书。

（稿源：肿瘤营养与支持治疗专业委员会，中国抗癌协会网站）

# 肿瘤营养与支持治疗专业委员会第 38 期
# 肿瘤目标营养疗法（GNT）培训班宁夏站举办

宁夏抗癌协会肿瘤营养与支持治疗专业委员会 2016 年学术年会于 5 月 22 日在宁夏医科大学总医院肿瘤医院隆重召开。本次会议邀请了航空总医院普外科主任、中国抗癌协会肿瘤营养与支持治疗专业委员会主任委员石汉平教授，北京大学肿瘤医院消化内科、中国抗癌协会肿瘤营养与支持治疗专业委员会秘书长张小田教授，南京军区总医院解放军普通外科研究所副主任李幼生教授进行学术交流，参会人员 200 余人。

宁夏抗癌协会肿瘤营养与支持治疗专业委员会自 2015 年 10 月 18 日成立以来，在中国抗癌协会指导以及宁夏抗癌协会直接领导下，全体委员共同努力，充分利用宁夏医科大学总医院肿瘤医院的优质资源，逐步推动了宁夏地区肿瘤营养与支持治疗事业的发展，先后筹建以临床营养为核心的 MDT 团队，完善肿瘤住院患者规范化临床营养诊疗流程，探索放疗、化疗、围术期及单病种临床营养路径，并启动了临床营养专科护士培训等。

以石汉平教授为代表的一批有志之士的领导下，连续举办了中国国际肿瘤营养学论坛、全国肿瘤营养与支持治疗学术会议、海峡两岸肿瘤营养高峰论坛、肿瘤营养城市巡讲会、肿瘤营养学术直通车、全国肿瘤营养青年辩论赛、全国肿瘤营养青年演讲比赛、全国肿瘤营养优秀论文评比等一系列学术活动。同时创办了全国高等级肿瘤营养领域的继续教育课程，规范化肿瘤营养培训项目——目标营养疗法（GNT），这是中国抗癌协会肿瘤营养与支持专业委员会主办的一项高等级肿瘤营养领域的继续教育课程，旨在进一步推动规范化的肿瘤患者营养评估与治疗。

由中国抗癌协会肿瘤营养与支持治疗专业委员会主办，宁夏抗癌协会肿瘤营养与支持治疗专业委员会、宁夏医科大学总医院肿瘤医院承办的全国第 38 届、宁夏第 1 届规范化肿瘤营养诊疗培训项目——肿瘤目标营养疗法（GNT）项目培训同时在本次会议中启动。培训以规范化肿瘤营养诊疗为主线，分别从目标营养疗法概述、能量代谢与营养需求、肿瘤代谢与调节、肿瘤营养治疗通则、肿瘤患者营养评估、肠内营养、肠外营养、肿瘤恶液质、肌肉减少症、肿瘤患者家庭营养及康复指导等 12 个主题做了精彩讲座，为大家带来了丰富精彩的肿瘤营养学术盛宴。通过专家们图文并茂、深入浅出、通俗易懂、生动翔实的讲解，学员们不仅增强了对规范化肿瘤营养诊疗在抗肿瘤综合治疗中重要性与必要性的认识，还通过病例分析强化了对基础理论的再认识、明确了规范化肿瘤营养诊疗的实施方法与操作流程，肿瘤营养造福大众，利国利民，没有手术的血腥，没有放、化疗的损伤，没有生物治疗和靶向治疗的昂贵。送患者以希望和尊严。培训人员约200余人，学员纷纷表示这是理论与实践紧密联系、最基础、最实用、最接地气的多学科协作交流平台，获益匪浅。

　　肿瘤患者由于疾病本身的消耗，再加上抗肿瘤治疗的毒副作用，非常容易出现营养不良，严重营养不良也是导致肿瘤患者死亡的主要原因之一。肿瘤目标营养疗法强化了临床医务工作者对肿瘤营养的认知，进一步提高了临床规范化肿瘤营养诊疗的实践能力。大会分享了肿瘤营养与支持治疗的最新临床进展和科研成果，探讨了众多肿瘤营养的热点和难点问题，与会嘉宾和学员们均表示，从专家们的精彩讲座中，进一步深刻地认识到肿瘤营养在抗肿瘤综合治疗中的重要性和必要性，并学习到了规范的肿瘤营养诊疗临床实践技能。学会搭建的精彩纷呈的肿瘤营养学科发展平台，一定会为宁夏地区肿瘤营养事业的崛起带来崭新的面貌。

（作者：宁夏抗癌协会肿瘤营养支持与治疗专业委员会副主任委员　韩苏婷）

（稿源：肿瘤营养与支持治疗专业委员会，中国抗癌协会网站）

# 中国抗癌协会肿瘤心理学专业委员会<br>2016 年学术年会召开

　　岳麓山下，橘子洲头，看漫江碧透，观百舸争流。6 月 18 日，中国抗癌协会肿瘤心理学专业委员会（CPOS）2016 年学术年会暨第八届北京大学肿瘤医院肿瘤心理与姑息治疗学习班在长沙开幕。本次会议主题为"践行肿瘤心理关怀　捍卫医学人文之道"，来自中国大陆、香港、台湾以及加拿大、美国、以色列等多个国家和地区的肿瘤心理学、心灵关

怀和姑息治疗领域的专家学者 600 余人参加了年会。开幕式由湖南省肿瘤医院党委副书记、湖南省医院协会临床心灵关怀管理专业委员会主任委员刘晓红主持，中国癌症基金会赵平理事长、中国抗癌协会王瑛秘书长、湖南省肿瘤医院刘湘国院长、湖南医院协会刘君武会长为大会致辞。大会执行主席、北京大学肿瘤医院康复科主任、中国抗癌协会肿瘤心理学专业委员会主任委员唐丽

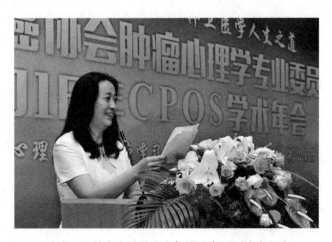

肿瘤心理学专业委员会主任委员唐丽丽致欢迎辞

丽致欢迎辞。

开幕式上，国家外国专家局经济技术专家司司长袁旭东为获得 2015~2020 年度国家引进外国智力示范单位"心理社会肿瘤学临床规范化服务及规范化医患沟通培训国家级示范单位"的北京大学肿瘤医院授牌。

开幕式最后，CPOS 主任委员唐丽丽宣布中国首部肿瘤心理治疗指南——《中国肿瘤心理治疗指南》正式出版发行。CPOS 十年辛勤努力制定的指南，为抗肿瘤治疗提供高效、高质量的全人照护的依据，是规范肿瘤心理治疗工作的法宝。该指南的发布，也标志着心理社会肿瘤学在我国的发展揭开了新的篇章，也是给予所有支持、帮助和热爱这个学科的同仁最好的回馈。人民卫生出版社刘友良出席发布会，并为会议承办方赠书。

本次会议专家云集，内容丰富，共开设了肿瘤心理、生死教育、医学人文、姑息治疗和优秀论文专场，来自国内外的 20 余位专家学者分别结合各自的研究领域作了精彩的学术报告。肿瘤心理专场围绕"将心理社会肿瘤学整合入肿瘤临床综合治疗"的主题，多位业内专家开展演讲。生死教育专场围绕"死亡如此多情"的主题，上演一场各抒己见的演讲"大赛"，专家演讲激情饱满。医学人文专场以"医学中的艺术"为主题，从不同角度阐释了人文关怀，宣扬人道主义。姑息治疗专场围绕"从阿片用量看中国姑息治疗发展进程"的主题，多位专家博古论今，旁征博引，共同探讨姑息治疗难点疑点。大会设置论文专场，应邀的几位专家教授从诸方面指导从事肿瘤心理学研究工作的科研工作者如何总结科研成果、及时发表论文和获得奖励。最后大会为优秀论文获奖者颁奖。

学习班还设有 4 个工作坊：癌症患者家庭治疗工作坊、临床心灵关怀工作坊、鼓圈音乐工作坊、心理痛苦筛查工作坊。每个工作坊都非常受欢迎，学员们积极主动地进行交流互动，场面非常热烈。闭幕式当天恰逢父亲节，毕业于美国杜肯音乐学院的抒情花腔女高音马晓美演唱了意大利歌剧普契尼的《强·史基基》中一首咏叹调《我亲爱的爸爸》。并邀请全体嘉宾共唱明天会更好。

2017 年 CPOS 学术年会将在天津举办，将由天津抗癌协会肿瘤心理学专业委员会和中国抗癌协会肿瘤护理专业委员会共同承办。2017 年，让我们相会天津！

（中国抗癌协会肿瘤心理学专业委员会，来源：中国抗癌协会网站）

# 宁养办组团参加 2016 年中国抗癌协会 肿瘤心理学专业委员会学术年会

作为医务人员，该如何教导患者及家人，克服心理障碍，正确面对癌症侵袭？6 月 18 日，一场围绕癌症的医学人文交流学术盛会——由湖南省肿瘤医院承办的 2016 年中国抗癌协会肿瘤心理学专业委员会学术年会首次在长沙举办，来自美国、加拿大、以色列，以及国内（包括中国香港、台湾）的知名专家云集，李嘉诚基金会全国宁养医疗服务计划也组织了 21 位宁养同仁参与此次学术盛宴，学习交流在服务癌症晚期患者及家属时遇到的肿瘤心理、死亡教育等问题。

### 治疗"工作坊"，展示沟通对癌症的力量

"肿瘤患者病程进展各个时期的心理问题特点不同，应对方法也不相同，需要医护人员的心理教育和指导、家庭配合及社会力量支持等全程参与，因此心理干预是一项通过教育性和心理治疗性的途径影响患者应对疾病行为的系统工程。"湖南省肿瘤医院院长刘湘国的观点，已经成为与会专家的共识。

家庭治疗工作坊活动是本届学会年会的重要环节。在大会召开的前一天，围绕"践行肿瘤心理关怀、捍卫医学人文之道"的大会主题，众多专家针对肿瘤临床各个环节中的常见问题，以实际案例和情景模拟的形式，通过工作坊传授了诸多富有成效的研究成果，令与会学员收获颇丰。

主讲人国际心理学会肿瘤协会主席 Lea Baider 教授通过图片故事、互动分享、家庭生活习惯、家庭成员相处困惑、家庭中的积极因素等方面，讲解了如何接受、接纳"癌症"这一陌生"家庭成员"，通过家庭的力量帮助肿瘤患者坚定抗癌信心，积极对抗癌魔。

在另外一场以肿瘤心灵关怀为主题的工作坊活动中，姚境鸿博士和林锦涛院长通过案例故事，诠释了心灵关怀在肿瘤临床治疗中发挥的重要作用。在宁养居家探访情景中，两位专家传授了如何在与肿瘤患者第一次见面时建立信任，以应用临床关怀帮助肿瘤患者重建心理支撑，让他们充满生命的希望。

除此之外，在大会注册成立的还有鼓圈音乐工作坊、心理痛苦筛查工作坊等，均应用最新的学术研究成果，为肿瘤患者克服心理顽疾、重拾生活信心提供了最新解决方案，均引起热烈讨论。为更好地规范肿瘤心理治疗，中国抗癌协会现场发布了《中国肿瘤心理治疗指南》，这标志着肿瘤心理学在我国翻开了新的篇章。

### 让医学成为艺术，用人文情怀驱散肿瘤心魔

"我从医40年有余，亲眼目睹了病人在死亡线上苦苦挣扎，作为肿瘤科医生，我们能治愈的真的很少，连一半都不到，很多人只能予以姑息治疗。但对于那些已经失去救治希望的病人，我们究竟能做些什么？如果我们没有能力治愈病人，是否应该努力从人性的角度给病人以照顾和安慰？"——中国癌症基金会理事长赵平教授认为，提高肿瘤患者的生存质量，是肿瘤学专业不可或缺的评价指标，"这次大会有来自世界各地的专家、学者，我们为一个共同的目标相聚长沙，就是要竭尽全力帮助肿瘤病人活得更好些，依靠科学和爱心，驱散病人心中的阴霾，缓解肉体的痛苦。"

不仅是赵平教授，中国医学科学院肿瘤医院党委副书记付凤环、北京大学医学部王岳教授等都同样有此深刻体会，他们分别以"肿瘤心理需要人文关怀""肿瘤学中的音乐治疗""肿瘤患者人文关怀的实践与思考""正解新时期医院关系：消极保护或积极改变"为题，总结了医学人文在肿瘤治疗中所发挥的独特作用，给与会者带来了一场丰盛的医学人文大餐。此外，多位国内外知名专家将针对肿瘤心理、生死教育、人文医学、姑息治疗的前沿进展专场授课、分享经验。

（发布单位：湖南省肿瘤医院宁养院，发布时间：2016-07-28）

（来源：李嘉诚基金会"人间有情"全国宁养医疗服务计划网站）

# 北京大学肿瘤医院心音坊 1 周岁：
# 音乐温暖心灵 大爱不断传递

2016 年 12 月 29 日上午 10 时，北京大学肿瘤医院外科楼大厅又传来了熟悉的钢琴声，原本嘈杂的大厅安静了下来，原本焦急、紧张的患者和家属们，仿佛在那一刻忘记了忧郁的心事，沉浸在悠扬的音乐里。而今天略有不同，今天是"心音坊"1 周岁的生日。医院院长季加孚，党委书记朱军，副院长苏向前、潘凯枫、邢沫，工会主席许秀菊，院长助理宋玉琴等领导出席了 1 周年庆祝仪式。正在医院学术报告厅参加北京大学恶性肿瘤发病机制及转化研究学术论坛的陈润生、程京院士也闻讯赶来向"心音坊"献上祝福。

程京院士欣喜地表示，很高兴参加北京大学肿瘤医院 40 周年庆典的学术活动，虽然现代医学的发展取得了很大的进展，但是有些问题仅靠今天的医学还不能完全解决，有些可以依靠我们古老的医学，比如《黄帝内经》中就记载了音乐疗法，人文、音乐、艺术可以起到今天的药物难以起到的作用，肿瘤医院率先开办的"心音坊"正契合了这一说法，衷心祝愿"心音坊"越办越好。

季加孚院长也对"心音坊"1 周岁生日表示祝福。他说，我们常常强调肿瘤患者的人文关怀，作为医务工作者能够帮助到患者和家属，传递出我们的正能量，这是音乐的力量，爱的力量，是医院医学人文的体现。

朱军书记在致辞中表示，医院需要医患间的关爱，"心音坊"传递出了这种温暖，尽管外面是冬天，但是肿瘤医院里充满了春天的讯息。在这里我们医患同心，共同担当，克服困难，希望患者和家属能感受到我院医务人员和志愿者共同努力营造出的这种氛围，北肿人将会继续一心一意，不忘初心。

"心音坊"创始人康复科唐丽丽主任向现场来宾介绍了《心音坊一周年纪念册》，纪念册里有满满的故事、满满的爱，肿瘤医院正努力把医院创造成一个充满人文气息的医院，一个令人感到温暖的医院。

点亮蜡烛、许下心愿，祝愿"心音坊"越办越好，继续在与癌症抗争的荆棘之路上温暖患者的心灵，让大爱在医学中绽放！

（北京大学肿瘤医院 刘晨，来源：北京大学医学部新闻网）

# 中国癌症基金会赴西部地区老年肿瘤
# 患者救助项目现场调研结束

2016 年 4 月 25 日~27 日，中国癌症基金会对西部地区老年肿瘤患者救助项目进行了现场考察，参加调研的基金会工作人员及相关专家有：中国癌症基金会理事长赵平、副秘书长周纯武、项目部部长张伟、财务部副部长徐丽波、项目部副部长李纪宾、重庆市肿瘤医院肿瘤防治研究办公室邱惠副主任等8人。南充市政府副市长单木真、副秘书长李斌、南充市卫计委副主任罗彩玉等积极配合此次考察工作。

4月25日下午，调研组在南充市市中区举行了"西部地区老年肿瘤患者救助项目"专题座谈会。单木真副市长致欢迎词，罗彩玉副主任汇报了项目的落实及进展情况，南充市高坪区、嘉陵区、顺庆区的卫计委负责同志对项目的组织和实施中存在的问题进行了汇报和沟通。随后，调研组对南充市安宁疗护培训班会场、南充市贫困患者救助仪式现场及义诊广场进行了实

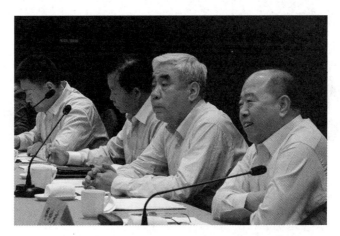

基金会领导认真听取项目筹备情况

地考察。4月26日、27日，调研组分别对阆中市、仪陇县的项目工作进行了督导，阆中市及仪陇县相关人员参与了调研。

最后，调研组与参与项目的当地领导及工作人员就本次调研中发现的问题进行了讨论，提出了妥善解决的办法，并对下一步的工作进行了细致的部署。

（来源：中国癌症基金会网站）

# 中国癌症基金会四川南充老年贫困<br>肿瘤患者救助项目顺利结束

2016年6月25日~26日，由中央财政支持社会组织参与社会服务项目"四川南充老年贫困肿瘤患者救助项目"救助仪式在四川省南充市三区、阆中市和仪陇县举行。活动共救助患者590名，救助总金额达88.5万元。参加仪式的领导有原卫生部副部长彭玉，中国癌症基金会理事长赵平，南充市市委常委、宣传部长何晓迎，南充市人民政府副市长单木真，全国政协教科文卫体委员会办公室副主任张武军等。捐助仪式结束后，赵平、周清华和周琦等23位专家为210余名患者进行现场义诊查房。

中国癌症基金会理事长赵平指出，老年贫困肿瘤患者身体和精神遭受极大摧残，因病致贫，我们提供援助只能是雪中送炭。希望癌症患者能在困境中奋发图强，重获新生。

在各方面的支持和配合下，四川南充贫困肿瘤患者救助活动顺利结束。

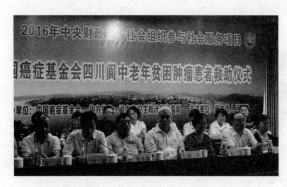

阆中救助仪式

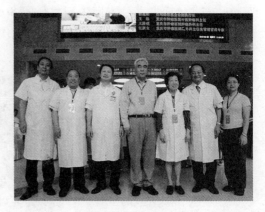

南充市区义诊活动

（来源：中国癌症基金会网站）

相关链接 1

# 中国癌症基金会情系南充老年贫困肿瘤患者

南充新闻网记者　郭　丹

2016 年 6 月 25 日上午，中国癌症基金会南充老年贫困肿瘤患者救助仪式在市中心医院学术厅举行。

全国政协委员、中国癌症基金会理事长赵平，原卫生部副部长、原中国癌症基金会理事长彭玉，原国家旅游局副局长、中国癌症基金会志愿者代表杜一力，中国癌症基金会副秘书长周纯武，全国政协教科文卫体委员会办公室副主任张武军，市委常委、宣传部部长何迎晓，市政府副市长单木真参加救助仪式。

赵平在讲话中说，在此次针对南充的救助活动中，中国癌症基金会秉承精准扶贫的理念，将做一些实际的工作，提高南充地区肿瘤防治能力和水平，救助更多陷入困境的肿瘤患者，帮助患者减轻医疗负担，渡过眼前的难关。赵平表示，此次，中国癌症基金会一共募集了 100 余万元的资金，用于对南充老年贫困肿瘤患者的救助、对安宁疗护的培训，以及对南充地区癌症防治的学术支持。为了做好本次科技扶贫工作，中国癌症基金会付出了极大的努力，全国政协教科文卫体委员会积极支持本次活动，多家知名医院组织了一大批专家前来助阵，台湾癌症基金会也派出专家参与此次义诊和讲学活动。

救助仪式上，各位领导和专家向来自我市市辖三区的 150 名老年贫困肿瘤患者，每人发放了 1500 元救助金。

（来源：南充新闻网，2016-06-27）

相关链接 2

## 中国癌症基金会救助 600 位老年贫困患者

《人民政协报》记者 黄 静

2016 年 6 月 26 日，中国癌症基金会赴四川阆中市，向 150 位老年贫困癌症肿瘤患者每人发放 1500 元救助金。之前，分别在南充市城区及仪陇县开展捐助活动，此行，中国癌症基金会共为 600 位老年贫困癌症肿瘤患者发放救助金 90 万元。

6 月 24 日~26 日，中国癌症基金会还组织来自北京、重庆、江苏、台湾等地的肿瘤专家在上述三地开展专家义诊、查房及学术讲座。

据介绍，南充是四川第二人口大市，同时也是贫困大市，在 9 个县（市、区）中 4 个是国家重点扶贫县，2015 年底统计共有 33 万贫困人口。全国政协委员、中国癌症基金会理事长赵平表示，因病致贫、因病返贫是贫困地区比较突出的问题，基金会就是秉承精准扶贫的理念，做一些实际工作，救助陷入困境的肿瘤患者，提高南充地区癌症防治的学术水平和能力。

此次公益活动得到全国政协教科文卫体委员会和台湾癌症基金会的支持。

（来源：《人民政协报》2016 年 6 月第 7460 期）

相关链接 3

## 李仲彬会见中国癌症基金会理事长赵平一行

推进南充医疗卫生服务体系加快建设

让老百姓都能看得起病看得好病

《南充日报》记者 张春华

2016 年 6 月 24 日下午，市委书记李仲彬在天来大酒店会见了前来我市开展老年贫困肿瘤患者救助活动的中国癌症基金会理事长赵平一行，双方就推进南充医疗卫生服务体系加快建设和公立医院改革等进行了友好深入交流。

李仲彬首先介绍了南充市情，并代表市委、市政府对中国癌症基金会和前来参加救助活动的专家表示衷心感谢。他说，南充是革命老区，是川陕苏区的重要组成部分，从这里走出了朱德元帅、张澜先生、罗瑞卿大将和张思德同志；南充是川东北重镇，新中国成立初期，胡耀邦同志曾经在南充工作两年多时间，为南充城市发展打下了坚实基础；南充历史悠久、文化底蕴深厚，是三国文化的发源地，陈寿在这里写下了流传千古的《三国志》，南充还有着悠久的春节文化、风水文化、丝绸文化，吸引着八方游客。

李仲彬说，南充是人口大市，地处秦巴山区，农村地区面积广大，还存在着城乡差距、发展不平衡现象。特别是在贫困地区、边远地区，老百姓的生产生活条件较差。去年以来，我们全力以赴打好项目攻坚和脱贫攻坚"两场攻坚战"。在绝对贫困人口中，因病致贫人数占了较大比例，脱贫后又因病返贫的情况大量存在。因此，要脱贫、要奔小康，就必须解决好群众就医难问题。赵平理事长及相关医疗专家此次来到南充，通过面对面授课方式，对南充的医生进行培训，帮助南充医疗队伍提高医技，让我们受益匪浅。我们十分珍惜这次机会，并将以此为契机，加快推进医疗队伍的医德医风教育。有了好的医技，也要有好的医德医风，才能让社会放心，才能让百姓满意。

　　李仲彬说，南充正在深入开展公立医院改革，我们通过创新体制机制，把市、县、乡的医疗卫生资源有机整合起来，让偏远地区的百姓在乡镇、村医疗机构，也能享受到优质的医疗服务。目前，我们正在一步一步地走，一步一步探索，要努力走出一条有复制性、有生命力、可推广的医改新路子。此次，来自北京、上海、重庆等省市的60多位全国知名医疗专家来到南充开展义诊、讲学，相关部门要合理安排、精心组织，并派出南充本地医生跟师学艺，通过学习来提高自己的技艺。要通过全社会共同努力，切实解决好老百姓特别是困难群众看病难、看病贵问题，让老百姓都能看得起病、看得好病。

　　赵平说，实施精准扶贫，就要努力提高基层医院和医务人员的医疗水平、服务能力。老百姓之所以涌入大城市，重要原因之一就是因为基层医疗服务水平低、能力差。在实施分级诊疗中，如果有哪个台阶是虚的、不能支撑，那么分级诊疗就会成为一句空话。医疗改革就是要重心下沉，就是要加强基层建设。希望通过我们的医疗专家队伍对口支援，帮助南充快速提高医疗服务整体水平。

　　赵平表示，在本次活动结束后，还将组织专家对南充县级肿瘤科医务人员进行专门培训。希望这次前来南充，是一个新的开始，今后双方要多加强交流沟通。中国癌症基金会将积极帮助南充医疗卫生事业发展，尤其要让南充在肿瘤预防控制方面水平得到显著提升，帮助南充人民脱贫致富。

　　原卫生部副部长彭玉，原国家旅游局副局长杜一力，全国政协委员、解放军总医院副院长范利，全国政协教科文卫体委员会办公室副主任张武军，中国癌症基金会理事、天津医科大学副校长、四川大学华西医院肺癌中心主任周清华，全国人大代表、中国癌症基金会理事、重庆市肿瘤防办主任周琦，台湾癌症基金会副董事长彭汪嘉康等会见时在座。市委常委、市委宣传部部长何迎晓，市政府副市长单木真参加会见。

（来源：四川新闻网南充频道综合）

# 中国癌症基金会西部地区<br>安宁疗护培训班圆满结束

　　安宁疗护（Hospice Care），在我国大陆最初称为"临终关怀"，后改为"安宁疗护"，台湾被称为"安宁照护"，香港译作"善终服务"。虽叫法不同，但内涵相同，意为"帮助那些濒临死亡的人及照顾者，提供全面的照护，使临终患者的生命受到尊重，生命质量得到提高，能够较为平静地认识和接受死亡，同时也使患者照顾者的身心健康得到维护"，简言之，就是"死得尊严"－"优逝"。安宁疗护在中国起步较晚，具有很大的发展空间，当然也面临着困难和障碍。

　　2016年6月24日~25日，由中央财政支持社会组织参与社会服务项目中国癌症基金会西部地区安宁疗护培训班在四川南充举行。参加培训班的领导有中国癌症基金会理事长赵平、南充市人民政府副市长单木真、全国政协教科文卫体委员会办公室副主任张武军、中国人民解放军总医院副院长范利、国家卫生计生委医政医管局医疗与护理处副处长孟莉等。出席培训班的还有北京生前预嘱推广协会副会长、总干事罗峪平，台湾癌症基金会嘉宾，以及部分省市肿瘤医院的专家等。来自南充市的近 200 名医管医护人员参加了此次培训班。

培训班邀请了 10 位知名教授介绍安宁疗护的进展、临终关怀的一些实施办法、我国安宁疗护的一些尝试。同时，由于我国区域辽阔、地区经济发展不平衡，为了满足不同收入水平、不同层次的临终者及家属的需求，客观要求安宁疗护模式应该多样化，本次培训班也介绍了各类型机构如何介入安宁疗护的工作。台湾在安宁疗护的模式及立法方面较为成熟，大陆与台湾在社会文化、风俗方面有相似之处，目前均面临着人口老龄化、疾病谱变化及家庭功能结构弱化等一系列的问题，所以培训班邀请 2 位台湾癌症基金会专家为学员介绍台湾的安宁疗护发展的历史和目前现状。

在大陆地区，医务人员对安宁疗护的正确认知比较贫乏。本次培训对象是西部地区从事老年和晚期肿瘤患者治疗与康复的医护人员及管理者，他们是提供专业的安宁疗护的关键人员，也是未来国家安宁疗护展开的主力军。中国癌症基金会希望医管工作人员在培训班中认真学习，转变观念，从先前的注重生理治疗转变为侧重心理抚慰。

培训班开得紧凑有效，参会学员认真听取专家的相关报告，并积极提问。培训班顺利结束，取得圆满成功。

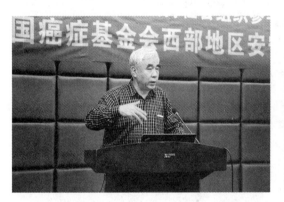

赵平教授介绍我国安宁疗护的推行及意义

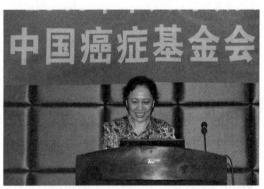

徐波教授介绍临终患者的护理

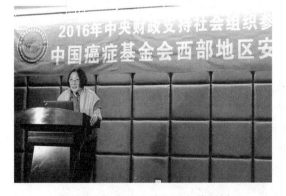

罗峪平会长介绍生前预嘱和尊严死

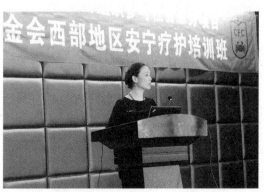

李小梅教授介绍中国癌痛治疗现状与展望

（来源：中国癌症基金会网站，2016-07-29）

相关报道

# 安宁疗护：值得我们共同推进

《人民政协报》记者 黄 静

安宁疗护关乎患者的生命质量，关乎医学的价值取向和社会的文明进步，是一个重要的民生问题。在2016年4月21日召开的全国政协"推进安宁疗护工作"双周协商座谈会上，委员们建议从已经开展和有条件开展的城市做起，在实践中逐步推进安宁疗护工作。为了更好地贯彻座谈会精神，日前，中国癌症基金会在全国政协教科文卫体委员会的支持下，赴四川南充举办西部地区肿瘤安宁疗护培训班。12位专家学者为200多位来自南充各县（市）医疗机构、社区卫生服务机构的学员带来最新的安宁疗护理念。

"都是顶级的专家授课，确实学到了很多安宁疗护的最新理念。"6月25日，在中国癌症基金会举办的西部地区肿瘤安宁疗护培训班上，来自南充卫校附属医院癌症姑息镇痛治疗专科的一名医生对记者说道。这天已是培训的第二天，并且是周末，培训教室里依旧坐满了学员。

全国政协委员、中国癌症基金会理事长赵平说："这次活动是个尝试，当地政府领导、卫生主管部门和学员们的积极主动，让我们更加肯定了培训的意义。"

就在培训班结束不久，南充阆中市的一家医院就提出希望开展安宁疗护工作，向中国癌症基金会提交书面申请争取技术支持。

## 安宁疗护是人文关怀也是国之良策

安宁疗护通常由医生、护士、心理师、义工等多方人员组成团队，针对失去医学上救治意义、存活期限不超过3~6个月的临终患者提供特殊的缓和医疗服务，不再做增加痛苦的检查和治疗，使患者平静有尊严地离世。"之前，在中国大陆称之为'姑息治疗'，台湾地区称之为'安宁缓和医疗'，目前大多采用'安宁疗护'，更全面、更温情，也更易被接受。"全国政协委员、解放军总医院原副院长范利介绍说。

2014年的统计数据显示，我国年死亡人数将近1000万人，每年约有500万人经历生命的临终状态。"但社会对于临终关怀的认可度很低，以至于我们非常谨慎地选择了'安宁疗护'来回避临终的字眼。很多人把安宁疗护等同于放弃应有的治疗，甚至部分居民抵制相关医疗机构建在小区附近。"赵平说。

我们还是经常能听到家属要求"不惜一切代价"救治临终患者，赵平认为："事实上，目前有限的医疗水平很难真正延长临终患者的生命，也未能把减轻患者的痛苦放在优先的位置。而且，在临终前的几个月用于医疗的费用常常超过之前的全部医疗费用，甚至花光一生的积蓄。我们应该清醒地认识到，对于13亿人口的全国医疗保障体系而言，政府的财力是有限的，社会的财力是有限的，家庭的财力也是有限的。"

上海自2012年推进安宁疗护试点工作，服务了7000名临终患者，初步估算减少不必要的医疗开支7000万元。按此推算，中国每年500万临终患者，如果推行安宁疗护，就可以减少500亿元医疗费用。而这笔钱至少可以支付1亿农民一年的新农合费用。

"所以，我想说，给那些在死亡线上痛苦煎熬的患者以安宁疗护，既是一种人文的关怀，又是国之良策。"赵平感慨。

## 努力让生命"走"得温暖

安宁疗护始于英国，直到现在也是英国做得最好。在中国，台湾地区做得比较突出。为此，中国癌症基金会也特别邀请了台湾癌症基金会的部分专家参与培训班的授课。

安宁疗护的全貌是怎样的呢？台湾癌症基金会副董事长彭汪嘉康介绍，一是将生命临终阶段视作人生自然过程，不必延长死亡过程。二是提供疼痛和其他痛苦症状的缓解措施。三是将患者心理层面的问题纳入整体的治疗照护措施中。四是提供支持，帮助患者自由自在地生活，直到生命终止。五是帮助家属在面对患者临终过程中及丧亲后哀伤期的心理调适。

台北市立万芳医院护理部督导长王锦云在记者采访时说，她感觉，在整个安宁疗护过程中，不是特别强调要建立治疗标准，更多的是依照患者的需要。比如有的对缓解疼痛很需要，有的对于达成一些心愿更急迫。她在交流经验时，特别提到为临终者善终圆梦。她们的安宁疗护团队服务过的最小患者是 1 名 4 个月大的婴儿，因为患有不治之症无法救治，父母难以释怀。经过劝慰沟通，父母希望能为孩子受洗。团队成员竭力帮助父母达成所愿，孩子在妈妈的怀抱里完成受洗仪式。当天晚上，孩子离世。过后，父母特别感谢护理团队及早帮他们完成了心愿。

北京市德胜社区卫生服务中心临终关怀科主任路绮从事社区临终关怀工作近 7 年，接触了 414 名临终患者。她说："在这些患者和家人彷徨无助时，我们为他们入户评估，制订干预计划，包括疼痛控制、心理疏导、舒适护理、死亡教育、哀伤抚慰，让临终患者能面带笑容度过余下的时光，家属能坦然面对。就是为了让生命'走'得温暖。"

## 安宁疗护需要政策极大支持

2015 年度全球 80 个国家死亡质量指数排名中，英国、澳大利亚、新西兰位列前三名，日本位列第 14 位。范利介绍，这些国家之所以排名靠前，政府参与是至关重要的因素。其中，日本还将姑息治疗中心纳入到国家预算中。

在这个排名中，台湾地区位居第 6 位。彭汪嘉康在介绍经验时提到，2000 年是台湾安宁疗护发展的重要里程碑——颁布实施《安宁缓和医疗条例》，保障了台湾地区重症病患临终自然有尊严死亡的权利。同年，还将安宁住院和安宁居家正式纳入健保给付，初期以癌症病患为给付对象，2009 年扩大至非癌的八大类晚期患者。彭汪嘉康认为，安宁缓和医疗条例的制定与相关政策的推动，大大提升了临终患者的生命质量。

在采访路绮时，她说，临终关怀服务团队要做的就是走进临终患者的内心世界，化解他们内心的"纠结"，寻找到他们内心的平静点，使他们无痛苦、少折磨、不煎熬，死亡过程宁静、有尊严。

而这些付出往往也是免费的，因为为临终患者控制疼痛的药物有收费标准，住院的床位费有收费标准，而服务团队对患者及家属的心理疏导等没有收费标准。路绮认为，这都急需国家层面制订相关政策，引导安宁疗护顺利开展。

全程参加培训活动的全国政协教科文卫体委员会办公室副主任张武军表示，这些活动必将对我国安宁疗护工作的开展发挥示范和推动作用，全国政协教科文卫体委员会也将继续关注。

（原载：《人民政协报》健康周刊 2016-07-06 期 05 版）

# 中国癌症基金会理事长赵平做
# 《中国卫生健康产业前景分析》报告

2016 年 5 月 18 日，由新华网主办的第二届健康中国盛典暨《健康解码》开放合作大会在北京钓鱼台国宾馆举行。图为中国癌症基金会理事长赵平做《中国卫生健康产业前景分析》报告。（新华网 李何铭 摄）

（来源：新华网，2016 年 5 月 18 日）

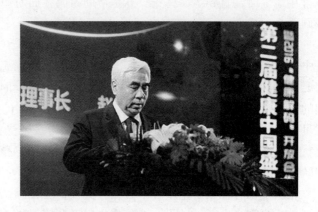

# 2016 年世界癌症日启动活动在南昌举行

　　1 月 21 日上午，"2016 年世界癌症日"启动活动在江西南昌八一广场隆重举行。活动由中国抗癌协会主办，江西省抗癌协会、江西省肿瘤医院、江西省肿瘤研究所、江西省癌症中心承办，江西省广播电视台经济生活频道协办。

　　每年的 2 月 4 日是世界癌症日。国际抗癌联盟推出的 2016 年世界癌症日主题为"我们能，我能战胜癌症（WE CAN, I CAN）"，旨在通过全球范围的宣传活动，帮助公众消除对癌症的错误认知，引导公众养成健康的生活方式，提高癌症早诊水平，降低癌症发病率；呼吁全社会建立癌症心理社会支持网络，对癌症患者加强康复指导、心理关怀，帮助患者重找社会角色，提高患者生活质量。

　　中国抗癌协会理事长郝希山院士、副理事长樊代明院士、唐步坚教授、张岂凡教授，秘书长王瑛教授，江西省卫生计生委曾传美副主任，江西省科协孙卫民副主席，江西省抗癌协会理事长、江西省肿瘤医院钭方芳院长，江西省肿瘤医院温晓明书记等领导出席了启动仪式。此外，肿瘤医护人员、癌症患者和家属以及来自中央电视台、《光明日报》《健康报》等 40 余家媒体代表 600 余人参加了启动活动。

　　启动仪式由中国抗癌协会秘书长王瑛教授主持，郝希山院士、钭方芳理事长、曾传美副主任、WHO 驻华代表施贺德博士（视频）等分别致辞。郝希山院士在致辞中指出，癌症不仅是一个单纯的卫生问题，它对国家乃至世界的经济、社会发展都有着至关重要的影响。我国目前癌症诊治上还存在着肿瘤专科机构分布不均衡以及医疗设施、人员水平发展不均等问题。因此，较世界其他国家而言，我国的癌症防治工作面临着更加严峻的挑战，我国的癌症防治组织和抗癌工作者需要付出更为艰巨的努力。中国抗癌协会作为国际抗癌联盟（UICC）中国联络处所在地，今后将加强与医疗机构、学术团体、企事业单位等社会各界力量开展广泛合作，积极向政府部门建言献策，加强传播科学的癌症防治方法，造福公众，服务癌症患者，为癌症防治的未来奋斗。

随后，郝希山院士、樊代明院士、唐步坚教授、张岂凡教授、钭方芳教授、李隆玉教授参加了媒体见面会，就癌症防控政策、医学发展路径、肿瘤心理社会支持、防癌体检、癌症早诊早治等公众关心的癌症相关话题深入而精彩地回答媒体提问，为实现"我们能、我能战胜癌症"的目标进行理论与实践的探索。此次活动还开展了专家科普讲座，中国抗癌协会副秘书长刘端祺教授和肿瘤营养与支持治疗专业委员会主任委员石汉平教授分别进行了题为《肿瘤防治：变"枣核"为"哑铃"》和《肿瘤患者家庭营养与科普指导》的精彩讲座，得到了广大患者听众的热烈欢迎。

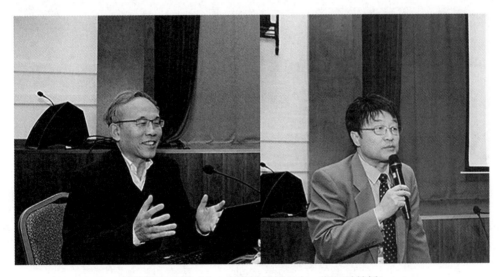

科普讲座现场（左：刘端祺教授；右：石汉平教授）

启动仪式后，大型医患歌舞表演在八一广场盛装上演。舞蹈"欢聚一堂"、"生命密码"，情景剧"爱在人间"，以及时装秀等精彩表演为现场观众呈现了一道美轮美奂的视觉盛宴，昭显着医患携手、共抗癌症的决心与力量。节目空档穿插防癌抗癌科普知识竞答，在普及抗癌常识的同时，为活动增添了互动的快乐。启动现场同时开展了大型义诊咨询和公益普查活动。

本活动得到40余家媒体的追踪报道，获得广泛的社会关注。启动仪式之后，全国范围的"世界癌症日"科普宣传活动将陆续开展。

（稿源：中国抗癌协会）

# 第22届全国肿瘤防治宣传周
# 启动仪式在北京举行

2016年4月15日，第22届全国肿瘤防治宣传周启动仪式在北京举行。活动由中国抗癌协会主办方，北京大学肿瘤医院承办，北京抗癌协会、北京市肿瘤防治研究办公室、北京癌症康复会协办。

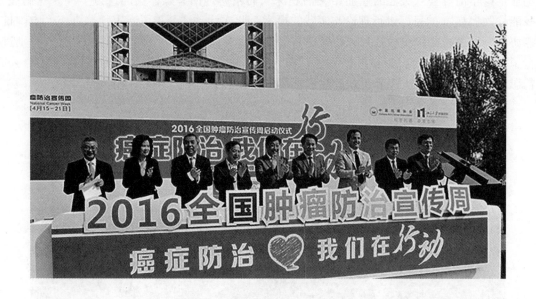

"全国肿瘤防治宣传周"活动是中国抗癌协会的品牌公益科普活动，由中国抗癌协会自1995年发起至今，已经成功举办21届。每年数百家机构、数千名专家参与，直接受益群众数百万人。今年的活动主题是"癌症防治，我们在行动"，呼吁政府、社会组织、科研机构、医疗界、企业、公众等各方面力量共同关注、支持和参与肿瘤防治事业，倡导公众培养均衡膳食、戒烟限酒、适时筛查、规范诊疗、快乐生活等健康生活方式，提升公众防癌抗癌的科学素养，推动癌症的有效防治，践行"预防为主、关口前移"的癌症防控战略。

4月15日上午，本届宣传周的启动仪式在奥林匹克森林公园玲珑塔媒体中心南广场举行。应邀出席的领导包括中国科协学会学术部刘兴平副部长，中国抗癌协会理事长郝希山院士、副理事长詹启敏院士，北京大学肿瘤医院季加孚院长、朱军书记，WHO中国代表处疾病控制组组长Fabio Scano，国家癌症中心副主任、中国医学科学院肿瘤医院石远凯副院长，北京市卫计委疾控处杜红副处长，中国抗癌协会办公室赵文华主任、组织部张静部长、科普宣传部支修益部长，以及北京大学肿瘤医院、北京抗癌协会、北京癌症康复会、北京市肿瘤防治研究办公室等单位的领导、专家。此外，肿瘤医护人员、康复会会员、社会热心人士以及几十家媒体代表共 400 余人参加了启动仪式。

作为启动仪式活动之一，现场举行了公益赠书活动。领导、专家把一套套散发着墨香的抗癌科普经典图书——《癌症知多少》系列丛书，送到北京癌症康复会的患者会员手中。这套丛书由中国抗癌协会郝希山院士、季加孚教授、支修益教授等知名肿瘤专家牵头，上百位专家参与，历时 3 年，精磨细琢而成，具有高度的权威性、科学性和实用性。

启动仪式后，在玲珑塔媒体中心召开了 2016 全国肿瘤防治宣传周媒体见面会，郝希山院士、詹启敏院士、季加孚教授、石远凯教授、朱军教授、支修益教授就我国癌症防控策略、早诊早治、生活方式、临床诊疗进展等问题回答了记者提问，对公众最关心的癌症防控问题做了精彩解答。

音乐纾解情绪，音乐拯救心灵。4 月 15 日上午，作为启动仪式的另一项重要活动——"心音坊"爱心志愿者音乐会在玲珑塔南广场上演。暖日和风，琴音悠扬，志愿者们的爱心通过指下流淌的一首首乐曲，传递给现场数百名患者、群众，让他们获得心灵的慰藉和洗礼。

作为宣传周启动活动的重要组成部分，北京癌症康复会健康环湖走活动也在 4 月 15 日上午于玉渊潭公园同期开展。由康复会 300 余名患者组成的队伍，英姿飒爽、为锦簇自然风景增添了一道亮丽的人文景观。

此外，北京大学肿瘤医院健康大讲堂、肺腑之言—肺癌防治健康大课堂等科普宣教活动，以及"视觉科普健康中国"等新媒体特色专题活动，也将与中国抗癌协会各专业委员会、省市抗癌协会及团体会员单位的科普活动一起，在肿瘤防治宣传周期间全国范围内如火如荼地开展。

（北京大学肿瘤医院 刘晨，稿源：北京大学肿瘤医院网站）

# 科学认识癌症 倡导健康生活
## ——2016 年肿瘤防治宣传周现场活动报道

由国家癌症中心、中国医学科学院肿瘤医院、中国癌症基金会共同举办的 2016 年肿瘤防治宣传周系列活动于 4 月 15 日正式启动，该活动旨在帮助公众科学认识癌症，树立癌症可防可治的正确观念。肿瘤防治宣传周期间举办了中国癌症防控高峰对话、健康大讲堂、防癌健康查体、科普宣传等系列活动。4 月 23 日上午，在中国医学科学院肿瘤医院门诊楼前举行的百名专家现场咨询活动将"2016 年肿瘤防治宣传周活动"推向高潮，患者服务中心组织了假发捐助、康复交流、专业咨询等活动。近万人次现场参与了系列活动。

**百名专家现场义诊　肿瘤防治答疑解惑**

一大早，门诊楼前就排起了长队，挤满了需要咨询看病的群众，各科主任亲自率队，由我院副主任医师以上组成的百名专家团队，为患者和家属进行现场咨询。专家们认真听取咨询者的病史，细致分析检查结果，为患者提供专业的诊断和治疗建议，还耐心解答患者提出的各种问题。义诊专家组成头颈肿瘤组、肺癌组、食管癌组、纵隔肿瘤组、肝胆肿瘤组、胰腺癌组、胃癌组、结直肠癌组、乳腺癌组、泌尿与男性生殖系统肿瘤组、妇科肿瘤组、脑肿瘤组、骨与软组织肿瘤及黑色素瘤组、淋巴瘤组、肿瘤姑息治疗组、止痛组、中医组、心理组、营养组等 19 个专业组。现场共有 3343 人次进行了专业咨询。

**健康大讲堂　科普饕餮宴**

揭开淋巴瘤病理之谜、肿瘤患者的姑息治疗、肝癌的预防与治疗、抗癌攻坚有中医、肿瘤患者如何饮食……一场场精彩纷呈的健康大讲堂，为肿瘤患者、家属以及癌症关注者准备了一份科普的饕餮盛宴。

肿瘤防治宣传周期间，院办联合病理科、综合科、泌尿外科、结直肠外科、腹部外科、中医科、胸外科、内科等 8 个科室，在院内外开展健康大讲堂 10 场，参与人数 1000 余人次。部分场次与媒体合作进行录制，在网上进行现场直播、并通过官方微信播放录像，预计受益人群可达 5 万人次以上。

**防癌健康体检　媒体全程体验**

防癌体检与健康体检的侧重点不同。防癌体检由肿瘤专科医生完成，检查项目是针对肿瘤发病的特点，其目的不仅是为了早期发现癌症，做到早诊早治，也是针对癌症的危险因素和癌前病变进行检测，预防癌症的发生。社会公众对防癌体检的关注度日益上升，本次活动实际有约 600 人参加防癌健康体检。

在普及科学防癌知识的道路上，媒体起到不可或缺的作用。可以说正是由于各种媒体的大力宣传和报道，为公众架起一座通往科学防治癌症的桥梁。此次活动中，医院特邀请近百家媒体代表体验防癌体检的全过程，希望通过他们的感受告诉大家防癌筛查及早诊早治的重要意义。

**多种媒体互动　宣传防癌科普**

宣传周期间，我院借助电视、广播、网络、新媒体、报纸等多种媒体举办了不同形式的科普宣传活动。我院与中央电视台新闻频道、《健康之路》《中华医药》《科技之光》，北京电视台新闻频道、《养生堂》《生命缘》《我是大医生》《生活面对面》《健康北京》《生活 2016》，国家卫生计生委百姓健康频道《名医堂》、央广健康《京城名医》、辽宁电视台《健康一身轻》、中央人民广播电台、北京人民广播电台等共合作录制防癌科普节目 48 期。新华社、《健康报》《北京晚报》《人民日报》、新华网、搜狐健康、健康界等 60 余家媒体参与系列报道。

**志愿服务为患者　发丝行动传真情**

患者服务中心现场举行了"发丝牵动你我　真情传递美丽"主题活动。院长、党委书记赫捷，副院长石远凯、王艾、王绿化，党委副书记付凤环等院领导向来自北京协和医院、北京大学第三医院、北京大学肿瘤医院、中国人民解放军 307 医院、中国人民解放军空军总医院、航天中心医院、中日友好医院、北京天坛医院、北京世纪坛医院、北京胸科医院、北京朝阳三环肿瘤医院的代表捐赠了 300 多顶假发，帮助他们建立假发资源中心。"用我青青发丝，助你美丽新生"，真情通过发丝传递给现场每个人，希望吸引更多公众关注健康、关注公益。此次活动得到了中国轻工协会发制品分会的大力支持。

在患者服务中心专业咨询区，来自北京抗癌乐园的 19 名癌症康复者进行了康复历程交流，这些志愿者已经连续 18 年参加活动，他们战胜病魔的勇气和积极乐观的精神，感染着每一个人。

5 名护士长、4 名心理咨询师、6 名药师、2 名营养师分别进行了专业咨询,来自中国疾病预防控制中心控烟办公室、中国控制吸烟协会、中日友好医院等单位的 5 名控烟咨询师进行了戒烟咨询。现场共有 400 余人次进行咨询,共计发放 19 种《癌友关怀指南》3000 余册。

志愿者的身影活跃在专家咨询区、健康大讲堂、媒体接待处等区域,他们中有 90 名医护工作志愿者,还有来自北京工业大学、北京协和护理学院、首都铁路卫生学校的学生们和中国摄影师协会、紫金宾馆的志愿者,共 152 人。志愿者的参与彰显了和谐社会人们互助互爱、共同为癌症防治研究事业奉献爱心的高尚品德。

18 年来,我院坚持举办"肿瘤防治宣传周"公益活动,积极倡导健康的生活方式,提倡癌症的早发现、早诊断、早治疗,不仅有助于癌症患者得到有效治疗,也为推进癌症防控事业的发展做出了积极的贡献。

（来源：中国医学科学院肿瘤医院网站）

# 2016 年第十八届北京希望马拉松新闻发布会在京举行

2016 年 8 月 3 日下午,由中国医学科学院肿瘤医院、中国癌症基金会主办;重庆市肿瘤医院、湖南省肿瘤医院、河北医科大学第四医院联合主办;加拿大驻华大使馆、国家体育总局人力资源开发中心、朝阳区卫生和计划生育委员会等单位协办的第十八届"北京希望马拉松——为癌症患者及癌症防治研究募捐义跑"活动新闻发布会在北京人卫酒店召开。

【参会领导】出席新闻发布会的领导和嘉宾包括加拿大驻华大使馆公使杜欣丽,中国癌症基金会副理事长兼秘书长姚晓曦、理事兼副秘书长周纯武,北京市朝阳区卫生计生委党委书记苏民,国家体育总局人力资源中心副主任姜兴华,国家癌症中心主任、中国医学科学院肿瘤医院院长兼党委书记、北京希望马拉松组委会主任赫捷,国家癌症中心副主任、中国医学科学院肿瘤医院副院长王明荣、石远凯,中国医学科学院肿瘤医院副院长王绿化、王艾、蔡建强,重庆市肿瘤医院副院长张维,湖南省肿瘤医院党委副书记刘晓红,河北医科大学第四医院副院长何宏涛,人卫酒店总经理王晓军。此外,关心中国癌症防治事业的大中院校、企事业单位、抗癌明星、社会团体代表,以及新闻媒体也出席了发布会。活动由国家癌症中心副主任、中国医学科学院肿瘤医院党委副书记付凤环主持。

【活动发布】赫捷主任向新闻媒体介绍了北京希望马拉松的发展经历和取得的社会效益,并对本届北京希望马拉松的活动内容进行了详细的介绍。作为国内最具规模的抗癌公益活动,北京希望马拉松秉持普及科学抗癌知识、推动癌症防治研究、资助贫困癌症患者的宗旨,先后有 29 万（人次）爱心人士热心参与,募集的善款达千万元,全部用于资助贫困癌症患者和癌症防治研究事业。2016 年第十八届北京希望马拉松将于 9 月 10 日上午在北京朝阳公园举行。此次新闻发布会标志着本届北京希望马拉松活动正式启动，欢迎社会各界加入到为癌症患者及癌症防治研究加油助威的队伍中来，为我国的癌症防治事业贡献一份心力。

【四地联动】为了让更多的人关注癌症防治事业，本届北京希望马拉松组委会与重庆市肿瘤医院、湖南省肿瘤医院、河北医科大学第四医院密切合作，希望马拉松将首次跑出北京。重庆、湖南、河北三地将陆续举办希望马拉松义跑活动，为此项公益活动注入新的活力。四地联动让国内更多的社会爱心人士能够加入希望马拉松的行列，为爱奔跑，为癌症患者祈福，为癌症防治研究事业助力。相信这股充满爱与信念的力量将不断的发展壮大，涓涓细流，汇聚成河，为中国癌症防治事业注入更多的动力。

【善款惠民】北京希望马拉松所募集的善款全部用于支持中国癌症防治研究和扶助贫困癌症患者。北京希望马拉松专项基金通过严格的项目评审，规范的监督执行，迄今共计资助 700 余项科研课题，涉及肿瘤的预防、筛查、诊断、治疗等多个领域。一些课题通过申报转化为国家自然科学基金、首都临床特色应用研究等国家级、省部级课题，一些研究成果已经实际应用于临床，为癌症患者带来福音。

今年，北京希望马拉松将继续支持肿瘤防治研究工作，重点支持的项目有"疑诊肺部恶性肿瘤受检者追踪随访项目"，该项目的成果将有助于进一步完善我国早期癌症防治工作体系。今年还将开展"城市癌症早诊早治项目"低收入癌症患者扶助工作，帮助低收入早期癌症患者及时得到有效医治，提高患者的治愈率和生存质量。

【公益大使】北京希望马拉松得到越来越多的社会各界知名人士的关注，他们用社会影响力和公众号召力，为活动赢得了更多的支持。第十八届北京希望马拉松特别邀请青年影视演员、《奔跑吧兄弟》当家小生邓超先生担任公益形象大使。邓超先生热爱运动，热心公益，与北京希望马拉松的精神十分契合。我们期待有更多的朋友在他的感召下，关注和支持中国癌症防治事业、关爱癌症患者，为爱奔跑、为癌症患者加油。

【希望延续】在新闻发布会上，主办和协办单位共同启动了本届北京希望马拉松。北京希望马拉松用爱的力量号召社会各界人士加入进来，奉献自己的一份力量，支持中国癌症防治研究事业，关心癌症患者，让我们一起用爱点燃希望，用爱铸造奇迹，用真诚守护健康。与会各界人士表达了同样的心愿：北京希望马拉松的精神永远延续，不断发扬光大，用爱与希望铺就通往战胜癌症的光明之路！

（来源：中国医学科学院肿瘤医院网站）

# 中国抗癌协会"全国科普日"
# 主题活动在京举办

2016 年 9 月 17 日～23 日，中国科协、教育部、科技部、中科院等八部委联合在中国科技馆举办全国科普日北京主场活动，主题是"创新放飞梦想，科技引领未来"。受中国科协委托，中国抗癌协会邀请国内肿瘤专家，举办"健康伴我行——消除误区 科学防癌"

主题活动，活动得到北京抗癌协会、北京癌症康复会、北京大学肿瘤医院、首都医科大学宣武医院、陆军总医院等单位的支持协办，权威专家云集，内容丰富，形式多样，为期一周的抗癌主题科普活动得到广大观众的热烈欢迎。

## 一、启动仪式

9月17日，"消除误区 科学防癌"主题活动的启动仪式在中国科技馆"健康伴我行"展区举行，中国科协科普部钱岩副部长，中国抗癌协会王瑛秘书长、办公室赵文华主任，北京抗癌协会李萍萍副理事长，北京癌症康复会秦茵副会长等领导出席启动仪式。钱岩副部长、王瑛秘书长和李萍萍教授分别致辞，揭开了全国科普日科学防癌系列活动的序幕。

## 二、专家讲座

据大数据统计，我国公众健康类信息需求中占比最高的是癌症。"谈癌色变"深入公众常态生活。9月17日下午，中国抗癌协会在全国科普日"健康伴我行"展区举办"消除误区 科学防癌"专场讲座。邀请全国知名肿瘤专家，聚焦癌症如何"预防"这个最受关注的公众话题，从科学饮食、科学运动、科学生活、科学体检等各个方面，系统介绍癌症预防常识，帮助公众消除误区，科学抗癌，共筑健康生活。

我国知名肺癌防治专家、首都医科大学宣武医院支修益教授做了"关注一个"气"出来的病"讲座，支教授给出大气污染、吸烟、厨房油烟、房屋装修污染、生气导致的心理污染等"五气"与肺癌密切相关，防控"五气"可降低肺癌发病率。

北京大学肿瘤医院刘巍教授带来了"情绪、心态与肿瘤"讲座。刘教授指出，所有的不良情绪都会影响健康，降低免疫力，直接增加癌症发生的概率。良好的情绪管理能力是每个人健康的基石，所有人都应该重视并努力掌握。

北京大学肿瘤医院李萍萍教授做了题为"肿瘤防治与膳食营养"的讲座。她指出，预防肿瘤要注意饮食卫生，建议人们应该每天至少吃5种不同的新鲜蔬菜和水果，并在吃果蔬之前要将其清洗干净；并指出选择全麦粉而不是精麦粉，限制红肉食用量，限制酒精饮料，不吃发霉的食品，少吃熏、腌、烤、油炸和过热的食品等，都是从饮食方面预防癌症的必要方法。

活动得到现场观众的热烈欢迎，同时，现场讲座活动通过科普中国客户端进行了同步视频直播，为广大网友送上了一道如何科学防癌的健康大礼。

## 三、专家访谈、网上答疑

协会在全国科普日期间，与光明网、人民网等权威媒体进行合作，邀请陆军总医院刘端祺教授、北京大学肿瘤医院刘巍教授等专家，通过访谈及直播等活泼的互动方式，为网友答疑解惑，传播权威、实用的防癌抗癌科普常识。

## 四、抗癌明星表演

活动得到北京癌症康复会的踊跃参与，抗癌明星们献上了舞蹈《梅花引》、京剧表演《打龙袍》等精彩节目，为现场观众呈现了一道美轮美奂的视觉盛宴，昭显着医患携手、

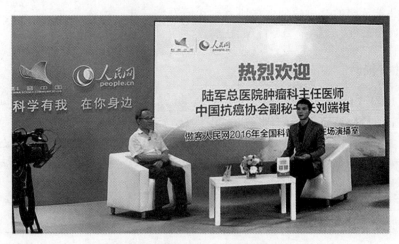

专家访谈现场（左一：刘端祺教授）

共抗癌症的决心与力量。

## 五、公益赠书

活动现场举行了科普丛书公益赠书活动。由中国抗癌协会向北京市癌症康复会赠送了由协会理事长郝希山院士牵头编写的《癌症知多少》科普系列丛书。该书由 12 个分册组成，数百位肿瘤专家集体编写而成，为癌症患者实现科学抗癌保驾护航。

## 六、科普图片展、《院士谈防癌》视频展播、有奖竞答

全国科普日期间，中国抗癌协会"科学防癌"展区内精彩纷呈。"消除误区科学防癌"主题图片展，通过图文并茂的方式，生动讲解了如何通过科学饮食、科学运动、科学生活、科学体检等方面有效预防癌症。协会还编辑制作了《院士谈防癌》科普视频节目，在展区循环展播，每天都吸引很多现场观众驻足聆听郝希山、孙燕、樊代明等肿瘤领域院士的防癌经验，收到很好的传播效应。节目空档穿插防癌抗癌科普知识的有奖竞答，在普及抗癌常识的同时，为活动增添了互动的快乐。由于限制每人只能获得一次奖励，很多现场观众重复参与竞答，但不领取奖品，只是为了多学到些防癌常识。

## 七、"癌症知多少"线上科普专题活动

科普日期间，协会邀请肿瘤常见病种的权威专家，撰稿完成肺癌、乳腺癌、肝癌、胃癌、淋巴瘤等系列主题文章，在协会官网、微信等平台上发布传播，消除误区，普及抗癌常识。

据不完全统计，全国科普日期间，我会"消除误区科学防癌"专场讲座、康复会表演及展区共接待观众 6000 余人，网上专家访谈直播受益群众 8 余万人，收到良好的传播效应。

（稿源：中国抗癌协会）

# 2016 "为了姐妹们的健康与幸福" 大型公益活动在全国 31 个城市同时举行

在欢度三·八国际劳动妇女节之际，由中国癌症基金会和全国 40 所省市级医院在全国 31 个城市同时举办了第十一届 "为了姐妹们的健康与幸福" 大型三八公益活动。

本次公益活动的启动仪式在陕西省肿瘤医院和内蒙古自治区鄂尔多斯市妇幼保健院两个主会场举行。

启动仪式后，各单位分别举行了乳腺癌和子宫颈癌防治科普知识讲座和义诊咨询活动，特别为 4000 多名城市下岗女工和（或）进城务工的妇女姐妹免费提供乳腺和子宫颈检查，使得这些低收入的姐妹享受到了 HPV DNA 检测和液基细胞学检测等最新技术的服务（每人费用近 500 元人民币）。本次活动体现了医务人员和活动承担医疗单位及支持单位对妇女姐妹健康的关心与奉献。

在这次公益活动的健康课堂和咨询义诊活动中，各承办单位发放科普宣传资料/举办科普讲座，让更多的人了解人乳头瘤病毒（HPV）是引起子宫颈癌的病因，了解乳腺癌和子宫颈癌对妇女健康的威胁，增强病因预防及癌症早诊早治的意识，从而保护自身远离癌症肆意对人类的侵蚀。同时向社会公众普及乳腺癌和子宫颈癌预防与早诊早治的知识，提高广大妇女对乳腺癌和子宫颈癌防治知识的知晓率。乳腺癌和子宫颈癌早期病变是完全可以根治的。

本次活动得到了中国癌症基金会乳腺健康专项基金、老牛专项基金、雅芳爱心专项基金，杭州德同生物技术有限公司，凯杰企业管理（上海）有限公司，豪洛捷医疗科技（北京）有限公司，浙江迪安诊断技术股份有限公司，海南碧凯药业有限公司，上海之江生物科技有限公司，上海透景生命科技有限公司，飞利浦（中国）投资有限公司，默沙东（中国）投资有限公司，深圳市理邦精密仪器股份有限公司和世界健康基金会的大力支持。

中国癌症基金会将会同各承办单位更多地做好面向公众的健康教育与宣传，提高大众的健康意识；动员社会，积极开展社会公益活动，为推动我国癌症预防与控制事业的发展奉献智慧和力量。

（来源：中国癌症基金会网站，2016-04-05）

相关报道

## 中国癌症基金会为各地低收入女性进行 "两癌" 义诊

新华社西安 3 月 8 日专电（记者杨一苗）中国癌症基金会 "为了姐妹们的健康与幸福" 暨子宫颈癌、乳腺癌防治义诊公益活动 8 日上午在西安启动。

中国癌症基金会副理事长兼秘书长姚晓曦介绍，此项大型公益活动已经连续进行了 11 年，累计为全国近 4 万名城市下岗女工、进城务工女性等低收入女性群体提供了免费的乳腺癌和宫颈癌筛查。

在此次活动主会场陕西省肿瘤医院，专家们对 500 余名女性免费进行了人乳头瘤病毒检查、宫颈液基细胞学检查及乳腺检查，同时在现场向前来咨询的女性进行癌症防治知识普及。

中国医学科学院肿瘤医院防癌科副主任张凯说，近年来我国妇女子宫颈癌和乳腺癌的发病率不断上升，甚至出现了城市发病率高于农村、患病群体不断年轻化的特点。针对这一现象，只有通过不断提高女性的自我防护意识，定时体检及时诊断，才能实现早发现早治疗。

据了解，这一公益活动还将在全国各省（自治区、直辖市）的 40 所医院陆续开展。

（来源：新华社 2016 年 3 月 8 日）

# 第十一届抗癌京剧票友演唱会
# 在北京长安大戏院举行

2016 年 4 月 17 日，由中国癌症基金会主办，中国癌症基金会建生专项基金承办的第十一届抗癌京剧票友演唱会在北京长安大戏院拉开帷幕。在这春光明媚的 4 月里，癌症康复者、肿瘤防治医务工作者、社会爱心人士及京剧名票和专业表演艺术家闪亮登场，共同表达他们对生命的尊重、对生活的热爱、对战胜疾病的信心和力量。近千名癌症康复者及京剧票友们观看了演出。社会爱心人士李曼立女士为演唱会捐赠善款 2 万元人民币，中国癌症基金会副理事长兼秘书长姚晓曦同志向李女士颁发了荣誉证书。在演唱会现场还举办了爱心义卖活动，大家纷纷慷慨解囊，为癌症防治事业奉献一份爱心。

演唱会为康复者们提供了一个展示精神风貌的平台，宣扬了癌症可防可治的科学观念，表达了社会各界对"关爱生命 科学抗癌"精神的支持和对癌症康复者的关怀。

（来源：中国癌症基金会网站）

# 国家肿瘤临床医学研究中心
# （中国·天津）成立

为落实《国家中长期科学和技术发展规划纲要（2006~2020 年）》和《医学科技发展"十二五"规划》，加强医学科技创新体系建设，打造一批临床医学和转化研究的高地，科技部会同国家卫计委和总后卫生部，拟建设一批国家临床医学研究中心。2012 年 7 月，科技部发布开展国家临床医学研究中心申报工作的通知，决定在恶性肿瘤（以肺癌、肠癌、乳腺癌、肝癌为主）、心血管病、神经系统疾病（包括脑血管病）、呼吸系统疾病、慢性肾病、代谢性疾病等 6 个重点疾病防治领域进行试点，每个领域试点建设 1~3 个国家中心。其主要任务是紧密结合本领域重点疾病防治的发展现状和趋势，研究提出本领域国家重点研究任务和实施方案；搭建专业化的临床研究公共服务平台，培育临床研究的领军人才、学科带头人和技术骨干，探索并优化临床研究的组织和管理机制；搭建协同研究网络，重点组织开展大规模、多中心、高质量的临床诊疗规范研究；开展新技术、新产品的评价研究和基础与临床紧密结合的转化医学研究等；拟订诊疗技术规范，开展基层卫生人员的技术培训，优化服务模式，建立有效的技术推广机制，指导和提升基层卫生人员诊疗服务能力。

科技部于 2013 年 6 月公布了首批 13 家国家临床医学研究中心。通过积极申报，经过答辩评审等工作，天津医科大学肿瘤医院成功入选首批国家临床医学研究中心，同时与中国医学科学院肿瘤医院成为目前我国肿瘤学领域中仅有的两个"国家肿瘤临床医学研究中心"。

天津医科大学肿瘤医院作为集医、教、研、防为一体的肿瘤防治中心，成功入选肿瘤领域的首批国家临床医学中心。中心将构建常见恶性肿瘤个体化诊疗中心，完善多学科诊疗模式，以循证医学研究筛选最佳治疗方案，显著提升患者总体生存率作为着力解决的首要问题。培育临床研究的领军人才、学科带头人和技术骨干，搭建转化医学和临床研究高端平台，包括生物样本库和信息资源平台、诊疗新技术转化研究平台、诊疗新技术临床评价平台等；积极开展肿瘤防治转化医学研究，建立适合我国的肿瘤预防体系，研发肿瘤早期诊断和预后预测的新指标、新技术和新方法，探索肿瘤治疗的新靶点、新药物，提高肿瘤诊治的综合水平；探索并优化组织管理机制，着眼于临床诊治重大问题，将基础研究成果快速转化为临床诊疗新技术，再通过诊疗新技术临床评价平台进行系统评价，实现基础与临床紧密结合，促进现有诊治规范推陈出新的创新研究机制。并通过建立肿瘤防治转化医学协同研究网络，同时依托国家卫计委肿瘤诊治临床路径编制工作平台、全国肿瘤医师和病理医师进修班，促进肿瘤防治研究成果的推广和应用，修订并推广恶性肿瘤诊疗技术规范，开展基层肿瘤防治人员的技术培训，逐步建立有效的技术推广机制，提升我国肿瘤防治领域的综合实力，建立引领创新、辐射发展、亚洲最具影响力的肿瘤转化医学研究中心！

（稿源：天津市肿瘤医院，2016-03-15）

# 中国非公立医疗机构协会肿瘤专业委员会成立
## ——助力非公医疗机构肿瘤学科发展

王艳萍

2016 年 8 月 20 日，中国非公医疗机构协会肿瘤专业委员会在安徽合肥宣告成立，全国非公医疗机构肿瘤学科建设和发展自此有了自己的管理组织。中国医学科学院肿瘤医院原院长、中国癌症基金会理事长赵平教授当选中国非公医疗机构协会肿瘤专业委员会（以下简称"专委会"）首任主任委员。

赵平介绍，经过了一年多的反复思考与筹备，专委会的成立旨在为贯彻落实党的十八届五中全会关于建设健康中国的国家战略，引领和指导中国非公立肿瘤学科建设和发展，满足人民群众多元化和多层次的医疗健康服务需求。主要任务包括：制订行业规范、开展医学继续教育和学术交流、加强医疗质量与安全管理，促进肿瘤相关药品、设备产学研等工作，推动公立医疗机构肿瘤事业的发展。

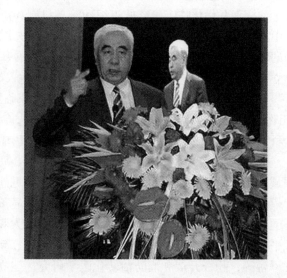

为此，专委会确立了"多元、济世、创新、求精"的宗旨。"期待社会各级各类医疗机构、医护人员、企事业单位和个人，怀着悬壶济世、治病救人的情怀，秉承创新发展的理念，不断提高医疗技术，精益求精，共同推动我国非公医疗机构肿瘤学科建设和发展，为我国肿瘤防控做出应有的贡献。"专委会秘书长、安徽济民肿瘤医院院长刘爱国教授说。

中国非公医疗机构协会副会长兼秘书长郝德明指出，当前我国有各类非公立医疗机构22万多家，从业人员达2000万人之多，但其所承担的社会医疗服务量只在我国社会医疗服务总量的15%，门诊量占22%。从这个角度上看，非公立医疗机构还是弱势群体，需要大力建设与发展。肿瘤是我国居民死亡占比最大的疾病，严重威胁人民健康，因此，成立中国非公立医疗机构协会肿瘤专业委员会意义重大。

8月20日，是中国非公立医疗机构协会成立2周年的日子。郝德明认为，在这一天专委会成为协会的第15个分支机构，"意义更为非凡"，期待专委会带领全国非公立肿瘤医疗机构积极进取，锐意创新，在不断规范和自律中，发展壮大。他同时为与会的数百名专委会会员打气加油，"未来5年，非公医疗行业必然迎来跨越式大发展。"

国家卫生计生委医疗服务指导中心主任孙阳高度赞扬了"年轻"的中国非公立医疗机构协会2年来取得的巨大成就，"相信肿瘤专业委员会会带领全国非公立肿瘤医疗机构做出'了不得'的成绩，造福全国肿瘤患者。"

原国家卫生部副部长曹泽毅指出，发展非公医疗和社会办医是不可阻挡的趋势，国家为此出台了很多好的政策和措施，期待这些政策能真正落地，为我国非公立医疗机构发展保驾护航。而广大非公立医疗机构自身也要加强自律，在提升诊疗能力的同时，规范管理，实现跨越发展。

（来源：搜狐健康 中国县域卫生 医药热点 2016-08-22）

相关报道

## 中国非公立医疗机构协会肿瘤专业委员会成立大会
## 暨首届国际学术论坛在合肥召开

中国非公立医疗机构协会联合安徽省抗癌协会与安徽济民肿瘤医院于2016年8月19日~21日，在合肥召开中国非公立医疗机构协会肿瘤专业委员会成立大会暨首届国际学术论坛。大会由中国非公立医疗机构协会主办，中国非公立医疗机构协会肿瘤专业委员会及安徽济民肿瘤医院联合承办，由人民网中国社会办医网和安徽省抗癌协会全力支持。大会由中国非公立医疗机构协会驻会副会长赵书贵主持，出席会议的嘉宾有：国家卫生部原副部长曹泽毅，国家卫生计生委医疗管理服务指导中心主任孙阳，安徽省卫生计生委副巡视员赵东，中国非公立医疗机构协会副会长兼秘书长郝德明，中国非公立医疗机构协会副会长、上海协会常务副会长兼秘书长闫东方，中国医学科学院肿瘤医院原院长、中国癌症基金会理事长赵平教授，哈佛大学 David 教授，东京大学名和健教授，台湾羲大癌治疗医院主任杨友华教授，安徽济民肿瘤医院院长刘爱国教授等。

中国非公立医疗机构协会是经国家批准，于 2014 年成立的全国性、行业性和非营利性的国家级行业协会。中国非公立医疗机构协会肿瘤专业委员会成立大会暨首届国际学术论坛以"多元 济世 创新 求精"为主题，展现非公立医疗机构积极向上、以身作则、服务社会的精神面貌。大会邀请了各级政府有关领导、海外知名专家做重要讲话和主题报告，来自全国各地的肿瘤专家、学者、临床医生、健康产业界、科研院所、互联网+医疗机构的专家学者、投资者、创业创新界及新闻媒体等 400 余人参加。

新任主任委员赵平教授在 20 日上午的学术论坛中发表主题为"中国非公立医疗机构的发展前景与展望"学术报告中提出，"责任重于泰山"，医疗事业的发展离不开科学的管理制度和健全的服务体系。他还就国内外非公立医院发展模式、发展理念进行对比分析。并强调，目前我国新型农村合作医疗已经解决了 99%农民的看病问题，对进一步实现我国医疗事业的全面发展起到奠定和促进作用。未来，中国非公立医疗机构，将会在政府及社会各界的共同支持下，克服困难，勇往直前。

此次国际学术论坛，作为安徽省 2016 年重点学会学术活动，得到了社会各界的广泛支持，特邀请哈佛大学 David 教授、东京大学名和健教授、台湾羲大癌治疗医院主任杨友华教授、安徽济民肿瘤医院院长刘爱国教授等人，就全面提高我国非公立医疗机构肿瘤专科医院管理水平及肿瘤防治领域的最新研究成果，分别做了"美国肿瘤医院管理及精准医疗""日本的早癌筛查""台湾肿瘤临床进展""非公立肿瘤医院的发展及存在的问题"主题报告。除此之外，大会还将借助国内外知名专家资源为平台，以"公立医院如何在改革中面对非公立医院的发展""非公立医院的机遇和挑战经营与发展""非公立医院的管理""医院投资战略与实施"为主题开展多场学术沙龙研讨会，共同解读国家医改政策，探索社会办医实践，引领健康产业投融资风潮，分享现代医院管理精华，共同展望健康中国的发展愿景。

**另据报道：**8 月 19 日下午，召开了肿瘤专业委员会选举大会，会议根据协会章程和分支机构管理办法有关规定，通过民主选举方式，选举产生肿瘤专业委员会组成人员。中国非公立医疗机构协会副会长闫东方宣读首届委员会领导班子名单，首届委员会共有 120 名委员参与候选，选举产生 60 名常务委员，1 名主任委员、1 名常务副主任委员兼秘书长，6 位副主任委员。国家卫生部原副部长曹泽毅、东方肝胆医院吴孟超院士、北京大学人民医院陆道培院士、浙江康莱特药业集团董事长李大鹏院士当选名誉主任委员；中国医学科学院肿瘤医院原院长、中国癌症基金会理事长赵平教授当选主任委员；安徽省抗癌协会理事长、安徽济民肿瘤医院院长刘爱国当选常务副主任委员兼秘书长；广东省中医院名誉院长吕玉波，复旦大学肿瘤医院副院长叶定伟，全军肿瘤专业委员会副主任委员叶玉坤，北京大学肿瘤医院原副院长、弘毅投资 CEO 张晓鹏，广州复大肿瘤医院总裁左建生，北京中锏普瑞投资管理有限公司王凤奇总裁当选副主任委员。

（来源：安徽济民肿瘤医院网站，发表时间：2016-8-19）

# 中国胃肠肿瘤外科联盟正式成立

在第十三届全国胃肠外科学术会议上，中国胃肠肿瘤外科联盟的成立成为会议的焦点。

2015 年 9 月，在山东烟台召开的胃肠道肿瘤规范化诊治研讨会上，来自全国 29 个省份的 44 家单位分享了各自中心胃肠道肿瘤的诊治情况，汇聚了 2 万例胃癌及大肠癌病例诊治情况数据，各单位交流分析了胃肠肿瘤病期、治疗方式、并发症及住院时间等以前不曾系统交流过的信息，引起了胃肠肿瘤外科学界的广泛关注。基于胃肠肿瘤外科同道的认可，以此次会议为契机，相关单位一年多来致力于数据的采集与平台的建设，促成了联盟的成立。

经过一年的筹备，2016 年 9 月 23 日，中国胃肠肿瘤外科联盟正式在杭州成立。在成立仪式上，北京大学肿瘤医院季加孚院长作为联盟主席进行开幕致辞，对中国胃肠肿瘤外科联盟的历史沿革及发展历程做了简要回顾。中华医学会外科学分会胃肠学组组长秦新裕教授也对中国胃肠肿瘤外科联盟的意义给予充分肯定。

在联盟成立大会上，联盟主席季加孚教授介绍了联盟参与单位 2014~2015 年胃癌及大肠癌的诊治情况数据。2014~2015 年，共有来自 30 个省份、39 座城市的 73 家单位参与中国胃肠肿瘤外科联盟，其中综合医院 56 家、肿瘤专科医院 17 家。通过大家的共同努力，两年共收集到胃癌数据 61 646 例，大肠癌数据 68 083 例。

胃癌诊治方面，胃癌病例共有 61 646 例，来自全国 70 家单位，覆盖了除西藏、香港、澳门、台湾以外的全部中国省级行政区域。病期分布方面，早期胃癌占 19%，局部进展期胃癌占 72%，晚期胃癌占 9%。围术期病死率为 0.27%，死亡原因前三位分别为出血、吻合口漏和严重感染。二次手术率为 1.31%，二次手术原因前三位分别为出血、吻合口漏和肠梗阻。

大肠癌诊治方面，大肠癌病例共有 68 083 例，由覆盖 28 个省份的 61 家单位的病例组成。所有患者中 I 期患者占 12.96%，II 期患者占 38.83%，III 期患者占 36.87%，IV 期患者占 11.34%，各省份病期分布基本类似。手术安全性方面，Clavien-Dindo IIIb 级以上并发症率为 2.53%，术后 30 天病死率为 0.52%。

随后，北京大学肿瘤医院胃肠中心李子禹教授和武爱文教授分别对胃癌及大肠癌的数据进行了进一步分析解读。联盟网络平台建设单位新屿信息科技公司介绍了联盟网络平台的建设情况。联盟数据中突出单位复旦大学附属中山医院、福建协和医院、复旦大学附属肿瘤医院及吉林大学第一医院也分别介绍了各自的经验。

在对联盟数据进行汇报后，季加孚主席对联盟的发展提出了目标和展望。中国胃肠肿瘤外科联盟的任务在于致力于建立公开、公平、科学化的学术平台，通过以数据为基础的交流构建全国化及区域化的合作项目，以达到相互沟通、求同存异、共同发展的目的。中国胃肠肿瘤外科联盟的成立意义在于标志着我国胃肠外科的合作与交流进入了新时代。

烟台会议迈出了中国胃肠肿瘤外科数据交流的第一步，今年，中国胃肠肿瘤外科联盟的成立，又使我们向前迈进了一步，建立起了相对稳定的数据交流平台，通过定期胃肠肿瘤诊治数据的交流，联盟也逐渐获得国内外同道的认可。在联盟后续的发展过程中，联盟将依托正在建设的网络数据平台，通过更加先进、高效的数据交流模式，建立多层次、标准化的数据模板，以适应多样化的数据交流需求，进一步增强联盟的影响力，增加联盟参与单位，扩大联盟覆盖范围，提高数据收集、交流质量，通过数据的规范、交流促进诊治的进一步规范化，也通过规范化诊治来提升数据的质量，形成良性循环，为中国胃肠肿瘤外科大数据时代的到来进行铺垫，最终走出中国自己的道路，在国际学术界发出中国声音。

（北京大学肿瘤医院 李子禹 薛侃 苗儒林 陕飞整理）

（来源：北京大学医学部新闻网，发布日期：2016-10-11）

# 江苏省老年学学会肿瘤康复专业委员会成立大会暨第一届学术年会召开

2016 年 9 月 3 日，江苏省老年学学会肿瘤康复专业委员会（Jiangsu Society of Geriatric Oncology Rehabilitation China，JSGOR）成立大会暨第一届学术年会在南京市金陵饭店正式召开。中国工程院院士王学浩，中国癌症基金会理事长赵平，中国老年学和老年医学学会肿瘤康复分会主任委员杨宇飞，江苏省人口和计划生育委员会原主任、省政府参事张肖敏，江苏省民政厅原厅长张秉铎，南京大学副校长邹亚军，江苏省人民医院副院长赵俊，江苏省肿瘤医院院长冯继锋，南京广播电视台副台长谢海翔，江苏省老年学学会肿瘤康复专业委员会主任洪专等国内外政府、医疗、金融、及养老医疗企业等各行业 300 余位专家人员参与交流讨论。研讨如何搭建以肿瘤为主，老年、康复为辅的三方平台，从而为江苏老年医学事业尤其是肿瘤康复事业做出应有的最大贡献，推动我省老年肿瘤康复事业持续健康发展。

会议由江苏省肿瘤医院院长冯继锋教授主持。孙燕院士、中国老年学和老年医学学会常务副会长赵宝华、江苏省原副省长王荣炳分别发来贺信。中国癌症基金会理事长赵平、中国老年学和老年医学学会肿瘤康复分会主任委员杨宇飞、江苏省民政厅原厅长张秉铎、江苏省老龄产业协会会长张建平分别致辞。江苏省老年学学会执行会长张伟新宣读了江苏省老年学学会肿瘤康复专业委员会洪专主任的任命书，并和冯继锋院长一起为洪专主任授牌，洪专教授随即发表了讲话。

进入"十三五"时期，我国老龄人口已突破 2.3 亿，为积极贯彻习近平总书记、李克强总理对老龄、医疗工作的重要指示精神，落实《关于推进医疗卫生与养老服务相结合的指导意见》（国办发〔2015〕84 号文转发）文件要求，积极应对江苏省人口老龄化，全面建成小康社会，推进供给侧结构性改革的重要内容，在进一步创新老年肿瘤康复服务背景下，江苏省老年学学会肿瘤康复专业委员会应运而生，协会为全国第一家省级老年学会的肿瘤康复专业委员会。针对当前老年人肿瘤高发、晚年生活质量差等状态，委员会拥有的多学科医学专家将共同努力，力争使江苏的肿瘤、康复及养老事业走在全国的前列。

今后，我们将在老年人的肿瘤康复及养老等方面多做贡献，多方努力，为全省老年人带来健康长寿的福音，使江苏的养老事业走在全国的前列。

"老吾老以及人之老，幼吾幼以及人之幼。"敬老、爱老是中华民族的传统美德，为老年肿瘤患者谋求福祉是我们当仁不让的职责和义务，让我们一起努力、携手共创美好的未来。

附：JSGOR 主任洪专教授简介：江苏省肿瘤医院肿瘤内科主任医师、教授。美国耶鲁大学肿瘤学博士后。南京大学医学博士，理学博士。

（作者：芦琴 赵小燕 大熊，来源：中国网）

# 肿瘤康复西苑医院基地举行授牌仪式

为贯彻落实习近平主席在全国卫生与健康大会的讲话精神，把人民健康放在优先发展的战略地位，加快推进健康中国建设，努力全方位、全周期保障人民健康。2016 年 8 月 30 日下午，在中国中医科学院西苑医院学术报告厅举行了北京市中医肿瘤防治办公室、北京市中医药大数据创新实验室、中国老年学和老年医学学会肿瘤康复西苑医院基地授牌仪式。北京市中医肿瘤防治办公室、北京市中医药大数据创新实验室，由北京市中医管理局指导成立。肿瘤康复西苑医院基地是由中国老年学和老年医学学会在全国设立的首家肿瘤康复基地。

北京市中医肿瘤防治办公室是全国首个中医肿瘤防治办公室，目的是从北京市全市角度出发，在北京市中医管理局的直接指导下，整合各方资源，打造中医药肿瘤预防、治疗、保健、康复等为一体的中医肿瘤防治协调机构。重点从预防上下功夫，利用大数据研究平台，整理和总结中医药在肿瘤预防和治疗中的作用，把中医药在肿瘤防治领域上的优势挖掘总结出来。总结肿瘤发病特点，普及肿瘤预防和诊疗常识，推动中医药在肿瘤早期预防与术后康复中发挥更大的作用。

北京市中医药大数据创新实验室是全国第一个中医药大数据创新实验室，旨在打造集学术研究、决策支持、管理研究为一体的中医药大数据研究及创新平台。大数据创新实验室将率先以北京市中医药防控肿瘤相关数据为抓手，从肿瘤相关信息的注册工作入手，重点突出中医肿瘤诊疗信息，将全市中医系统每年肿瘤诊治情况进行汇总，梳理北京市利用中医药预防治疗肿瘤方面起到的作用，为政府决策和行业科研提供有效支持。

中国老年学和老年医学学会肿瘤康复西苑医院基地是促进老年肿瘤康复学科建设和推动老年肿瘤康复事业发展的重要举措和主要工作内容之一。西苑医院是中国老年学和老年医学学会肿瘤康复分会主任委员单位，肿瘤康复基地的成立是为了规范老年肿瘤康复技术、健康宣教、技术培训等问题，以此带动全国范围内老年肿瘤康复基地的创建，为更大范围的老年肿瘤患者提供服务。

　　北京市中医管理局屠志涛局长、禹震副局长，中国老年学和老年医学学会赵宝华常务副会长、翟静娴秘书长，全国肿瘤防治研究办公室陈万青主任，北京市肿瘤防治办公室王宁主任，中国中医科学院医院管理处焦拥政处长，中国中医科学院西苑医院唐旭东院长及其他院班子成员，中医肿瘤界老专家代表张代钊、郁仁存，以及北京地区中西医肿瘤专家、信息技术专家等70余人出席了授牌仪式。

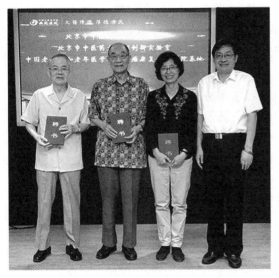

屠志涛局长为老专家张代钊、郁仁存、李萍萍颁发荣誉证书

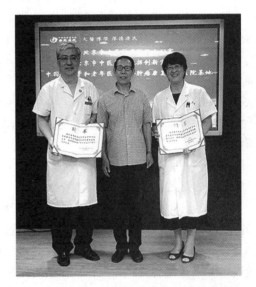

赵宝华副会长为肿瘤康复西苑医院基地主任唐旭东和常务副主任杨宇飞颁发聘书

（来源：消费日报网）

# 陈竺因白血病研究获美国大奖，感言中医给了重要启迪

　　2016年12月5日当地时间下午1∶30，在美国圣地亚哥会议中心美国血液学会（ASH）颁发了本届欧尼斯特·博特勒奖，获奖人员为来自上海交通大学附属瑞金医院上海血液学研究所的陈竺教授和巴黎圣路易医院的 Hugues de Thé 教授。

　　欧尼斯特·博特勒演讲和奖项（The Ernest Beutler Lecture and Prize）是以 ASH 原主席 Ernest Beutler 名字命名的，该奖项表彰在转化医学研究中有重大进展成就者，在同一主题下由两部分演讲组成，获奖者一位介绍基础科学进展，另一个介绍临床科学或转化医学成就。今年的欧尼斯特·博特勒奖颁发给陈竺教授及 Hugues de Thé 教授是缘于他们在急性早幼粒细胞白血病（APL）基础和临床研究中所取得的突出成就。急性早幼粒细胞白血病曾是一种极为凶险，死亡率很高的恶性血液疾病。

陈竺教授团队应用全反式维甲酸（ATRA）和三氧化二砷（ATO）对急性早幼粒细胞白血病进行联合靶向治疗，使得这一疾病的 5 年无病生存率跃升至90%以上，达到基本"治愈"标准。同时，从分子机制上揭示了 ATRA 和砷剂是如何分别作用于急性早幼粒细胞白血病致病分子 PML/RARα，将白血病细胞诱导分化和凋亡，从而达到疾病治疗的目的。

这是一项真正的结合临床医学与基础生物学的研究，是东方传统医学和西方医学结合的典范，开启了在恶性血液疾病中转化治疗的重要篇章。ASH 会议的新闻日报（News Daily）赞誉这一工作是"实验桌到临床转化医学概念的遗产和框架性成果。"

陈竺教授在接受奖牌之后的演讲中，介绍了由中国学者引领的临床联合应用 ATRA 和砷剂治疗急性早幼粒细胞白血病患者的各个发展阶段，不断进行概念设计创新及优化临床试验方案的进程，强调了中医中药在白血病治疗理念和实践方面的重要启迪，基于现代分子细胞和整体水平系统研究成果的临床应用，以及中国和美欧等大型多中心临床研究的最新成就。

结果显示，ATRA 和砷剂联合靶向治疗在低/中危急性早幼粒细胞白血病患者中可获得95%以上长期无病生存，而不需应用化疗。

同时，陈竺教授也提出，减少急性早幼粒细胞白血病患者早期死亡率及早期识别并干预高危易复发患者，将仍是未来任重而道远的工作。急性早幼粒细胞白血病协同靶向治疗作为精准医学的范例，应与建立和完善全民医保制度相结合，把有关研究成果拓展到包括发展中国家在内的世界各国，从而给更多患者带来福音。推广该范例中临床与基础相互转化的成功经验，必将促进今后在其他恶性血液疾病研究领域的重大突破。

（来源：国医网，时间：2016-12-13）

# 陆道培院士荣获国际骨髓移植研究中心杰出服务贡献奖

猴年伊始再传喜讯，2016 年 2 月 20 日，在美国夏威夷召开的美国骨髓移植学会与国际血液和骨髓移植研究中心（CIBMTR）的联席会议上，北京大学血液病研究所创始人、我国血液病学家和造血干细胞移植专家、中国工程院院士陆道培荣获 CIBMTR "杰出服务贡献奖"。

据悉，国际血液和骨髓移植研究中心（CIBMTR）是与全球科学界共同合作的致力于促进造血干细胞移植和细胞治疗研究的国际性机构。此次将"杰出服务贡献奖"授予陆道培院士，是由于"他在发展中国家取得的研究成果以及在骨髓移植领域上突破困难和挑战取得的杰出贡献"。在隆重的颁奖仪式上，CIBMTR 的负责人 Mary M. Horowitz 教授和 Paul

J. Martin 教授为陆院士颁奖。

陆道培 1957 年起从事血液病临床和实验研究，早在 1964 年，他采用双胞胎姐姐的骨髓成功救治了 22 岁身患重症再生障碍性贫血的张秋兰女士，成功完成了亚洲第一例骨髓移植，患者至今健在，成为全世界移植后生存最长的患者之一。1981 年，陆道培成功完成中国首例异基因骨髓移植，该例急性髓性白血病患者无病生存至今。

陆道培开创了中国的造血干细胞移植事业，并不断推动其发展。他首先在亚洲成功开展同基因骨髓移植；首先在国内成功植活异基因骨髓；首先在国内成功完成 ABO 主要血型不相合的骨髓移植；首先证明硫化砷对某些白血病疗效卓著；首先在国内指导建立脐带血造血干细胞库；首先应用某些新的免疫治疗方法治疗急性白血病，并取得显著疗效；在国内首先发现三种遗传性血液疾患；首先报告紫草及提取物对血管性紫癜与静脉炎有显著疗效，尤其在异基因骨髓移植及中药治疗急性粒细胞性白血病作出了具有国际先进水平的贡献。

陆道培先后当选中华医学会副会长、中国抗癌协会血液肿瘤专业委员会主任委员和中华器官移植学会副主任委员。1995 年当选国际骨髓移植登记组专家指导委员会中国迄今唯一的一名委员。担任国内 8 种医学期刊的主编、副主编或编委以及《骨髓移植》（BMT）和《血液病治疗》两种国际期刊的编委。已发表 360 余篇/部论著，包括主编《白血病治疗学》等 4 部专著，参与编写 19 部著作。2007 年，倡导成立了中华造血干细胞移植学会（CSBMT）。先后荣获国家科技进步奖、陈嘉庚医药科学奖和何梁何利科技进步奖等。培养了众多从事造血干细胞移植的骨干，为中国造血干细胞移植事业的蓬勃发展做出了卓越贡献。

北京大学血液病研究所由陆道培院士于 1981 年创建，陆院士目前是该所的名誉所长。北京大学血液病研究所是集医疗、教学、科研一体的综合性血液疾病研究所，现为国家教育部重点学科、国家人才培养基地、国家药物临床研究基地，先后承担了国家"863"高技术研究计划、国家"九五"攻关计划、国家自然科学基金项目、国家卫计委临床学科重点项目等多项国家和省部级课题。经过 30 余年的发展，北京大学血液病研究所是目前具有完善的、对白血病进行综合性诊断的一流诊断中心，是国内规模最大的造血干细胞移植中心，也是国内移植例数最多、成活率最高的移植中心，在血液系统恶性肿瘤的化疗和细胞生物学治疗一直居国内、国际领先地位或先进地位。

（北京大学人民医院宣传处）

（来源：北京大学医学部新闻网，发布日期：2016-03-02）

# 陈敏华教授荣获世界肿瘤介入治疗大会金奖

近日，无国界肿瘤介入治疗大会在意大利米兰举行。来自世界各国的百余位肿瘤介入治疗领域专家参加了此次会议。

大会特设肿瘤介入治疗"开创性贡献金奖"，北京大学肿瘤医院超声科首席专家陈敏华教授和世界知名顶级消融治疗权威意大利 Tito Livraghi 教授、美国 Mayo Clinic 的 W. Charboneau 教授受此殊荣。大会主席团称：肿瘤的消融治疗现在已经被肿瘤临床治疗正式接受，这是极不容易的事情，这3位教授做出了巨大贡献并且得到认可，故颁此金奖。这是十几年来这个学会首度颁奖。

陈敏华教授是国内最早开展射频消融治疗肝癌的专家之一，2002年，在第三届该学会上，她和团队发表的"肝脏大肿瘤消融方案"曾荣获优秀论文，大会主席 Livraghi 教授评价她对"肝癌消融治疗做出了杰出贡献"。她和团队成员刻苦钻研，多次在国际大会获奖。在陈敏华教授的引领和推广下，经过近20年的努力，中国肝肿瘤微创消融治疗已达到世界先进水平。陈教授在发表获奖感言时称，此次她是代表中国消融领域的专家来领奖。北京大学肿瘤医院超声科主任严昆教授也发表了自己的感想，她说："此次颁奖对中国是极大的鼓励，并有助于规范化消融治疗的推广，我们会更加努力！"

本次大会共有70余篇消融治疗论文在大会报告，其中2篇及30余篇壁报论文来自中国，北京大学肿瘤医院严昆、吴薇的2篇壁报入选。

（北京大学肿瘤医院超声科　吴　薇）

（来源：北京大学医学部新闻网，发布日期：2016-08-03）

# 《健康时报》：第九届健康中国（2016）年度十大人物揭晓

无影灯下的医生，实验室里的研究者，基层医改的探路者，健康教育的促进者……

在临床，在公卫，在心理，在营养，在公益，锲而不舍，久久为功……

他们，用远瞻的思考、不懈的努力，推动健康中国的理念与行为融入千家万户。

健康促进，社会责任，媒体立场，第九届健康中国论坛向推动健康中国的群体表达敬意！

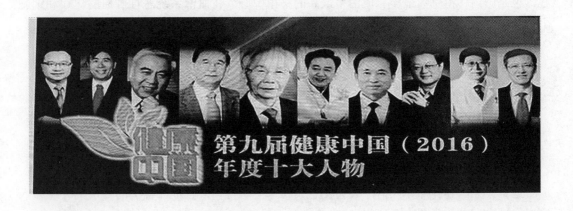

**樊代明**

中国工程院副院长，中国工程院院士，第四军医大学西京消化病医院院长推荐理由：院士，医生，40 年攻坚胃癌，让胃癌血清的早期诊断有了中国专利；上百场宣讲探究整合医学的思辨，廓清医学与科学的关系，让医学有温度，更有人性的光彩。

樊代明，让医学有温度的医学大家。

## 王彦峰

中国医药卫生事业发展基金会理事长

推荐理由：耄耋之年，初心不改，探索中国式健康之路，他有着智慧的谋略和实干的豪迈。三年走遍 19 个省市，捐赠 148 部"流动医院"，缓解西部百姓看病难；撰写首部健康城市蓝皮书，探索中国健康城市的发展之路。

王彦峰，老骥驰骋，志在全民安康。

## 詹积富

福建省财政厅副厅长、医保办主任

推荐理由：三明医改的总舵手，医疗体制深水区变革的先锋。

有能力，有魄力，有动力，四年推进，亮出不俗成绩。大手笔成就大健康，全突破夯实全周期，新起点稳固新联动。

詹积富，在三明走出医改新征途。

## 葛可佑

中国营养学会名誉理事长、中国食物与营养咨询委员会副主任委员

推荐理由：中国营养学会连任三届的理事长，开启了中国公共营养事业的新篇章。制定首版《中国居民膳食指南》，创造适合中国人体质的膳食宝塔，让 13 亿国人的三尺餐桌终于有了营养参照标杆。

葛可佑，中国膳食宝塔之父。

## 李立明

北京大学公共卫生学院教授，中华流行病学会主任委员，原北京协和医科大学常务副校长

推荐理由：12 年，创建世界最领先的慢性病前瞻性研究，坐实吃水果降低心血管病的权威论证；50 万人研究样本打造首个属于国人的生物样本库，3 个顶尖国际期刊报道的研究成果。

李立明，让流行病学赢得世界瞩目。

## 赵 平

中国癌症基金会理事长，原中国医学科学院肿瘤医院院长

推荐理由：6 年募集百亿钱物帮扶肿瘤患者，3 年培训万名基层医生助力肿瘤防治。从院长到理事长，从临床前线到健康扶贫一线。施仁术、献仁爱，讲实干、出实绩。功成而身不退，暮年而壮心不改。

赵平，让肿瘤公益慈善普惠众生。

## 乔友林

中国医学科学院肿瘤研究所流行病学研究室主任

推荐理由：10 年，毕其功于一役。率领团队首创宫颈癌快速筛查技术，推动宫颈癌疫苗在 150 多个国家落地后最终落地中国。10 年科普不曾弃，专注防治助审批，让千万妇女因此获得宫颈健康保护良机。

乔友林，宫颈癌疫苗执着推动者。

## 彭凯平

清华大学社科学院积极心理学研究中心主任

推荐理由：连续八年领衔积极心理学大会，让世界见证积极心理学的中国实力；领衔幸福园丁计划，让万名山区教师学会教孩子幸福的方法。演讲、教学、出书、公益，用行动展现心理学的社会效益。

彭凯平，让国人福流澎湃。

## 陈静瑜

无锡市人民医院副院长、无锡市肺移植中心主任

推荐理由：热衷公益的人大代表，推动建立人体捐献器官转运绿色通道。带领团队跻身世界五大肺移植中心，微博直播肺移植手术，11 万粉丝见证肺源生死接力。

陈静瑜，器官捐献转运绿色通道的积极推动者。

## 王健生

西安交通大学第一附属医院肿瘤科主任医师

推荐理由：专注乳腺癌科普 18 年，走乡村做义诊，覆盖全省 88 个县市。手诊 10 万对乳房，摸查 350 万人口，建立乳腺癌患者档案。汇聚近 6000 人团队，建立"协作组"指导村医服务百姓。

王健生，为守卫基层妇女的乳腺健康，不停奔忙。

（来源：《健康时报》）（北京大学医学部新闻网，发布日期：2016-12-05）

# 石远凯、步宏、周清华三位专家荣获
# "全国优秀科技工作者"称号

为在全社会弘扬尊重劳动、尊重知识、尊重人才、尊重创造的良好风尚，充分调动激发广大科技工作者的创新活力和热情，中国科协开展了第七届全国优秀科技工作者评选活动。我会在专业委员会民主推荐的基础上，经专家委员会评审，向中国科协报送了以上 3

位专家。经中国科协"全国优秀科技工作者"评审委员会评审，2016年6月3日公布：石远凯、步宏、周清华3位专家荣获中国科协第七届全国优秀科技工作者称号。

广大肿瘤科技工作者要以获奖者为榜样，深入学习贯彻习近平总书记关于科技创新、人才工作的重要指示精神，深入实施国家创新驱动发展战略，进一步增强自主创新的决心和信心，充分发挥自身优势，引领创新，服务社会、为祖国的科技事业发展贡献智慧和力量。

**附：全国优秀科技工作者简要事迹**

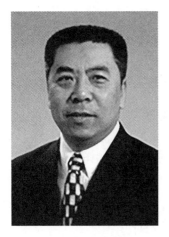

石远凯教授

**石远凯**，1960年出生，教授、博士研究生导师。享受国务院政府特殊津贴，卫生部有突出贡献中青年专家。现任国家癌症中心副主任、中国医学科学院肿瘤医院副院长兼肿瘤内科主任、国家药品（抗肿瘤）临床研究中心副主任、抗肿瘤分子靶向药物临床研究北京市重点实验室主任、亚洲临床肿瘤学会副主席、中国抗癌协会肿瘤临床化疗专业委员会主任委员、中国药学会抗肿瘤药物专业委员会主任委员和中国医师协会肿瘤医师分会会长等学术职务。入选新世纪百千万人才工程国家级人选，第二届全国中青年医学科技之星。

曾获得国家科学技术进步奖一等奖（第二完成人），中华医学科技奖一等奖（第一完成人）、中国药学会科学技术奖一等奖、教育部高等学校科学研究科学进步奖一等奖等省部级科技进步奖一等奖6项、二等奖2项、三等奖1项。获得首届吴阶平医药创新奖、第十四届吴阶平-保罗・杨森医学药学奖。主编、主译专著16部。在国内外学术期刊上发表文章332篇。

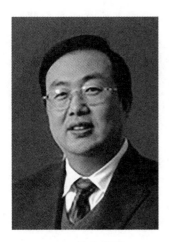

步宏教授

**步宏**，1958年出生，医学博士、博士生导师，现任四川大学华西医院病理科教授、病理研究室主任，四川大学副校长。兼任中国抗癌协会肿瘤病理专委会主任委员、中华医学会病理学分会候任主任委员、国务院学位委员会学科评议组成员、国家卫计委病理质控中心专家委员会副主任委员和国家卫计委全国肿瘤规范化诊疗专家委员会委员。

作为负责人和主研人员近年获国家973计划项目、国家自然科学基金重大项目、面上项目、教育部博士点基金等10余项资助，以第一作者和通信作者共已发表SCI收录论文100余篇。曾获国家教学成果二等奖和四川省科技进步一等奖及二等奖多项。获得"全国百篇优秀博士论文"指导教师、"四川省学术技术带头人""四川省有突出贡献的优秀专家""四川省医药卫生学术技术带头人"和"四川省有突出贡献的博士学位获得者"等多项荣誉称号。

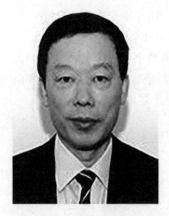

周清华教授

**周清华**，1955 年出生，主任医师、教授、博士生导师，享受国务院政府特殊津贴，现任天津市肺癌研究所所长、四川大学华西医院肺癌中心主任、国际肺癌筛查和早诊专家组专家、国际肺癌学会学术委员会委员、国际肺癌分期专家组专家、国际肿瘤转移学会学术委员会委员、美国 NIH-EDRN 肺癌专家组成员，美国 NIH-EDRN-CANARY 肺癌专家组成员，原卫生部肺癌专家组组长、中国肺癌早诊早治规范起草专家组组长、中国抗癌协会肿瘤转移专委会主任委员、四川省卫生行业胸外科学首席专家。

在国内外学术期刊发表论文 640 多篇。先后获得美国赛克勒中国医师年度奖，四川省和天津市科学技术进步一等奖，1994 年度、2007、2011 年国际肺癌学会巡回奖，2008 年亚太国际肺癌巡回奖等 20 多项国内、国际学术奖励。

（稿源：中国抗癌协会 2016-06-07）

# 季加孚、游伟程等率领的胃癌团队
# 获 2016 年度高等学校科学研究
# 科技进步奖一等奖

近日，教育部印发《关于 2016 年度高等学校科学研究优秀成果奖（科学技术）奖励的决定》，正式公布 2016 年度高等学校科学研究优秀成果奖（科学技术）获奖名单。经评审委员会评审、奖励委员会审核和教育部批准，由季加孚、游伟程等率领的胃癌团队完成的项目"胃癌综合防治体系关键技术的创建及其应用"获得了 2016 年度高等学校科学研究科技进步奖一等奖。

该项目在 1 月 14 日南京召开的 2016 年度中华医学科技奖颁奖大会上获得 2016 年中华医学科技奖一等奖。

该项目成果在 27 个省市，62 家单位进行应用推广，显著提升了我国胃癌防治研究的国际影响力，彰显了我院胃癌团队的临床和基础研究水平在中国乃至世界的一流地位。

（来源：北京大学肿瘤医院网站，发表时间：2017-03-07）

# 中国百篇最具影响学术论文发布

2016 年 10 月 12 日，中国科学技术信息研究所发布 2016 年度中国科技论文统计结果，中国医学科学院肿瘤医院 2 篇文章入选 2015 年中国百篇最具影响国际学术论文中。百篇最具影响国际学术论文产生自 2015 年表现不俗的论文，即在每个学科领域内，论文被引用次数高于年度世界平均水平的论文为"表现不俗"论文，表示论文发表后的影响超过其所在学科的世界平均水平。以此为基础结合论文的创新性、发表论文的期刊水平、是否处于研究前沿、合著论文中我国作者的主导性、论文的文献类型以及论文的参考文献情况选取。此外，中国科学技术信息研究所发布 2016 年度中国科技论文统计结果显示，有 1 篇中文论文入选《中国百篇最具影响国内学术论文》。

### 入选中国百篇最具影响国际学术论文名单

1. 论文题目：Annual report on status of cancer in China, 2011
第一作者：Chen Wanqing（陈万青）
通信作者：He Jie（赫捷）
来源期刊：Chinese Journal of Cancer Research, 2015, 27 (1)：2-12.
被引次数：84
2. 论文题目：Cancer survival in China, 2003~2005：A population-based study
第一作者：Zeng Hongmei（曾红梅）
通信作者：Chen Wanqing（陈万青）
来源期刊：International Journal of Cancer, 2015, 136 (8)：1921-1930.
被引次数：47

### 入选中国百篇最具影响国内学术论文

论文题目：2011 年中国恶性肿瘤发病和死亡分析
第一作者：陈万青
通信作者：赫捷
发表期刊：中国肿瘤, 2015, 24 (1)：1-10.
被引次数：81

（作者：郑荣寿，来源：全国肿瘤防办）

（中国医学科学院肿瘤医院网站，发布时间：2016-11-16）

# 2015 年北京市健康白皮书发布

2016 年 6 月 29 日，北京市人群与健康状况报告发布会在中环办公楼新闻发布厅召开，北京市肿瘤防办王宁副主任在会上针对北京市恶性肿瘤流行特点进行深入解读，并在会后答记者问。

2014 年，北京市户籍居民共报告恶性肿瘤新发病例 43 485 例，发病率为 328.22/10 万，比 2013 年增长 3.9%。男性新发病例中，肺癌位居第一位，其次是结直肠癌、肝癌、胃癌和前列腺癌；女性新发病例中乳腺癌发病居首位，其次是肺癌、甲状腺癌、结直肠癌和子宫体癌。以上信息提示我市居民，要加强对危险因素的控制，比如戒烟限酒、改变不良饮食习惯等，同时定期体检，做到早发现、早诊断、早治疗。

王宁副主任在会上重点介绍了北京市甲状腺癌发病情况，尤其是女性甲状腺癌发病率上升较快，由 2005 年的第九位升至 2014 年的第三位，这一发病趋势与美国 1975～2009 年的发病趋势基本一致。同时，王宁副主任解读了甲状腺癌发病率快速增长的原因可能与 B 超检查技术水平的不断提高、颈部 B 超纳入常规体检项目导致更多的甲状腺结节被发现以及百姓防癌意识的提高有关。

另外，此次健康白皮书中首次发布了北京市四种主要慢性病的早死概率，即北京市户籍居民 30～70 岁（不含 70 岁）恶性肿瘤、心血管疾病、糖尿病和慢性呼吸系统疾病四类主要慢性非传染性疾病的早死概率为 11.11%。

《健康白皮书》向广大市民展示北京市市民健康情况的最新数据和北京市卫生事业发展的最新进展，是深入开展全民健康教育和健康促进活动，推广健康生活方式，提升健康素养的重要举措，也为各行政部门制定健康政策提供科学依据。

（北京市肿瘤防办）

（来源：北京大学肿瘤医院网站）

## 相关链接

# 北京市民人均期望寿命近 82 岁肺癌成首要杀手

### 一、北京健康白皮书发布首发四类主要慢性病早死概率

2016 年 6 月 29 日，市卫计委发布了《北京市卫生与人群健康状况报告》（简称健康白皮书）。今年健康白皮书在全国范围内首次发布了北京市四类主要慢性病（心血管疾病、恶性肿瘤、糖尿病、慢性呼吸系统疾病）的早死概率。北京市户籍居民的健康期望寿命达到了 81.95 岁。

#### 成年人

死因前三：恶性肿瘤、心脏病和脑血管病。

四类慢病：恶性肿瘤、心血管疾病、糖尿病、慢性呼吸系统疾病早死概率 11.11%。

期望寿命：市户籍居民为 81.95 岁。

### 二、死因前三占全部死亡率 72.7%

根据健康白皮书显示，去年本市居民的主要死亡原因为慢性非传染性疾病，前三位死因分别为恶性肿瘤、心脏病和脑血管病，共占全部死亡的 72.7%。

恶性肿瘤死亡的前三位是肺癌、结肠直肠和肛门癌、肝癌，分别占恶性肿瘤死亡的 31.4%、10.5% 和 10.3%。其中男性恶性肿瘤死亡前三位是肺癌、肝癌、结肠直肠和肛门癌。女性恶性肿瘤死亡前三位是肺癌、结肠直肠和肛门癌、乳腺癌。

### 三、四类慢病早死概率 11.11%

（下转第 474 页）

# 书 讯（2015~2016 年）

## 《靶器官毒理学丛书》
## 《化学致癌》

主编：朱宝立（江苏省疾病预防控制中心）
　　　王民生（江苏省疾病预防控制中心）
　　　莫宝庆（南京医科大学公共卫生学院）
主审：常元勋（北京大学公共卫生学院）
北京大学医学出版社 2016 年 11 月出版，ISBN 978-7-5659-1429-4
74.2 万字，大 32K，780 页，定价：92 元

流行病学和职业医学研究证实，化学致癌物是人类癌症的主要致病原因之一。在国际癌症研究机构（IARC）公布的致癌物名单中，许多致癌物是通过职业接触某种外源化学物后发现某一癌症发病率升高而确定的。因此，化学致癌是近年来肿瘤研究的热点和重点。

本书是一部全面、系统介绍化学致癌研究领域的最新成果、观点和方法的专著，以推动我国肿瘤防治研究的发展和相关科学知识的普及。全书分总论和各论。总论分为 5 章，主要介绍化学致癌研究的意义、发展历史和进程，致癌物分类，化学致癌物的代谢活化，致癌物致癌机制，致癌物的识别与鉴定，肿瘤流行病学等。各论部分共 28 章，重点介绍了 55 种（或类）常见的 IARC 分类中人类致癌因素（1 类）和人类可疑或可能致癌因素（2 类）等，主要描述实验动物和人的致癌表现、临床表现、防治原则、致癌机制、危险性评价等。每章后附有近年来相关领域的重要参考文献，供读者深入查阅。

书后附录收录了 IARC 专著分类的致癌因素（至 2014 年 1 月 24 日），其中 1 类（人类致癌因素）113 种，2A 类（人类可疑致癌因素）66 种，2B 类（人类可能致癌因素）285 种。3 类（当前证据尚不能确定对人类致癌性进行分类的因素）505 种，4 类（对人类很可能不是致癌因素）1 种。可供研究者参考。

主审常元勋教授特邀张立峰编审担任本书责任编辑。

## 《乳腺癌靶向治疗原则与实践》

主编：徐兵河（中国医学科学院肿瘤医院）
人民卫生出版社 2015 年 5 月出版，ISBN 978-7-117-20463-7
68.1 万字，16K，438 页，铜版纸，彩色印刷，定价：128 元

乳腺癌是女性中发病率位列第一的恶性肿瘤，我国近年来发病趋势明显上升，成为发病率增速最快的国家之一。2009 年，全国肿瘤登记地区女性乳腺癌的发病率为 44.55/10 万；死亡率为 10.24/10 万，排在女性恶性肿瘤死亡率第 5 位。据国家癌症中心、卫生计生委疾病预防控制局 2015 年公布的最新数据：中国 5 年内患乳腺癌且仍存活的人数多达 102.46 万，5 年患病率为 156/10 万。

　　半个多世纪以来，对乳腺癌的基础和临床研究都取得了很大进展，基因组学、生物信息、蛋白质组学和分子生物学等的发展为乳腺癌的基础和临床研究提供了武器和方向，转化医学的进展也为临床研究提供了理论及实际的依据，大量循证医学证据应用于临床，提高了临床治疗的效果。乳腺癌的治疗概念及治疗模式有了根本的改变，治疗手段从以往单一的手术治疗，逐步发展到包括化疗、内分泌、放疗和靶向治疗等多种治疗方式的综合治疗，其中，最为重要的进展莫过于靶向治疗领域，目前多个靶点通路和相关药物的不断涌现，靶向治疗极大地丰富了乳腺癌的治疗手段，提高了乳腺癌的治愈率，延长了患者的生存时间并改善了患者的生活质量。

　　本书由中国医学科学院肿瘤医院内科主任徐兵河教授领衔，肿瘤流行病学、分子生物学、病理科、内科、外科多位知名专家共同编写。

　　全书包括 4 篇 20 章，涵盖了乳腺癌内分泌治疗、具有靶向效应的化学治疗和分子靶向治疗。详尽阐述了乳腺癌靶向治疗的基础理论、临床研究、药物应用及最新进展。

　　书后附录：（1）乳腺癌 HER2 检测指南（2014 版）；（2）RECIST 标准；（3）不同国家乳腺癌靶向治疗应用规范：NCCN 指南（2014 年第 3 版）；ESMO 指南；St Gallen 指南（2013 年版）辅助抗 HER-2 治疗。

# 《中国淋巴瘤诊治专家共识》（2016 年版）

编著：中国抗癌协会肿瘤临床化疗专业委员会

专家组组长：石远凯（中国医学科学院肿瘤医院）

人民卫生出版社 2016 年 6 月出版，ISBN 978-7-117-22705-6

7.0 万字，16K，50 页，定价：29 元

　　淋巴瘤是全球常见的恶性肿瘤，随着人们对淋巴瘤疾病本质认识的不断深入，近年来临床诊断和治疗也有了很大的进步，特别是分子生物学技术和靶向治疗使淋巴瘤的分类更精细，治疗方案的选择更有针对性。

　　制订符合我国患者实际需求的诊疗指南和规范，以提高我国淋巴瘤患者的规范化诊断和治疗水平，具有广泛和迫切的临床需求。为了适应国内外淋巴瘤诊断和治疗技术快速发展的需要，中国抗癌协会肿瘤临床化疗专业委员会再次组织专家在《中国恶性淋巴瘤诊疗规范（2015 年版）》的基础上，编写了《中国淋巴瘤诊治专家共识》（2016 年版），力求全面反映这一年来国内外该领域的最新进展，特别是我国学者的研究成果。相信这些努力会对提高我国淋巴瘤规范化、正规化的诊断治疗水平起到积极的推动作用。

　　全书分为 4 部分：（1）概述；（2）淋巴瘤的诊断；（3）淋巴瘤的分期；（4）常见淋巴瘤病理类型的临床特点、诊断与治疗。

　　书后附录：（1）2008 年 WHO 造血与淋巴组织肿瘤分类；（2）淋巴瘤分期系统；（3）淋巴瘤预后评分系统；（4）淋巴瘤的 Cheson 疗效判定标准；（5）我国未批准上市、美国 FDA 批准上市用于治疗淋巴瘤的主要新药及其适应证。

# 《血液病药物临床研究》（卷 1）

## Frontiers in Clinical Drug Research：Hematology（Volume 1）

主编：Atta-ur-Rahman（印度）

主译：卢学春（中国人民解放军总医院南楼血液科）

　　　杨　波（中国人民解放军总医院南楼血液科）

　　　于睿莉（首都医科大学附属北京世纪坛医院变态反应科）

主审：杨宝峰（中国工程院院士、哈尔滨医科大学）

军事医学出版社 2016 年 2 月出版，ISBN 978-7-5163-0719-9

37.3 万字，16K，270 页，部分插图彩色印刷，定价：148 元

　　血液学是一门临床前沿学科，在这个领域新药层出不穷。自从 20 世纪 90 年代中期研发出首个用于治疗慢性髓细胞白血病的靶向药物——甲磺酸伊马替尼以来，20 年的时间里，在骨髓增生异常综合征、急性髓系白血病、慢性淋巴细胞白血病、淋巴瘤、骨髓瘤、骨髓增殖性肿瘤等多种常见、难治的恶性血液肿瘤，都相继开发出多种新型小分子靶向药物、单抗类药物或"老药新用"药物等，如地西他滨、伏立诺特、丙戊酸钠、依鲁替尼、利妥昔单抗、沙利度胺、硼替佐米、来那度胺等，甚至在较短时间内研发并推出上述药物的二代、三代。这些新药的出现大大改善了血液病的治疗现状，有的疾病已不需造血干细胞移植即可治愈，有的疾病进展得到延缓，患者的无病生存甚至是带瘤生存显著延长，上述恶性血液肿瘤已从过去的"绝症"正变为"可控制的"慢性病，患者不再是一旦诊断即宣布"死刑"，而是可以高质量长期存活。总之，这个领域的新药研发是令人兴奋的，是值得花精力去深入研究的。

　　本书的每个章节都精心设置，论述深入浅出，既有药物研发的历史，又有对新发病机制的认识及治疗靶点的预测。尤其是对已在临床上应用的新药，从循证医学角度，全面系统地论述了药物的药理机制、单药治疗、联合用药、一线治疗、造血干细胞移植前的诱导治疗、巩固和维持治疗等临床药师和临床血液科医生所关注的方方面面。相信本书会为血液科临床医生及相关工作人员提供极大的帮助和启发。

　　　　——摘自：中国工程院院士、哈尔滨医科大学校长杨宝峰教授为本书所作序言

　　血液病学是新药研发最为活跃的领域之一，许多新药都是从血液病开始，包括小分子靶向药物和表观遗传学药物等。了解药物的研发历史，知晓药物的作用机制、毒副作用乃至价格等优缺点，是临床医生必备的药学知识。

　　本书从 8 个方面系统阐述了多个血液病常用药物的研发历史，不同代次药物的来龙去脉。佐以循证医学证据，客观描述临床疗效和毒副作用。从血液病治疗药物的历史出发，到适应证的改变，乃至新一代药物的研发等。其中前 4 章标题为：（1）慢性淋巴细胞白血病发病的关键：是保护性微环境吗；（2）表观遗传药物治疗骨髓增生异常综合征和白血病；（3）骨髓增生性肿瘤——分子生物学和潜在治疗靶点；（4）沙利度胺、硼替佐米和来那度胺——三种给骨髓瘤带来巨变的药物。

　　只有了解药物研究的历史，才能更好地服务现在。尤其是新药层出不穷的今天，临床

医生更应该以循证医学为根据，使用好我们手中的药物这个"武器"，为患者制订恰当的个性化"精准用药"方案。

## 《前列腺癌药物治疗学》

主编：徐　涛（北京大学人民医院）

北京大学医学出版社 2016 年 6 月出版，ISBN 978-7-5659-1320-4

61.0 万字，大 16K，372 页，定价：98 元

前列腺癌是男性泌尿系统常见的肿瘤。在中国，前列腺癌从 30 年前的罕见肿瘤、20 年前的少见肿瘤，到如今已跃居男性恶性肿瘤发病率的第 9 位，成为发病率升高最快的常见肿瘤之一。

本书的作者对前列腺癌药物治疗（包括传统和新兴的药物治疗）的相关知识进行了总结和归纳。内分泌治疗是不适于手术切除的进展期前列腺癌的主要治疗手段，本书首先重点介绍了这类治疗在进展期前列腺癌药物治疗的地位，治疗的起始时间、最佳用药时长，以及与雄激素受体拮抗剂合用的益处；还介绍了间歇性内分泌治疗的地位和二线内分泌治疗药物等。另外，促黄体素释放素（LHRH）激动剂和拮抗剂，以及抗雄激素受体治疗、雄激素受体的生物学行为及雄激素代谢通路的药理学内容也有所涉及。

本书讨论的有关前列腺癌化疗的内容包括标准化疗方案和化疗药物的发展。抗雄激素治疗下发生进展的前列腺癌可能涉及多种激素抵抗的机制，针对这些机制设计相关靶向药物可改善此类患者的治疗效果。该类药物包括活性高、毒副作用小的化疗药物、去势药物、雄激素受体和（或）雄激素合成的抑制剂，以及特定细胞信号通路的药物，包括血管生长因子和酪氨酸激酶抑制剂、内皮素拮抗剂、免疫制剂等。另外，还介绍了血管生成在前列腺癌发生、发展中的作用机制，以及抗血管生成药物的应用前景；本书对研发中药物的治疗前景进行了讨论。

作者尝试从多学科协作入手、与前列腺癌药物治疗相结合，围绕使前列腺癌患者生存获益并得到更高的生活质量这个主旨，编写了相应篇章。由于对转移性前列腺癌病情的控制可明显改善患者的生活质量，所以在本书中重点关注的是前列腺癌骨转移的病理生理学和相关治疗药物，以及免疫治疗和疫苗在前列腺癌治疗中的地位；并且，针对前列腺癌的预防从科学研究角度提供了研究参考和理论建议；并结合相关研究，对患者精神-心理障碍的治疗提供了原则性指导。

## 《骨盆肿瘤外科学》（第 2 版）

主编：郭　卫（北京大学人民医院骨肿瘤科）

北京大学医学出版社 2015 年 2 月出版，ISBN 978-7-5659-0999-3

58.8 万字，大 16K，388 页，铜版纸，彩色印刷，定价：169 元

《骨盆肿瘤外科学》是国内外第一部关于骨盆环肿瘤切除及功能重建的专著，成为骨科医生规范化治疗骨盆环肿瘤的非常有价值的参考书。近年来，北京大学人民医院骨与软组织肿瘤治疗中心积累了更多治疗骨盆环肿瘤的经验，开展了许多骨盆及骶骨肿瘤切除及

功能重建的新术式，结合国外最新进展，编写了该书的第 2 版。

在第 1 版的基础上，第 2 版突出了对骨盆环肿瘤认识的系统性、理论性及规范化治疗的重要性。尤其是新型骨盆假体的设计解决了累及骶骨的骨盆肿瘤切除后现有骨盆假体重建髋关节功能面临的难题。

《骨盆肿瘤外科学》第 2 版分为 17 章，第 1~4 章阐述了骨盆环的解剖，常见肿瘤的诊断、病理表现和治疗原则，以及发病机制和治疗的最新进展。第 5~10 章对围术期处理、骨肿瘤切除重建、骶骨肿瘤切除的重建进行了详细的阐述；作为该书的亮点，突出了新创的高难度手术的手术技巧和重建策略。第 11~14 章综述了骨盆和骶骨原发肿瘤和转移瘤的治疗效果评价。第 15、16 章详述了骨盆转移癌的综合治疗、骨盆环肿瘤的围术期护理。第 17 章为典型病例（共 9 例），图文并茂地详述了手术切除和重建方式的选择，术后治疗和随访过程。

骨盆部位的肿瘤相对少见，由于盆腔部位深，肿瘤被发现时往往已经长得很大，加上解剖复杂，手术切除非常困难。近年来，由于影像学的发展、外科分期的建立，外科切除及修复重建技术的进步，使得骨盆恶性肿瘤的治疗成为可能。

编写本书的主要目的是为了指导临床实践，因而采用了大量的临床病例影像学及手术资料，以便使读者更容易理解。本书能对读者提供以下方面的帮助：

（1）常见骨盆肿瘤的诊断；

（2）骨盆肿瘤的治疗方法及预后；

（3）骨盆不同部位肿瘤的手术入路；

（4）骨盆肿瘤的外科切除原则及重建方法；

（5）骨盆肿瘤手术并发症的防治。

## 《中国临床肿瘤学进展 2016》

名誉主编：吴孟超（中国科学院院士、上海东方肝胆外科医院）

　　　　　孙　燕（中国工程院院士、中国医学科学院肿瘤医院）

主编：吴一龙（广东省人民医院）

　　　秦叔逵（南京八一医院全军肿瘤中心）

　　　马　军（哈尔滨市第一医院血液肿瘤中心）

人民卫生出版社 2016 年 9 月出版，ISBN 978-7-117-23214-2

144.3 万字，大 16K，532 页，定价：110 元

第十九届全国临床肿瘤学大会暨 2016 年中国临床肿瘤学会（CSCO）学术年会，于 2016 年 9 月 21 日~25 日在厦门市国际会议展览中心隆重举行。本届大会的主题为"精准管理，精准医治"，将秉承 CSCO 的根本宗旨，进一步促进国际、国内临床肿瘤学领域的学术交流和科技合作，支持鼓励临床研究和创新，推动多学科规范化综合治疗。大会突出了原创性研究进行口头报告和壁报交流，邀请著名专家进行点评讨论；举办了一系列专题论坛，特别邀请国内、外著名专家学者做精彩的研究进展报告或讲座，力求全面而准确地反映临床肿瘤学领域的新观念、新知识和新技术。年会同期与 ASCO、ESMO、FACO、IASLC、AACR、国际淋巴瘤论坛等国际知名学会联合共同举办了国际专场，邀请国际著名

专家学者前来研讨报告，共商抗癌大计，推动亚太地区广泛而深入的学术交流合作与临床研究，努力为全球的临床肿瘤学事业做出积极贡献。

组织委员会根据大会主题专门向国内、外专家约稿 300 多篇，经大会学术委员会认真审稿和讨论，精选出 130 篇高水平的学术报告或讲座稿，整理和编辑成《中国临床肿瘤学进展 2016》出版发行，力求全面、准确地反映临床肿瘤学领域的新进展、新知识和新技术，希望对广大肿瘤界医务工作者了解临床肿瘤学的现状和发展动态、积极推动多学科规范化诊治和开展临床研究有所裨益。其他论文摘要也已汇编成册。

## 《中国肿瘤内科进展　中国肿瘤医师教育（2016 年）》

名誉主编：孙　燕（中国工程院院士、中国医学科学院肿瘤医院）

管忠震（中山医科大学肿瘤医院）

主编：石远凯（中国医学科学院肿瘤医院）

中国协和医科大学出版社 2016 年 6 月出版，ISBN 978-7-5679-0602-0

130 万字，大 16 开，640 页，定价：148 元

第十届中国肿瘤内科大会（CSMO）暨第五届中国肿瘤医师大会和中国抗癌协会肿瘤临床化疗专业委员会 2016 年学术年会于 2016 年 7 月 7 日~10 日在北京国家会议中心举行。今年会议的主题是："聚焦癌症精准医学，完善肿瘤诊疗体系"。

内科治疗是恶性肿瘤综合治疗的重要手段之一，肿瘤内科已经发展成为一个独立的学科，是临床肿瘤学中最活跃的研究领域，每年都有大量新的研究成果问世。

今年的大会紧紧围绕一年来国内外肿瘤内科及相关领域的最新进展和关注的热点问题，在分子诊断、靶点检测、靶向治疗、免疫治疗、转化性研究，以及抗肿瘤新药的临床研究等方面开展了学术活动。

大会延续了 CSMO 10 年来和 CACO 5 年来鲜明的专业特色和学术风格，并对大会的内容做了进一步的充实和完善。会议邀请国内外知名肿瘤学家进行了精彩的学术报告和交流。

为了培养我国肿瘤内科和肿瘤治疗领域的后备力量，为他们的成长和进步提供更多锻炼的机会和展示的舞台，今年的大会继续开设了青年医师专场。

会议共收到 375 篇文章，经过专家委员会认真评选，选出了 24 篇大会口头汇报交流论文和 101 篇壁报展示交流论文。这些论文从一个侧面反映了一年来我国肿瘤学和相关领域取得的研究结果。

为了满足广大同道的要求，我们把大会讲演专家的专题报告和收到的论文（或摘要）共同编辑成此书，供同道们学习和参考。

（编辑整理：张立峰）

## 院士发布新书 介绍药学成果

晨报讯（记者蔡樱柳）9 月 22 日~24 日，第十九届全国临床肿瘤学大会暨 2016 年

CSCO 学术年会在厦门举行。24 日，在抗肿瘤血管靶向治疗专场上，中国工程院院士孙燕主编的《重组人血管内皮抑制素研究与临床应用》在大会上发布。

据介绍，在全面介绍肿瘤新生血管理论、肿瘤新生血管抑制方法和最新研究成果的同时，该书重点汇总了重组人血管内皮抑制素的药学研究成果、临床研究结果及其应用经验，涵盖肺癌、黑色素瘤、骨肉瘤以及恶性浆膜腔积液等治疗领域。

该书总结和展示了我国学者 15 年来对重组人血管内皮抑制素的实验与临床研究的成果，并展望了抗血管生成药物研究的方向和前景，可为抗肿瘤血管靶向药物的研究和临床使用提供依据和借鉴。

（来源：《海西晨报》，2016-09-25）

## 北医出版社出版《中华临床医学影像学》丛书

国家出版基金项目、"十二五"国家重点图书《中华临床医学影像学》丛书于 2016 年在北京大学医学出版社全部出齐。

医学影像学诞生已百年余，其在肿瘤的诊断与鉴别诊断、分期、疗效观察与判定，以及引导介入治疗等方面的作用，早已被医学界广泛应用。

近年来，医学影像学发展迅速，作为现代临床医学体系的重要组成部分，在传统成像技术基础上各种影像学新技术、新方法、新应用日新月异、层出不穷。影像学已从主要依靠形态学诊断发展为集形态、功能、代谢等信息为一体的综合诊断体系，介入诊疗技术、计算机信息技术、分子影像技术等使影像学的范畴不断发展延伸，医学影像学新知识的更新速度令人应接不暇，医学影像工作者和临床医生迫切需要一部系统、全面、实用的医学影像学工具书，为此，《中华临床医学影像学》适时出版了。

该丛书由国家出版基金资助，由中华放射学会主任委员、国内影像学知名专家、中华医学会放射学分会专业学组组长组成的专家团队撰写。丛书主编为中国医科大学副校长、中国医科大学附属盛京医院院长郭启勇教授。

丛书共包括 12 个分册：神经分册、头颈分册、心血管分册、胸部分册、乳腺分册、消化分册、泌尿生殖分册、骨关节与软组织分册、全身综合性疾病分册、儿科分册、PET 与分子影像学分册、医学影像信息学与质量控制分册。

本丛书的特点是传统与现代并重。临床影像兼顾，纲领脉络清晰，内容充分翔实，典型图像丰富。各分册收录的疾病种类齐全；各疾病相关临床内容全面，包括发病率、病因、临床诊断要点，以及疾病的演变、治疗和随诊等。影像学表现按检查方法分别阐述，诊断与鉴别诊断要点突出。每节配有大量示范病例图像。书后配专业索引，便于根据关键词检索需要的内容。

《中华临床医学影像学》是一套兼顾影像学和临床医学的系统性丛书，以各专业影像学医生和临床各科室医生为主要读者对象，是一部内容丰富、精炼易读、高效实用的影像学书籍。

（张立峰）

❖ 他山之石 ❖

# 美国 2017 年癌症统计数据发布

　　美国癌症协会近日在《CA：A Cancer Journal for Clinicians》杂志发布的最新数据显示，2017 年美国将出现新发癌症病例 1 688 780 例，癌症死亡病例 600 920 例（见表 1）。1991年～2014 年，美国癌症死亡率总体下降 25%，相当于减少了 2 143 200 例癌症死亡病例。

**表 1　2017 年美国前十位癌症预计的新发和死亡病例**

**估计新发病例**

| 男 | | | 女 | | |
|---|---|---|---|---|---|
| 前列腺 | 161360 | 19% | 乳腺 | 252710 | 30% |
| 肺和支气管 | 116990 | 14% | 肺和支气管 | 105510 | 12% |
| 结肠和直肠 | 71420 | 9% | 结肠和直肠 | 64010 | 8% |
| 膀胱 | 60490 | 7% | 子宫体 | 61380 | 7% |
| 皮肤黑色素瘤 | 52170 | 6% | 甲状腺 | 42470 | 5% |
| 肾和肾盂 | 40610 | 5% | 皮肤黑色素瘤 | 34940 | 4% |
| 非霍奇金淋巴瘤 | 40080 | 5% | 非霍奇金淋巴瘤 | 32160 | 4% |
| 白血病 | 36290 | 4% | 白血病 | 25840 | 3% |
| 口腔和咽 | 35720 | 4% | 胰腺 | 25700 | 3% |
| 肝和胆管 | 29200 | 3% | 肾和肾盂 | 23380 | 3% |
| 所有新发病例 | 836150 | 100% | | 852630 | 100% |

**估计死亡**

| 男 | | | 女 | | |
|---|---|---|---|---|---|
| 肺和支气管 | 84590 | 27% | 肺和支气管 | 71280 | 25% |
| 结肠和直肠 | 27150 | 9% | 乳腺 | 40610 | 14% |
| 前列腺 | 26730 | 8% | 结肠和直肠 | 23110 | 8% |
| 胰腺 | 22300 | 7% | 胰腺 | 20790 | 7% |
| 肝和胆管 | 19610 | 6% | 卵巢 | 14080 | 5% |
| 白血病 | 14300 | 4% | 子宫体 | 10920 | 4% |
| 食管 | 12720 | 4% | 白血病 | 10200 | 4% |
| 膀胱 | 12240 | 4% | 肝和胆管 | 9310 | 3% |
| 非霍奇金淋巴 | 11450 | 4% | 非霍奇金淋巴瘤 | 8690 | 3% |
| 脑和其他神经系统 | 9620 | 3% | 脑和其他神经系统 | 7080 | 3% |
| 所有死亡 | 318420 | 100% | | 282500 | 100% |

## 一、发病率数据及趋势

癌症是全球范围内的危害人类健康的疾病，位居美国死因的第二位。统计数据显示，2017 年美国将出现新发病例 1 688 780 例，意味着每天新增 4600 例癌症患者。

前列腺癌、肺癌、结直肠癌占男性所有癌的 42%，每 5 例新发病例中就有 1 例前列腺癌；女性前三种最常见恶性肿瘤为乳腺癌、肺癌、结直肠癌，3 种癌占所有新发病例的一半，乳腺癌占所有新发病例的 30%。

发病率趋势反映癌症危险因素和临床实践的改变，如筛查等。如由于 PSA 筛查的广泛应用，男性前列腺癌发病率在 20 世纪 80 年代末~90 年代初期达到顶峰。近年由于美国预防服务工作组不推荐常规 PSA 筛查，前列腺癌发病率 2010~2013 年每年降低 10% 以上。加之男性肺癌和结直肠癌发病率的持续下降，男性癌症总体发病率过去 10 年以每年 2% 左右的速度下降（见图 1）。女性癌症发病率从 1987 年以来保持稳定，肺癌和结直肠癌发病率的下降被乳腺癌、子宫体癌、甲状腺癌和黑色素瘤发病率的攀升抵消了。

## 二、死亡率数据及趋势

2017 年将有 600 920 例癌症死亡病例，每天死亡 1650 例。男性死亡率最高的肿瘤依次是肺癌、结直肠癌、前列腺癌，女性分别为肺癌、乳腺癌、结直肠癌。这四种最常见肿瘤占所有癌症死亡的 46%，其中超过 1/4（26%）是死于肺癌。

20 世纪大部分时间，所有癌的死亡率都是在攀升的（主要是吸烟盛行带来的肺癌死亡的快速攀升），从 90 年代早期开始每年下降 1.5%，从 1991 年的峰值 215.1/10 万人年降低了 25%，降到 2014 年的 161.2/10 万人年，意味着减少了约 2 143 200 例癌症死亡病例。男性降低（31%）较女性（21%）更为显著（见图 1）。

过去 20 年癌症死亡率的这一降低，主要得益于吸烟的持续减少和早诊早治的进步，4 种常见肿瘤（肺癌、乳腺癌、前列腺癌和结直肠癌）死亡率有显著降低，男性肺癌死亡率从 1990 年至 2014 年降低 43%，女性 2002 年至 2014 年降低 17%，这主要是人们对吸烟危害认识的加深和控烟运动的推行。不过尽管如此，在很多美国南部的州，2014 年仍有 40% 的男性癌症死亡是吸烟所致。

女性乳腺癌死亡率从 1989 年到 2014 年降低 38%，男性前列腺癌死

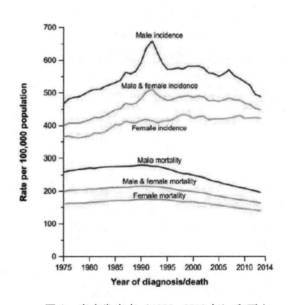

**图 1** 癌症发病率（1975~2013 年）和死亡率（1975~2014 年）趋势

亡率从 1993 年到 2014 年降低 51%，结直肠癌死亡率从 1976 年到 2014 年降低 51%。虽然 4 种常见肿瘤死亡率都有降低趋势，但肝癌死亡率从 2010 年到 2014 年每年升高约 3%，子宫体癌每年升高约 2%。男性胰腺癌死亡率每年持续攀升 0.3%。

2014 年，美国 2 626 418 例死亡病例中，23% 是死于肿瘤。总体而言，癌症仅次于心血管疾病位居美国第二大死因。在 22 个州和西班牙裔及亚裔人群中，癌症是第一大死因。不同年龄组分析发现，在年龄 40~79 岁女性和 45~79 岁男性人群中，癌症是第一大死因。

位居癌症死因前列的有脑部肿瘤、白血病、40 岁以下女性乳腺癌和 40 岁以上肺癌。年龄 40~59 岁女性人群中，2013 年，肺癌超过乳腺癌成为最常见癌症死因。宫颈癌是年龄 20~39 岁女性人群第二大癌症死因，提示需要增加这一年龄组人群筛查和对 HPV 疫苗接种的接受度。

### 三、生存率数据及趋势

过去 30 年，美国白种人群中所有肿瘤 5 年生存率总体升高了 20 个百分点，黑人升高了 24 个百分点。男性和女性生存率升高程度类似，不过从不同年龄组来看，50~64 岁人群生存率升高较 65 岁以上人群更为显著。

血液系统肿瘤生存率提高最显著，得益于治疗方案的改进，包括新的靶向药物的出现。如急性淋巴细胞白血病 5 年生存率从 20 世纪 70 年代中期诊断患者的 41%，提高到了 2006~2012 年诊断患者的 71%，慢性髓性白血病从 22% 提高到了 66%。多数接受酪氨酸激酶抑制剂治疗的慢性髓性白血病患者预期寿命接近常人，尤其是那些诊断时年龄在 65 岁以下的患者。

虽然多数肿瘤生存率都在稳步攀升，肺癌和胰腺癌生存率仍踯躅不前，目前 5 年生存率分别为 18% 和 8%。超过半数的患者诊断时已为晚期，5 年生存率仅为 4% 和 3%。有了低剂量螺旋 CT 筛查后，肺癌的早诊可能会有所改观。吸烟超过 30 包年的当前吸烟者和曾吸烟者人群中，低剂量螺旋 CT 筛查可降低 20% 的肺癌相关死亡率。不过，2010 年 870 万符合筛查条件的美国人群中，只有 2%~4% 的实际接受了 CT 筛查。

### 四、发病率和死亡率差异分析

终生诊断浸润性癌的风险，男性略高于女性（40.8% *vs* 37.5%），这一差异可能来自于环境因素暴露、内源性激素等方面。

总体而言，男性癌症发病率比女性高 20%，死亡率高 40%。死亡率差异反映了癌症发病分布的差异，如死亡率较高的肝癌，男性发病率是女性的 3 倍。不过性别差异随癌症不同而不同，性别差异最大的肿瘤包括食管癌、喉癌、膀胱癌，发病率和死亡率男性是女性的 4 倍，女性肛门癌、胆囊癌和甲状腺癌发病率高于男性，甲状腺癌发病率女性是男性的 3 倍（21 万人年 *vs* 7 万人年）。黑色素瘤发病率男性比女性高 60%，死亡率是女性两倍。过去 10 年，女性总体癌症发病率保持稳定，男性约每年下降 2%，癌症死亡率均每年降低 1.5% 左右。

得益于患者保护与平价医疗法案（PPACA），癌症死亡率的人种差异继续减小。不过尽管总体癌症死亡率有显著下降，有些癌（如肝癌、子宫体癌）死亡率还是急剧攀升的，这两种癌都与肥胖有较强的相关性。

研究者指出，要抗击癌症，需要继续加强临床和基础研究，推动癌症检出和治疗上的进步。另外，需要进一步设法提高人们的防癌意识和保持健康的生活方式。

美国癌症协会每年都会预测美国当年新发癌症病例和死亡病例数，评估近些年癌症发病率、死亡率和生存率变化趋势。发病率数据从监测、流行病学及最终结果（SEER）数据库、全国癌症注册数据库、北美癌症登记中心协会数据获得，死亡率数据来自美国国家健康统计中心。最新统计的发病率数据是 2013 年的，死亡率数据是 2014 年的。

# 孙燕院士权威解读

喜读 2017 年 CA 杂志这篇充满正能量的文章，特别推荐给大家参考。由美国癌症协会（ACS）主办的《CA-Cancer Journal for Clinicians》是一本给一般临床医师业内科普的小杂志。由于他们每年第一期刊登美国肿瘤统计资料，竟然成为 SCI 影响因子达到 140~150，超过全球四大医学期刊受到全球关注的刊物。《全球肿瘤快讯》自创刊以来，我们也及时报道他们的统计文章，以供大家及时参考。

今年的这篇报道说明，美国常见肿瘤除了甲状腺癌和黑色素瘤以外，多数发病率和死亡率在持续下降，特别是死亡率。男性肺癌 1990~2014 年间死亡率下降 43%，女性 2002~2014 年间死亡率下降 17%；女性乳腺癌 1989~2014 年间死亡率下降 38%；大肠癌男女 1976~2014 年间死亡率下降 51%；男性前列腺癌 1993~2014 年间死亡率下降 51%。同时他们还仔细分析了 2006~2012 年间各种肿瘤发现时的病期对预后的影响：诊断时有远处转移的患者女性乳腺癌为 6%，大肠癌为 21%，食管癌为 38%，肾癌为 16%，肝胆癌为 18%，肺癌为 57%，黑色素瘤为 4%，NHL 为 50%，口咽癌为 18%，卵巢癌为 60%，胰腺癌为 52%，前列腺癌为 4%，泌尿系统癌为 4%，子宫颈癌为 14%，宫体癌为 8%。而 5 年生存率女性乳腺癌为 90%，大肠癌为 65%，食管癌为 18%，肾癌为 74%，肝胆癌为 18%，肺癌为 18%，黑色素瘤为 92%，NHL 为 71%，口咽癌为 64%，卵巢癌为 46%，胰腺癌为 8%，前列腺癌为 99%，膀胱癌为 78%，子宫颈癌为 68%，宫体癌为 82%。虽然各种常见肿瘤的治愈率有一定差别，但总体来说显示"三早"是决定性因素之一。

2016 年初，CA 杂志也发表了"2015 年中国癌症统计"资料。说明我国在 2000~2011 年间多数常见肿瘤死亡率处于平台期，有的还有下降趋势。20 世纪 50 年代末激情燃烧的岁月我们曾经提出豪迈的口号："让高血压低头，让肿瘤让路"。我是一个在临床肿瘤学领域内耕耘半个多世纪能背诵"老三篇"的乐观主义者。知道在平台期以后就要和美国一样进入下降期。2016 年，党和政府加大了治理环境的力度，包括控烟和注意控制肥胖；通过了大病保险和进一步医疗改革以及推广健康体检等；我们在精准医学靶向治疗方面也取得了骄人的进步，多靶点 TKI 安罗替尼治疗软组织肉瘤、EGFR-TKI 耐药患者应用艾维替尼和奥希替尼治疗晚期 EGFRT790M 突变阳性非小细胞肺癌的结果均在国际会议报道，获得好评。我国在制服肿瘤的路上也在不断进步（请参考我们在《科技导报》和 CSCO-医学论坛报评出的 2016 年重要进展）。所以本文特别让我们鼓舞。我们"让百姓少得癌，让癌症死亡率迅速下降"的中国梦，通过几代人的艰苦努力，一定会实现。

（来源：《全球肿瘤快讯》2017 年 1 月　总 176 期）

# ASCO 首次发布宫颈癌临床实践指南

日前，ASCO 首次发布宫颈癌临床实践指南，这不光是 ASCO 第一个宫颈癌指南，也是其第一个根据不同地区情况差异给出相应推荐的指南。（J Global Oncol. 2016 年 5 月 25 日在线版）

指南指出，宫颈癌是可以很好预防的癌，不过不同国家宫颈癌筛查和后续治疗上有很大的差异。每年约有 25 万女性死于宫颈癌，多数出现在经济欠发达地区，如非洲、印度、东南亚和西太平洋地区。这些地区病理诊断、有经验的妇科医生、放疗设备、近距离放疗、化疗和姑息治疗等都较缺乏。

至少 2/3 死于宫颈癌的女性未接受过规律的筛查，若能改善全球范围内的宫颈癌筛查和 HPV 疫苗接种情况，或能显著降低宫颈癌死亡率。

多学科国际指南专家组系统回顾了 1966~2015 年的文献，并回顾了目前在用的加拿大安大略癌症治疗中心（CCO）指南、欧洲内科肿瘤学会（ESMO）指南、日本妇科肿瘤学会（JSGO）指南、美国国家综合癌症网络（NCCN）指南及世界卫生组织（WHO）指南等五大指南。

ASCO 指南将基于循证医学的推荐分为四个资源类别：最基础简陋、资源有限、资源相对充足、资源特别充足。根据每个类别以及宫颈癌每期别给出了最佳治疗和支持治疗推荐。

指南专家指出，目标是为患者提供基于循证医学的最有效的治疗和姑息干预措施，若这些没办法提供，患者就需要接受更低类别的推荐治疗，根据不同地区情况和手术、化疗、放疗、支持治疗、姑息治疗等资源来决定。

## 指南要点

在最基础简陋地区，没有放疗设备，单纯筋膜外子宫切除术或化疗后手术可作为 Ⅰ A~ⅣA 期宫颈癌患者治疗选择。

在资源相对充足和特别充足地区，Ⅰ A~ⅣA 期宫颈癌患者可接受同步放化疗，强调是放疗联合低剂量化疗，若没有办法化疗那么放疗不应推迟给予。

在资源有限地区，没有近距离放疗，给予筋膜外子宫切除术或对同步放化疗和补量放疗 2~3 个月后有病灶残留患者给予手术治疗。

在最基础简陋地区，Ⅳ期或复发宫颈癌患者可接受卡铂或顺铂单药化疗。不能根治的患者，应给予姑息性放疗来缓解疼痛和出血等症状。

资源缺乏地区，单纯放疗或短程放疗可用作再次治疗方案，来针对顽固或复发的症状。

若可随访，Ⅰ A2 期患者在最基础简陋地区可给予宫颈锥切，资源有限地区可宫颈锥切+盆腔淋巴结清扫，在资源相对充足和特别充足地区，Ⅰ B1 期肿瘤大小 2cm 需要保留生育功能的患者推荐接受根治性宫颈切除术。

（编译 冯 如）（来源：《全球肿瘤快讯》2016 年 5 月 总第 161 期）

# ASCO 发布新的全球宫颈癌筛查指南

美国临床肿瘤学会（ASCO）发布了一项新的全球宫颈癌筛查指南，为高风险病变的筛查，随访和治疗提供了循证依据。（J Glob Oncol. 2016 年 10 月 12 日在线版）

制定该指南的预防肿瘤学教授、ASCO 专家小组主席 Surendra S. Shastri 表示"每位女性，无论她在哪里，在她的一生中应该至少有一次较好的宫颈癌筛查，但不幸的是，我们甚至连这个都做不到。"

Shastri 在一份声明中表示："我们希望这一指南能够使我们更接近为所有妇女提供高质量预防保健的目标，不论其处于何种境地。"

该报告强调，所有适龄妇女，无论他们是生活在资源贫乏、中等资源或资源丰富的环境中，都应行癌前病变的筛查。

该指南的目的是在全球范围内建立一致的最低筛查标准，同时要考虑到资源水平和卫生保健系统的广泛差异。

作者强调，考虑到这一点，宫颈癌筛查的主要目标应该是精确检测和及时治疗宫颈上皮内瘤变作为预防宫颈癌的手段，而不是控制癌症，如许多其他恶性肿瘤的情况一样。

制定指南的 ASCO 专家小组主席 Jose Jeronimo 表示，"这些是宫颈癌预防的第一个指南，是根据妇女生活环境中的可利用资源为依据的，有类似的乳腺癌指南。"

为了推出新的建议，ASCO 组成了一个多学科、多国专家小组，包括肿瘤学、初级保健、流行病学、卫生经济学、癌症控制、公共卫生和患者辩护专家。

小组确定并审查了证据基础。此外，四项系统评价以及成本效益的分析提供了间接证据。

根据资源水平的分层将这些建议与其他建议区别开来。Jeronimo 表示，这些新的 ASCO 建议的独特性在于，根据现有资源，把国家分为四个层次。资源最多的国家或地区被分为"最大资源"，而资源水平较高的国家或地区被列入"增强资源"；对于拥有一些资源的国家来说，分为"资源有限"，但是仍需要对如何使用这些资源小心谨慎；最后，具有非常有限或基本卫生资源的国家或地区被纳入"基本资源"。随后，全球宫颈癌专家组对宫颈癌的筛查和癌前病变治疗的最佳选择进行了评估，这些选择适用于每个级别。

## 主要建议

### 初步筛查

◎建议所有地区使用人乳头瘤病毒（HPV）DNA 测试。

◎在基本资源中可以使用醋酸的视觉检测（VIA）。

◎推荐的筛查年龄范围和频率如下：在最大的资源中，对于 25~65 岁的妇女，应每 5 年进行一次筛查。在增强资源中，30~65 岁的女性应每 5 年进行一次筛查，如果 1 例患者每 5 年筛查一次，连续 2 次阴性，就可以每 10 年筛查一次。在资源有限的情况下，30~49 岁的妇女应每 10 年进行一次筛查；在基本资源中，30~49 岁的妇女在她们一生中应筛查 1~3 次。

**到结束筛查的时间**

◎最大资源和增强资源：65 岁以上，在过去>15 年内结果持续阴性。

◎有限资源和基本资源：年龄<49 岁，资源依赖。

**筛查结果的分类**

◎对于居住在基本资源环境的女性，接受 HPV DNA 检测后，结果阳性可以使用目测评估治疗。

◎如果 VIA 用于初筛，结果异常，应进行治疗。

◎在其他情况下，可以使用 HPV 基因分型和（或）细胞学。

**筛查后**

◎阴性筛查结果的女性应在 12 个月内接受随访。

◎在基本资源环境中，如果存在异常或阳性筛查结果，则应接受治疗。

◎在资源有限的情况下，筛查结果异常的女性应接受阴道镜检查；如果阴道镜不可用，则进行视觉评估。

◎在最大和增强的资源中，阴道镜应遵循异常或阳性结果。

**癌前病变的治疗**

◎在基本资源中，患者通常选择冷冻治疗或宫颈环形电切术（LEEP）治疗方法。

◎在其他资源下，推荐 LEEP（如果有高水平的质量保证）或消融（如果有 LEEP 的医疗禁忌）。

◎建议对所有资源进行为期 12 个月的治疗后随访。

**特殊人群**

◎对于 HIV 阳性或由于其他原因免疫抑制的女性，一旦诊断出 HPV，就应该进行筛查，该人群是普通人群一生中筛查次数的两倍。

◎对 HIV 阳性妇女的异常筛查结果和阳性筛查结果的管理与普通人群相同。

◎基本资源环境中的女性应在产后 6 周进行初筛，在其他情况下，产后 6 个月内进行初筛。

（编译　刘　珊　审校　王　静）

（来源：《全球肿瘤快讯》2016 年 11 月　总 172 期）

# ASCO 发布《成人癌痛患者慢性疼痛管理指南》

近期，美国西北大学 Judith A. Paice 等代表美国临床肿瘤学会在《Journal of Clinical Oncology》上发表了新版《成人癌痛患者慢性疼痛管理指南》，其主要内容简述如下。（J Clin Oncol. 2016 年 7 月 25 日在线版）

## 1 筛查和系统评价

1.1 对每次疼痛进行筛查。筛查时应用定量/半定量工具测量并记录。

1.2 进行初步系统的疼痛评估。包括与患者的深入访谈并发现疼痛的多种特点（疼痛描述，相关困扰，功能影响，相关的躯体、心理、社会及精神因素）。搜集癌症治疗史、相关合并症、社会心理及精神病史（包括药物滥用史），以及既往止痛治疗的信息。评估中应描述疼痛特性，澄清疼痛原因，并提供相关病理生理学基础。体格检查应包括病史，及在有保证的情况下进行诊断性检查。

1.3 应注意到由癌症治疗引发的慢性疼痛综合征，以及这些综合征的患病概率、个别患者的危险因素、以及合适的治疗方案。

1.4 对任何患者的复发肿瘤、第二原发肿瘤引发的疼痛、以及治疗引发的迟发性疼痛进行评估及监测。

## 2 治疗和护理

### 医生职责

2.1 旨在提高舒适度，改善功能，减少不良事件的发生，确保疼痛管理过程中的安全性。

2.2 参与到患者及家庭/看护者对于疼痛评估及管理的各方面中。

2.3 对于临床需求较多的患者，需明确其他的卫生专业人员的需求，以便提供疼痛综合管理类服务。如有必要，医生需指定相应的护理责任人，并相应地转诊患者。

### 非药物干预

2.4 医生可直接开具处方，或将患者转诊至其他专业人员，以提供缓解慢性疼痛的措施，或改善与疼痛相关的事件。实施这些措施时应考虑到患者既往诊断情况及并发症情况。

### 药物干预——各种镇痛药物

2.5 医生可开具以下非阿片类镇痛药及辅助类镇痛药，用以缓解慢性疼痛和（或）改善功能（要求患者无用药禁忌证，包括药物之间的相互作用）：非甾体类抗炎药；对乙酰氨基酚（扑热息痛）；对于神经病理性疼痛及慢性广泛疼痛可应用辅助性镇痛药，包括选择性抗抑郁药、选择性抗惊厥药（如度洛西汀、加巴喷丁和普加巴林）。[声明：专家组认为某些患者将其他非阿片类药物、其他抗抑郁药物、抗惊厥药物（如所谓的肌松药；巴比妥类，如氯硝西泮、N-甲基-D-天冬氨酸受体拮抗剂氯胺酮等；α-2 受体激动剂，如替扎尼定）、多种保健及植物类药物作为补充或替代药物，并取得一定疗效。但其长期疗效并未获得证实。]

2.6 治疗慢性疼痛时，医生可开具外用止痛药物（如市售非甾体类抗炎药，局部麻醉剂，含巴氯芬、阿米替林及氯胺酮的复合霜剂/胶剂）。

2.7 若仅为缓解慢性疼痛，不推荐长期应用糖皮质激素。

2.8 医生应对止痛药物（非阿片类药物，辅助性镇痛药及其他药物）的不良反应风险做出评估。

2.9 医生应权衡利弊并遵循国家规定来决定是否应用医用大麻或大麻素类药物治疗慢性疼痛。[声明：美国 FDA 还没有批准任何含有或来自植物大麻的药物。]

### 药物干预——阿片类

2.10 在保守方案疗效欠佳并患有疼痛相关功能障碍的患者中，经医生筛选后可为其开具试验剂量的阿片类药物。视临床需要可加入非阿片类镇痛药和（或）辅助性镇痛药。

2.11 医生应对阿片类药物导致的不良反应风险进行评估。[声明：目前有文献描述阿片类药物可削弱免疫系统，导致肿瘤增殖。但其临床证据尚缺乏。专家组认为应持续观察阿片类药物的后续效应，并建议临床医生在应用阿片类药物时应告知患者及家属潜在的长期风险。]

### 3 应用阿片类药物的风险评估，缓解及普遍预防措施

3.1 开始长期应用阿片类药物时，应评估其潜在风险及获益。

3.2 熟悉并理解疼痛控制中出现的术语，如耐受性、依赖性、滥用和成瘾。

3.3 纳入普遍预防措施以减少滥用、成瘾及阿片类药物应用的不良反应（如阿片类药物相关性死亡）。医生应谨慎开具其他中枢作用药物，尤其是苯二氮䓬类药物。

3.4 熟悉涉及开具管制药品的相关法律、法规。

3.5 向患者及家属宣教有关长期应用阿片类药物治疗的风险及获益，并告知其安全贮存、使用及处置药品的方法。鼓励医生纠正患者关于阿片类药物的误解。告知患者在饮酒、应用非处方类镇静药物、接受其他中枢作用药物时应额外谨慎。

3.6 若无必要继续应用阿片类药物，则应逐渐减量，以避免出现戒断综合征。建议个体化减量速度及减轻不良反应的联合疗法。

（编译　张　帆）

（来源：《全球肿瘤快讯》2016 年 8 月　总 167 期）

# 大隅良典获得 2016 年诺贝尔医学奖
## ——癌症有救

2016 年度诺贝尔生理学或医学奖获奖者为日本科学家大隅良典（Yoshinori Ohsumi），以奖励他在"细胞自噬机制方面的发现"。

### 细胞自噬是什么？

细胞自噬是细胞组分降解与再利用的基本过程。"自噬"（autophagy）一词源于希腊语前缀"auto-"，意为"自我"，以及另一个希腊语单词"phagein"，意为"吞食"。因此，自噬作用的意思非常明确，那就是"自我吞噬"。

这一概念最早出现于 20 世纪 60 年代，当时研究人员发现细胞能够消灭自身内部物质，方式是将其包裹进一个膜结构中，从而形成小型囊体并被输运至被称作"溶酶体"的回收机构进行分解。对这一过程开展研究非常困难，这也就意味着我们对其知之甚少。

直到 20 世纪 90 年代，在经过一系

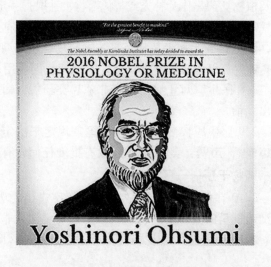

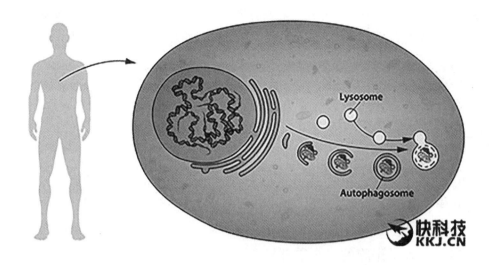

列出色的实验之后，日本科学家大隅良典利用面包酵母找到了与自噬作用有关的关键基因。随后他开始致力于阐明酵母菌体内自噬作用的背后机制，并发现与之相似的复杂过程也同样存在于我们人类的细胞内。

　　大隅良典的研究更新了我们关于细胞物质循环的旧有观点，他的研究开启了理解自噬作用在许多生理过程中关键作用的崭新道路，如生物体对于饥饿的适应或者机体对于感染的反应。自噬基因的突变会导致疾病的发生，自噬作用机制在一些类型的疾病，如癌症和神经疾病等病症中也发挥了作用。

## 突破性的实验

　　大隅良典活跃于多个研究领域，但在他于1988年最初建立自己实验室的时候，他主要致力于对液泡内的蛋白质降解进行研究，液泡的地位就类似于人体细胞内的溶酶体。酵母细胞相对比较容易开展研究，因此它们常被科学家们用做人类细胞模型。

　　它们对于锁定复杂细胞机制背后的特定基因尤其有效。但大隅良典正面临一项挑战：酵母细胞很小，在显微镜能够下它们的细胞器并不容易分辨出来。因此此时的大隅良典甚至还不能确认在这种细胞内部是否存在自噬现象。

　　他推理认为，如果他能够打断正在进行中的细胞物质自噬降解过程，那么液泡内部就应该会聚集大量的自噬小体，从而在显微镜下变得可见。于是他培养了经过改造，缺乏液泡膜降解酶的酵母菌并通过饥饿的方法激活细胞的自噬机制。这一实验得到的结果是惊人的！在短短几小时内，细胞液泡内快速聚集起大量未能被降解的小型囊体。

　　在酵母菌体内（左侧）存在一个巨大的细胞器，名为液泡，其功能与人以及其他哺乳动物体内细胞内的溶酶体相类似。于是他培养了经过改造，缺乏液泡膜降解酶的酵母菌并通过饥饿的方法激活细胞的自噬机制。此时，当这些酵母菌遭受饥饿时，吞噬小体开始在液泡内部大量聚集。大隅良典的实验证明酵母菌内部存在自噬现象。此后，大隅良典教授对数以千计的酵母菌变异样本进行了核对，并从中找到了据信与自噬作用密切相关的15组基因。

　　这些小型囊体是自噬小体。大隅良典的实验证明在酵母菌内部同样存在自噬作用。但更加重要的是，他现在有了一种方法去识别并观察在细胞自噬机制背后起到关键作用的基因。这是一项突破性的进展，大隅良典在 1992 年发表的文章里相信进行了报告。

### 发现自噬基因

大隅良典开始利用其所克隆的酵母菌。在酵母菌被饿死的过程中，自噬体就会被积累。但如果自噬基因是灭活的，该积累过程就不会出现。大隅良典将酵母细胞暴露在一种化学物质下，随意引入多个基因的突变后，开始诱导自噬。这种做法奏效了！在发现酵母自噬现象后的一年内，大隅良典又发现了导致自噬的第一个基因。

在后来的一系列研究中，由这些基因所编码的蛋白质也被从功能层面上被识别。这些研究结果表明，自噬由一连串的蛋白质和蛋白质复合物所控制，每一个都掌管着自噬体的萌生和形成的不同阶段。

### 自噬——人类细胞的一个重要机制

在发现酵母自噬机制后，一个核心问题油然而生：在其他生物体中是否也有一个相应的机制来控制这一过程？很快就有了答案，在人类细胞中也运行着几乎同样的机制。如今，用于研究人体自噬重要性的工具也已经诞生。

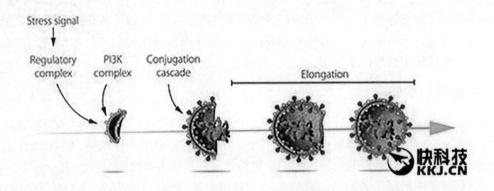

得益于大隅良典及后来者的贡献，我们现在知道，自噬控制着重要的生理功能。自噬能快速地为体内能量（energy）提供燃料，因此对"细胞对饥饿的响应"、及其他类型的压力至关重要。

被感染之后，自噬能消灭掉入侵的细胞菌和病毒。自噬还影响着胚胎的发展和细胞变异。此外，细胞还利用自噬来消除受损的蛋白质和细胞器。这是一种高质量的控制机制，对抵抗年老所导致的不良影响至关重要。

被破坏的自噬还与帕金森症、2 型糖尿病和其他一些老年疾病有关。自噬基因突变也可能导致遗传病，而自噬机制被干扰还可能导致癌症。如今，已经研究人员在根据不同疾病的自噬来研发药物。

自噬已经被发现了 50 多年，但直至 20 世纪 90 年代大隅良典公布其研究结果后，其在生理学和医学领域的功能重要性才被意识到。正因为该发现，大隅良典被授予 2016 年诺贝尔生理学或医学奖。

（原标题：获得 2016 诺贝尔医学奖的到底是啥？癌症有救）

（作者：晨风 友亚，出处：新浪科技 2016-10-03）

# 长期服用阿司匹林可预防癌症

马萨诸塞州公共卫生学院的 Yin Cao 等报告的一项研究显示，长期服用阿司匹林能降低罹患癌症的风险，尤其是胃肠道肿瘤。定期服用阿司匹林可以在很大程度上预防结直肠癌的发生，并与筛查获益有互补作用。（JAMA Oncol. 2016 年 3 月 3 日在线版）

近来美国预防服务工作组推荐美国成年人服用阿司匹林来预防结直肠癌和心血管疾病。然而，阿司匹林与其他类型癌症风险以及潜在的广泛人群使用阿司匹林对癌症的影响都不确定，尤其在疾病筛查中。

该研究旨在探究阿司匹林在所有以及亚型特异性癌症预防中的潜在获益，并评估癌症筛查后服用阿司匹林的绝对获益。

护士健康研究项目（1980~2010 年）及健康专业人员随访研究（1986~2012 年）是美国的两大前瞻性队列研究，随访了 135 965 名医务人员（其中女性 88 084 人，男性 47 881 人），这些医务人员会每两年报告一次阿司匹林的使用情况。1976 年入组了 30~55 岁的女性，1986 年入组 40~75 岁的男性。护士健康研究项目及健康专业人员随访研究的研究终点分别截至 2012 年 6 月 30 日和 2010 年 1 月 31 日，评估了 2014 年 9 月 15 日~2015 年 12 月 17 日间的数据，包括癌症的相对危险度（RR）及人群归因危险度（PAR）。

结果显示，88 084 名女性及 47 881 名男性的随访长达 32 年，其中，记录了 20 414 名女性及 7571 名男性癌症患者。与非定期服用阿司匹林者相比，定期服用阿司匹林与所有癌症风险的降低有关（RR=0.97，95%CI：0.94~0.99），这主要归因于它降低了胃肠道癌症的发生率（RR=0.85，95%CI：0.80~0.91），尤其是结直肠癌的发生率（RR=0.81，95%CI：0.75~0.88）。

每周至少服用 0.5~1.5 片阿司匹林对胃肠癌的预防有显著的效果；定期服用阿司匹林能降低癌症风险的最短疗程是 6 年。在年龄>50 岁的个体中，对于没有接受过内镜检查的个体而言，定期服用阿司匹林每年能预防每 100 万人中 33 例（PAR=17.0%）结直肠癌的发生，内镜检查每年能预防每 100 万人中 18 例（PAR=8.5%）结直肠癌的发生。定期服药与乳腺癌、晚期前列腺癌及肺癌的风险无关。

（编译 李莹雪）（来源：《全球肿瘤快讯》2016 年 3 月 总 156 期）

# USPSTF 关于阿司匹林预防用药的推荐

美国预防服务工作组（USPSTF）推荐，50~69 岁的有 10% 以上的 10 年罹患心血管疾病风险的人群，若没有较高的出血风险，可以考虑服用低剂量阿司匹林来帮助预防心血管疾病。（Ann Intern Med. 2016 年 4 月 12 日在线版）

考虑开始服用阿司匹林者，预期寿命应至少 10 年，并且愿意服用药物至少 10 年。不过用药还是和医生咨询后开始比较好。每天服用阿司匹林可以帮助预防心肌梗死、脑卒中和肿瘤，不过也会有发生严重不良反应的风险，尤其是胃肠道出血和出血性脑卒中。

研究者分析发现，美国符合服用阿司匹林预防用药和有较高心血管疾病风险的人群中，约有 41% 会被医生推荐服用阿司匹林，在 65 岁以上被推荐服用阿司匹林的人群中，80% 会依从性服药。

一般大家会觉得避免心肌梗死或脑卒中要比冒胃肠出血风险来得更重要，从而决定服用阿司匹林。

有较高出血风险的人群包括胃肠溃疡病史、近期出血病史、服用增加出血风险药物等，没有这些风险的人群，在 40~69 岁较早开始服药可最大获益，可增加 40~59 岁开始服药人群及 60~69 岁开始服药、心血管疾病风险较高人群的寿命得到延长。

那些 70 多岁 10 年心血管疾病风险不到 20% 的人群，总体获益不足以与危害制衡。推荐 50 岁以下人群服用的研究证据也不足，要做出这些年龄组人群的用药推荐，还需要更多研究证据支持。

阿司匹林能预防心血管疾病是因为其可减少因动脉粥样斑块血流缓慢导致的血栓形成，减少心脏和脑组织的缺氧性损伤。阿司匹林预防结直肠癌的机制不是很明确，可能来自于它的抗炎作用。

不过找到有效的心血管和肿瘤预防药物也挺关键的，美国半数以上的死亡是心血管疾病、脑卒中或肿瘤所致，结直肠癌也是"位列前茅"的肿瘤相关死因。

明确发布的推荐是对 2009 年推荐阿司匹林用于心血管疾病预防推荐的更新，也是 2007 年用于结直肠癌预防推荐的更新。

（编译　章　华）（来源：《全球肿瘤快讯》2016 年 4 月　总 158 期）

# 咖啡可降低 26% 的结直肠癌风险

美国南加州大学诺里斯综合癌症中心 Stephanie L. Schmit 等报告的一项最新研究显示，饮用咖啡可降低结直肠癌风险。（Cancer Epidemiol Biomarkers Prev. 2016, 25, 634-639.）

由于咖啡的多种成分会影响结肠，包括咖啡因、类黑精、二萜及多酚，因此提议用咖啡来预防结直肠癌。咖啡对结直肠癌的预防作用是通过微生物、抗氧化作用、抗诱变作用的改变、胆汁酸分泌的减少和肠道功能的改善来实现的。

为了证实咖啡的保护作用，研究者为 5145 例结直肠癌患者和 4097 例对照者制订了一份经验证的、半定量的咖啡摄入频率问卷调查，这些人群来自一项以色列北部以人口为基础的结直肠癌分子流行病学的研究。研究者考虑了咖啡种类（含/不含咖啡因、煮熟的黑咖啡、黑色的浓咖啡、速溶咖啡和过滤咖啡）、癌症部位（结肠或直肠）和种族（阿什肯纳兹犹太人占 61.3%，塞法迪犹太人占 21.4%，阿拉伯人占 13.5%）因素。

咖啡摄入量越高，罹患结直肠癌的风险越低：具体而言，一天摄入咖啡最多两次（OR = 0.78，95% CI：0.68 ~ 0.90；$P < 0.001$）、一天 2 ~ 2.5 次（OR = 0.59，95% CI：0.51 ~ 0.68；$P < 0.001$）、一天多于 2.5 次（OR = 0.46，95% CI：0.39 ~ 0.54；$P < 0.001$）人群的结直肠癌风险依次降低。阿什肯纳兹犹太人（每日 1.8 次）和塞法迪犹太人（每日 2.1 次）的结直肠癌风险与咖啡摄入量的量效关系很显著。

总体而言，咖啡摄入量会降低 26% 的结直肠癌风险（摄入：非摄入：OR = 0.74，95% CI：0.64 ~ 0.86；$P < 0.001$）。这一结果与煮熟的咖啡（OR = 0.82，95% CI：0.71 ~ 0.94；$P = 0.004$）和去咖啡因的咖啡（OR = 0.82，95% CI：0.68 ~ 0.99，$P = 0.04$）摄入结果相似。

该研究的局限性在于回顾了过去 1 年咖啡的摄入情况，并且没有摄入标准，以及未提及胃肠疾病患者不摄入咖啡会有什么影响。

（编译　刘　洁）（来源：《全球肿瘤快讯》2016 年 4 月　总 158 期）

# 持续摄入番茄红素或能降低前列腺癌特异性死亡率

美国癌症学会流行病学研究项目组 Ying Wang 等报告，在高危前列腺癌患者中，持续摄入番茄红素或能降低前列腺癌特异性死亡率（PCSM）。（Int J Cancer. 2016 年 2 月 23 日在线版）

饮食中番茄红素和西红柿产物与前列腺癌的发病负相关，但是关于番茄红素和西红柿产物能够降低 PCSM 的相关研究并不多。该项前瞻性研究自癌症预防研究营养干预队列 Ⅱ 中纳入了 1992 年或 1993 年到 2011 年 7 月被诊断为非转移性前列腺癌的患者，分析了番茄红素和西红柿产物与 PCSM 的关系。从基线时开始收集前列腺癌确诊前的饮食数据，共获得 8898 例患者的数据，截至 2012 年，其中有 526 例患者死于前列腺癌。自 1999 年和（或）2003 年开始收集前列腺癌确诊后的饮食数据，共有 5643 例患者的数据可用，截至 2012 年，其中有 363 例患者死于前列腺癌。利用 Cox 比例风险回归计算 PCSM 的风险比（HR）和 95% 的可信区间（CI）。

结果显示，前列腺癌确诊前和确诊后，受试者饮食中番茄红素的含量与 PCSM 无明确关系（上四分位数比较：HR = 1.00，95% CI：0.78 ~ 1.28；下四分位数比较：HR = 1.22，95% CI：0.91 ~ 1.64）。同样的，确诊前和确诊后西红柿产品的摄入量与 PCSM 也无相关性。在高危前列腺癌患者中（T3 ~ T4 期、Gleason 评分 8 ~ 10 分或淋巴结转移），与番茄红素摄入量小于中位水平的患者相比，前列腺癌确诊后番茄红素持续摄入量大于中位水平患者的 PCSM 更低（HR = 0.41，95% CI：0.17 ~ 0.99）。因此，研究者认为，今后需要开展更多研究来证明在高危前列腺癌患者中持续口服番茄红素能够降低 PCSM。

（编译　王　硕　审校　张　宁）

（来源：《全球肿瘤快讯》2016 年 3 月　总 156 期）

❖ **国际交流** ❖

# 第三届诺贝尔奖获得者医学峰会暨中美院士论坛新闻发布会召开

2016 年 8 月 3 日下午，第三届诺贝尔奖获得者医学峰会暨中美院士论坛新闻发布会在中国科学院文献情报中心报告厅召开。

中国癌症基金会理事长、中国医学科学院肿瘤医院原院长、诺贝尔奖获得者医学峰会组委会主任赵平，中国高科技产业化研究会副理事长、诺贝尔奖获得者医学峰会组委会主任刘延宁，中华中医药学会副会长曹正逵、副秘书长谢钟，中国高科技产业化研究会副秘书长康哲秀，中国中医科学院科技合作中心主任黄明达，诺贝尔奖获得者医学峰会执行主任兼秘书长张炬，以及中国科协、成都市高新区、中国医师协会等单位的领导出席了新闻发布会。发布会由中央电视台梁艳主持。

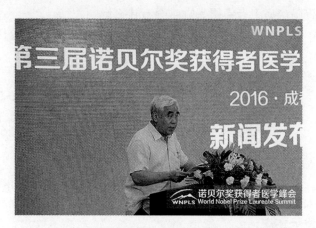

诺贝尔奖获得者医学峰会组委会主任赵平发表讲话

发布会上，大会主席陈章良发来贺辞，赵平、谢钟等相关领导分别发表讲话。赵平向现场来宾和媒体介绍了第三届诺奖医学峰会的筹备进展情况。

赵平在发言中说，充分发挥和利用国内外人才资源，积极引进和用好海内外人才是我国一贯注重的人才战略。习近平总书记在欧美同学会、最近的科技三会等不同场合，都明确指出：科技兴国是复兴中华民族的核心要素，科技创新则是引领社会发展和进步的火车头，是一个国家、一个民族发展的重要动力，也始终是推动人类社会进步的重要力量。

诺贝尔奖获得者医学峰会已经成为对我国科技创新发展、能够起到重要推动作用的一个国际学术交流会议。外国的科学家不仅来中国开会，他们还试图尝试并已经让他们的研究成果在中国落地。也就是说，诺贝尔奖医学峰会搭了一座桥，让中国与世界产生了沟通，这有利于中国科研的进步和发展。

谢钟在发言中说，首届诺贝尔奖获得者医学峰会成功拉开了让世界了解中医、让中医了解世界的序幕。峰会不仅是质量高、水平高的医学峰会，也是中西医交流互融的良好平台，峰会的连续举办深入促进了中西医结合的发展战略，进一步推进了中西医的资源组合，优势互补，协同创新。

本届峰会将延续前两届峰会高规格、高水平、高质量的学术会议特点，邀请了 6 位诺贝尔奖得主、15 位中美院士、50 余位中外权威专家着眼于精准医学、中医药学重点学科进展问题，并从生物医药产业新机遇、新趋势、新政解读等多个热点进行交流探讨。届时希望各位领导、专家和媒体朋友们莅会指导。

据悉，第三届诺贝尔奖获得者医学峰会由中国科学技术协会指导，中华中医药学会、中国高科技产业化研究会、中国医师协会、诺贝尔奖得主国际科学交流协会联合主办，中国国际科技交流中心、世诺医学交流中心（筹）联合承办。峰会将于 2016 年 9 月 1 日~3 日在成都举办，设立了国际精准医学高峰论坛、中医精准医学与转化医学论坛、生物医药产业论坛、世界青年创新论坛四个主题论坛及系列分论坛。

国际精准医学高峰论坛重点关注精准医学在医学领域重点学科的学术探讨及技术应用，密切关注世界医学发展趋势，从专业、精湛、前沿的视角，高视角、多维度、深度解读世界医学热点、难点；生物医药产业论坛将汇聚世界前沿医疗科技成果，从科研创新、技术转化、产业升级、政策引导等诸多方面打造产学研融一体化的全球协同发展合作链，切实推动生物医药产业健康发展。

世界青年创新论坛以"科学发现的机缘"为主题，6 位诺贝尔奖获得者将围绕这一主题，分享自己的亲身经历，探讨"机缘"在各自科研和产业研究中的产生的影响和发挥的作用，与中青年科学家和生物医药企业代表分享自己科研工作中遇到困难和解决方案以及国际基础研究产业化方面的经验。

远在大洋彼岸的 6 位诺贝尔奖获得者也特意为本次新闻发布会录制了视频。大会主席、1993 年诺贝尔生理学或医学奖得主理查德·罗伯茨诚挚的寄语，再一次激扬起现场的热情，也标志着第三届诺贝尔奖获得者医学峰会暨中美院士论坛筹备进入全面冲刺阶段。

（来源：诺贝尔获得者医学峰会官网）

# 中国抗癌协会代表团赴法国参加
# 2016 年世界抗癌大会

2016 年 10 月 31 日~11 月 3 日，由国际抗癌联盟（UICC）主办的 2016 年世界抗癌大会在法国巴黎隆重召开。本届大会由法国癌症协会承办。会议围绕主题"引领行动，激发变革（Mobilising Action，Inspiring Change）"，通过主题发言、专题报告、壁报交流、圆桌讨论、现场辩论等形式对癌症的预防和筛查、诊断和治疗、康复和姑息治疗、癌症防控系统、社会组织能力提升五方面议题进行了探讨与交流。此次大会与以往不同，特别增设了慢病专场（NCD Programme）和首席执行官专场（CEO Programme），囊括了癌症流行病学、卫生经济学、卫生政策制订与研究等方面内容，深入探讨了控烟、筛查、癌症康复、心理辅导等防控手段，突出了社会组织在癌症防控中起到的重要作用。

大会会期 4 天，设有 144 个专场，500 个学术报告，收录 688 篇学术论文摘要。来自世界 139 个国家的 3260 名代表参加了大会，其中中国代表 100 余名，来自全国各省（自治区、直辖市）。中国抗癌协会代表团由理事长郝希山院士率队，在会议期间颇受瞩目，取得累累硕果。46 人的论文被大会遴选为口头发言和壁报交流篇目。会议期间，理事长郝希山院士、秘书长王瑛教授受邀出席 2016 世界癌症领导人峰会和国际抗癌联盟（UICC）会员代表大会。与此同时，王瑛秘书长受邀参加全球首席执行官（CEO）专场。

**开幕式**

10 月 31 日，法国总统奥朗德和西班牙王妃利兹（Her Majesty Queen Letitzia of Spain）出席了 2016 世界抗癌大会开幕式。法国总统奥朗德谈到，癌症已成为世界过早死亡的主要原因。目前全世界每年有超过 1400 万例癌症，预计到 2025 年每年将会增长到 1900 万例。特别是在中低收入国家，由于资源分配的差异，基础医疗供给不足，缺乏早诊早治等预防措施，癌症的发病和死亡率更是持续增长。UICC 主席桑奇亚·阿兰达（Sanchia Aranda）教授谈到，癌症是一种流行性疾病，在全世界快速蔓延，对人类生命造成巨大威胁。与心血管疾病等其他非传染性疾病一样，吸烟、营养不良、肥胖、以及缺乏体育锻炼等因素也是导致癌症的危险因素。因此，西班牙王妃利兹呼吁，癌症防控需要我们大家一起行动起来，要加强国际间合作，制订行之有效的防控策略并加以实施。法国总统奥朗德也强调，抗击癌症我们人人有责，需要多方努力才能攻克。

**中国专场**

11 月 2 日，大会特设中国专场。以"中国的癌症治疗和转化研究"（Cancer Treatment and Translational Research in China）为主题，从 40 余篇中青年专业技术人员投稿中遴选出 4 篇作为中国专场发言报告。中国专场讲者的平均年龄 37 岁，他们是：河北医科大学第四医院桑梅香教授、复旦大学肿瘤医院凌泓教授、江西省妇幼保健院李凌教授、湖南省肿瘤医院唐洁教授。4 位讲者分别就 PAX2 和 A1B1 在 ER 阳性乳腺癌中的表达及在 ER 阳性乳腺癌他莫西芬耐药中的机制研究、BRCA1 相关 A 复合物的单核苷酸多态性与三阴性乳腺癌遗传易感性的分析、以人群为基础的高危型 HPV 载量与分型检测对宫颈高级别病变预测价值的前瞻性队列研究、ESRP1 在上皮性卵巢癌侵袭转移中的选择性剪接及临床意义等内容做了详尽的报告。专场由中国抗癌协会理事长郝希山院士、副理事长张启凡教授、天津医科大学副校长、附属肿瘤医院党委书记李强教授主持。世界卫生组织国际癌症研究机构（WHO IARC）主席克里斯·威尔德教授（Christopher Wild）、国际乳腺疾病协会（SIS）秘书长马瑞奥·科斯塔教授（Mauricio Costa）等国际知名肿瘤学专家，共计 200 余人前来参加中国专场。

**"全球村"展台**

"全球村"展台是大会的另一个亮点，汇集了来自世界 57 个政府机构、癌症组织和医药企业参展。此次，中国抗癌协会在"全球村"设立展台，先后接待了来自亚洲、美洲、非洲、欧洲等 70 余个国家和地区的参会代表，并与国际抗癌联盟（UICC）、国际癌症研究机构（IARC）、英国卫生部区域办公室、香港卫生署卫生防护中心，以及马来西亚、新加坡、以色列癌症协会等就今后双方建立国际合作进行了交流。展览会上，中国抗癌协会发放宣传资料，为国内外千余名代表提供了交流平台。

（稿源：中国抗癌协会）

# 2016 美中抗癌协会年会召开
# 中美专家共探讨肿瘤新药研发

2016 年 6 月 3 日~7 日，一年一度的美国临床肿瘤学会年会（ASCO 2016）在美国芝加哥市召开。在 ASCO 会议召开首日的晚 18：30~21：00，众多中美专家齐聚第 8 届美中抗癌协会（USCACA）年会，交流抗癌新进展。本次年会聚焦"肿瘤新药研发"，中美专家就这一主题开展了精彩的学术报告和专题讨论。CSCO 理事长、广东省人民医院吴一龙教授，中山大学肿瘤医院/肿瘤防治中心徐瑞华教授，北京大学肿瘤医院沈琳教授受邀参加此次会议。

USCACA 主席程世源教授在题为"Looking ahead"的主席报告中讲述了 USCACA 近两年取得的成绩。USCACA 与多个学会、组织和医院建立了广泛合作，致力于促进中国的癌症研究、教育、治疗和预防。2015~2016 年，USCACA 与国际影响力不断增加的《中国癌症杂志》（Chinese Journal of Cancer，CJC）继续加强合作：推出"肺癌""肿瘤血管生成"等专刊；与广东省抗癌协会、中山大学肿瘤防治中心共同主办广州国际肿瘤学会议。2016 年 CSCO 年会中，USCACA 将与 CSCO 推出联合专场，探讨新药研究与评价。同时，USCACA 还与多个组织合作推出针对青年学者的资助项目，包括 USCACA-NFCR-AFCR 癌症临床、转化和基础研究奖，2010 年~2015 年，每年已经有 2~5 名优秀的青年学者获得该奖；恒瑞-USCACA EFFORT 项目、ACEA-USCACA 项目为中国年轻研究者提供了到美国著名癌症临床中心接受肿瘤早期药物研发的培训机会。

在学术报告环节，吴一龙教授分享了在中国首次开展的第三代 EGFR 抑制剂艾维替尼（AC0010）治疗明确 T790M 状态的肺癌患者的 I 期临床研究，目前取得了令人鼓舞的结果，从而支持该新药在 EGFR T790M+晚期非小细胞肺癌（NSCLC）患者中的进一步评估。M. D. 安德森癌症中心 Vassiliki Papadimitrakopoulou 教授报告了 AC0010 在美国开展的临床试验的初期进展情况。HER-2 是本次会议的另一个主要关注靶点，恒瑞医药肿瘤业务部副总裁徐莉博士分享了一种抗 HER-2 新药的研发进展。苏州生物纳米科技园（BioBAY）CEO 庞俊勇先生和药明康德高级副总裁牟骅博士就中国的新药研发也进行了精彩的阐述。

在 USCACA 理事总监严立博士的主持下，参会者共同见证了恒瑞医药与 USCACA 合作的"肿瘤早期临床研究培训（EFFORT）项目"的进展。该项目在 2015 年正式推出，项目愿景是为中国年轻学者提供到美国顶级肿瘤研究治疗中心学习早期肿瘤药物研发的培训机会，促进中国肿瘤药物研发与国际接轨。该项目每年挑选的合格候选者，将会在美国 1~2 所肿瘤研究治疗中心接受为期 3~6 个月的轮转培训。

会议的最后，在 Michael Shi 博士的主持下，6 位专家就"肿瘤新药研发"这一主题进行了专题讨论，将会议进一步推向了高潮。

吴一龙教授在会后接受医脉通的采访时表示："I期临床试验考验的是研究者的智慧、创新能力以及综合能力。在精准医学时代，I期试验与既往有很大的不同，现在多是基于生物标志物选择患者来做I期试验，如果I期试验取得了成功，那么未来成功的概率就很大。因此可以看到，越来越多I期临床试验作为大会报告在国际肿瘤研究治疗大会比如 ACSO 中展现。"

（来源：医脉通）

# "第一届中美肿瘤精准医学高峰论坛"在津召开

"第一届中美肿瘤精准医学高峰论坛"于 2016 年 9 月 22 日~24 日在天津顺利召开，此次高峰论坛由国家肿瘤临床医学研究中心（天津）、中国抗癌协会、中国医药生物技术协会、中国工程院医药卫生学部、天津医科大学肿瘤医院、美国西奈山医学院肿瘤中心、美国癌症研究基金会联合主办。来自中美两国的 5 位院士及全球肿瘤学领域专家、学者就当下全球医学领域尤其是肿瘤学领域最受关注的精准医学这个话题进行了深入研讨，通过充分交流、加强合作，将共同促进肿瘤精准医学领域的发展。

本次高峰论坛中，参会人员包括中国工程院院士、中国抗癌协会理事长郝希山，中国科学院院士、北京医院曾益新，中国工程院院士、北京大学医学部詹启敏，美国科学院院士、哈佛大学医学院 Raju Kucherlapati 教授，美国科学院院士、Ludwig 研究所 Webster Cavanee 教授等 5 位院士及全球肿瘤学领域专家、学者，临床机构、国家管理机构、公司等多个领域相关人士，大会充分聚焦肿瘤精准医学，就肿瘤精准医疗的政策和管理、投资、研究平台建设、肿瘤基因组学研究、生物大数据、精准免疫治疗、肿

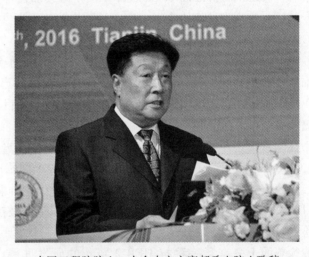

中国工程院院士、大会中方主席郝希山院士致辞

瘤精准医疗的临床应用等多个当下全球肿瘤防治前沿热点话题，通过大会报告的形式进行了探讨。此外，大会还就新技术、大数据及分析在肿瘤精准医学中的作用；靶向治疗与药物研发；肿瘤基因检测；精准医学领域的投资；中国精准医学领域的发展和未来等话题通过 Panel Discussion 的形式开展了深入讨论。

会议期间还举办了高通量测序和生物大数据及生物信息学分析培训班。通过讲座的形式针对性地就二代测序技术，生物信息分析等进行了系统培训。此外，还进行了常用基因数据分析软件示教、数据分析过程展示及上机操作实习、临床报告和基因解读等，培训取得了良好的效果。

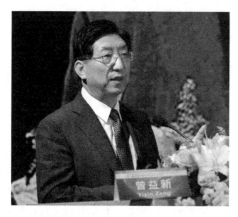

中国科学院院士曾益新教授作大会报告

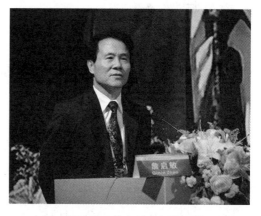

中国工程院院士詹启敏教授作大会报告

（稿源：天津医科大学肿瘤医院）

# 第十五届中日韩大肠癌学术会议在京召开

2016年12月3日，第十五届中日韩大肠癌学术会议在北京召开，来自中、日、韩三国的大肠癌诊治专家300余人出席会议。本次会议由中国抗癌协会大肠癌专业委员会、北京医师协会主办，北京大学肿瘤医院、北京大学首钢医院和京津冀晋大肠癌医师联盟协办。

会议由上海复旦大学肿瘤医院蔡三军教授主持。会议伊始，中日韩大肠癌学术会议发起人之一，浙江大学郑树教授到会致辞。她回顾了自1989年以来中日韩大肠癌学术会议的情况，并对中、日、韩三国嘉宾的到来表示欢迎。中国工程院院士、北京大学医学部主任詹启敏教授应邀出席会议并作专题报告。

在大会开幕式上，十五届中日韩大肠癌学术会议主席、北京大学肿瘤医院结直肠外科教授、北京大学首钢医院院长、中国抗癌协会大肠癌专业委员会主任委员顾晋教授致辞。顾晋教授对出席本次会议的中、日、韩三国大肠癌领域内的顶级专家表示感谢，对所有与会嘉宾表示欢迎。顾晋教授表示，中、日、韩三国地域邻近，饮食、生活习俗相似，在大肠癌的发病中，也有不少共同的特点。因此，三国学者通过加强交流，可以实现大肠癌领域诊疗技术的融合和理念共享，开展多中心研究，加强多学科合作，共同推进大肠癌规范化诊治，提高大肠癌个体化诊疗水平。

在学术报告环节，詹启敏院士以"Toward Cancer Precision Medicine"为题作报告。詹院士强调，精准医学在肿瘤领域应用的核心内容包括发病机制、早期诊断、靶向治疗、分子分型、人群研究及交叉干预，可以说，精准医学本身包含了预测、预防、个体化、共享这4个医学模式，通过借助现有的测序技术、大数据平台及先进的生物技术，我们将可能实现抗肿瘤治疗的精准治疗，帮助患者延长生存、提高生活质量。

（下转第551页）

## ❖ 群体抗癌 ❖

# 北京抗癌乐园简介

孙桂兰

北京抗癌乐园是北京市红十字会管理并指导的癌症患者发起成立的群体抗癌组织。初创于 1990 年 1 月，正式成立于 1993 年 1 月，并于 2002 年 10 月经市民政局批准为法人社团组织。经过 20 多年的发展，目前已成立了遍布京城的 17 个分园、1 个生命绿洲艺术团和拥有 500 人的生命绿洲志愿团，现有注册会员（园民）逾万名。在首都社会生活中发挥着十分重要的作用。

北京抗癌乐园第五届（现任）理事会组成人员：理事长赵平，法人代表、执行理事长孙桂兰，副理事长王玉玲、万柔柔，秘书长姜寅生，副秘书长兼宣传部长杨明海，组织部长吴素琴，文艺部长张丽新，监事长续梅。

北京抗癌乐园的宗旨是：坚持科学抗癌，反对封建迷信；主张综合治疗、合理治疗、群体抗癌；同一切从事抗癌事业的朋友，携手探索有中国特色的抗癌道路。抗癌乐园的口号是：癌症不等于死亡，癌症患者是可以康复的。

北京抗癌乐园长期以来坚持倡导"自强不息、自娱自乐、自救互助"的三自精神，施行"以健康的精神为统帅，以相互心理调节为先导，首选西医、结合中医，坚持抗癌健身法锻炼，讲究饮食疗法，注意生活调理"的有中国特色的抗癌理念和抗癌模式，加之丰富多彩的群体抗癌活动。这就是北京抗癌乐园的基本主张和基本实践，也是当今人类战胜癌症的最佳选择。将心疗、医疗、体疗和食疗有机地结合，大大改善了癌症患者的生活质量，提高了癌症患者的生存率。

北京抗癌乐园每年都开展许多欢乐抗癌、科学抗癌和互助抗癌的活动，做了大量为政府分忧、为癌症患者解难的工作，已经成为癌症患者康复教育的大学校，医院治疗的继续和补充，深受社会各界和癌症患者的欢迎，得到党中央、国务院和北京市委、市政府的重视和扶持，受到历届中央常委的关怀和支持，被中共北京市委授为"思想政治工作优秀单位"，被市民政局、人力资源和社会保障局授予"先进社会组织"全市"4A"级社会组织（民政部备案）等诸多荣誉。

北京抗癌乐园为了让每年新发病的癌友活的好一些、活的长一些，面向社会、面向医院，努力传承、宣传抗癌文化，积极帮助新病友克服恐癌心理，让他们走出阴霾，正确认识癌症，坦然面对癌症，积极治疗癌症，勇敢战胜癌症。抗癌健身法推广指导老师们，用自身抗癌经历鼓舞新癌友，用抗癌健身的方法，帮助指导病友们锻炼，通过锻炼，收到了良好的效果，提高了生活质量，坚定了与病魔拼搏的勇气。北京抗癌乐园每年都开展许多欢乐抗癌、科学抗癌和互相抗癌的活动，通过举办丰富多彩的文艺活动来展示癌症患者风采、帮助他们找回快乐，是抗癌乐园开展工作的一大特色。其中，最有代表性的活动是每年举办的"五整生日"庆祝会，即通过为患癌 5 年或 5 年倍数的患者庆祝癌龄生日，激励他们自强不息，积极展示抗癌成果。抗癌乐园自成立以来，已为万余名抗癌明星举办了 5 年、10 年、15 年，甚至 50 年、60 年生日庆祝活动。在每次的活动中，抗癌明星胸戴红花，其他癌友齐声高唱《祝你生日快乐》为他们祝福，艺术团和各分园艺术队也纷纷表演精彩的节目，让广大患者在温馨的氛围之中树立起信心、感受到温暖，乐观地面对今后的生活。当癌友们走过第一个 5 年，身披绶带的那一刻，抗癌明星激动、兴奋、相融的泪水会告诉大家"我活了"！

每年一次的北京"希望马拉松"为癌症患者和癌症防治研究募捐义跑活动，人人争先报名，积极参与其中，为抗击肿瘤不甘落后，为募捐出力义不容辞。

为了进一步践行抗癌文化精神，抗癌乐园还定期组织丰富多彩的园民文化活动，充实园民的精神文化生活，除每年组织新春联谊、春游、秋游、文艺演出外，我们还组织了摄影组、书法组、绘画组、编织组、瑜珈等发挥园民的特长和潜力。丰富园民的业余文化生活，提高园民的文化素养，培养审美能力、审美情趣，通过这样的活动，抒发艺术情感，展现艺术才华，领悟人生，激励园民积极向上的追求和美好生活的向往。为大家营造一个轻松愉悦的乐园生活氛围。从而用快乐细胞战胜癌细胞。

北京抗癌乐园出版了抗癌丛书《癌症患者康复实录》等，每年还编辑印制 4 期内部刊物《抗癌乐园》杂志，为了指导大家科学抗癌，邀请了京城名医李佩文、张宗岐、刘天君担任医学顾问，《中国肿瘤临床年鉴》执行主编、《中华医学百科全书》编审张立峰担任科普顾问。这些书刊成为了癌友们的精神食粮和抗癌良方。

北京抗癌乐园在中国医学科学院肿瘤医院门诊大厅设立的咨询台，在各个公园举办的分园咨询活动，使每年 2 万多名新患者受益，成为对他们进行心理救助和疏导的有效方式。

北京抗癌乐园的园民们个个都是不向死神低头、欢度人生的强者；同时又是一个光芒四射、活力迸发、不断创新的社会公益组织。

群体抗癌已经成为医院治疗的继续和补充，这是中国癌症患者的创举，人类抗癌史上的新生事物，应当受到全社会的关心、重视和扶持。肿瘤的治疗与康复应当社会化，只有把医院医生的临床治疗同院外癌症患者群体抗癌的康复治疗相结合，充分发挥医生和患者两个积极性，才能刹住癌症死亡率不断上升的严峻形势，使癌症患者走向求生之路。

北京抗癌乐园已经成为中国群体抗癌的摇篮，北京抗癌乐园的生命绿洲已经成为世界癌症患者的"抗癌圣地"。

# 北京抗癌乐园参加中国医学科学院肿瘤医院"全国肿瘤防治宣传周"活动

2016 年 4 月 23 日，北京抗癌乐园明星志愿者 19 人参加了中国医学科学院肿瘤医院举办的以"癌症防治，我们在行动"为主题的全国肿瘤防治宣传周活动，现场进行癌症康复交流互动。

## 打造"群体抗癌"品牌效应

上午 7 点 30 分左右，北京抗癌乐园组织部长吴素琴带领李玉玲等明星志愿者来到中国医学科学院肿瘤医院西门南侧小树林还显冷清的活动现场。她们在醒目位置挂上北京抗癌乐园横幅，从手推车上卸下成捆的各类宣传材料，依次摆放到席位上，看她们干净利落的动作和脸上略显的倦容，就知道费了不少心思，事先做足了功课。

### 用滚烫的心温暖每一位患者

8 点不到抗癌明星们陆续来到现场，换上橘红色的志愿者坎肩，各就各位精神饱满的迎接咨询患者。前来咨询交流的患者或是刚刚患病不久心怀忐忑，或是患病多年复发愁容满面，他们都有一个共同的希冀——能够从抗癌明星那里了解抗癌经验和学习抗癌方法，从而使自己彷徨无助的心踏实下来，看到生的曙光。他们没有失望，咨询后都能够心满意足地离开。有几位来自外地的朋友，9 点多就到了，一直没完没了地询问北京抗癌乐园明星志愿者，眼看中午 12 点吃饭点都过了，还没有离开的意思，但是明星志愿者们依然满脸堆笑一一解答。后来，问起原因，他们说：很理解这些外地朋友的心情，他们从很远的地方来到北京求医，非常辛苦，非常无助，有的甚至住不起旅馆，很可怜，为了自己或亲人活命，没有办法。通过聊天缓解他们的紧张心情，让他们得到温暖，看到希望，是我们最大的愿望，我们都是经历过痛苦的人，知道他们这个时候最需要安慰，最需要帮助，最需要建立信心。

### 科学抗癌、群体抗癌、欢乐抗癌的力量无穷

前来咨询的患者或家属离开的时候都要带上成堆的抗癌宣传资料。北京抗癌乐园 26 年来的群体抗癌成果一一体现在每一本书、每一本杂志、每一本宣传册上。这些患者或家属如获至宝，他们能从中看到活生生的人、活生生的事，找到自己的影子。他们想通过抗癌明星们的案例重新找回自信，找回希望。事实也是如此，他们专注的翻看书页的时候，脸上露出不寻常的表情——惊讶，惊喜，惊叹以及赞誉。

前来咨询的患者纷纷要求加入北京抗癌乐园，他们需要抱团取暖，需要群体的关爱。也许他们真得找到了期盼已久的家。

### 乐园领导对活动重视，做了细致工作，精心安排

为广大癌症患者带来欢乐、找回健康是北京抗癌乐园的服务宗旨。利用这次重要的为全国各地患者服务的良好契机，以孙桂兰为领导的北京抗癌乐园做了精心准备和细致安排。此次参加咨询工作的人员都是分病种、分年龄、分癌龄、分性别精挑细选的北京抗癌乐园培养的精兵强将，他们都是患病多年，有着多年丰富抗癌经验的老患者，长期在各分园为患者服务，从事抗癌咨询和交流工作，有能力、有爱心、有无私奉献服务广大癌症患者的决心。通过这次活动再次验证了，他们是合格的全心全意为患者服务的优秀志愿者。

中国医学科学院肿瘤医院院长赫捷、党委副书记付凤环先后看望问候了大家。

### 癌症的防治路途漫漫，群体抗癌任重道远

癌症防治事业越来越成为关系到国计民生的国家战略，政府组织、卫生部门以及社会各界开展轰轰烈烈的防癌抗癌的宣传、诊治和科研工作，这对促进癌症防治事业的发展起到积极的推进作用。

癌症患者的康复是一个系统的工程，不只是依靠医院医生的治疗，患者自己同样要有正确的认识，心理调节、饮食调理、身体锻炼等相结合，科学运用综合手段进行癌症康复。北京抗癌乐园为广大癌症患者的新生勇于探索，经过二十多年的不懈努力，走出一条正确的群体抗癌道路。群体抗癌事业取得巨大成果，众多患者创造了生命的奇迹，让不可能的事情变为现实。北京抗癌乐园为挽救更多癌症患者而大力宣传群体抗癌，运用多种多样多途径的有效方法，开展一系列的有针对性的抗癌活动引领癌症患者放下包袱，轻装面对，欢乐抗癌，科学抗癌。诚然，"路漫漫其修远兮，吾将上下而求索。"

（稿源：北京抗癌乐园网站）

# 为防癌抗癌事业的发展摇旗呐喊
## ——北京抗癌乐园参加第十八届北京希望马拉松

*北京抗癌乐园宣传部*

2016 年 9 月 10 日上午，北京抗癌乐园每年参加的第十八届"北京希望马拉松——为癌症患者及癌症防治研究募捐义跑"活动在北京朝阳公园万人广场举行。300 人组成的北京抗癌乐园的抗癌明星方阵是一道靓丽的风景，作为最积极的参与者和最直接受益人受到在场新闻媒体和各界的特别关注。

"希望马拉松"是 1981 年由加拿大人发起的纪念骨癌患者 Terry Fox 的义跑活动，该活动另一个名称为"特里福克斯义跑"（Terry Fox Run）。历经多年，"希望马拉松"已逐渐成为全世界最大的为癌症研究募捐的活动。每年 9 月的第二个周末，全世界 50 多个国家都有无数的人以各种形式参加"希望马拉松"。1999 年 11 月 6 日，希望马拉松首次在中国举行，今年是第十八届。

据了解，北京希望马拉松所募集的善款全部用于支持中国癌症防治研究和扶助贫困癌症患者。北京希望马拉松专项基金通过项目评审和监督执行，迄今共计资助 700 余项科研课题，涉及肿瘤的预防、筛查、诊断、治疗等多个领域。一些课题通过申报转化为国家自然科学基金、首都临床特色应用研究等国家级、省部级课题，部分研究成果已经实际应用于临床，为癌症患者带来福音。

北京希望马拉松得到越来越多的社会各界知名人士的关注。第十八届北京希望马拉松特别邀请知名青年影视演员、《奔跑吧兄弟》当家小生邓超先生担任公益形象大使。据介

绍，邓超参与此次义跑活动分文不取，全身心投入到为癌症防治的公益事业当中。

北京抗癌乐园一直以来积极参与各种公益活动，宣传"科学抗癌、欢乐抗癌"的群体抗癌理念，提倡"自强不息、自娱自乐、自救互助"的"三自"抗癌精神。把癌症患者顽强乐观的形象展示出来，促进全社会关注关爱这个群体，为癌症患者的求生之路指引方向，为推进防癌抗癌事业的发展摇旗呐喊。

# 首都癌症康复者首届戏曲公益
# 演唱会隆重举行

璀璨的不仅是星空，还有你我砥砺前行的精彩！北京抗癌乐园、中国医学科学院肿瘤医院患者服务中心共同主办的首都癌症康复者首届戏曲公益演唱会于 2016 年 12 月 30 日在中国医学科学院肿瘤医院"悦知楼"隆重举行。中国科学院院士、中国医学科学院肿瘤医院院长赫捷及党委副书记付凤环，原国家旅游局副局长杜一力，北京抗癌乐园法定代表人、执行理事长孙桂兰，中国中医科学院药剂研究专家祝希春等领导和嘉宾出席。来自北京抗癌乐园的 500 名园民观看了演出。

会上，赫捷院士高度赞扬了此次活动的重大意义，他说：北京抗癌乐园开"路条"，我为你们开绿色通道。只要北京抗癌乐园开了"路条"，找我挂号，一律加号。博得在场观众热烈喝彩和掌声。他的讲话给北京抗癌乐园所倡导的群体抗癌事业打了一剂"强心针"；给癌症患者吃了一颗"定心丸"；掀开了医患关系更加紧密结合的新篇章！

（作者：乐宣，稿源：北京抗癌乐园网站）

# 北京抗癌乐园在国家会议中心爱心义卖

### 爱心义卖推进癌症防治事业发展

"北京抗癌乐园为肿瘤防治爱心义卖"一直以来是群体抗癌宣传中的一项重要活动，它为肿瘤防治募集善款，同时树立癌症患者的良好社会形象，扩大群体抗癌的影响力，对积极推进防癌抗癌事业的不断发展具有重要意义。

### 北京抗癌乐园爱心义卖在国家会议中心举行

2016 年 10 月 29 日，受中国老年学和老年医学学会肿瘤康复分会邀请，"北京抗癌乐园爱心义卖活动"在国家会议中心举行。法定代表人、执行理事长孙桂兰亲自带队参加。

### 广受赞誉

活动现场摆放着北京抗癌乐园各分园园民的手工编织品、刺绣作品、绘制作品 200 余件，吸引了众多参加医学学术会议的专家、学者驻足观看、挑选。当了解到这些作品是癌症患者一针一线精心制作的时候，无不赞叹、钦佩。

### 很有意义

这些作品带着每一位癌症患者双手的余温拉近了患者与医生的关系，这些作品镌刻着每一位癌症患者的款款真情成为弱势群体连接社会的纽带。义卖收入全部捐献给中国老年学和老年医学学会肿瘤康复分会的抗肿瘤事业。

### 编后语

爱心是冬日里的一缕阳光，照在身上暖洋洋的；爱心是沙漠里的一汪清泉，随手捧起就能解渴。当我们都怀有一颗爱心的时候，美好世界将赐予所有人阳光和清泉。

（作者：乐宣，稿源：北京抗癌乐园网站）

# ［自强不息］孙桂兰：生命在公益中崛起
## ——孙桂兰入选"2016 北京榜样"
## 五月第三周榜样人物名单

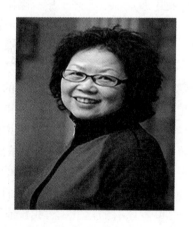

孙桂兰，女，1954 年出生，北京抗癌乐园法人代表、常务理事会执行理事长。

孙桂兰 40 岁时被确诊为癌症中晚期。在经历了绝望之后，她开始致力于社会公益事业，组织募捐、探访病友，参加全国肿瘤防治宣传周活动；并在中国医学科学院肿瘤医院设立了抗癌明星康复交流平台，为新患者常年服务逾 20 年，成为诸多病友的精神偶像和知心朋友，她自己也成功抗癌22 年。

## 生命在公益中崛起

22 年前，在孙桂兰 40 岁那年，被诊断为乳腺髓样癌，瘤体 3.5×3.5cm，腋下淋巴转移 7/8，属于中晚期。茶不思，饭不想，整天以泪洗面，不管做什么，想什么都和死联系在一起。由于此前不久，家里的两位老人因肺癌先后去世，她深知癌症的可怕，可怎么也没想到，自己的生命会和"癌"纠缠在一起。委屈、绝望，使她在病床上号啕大哭，感叹自己的不幸，一时恐惧、焦虑、悲观的情绪像一座大山一样压得她喘不过气来。

接下来的大剂量化疗让孙桂兰苦不堪言，化疗产生的不良反应，使她面目全非，满头的长发一根不剩，严重的呕吐使她水米不能进，身体极度虚弱，走路都需要别人来搀扶，白细胞也只有 1000/mm³（1.0×10⁹/L）多，打升白针都不管用。确定 4 个疗程的化疗，她却连一个疗程也没坚持下来。当时她的情绪糟糕到了极点，她在想，命运对自己怎么这样的不公平，

孙桂兰只好住进中医研究院广安门医院。住院不久，也就是 1996 年 7 月，她的腰部骶骨经常疼痛，经同位素扫描、X 线及 CT 检查，确诊右乳腺癌骨转移，人生的不幸又一次降临到她的身上。当时医生们断言：孙桂兰的生存期也就半年。生命真是危在旦夕，她的精神崩溃了。

曾经，孙桂兰习以为常女儿、妻子、母亲、同事、朋友各种身份，默默承受来自工作、生活的压力，从没想过有一天，自己的名片会被病历替代，职务变为"病人"。面对人生的变故，精神即将崩溃的同时，也激发了她求生的欲望，她反而安慰整日以泪洗面的丈夫要坚强、要坚持。想着丈夫一天到晚为自己着急、担忧而日渐消瘦的模样，看着儿子渴望母亲活下去的样子，她下决心一定要活，一定要和癌症斗争到底。

但生命将走向何处？孙桂兰并不清楚。转机发生在抗癌乐园，那个充满健康快乐的癌症患者的组织里。

# 走出阴霾，与癌共舞

来到抗癌乐园，这里和医院一样聚集着众多癌症患者，令孙桂兰惊讶的是，"很多患者比我还严重都活下来了！"走出阴郁灰暗的自我世界，她看到得了癌症还能活得那么积极向上，那么豁达乐观。"当时一下把我感染了！他们那种精神面貌、乐观的心态对我震动太大了！人家活得真轻松、真潇洒！我突然发现人还可以这样活。"

抗癌乐园的老师们用自己的亲身经历、用集体与癌魔斗争的事迹、用癌友们一个个战胜癌症的事例，帮她走出了精神的低谷。乐园的领导还语重心长地对她说："要相信科学，接受现实，调整心态。每一个人得知自己患了很重的癌症，都会有悲伤、恐惧和绝望，但要尽快改变心态，振作起来，采用中西医结合的治疗方法，还有一点很重要，就是要刻苦练习抗癌健身法。郭林老师创编的抗癌健身法是被很多癌症患者采纳的最好的体能锻炼方法。把中医、西医和气功三者结合起来，大多数人都可以活，可以活得很好！"抗癌乐园老师们的真诚帮助和鼓励，癌友们乐观拼搏的精神都深深的震撼了她的心灵。

"40 岁该有的竞争压力我没有了，孩子学习我不用操心了，提前享受退休生活，无忧无虑。我这么想把一切都放下了，开心了，自在了。"如果按照生病前的思维，她肯定体会不到这么美好的病后生活。

"40 岁提前享受 70 岁人的待遇。"这是孙桂兰对当时生活的概括。

至今，孙桂兰已经和癌症抗争较量了 22 年。在这场斗争中，她过多地品尝了人生的酸甜苦辣，亲身体会到患了癌症后的恐惧和绝望，体会到克服和战胜癌魔的愉悦和欢快。在和癌症的抗争中，自己不但克服了癌症给自己带来的恐惧和痛苦，也使自己的思想感情得到了升华。

## 回馈社会，蝶变新生

在大家眼中，抗癌明星们是一群飞过荆棘的美丽蝴蝶，蝴蝶在穿过荆棘的途中，有的被困难吓退了，最终被疾病夺去了生命，有的成功穿过了荆棘的最美的蝴蝶，让癌细胞在他们的生命面前望而却步。

癌症在普通人眼中意味着死亡，但对于孙桂兰它意味着重生。漫长的抗癌经历，让她深深的感到精神不倒的强大威力。生命总是在挫折和磨难中崛起，意志总是在残酷和无情中坚强。她要用自己的亲身体会和微薄之力回报社会，帮助在迷茫徘徊的癌友们，克服心里障碍，树立与癌争斗的必胜信心和勇气。

孙桂兰探访病友，鼓励他们树立治下去的勇气从容面对人生，要有良好心态。她常对癌友讲："精神不垮，阎王对你没办法，精神垮了，神仙也没有救你的好办法。"使他们学会了用笑脸迎对厄运，用勇气战胜不幸。有位癌友感动地把她称为"引上抗癌之路的启蒙老师"。

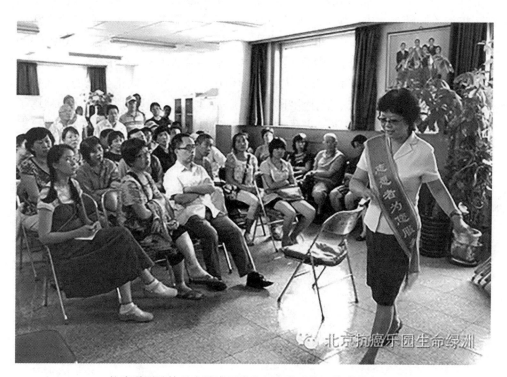

抗癌乐园孙桂兰在肿瘤医院为新患者示范"抗癌健身法"

2000年，孙桂兰所在的龙潭湖分园来了一位名叫黑屹的病友，她患的是弥漫型非霍奇金淋巴瘤，已全身扩散，骨骼从头到脚几十处受侵，双肾、双乳也受侵，万念俱灰，没有勇气活下去了！当时，孙桂兰也为她着急，及时地安慰她，帮助她，用自己抗癌的亲身体会告诉她癌症≠死亡；用抗癌乐园病友的事例鼓励她走出精神上的低谷，帮她树立起和癌症斗争的勇气和力量。孙桂兰多次去她家看望她。"癌症患者之间的交流是坦诚的，是亲切的，有时比亲人和医生们的力量还大。从此，她的情绪变了，走出医院，走进抗癌乐园，从容面对人生，学会了用笑脸迎接厄运，用勇气战胜不幸。称孙桂兰是把她"引上抗癌之路的启蒙老师。"自己康复了，还要帮助他人康复，这是抗癌乐园的一项基本要求。

致力于社会公益事业，努力为新的癌症病人服务。多年来，在中国医学科学院肿瘤医院设立了抗癌明星康复交流平台，帮助那些刚刚诊断得了癌症不知所措、迷茫无助的新患者，用自己的亲身经历告诉他们"癌症≠死亡"，使他们忐忑不安的心得以平复。患者家属感动地说道："没有你们的例子，没有你们的帮助，我们真的感觉走投无路，死路一条了。今天，我们的收获太大了，我们要向你们学习，做一名抗癌明星。"这样的例子很多很多，每每患者含泪诉说，微笑地告别时，心里总有一种幸福的成就感。每一次进入病房都会给孙桂兰带来一种心理安慰。尽管她患了癌症，不能重返以前的工作岗位，但是，她感到，活着为他人服务，是新患者的榜样，也就是社会的正能量。时至今日，孙桂兰在抗癌的道路走过20多年，接触的患者不计其数；坚持16年，积极组织抗癌乐园的癌症患者参加"希望马拉松"为癌症研究募捐活动；坚持18年参加全国肿瘤防治宣传周活动，为癌症患者咨询答疑解难，成为癌症患者的知心朋友。志愿服务已经成为孙桂兰生活的一部分，最大的乐趣就是展示癌症患者的拼搏精神，为广大癌症患者找回健康、找回欢乐。

通过22年与癌症抗争，孙桂兰深切体会到"癌症≠死亡"这句名言不是标语口号，而是一种科学的态度和对癌症的认知。人，不论是什么人，得了病都会死的，因病死亡是自然规律，但是有一点，我们不能让病吓死。癌症是可怕的，但是得了癌症精神垮了更可怕。孙桂兰认为癌症在治疗和康复过程中，最关键的一条就是要有健康的心理。患了癌症，恐惧、悲观、绝望是人之常情，但不能总在焦虑、恐惧中度过，要敢于面对现实，寻找最佳的抗癌方法。北京抗癌乐园所主张的"以健康的精神为统帅，以自我心理调节为先导，首选西医，结合中医，坚持抗癌健身法锻炼，讲究饮食疗法，注意生活调理"的抗癌模式，已成为当今人类战胜癌症的最佳选择。北京抗癌乐园所提倡的"自强不息，自娱自乐，自救互助"的三自精神，已经鼓舞海内外众多癌友，成为一种永恒的力量。

（来源：首都文明网，日期：2016-05-16）

（北京榜样官方网站：http：//bjby．bjwmb．gov．cn）

# 作者简介

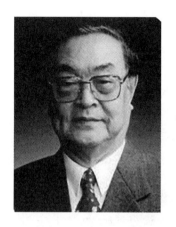

**孙燕**，1929 年 2 月出生。医学博士、教授、中国工程院院士、中国医学科学院北京协和医学院肿瘤医院国家新药（抗肿瘤）临床研究中心主任。

1951 年毕业于燕京大学，1956 年获北京协和医学院博士学位。从 1959 年起在中国医学科学院肿瘤医院工作，曾任内科主任多年。1979～1981 年间曾以客座教授身份在美国 M. D. Anderson 癌症中心从事研究。现任亚洲临床肿瘤学会（ACOS）主席、中国癌症基金会副主席、中国抗癌协会临床肿瘤学协作专业委员会（CSCO）名誉主席、指导委员会主任。

研究领域：内科肿瘤学、新抗肿瘤药的临床研究、中西医结合防治肿瘤等。是我国肿瘤内科学的开拓者和学科带头人，在开发新抗肿瘤药、常见肿瘤综合治疗和扶正中药促进免疫作用以及学科的普及、提高等方面卓有贡献，享誉国内外。

半个多世纪以来，从事肿瘤内科治疗的临床及实验研究工作，通过多年努力使淋巴瘤、小细胞肺癌和睾丸肿瘤的综合治疗达到国际先进水平。曾因开发我国自己研制的新药，获得 1978 年全国科学大会奖、国家发明和科学进步奖；并主持我国和国外开发的抗肿瘤新药的临床试验，多次在国内外获奖。通过现代科学技术将祖国医学中"扶正培本"的治则和现代临床免疫学结合，证实了传统中药黄芪、女贞子、芦笋、仙灵脾等可促进患者免疫功能的恢复，辅助放疗、化疗应用可提高远期生存率。在研究的基础上研制的贞芪扶正冲剂/胶囊、扶正女贞素、固原颗粒均正式投产，并在国内外畅销。

培养博士研究生 41 人、硕士生 4 人。著有《内科肿瘤学》《肺癌》《临床肿瘤内科手册》等专著 28 部，发表学术论文 320 多篇。

曾荣获中国协和医科大学名医、全国卫生系统先进工作者、北京市医德楷模、中央保健委员会杰出保健专家等称号。享受国务院政府特殊津贴。

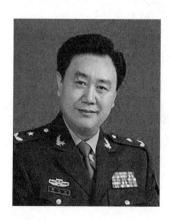

**樊代明**，消化病学专家，重庆人。2001 年当选中国工程院院士，现任中国工程院副院长（党组成员）、第四军医大学西京消化病医院院长、肿瘤生物学国家重点实验室主任、国家药物临床试验机构主任、中国抗癌协会副理事长、亚太消化学会副主席，曾任第四军医大学校长、中华消化学会主任委员、2013 年世界消化病大会主席，首批国家杰出青年基金和首批长江学者特聘教授获得者。

长期从事消化系疾病的临床与基础研究工作，并致力于医学发展的宏观战略研究。先后承担国家 973 首席科学家项目、863 项目、攻关项目、重大新药创制、自然科学基金、工程院重大咨询项目等课题。获国家科技进步一、二、三等奖各 1 项，国家技术发明三等奖 1 项，军队科技进步一等奖 2 项，陕西省科学技术一等奖 2 项，国家发明专利 38 项、实用新型专利 16 项，国家新药证书 1 项。获美国国家医学院外籍院士、法国国家医学院塞维亚奖、何梁何利科技进步奖、陕西省科技最高成就奖、求是实用工程奖等多项荣誉奖励。主编专著 21 本，其中《治学之道——精》和《医学发展——考》两书均为长达 210 余万字、近 1500 页的大型著作。担任基础医学精读系列丛书（10 册）和肿瘤研究前沿（15 册）总主编，以及全国高等医学教育数字化教材（53 册）总主编。担任《Nature Reviews Gastroenterology & Hepatology》《Gut》等 10 本国际杂志的主编、副主编或编委。在《Lancet》《Nature Reviews Gastroenterology & Hepatology》《Nature Clinical Practice Oncology》《Gut》等国外杂志发表 SCI 论文 573 篇，论文被引用逾 1 万次以上。培养研究生共 173 名，其中获全国优秀博士论文 5 名，获全军优秀博士论文 9 名。

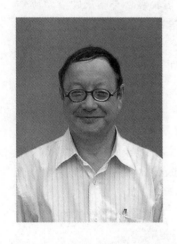

**龚守良**，教授，博士生导师，1969 年毕业于白求恩医科大学，1982 和 1988 年在该校分别获得硕士和博士学位。1991~1992 年和 1997 年分别赴英国北威尔士大学和美国旧金山加利福尼亚大学做访问学者。曾任或现任吉林大学卫生部放射生物学重点实验室主任、放射生物学教研室主任、吉林省核学会理事长和名誉理事长、中华预防医学会放射卫生专业委员会常委、国家自然科学基金委生命科学部评审组专家、中华医学科技奖及中华预防医学科技奖评审委员会委员、《中华放射医学与防护杂志》和《吉林大学学报（医学版）》等 10 余家杂志和报刊常委、编委或编审专家等职。主要从事电离辐射生物效应及肿瘤基因-放射治疗等领域的研究，已公开发表论文 400 余篇；编著、主编、副主编和参编专著、教材和科普著作 40 余部。负责和参加国家"863"项目专题、国家自然科学基金、科技部国际合作及部省级等 20 余项科研课题的研究。获部省级各类奖 10 余项。享受国务院政府特殊津贴。

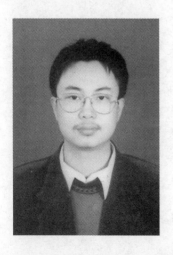

**龚平生**，讲师。2002 年毕业于吉林大学生命科学学院，获学士学位；同年在该校分子酶学工程教育部重点实验室攻读生物化学与分子生物学硕士学位，2004 年留校任教，并转为直接攻读博士学位，于 2008 年获博士学位。近年，主要从事肿瘤基因放射治疗和蛋白质化学的研究，主持吉林大学基础科研课题 1 项，参加国家自然科学基金课题研究 5 项，公开发表论文 40 余篇，副主编 3 部和参编、译著 5 部专著。获吉林省科技进步三等奖（位列第二名）1 项（2011 年），吉林省自然科学学术成果三等奖（位列第四名）1 项（2014年）。

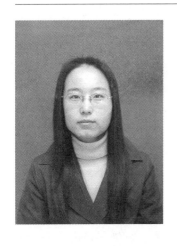

**方芳**，女，博士，讲师，1981 年 10 月出生。2000~2005 年就读于吉林大学预防医学专业，获学士学位；2007 年 6 月获得流行病与统计学硕士学位；2010 年获卫生毒理学博士学位。曾于 2007 年 10 月赴加拿大曼尼托巴大学进行博士联合培养，2010 年 10 月进入卫生部放射生物学重点实验室做博士后研究工作，主要从事电离辐射生物效应、放射肿瘤学和糖尿病发病机制的相关研究。主持和参加科研项目 10 余项，发表科研论文 30 余篇，参编科研论著 6 部，是吉林省科学技术协会科技进步奖获得项目主要成员。

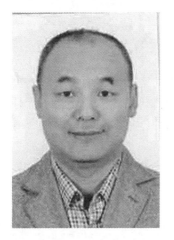

**王志成**，博士，副教授，硕士生导师。1976 年 8 月出生，2001 年毕业于吉林大学预防医学系，获学士学位；2009 年在吉林大学获得放射医学博士学位，2015~2016 年在美国罗格斯新泽西州立大学肿瘤研究所做访问学者。现担任中华医学会放射医学与防护分会青年委员会副主任委员、中国生物物理学会第十届辐射与环境专业委员会青年委员、吉林省核学会理事、《医学参考报：放射医学与防护频道》第二届编辑委员会编委等职。主要从事辐射肿瘤学及辐射生物效应研究，包括辐射增敏策略、ROS 调控辐射诱导细胞死亡作用及机制以和辐射致生殖细胞凋亡的机制探讨等工作。负责和参加国家级、省部级以及其他课题 20 余项，发表学术论文 80 余篇，其中 SCI 论文 12 篇。副主编校级规划教材 1 部和其他专著 2 部，参编国家"十二五规划教材"《医学放射生物学》及其他专著 6 部。是获得吉林省科学技术协会科技进步奖项目的主要成员。

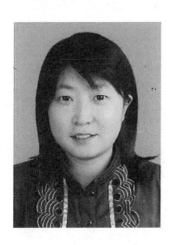

**李戈**，女，主治医师。2004 年毕业于长春市中医药大学，2007 年在吉林大学白求恩第一医院获得中西医结合硕士学位，毕业后一直工作于长春市中医院。近年，主要从事中西医治疗糖尿病的临床研究。公开发表论文 10 余篇，参与专著和译著编写 4 部。

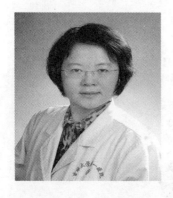

**董丽华**，女，医学博士，教授，主任医师、博士生导师，现任吉林大学白求恩第一医院放疗科主任。1987 年毕业于白求恩医科大学医疗系，一直从事肿瘤放射治疗的临床、教学和科研工作。先后在国内（中国医学科学院肿瘤医院放疗科和北京协和医院放疗科）和国外（美国杜克大学、韩国延世大学和加拿大 LAVAL 大学）肿瘤治疗中心学习，多次参加大型国际性肿瘤学术会议。现兼任中华医学会放射肿瘤治疗学分会委员、中国抗癌协会肿瘤放射治疗专业委员会委员、中华医学会吉林省肿瘤放射治疗学分会副主任委员和全国生物医学工程立体定向放射治疗专业委员会委员等 10 余个学会的职务。参加工作 20 多年来，在恶性肿瘤的诊断和治疗方面积累了丰富的临床经验及许多研究成果，承担并参与国家、省级及横向联合科研课题 20 余项，已发表论文近百篇，SCI 收录论文 30 余篇，参编专著 4 部，获得省级和校级科研和教学成果奖多项，专利 1 项。在临床研究的同时，开展了间充质干细胞治疗放射损伤及恶性肿瘤 pEgr-hp53 基因放射治疗的临床前基础实验研究。

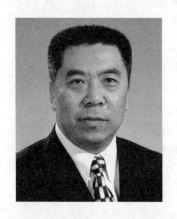

**石远凯**，肿瘤学博士，肿瘤内科主任医师，博士研究生导师。1984 年毕业于中国医科大学，1992 年获中国协和医科大学博士学位。国家癌症中心副主任，中国医学科学院肿瘤医院副院长，国家抗肿瘤药物临床研究机构副主任，抗肿瘤分子靶向药物临床研究北京市重点实验室主任，中国医师协会肿瘤医师分会会长，中国药学会抗肿瘤药物专业委员会主任委员，中国抗癌协会常务理事、学术部部长、肿瘤临床化疗专业委员会主任委员、淋巴瘤专业委员会候任主任委员、肿瘤分子靶向治疗专业委员会副主任委员，中国老年学和老年医学学会肿瘤分会副主任委员，中国临床肿瘤学会（CSCO）常务委员，亚洲临床肿瘤学会副主席，国家食品药品监督管理总局药品评审专家，"重大新药创制"科技重大专项 GCP 组和化药组责任专家，国家干细胞临床研究专家委员会委员。享受国务院政府特殊津贴。

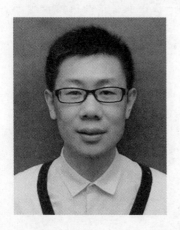

**杨召**，公共卫生硕士在读，1990 年 5 月出生。2009～2014 年就读于郑州大学预防医学专业，获得学士学位；2014 年至今，就读于国家癌症中心/中国医学科学院北京协和医学院肿瘤医院流行病学研究室，主要从事临床试验设计与数据分析和纵向数据统计分析方法研究。参与科研项目 8 项，发表论文 14 篇，其中 SCI 检索论文 3 篇，1 篇摘要获得第十二届全国食管癌大会最佳壁报奖（2015）。

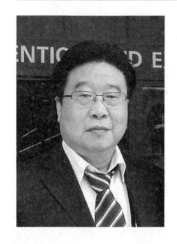

**范金虎**，中国医学科学院肿瘤医院/肿瘤研究所流行病学研究室副研究员，硕士生导师。从事食管癌防治研究二十余年，主持或参加中美合作项目5项，国内项目9项。如"林县营养干预随访研究""河南省林县食管癌家族研究""林县帕金森病随访研究"等。同时进行了多项多中心临床流行病学研究，"全国多中心晚期乳腺癌临床流行病学调查""中国（大陆）胃肠胰腺神经内分泌肿瘤临床流行病学研究"等。发表学术论文120余篇，SCI文章60余篇。参加项目获奖情况："6700万人口中吸烟与死因关系的研究：一项创新流行病学方法及应用"获中国抗癌协会科技进步奖二等奖；中国医疗保健国际交流促进会项目"乳腺癌个体化诊疗关键技术研究及应用"获华夏医学科技奖一等奖；"局部晚期与转移性乳腺癌治疗关键技术研究及应用"获教育部科学技术进步奖二等奖。现任中国医疗保健国际交流促进会神经内分泌肿瘤分会委员、《抗癌之窗》杂志编辑委员会委员、《实用肿瘤学杂志》特约审稿专家。

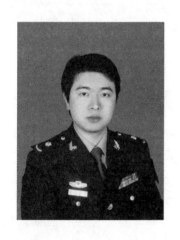

**杨波**，1977年3月出生，吉林四平人，医学博士，解放军总医院南楼血液科副主任医师、讲师。从事血液病学专业15年，尤其擅长诊治难治性造血衰竭疾病、疑难血液肿瘤及恶性肿瘤的生物免疫治疗。利用具有自主知识产权的临床生物信息分析技术平台，针对造血衰竭疾病、血液肿瘤及实体瘤，筛选出一系列具有"老药新用"作用的靶向和表观治疗药物，大大优化了上述疾病的临床治疗方案。在国际上，首先报道三种创新疗法，即"反复多疗程自体免疫细胞治疗技术体系""超低剂量表观遗传药物联合免疫治疗技术体系"和"含祛脂向分化药物的再障联合治疗技术体系"。

受中国医师协会邀请，担任2014年中国生物治疗大会学术委员会秘书、2015年中国生物治疗大会学术委员会秘书和青年论坛主席。系列研究成果被《2012中国肿瘤临床年鉴》《2014中国肿瘤临床年鉴》《老年医学高级教程》《血液病防治专家谈》专著收录。1篇论文获中法老年医学高峰论坛2016暨第二届中国老年医学研究机构联盟大会（2016）优秀论文二等奖，3篇论文分别获第五届中国老年肿瘤学大会（2011）、第五届中国肿瘤内科大会（2011）、第六届中国肿瘤内科大会和第一届中国肿瘤医师大会（2012）优秀论文三等奖，1篇论文获第八届中国老年肿瘤学大会（2014）"氨磷汀优秀论文奖"，1篇论文获"第六届中国科协期刊优秀学术论文"三等奖。

作为主要负责人，参与国家自然科学基金4项（81273597、81302801、81172986、30873086）、国家科技部重大新药创制项目1项（2008ZXJ09001-019）、中央保健研究基金1项（B2009B115），承担解放军总医院"百病妙诀"培育项目（自体CIK细胞免疫治疗在老年血液肿瘤的应用研究）和解放军总医院科技创新苗圃基金项目（11KMM24）各1项。以第一作者发表论文45篇，其中SCI论文11篇，累计影响因子35分，Medline论文18

篇，核心期刊论文 16 篇。拥有国家新药发明专利 1 项（专利号：201510142245.2）。获解放军总医院科技进步二等奖 1 项（2014YK208）。主编译著《血液病药物临床研究》《临床生物信息学》，参编《血液病防治专家谈》《老年医学高级教程》。担任中国老年医学学会基础与转化医学分会委员、中国老年医学学会感染管理质量控制分会青年委员会委员、中国老年学和老年医学学会肿瘤康复分会委员、北京医学会内科学分会第十二届委员会青年委员会委员。

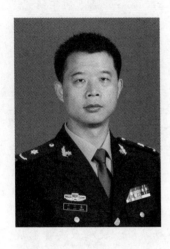

　　**卢学春**，1970 年 3 月出生，吉林磐石人，医学博士，解放军总医院南楼血液科主任医师、科室副主任，硕士研究生导师。从事血液病学专业 20 余年，尤其擅长诊治难治性造血衰竭疾病、疑难血液肿瘤及恶性肿瘤的生物免疫治疗。利用具有自主知识产权的临床生物信息分析技术平台，针对造血衰竭疾病、血液肿瘤及实体瘤，筛选出一系列具有"老药新用"作用的靶向和表观治疗药物，大大优化了上述疾病的临床治疗方案。在国际上，首先报道三种创新疗法，即"反复多疗程自体免疫细胞治疗技术体系""超低剂量表观遗传药物联合免疫治疗技术体系"和"含祛脂向分化药物的再障联合治疗技术体系"。受邀录制了中央电视台科学频道《走进科学》栏目组"扼杀癌细胞"节目（2012 年 2 月 3 日播出）、中国国际广播电台《健康中国》栏目组"贫血的防治"节目（2016 年 4 月 12 日）。

　　作为负责人，承担国家自然科学基金 3 项（30772597、81273597、81302801）、国家科技部重大新药创制项目分题 2 项（2008ZXJ09001-019、2011ZXJ09202-011）、国家科技部重大支撑项目分题 1 项（2009BAI86B04）、军队"十一五"课题 1 项。作为第一及通信作者共发表学术论文 76 篇，其中，SCI 论文 13 篇，累计影响因子 42 分，Medline 论文 25 篇，统计源/核心期刊论文 38 篇。拥有国家新药发明专利和实用新型发明专利各 1 项（专利号：200910310219.0、200620137801.3）。获国家科技进步二等奖 1 项（2009-J-233-2-07-R05）、北京市科技进步二等奖 1 项（2006 医-2-002-05）、解放军总医院科技进步二等奖 1 项（2014YK208）。主编译著《血液病药物临床研究》《临床生物信息学》《诊断你的医生》，副主编专著《老年血液病学》《血液病防治专家谈》，参编《再生障碍性贫血》（第二版）、《老年医学高级教程》、全国高等教育医学数字化规划教材（国家医学电子书包）《老年医学》等专著 6 部。担任国家卫计委"第三类医疗技术临床应用能力技术审核"专家委员会专家、中国老年医学学会血液病分会常务委员、中国老年医学学会基础与转化医学分会常委兼副总干事、中国老年学和老年医学学会肿瘤康复分会常委、2014 年中国生物治疗大会及 2015 年中国生物治疗大会秘书、亚洲冷冻治疗学会委员、北京医学会内科学分会第十二届委员会委员、山西医科大学及山西医科大学第二医院特聘教授。《解放军医学杂志》《中华保健医学杂志》《中华老年多器官疾病杂志》《中国药物应用与监测》杂志特邀编委。曾获军队干部保健工作"先进个人"、解放军总医院军医进修学院"优秀教师"、解放军总医院解放军医学院"教学先进个人"及解放军总医院标准化建设年个人贡献奖等荣誉称号。

2017 年 4 月获中国老年医学学会、北京医学奖励基金会共同设立的首届"老年医学奖"科技创新奖。

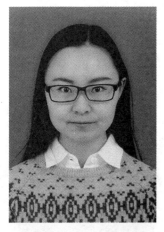

**张雨晴**，女，1989 年出生，本科就读于大连医科大学预防医学专业，研究生就读于国家癌症中心/中国医学科学院北京协和医学院肿瘤医院流行病与卫生统计学专业，现于中国医科大学附属第一医院工作，从事肿瘤流行病学工作。

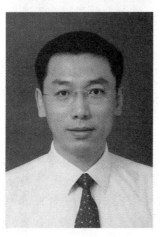

**邱林**，研究员，现任哈尔滨血液病肿瘤研究所副所长、实验室主任，中华医学会病理生理学分会实验血液学委员，中国临床肿瘤专业委员会副秘书长，中国淋巴瘤联盟副秘书长，中国老年学会老年肿瘤专业委员会委员。1987 年获白求恩医科大学实验血液专业医学硕士学位，1995 年获日本东京大学医学部医学博士学位，1999 年在 M. D. 安德森肿瘤中心血液病理研究部攻读博士后。长期从事血液病的临床诊断和转化性研究，重点研究白血病发病机制极其微小残留病的检测等，建立了多种白血病生物标记的检测等新技术。先后中标 10 项国家、省、市科研课题。参与编写专著 13 部，发表论文和综述 27 篇，培养硕士研究生 8 名。兼任《中华临床医师杂志》《中华血液学杂志》审稿专家，《临床肿瘤学杂志》和《Oncologist》杂志编委等职。

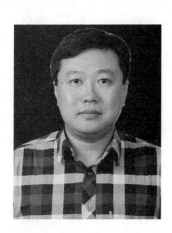

**赵东陆**，哈尔滨血液病肿瘤研究所血液肿瘤内科副主任，中国抗癌协会血液肿瘤专业委员会青年委员，中国临床肿瘤学会（CSCO）青年专家委员会委员，黑龙江省医学会淋巴瘤分委会委员。2014～2015 年作为访问学者在美国 M. D. Anderson 肿瘤中心进修学习。

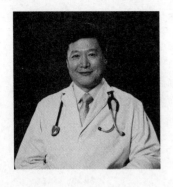

马军，主任医师，教授，博士研究生导师，现任哈尔滨血液病肿瘤研究所所长，兼任中国临床肿瘤学会（CSCO）副理事长、亚洲临床肿瘤学会副主任委员、中华医学会血液学分会常委、中国医师协会血液科医师分会副会长、中国医师协会肿瘤分会副会长、中国抗淋巴瘤联盟主席等职。

分别于 1979 年和 1983 年赴日本东京大学医学部和美国哥伦比亚大学医学部留学及工作。一直致力于血液系统的良、恶性疾病的诊疗，特别以治疗白血病和淋巴瘤享誉业内。1983 年在国内首先建立体外多能造血祖细胞培养体系，填补国内空白。自 1983 年至今，应用维甲酸和三氧化二砷序贯疗法治疗急性早幼粒细胞白血病 1200 余例，10 年无病生存率 78%，达到了国际先进水平。先后在国内外刊物上发表论文 200 余篇，专著 40 余部，获国家、省、市科技奖 20 余项。承担国家"863"重大科研项目 8 项，省、市级科研课题 25 项。培养博士、硕士研究生 20 余人。

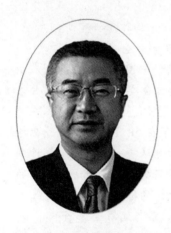

朱军，主任医师，教授，现任北京大学肿瘤医院党委书记、淋巴肿瘤科主任。出生于 1962 年，1984 年毕业于第三军医大学，1994～1997 年在以色列耶路撒冷希伯莱大学哈达萨医学中心骨髓移植科工作及攻读博士学位。担任中国抗癌协会淋巴瘤专业委员会副主任委员，中国抗癌协会血液肿瘤专业委员会常委，CSCO 执委会委员，《中国医院用药与评价》杂志编委会副主任，《淋巴瘤·白血病》杂志编委，北京市劳动能力鉴定委员会医疗卫生专家库成员，北京市海淀区医学会医疗事故技术鉴定专家。

主要研究方向及工作重点为恶性淋巴瘤规范化诊断和个体化综合治疗。通过改良并创新治疗方案，参加国内和国际新药临床试验，开展造血干细胞移植、生物免疫及细胞治疗，放射性核素标记抗体示踪及治疗等新方法和新技术，建立淋巴瘤患者组织及血清标本库，促进了学科的发展。对某些类型淋巴瘤的诊断和治疗方面接近和达到国际水平，在恶性淋巴瘤规范化诊断和治疗方面保持了国内领先地位。发表论文 30 余篇。参与撰写专著 5 部。获得并参与"863"基金 1 项、"211"及"十五"肿瘤学重点学科基金 3 项、市科委基金 3 项、市卫生局基金 1 项和院内资助课题。现为硕士研究生导师和博士研究生指导老师。

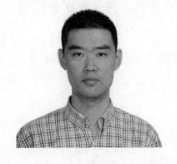

曹志坚，哈尔滨血液病肿瘤研究所血液内科一病房主治医师。工作范围包括血液系统疾病的诊断和治疗，尤以慢性髓性白血病的诊断及治疗为主要研究方向。目前为 GIPAP、TIPAP 和 EXPAP 注册医生。在国内核心期刊和国家级杂志发表文章 4 篇。

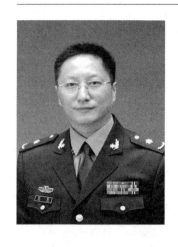

**侯健**，现任第二军医大学长征医院血液内科、全军骨髓瘤与淋巴瘤中心主任，教授，主任医师，博士生导师。擅长血液系统肿瘤尤其是多发性骨髓瘤的诊断与治疗。对各种白血病、淋巴瘤和多发性骨髓瘤诊断、鉴别诊断、病情监测、化疗方案等有较深造诣。在贫血、出血性疾病，以及血液肿瘤免疫治疗、造血干细胞移植、诱导肿瘤细胞凋亡等领域也有较深入的研究。发表论文 200 余篇，作为第一完成人在多发性骨髓瘤诊治领域的研究成果获上海市科技成果一等奖 1 项、二等奖 4 项，并获得上海市卫生系统银蛇奖、上海市"百名跨世纪优秀学科带头人""曙光学者""科技启明星""优秀学科带头人""科技领军人才"，以及卫生部"吴阶平医学研究奖"等荣誉。

学术任职包括：国际骨髓瘤工作组（IMWG）委员、中国医药创新促进会药物临床研究专委会副主委、中国医师协会血液分会常委、中国实验血液学会委员、中华医学会血液学分会委员、中国抗癌协会血液肿瘤专业委员会常委、中国免疫学会血液免疫分会常委、上海医学会血液分会主委、上海免疫学会血液免疫专业委员会主委、中国淋巴瘤联盟常委，《中国内科年鉴》专业主编，以及《中华血液学杂志》《中国实验血液学杂志》《临床血液学杂志》《现代免疫学》等十余本杂志的编委。

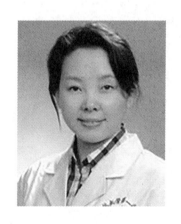

**白鸥**，女，教授。吉林大学白求恩第一医院肿瘤中心血液科副主任，淋巴肿瘤疗区教授、博士生导师。中国抗癌协会淋巴瘤专业委员会常委，CSCO 中国抗淋巴瘤联盟（UCLI）常委，中国抗癌协会血液肿瘤专业委员会淋系肿瘤学组委员，中国老年肿瘤专业委员会淋巴血液肿瘤分会委员，海峡两岸医药卫生交流协会 血液病专业委员会委员，吉林省医学会血液学分会常委，吉林省卫生系统拔尖人才。2000 年获得加拿大政府 HSURC 博士后基金留学 5 年。发表国内外学术论文 60 余篇，第一及通信作者 SCI 收录论文 15 篇。获自然科学基金面上项目、重点课题子课题、省级课题 15 项，获加拿大药理学年会优秀青年科技奖 1 项。

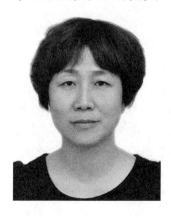

**李玲**，女，郑州大学第一附属医院肿瘤科副教授、副主任医师，硕士生导师。1996 年河南医科大学本科毕业，2007 年浙江大学肿瘤学博士毕业。长期从事肿瘤内科一线临床工作，擅长恶性淋巴瘤、食管癌、乳腺癌、肺癌、胃癌、结直肠癌等多种恶性肿瘤及其他常见恶性肿瘤的综合治疗，尤其对淋巴瘤的基础与临床方面有较深的研究，对复发难治、少见危重淋巴瘤有独特的诊治经验。

2013 年，赴美国 M. D. Anderson 癌症中心访问学习 1 年，主攻方向为恶性淋巴瘤的个体化治疗和临床转化医学研究，在美国学习期间以第一作者发表 SCI 文章 2 篇，影响因子分别为 8.193 和 6.627，共同作者 6 篇，以优异的工作成绩获得 M. D. Anderson 癌症中心 2014 年"优秀访问学者"称号。国内外期刊发表论文 30 余篇，其中 SCI 论文 20 余篇，累计影响因子 100 多分。主持国家自然基金面上项目及省内项目 5 项。

学术任职：河南省淋巴瘤诊疗中心副主任，中国抗癌协会淋巴瘤专业委员会委员，河南省免疫学会肿瘤免疫专业委员会副主任委员兼秘书，河南省抗癌协会神经内分泌专业委员会副主任委员、生物治疗专业委员会常委、淋巴瘤专业委员会委员、心理专业委员会委员、肿瘤专业委员会委员，河南省医学会化疗专业委员会委员，河南省医师协会肿瘤医师分会委员。

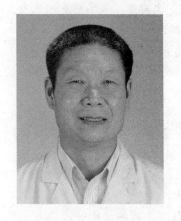

**张明智**，博士，教授，博士生导师，郑州大学第一附属医院肿瘤大内科主任、肿瘤医学中心主任。中国抗癌协会淋巴瘤专业委员会副主委，中国老年学会血液肿瘤委员会淋巴瘤分会会副主任，中国精准医学血液病专业委员会副主委，中国转化医学专业委员会常委，中国临床肿瘤学会中国淋巴瘤联盟常委，河南省医师协会肿瘤分会会长，河南省医学会肿瘤分会副主任，河南省淋巴瘤诊疗中心主任，河南省抗癌协会淋巴瘤专业委员会主任，河南省免疫学会肿瘤免疫专业委员会主任，河南省科技厅杰出人才，河南省卫生厅创新人才。承担国家自然科学基金项目 2 项、省级和厅级科研项目 19 项，发表学术论文 181 篇（SCI 文章 50 篇）。

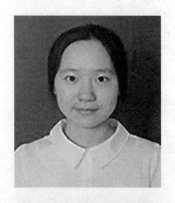

**杨朝霞**，女，1993 年 11 月出生，吉林大学公共卫生学院放射医学专业 2012 级在校本科生。

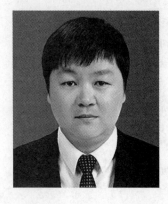

**申延男**，理学博士，副教授，硕士生导师，吉林大学公共卫生学院卫生部放射生物学重点实验室秘书。1981 年 6 月出生，2004 年毕业于延边大学，2011 年在韩国庆熙大学获得生物学博士学位，2011~2014 年在韩国放射医学研究院从事博士后研究。现担任中国生物物理学会第十届辐射与环境专业委员会青年委员、吉林省肿瘤放疗青年委员会委员、吉林省核学会理事，主要从事辐射诱导基因的辐射抗性相关分子机制研究、宫颈癌放疗敏感标志物的筛选及疗效评价、肝癌分子标志物的靶向调控机制及癌症预后相关研究。以课题负责人身份承担科研课题（包括国家自然科学青年基金课题）3 项，曾先后参与韩国国家研究基金课题 6 项，发表相关 SCI 论文 11 篇，获授权专利 4 项。

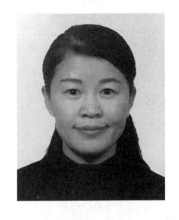

**董丽**，女，1978 年出生，籍贯辽宁铁岭。2002 年毕业于沈阳医学院公共卫生学院，获医学学士学位；2005 年毕业于天津医科大学劳动卫生与环境卫生学专业，获医学硕士学位；2008 年受聘于中国辐射防护研究院，2013 年受聘为副研究员；2014 年~2017 年于北京协和医学院，中国医学科学院肿瘤医院攻读流行病与卫生统计学专业博士学位。

目前致力于肿瘤的预防与控制。曾承担或参与流行病领域 10 多项国际国内合作课题，作为项目核心成员参与"十一五"国防预防课题、国家高技术研究发展计划（863 计划）课题、国家自然科学基金、中国医学科学院医学与健康科技创新工程等项目，参与国家癌症中心与美国国立癌症研究所（NCI）、美国 Fogarty 项目（FGHF）、美国中华医学基金会卫生政策与体系科学公开竞标项目（CMB）等合作项目。同时，有丰富的医疗器械临床试验研究经验和临床数据统计分析技术，曾设计并主要参与多项多中心临床试验。曾在国内和国际会议上以口头汇报或壁报方式进行学术报告近 10 次，并获得加拿大 John Sellors 第一届宫颈癌防治专项奖学金，获得北京协和医学院博士研究生一等奖学金等。已在中英文杂志发表论文 30 余篇，其中第一作者 10 篇，参编/参译医学专著 3 部。

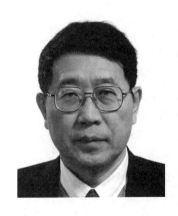

**乔友林**，教授，博士研究生及博士后导师，国家人事部回国定居专家，中国医学科学院/中国协和医科大学"跨世纪学科带头人"。曾就读于四川医学院、大连医学院、美国约翰斯·霍普金斯大学公共卫生学院和工作于美国国立卫生研究院国家癌症研究所（NIH/NCI）。现任国家癌症中心/中国医学科学院肿瘤医院流行病学研究室主任、中国癌症基金会副秘书长兼对外联络部主任、WHO 总干事癌症防治专家组成员、国际抗癌联盟（UICC）全球癌症控制智囊团成员、亚太地区肿瘤防治组织（APOCP）秘书长、亚太地区生殖道感染与肿瘤组织（AOGIN）前任主席。

长期从事肿瘤流行病学和人群防治研究，在我国子宫颈癌、食管癌、肺癌、乳腺癌、神经内分泌肿瘤、老年退行性疾病等的流行病学、病因与归因风险、一级预防、早诊早治、临床注册试验及探索适合发展中国家癌症筛查与预防方法的研究中取得重大研究成果，并扶植、培训多个基层医疗单位成立肿瘤防治研究基地，是世界知名的肿瘤流行病与预防学家。发表论文 500 余篇，其中 SCI 收录 280 余篇，累计影响因子 1199，被引频次达 9000 多次，h 指数 49。

近 5 年来主持、完成国家科技攻关、卫生行业科研专项、国际双边癌症协作（包括与

WHO、美国 NCI、比尔·盖茨基金、美国范德堡大学等）20 余项；作为第一完成人获得省部级二等奖 5 项、省部级三等奖 4 项；作为第二完成人获得省部级一等奖 3 项、省部级二等奖 1 项、省部级三等奖 2 项；作为第三完成人获得国家科学技术进步一等奖、省部级一等奖 3 项。还曾荣获中国流行病学杰出贡献奖、全国优秀博士学位论文指导教师、北京市师德先进个人。2011 年世界卫生组织/国际癌症研究署（IARC）癌症研究杰出贡献奖，2016 年"健康中国十大年度人物"称号。

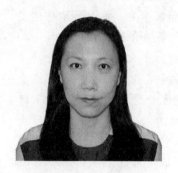

**刘彬**，女，副主任技师，1969 年 2 月出生，北京人，北京大学医学部医学检验专业学士，现工作于中国医学科学院肿瘤医院流行病学研究室，主要从事肿瘤研究实验室技术工作。近年来主要参加完成了世界卫生组织全球人乳头瘤病毒（HPV）实验室网络中国区的检测及世界卫生组织"中国妇女人乳头瘤病毒感染和子宫颈癌的流行病学调查研究"；默克公司（Merck）"四价 HPV（血清型 6、11、16、18）疫苗在中国女性中的安全性和有效性的临床研究"；葛兰素史克（GSK）"二价 HPV（血清型 16、18）疫苗在中国女性中的安全性和有效性的临床研究"；科技部"ORF7 基因敲除的减毒水痘活疫苗等几种新疫苗的研发"；国家自然科学基金资助的"一项新的子宫颈癌筛查分子指标的研究与验证"；葛兰素史克（GSK）资助的国际合作研究"子宫颈癌鳞癌和腺癌的 HPV 型别分布全国多中心研究"。荣获中华预防医学会科学技术奖二等奖。作为第一作者完成 5 篇专业论文；参与完成子宫颈病变的诊治要点专著及 20 余篇专业论文。

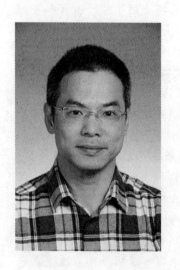

**陈汶**，1972 年 11 月出生，重庆人，中国协和医科大学流行病与卫生统计学博士（师从我国知名流行病学家乔友林博士和李辉研究员），现任中国医学科学院肿瘤医院/肿瘤研究所副研究员，硕士生导师，世界卫生组织（WHO）全球人乳头瘤病毒（HPV）实验室网络中国参比实验室负责人。主要从事子宫颈癌、肺癌和食管癌的病因和防治方法研究，并承担了葛兰素史克、默克、罗氏、凯杰等知名国际医药公司和多家国内医药公司肿瘤产品的中国临床注册研究。

参与和主持的科研项目有：比尔·盖茨基金会资助的"全球多中心子宫颈癌防治与快速筛查技术合作研究"；世界卫生组织"中国妇女人乳头瘤病毒感染和子宫颈癌的流行病学调查研究"；默克公司（Merck）"四价 HPV（血清型 6、11、16、18）疫苗在中国女性中的安全性和有效性的临床研究"；葛兰素史克（GSK）"二价 HPV（血清型 16、18）疫苗在中国女性中的安全性和有效性的临床研究"；国家自然科学基金资助的"一项新的子宫颈癌筛查分子指标的研究与验证"；葛兰素史克（GSK）资助的国际合作研究"子宫颈癌鳞癌和腺癌的 HPV 型别分布全国多中心研究"等二十余项课题。其中，"适合于发展中国家的宫颈癌快速筛查技术研究"获得教育部自然科学奖二等奖、北京市科学技术奖二等奖。作为第一作者或通信作者，在 SCI 期刊上发表专业论文40 余篇；在国内核心期刊上发表专业论文 20 余篇。

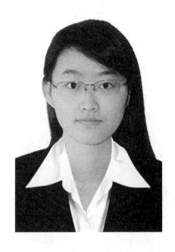

**张倩**，女，中国医学科学院北京协和医学院肿瘤医院在读博士生，导师乔友林教授。主要研究方向为子宫颈癌的流行病学研究。2007 年~2012 年就读于四川大学，2012 年起就读于中国医学科学院肿瘤医院，2016 年至英国癌症研究中心联合培养。作为项目主要人员参与国家自然科学基金优秀青年科学基金、青年基金等多项自然基金项目，主持一项协和研究生院博士创新基金项目。在读期间在 SCI 收录杂志及国家核心期刊发表文章 19 篇，其中第一作者文章 3 篇，参编医学论著 1 部，并多次在国际会议上进行口头报告，曾获科技新星奖及最佳报告奖等荣誉。

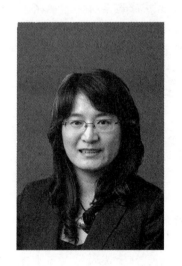

**赵方辉**，教授，博士生导师，协和特聘教授，南非斯坦陵布什大学荣誉教授。北京协和医学院博士毕业，历任中国医学科学院肿瘤医院实习研究员、助理研究员、副研究员、研究员，现任流行病学研究室副主任。美国 NIH Fogarty/Fulbright 国际交流项目和芝加哥大学暑期交流项目中方导师。2003~2004 年、2013~2014 年：美国国家卫生研究院/国立癌症研究所（NIH/NCI）访问学者。2015~2016 年：WHO/IARC 高级访问科学家。2016 年入选 WHO/IARC "50 for 50"未来癌症研究领导者。

主持承担国家自然科学基金国际（地区）合作与交流项目、美国中华医学基金会公开竞标项目（CMB-OC），卫生公益行业专项、国家 863 课题、比尔·盖茨基金国际项目等。以第一或通信作者发表论文 50 余篇，其中 SCI 文章 26 篇，包括《Lancet Oncol》《J Natl Cancer Inst》和《Int J Cancer》等国际知名杂志。现任亚太生殖道感染组织（AOGIN）研究委员会主席、APEC 宫颈癌防治专家组成员、中国阴道镜和宫颈病理学分会（CSCCP）常委兼副秘书长等多项兼职。参与制定 WHO 与我国卫计委"宫颈癌筛查管理指南/规范"。曾荣获教育部全国优秀博士、国家自然基金优秀青年荣誉称号。十余年来，所在团队在我国十多个省市开展了 20 余项以人群为基础的大样本多中心宫颈癌筛查技术和方法研究，率先与国内外同行合作，成功研发了适宜低资源地区的快速筛查新技术，获 WHO/IARC 及其他国际同行高度赞扬。

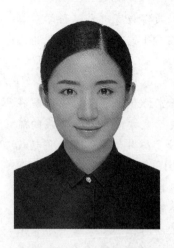

**张莉**，女，2009 年~2014 年就读于中山大学预防医学专业。2014 年 9 月至今，为中国医学科学院北京协和医学院肿瘤医院博士研究生，专业为流行病与卫生统计学，师从赵方辉教授。

研究方向主要为宫颈癌的一级预防和二级预防，包括预防性 HPV 疫苗以及基于分子标志物的筛查方法的效果评价。研究生期间主要参与课题包括：国家自然科学基金优秀青年科学基金项目、青年科学基金项目、国家 863 课题、卫生公益性行业专项等多项。近 3 年以第一作者发表国内核心期刊和 SCI 论文各 1 篇，参加国际学术会议 2 次，其中大会口头报告 1 次。

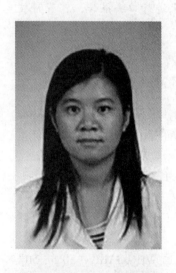

**吴泽妮**，女，广西人，北京协和医学院中国医学科学院肿瘤医院博士研究生，导师乔友林教授，研究课题为 HPV 多重感染与宫颈癌的风险研究。2013 年 7 月，硕士毕业于北京协和医学院中国医学科学院肿瘤医院流行病学研究室，硕士研究课题为 HPV 病毒载量、转录和翻译状况与宫颈癌及癌前病变的关系研究。参与研究包括国家自然科学基金项目 "一项新的子宫颈癌筛查分子指标的研究与验证" "临床注册试验子宫颈 E6 癌蛋白检测试剂盒（酶免疫层析法）临床注册研究" "抗 p16（E6H4）/Ki-67（274-11 AC3）单克隆抗体鸡尾酒试剂（免疫细胞化学法）临床注册研究" "Merck 预防性四价 HPV 疫苗在中国女性人群的安全性与有效性评价研究" 等研究项目。

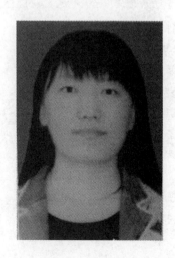

**苏采峰**，女，妇产科主任医师。1997 年长治医学院妇产系毕业，大学本科。现任山西省襄垣县妇幼保健院妇保科科长。为长治市 "111 人才工程" 项目学科带头人，"百千万卫生人才培养工程" 骨干精英人才。在妇幼保健院妇产科工作期间，参与农村妇女宫颈癌早诊早治工作长达 18 年，参加过中国妇女泌尿生殖道 HPV 感染型别及子宫颈癌瘤样病变流行病学调查研究、全球多中心子宫颈癌防治及快速筛查技术合作研究、第二代杂交捕获试验（HC2）高危型人乳头瘤病毒检测试剂盒——用于宫颈癌及癌前病变筛查的临床多中心验证研究、宫颈癌四价疫苗三期临床研究等 4 项国际合作项目，子宫颈癌筛查方法研究（SPOCCS）、山西省襄垣县早诊早治示范基地项目、"十一五" 科技支撑项目宫颈癌早诊早治卫生经济学评价、中央财政转移支付子宫颈癌早诊早治项目、重大公共卫生项目——子宫颈癌筛查、卫生行业专项、全国HPV筛查技术多中心临床注册研究、三八公益活动等多项国内项目。发表科技文章共13篇，曾获山西省科技进步三等奖，多次三八公益活动优秀二等奖。

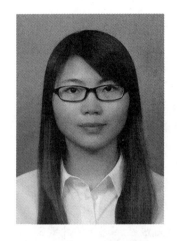

**刘妞**，女，2010~2014年就读于哈尔滨医科大学卫生事业管理专业，大学本科。2014年9月至今，就读于中国医学科学院北京协和医学院公共卫生专业，硕士研究生。

在硕士研究生期间，主要跟随中国医学科学院肿瘤医院流行病学研究室主任乔友林教授从事子宫颈癌和乳腺癌流行病学研究和人群防治工作，先后参与国际国内科研项目，包括适合中国农村地区的宫颈癌筛查技术与示范研究-卫生行业专项课题、国产宫颈癌疫苗三期临床试验、宫颈癌筛查技术 care HPV、TCT、HC2临床注册研究、内蒙古自治区鄂尔多斯市农村妇女"两癌"筛查项目等。近3年发表学术论文4篇。

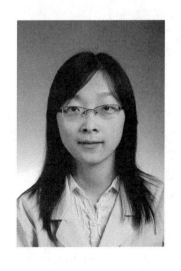

**胡尚英**，女，博士，卫生部副研究员资格。毕业于北京协和医学院流行病与卫生统计学专业，现工作于国家癌症中心/中国医学科学院肿瘤医院流行病学研究室。主要从事子宫颈癌的流行病学和病因学研究、人乳头瘤病毒（HPV）疫苗和筛查相关的人群防治研究。承担课题5项，包括国家自然科学青年基金、美国国家卫生研究所（NIH）国际学者资助项目等；作为课题骨干，参与课题20余项，包括国家自然科学基金、卫生公益行业专项、国家863课题、比尔·盖茨基金国际项目等。发表论文60余篇，其中SCI收录论文30余篇，第一或通信作者13篇；参编专著1部。在多项国际、国内学术会议中进行口头报告，并获得2008年亚太组织癌症控制会议（APOCP）和2012年亚洲大洋洲生殖道感染与瘤样病变研究组织大会（APOCP2012）的最佳口头报告奖。成果多次荣获省部级科技奖励：包括教育部高等学校科学研究优秀成果二等奖、北京市科学技术二等奖、中国抗癌协会科学奖二等奖、中华预防医学会科学技术奖二等奖、华夏医学科技奖二等奖和三等奖。文章入选2014年度中国精品科技期刊顶尖学术论文（F5000）和2016年中华医学百篇优秀论文。在2010~2011年、2014~2015年度入选美国NIH Fogarty国际交流学者项目。现任中国优生科学协会阴道镜和宫颈病理学分会（CSCCP）委员会委员，中国抗癌协会肿瘤流行病学专业委员会青年委员，全国心系系列活动组委会专家，《中国肿瘤临床》特邀流行病与统计学审稿专家。

联系方式：单位电话：010-87788900；E-mail：shangyinghu@cicams.ac.cn

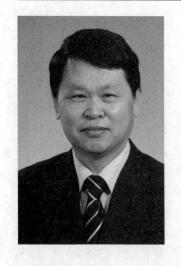

　　**徐兵河**，主任医师，教授，博士生导师；中国医学科学院北京协和医学院肿瘤医院内科主任，兼任中国抗癌协会乳腺癌专业委员会主任委员、临床肿瘤学协作专业委员会及临床化疗专业委员会常务委员、北京中西医结合学会肿瘤专业委员会副主任委员、中国老年学学会老年肿瘤专业委员会常务委员、中国医师协会肿瘤医师分会常务委员、国家药典委员会委员、国家食品和药品监督管理总局新药审评专家、卫生部合理用药专家委员会肿瘤组副组长、《国家中长期科学和技术发展规划纲要（2006~2020 年）》"重大新药创制"科技重大专项论证委员会委员、国家科技重大专项课题评审专家、国家科学技术奖励评审专家、中华医学科技奖评审专家、国家自然科学基金评审专家、科技部创新人才推进计划评议专家、科技部国际合作重点项目计划同行评议专家、北京市科技进步奖评审专家、卫生部全国卫生专业技术资格考试专家委员会委员等，《中国肿瘤临床与康复》副总编辑，《The International Journal of Biological Markers》《Chinese Journal of Cancer Research》《中华内分泌外科杂志》《中华乳腺病杂志》《中华肿瘤防治杂志》《中国癌症杂志》《肿瘤防治研究》等二十多种国际、国内专业杂志编委。

　　长期从事肿瘤内科，特别是乳腺癌的临床综合治疗及相关基础研究，在乳腺癌的个体化治疗及药物基因组学研究方面造诣颇深。在国内较早提出乳腺癌的个体化治疗及率先开展基因单核苷酸多态与恶性肿瘤化疗敏感性关系的研究，研究成果对恶性肿瘤个体化治疗方案的选择产生了较大影响。先后主持完成了国家"863"重大科技专项、国家自然科学基金、国家"十五"攻关课题、教育部博士点基金优先发展项目等一系列国家及省部级的重大科研项目。在国内率先参加国际多中心临床研究，主持 40 多项国内外最主要的治疗乳腺癌新药的临床研究，在一项国际多中心临床研究中担任总负责人（PI），并在多个国际多中心临床研究中担任指导委员会（Steering Committee）委员。应邀在 2011 年美国圣安东尼奥国际乳腺癌年会上作大会报告。近 10 年来，应邀在国内外学术会议作大会报告 60 余次次，3 次担任国际会议共同主席。2012 年主办首届全国乳腺癌个体化治疗大会。2013 年当选为国际晚期乳腺癌共识（ABC consensus）专家组成员。

　　在国内、国外发表文章 230 余篇，其中以第一作者或通信作者在《Cancer Research》《Clinical Cancer Research》《Annals of Oncology》等杂志发表 SCI 论文 30 余篇。主编《乳腺癌》等专著和教材 3 本，参编专著 14 本。作为编委，参与组织和编写每年的《中国肿瘤临床年鉴》及《中国临床肿瘤教育专辑》。已培养 20 多位博士和硕士。荣获北京协和医学院优秀教师称号。以第一完成人身份，获得中国大学出版社协会优秀著作一等奖、2011 年中国抗癌协会科技进步二等奖、北京市科技进步二等奖和中华医学科技三等奖等多项奖励。

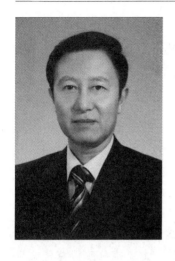

**张保宁**，中国医学科学院肿瘤医院知名专家，教授、博士生导师，中央保健专家，享受国务院政府特殊津贴，连续三年入选《中国名医百强榜》。曾任国家"十五""十一五"乳腺课题负责人，与美国协作课题中方负责人，中国医学科学院肿瘤医院乳腺中心主任。现任北京医师协会常务理事、乳腺疾病专家委员会主任委员；中国妇幼保健协会乳腺保健专家委员会顾问委员；中国医学科学院健康科普研究中心女性健康研究中心顾问。主编《乳腺肿瘤学》、恶性肿瘤规范化标准化丛书《乳腺癌分册》《乳房疾病知识大全》《乳腺肿瘤实用外科学》等书。（原）卫生部组织制定的《乳腺癌诊治规范》编审专家组组长，国家卫计委"两癌筛查"专家组成员。

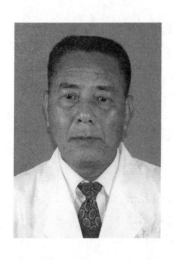

**黄智芬**，1952年出生。中医主任医师、教授、中西医结合硕士研究生导师，高级中医养生保健师，广西名中医。现任广西医科大学附属肿瘤医院中医科主任，世界中医药学会联合会肿瘤外治法专业委员会副会长、肿瘤分会执行理事，中华中医药学会肿瘤分会常委、亚健康分会常务委员，中国中西医结合学会肿瘤分会执行委员，中国医师协会中西医结合分会肿瘤病学专家委员会常委，中国抗癌协会肿瘤传统医学专业委员会委员，中国老年学学会老年肿瘤专业委员会（CGOS）执行委员、肿瘤中西医结合专业委员会常委，广西医师协会营养医师分会副会长，广西抗衰老科学技术学会常务理事，广西抗癌协会、广西中医药学会、广西中西医结合学会、广西康复医学会常务理事，广西中西医结合学会肿瘤分会、消化疾病分会、活血化瘀分会、肝病分会副主任委员，广西中医药学会肿瘤分会、肝胆病分会副主任委员，广西抗癌协会化疗专业委员会、康复姑息专业委员会、肺癌专业委员会、肝癌专业委员会常委，广西医学会肿瘤分会委员等。

自幼从师研习中医中药，博采众方，熟读岐黄经典，临床经验丰富。1974年1月毕业于广西中医学院临床医疗系。2003年7月，荣获广西壮族自治区卫生厅、人事厅授予首届广西名中医称号；2007年2月，荣获广西壮族自治区卫生厅、人事厅授予广西中医药专家学术经验继承工作指导老师称号；2011年11月，荣获第二届中国中西医结合贡献奖荣誉称号；2017年1月，获国家人力资源和社会保障部授予高级中医养生保健师称号。

擅长通过中医辨证论治、辨病论治等中西医结合、内外合治等临床方法治疗各种恶性肿瘤疾病、疑难病患者，尤其是慢性支气管炎及哮喘证、肝胆疾病、脾胃病、妇科杂病等，对晚期肝癌、乳腺癌、鼻咽癌、肺癌的治疗效果突出，对晚期肿瘤放、化疗后的康复治疗及晚期癌症合并骨转移的治疗有独特的疗效。主持参加省、厅级科研课题7项，荣获省级科研成果奖二等奖1项，广西医药卫生适宜技术推广奖二等奖1项、三等奖3项。多次参加国际、国内中医药、中西医结合肿瘤学术会议并获奖。个人业绩于 1999 年录入《中国专家大辞典》第三卷，在《中华医药研究与创新》杂志 2003 年第 5 期封三刊登个人业绩作宣传介绍。发表学术论文 132 篇，主编及参编《中西医临床肿瘤学》《中华名医顽症绝症秘方大全》《素食疗法》《食醋疗法》《中华名医治癌秘方大全》等 6 部著作。

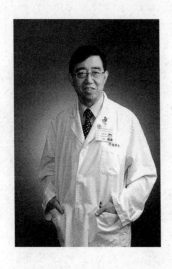

　　**刘鲁明，**上海市名中医，复旦大学附属肿瘤医院中西医结合科教授、主任医师、博士生导师，美国 M. D. Anderson 癌症中心客座教授。曾任复旦大学附属肿瘤医院中西医结合科、中西医结合肿瘤中心、中西医结合肿瘤研究室主任；现任中国老年学和老年医学学会肿瘤康复分会指导委员会副主任，中国抗癌协会传统医学专业委员会副主任，中国医师协会中西医结合肿瘤专家委员会主任，上海市抗癌协会传统医学专业委员会主任等职。

　　1975 年毕业于上海中医药大学，1975 年起在先后在苏州医学院附一院中医科和浙江中医学院附属医院中内科工作。1990 年上海医科大学毕业，获医学博士学位。1990 年起在浙江中医学院附属医院肿瘤科工作，1996 年晋升主任医师，1998 年任浙江中医学院教授、硕士生导师。先后赴英国 London Hospital Medical College、美国 Cleveland Clinic Center 等地进修讲学。2002 年起任复旦大学附属肿瘤医院中西医结合科/中西医结合研究室主任、教授、博士生导师。

　　1986 年起从事抗肿瘤临床和研究工作，擅长各种肿瘤内科中西医结合治疗，特别是对肝胆胰腺肿瘤的中医药及中西医结合治疗具有丰富的经验，致力于抗肿瘤中医药临床和实验研究。先后负责承担多项国家级省级和国外合作科研项目：包括国家中医药管理局科研项目"以外放射为主中西医结合治疗大肝癌""恶性肿瘤肝转移瘀血症以及参三七多肽作用研究"；浙江省自然科学基金项目 2 项，浙江省科技计划项目 1 项，浙江省中医管理局科研项目 3 项。1997 年起联合负责承担国家重点科技计划项目"参麦注射液现代化示范研究"。2002 年 8 月主持上海市科委项目"治疗胰腺癌中药——清胰化积冲剂的研制"。2003 年起作为中方课题负责人主持美国国立癌症研究院（NIH）项目"International Center of TCM for Cancer"，2005 年再次获得该项目的后续基金。

　　多次承担国家级、省级和国际合作重大项目。曾获省部级医学科技进步奖 10 余项，其中"以外放射为主中西医结合治疗大肝癌"1990 年获上海市医学科技进步一等奖（排名第二）；1991 年获国家中医药科技进步三等奖；"参麦注射液对恶性肿瘤化疗增效减毒作用的临床和实验研究""参麦注射液抗肿瘤作用研究"获 1996 年和 1997 年浙江省中医药科技进步二等奖；2001 年获浙江省中医药科技进步二等奖、三等奖。

　　发表论文 100 余篇（SCI 收录 14 篇），主编《肝癌中西医综合治疗》《肿瘤科中西药物手册》《肿瘤科疾病临床诊断与鉴别诊断》等著作 7 部。

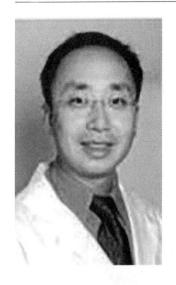

**Jun J Mao（毛钧，美国）**，作为具有美国执业资质的家庭医生与针灸医师，将东方与西方医学方法进行结合，临床上主要用于治疗患者疼痛、改善症状。主要研究方向是探究补充替代医学在癌症患者与癌症幸存人群症状管理方面的疗效、机制与整合，研究项目得到了美国国家补充替代医学中心、美国国立癌症研究所及美国肿瘤学会的资助。曾发表70篇同行评议论文。2016年美国整合医学学会主席，2015年12月起担任美国纽约纪念斯隆凯瑟琳肿瘤中西整合医学中心主任。

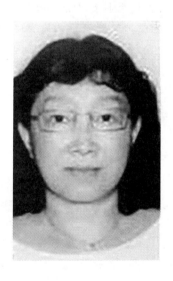

**Wenqing Li（李文卿，英国）**，女，从事中西医临床工作40余年。1987年毕业于北京中医药大学，跟随王永炎、孙朔伦、吕仁和、姜辑君、陈淑常等老师临床。1996年获中医副主任医师。1999年至今在英国从事中医临床专业。任英国大学教学医院荣誉研究员、全英大学辅助医学科研领导小组成员。2011~2013年在Leeds大学医学系研究生学习。多次被邀请在国际和国内会议大会发言，如英国Nortingham大学眼科会议，英国York大学、Westminster大学的CAM会议，美国Texas大学东方医学会议，加拿大中西医会议，法国巴黎肿瘤会议，香港浸会大学现代疑难病中医预防与治疗学术研讨会等。

庄荣源，复旦大学附属中山医院肿瘤内科主治医师，长期从事临床医疗和教学工作，擅长胃肠道肿瘤、肺癌、乳腺癌、淋巴瘤、软组织肉瘤等恶性肿瘤的综合治疗，专注于老年恶性肿瘤的个体化治疗。联系电话：13564673187，邮箱：zroyal@163.com

王天娇（1985~），医学硕士，黑龙江省哈尔滨医科大学附属肿瘤医院内七科，住院医师。擅长老年肿瘤并发心血管疾病的治疗、恶性心血管事件及危重症的抢救。联系电话：15045624719，邮箱：mm0719@126.com

单位地址：黑龙江省哈尔滨市南岗区哈平路150号，邮编150086

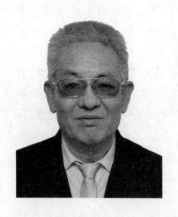

张立峰，1952 年 10 月出生。资深医学编辑、科普作家。1982 年 12 月毕业于北京医学院公共卫生系（今北京大学公共卫生学院）（77 级）。现任《中国肿瘤临床年鉴》执行主编、《中华医学百科全书》编审组成员兼《肿瘤卷》责任编审、北京大学医学出版社编辑、中国协和医科大学出版社编辑；兼任中国癌症基金会鲜药学术委员会学术委员、北京抗癌乐园科普顾问等。曾任《抗癌之窗》杂志编审，亦曾为中国医药科技出版社、中国农业出版社、中国大百科全书出版社，以及《知识就是力量》《中医杂志》《世界中西医结合杂志》等数家杂志审稿。截至 2017 年 5 月底，经本人编辑、审稿出版的书籍、杂志累计已达 264 本，9158.9 万字（其中英文译著 20 本，1385.6 万字）。撰写出版医学专著 1 部，参加编写书籍 4 本，在《知识就是力量》《抗癌之窗》《抗癌乐园》《家庭医生报》《健康之家》《健康报》《中国中医药报》《中国人口报》《科学新生活》《内蒙古日报》等 30 多家报刊上发表科普文章 130 篇，内容涉及医学、药学、中医药、养生保健、历史、考古、天文、地理、环境保护、教育诸学科，以及人物传记、新闻报道等。E-mail：zhanglf1952@126.com

（说明：以文章先后为序，部分作者的简介或照片未收到，故未列入其中。）

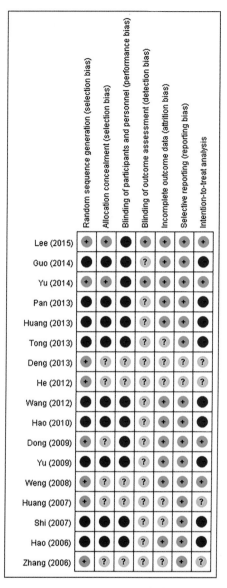

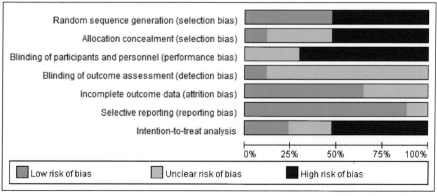

**彩图4　质量评价**

（正文见204页）

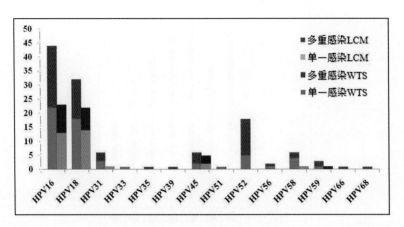

**彩图3**　单一感染与多重感染颈管型腺癌病例显微切割前后 HPV 分布状况

注：WTS：全蜡卷；LCM：显微切割　　　　　　（正文见293页）

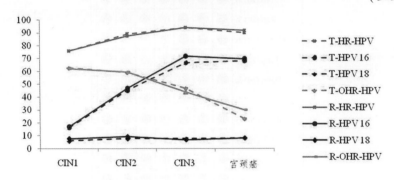

**彩图1**　不同病理级别 HPV 阳性率分布情况

注：T 表示透景，R 表示罗氏　　　　　　（正文见314页）

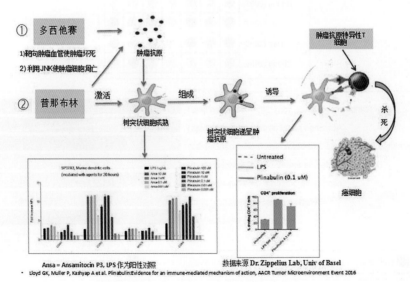

**彩图1**　普那布林+多西他赛作用机制　　　　　　（正文见483页）

饱含多种高纯度生物活性成份　保持小分子原始空间结构不变

[国家专利号] ZL01141703.X （一种治疗虚证的中成药及其制法）
[批准文号] 国药准字B20020662

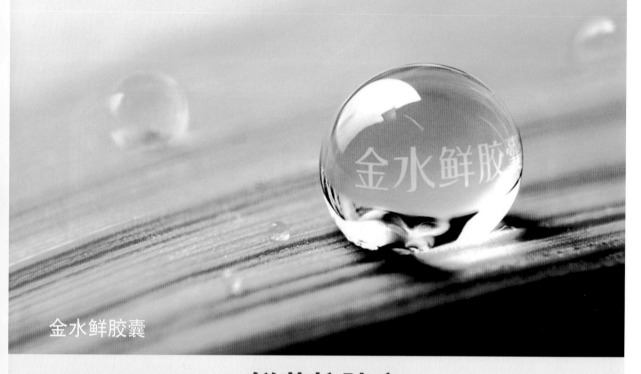

金水鲜胶囊

# 浓缩天然动植物精华　开创**鲜药抗肿瘤**先河

益气养阴　补肺益肾。适用于气阴两虚，肺肾不足所致的倦怠乏力，面色㿠白，口干口渴，自汗盗汗，纳差食少，腰膝酸软，咳嗽气短，胸闷胸痛等症状。也可用于肺癌患者及化疗的合并用药。

- ◉ 双向免疫调节
- ◉ 抑制肿瘤生长、复发、转移
- ◉ 辅助放化疗，减毒增效
- ◉ 提高组织耐缺氧能力
- ◉ 改善微循环及抗血栓形成

[成　　份] 鲜守宫、鲜蛤蚧、鲜西洋参、冬虫夏草、鲜金钱白花蛇。

[性　　状] 本品为胶囊剂，内容物为淡黄色粉末；气微腥，味微苦。

[规　　格] 每粒装0.3g。

[用法用量] 口服，一次2粒，一日3次。

[不良反应] 连续服药时，偶有口干，大便干燥等现象，停服2～3天后即可恢复正常。

[禁　　忌] 尚不明确。

[注意事项] 建议在医生指导下使用。

[包　　装] 铝塑板，每板装6粒。

[批准文号] 国药准字B20020662

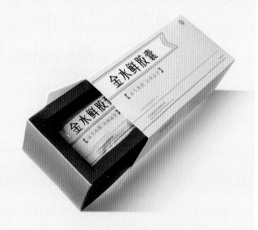

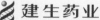 建生药业
Jiansheng Pharmaceutical Co., Ltd

地址：北京市海淀区复兴路甲36号百朗园A2-210　邮编：100039
电话：010-88204941/2/3/4　传真：010-88204940

E-mail: jianshengyaoye@126.com

免费咨询电话：*8008101093*

本广告仅供医学、药学专业人士阅读　京药广审（文）第2012010040号

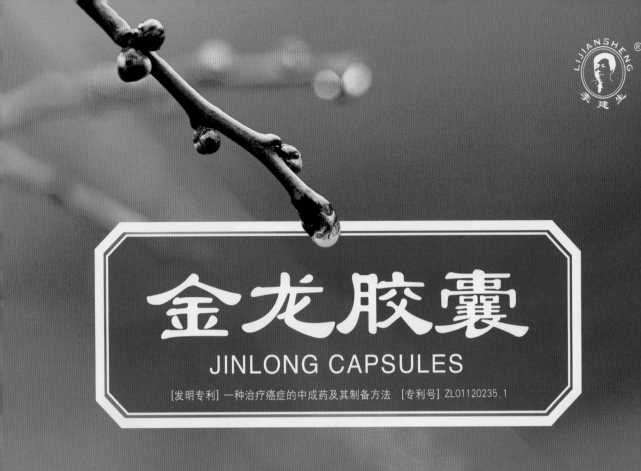

# 金龙胶囊
## JINLONG CAPSULES

[发明专利] 一种治疗癌症的中成药及其制备方法　[专利号] ZL01120235.1

# 破瘀散结　解郁通络

**用于原发性肝癌血瘀郁结证，症见：**

- ☑ 右胁下积块
- ☑ 神疲乏力
- ☑ 胸胁疼痛
- ☑ 腹胀，纳差等

[成　　份] **鲜**守宫、**鲜**金钱白花蛇、**鲜**蕲蛇。

[性　　状] 本品为胶囊剂，内容物为淡黄色粉末；气微腥。

[规　　格] 每粒装0.25g。

[用法用量] 口服。一次4粒，一日3次。

[不良反应] 连续服药时，偶有过敏等现象。

[禁　　忌] 妊娠及哺乳期妇女禁用。

[药理毒理] 动物试验结果表明，本品对正常小鼠和荷瘤小鼠的免疫功能具有增强作用，对小鼠肝癌$H_{22}$、小鼠肉瘤（$S_{180}$、$W_{256}$）有抑制生长作用。

[包　　装] 塑料瓶包装，每瓶装30粒。

[批准文号] 国药准字Z10980041

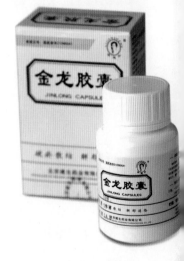

## 北京建生药业
Beijing Jiansheng Pharmaceutical Co., Ltd

地址：北京市海淀区复兴路甲36号百朗园A2-210　邮编：100039
电话：010-88204941/2/3/4　传真：010-88204940　E-mail:jianshengyaoye@126.com　电话：800810109

本广告仅供医学药学专业人士阅读　京药广审(文)第2016010002号